ISBN 978-0-260-97437-2
PIBN 10996142

SPECIELLE
PATHOLOGIE UND THERAPIE

herausgegeben von

HOFRATH PROF. D.R. HERMANN NOTHNAGEL

unter Mitwirkung von

San.-R. Dr. **E. Aufrecht** in Magdeburg, Prof. Dr. **A. Baginsky** in Berlin, Prof. Dr. **M. Bernhardt** in Berlin, Hofr. Prof. Dr. **O. Binswanger** in Jena, Hofr. Prof. Dr. **R. Chrobak** in Wien, Prof. Dr. **G. Cornet** in Berlin, Geh. Med.-R. Prof. Dr. **H. Curschmann** in Leipzig, Geh. Med.-R. Prof. Dr. **P. Ehrlich** in Berlin, Geh. Med.-R. Prof. Dr. **C. A. Ewald** in Berlin, Dr. **E. Flatau** in Berlin, Prof. Dr. **L. v. Frankl-Hochwart** in Wien, Doc. Dr. **S. Freud** in Wien, Reg.-R. Prof. Dr. **A. v. Frisch** in Wien, Med.-R. Prof. Dr. **P. Fürbringer** in Berlin, Dr. **D. Gerhardt** in Strassburg, Geh. Med.-R. Prof. Dr. **K. Gerhardt** in Berlin, Prof. Dr. **Goldscheider** in Berlin, Geh. Med.-R. Prof. Dr. **E. Hitzig** in Halle a. d. S., Geh. Med.-R. Prof. Dr. **F. A. Hoffmann** in Leipzig, Prof. Dr. **A. Högyes** in Budapest, Prof. Dr. **G. Hoppe-Seyler** in Kiel, Prof. Dr. **R. v. Jaksch** in Prag, Prof. Dr. **A. Jarisch** in Graz, Prof. Dr. **H. Immermann** in Basel, Prof. Dr. **Th. v. Jürgensen** in Tübingen, Dr. **Kartulis** in Alexandrien, Geh. Med.-R. Prof. Dr. **A. Kast** in Breslau, Prof. Dr. **Th. Kocher** in Bern, Prof. Dr. **F. v. Korányi** in Budapest, Hofr. Prof. Dr. **R. v. Krafft-Ebing** in Wien, Prof. Dr. **F. Kraus** in Graz, Prof. Dr. **L. Krehl** in Jena, Dr. **A. Lazarus** in Charlottenburg, Geh. San.-R. Prof. Dr. **O. Leichtenstern** in Köln, Prof. Dr. **H. Lenhartz** in Hamburg, Geh. Med.-R. Prof. Dr. **E. v. Leyden** in Berlin, Prof. Dr. **K. v. Liebermeister** in Tübingen, Prof. Dr. **M. Litten** in Berlin, Doc. Dr. **H. Lorenz** in Wien, Doc. Dr. **J. Mannaberg** in Wien, Prof. Dr. **O. Minkowski** in Strassburg, Dr. **P. J. Möbius** in Leipzig, Prof. Dr. **C. v. Monakow** in Zürich, Geh. Med.-R. Prof. Dr. **F. Mosler** in Greifswald, Doc. Dr. **H. F. Müller** in Wien, Prof. Dr. **B. Naunyn** in Strassburg, Hofr. Prof. Dr. **I. Neumann** in Wien, Hofr. Prof. Dr. **E. Neusser** in Wien, Prof. Dr. **K. v. Noorden** in Frankfurt a. M., Hofr. Prof. Dr. **H. Nothnagel** in Wien, Prof. Dr. **H. Oppenheim** in Berlin, Reg.-R. Prof. Dr. **L. Oser** in Wien, Prof. Dr. **E. Peiper** in Greifswald, Hofr. Prof. Dr. **A. Pribram** in Prag, Geh. Med.-R. Prof. Dr. **H. Quincke** in Kiel, Prof. Dr. **E. Remak** in Berlin, Geh. Med.-R. Prof. Dr. **F. Riegel** in Giessen, Prof. Dr. **O. Rosenbach** in Berlin, Prof. Dr. **A. v. Rosthorn** in Prag, Geh. Med.-R. Prof. Dr. **H. Schmidt-Rimpler** in Göttingen, Hofr. Prof. Dr. **L. v. Schrötter** in Wien, Prof. Dr. **F. Schultze** in Bonn, Geh. Med.-R. Prof. Dr. **H. Senator** in Berlin, Prof. Dr. **Azévedo Sodré** in Rio Janeiro, Doc. Dr. **M. Sternberg** in Wien, Doc. Dr. **G. Sticker** in Giessen, Prof. Dr. **K. Stoerk** in Wien, Prof. Dr. **H. Vierordt** in Tübingen, Prof. Dr. **O. Vierordt** in Heidelberg, Prof. Dr. **R. Wollenberg** in Hamburg, Doc. Dr. **O. Zuckerkandl** in Wien.

III. BAND, I. THEIL.

DER UNTERLEIBSTYPHUS.

VON

D.R. H. CURSCHMANN,

PROFESSOR DER MEDICINISCHEN KLINIK IN LEIPZIG.

WIEN, 1898.

ALFRED HÖLDER

K. U. K. HOF- UND UNIVERSITÄTS-BUCHHÄNDLER

I., ROTHENTHURMSTRASSE 15.

DER

UNTERLEIBSTYPHUS.

VON

DR. H. CURSCHMANN,

PROFESSOR DER MEDICINISCHEN KLINIK IN LEIPZIG.

MIT 47 ABBILDUNGEN.

WIEN 1898.

ALFRED HÖLDER

K. U. K. HOF- UND UNIVERSITÄTS-BUCHHÄNDLER

I., ROTHENTHURMSTRASSE 15.

Druck von Adolf Holzhausen,
k. und k. Hof- und Universitäts-Buchdrucker in Wien.

Inhalt.[1])

Aetiologie.

Pathologie.

---

[1]) Der II. Theil, Schluss des Werkes (Typhus exanthematicus, — recurrens, Ephemera), wird Ende des Jahres erscheinen.   Juli 1898.

Diagnose.

Verhütung der Krankheit.

Behandlung.

I. Aetiologie.

Allgemein Geschichtliches.

Der Erkenntniss der Entstehungsursachen und des Wesens des Abdominaltyphus stand lange im Wege, dass man ihn anatomisch und klinisch von anderen äusserlich ähnlichen Krankheiten nicht gehörig zu trennen vermochte.

Wenn auch der Name Typhus schon ein uralter ist, so belegte man bis in die neuere Zeit damit nicht eine scharf umschriebene Krankheit, sondern eine Gruppe von acuten fieberhaften Zuständen, die mit Benommensein, mit Umnebelung des Bewusstseins (τῦφος = Hauch, Dunst) einhergingen.

Zweifellos ist der Unterleibstyphus keine während der letzten Jahrhunderte neu entwickelte oder hervorgetretene Krankheit. Schon bei den alten Schriftstellern, z. B. bei Hippokrates, sind gewisse Angaben und Schilderungen kaum anders als auf Unterleibstyphus zu beziehen, wie dies besonders Wunderlich[1] gezeigt hat.

Mit wachsender Bedeutung der anatomischen Studien traten schon im 17. und 18. Jahrhundert Spigelius, Willis und Morgagni mit Leichenbefunden hervor, die zweifellos auf Abdominaltyphus deuteten. Aber die klinische Beobachtung war zu jener Zeit noch nicht mit dem anatomischen Befund in rechten Zusammenhang zu bringen; die Schilderungen vom Krankenbett und vom Leichentisch gingen vielfach unvermittelt neben einander her. Man lernte zwar allmählich die typhösen Fieber von der Pest, der Malaria und manchen septischen Processen trennen, aber bis in die allerjüngste Zeit macht sich die Schädigung geltend, die das Zusammenwerfen des Abdominaltyphus mit dem Fleckfieber und dem sogenannten Typhus recurrens bedingten. Der Febris recurrens kommt in dieser Beziehung eine geringere Bedeutung zu. Ihr Auftreten ist seltener und örtlich beschränkt. Der Flecktyphus dagegen wurde besonders in England und Frankreich, den Ländern, von denen am Anfang

---

[1] Geschichte der Medicin.

Curschmann, Unterleibstyphus.

dieses und am Ende des vorigen Jahrhunderts die wesentlichsten Impulse für die Entwicklung der Krankheitslehre ausgingen, zu einem schweren Hemmschuh.

In Frankreich wusste man zwar vom Beginn unseres Jahrhunderts an mehr und mehr Klarheit in die dem Unterleibstyphus zukommenden anatomischen Veränderungen zu bringen, aber man konnte sich lange nicht von dem Gedanken losmachen, dass diese Veränderungen sowohl der heute als Abdominaltyphus umgrenzten Krankheit zukämen, als auch noch allen den Zuständen, die man unter den Namen Kriegs-, Hunger-, Lagertyphus und ähnlichen Bezeichnungen kannte und als direct contagiös schon damals betrachtete. Umgekehrt wurde man in England, wo das Fleckfieber von jeher dominirte, lange nicht klar darüber, warum die betreffenden Leichenöffnungen die von den französischen Autoren so präcis geschilderten Darmveränderungen nur ausnahmsweise zeigten.

In Frankreich hatte schon 1804 Prost[1] dargethan, dass die typhösen Fieber regelmässig mit bestimmter Darmaffection einhergingen. Er stützte sich auf ein ungewöhnlich grosses anatomisches Material von 200 Leichenbefunden. Seine Lehre wurde von Petit und Serres[2] wesentlich vertieft, indem schon sie darauf aufmerksam machten, dass bei den fraglichen Zuständen vorzugsweise die unteren Dünndarmabschnitte befallen würden, und dass diese Erkrankung als eine specifische, wahrscheinlich durch besondere Giftwirkung entstandene, zu betrachten sei. Obgleich darnach Bretonneau[3] weiter feststellte, dass nicht die Darmschleimhaut an sich bei den fraglichen Erkrankungszuständen befallen sei, sondern die lymphatischen Apparate des Darmes als Grundlage der Affection betrachtet werden müssten, und nach ihm Louis[4] das Verhältniss der Darmaffection zum Allgemeinzustand aufs Schärfste darlegte, obgleich endlich Chomel[5] die anatomischen Veränderungen noch eingehender und besonders klar die klinischen Erscheinungen schilderte, konnte man doch zu einer endgiltigen Trennung der typhösen Krankheiten, besonders des Unterleibs- und des Flecktyphus, nicht kommen. Man hielt unter Führung jener grossen Kliniker in Frankreich fast allgemein daran fest, dass zwar das typhöse Fieber stets mit Darmaffection einherginge, dass es aber direct ansteckend sein könne, ganz so wie Pocken und andere acute Exantheme.

---

[1] Médecine éclairée par l'observation et l'ouverture des corps etc., Paris 1804.

[2] Traité de la fièvre entéro-mésentérique, Paris 1813.

[3] De la Dothientérite. Arch. génér. 1826. Von Bretonneau rührt der Name Dothientérite (ὁ δοθιήν — das Blutgeschwür, der Furunkel) her, den nach ihm noch vielfach die Franzosen, besonders Trousseau, gebrauchten.

[4] Recherches sur la maladie connue sous les noms de gastroentérite, fièvre putride, adynamique, etc., Paris 1829.

[5] Leçons de clinique médic. Bd. I: Fièvre typhoïde. Paris 1834.

In Deutschland trifft man im Anfang des Jahrhunderts, zu der Zeit, wo die Franzosen und Engländer trotz exacterer anatomischer und klinischer Beobachtungen nicht zu klarer Erkenntniss kommen konnten, schon merkwürdig bestimmte, den heutigen sich nähernde Anschauungen. Unter dem Vorgange von Hildenbrand[1], der 1810 seine wichtige Arbeit veröffentlichte, begann man Fleckfieber und Unterleibstyphus zu trennen. Es waren, wie es scheint, weniger exacte anatomische und klinische Einzelkenntnisse, als gesunde empirische Auffassungen, die hier auf den richtigen Weg leiteten.

Erst das vierte und fünfte Jahrzehnt unseres Jahrhunderts beendete das Hin- und Herwogen der Meinungen. Erst jetzt gelang es, die Trennung beider Krankheiten zur allgemeinen Anerkennung zu bringen und damit feste Grundlagen zu schaffen für die Aetiologie. Zwei amerikanische Aerzte, Gerhard und Pennock[2], haben das grosse Verdienst, diese Trennung endgiltig herbeigeführt zu haben. Es ist bewunderungswerth, wie scharf ihre differential-diagnostischen Angaben für die damalige Zeit waren, wie sie z. B. die beiden Krankheiten zukommenden Roseola-Exantheme schon gut zu unterscheiden vermochten. An Gerhard's und Pennock's Arbeit reihen sich nun von deutscher, französischer und englischer Seite zahlreiche ergänzende und erweiternde Publicationen an, unter denen die von Staberoh[3] und Stewart[4] genannt sein mögen, und vor Allem die Aeusserungen des genialen Louis in der 1841 erschienenen zweiten Auflage seines berühmten Werkes, in der er unbedingt sich zur neuen Lehre bekannte.

Weitere grosse Fortschritte bis zu dem heute allgemein giltigen Standpunkt knüpfen sich an die Namen Jenner, Murchison und Griesinger.

War es den Aerzten schon schwer gewesen, die Unitätslehre aufzugeben, so hielten sie, nachdem diese gefallen, doch wenigstens noch an der Vorstellung von einer nahen Verwandtschaft des Flecktyphus und des Unterleibstyphus fest. Selbst aus manchen modernen Darstellungen sind diese Ideen noch nicht ganz geschwunden und stecken noch immer in den Köpfen mancher Aerzte. In Deutschland haben Griesinger und ganz besonders Liebermeister in seiner classischen Darstellung des Unterleibstyphus das Verdienst, die beiden Krankheiten als grundverschieden hingestellt zu haben, und der Verfasser dieser Arbeit glaubt

---

[1] Ueber den ansteckenden Typhus, Wien 1810.
[2] On the typhus fever which occurred at Philadelphia in 1836, showing the distinctions between it and Dothienteritis. Americ. journ. of medic. sc., Bd. 19 und 20, 1837.
[3] Dublin journ. of med. sc., Bd. 13, 1838.
[4] Edinb. med. and surg. journ., Oct. 1840.

damit noch einen Schritt weiter gegangen zu sein, dass er in der dritten
Auflage des Ziemssen'schen Handbuches auch äusserlich diese principielle
Verschiedenheit dadurch zum Ausdruck brachte, dass er das Fleckfieber
direct zu den acuten Exanthemen gesellte und dringend verlangte, auf
die Bezeichnung Flecktyphus überhaupt zu verzichten.

Geschichtliche Bemerkungen zur Aetiologie
des Unterleibstyphus.

Der Abhandlung der Aetiologie der Krankheit sollen einige geschichtliche Bemerkungen vorausgeschickt werden. Sie werden eines der inter-
essantesten Capitel der Geschichte der Infectionskrankheiten berühren und
selbstverständlich alle Unklarheiten und Schwankungen wiederspiegeln,
denen wir schon bei der Entwicklung der Lehre vom Wesen der Krankheit überhaupt und ihrer Trennung von äusserlich ähnlichen Zuständen
begegneten.

Es braucht kaum betont zu werden, dass in frühester Zeit, ehe das
klinische Bild des Typhus feste Gestalt gewonnen hatte, höchst mannigfache und sehr vage Dinge als bestimmte Ursachen der Krankheit
galten. Besonders merkt man den Erörterungen häufig an, wie sehr anderartige mit dem Unterleibstyphus zusammengeworfene Krankheiten hierbei
mitspielten.

Mit dem Beginn einer besseren klinischen Auffassung des Typhus
machten sich auch bestimmtere ätiologische Anschauungen geltend, die
sich zunächst und auf lange Zeit an die Lehre von Fäulniss- und
Zersetzungsvorgängen knüpften.

Zunächst fasste man hierbei mehr allgemeine, nicht specifische Vorgänge ins Auge: faulige Zersetzungen im Boden und Verunreinigungen
der Luft, die sich besonders in engen Wohnungen, Schlafstellen und anderen schlecht ventilirten Räumen geltend machen sollten, und gelegentlich wohl auch Zersetzungen von Nahrungs- und Genussmitteln.

Dem Allem reihte man die unbestimmten Begriffe der Erkältung,
der Ueberanstrengung und geistigen Aufregung als ganz besonders wichtig,
ja zuweilen als allein massgebend an. Mit solchen Mitteln in verschiedenster Combination wurde nun ätiologisch gearbeitet. Die Namen Febris
putrida, putrida nervosa, fièvre ataxique etc. (Willisius, Wintringham,
Tissot, Pinel) sind Zeugen jener Periode, deren Nachwirkung noch bis
in die neuere Zeit währte.

Noch über die Mitte dieses Jahrhunderts hinaus finden sich hervorragende Vertreter der Fäulnisstheorie. Eine besonders consequente Ausbildung erfuhr sie noch durch den um die Lehre von Infectionskrankheiten

so überaus verdienten Murchison[1], der der Krankheit auch den Namen pythogenic fever gab und vermöge seiner bedeutenden persönlichen Autorität und scheinbar besonders exacten Beobachtungen einen tiefen, nachhaltigen Einfluss nicht nur auf seine Landsleute sondern auch auf die Aerzte anderer Länder ausübte.

Seine Anschauungen spiegeln sich in den späteren Luft-, Boden- und Wassertheorien wieder, und wenn sie auch heute besserer Erkenntniss gewichen sind, so führten sie doch zunächst in England zu ausgedehnten praktischen Massnahmen, die als die Grundlage grosser Theile der modernen Hygiene betrachtet werden dürfen.

Murchison stellte als besonders gefährlich die Zersetzungen organischer Stoffe, vor Allem diejenige der menschlichen Fäces hin. Sie seien an sich im Stande, die den Typhus erzeugenden (natürlich chemischen) Giftstoffe unabhängig vom Kranken und ausserhalb seines Körpers entstehen zu lassen.

In seinem grossen Werke und vielen Einzelpublicationen wusste Murchison seine Lehre durch zahlreiche Beispiele von Endemien und Einzelfällen zu belegen. Bald waren das Trinkwasser oder die Nahrungsmittel, bald war die Luft der Wohn- und Schlafräume mit putriden, der Zersetzung von menschlichen Fäkalien entstammenden Stoffen verunreinigt und so die unmittelbare Ursache der Entstehung der Krankheit gewesen. Im gleichen Gedankengang, ohne etwas Neues zu bringen, bewegten sich auch seine Anhänger und Nachfolger, so dass ihre ätiologischen Untersuchungen und Berichte etwas Gleichförmiges, geradezu Schematisches bieten.

Ein Fortschritt schien in den mit grossem Interesse begrüssten experimentellen Untersuchungen von Stich und später von Panum zu liegen, die durch Einführung fauliger Substanzen in den Körper von Thieren Typhus erzeugt und so der ganzen Lehre die feste Grundlage gegeben zu haben glaubten. Wir werden später sehen, dass sie auf Trugschlüsse bauten.

Schon vor Murchison war, allerdings noch unter dem Einfluss der mangelhaften Unterscheidung des Fleckfiebers und des Abdominaltyphus, eine der Zersetzungstheorie völlig entgegengesetzte Anschauung aufgekommen, die Anschauung von der directen Contagion. Es waren vor Allem die grossen französischen Aerzte Leuret[2], Bretonneau, dann Gendron[3], die mit aller Bestimmtheit die Behauptung aufstellten, dass der Unterleibstyphus sich durch unmittelbare Uebertragung vom

---

[1] Vergl. sein berühmtes Werk: A treatise on the continued fevers of Great-Britain, London 1862. — Deutsche Ausgabe von Zülzer, Braunschweig 1867.

[2] Mém. sur la dothientérite à Nancy. Arch. gén. de méd., Ser. I, XVIII.

[3] Dothientérites observées aux environs de Château du Loir. Arch. gén. de méd., Ser. I, XX.

Kranken durch die ihn umgebende Luft auf Disponirte verbreiten
könne, ja dass dies der weitaus häufigste Entstehungsmodus sei. Auch
Trousseau vertheidigte darnach diese Anschauung aufs Wärmste und
glaubte sie durch frappante Beispiele stützen zu können.

So gingen denn eine Zeit lang zwei Anschauungen, die Zersetzungstheorie und die von der directen Ansteckungsfähigkeit, neben einander her,
häufig ganz schroff zusammengerathend. Allmählich und auf lange Zeit
bildete sich ein vermittelnder Standpunkt heraus, der die directe Ansteckungsfähigkeit des Unterleibstyphus gelten liess, daneben aber bald
als überwiegend oder gleich wichtig, bald als untergeordnet die spontane
„miasmatische" Entstehungsweise annahm.

In jeder der beiden Theorien steckte zweifellos etwas objectiv Wahres:
Murchison und seine Anhänger hatten das grosse Verdienst, auf die
Fäkalien der Kranken und ihre Gefährlichkeit, wenn auch nicht im
heutigen Sinn, besonders aufmerksam gemacht zu haben, während die
Contagionisten, was später gleichfalls sich als berechtigt erweisen sollte,
die persönliche Wirkung des Kranken, die Anschauung, dass
das Gift von ihm ausginge, in den Vordergrund stellten.

So war für Budd[1] genügend vorgearbeitet, der die im Allgemeinen richtige, noch heute giltige Formel finden sollte. Seine für die
damalige Zeit bewundernswerth scharfsinnigen Schlussfolgerungen waren
diese: Kein Typhus kann spontan entstehen, er knüpft unmittelbar an vorausgegangene Fälle an. Das Typhusgift wird von
dem Kranken selbst erzeugt, es haftet besonders seinen Stuhlgängen an und wird mit diesen entleert. Es entsteht also nicht,
wie Murchison und seine Anhänger meinten, ausserhalb, sondern im
Körper des typhös Erkrankten, und ist nicht die Folge beliebiger, allgemeiner Zersetzungen der Fäkalien, sondern ein specifisch ent-
stehendes, specifisch wirkendes Agens. Budd ging sogar soweit, den
Darm als die unmittelbare Erzeugungsstätte des Giftes zu betrachten, ganz so wie die Haut in der Variolapustel dieser Aufgabe entspräche.
Auch die Anschauung von einer Fortpflanzungs- und Weiterentwicklungs-
fähigkeit des Giftes liegt schon in seiner ausdrücklich ausgesprochenen
Ansicht, dass eine äusserst geringe Menge desselben genüge,
um die Krankheit zu übertragen und weiter zu verbreiten.

Mit imponirender Consequenz kam er schliesslich zu dem Fundamen-
talsatze, man würde zweifellos die Verbreitung der Krankheit verhindern können, wenn man Methoden fände, die infectiösen Stühle

---

[1] On intestinal fever: its mode of propagation, Lancet 1856. — Intestinal fever
essentially contagious; its mode of propagation etc., Lancet 1859. — On intestinal fever,
Lancet 1860.

wirkungsunfähig zu machen; ja man dürfe hoffen, dass durch
sorgfältigste Ausführung solcher Massregeln bei jedem einzelnen Kranken die Krankheit überhaupt getilgt werden könne.

Budd's Beobachtungen können als musterhaft für alle Zeiten betrachtet werden. Er ist zweifellos der Begründer der heute geltenden Anschauungen von der Aetiologie des Typhus.

Aber bis zu den heutigen Auffassungen sollte unter dem beirrenden,
hemmenden Einfluss der früheren Theorien noch ein langer, verwickelter
Weg zurückgelegt werden. Wenn auch allmählich die pythogene Theorie
Murchison's durch diejenige von der Specifität des Giftes verdrängt
wurde, so bereiteten doch die Fragen nach der Verbreitungsweise des
letzteren, nach der Entstehung des Typhus in Einzelfällen, in Endemien
und Epidemien, die grossen Fragen ferner vom Einfluss des Klimas, der
Jahreszeit und der Oertlichkeit der weiterschreitenden Erkenntniss die
grössten Schwierigkeiten. Man fand zu oft den vorausgegangenen Contact
des Erkrankten mit anderen Typhösen oder ihren Entleerungen unerwiesen.
Die Wahrscheinlichkeit oder Möglichkeit von Verunreinigungen der Nahrungsmittel, des Trinkwassers und anderer Dinge mit dem Gift schienen
gleichfalls nicht immer auszureichen. Statt diesen Verhältnissen schärfer
nachzuspüren, unterschätzte man sie nun oder schob sie völlig bei Seite,
offenbar zum grossen Schaden der Sache. Man forschte vielmehr nach
allgemeineren Verhältnissen, nach Umständen, unter denen das vom
Kranken erzeugte und entleerte Gift unabhängig von ihm fortentwickelt
und wirkungsfähig erhalten werden könne, um später unter günstigen
Verhältnissen in den menschlichen Körper einzudringen.

So kam man vor Allem darauf, den Boden als Ablagerungs-
und Brutstätte für das Gift des Abdominaltyphus in Verdacht
zu nehmen. Der Gedanke, dass das Gift sich hier fortentwickeln, reifen
und vermehren könne, wurde immer weiter gesponnen, bis zuletzt die Idee
zu Tage trat, ein solches intermediäres Stadium des Giftes für die
Typhusverbreitung möge geradezu die Regel, ja vielleicht unerlässlich sein.

Eine Stütze für diese Anschauungen glaubte man, rückwärts blickend,
wieder in der endemischen Verbreitungsweise des Abdominaltyphus, seinem
Haften an einzelnen Orten und beschränkten Gegenden zu finden und auch in
der scheinbar sehr bezeichnenden Beobachtung, dass in Typhusgegenden das
erste Auftreten der Krankheit sich oft an ausgedehnte Erd- und Canal-
arbeiten, Grundmauerausgrabungen und dergleichen knüpfe. Diese locali-
stische Theorie ist heute noch nicht völlig verlassen. In der einen oder anderen Form beeinflusst sie noch vielfach die ätiologischen Anschauungen.

Ihren Höhepunkt erreichte die Localisationstheorie in der berühmten
Lehre Buhl's und Pettenkofer's von dem Verhältniss des Grundwassers zur Typhusentstehung.

Buhl[1] glaubte bekanntlich die Beobachtung gemacht zu haben, dass in München die Sterblichkeit an Unterleibstyphus sehr regelmässig dem jeweiligen Stande des Grundwassers entsprechende Schwankungen zeige, so zwar, dass bei hohem Grundwasserstand die Sterblichkeit auffallend gering, bei niedrigem besonders hoch wäre. Der geniale Pettenkofer[2] bildete auf Grund eines grossen statistischen Materials und ausgedehnter örtlicher Untersuchung die Buhl'sche Theorie weiter aus, so dass man in Deutschland und wohl auch in anderen Ländern Ende der Sechziger- und in den Siebzigerjahren die Grundwassertheorie für München für vollkommen erwiesen hielt und bei der Gefügigkeit des statistischen Materials sie auch anderen Gegenden und Städten anpasste. Wo dies nicht vollkommen gelingen wollte, glaubte man wenigstens ein Steigen der Typhussterblichkeit bei ungewöhnlicher Trockenheit nachweisen zu können.

Wenn die Vertreter der Grundwassertheorie auch keine bestimmte Vorstellung vom Wesen des Typhusgiftes gewinnen konnten, ja das Interesse dafür umsomehr zurücktreten liessen, je mehr sie sich in das Grundwasser versenkten, so hielten sie doch an zwei, noch heute giltigen Annahmen fest: an der Specifität des Giftes und an seiner Keim- und Vermehrungsfähigkeit. Man vermengte aber Wahres mit Unrichtigem, indem man sich nun weiter vorstellte, das Gift gelange, nachdem es einen nothwendigen „Ausreifungsprocess" im Boden durchgemacht habe, von da aus am häufigsten durch die Luft, selten durch das Wasser oder andere Medien in den menschlichen Körper. Das Austreten des Giftes aus dem Boden, seine „Exhalation", sollte bei feuchtem Wetter und hohem Grundwasserstand darum erschwert sein, weil seine Brutstätte dann vom Grundwasser überdeckt und so von der Oberfläche der Erde abgeschieden wäre, während bei niedrigem Stand des Grundwassers die verhängnissvolle Erdschicht mit der atmosphärischen Luft durch die Grundluft in directem Zusammenhang stände und so der Giftemanation kein Hinderniss im Wege läge. Abgesehen davon, dass die Pettenkofersche Theorie es mit dem Wesen des Typhusgiftes entschieden zu leicht nahm und sein Studium verzögerte, brachte sie noch den nicht geringen Nachtheil, dass sie in bestechender Weise, freilich, wie sich jetzt herausstellt, ohne gehörige Stütze, die Verbreitung des Giftes durch die Grundluft und von da durch die atmosphärische Luft in den Vordergrund stellte und damit das Studium anderer ätiologischer Möglichkeiten zeitweilig stark zurückdrängte.

---

[1] Ein Beitrag zur Aetiologie des Typhus in München. Zeitschr. f. Biologie, Bd. I, 1865.

[2] Ueber die Schwankungen der Typhussterblichkeit in München von 1850 bis 1867. Zeitschr. f. Biologie, Bd. V, 1868. — Ueber die Aetiologie des Typhus. Vorträge, gehalten in der Sitzung des ärztl. Vereins in München 1872.

Es ist besonders interessant, von den schlagenden Einwendungen Lieber-meister's[1] und später Biermer's[2] gegen die Grundwasser- und Luftverbreitungs-theorie Kenntniss zu nehmen und sie in scharfsinnigster Weise für eine andere Verbreitungsart, die durch Wasserinfection, eintreten zu sehen. Ihre Anschauungen gewannen auch zahlreiche Anhänger. Aber die Grundwasserlehre stand zunächst so fest, dass man an nicht wenigen Orten die epidemiologischen Untersuchungen ihr anpasste, statt umgekehrt die ätiologischen Anschauungen aus den Thatsachen zu folgern.

Noch im Jahre 1886 auf 1887 musste der Verfasser dieser Arbeit ent-sprechende trübe Erfahrungen machen. Als er damals den in Hamburg epidemisch auftretenden Abdominaltyphus — es wurden mehr als 10.000 Menschen ergriffen — auf specifische Infection des der Elbe entnommenen Trink- und Gebrauchswassers zurückzuführen suchte[3], fand man in massgebenden Kreisen es nicht einmal der Mühe werth, auf diese Behauptung einzugehen. Die Grundwassertheorie genügte vollkommen, die Epidemie zu erklären und die gegen das Elbwasser erhobenen Ein-wendungen zu beseitigen.

Wie wir schon sahen, ist eine der verdienstvollsten Seiten der Buhl-Pettenkofer'schen Lehren die Betonung der Lebens- und Keim-fähigkeit des Typhusgiftes, auf die schon durch Budd und seine Schule hingewiesen worden war. Wir erkennen hier die Vorläufer der heutigen Anschauungen vom Contagium vivum.

Schon im Jahre 1871 begannen diese festere Gestalt zu gewinnen. Wir brauchen nur an die Arbeiten von Recklinghausen[4] zu erinnern, der auf das häufige Vorkommen von Coccen in den Organen Typhöser, besonders den Nieren aufmerksam machte, sowie an die freilich noch weniger glücklichen Versuche von Klein[5], Sokoloff[6], Fischel[7] und Anderen, das organisirte Typhusgift uns vor Augen zu bringen.

Es war Eberth[8] vorbehalten, im Jahre 1880 zuerst den heute end-giltig als Typhuserreger festgestellten Bacillus zu entdecken und, vor-behaltlich der Sicherstellung durch Züchtung und Uebertragung, seine Specifität mit grosser Wahrscheinlichkeit darzuthun.

Fast gleiche Befunde hatten darnach Rob. Koch[9] und Wilh. Meyer[10], der unter Friedländer's Anregung und Leitung arbeitete, während die

---

[1] Gesammelte Abhandlungen.

[2] Volkmann's Samml. klin. Vortr., Nr. 53, 1873.

[3] Curschmann, Statistisches und Klinisches über den Unterleibstyphus in Ham-burg. Deutsche medic. Wochenschrift, 1888.

[4] Würzb. Zeit. 1871. — Vergl. auch Eberth, Zur Kenntniss der bakteriologischen Mykosen, Leipzig 1872.

[5] Reports of the med. office of the Privy Council and Local Gouvern. Board, 1875, Nr. 6.

[6] Virchow's Archiv, Bd. 66, 1876.

[7] Prager Med. Wochenschr., 1878.

[8] Virchow's Archiv, Bd. 81. — Ibid., Bd. 83.

[9] Mittheilungen aus dem kais. Ges.-Amt, Bd. I.

[10] Diss. Berlin 1881.

von Klebs[1] beschriebenen Mikroorganismen von der grösseren Zahl der
Bakteriologen heutzutage nicht für identisch mit den Eberth'schen gehalten werden.

In England bestätigten Coates und Crooke die Eberth'schen Befunde, und auch in anderen Ländern war man sehr bald eifrig mit dem
neuen Bacillus beschäftigt, ohne jedoch seine Biologie erheblich fördern zu
können. Weder Coze und Feltz, noch Maragliano gelang es, den
pathogenen Pilz zu züchten und isolirt darzustellen.

Erst Gaffky[2] vermochte in einer glänzenden Arbeit die ganze Lehre
auf den heutigen sicheren Standpunkt zu erheben. Er vervollständigte in
wesentlichen Punkten die Morphologie des Bacillus, lehrte, auf zahlreiche,
überaus mühsame Leichenuntersuchungen gestützt, seine Vertheilungs-
und Anordnungsweise in den Organen und Geweben und zeigte endlich,
wie er zu isoliren und in Reincultur zu züchten sei. Wenn es Gaffky
auch nicht gelang, mit diesen Reinculturen Versuchsthiere typhös zu
machen, so konnte er doch bei der Sicherheit und Ausdehnung seiner
übrigen Erfahrungen, besonders aus der über jeden Zweifel erhabenen
Constanz ihres Vorkommens beim Typhus und ihres Fehlens beim Gesunden den bestimmten Schluss ziehen, sie seien die specifischen Typhuserreger. An die Gaffky'sche Arbeit schloss sich in allen Ländern eine
enorme Menge von Studien über den Typhusbacillus an, so dass Lösener
schon vor einigen Jahren ein Verzeichniss von 689 Abhandlungen über
denselben bringen konnte. Sie bestätigten im grossen Ganzen und erweiterten im Einzelnen die Gaffky'sche Lehre, zuweilen allzu skeptisch
vorgehend, noch häufiger weit über das Ziel hinausschiessend. Jedenfalls ist heute völlige Klarheit über die Morphologie und Entwicklung
des Bacillus erzielt und auch Vieles bereits bekannt über sein Verhalten
in- und ausserhalb des kranken Körpers. Nicht allein in der Leiche,
auch am Lebenden sind zahlreiche Studien über Vorkommen und Verhalten des Bacillus gemacht. Man hat ihn aus dem Blut, aus der Milz,
aus der Haut, aus den Dejectionen, namentlich dem Stuhlgang und Urin,
darzustellen gewusst.

Nur Eines, was, wie erwähnt, schon Gaffky nicht gelang, ist auch
heute noch nicht erreicht: der Beweis durch das Thierexperiment. So
wenig wie mit den früheren gröberen Methoden der Verfütterung von
Typhusstühlen an verschiedenartige Versuchsthiere, wie sie schon Murchison, Klein, Klebs, Birch-Hirschfeld und Andere übten, noch
durch die Impfungen mit Reinculturen ist es bisher gelungen, wirkliche
typhöse Erkrankungen bei Thieren zu erzeugen. .

---

[1] Archiv f. exper. Pathol. und Pharmak., Bd. 12 u. 13
[2] Mittheilungen aus dem kais. Ges.-Amt, Bd. II.

Morphologie und Biologie des Typhusbacillus.

Die Eberth'schen Bacillen stellen in ihrer gewöhnlichen Form verhältnissmässig kurze, dicke, an beiden Enden abgerundete Stäbchen dar, die etwa dreimal so lang als breit sind und deren absolute Länge ein Drittel des Durchmessers eines rothen Blutkörperchens beträgt.

In älteren, schon verschorfenden Peyer'schen Plaques und anderen auf der Höhe der specifischen Veränderung befindlichen Theilen bilden die Bacillen durch Aneinanderlagerung ihrer Längsachse nach fadenförmige, von Gaffky zuerst als „Scheinfäden" beschriebene Gebilde.

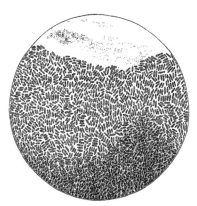

Unter verschiedenen Verhältnissen ändern die Bacillen ihre Form, Grösse und Anordnung. So sieht man die bereits erwähnten Scheinfäden in älteren Bouillon- oder Gelatineculturen, sowie auf sauer reagirenden Kartoffeln zu auffällig langen Gebilden anwachsen. Auch scheinen auf Gelatine und Kartoffeln die einzelnen Stäbchen plumper als auf Agar oder in Bouillon zu werden. Sie

Fig. 1. Typhusbacillen, Klatschpräparat.

ändern aber auch wieder diese Eigenthümlichkeiten, wenn sie auf andere Nährböden übertragen werden, der Natur der letzteren entsprechend.

Man nahm früher fälschlich eine Sporenbildung in den Bacillen an und deutete als solche helle, nicht zu färbende Gebilde an den Enden sowie in der Mitte der Bacillen. Sie sind heute als Lücken erkannt, die entweder einem Involutionsprocess der Bacillen zuzuschreiben oder als Kunstproducte beim Erhitzen und Färben aufzufassen sind (H. Buchner[1]).

In geeigneten Flüssigkeiten (Bouillon) cultivirt und im hängenden Tropfen beobachtet, zeigen die Bacillen eine sehr lebhafte Eigenbewegung, die sowohl den einzelnen Stäbchen, wie den Scheinfäden zukommt. Sie ist, wie Löffler durch besondere Färbung darthat, von Geisselfäden abhängig, die sehr zahlreich, bis zu 15, ja 20 und mehr, von allen Punkten der Oberfläche der Bacillen abgehen und nicht selten auch abgebrochen neben ihnen in geeigneten Präparaten gefunden werden.

---

[1] Centralblatt f. Bakteriologie u. Parasitenkunde, Bd. IV.

So weit bekannt, kommen unter den dem Typhusbacillus ähnlichen Gebilden. nur noch dem Bacterium coli Eigenbewegung und sie vermittelnde
Geisselfäden zu. Doch scheint ein Unterschied darin zu liegen, dass die
Zahl der Geisselfäden beim Bacterium coli eine weit geringere ist, angeblich fast nie die Zahl 10 übersteigt.

Die Typhusbacillen sind mit Anilinfarben tingirbar, aber schwieriger
als viele andere pathogene Mikroorganismen. Charakteristisch ist,
dass die Färbung nach Gram niemals gelingt.

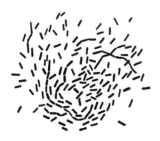

Fig. 2. Typhusbacillen.   Fig. 3. Typhusbacillen mit Geissel-
Reincultur mit Scheinfäden.   fäden. Färbung nach Löffler.

Zuweilen, besonders in älteren Culturen auf schwach sauren Kartoffeln, zeigen sich an den Bakterien stark lichtbrechende Polkörner, die
sich leichter und stärker als der übrige Bakterienleib färben (H. Buchner, l. c.). Auch sie sind zweifellos nicht als Sporen aufzufassen, was
schon daraus hervorgeht, dass ihre Träger keine vermehrte Widerstandsfähigkeit besitzen. Wahrscheinlich ist vielmehr auch das Erscheinen der
Polkörner auf einen Rückbildungsprocess zu beziehen.

Wenn auch, was die erfahrensten Beobachter übereinstimmend angeben, die Schwere der Typhuserkrankung sich durchaus nicht immer mit
einer entsprechenden Reichhaltigkeit der Organe der Leiche und des Lebenden an Bacillen deckt, ja gerade in schweren Fällen gelegentlich auffallend geringe Mengen gefunden werden, so gelingt es doch bei einiger
Gewandtheit meist leicht, aus der Milz, den Mesenterialdrüsen und den
Peyer'schen Plaques, besonders auf der Höhe der Infiltration und bei beginnender Verschorfung, die pathogenen Bacillen darzustellen. Dass sie
auch, wenngleich entschieden schwieriger, aus dem Blut und der Milz
des Lebenden, sowie aus den Dejectionen und Excreten gezüchtet werden
können, wurde bereits erwähnt.

Für alle diese Beziehungen ist es zu wissen wichtig, dass der Bacillus am besten bei Körperwärme, etwa 37° C. gedeiht, aber auch bei

niedrigeren Temperaturen, z. B. gewöhnlicher Stubenwärme, rasch und ausgiebig sich entwickelt.

Wie der Mehrzahl der pathogenen Mikroorganismen, kommt dem Typhusbacillus eine „facultative Anaerobiose" zu, d. h. er lebt und entwickelt sich sowohl bei Abschluss von Sauerstoff (Liborius), als auch bei Zutritt desselben, in letzterem Falle freilich energischer und reichlicher.

Die Fortzüchtung des Bacillus gelingt leicht und auf den verschiedensten Nährböden: auf Gelatine, Agar, Blutserum und vor Allem auf Kartoffeln. Selbst bei leicht saurer Reaction der letzteren erfolgt noch ziemlich reichliches Wachsthum.

Auch in Flüssigkeiten entfaltet der Bacillus eine intensive Entwicklung und Vermehrung, so besonders in Bouillon und Milch. Die letztere wird in Folge davon schwach sauer, ohne jedoch, selbst nach längerer Zeit der Einwirkung des Bacillus zu gerinnen. Die Bouillon erfährt durch die Entwicklung des Mikroben eine deutliche Trübung. Ein geringes, beim Stehen sich entwickelndes Sediment trennt sich beim Umschütteln in gleichmässige, feinste Partikelchen. Dass die Bacillen unter günstigen Verhältnissen auch auf Nahrungsmitteln üppig gedeihen, die aus den eben genannten oder ihnen verwandten Stoffen zusammengesetzt sind, mag hier nur erwähnt werden. Wir werden bei Besprechung der speciellen Aetiologie auf die Wichtigkeit dieses Verhaltens ausführlich zurückkommen müssen.

Das specielle Verhalten der Culturen des Eberth-Bacillus auf den genannten festen und flüssigen Nährböden ist heute aufs Eingehendste festgestellt. In Bezug auf Einzelheiten, die nicht in den Rahmen dieser Arbeit gehören, sind die Specialschriften zu vergleichen. Hier zunächst nur einige Bemerkungen über das Verhalten des Bacillus auf Gelatine und Agar.

In Gelatine erscheinen die Stichculturen als feinste, gegen den Grund des Reagenzglases mehr und mehr sich verdünnende, grauweissliche, leicht gekörnte Fäden. Auf der Oberfläche der Gelatine entwickelt der Bacillus ein sehr lebhaftes Wachsthum in Form einer von der Stichstelle ausgehenden, sehr bald den Glasrand erreichenden, ganz dünnen, bläulich- oder grünlichgrauen, leicht irisirenden Auflagerung. Bei näherem Zusehen bemerkt man, dass ihr äusserer Rand nicht regelmässig, sondern leicht zackig ist.

Eine ganz ähnliche, dünne, irisirende, graulich-, respective bläulichweisse Auflagerung bildet der Bacillus auch bei Gelatine-Plattenculturen.

Hier zeigen sich, die oberflächlichen Culturen, die keine Spur von Verflüssigung machen, anfangs als kleine, distincte, gelbliche oder graugelbliche Knötchen. Nach kurzer Zeit bilden sich grössere rundliche Flecken von ähnlicher Farbe wie die Stich- und Strichculturauflagerung: grauweisslich, gleichfalls irisirend. Sehr bald erscheint das Centrum solcher Flecken dunkler graugelb, opak, während nach der Peripherie hin die Cultur immer dünner und durchsichtiger sich gestaltet. Auch diese kleinen Herde haben einen etwas unregelmässigen, zackigen Rand, der, wie die mikroskopische Beobachtung lehrt, der Ausdruck einer feinen, vom Centrum nach dem Rande hin sich erstreckenden Fältelung der Cultur ist.

Auch in Agar zeigen sich die Stichculturen als feine, leicht körnige, grauweissliche Fäden.. Auch hier ist das Oberflächenwachsthum um die Einstichstelle
herum ein lebhaftes, so dass es bald der Wand des Reagenzglases nahekommt,
wobei jedoch der Rand nicht zackig, vielmehr rundlich regelmässig erscheint.
Auch auf der Agarplatte sind die grösseren, meist rundlichen oder oblongen Colonien nicht zackig gerändert wie auf Gelatine. Sie erscheinen in der Mitte opak,
gelblichweiss, nach dem Rande hin immer durchsichtiger, weisslich, nicht opales-
cirend. Mikroskopisch sind auch diese Culturen mehr oder weniger grob punk-
tirt, mit ähnlichen centrifugalen Linienbildungen wie auf der Gelatine.

Besonders bemerkenswerth ist das von Gaffky zuerst näher studirte Verhalten des Typhusbacillus auf Kartoffeln, ein Verhalten, das nach unseren
heutigen Kenntnissen anderen pathogenen Mikroorganismen nicht zukommt.

Impft man eine Scheibe gekochter, schwach sauer reagirender Kartoffel an
einer Stelle mit Typhuscultur, so zeigt sich für das wenig geübte Auge noch nach
48 Stunden auf ihrer Oberfläche kaum ein Unterschied von derjenigen einer nicht
geimpften, gleichzeitig angestellten sterilen Kartoffelscheibe. Bei näherem Zusehen
erscheint jedoch die inficirte Scheibe in mehr oder wenig grosser Ausdehnung um
die Impfstelle herum ein wenig glatter und feuchter. Streicht man mit der Platin-
öhse über diese Partie weg, so hat man, verglichen mit der ungeimpften Scheibe,
das Gefühl eines etwas vermehrten Widerstandes, und zuweilen gelingt es, mit der
Oehse kleine Fäden und Fältchen herunterzuziehen. Mit einem Wort: man überzeugt sich, dass, von der Impfstelle ausgehend, ein äusserst feines, feucht glänzendes, farbloses, durchsichtiges Häutchen über die Kartoffel sich hingezogen hat.
Bei mikroskopischer Untersuchung erweist sich dieses Häutchen als Reincultur
von Typhusbacillen, die nun, auf verschiedene Nährböden übertragen, ihre charakteristischen Eigenthümlichkeiten, besonders auch in der Bouillon die früher erwähnte Eigenbewegung zeigen. Dieser schwer sichtbare Rasen ist, seit Gaffky
ihn darstellte, von allen Beobachtern als ein besonders wichtiges Kennzeichen für
den Typhusbacillus anerkannt. Daran ändert selbstverständlich die Beobachtung
nichts, dass auf neutralen, alkalisch reagirenden oder künstlich alkalisirten Kartoffeln der Rasen sichtbar wird in Form eines grünweisslichen oder gelbgrauen, ja
selbst bläulichen, nicht selten minder ausgebreiteten Ueberzuges.

Wenn wir nach diesen kurzen Bemerkungen über Morphologie und
Physiologie des Eberth-Bacillus zur Darstellung der Rolle übergehen,
die er bei der Entstehung und Verbreitung des Abdominaltyphus spielt,
und zur Schilderung der Eigenschaften, die ihn hierzu befähigen, so liegt
vor Allem die Frage nahe:

Lässt sich durch Uebertragung des Eberth-Gaffky'schen
Bacillus auf Thiere Typhus experimentell erzeugen?

Es ist für den Ausbau der Aetiologie des Abdominaltyphus nicht
wenig hinderlich, dass augenscheinlich bei keiner Thierart eine dem
Abdominaltyphus des Menschen völlig entsprechende Krankheit vorkommt.
So war es von vornherein unwahrscheinlich, dass es gelingen werde, die
Krankheit experimentell zu erzeugen. In der That ist dies auch bisher
nicht möglich gewesen. Schon Gaffky hat in seiner berühmten Arbeit

(l. c.) weder nach Darreichung von Reinculturen des Bacillus per os, noch nach intravenöser Injection entscheidende Erfolge zu verzeichnen, und auch die Arbeiten von Fränkel und Simmonds[1] haben, so werthvolle Thatsachen sie im Uebrigen brachten, in dieser Richtung kein völlig abschliessendes Resultat gehabt.

Die genannten Forscher konnten bei Mäusen durch intravenöse sowohl wie intraperitoneale Injection grosser Mengen von Typhusreinculturen schwere, rasch tödtliche Krankheitserscheinungen erzeugen, mit eigenthümlichen anatomischen Veränderungen: Schwellung, selbst vereinzelt Verschorfung der Dünn- und Dickdarmfollikel, dazu frische Infiltration der Mesenterialdrüsen, trübe Schwellung der Leber und Nieren und erheblichen Milztumor. Die mikroskopische Untersuchung ergab auch in den Cadavern grosse Mengen von Typhusbacillen und besondere Anhäufung derselben in der Milz. Aber Fränkel und Simmonds selbst waren, wenn sie auch ihren Versuchen mit Recht grosse Bedeutung beimassen — sind sie doch die Grundlage der späteren Immunisirungs- und Heilungsversuche geworden — vorsichtig genug, die erzeugten Krankheitserscheinungen nicht mit dem Typhus völlig zu identificiren. Es ergab sich auch bald,[2] dass eine nennenswerthe Vermehrung der den Versuchsthieren einverleibten Bacillen im lebenden Organismus nicht stattfindet. Dazu kam, dass Impfungen mit kleinen Mengen von Typhusbacillen nicht — wie dies für andere für Thiere wahrhaft pathogene Mikroorganismen, z. B. Milzbrand, der Fall — zu bemerkenswerthen Krankheitserscheinungen führten. Endlich musste auch der Umstand, dass die Thiere meist schon vor Ablauf des ersten Tages und früher, kaum aber später als nach dreimal 24 Stunden starben, den Gedanken nahelegen, dass man es eher mit einer directen Giftwirkung als mit einer durch Vermehrung und Fortentwicklung der Bacillen bedingten wirklichen Infectionskrankheit zu thun habe.

Zur Gewissheit ist die Auffassung, dass es sich um die Wirkung der Toxine und nicht der Bacillen handle, durch die Untersuchungen von Sirotinin (l. c.), Brieger, Kitasato und Wassermann[3] geworden. Durch Kochen der Culturen oder dadurch, dass sie dieselben durch Filtration keimfrei machten, konnten sie die Toxine allein den Thieren beibringen und damit den Fränkel und Simmonds'schen gleiche Resultate erzielen.

Die Behauptungen neuerer Forscher[4], man könne durch systematische Erhöhung der Virulenz der Bacillen sie für Thiere wirklich pathogen machen, d. h. ihre Weiterentwicklung im lebenden Körper mit entsprechenden Krankheitserscheinungen erzielen, bedürfen noch gründlicher Nachprüfung. Zutreffenden Falles würden daraus weniger für die Aetiologie als für den Fortbau gewisser therapeutischer Probleme erhebliche Vortheile zu erwarten sein.

---

[1] Centralbl. f. klin. Med. 1885, Nr. 44. — Ibid. 1886, Nr. 39. — Die ätiologische Bedeutung des Typhusbacillus, Hamburg 1886. — Zeitschr. f. Hygiene, Bd. II.

[2] Vergl. die Arbeiten von Baumgarten, Centralbl. f. klin. Med., 1886. — Wolfowicz (Baumgarten), Diss., Königsberg, 1887. — Sirotinin, Zeitschr. f. Hygiene, Bd. I, 1886. — Beumer u. Peiper, ebenda, Bd. I u. II. — R. Stern, Volkm. Samml. klin. Vortr., Neue Folge, Nr. 138.

[3] Zeitschr. f. Hygiene, Bd. XII.

[4] Gilbert u. Girode, Comptes-rendus de la Société de Biologie, 1891, Nr. 16. — Chantemesse u. Widal, 1892, Nr. 11. — Sanarelli, Annales de l'Institut Pasteur, ibid.

Wenn wir nun den speciellen Fragen der Entwicklung der typhösen Erkrankung beim Menschen nähertreten, so ist eine der ersten und wichtigsten die: Wie und auf welchem Wege verlassen die Infectionsträger den Körper des Kranken?

Daran wird naturgemäss die Frage sich reihen nach dem ferneren Verhalten der Bacillen, je nach den verschiedenen Umständen, unter denen sie entleert und abgelagert wurden. Besonders wird festzustellen sein, unter welchen Verhältnissen und wie lange sie sich keimfähig erhalten oder sogar unabhängig vom Kranken vermehren können.

Wie verlassen die Typhusbacillen den Körper des Kranken?

Trotz zahlreicher Untersuchungen befinden wir uns bezüglich dieser Frage noch in den ersten Anfängen der Erkenntniss.

Vor Allem hat man natürlich den Absonderungs- und Auswurfstoffen des Kranken, sowie auch seinem Blute besondere Aufmerksamkeit geschenkt. Das Blut, das, wie früher bereits erwähnt, nur spärlich und selten Bacillen aufweist, kommt als inficirendes Agens kaum in Betracht.

Auch Urin und Schweiss, der Auswurf und die Ausathmungsluft scheinen als Träger der Infectionskeime von geringer Bedeutung zu sein.

Im Harn, besonders im eiweisshaltigen, haben einzelne Forscher (Seitz, Kalinski, Neumann u. A.) lebensfähige Bacillen gefunden. Immerhin dürfte dies zu den Ausnahmen gehören, wie denn andere Beobachter (Chantemesse und Widal) geradezu den Befund leugnen.

Ein directer Uebergang der Bacillen in den Schweiss ist mehr als zweifelhaft. Vereinzelte, angeblich positive Befunde sind wohl als die Folge zufälliger Verunreinigung der Haut vom Darm aus zu erklären.

Wenn auch bei gewissen Pneumonieformen Typhöser Typhusbacillen in den erkrankten Theilen der Lunge nachgewiesen wurden und damit ihr Uebergang in das Sputum und die Exspirationsluft nicht von der Hand gewiesen werden kann, so dürften doch auch diese Medien nur ganz ausnahmsweise als Infectionsträger in Betracht kommen.

Höchst merkwürdig, genauer Nachuntersuchung sehr bedürftig, ist die Behauptung Sicard's[1], er habe fast constant in der Ausathmungsluft Typhöser den Bacillus Eberth gefunden.

Weit wichtiger als alle vorher aufgeführten Momente zusammengenommen sind die Stuhlgänge. Für gewöhnlich sind sie wohl das

---

[1] Semaine médicale, 1892, Nr. 4.

ausschliesslich in Betracht kommende Vehikel, mit dem die Bacillen den Körper verlassen.

Die Geschichte des Typhus lehrt, dass schon bei den älteren Autoren und dann immer wieder, freilich in verschiedenster Auffassung und Beleuchtung, die Stuhlgänge als die Aufbewahrungs- und Brutstätte des Krankheitsgiftes betrachtet wurden.

Nach Entdeckung der Typhusbacillen wurden diese Anschauungen erheblich gestützt durch den Nachweis ihrer Constanz und Reichlichkeit in den markigen Darminfiltrationen, womit natürlich beständig von den frühen Stadien der Krankheit an bis zur Verschorfung und Vollendung der Abstossung Gelegenheit zur Beimengung zum Darminhalt gegeben ist. Zieht man nun neben der Reichlichkeit der Bacillen in den specifisch afficirten Darmpartien den verhältnissmässig sehr langen Bestand der letzteren und die Zahl und Reichlichkeit der täglich entleerten Stühle in Betracht, so ist kein Zweifel, dass man hier eine überreiche Quelle des Typhuscontagiums zu suchen hat.

Auch die directe bakteriologische Untersuchung der Typhusstühle hat die Anwesenheit keimfähiger Bacillen zweifellos und häufig erwiesen.[1] Neuere Beobachter haben es sogar hierin zu grosser Sicherheit gebracht, z. B. Chantemesse[2], der bei Untersuchung der Stühle von 16 Typhuskranken nur dreimal den Bacillus nicht zu finden vermochte.

Am regelmässigsten finden sie sich, was mit den anatomischen Vorgängen in bestem Einklange steht, vom Beginn der zweiten Woche bis zum Ende der dritten und darüber hinaus, also während des Stadiums der markigen Infiltration der lymphatischen Apparate, ihrer Verschorfung und Abstossung bis zur völligen Reinigung der Geschwüre.

Bei der Schwierigkeit der Stuhluntersuchung auf Typhusbacillen hat man bisher noch lange nicht die für das Verfahren wünschenswerthe Leichtigkeit und Sicherheit erlangt. Dass diese Schwierigkeiten vor allem in der ständigen gleichzeitigen Anwesenheit zahlreicher anderartiger Mikroorganismen beruhen, ist selbstverständlich. Der störendste unter ihnen ist das viel bearbeitete, dem Typhuspilz so vielfach ähnliche Bacterium coli.

Das Bestreben, den Typhusbacillus aus dem Stuhlgang zu isoliren und besonders ihn von dem Bacterium coli zu trennen, hat schon mehrere hundert Arbeiten erzeugt. Unter den jüngsten erscheinen diejenigen von Brieger und Elsner[3]

---

[1] Fränkel und Simmonds, schon in ihrer ersten Publication. — Pfeiffer, Deutsche med. Wochenschr. 1885, Nr. 29. — Merkel und Goldschmidt, Centralbl. f. klin. Med. 1887, Nr. 23. — Chantemesse und Widal, Gaz. hebd. 1887, Nr. 9. — Karlinski, Centralbl. f. Bakteriologie u. Parasitenkunde, Bd. 7. — Vilchour, The Lancet 1886, Bd. II, Nr. 3.

[2] Soc. de Biol. Sitzung 22. Februar 1896.

[3] Elsner, Untersuchungen über das elective Wachsthum der Bacterium coli-Arten und des Typhusbacillus etc. Zeitschr. f. Hygiene, Bd. 21, Heft I. — Brieger, Ueber die klinische Bedeutung des Elsner'schen Typhusnachweises. Deutsche med. Wochenschr. 1895, Nr. 50.

und von Pfeiffer[1] auf dem besten Wege zur Lösung des wichtigen Problems. Wenn auch in der Hand so gewiegter Bakteriologen das Verfahren schon jetzt ziemlich sichere Resultate gibt, so stehen seiner Verallgemeinerung doch noch erhebliche Schwierigkeiten entgegen.

Die Haltbarkeit der Typhusbacillen.

Was sind die Lebenserhaltungs-Bedingungen des Typhuskeimes innerhalb und ausserhalb des menschlichen Körpers, soweit sie für die Typhusinfection im Einzelfall, sowie für die Weiterverbreitung der Krankheit überhaupt in Betracht kommen? Reicht das, was wir heute in dieser Beziehung wissen, aus, die bekannten Entstehungs- und Verbreitungsweisen des Typhus zu erklären, oder finden sich Lücken und Widersprüche in dieser Beziehung?

Die hier in Betracht kommenden zahlreichen Untersuchungen haben nach manchen Richtungen hin brauchbare, ja fast abschliessende Ergebnisse gehabt. Sie beantworten im Allgemeinen die eben gestellten Fragen in positivem Sinne.

Selbst der Mangel der Sporenbildung, die anderartigen Krankheitskeimen eine so bedeutende Tenacität sichert, vermag, wie alsbald zu zeigen sein wird, die pathogene Bedeutung der Typhusbacillen nicht allzusehr herabzusetzen.

Für die Dauerbarkeit der Bacillen im lebenden menschlichen Körper geben eine ganze Reihe von Arbeiten wichtige Beweise. Hat man doch in entzündlichen Exsudaten, periostitischen und musculären Eiterherden, die durch den Typhusbacillus bedingt waren, diesen noch nach einem Jahr und länger lebens- und keimfähig gefunden (Sahli, Hintze). Nun werden freilich, wenn auch durch spontanen Durchbruch oder künstliche Eröffnung solcher Herde die Bacillen nach aussen gelangen können, dadurch für gewöhnlich Typhusinfectionen nicht bedingt werden. Doch wird man in seltenen, ätiologisch besonders dunklen Fällen wohl auch diese Möglichkeit nicht ausser Acht lassen dürfen.

In menschlichen Leichen scheint die Dauerbarkeit der Bacillen ziemlich beschränkt zu sein. Wenn man auch kurz nach dem Tode sogar noch eine Vermehrung derselben stattfinden sah (Fränkel und Simmonds[2], Reher[3]), so wirkt doch die eintretende Fäulniss bald zerstörend auf sie. Dass man jedoch hiermit nicht sicher rechnen kann, vielmehr auch jetzt

---

[1] Pfeiffer, Deutsche med. Wochenschr. 1896, März.
[2] l. c.
[3] Archiv f. experiment. Pathologie, Bd. 19, S. 420.

noch den Typhusleichen in prophylaktischem Sinne volle Aufmerksamkeit widmen muss, scheinen die Beobachtungen von Karlinski und von Petri zu lehren, von denen der Erstere noch nach drei Monaten in menschlichen Leichen lebensfähige Bacillen fand, während der Letztere in Leichentheilen von Thieren sie bis zum 17. Tage keimfähig bleiben sah.

Die Haltbarkeit der Bacillen, nachdem sie den menschlichen Körper verlassen haben, bedarf nach den verschiedensten Richtungen, physikalischen sowohl wie chemischen, näherer Untersuchung. Was zunächst das Verhalten bei verschiedenen Temperaturen anlangt, so wurde schon früher erwähnt, dass die physiologische Körperwärme bestes Gedeihen und Weiterentwicklung garantirt; aber auch mittlere Aussentemperaturen scheinen ohne störenden Einfluss zu sein.

Selbst gegen bedeutendere Kältegrade sind die Typhusbacillen sehr widerstandsfähig. Sie halten sich bis zu Temperaturen von -10° C., ja wiederholtes Frieren- und Aufthauenlassen einer bacillenhaltigen Flüssigkeit schien sie nicht abzutödten (Chantemesse und Widal, Janowsky[1]). Das Aeusserste in dieser Beziehung führt wohl Prudden[2] an, der die Typhusbacillen in Eis, das drei Monate lang zwischen -1 bis -11° C. gehalten wurde, noch keimfähig bleiben sah. Empfindlicher sind die Bacillen entschieden gegen höhere Wärmegrade. Bei Temperaturen von 60° R. sterben die Culturen in 10—15 Minuten ab.

Mit der Wärme verbindet sich das Licht zur Zerstörung der Bacillen. In directem Sonnenlichte gehen sie, wie zuerst Buchner[3], dann Janowsky (l. c.) und Gaillard[4] nachwiesen, schon nach wenigen Stunden zu Grunde, während einfaches diffuses Tageslicht sie weit weniger ungünstig zu beeinflussen scheint.

Gegen Austrocknung sind die Bacillen verhältnissmässig sehr widerstandsfähig. Mit indifferenten Substanzen gemengt oder an leblosen Dingen, Gebrauchsgegenständen, Stoffen etc. aufgetrocknet, bleiben sie viele Monate und darüber hinaus lebensfähig.

In Staub und Sand, sowie in Erde halten die Bacillen sich mehrere Wochen lang (Uffelmann[5]). Das Gleiche ist für den Erdboden selbst von verschiedenen Forschern bewiesen. Man hat hier die Bacillen bis zu $5\frac{1}{2}$ Monaten keimfähig bleiben sehen. Doch ist ausdrücklich zu betonen, dass kein guter Beobachter eine Vermehrung der Bacillen im Erdboden fand, eine Thatsache, die der willkürlichen Annahme der Grundwasseranhänger von einer Ausreifung, Fortentwick-

---

[1] Centralbl. f. Bakteriologie, Bd. 8.
[2] The medical Record 1887, Bd. 31.
[3] Centralbl. f. Bakteriologie, Bd. 11, Nr. 25.
[4] De l'influence de la lumière sur les micro-organismes. Lyon 1888.
[5] Centralbl. f. Bakteriologie, Bd. 15.

2*

lung und Reproduction des Typhusgiftes im Boden direct widerspricht und damit einen sehr wesentlichen Theil ihrer Lehre unhaltbar macht.

Unter den Austrocknungsversuchen sind die von Seitz (l. c.), Uffelmann (l. c.), Gaffky (l. c.) und Schiller[1] als besonders instructiv zu nennen. Während die beiden letzteren Autoren an Seidenfäden etc. unter geeigneten Cautelen mehrere Monate, ja bis zu einem Jahre lang die Bacillen lebensfähig bleiben sahen, konnten die ersteren die Bacillen direct auf Kleiderstoffen aufgetrocknet zwei bis drei Monate überdauern sehen.

Von einschneidender Bedeutung ist die Frage nach der Haltbarkeit der Typhusbacillen im Wasser. Ihre Beantwortung ist complicirt und schwierig. Die einfachste Aufgabe, von der auch viele Untersucher ausgingen, ist das Verhalten in destillirtem Wasser oder sterilisirtem Quell-, Brunnen- und Flusswasser. Hier ist bei nicht extremen Temperaturen und Fehlen sonstiger äusserer Störungen eine Lebensdauer bis zu drei Monaten festgestellt. Dabei hat sich der interessante — auch schon vorher für andere Mikroorganismen vereinzelt festgestellte — Umstand ergeben, dass ruhiges Stehen oder Strömen des betreffenden Wassers auf die Lebensdauer von verschiedenem Einflusse sind. In letzterem Falle gehen sie entschieden schneller zu Grunde[2].

Ganz anders gestalten sich die Dinge im nicht sterilisirten Trink-, Fluss- und Gebrauchswasser, also unter gewöhnlichen Verhältnissen. Hier lässt sich von vorneherein schon sagen, dass die Möglichkeit der Conservirung der Bacillen je nach den mannigfachen chemischen und biologischen Verschiedenheiten der betreffenden Wässer ungemeine Verschiedenheiten bietet. In diesem Sinne ist es wohl denkbar und auch wiederholt praktisch erwiesen, dass in einzelnen Wässern die Lebensfähigkeit der Bakterien eine sehr geringe ist, während sie in anderen sehr bedeutend sein kann. Weit mehr als physikalische und chemische Verhältnisse macht hierbei offenbar die Anwesenheit und Wirkung der Wasserbakterien aus. Immerhin hat man in keineswegs idealem Trinkwasser die Bakterien bis zu 80 Tagen keimfähig bleiben sehen (Chantemesse und Widal[3], Strauss und Dubarry[4]). Ja selbst in stärker verunreinigtem fliessendem Wasser, z. B. dem der Panke in Berlin, das Wolfhügel und Riedel[5] untersuchten, fanden sich die Bacillen lebensfähig und bei höheren Temperaturen (16° C. und darüber) sogar fortentwicklungsfähig. Sogar direct im Flussschlamm und Brunnen-

---

[1] Arbeiten aus dem Reichs-Gesundheitsamt, Bd. 5.
[2] Di Matthäi ed. Stagnitta, Annali dell' Istituto d'Igiene sperimentale di Roma 1889.
[3] Gazette hebd. de médecine et chirurgie 1887, Nr. 9.
[4] Archive de médecine expérimentale, Bd. 1.
[5] Arbeiten aus dem kais. Gesundheitsamt, Bd. 5, 1886.

sediment sah man die Keime bis zu drei Wochen sich lebensfähig erhalten.

Dass die Verhältnisse der meist sehr geschützt angelegten allgemeinen Wasser- und Hausreservoire in dieser Beziehung noch günstiger sind, ist von vornherein zweifellos und bei Forschungen nach der Art der Krankheitsverbreitung besonders beachtenswerth. Wir verdanken Chantemesse hierfür präcise experimentelle Unterlagen.

Auch auf künstlich zubereitete, besonders ;kohlensaure Wässer haben sich die Untersuchungen erstreckt. Spielen sie doch in Epidemiezeiten als vermeintlich unschädlicher Ersatz des gewöhnlichen Trinkwassers eine grosse Rolle. In ihnen halten sich die Typhusbacillen tagelang und selbst einige Wochen lebensfähig[1].

Anderer gebräuchlicher Flüssigkeiten wurde als guter Conservirungs- und Nährmittel für die Bacillen schon früher Erwähnung gethan, so vor Allem der Bouillon.

Nicht minder wichtig ist in dieser Beziehung auch die Milch, auf die später noch ausführlich zurückzukommen sein wird. Hier sei nur erwähnt, dass in abgekochter Milch die Bacillen bis zu drei Monaten und darüber sich lebensfähig halten.

Schliesslich noch ein Wort über die Haltbarkeit der Typhusbacillen in den Stuhlgängen selbst. Sie ist im Allgemeinen und unter gewöhnlichen Verhältnissen keine geringe. Bei mittlerer Aussentemperatur und schwach alkalischer Reaction der Stühle hielten sich die Bacillen über drei Monate (Karlinski, l. c.), während sie rascher zu Grunde gingen bei niedriger Aussentemperatur, sowie stark saurer Reaction oder ammoniakalischer Zersetzung der Fäkalien, wie sie besonders bei stärkerer Urinbeimengung bald zu Stande kommt (Uffelmann, l. c.).

Weit länger als unter eben genannten Umständen bleiben, wie schon oben angedeutet, die Bacillen in angetrockneten Stuhlgängen lebensfähig, was für die Verbreitung ,der Krankheit begreiflicher Weise besonders wichtig ist.

Alle bisher gemachten Einzelangaben beweisen zusammen, dass der Typhuskeim trotz fehlender Sporenbildung und trotz einer gewissen Empfindlichkeit gegen einzelne Einflüsse (höhere Wärmegrade und directes Sonnenlicht) in und ausserhalb des Körpers eine Tenacität zeigt, die als Unterlage der bisher bekannten ätiologischen Hauptmomente völlig ausreicht. Unter den allerverschiedenartigsten gewöhnlichen (nicht experimentell hergestellten) Verhältnissen vermag er Tage, Wochen und Monate, ja über

[1] Hochstetter, Arbeiten aus dem Reichs-Gesundheitsamt, Bd. 6, 1887,

Jahresfrist sich zu halten, und unter günstigen Bedingungen sogar zu überwintern.

Noch ein weiterer Schluss ist gestattet: Nicht allein die Erhaltung der Keime, auch ihre Verbreitung durch die genannten Medien ist zweifellos. Wenn hier auch im Allgemeinen die flüssigen überwiegen mögen, so sind doch auch die trockenen nicht ausser Acht zu lassen. Ja es ist nicht von der Hand zu weisen, dass das Contagium, an staubförmige Träger gebunden, wenigstens in beschränkter Weise durch die Luft verbreitet werden kann.

Auf die gewöhnlicheren, praktisch wichtigen Verbreitungsweisen wird bei späterer Gelegenheit zurückzukommen sein.

Wie gelangen die Krankheitskeime in den Körper des zu Inficirenden?

Fast alle Aerzte sind heute darin einig, dass der Verdauungstractus, ebenso wie er vorwiegend das Contagium zu liefern scheint, auch wieder die weitaus häufigste, ja fast ausschliessliche Eingangspforte für dasselbe bietet.

Wir sind vor Allem heute davon überzeugt, dass der Abdominaltyphus nicht in dem Sinne der „eigentlich contagiösen" Krankheiten, z. B. Fleckfieber, Scharlach, Masern, übertragbar ist. Der blosse Aufenthalt in der Umgebung des Kranken reicht niemals wie bei diesen zur Infection Disponirter aus. Lungen und Haut, die wahrscheinlichsten Eingangspforten bei den acuten Exanthemen, kommen für den Unterleibstyphus kaum in Betracht.

Wenn trotzdem eine Infection durch Einathmung in seltenen Fällen möglich scheint, so kommt es hier bei näherem Zusehen doch auf Aufnahme des Giftes durch die Verdauungswege hinaus. Es handelt sich dann um zufällig verspritzte keimhaltige Flüssigkeiten oder um infectiöse Staubpartikel, die wohl mit der Einathmungsluft in die Mundhöhle gelangen, dann aber verschluckt werden und so doch vom Darm aus ihre Wirkung entfalten.

Die Hauptart der Aufnahme des Giftes, gegen die alles Andere kaum in Betracht kommt, ist eben die durch Verschlucken, sei es gelegentlich zufälliger specifischer Verunreinigung der Mundhöhle selbst und ihrer Umgebung, sei es durch Einführung mit dem Typhuskeim inficirter Speisen und Getränke. Vom Munde aus, durch Schlund und Magen hindurch erfolgt der Eintritt des Giftes in den Darm, in dessen schwach alkalischem Inhalt günstige Bedingungen für seine Weiterentwicklung gegeben sind. Aus dem Lumen des Darmes scheinen die Bacillen alsbald in seine Wand einzudringen, unter besonderer

Bevorzugung der lymphatischen Apparate. Von hier aus verbreiten sie sich auf die entsprechenden Lymphdrüsen und darnach durch den Blutstrom auf die Gewebe und Organe, die als vorwiegend bacillenhaltig wiederholt bezeichnet wurden.

Für das Verständniss der Infectionsvorgänge an sich und im Hinblick auf die Erfahrungen, die man mit anderen pathogenen Mikroorganismen, besonders dem Cholerabacillus gemacht hat, ist die Frage wichtig, wie die Typhusbacillen sich gegen das Magensecret verhalten.

Es ist schon von vornherein zu vermuthen, dass die Typhusbacillen, die auf schwach sauren Nährböden noch leidlich gedeihen, auch den Magen weit leichter unversehrt passiren werden als die in dieser Beziehung so besonders empfindlichen Cholerabacillen. In der That lehrt auch die praktische und experimentelle Erfahrung, dass die Eberth'schen Bacillen relativ widerstandsfähig gegen das Secret des Magens sind, so dass sie ihn, besonders mit geeigneten Speisen gemengt, leicht keimfähig verlassen. Für eine deletäre Wirkung könnte überhaupt nur die freie Salzsäure in Betracht kommen. Das Pepsin hat sich als absolut unschädlich für die Bacillen erwiesen (Strauss und Wurtz[1]).

Nachdem schon Kitasato[2] die relative Widerstandsfähigkeit der Typhusbacillen gegen Säuren dargethan hatte, zeigte Seitz (l. c.), dass sie in einer Mischung von 0·3 Acid. mur. zu 1000 sich drei Tage lang lebensfähig hielten. Strauss und Wurtz sahen sie in einer Mischung von 0·9 zu 1000 erst nach zwei bis drei Stunden zu Grunde gehen, und auch Chantemesse und Widal[3] bewiesen, dass schwache Ansäuerung mit Acid. mur. die Fortentwicklung der Culturen nicht völlig hindere. Stern[4] und Hamburger[5], die der Frage neuerdings nahetraten, kamen gleichfalls zu der Ueberzeugung, dass der Schutz, den die Salzsäure des Mageninhalts gegen das Eindringen der Typhusbacillen gewähre, ein recht unsicherer sei.

Die wichtigsten Träger und Verbreitungsweisen des Giftes.

Unter den Trägern des Giftes ist nach dem Stande unserer heutigen Kenntnisse das **Wasser** als der weitaus wichtigste zu bezeichnen.

Schon seit den frühesten Zeiten spielt in der Auffassung der Laien und Aerzte für die Entstehung der meisten Infectionskrankheiten das Wasser eine wesentliche Rolle. Nur vorübergehend haben ihm jetzt bescitigte Theorien für den Typhus diese Bedeutung streitig machen können[6].

---

[1] Archive de médecine expérimentale 1889.
[2] Zeitschr. f. Hygiene, Bd. 7.
[3] Archiv de Physiologie 1887.
[4] Volkmann's Sammlung klin. Vorträge. Neue Folge. Nr. 138.
[5] Dissertation Breslau 1890 unter Stern.
[6] Vergl. die Münchener Discussion über die Aetiologie des Abdominaltyphus 1872.

Unter den älteren Autoren haben besonders Dupré, Budd, Murchison und Griesinger, so sehr auch im Uebrigen ihre ätiologischen Anschauungen auseinandergingen, die Wichtigkeit des Wassers betont. Nach ihnen traten Gietl[1], Biermer[2] und Liebermeister[3] für die Verbreitung durch dasselbe ein, der Letztere namentlich unter kritischer Schilderung kleinerer und grösserer Epidemien, die in Anbetracht der damals mangelnden Kenntniss der causa morbi ein Muster wissenschaftlicher Schärfe bleiben wird.

Die vorher ausführlicher besprochenen Resultate der modernen bakteriologischen Forschung haben die Rolle des Wassers dauernd befestigt und dazu noch tieferen Einblick in die zahllosen, ausserordentlich verschiedenen Verhältnisse gestattet, unter denen es als Träger und Verbreiter des Typhusgiftes zur Geltung kommt.

Wir wissen, dass das Wasser der Flüsse, Bäche und Quellen, der Leitungen, der Brunnen, Cisternen und Reservoire, der Tümpel, das Kielwasser der Schiffe den Typhusbacillus lebensfähig erhalten, ja unter günstigen Umständen seine Fortentwicklung gestatten kann. Dass in fliessendem Wasser diese Entwicklung gefährdet ist, dass die Anwesenheit überwiegender Mengen von Wasserbakterien oder Fäulnisserregern die Bacillen abzutödten vermag, spricht natürlich nicht gegen die „Wassertheorie“, liefert vielmehr wichtige Anhaltspunkte zur Erklärung der Verschiedenartigkeit des Auftretens, der Schwere und der Verbreitung der Krankheit.

Die Formen, unter denen das Wasser dem Menschen den verhängnissvollen Keim zubringt, sind im Einzelnen so ausserordentlich verschieden, dass sie hier nicht einmal alle aufgezählt werden können. Jede in dieser Richtung genau untersuchte Einzelerkrankung, Endemie oder Epidemie, zeigt eigenartige, zum Theil neue Verhältnisse und die mannigfaltigsten Verknüpfungen mit anderen längst bekannten.

Der einfachste und gewiss häufigste Fall ist die Infection durch Trinkwasser und flüssige sowohl wie feste Nahrungsmittel, die damit ohne entsprechende Sterilisirung zubereitet wurden.

Vom Trinkwasser lässt sich das Spülwasser und das übrige häusliche Gebrauchswasser selbstverständlich nicht trennen. Auch hier handelt es sich um directe oder indirecte specifische Verunreinigungen der in die Verdauungswege gelangenden Stoffe.

Die Art, wie die fraglichen Wässer mit den Dejectionen Typhöser beschickt werden, zeigt natürlich die allergrössten Verschiedenheiten.

---

[1] Die Ursachen des enterogenen Typhus in München, Leipzig 1865.
[2] Volkmann's Sammlung klin. Vorträge, Nr. 53.
[3] Gesammelte Abhandlungen, S. 27—65.

Sie können direct vom Kranken oder aus Aborten und Senkgruben oder durch zufällig specifisch verunreinigte Gegenstände die Keime aufnehmen, oder indirect dadurch inficirt werden, dass zunächst das umgebende Erdreich mit keimhaltigen Flüssigkeiten durchtränkt war. Schon aus der vorbakteriologischen Zeit liegen in dieser Beziehung zahlreiche genaue Beobachtungen vor, unter denen einzelne schon mit merkwürdiger Bestimmtheit im Sinne Budd's und Gietl's gegen die einfache Fäulnisstheorie Murchison's und seiner Vorgänger und Nachfolger gerichtet werden konnten. Hierher gehören z. B. jene Erfahrungen, wo Brunnen, die, seit Langem nachweislich mit Abtrittsjauche verunreinigt, keine oder nur allgemeine Schädigungen der Consumenten veranlassten und erst dann zur Entstehung von Abdominaltyphus Anlass gaben, als sie durch die Dejectionen von Typhuskranken eine specifische Infection erfuhren.

Es liegt in der Natur der Sache, dass die Brunneninfectionen sich auf wenige Fälle oder kleinere und grössere Hausendemien beschränken. Seltener, wenn im Grossen verbrauchte Nährflüssigkeiten, z. B. Milch oder feste Nahrungsmittel durch sie inficirt werden, gehen direct von Brunnen auch zahlreichere Erkrankungen aus. Indirect geschieht letzteres nicht selten, wenn die direct Inficirten nach anderen Orten die Krankheit verschleppen und dort neue Infectionsherde entstehen.

Grössere Endemien, selbst epidemische Ausbreitung werden naturgemäss leichter durch grössere und kleinere Wasserläufe, Flüsse, Bäche und Quellen vermittelt. Man hat sie weit später als die Brunnen mit der Entstehung und Verbreitung des Typhus in Verbindung gebracht. Viele grosse Epidemien, die man heute nachträglich in diesem Sinne mit Bestimmtheit deuten kann, mussten lange Zeit als Stützen anderer Theorien, der pytogenen, der Luft-, der Boden- oder Grundwassertheorie, herhalten. Man deducirte: Am ganzen Ort und in seiner Umgebung war vor Ausbruch der Epidemie kein Typhuskranker. Wie soll die Krankheit daher anders entstanden sein, als durch autochthone, örtliche Entwicklung infectiöser Stoffe? Sollten da nicht insbesondere die Bodenverhältnisse und ihre Aenderung unter Einfluss des Grundwassers entscheidend im Spiele gewesen sein? Man übersah eben, dass die Wasserläufe von weither das specifische Gift verschleppen, dass Bäche und Flüsse aus ihren Zuflüssen inficirt werden können, und dass auf grösseren Wasserläufen die Schiffe aus grossen Entfernungen das Infectionsmaterial herbeizubringen vermögen.

Zur weitesten Ausbreitung gelangte der Typhus in grösseren Städten, die das überhaupt nicht oder mangelhaft filtrirte Trink- und Gebrauchswasser aus grösseren Flüssen bezogen, die jahraus jahrein zur Aufnahme des Inhalts der eigenen Abflusscanäle oder derer der Nachbarorte gedient hatten.

Alle diese Dinge sind, es muss dies den noch wenigen, aber hartnäckigen Gegnern gegenüber betont werden, in keiner Weise hypothetisch.
Der Nachweis der Typhusbacillen ist im Brunnen- und Flusswasser vielfach direct gelungen, und ihre Lebensfähigkeit in demselben steht, wie
früher dargethan, ausser Zweifel.

Dass nicht während jeder Endemie oder Epidemie in den verdächtigen Wasserläufen der Bacillus nachgewiesen werden kann, spricht nicht
dagegen. So hat man wiederholt beobachtet, dass an einem Orte augenscheinlich durch eine Quelle der Typhuskeim importirt worden war. Man
vermochte auch den Nachweis zu erbringen, dass weiter aufwärts ein
Typhusherd bestanden hatte. Aber als man zur Untersuchung des Wassers
kam, war dort der primäre Infectionsherd längst erloschen.

Sodann kann bereitwillig zugegeben werden, dass auch aus solchem
Wasser, welches noch Typhuskeime enthält, ihre Darstellung durchaus
nicht immer gelingt. Besonders die stark verunreinigten Wässer enthalten
noch zahlreiche andere Mikroorganismen, die selbst dem Geübten gelegentlich die Auffindung des Typhusbacillus ungemein erschweren, ja unmöglich machen. Besonders dürfte auch zu beachten sein, dass man die
Beimengung der Bacillen namentlich bei gewissen Arten der Verunreinigung
keineswegs als eine gleichmässige betrachten darf. Gewiss sind sie oft
an vereinzelte, ungleich vertheilte Partikel gebunden, so dass dann nur
die äusserst zeitraubende, schwierige Verarbeitung grösserer Wassermengen
einigermassen sichere Ergebnisse liefern könnte.

Die Literatur aller Länder bewahrt schon von Anfang dieses Jahrhunderts
bis in die Neuzeit eine grosse Zahl, zum Theil sehr eingehender Berichte über
durch Brunnen-, Quell- und Flussinfection bedingte Epidemien. Schon aus räum-
lichen Gründen kann auf sie hier nicht näher eingegangen werden. Sie finden
sich zum Theil gesammelt bei Murchison, Gietl und Griesinger. Auch Liebermeister und Biermer haben in ihren Arbeiten, die die Trinkwassertheorie so
glänzend und sicher fundirten, zahlreiche Literaturangaben[1].

Als Beispiel einer Brunneninfection mag folgende Beobachtung
dienen: Anfang der Siebzigerjahre behandelte ich in einem in einer Vorstadt von
Berlin gelegenen grossen Grundstück, das fast tausend Menschen in engen, schlecht
ventilirten Räumen dicht aufeinandergepfercht beherbergte, eine Anzahl Typhus-

---

[1] Bei Liebermeister citirt: Zuckschwert, Die Typhusepidemie im Waisen-
hause zu Halle a. S. im Jahre 1871, Halle 1872. — N. Bansen, Ueber Aetiologie des
Typhus abdominalis. Züricher Dissertation, Winterthur 1872 (Typhus in Winterthur).
Vergl. über dieselbe Epidemie Weinmann, Correspondenzbl. f. Schweizer Aerzte 1872,
Nr. 23.

Biermer, l. c. — Weissflog, Ueber die Typhusepidemie zu Elterlein von 1872.
Deutsches Archiv f. klin. Med., Bd. 12, 1873, S. 320. — Küchenmeister, Der Rein-
hardtsdorfer Typhus 1872/73. Allg. Zeitschr. f. Epidemiologie, Heft 1. — A. Erismann,
Correspondenzbl. f. Schweizer Aerzte 1873, Nr. 10. — Quincke, ibid. 1875, Nr. 8.

kranker. Meine Nachforschungen ergaben, dass zur selben Zeit noch etwa 80 Kranke theils im Hause behandelt wurden, theils Krankenhäusern überwiesen worden waren. Die nähere Untersuchung zeigte, dass das Wasser des einzigen auf dem Grundstück befindlichen Brunnens (die allgemeine Leitung erstreckte sich noch nicht bis zu jener Gegend) ausserordentlich stark mit organischen Substanzen verunreinigt, trübe und geradezu übelriechend war. Schon ein Jahr vorher war die gleiche Beschaffenheit des Wassers festgestellt und als ihre Ursache eine Communication der grossen Senkgrube mit dem Brunnen festgestellt worden. Den von mir geäusserten Verdacht, dass auch jetzt eine solche Verunreinigung des Wassers mit Cloakeninhalt bestehe und die Veranlassung des Typhus sein müsse, suchten massgebende Personen damit zu entkräften, dass zu jener Zeit bei gleicher Verunreinigung des Wassers sicher kein Typhus auf dem fraglichen Grundstück vorgekommen wäre. Meine weitere Nachforschung ergab dies zwar als richtig, aber noch einen weiteren Umstand, der die scheinbare Differenz erklärte und meinen Verdacht zur Gewissheit erhob: Vier Wochen vor Auftreten der ersten Typhusfälle unter den Bewohnern des Grundstückes war von auswärts ein „Schlafbursche" zugezogen, bei dem sich alsbald die Erscheinungen des Typhus zeigten und der zunächst zwei Kinder in der Familie seiner Wirthsleute inficirte. Nun handelte es sich nicht mehr wie im Vorjahre um allgemeine Verunreinigung des Brunnens durch fäkale Substanzen, sondern um Beimengung specifischer Keime, die conditio sine qua non für die Entstehung der Krankheit.

Ein sehr instructives Beispiel von Verbreitung des Giftes durch eine Wasserleitung liefert Liebermeister (l. c., S. 64).

Im Dorfe Lausen, das seit Langem nur ganz vereinzelte von Basel eingeschleppte Typhusfälle ohne Weiterverbreitung und seit sieben Jahren überhaupt keinen Fall gehabt hatte, erkrankten im Jahre 1872 in der Zeit von August bis October von 800 Bewohnern 130, also fast 17 %. Die Epidemie setzte so stürmisch ein, dass fast hundert Fälle auf die drei ersten Wochen fielen. Auch einzelne Personen, die nur vorübergehend in Lausen sich aufgehalten hatten, erkrankten. Die nähere Untersuchung ergab, dass alle Häuser des Ortes, die aus Pumpbrunnen ihr Wasser bezogen, von der Seuche frei geblieben waren, während sie nur die Häuser befallen hatte, die ihr Wasserbedürfniss aus laufenden Brunnen befriedigten. Für diese wurde nun festgestellt, dass das sie speisende Bächlein durch Zufluss aus der Abtritts- und Düngergrube eines weit oberhalb des Ortes gelegenen Hauses verunreinigt worden war, in dem während des Juni, Juli und August vier Typhuskranke gelegen hatten.

Ein Beispiel von Entwicklung und epidemischer Ausbreitung des Abdominaltyphus im grössten Stil von einem grossen Flusslauf aus boten die Verhältnisse Hamburgs in den Achtzigerjahren. In den Jahren 1885, 1886, 1887 und 1888 erkrankten dort 15.804 Personen an Typhus mit 1214 Sterbefällen.

Hamburg bezog bekanntlich, bis die grosse Choleraepidemie noch nachdrücklicher als der Typhus eine Aenderung der Wasserverhältnisse heischte, sein sämmtliches Trink- und Gebrauchswasser aus der Elbe. Es wurde unfiltrirt in die Häuser geleitet und dort zu allen wirthschaftlichen und commerciellen Zwecken ohne vorausgegangene Desinfection verbraucht. Fast nur das Trink- und Küchenwasser wurde einer Filtration, aber meist mit Apparaten unterworfen, die, wie man heute weiss, ihrer mangelhaften Construction gemäss eher schädlich wirken als ihren Zweck erfüllen konnten. Schon während jener Zeit behauptete der Verfasser dieser Arbeit[1], dass für die Entstehung der Epidemie dringender als alles Andere das offenbar specifisch inficirte Leitungswasser zu beschuldigen sei. Er stützte sich dabei vor Allem auf die Einrichtungen der Hamburger Canalisation, deren Inhalt in die Elbe geleitet, eine Infection des gleichfalls der Elbe entnommenen Trinkwassers darum bewirken könne, weil die Mündung der Siele und die Schöpfstelle für die Wasserleitung nicht weit genug von einander gelegen seien. Es sei insbesondere höchst wahrscheinlich, ja durch Experimente von Simmonds sogar bewiesen, dass die während der Fluthzeit in der Elbe sich geltend machende rückläufige Welle aus den Sielen entleerte Substanzen bis zur Schöpfstelle und darüber hinaus trage. Auch aus der gleichmässigen Vertheilung des Typhus über die ganze innere Stadt sei zu schliessen, dass ein gleichmässig verbreiteter Träger des Giftes hier im Spiele sei. Dies könne kaum etwas Anderes als die Wasserleitung sein. Selbst in den Augen der fanatischsten Localisten durften eigentlich die Boden- und Grundwasserverhältnisse einer Stadt nicht ernstlich in Betracht kommen, die schon seit Langem das Muster einer ausgedehnten, eng verzweigten und ausgezeichnet betriebenen Canalisationsanlage für ihre Abfuhrstoffe bot. Im positiven Sinne kam dazu, dass die Nachbarstadt Wandsbeck, die unmittelbar mit Hamburg zusammenhängt, deren Bewohner unter gleichen äusseren Bedingungen, denselben Boden-, klimatischen und Witterungsverhältnissen leben, während derselben Zeit nur ganz wenige Typhusfälle aufwies. Das beide Städte einzig Unterscheidende war die Wasserversorgung. Wandsbeck bezieht sein Wasser nicht aus der Hamburger Leitung und überhaupt nicht aus der Elbe. Noch charakteristischer war das Bestehen eines fast immunen Gebäudecomplexes innerhalb eines gleich den übrigen schwer und hartnäckig vom Typhus betroffenen Hamburger Stadttheiles. Die dort gelegene Kaserne des 76. Infanterieregiments, die doch mit ihren jungen, kräftigen Bewohnern ein für die Krankheit im höchsten Masse disponirtes Material bot, war während der Seuche bis auf einige wenige, offenbar eingeschleppte Fälle völlig frei geblieben. Sie war nicht an die allgemeine Leitung angeschlossen, bezog vielmehr ihr ganzes Trink- und Gebrauchswasser aus einem auf dem Grundstücke belegenen Brunnen.

Die Boden- und Grundwassertheorien beherrschten jedoch in jener Zeit noch so sehr die massgebenden Personen, dass Verfasser absolut tauben Ohren predigte.

Nachträglich sind die betreffenden Verhältnisse durch Reinke[2] weiter untersucht und Verfassers damalige Ansichten vollauf bestätigt und durch eine grosse Menge sorgfältig festgestellter Thatsachen erweitert worden. Durch Dunbar[3] wurde vor Allem die frühere Annahme ausser Zweifel gestellt, dass mit jeder Fluthwelle auf der Strecke von der Sielmündung bis zu der während jener verhängnissvollen Jahre benutzten Wasserschöpfstelle und weit über sie hinaus der Keimgehalt des Elbwassers beträchtlich steige. Sodann bewies Reinke tabellarisch, worauf Verfasser dieses bereits hingewiesen hatte, dass die gleichmässig von der Wasserleitung aus versorgten Theile der Stadt auch fast gleichmässig von der Seuche befallen waren, während die peripherst en Bezirke (Winterhude, Eppendorf und Horn),

---

[1] Deutsche med. Wochenschr. 1888.
[2] Deutsche Vierteljahrsschr. f. öffentl. Gesundheitspflege, Bd. 28, Heft 3.
[3] Erwähnt bei Reinke.

die damals noch nicht gleichen Antheil an den Segnungen der Leitung nehmen konnten, entsprechend und auffallend weniger heimgesucht waren.

Die klarste Bestätigung aber ex juvantibus gibt der Umschlag der Hamburger Verhältnisse von der Zeit (Mai 1893) an, wo die Wasserschöpfstelle beträchtlich weiter stromaufwärts verlegt ist und das Wasser selbst, bevor es in die Stadt gelangt, einer zweckmässigen Filtration unterworfen wird. Für die Jahre 1894 und 1895 beträgt die Typhusmorbidität 462, respective 597!

Die folgende Tabelle von Reinke spricht mehr als alle Worte:

Im Jahre	Erkrankte		Gestorben	
	absolute Zahl	auf 1000 Einwohner	absolute Zahl	auf 1000 Einwohner
1884	1053	2·35	108	0·24
1885	2172	4·65	160	0·34
1886	3890	8·09	333	0·69
1887	6543	13·26	446	0·90
1888	3199	6·23	275	0·54
1889	3172	5·89	222	0·41
1890	1539	2·73	147	0·26
1891	1197	2·06	128	0·22
1892	1941	3·30	203	0·35
1893	1094	1·84	106	0·18

Veränderung der Schöpfstelle und Einführung der Filtration:

1894	462	0·76	37	0·06
1895	597	0·96	57	0·09

Sehr interessant und bezeichnend ist dazu noch, dass mehr als der zehnte Theil der in Hamburg in den Jahren 1894 und 1895 zur Anzeige gekommenen Typhusfälle nicht im Bereiche der nun gutes Wasser führenden Leitung, sondern auf Schiffen beobachtet wurde, bei denen er theils in Folge Infection des Kielwassers entsteht, theils von weither eingeschleppt wird. Reinke betont übrigens sehr mit Recht, was auch für andere schiffbare Wasserläufe die gleiche Geltung hat, die Gefährlichkeit des auf Schiffen so heimischen Typhus in Bezug auf Infection des Flusswassers.

Die Hamburger Epidemie zeigt so recht einen grossartigen circulus vitiosus: Infection des Sielinhalts mit Typhuskeimen, Transport derselben durch die Fluthwelle nach der Schöpfstelle der Wasserleitung, Verbreitung des inficirten Wassers über die ganze Stadt, dadurch rapide Vermehrung der Typhuskeime im Inhalt der Abflüsse, und durch sie wieder mehr und mehr wachsender Keimgehalt des Leitungswassers; erst im Jahre 1893 Durchbrechung des unglückseligen Ringes durch Sielverlegung und zweckmässige Filtrationsanlagen.

Schon früher wurden neben dem Wasser verschiedene flüssige Nahrungsmittel als Träger des Typhuscontagiums gekennzeichnet.

Unter ihnen verdient eine besondere Besprechung die **Milch.**

Sie ist dies freilich nicht in dem Sinne, in dem sie bekanntermassen als Secret tuberkulöser Thiere und von ihnen direct inficirt zur Verbreitung der Tuberkulose beiträgt. Wir kennen ja keine sichere typhöse Erkrankung beim Thiere. Ihre Rolle als Infectionsträger fällt vielmehr mit derjenigen des Wassers zusammen, mit dem sie direct gemischt oder in anderer Weise inficirt ihre gefährliche Wirkung äussert. Besonders haben die Erfahrungen der letzten 25 Jahre nur zu oft gezeigt, dass die Milch ganz ähnlich wie das Quellwasser, an ihrer Erzeugungs- oder Sammelstelle inficirt, beim Vertrieb den Typhus weit verbreiten und kleinere, ja grössere Epidemien hervorrufen kann.

Sowohl im rohen wie im gekochten Zustande ist die Milch ein vortreffliches Erhaltungs- und Nährmittel für die Typhusbacillen. Sie halten sich in sterilisirter Milch nach Heim's[1] experimentellen Erfahrungen über 30 Tage lang und, was besonders gefährlich, sie machen keine Gerinnung und verändern die Milch (vgl. frühere Bemerkungen) auch sonst nach keiner Richtung in merklicher Weise.

In allen gut beobachteten „Milchendemien" wiederholt sich, nur in Einzelheiten modificirt, das Gleiche: die Infection der vom Lieferanten zur Vertheilung vorbereiteten Gesammtmenge geschieht durch Brunnen- oder Quellwasser, in das, sei es direct, sei es indirect, die Dejectionen Typhuskranker gelangten. Bald wurden die Erkrankungsfälle fern vom Gehöft, weiter oberhalb am Lauf der zuführenden Quellen, bald in der Meierei selbst aufgefunden.

Die specielle Art der Infection der Milch kann eine sehr verschiedene sein: „Taufen" mit dem inficirten Wasser, Aufbewahrung und Transport in Gefässen, die man damit spülte, oder directe Infection durch die Hände der Melker, Händler, Dienstboten und anderer Personen, die mit Typhuskranken und ihren Dejectionen Berührung hatten und bei mangelnder Vorsicht die Keime direct auf Euter, Milch oder Gefässe übertrugen.

Selbstverständlich sind es noch andere von Meiereien und Milchwirthschaften aus zum Verkauf kommende Nahrungsmittel, die in ähnlicher Weise wie die Milch zu Infectionsträgern werden können. Vor Allem die **Butter,** in der Heim (l. c.) die Bacillen 21 Tage lang keimfähig bleiben sah, und die verschiedenen Käsesorten, die je nach der Art ihrer Zubereitung wenigstens 1—3 Tage lang die Bacillen lebensfähig zu bewahren vermögen.

Schon in den Siebzigerjahren kamen aus England Berichte über Milchinfection, aus denen eine sehr umfangreiche Literatur heranwuchs.

Als Beispiel sei einer im Jahre 1873 im Stadttheile St. Georges Hannover-Square Marylebone London[2] verbreiteten schweren Typhusepidemie gedacht. Es stellte sich dort bald heraus, dass Dienstboten und besonders zahlreich die Kinder erkrankt waren, die die Milch aus einer bestimmten, sehr renommirten Meierei zu

---

[1] Arbeiten aus dem kaiserl. Gesundheitsamte, Bd. 5.
[2] Gueneaud de Mussy. Publicationen der Académie de médecine 1881.

trinken pflegten. Ein Commissär, der mit der Untersuchung jener Milchwirthschaft betraut wurde, fand nichts Verdächtiges, und ein zweiter, der zu demselben Resultat kam, suchte die Unschädlichkeit der Milch noch dadurch ad oculos zu demonstriren, dass er selbst davon genoss. Er bezahlte sein Experiment mit dem Leben, indem er bald darauf einem schweren Typhus erlag. Man schloss das Geschäft und sah die Epidemie alsbald aufhören. Ihre Entstehungsweise liess sich nun klarstellen: Der Brunnen, mit dessen Wasser der Milchhändler seine Gefässe spülte und wohl auch ihren Inhalt verdünnte, communicirte mit dem durch einen nahen Düngerhaufen verunreinigten Boden. Der erstere hatte die Dejectionen eines in der Meierei liegenden Typhuskranken aufgenommen.

Cameron[1] sah in Dublin zahlreiche Typhusfälle in denjenigen Häusern eines Bezirkes, die aus einer bestimmten Meierei ihre Milch bezogen, während die Häuser, die ihre Milch anderen Geschäften entnahmen, frei blieben. Es stellte sich heraus, dass in der ersterwähnten Meierei durch drei dort befindliche Typhuskranke die Infection der Milch zu Stande gekommen war.

Sehr interessant ist eine von v. Mehring beobachtete, durch Schmidt[2] beschriebene Endemie, die unter den Insassen zweier Gefängnisse Strassburgs durch dort eingeführte, von den Gefangenen in ungekochtem Zustande genossene Milch entstand. Sie stammte aus einem Ort, in dem Typhuserkrankungen vorgekommen waren, und sistirte, als man die Milchzufuhr von dort abschnitt. Die ätiologische Auffassung dieser Endemie gewinnt dadurch wesentlich an Sicherheit, als es sich, fast wie bei einem Experiment, um Personen handelte, die, vom allgemeinen Verkehr abgeschnitten, unter völlig gleichen, wohl controlirten Verhältnissen lebten.

Weitere instructive Beispiele von Milchinfection finden sich noch bei Almquist[3], Roth[4], Reich[5], Goyon, Bouchereau et Fourail[6], Ali Cohen[7] u. A.

Im Gegensatz zur Milch stehen beim Volke gewisse Getränke im Ruf, die Infectionsgefahr herabzusetzen. In diesem Gedanken wird in Epidemiezeiten verdächtiges Wasser mit Thee, Kaffee oder Alkohol gemischt, oder überhaupt gerathen, statt Wasser alkoholische Getränke zu geniessen.

Bezüglich des Thees und Kaffees ist kurz zu sagen, dass sie, soweit ihre chemische Beschaffenheit in Betracht kommt, keine deletäre Wirkung auf die Typhusbacillen haben.

Hinsichtlich der geistigen Getränke haben die Versuche von Pick[8] ergeben, dass ihnen zwar eine gewisse zerstörende Wirkung auf die Typhusbacillen zukommt, aber durchaus nicht so energisch, wie gegenüber den Choleravibrionen.

---

[1] Conf. Brouardel et Thoinot, S. 54.
[2] Dissertation, Halle 1893.
[3] Deutsche Vierteljahrsschr. f. öffentl. Gesundheitspflege, Bd. 21.
[4] Ebenda, Bd. 22.
[5] Berliner klin. Wochenschr. 1894, Nr. 30.
[6] Revue d'hygiène et de Pol. sanit. 1892.
[7] Weekbl. v. h. Nederl. Tijdschr. voor Genesk. 1887, Bd. 2.
[8] Archiv f. Hygiene, Bd. XIX.

In gewöhnlichen weissen oder rothen Tischweinen wurden die Bacillen meist nicht vor Ablauf einer halben Stunde, zuweilen erst später abgetödtet. Zusatz von Wein zum Wasser kann daher erst recht nicht als Prophylakticum gelten.

Auch Lagerbier und sonstige leichtere Biere hatten innerhalb der praktisch in Betracht kommenden Frist von einer halben Stunde keine keimtödtende Wirkung.

Verhältnissmässig viel intensiver ist natürlich diejenige der stärkeren Alcoholica. So sah Pick im Kornbranntwein die Bacillen binnen 5 Minuten zu Grunde gehen. Als er diesen aber mit der gleichen Menge Wasser versetzte, liess der Erfolg über eine halbe Stunde auf sich warten. Der letztere Versuch deutet darauf hin, dass auch die stärkeren Biere und Weine, besonders die Süssweine, nur unzuverlässig bezüglich ihrer zerstörenden Wirkung auf die Typhusbacillen sein werden.

Wenn man die Verkehrsverhältnisse mit vielen anderen Nahrungsmitteln einer näheren Betrachtung unterzieht, so lassen sich hier denen des Milchgebrauchs gleiche Gefahren leicht nachweisen. Sie entziehen sich nur weit mehr der Controle, weil es sich vielfach um zufällige, schwer nachzuweisende, und nicht wie dort um systematische, sich oft wiederholende Verunreinigungen handelt, und weil dementsprechend mehr vereinzelte Erkrankungen oder unter Umständen weit zerstreute kleinere und darum wenig auffällige Herde sich entwickeln.

Es ist besonders klar und noch lange nicht genug berücksichtigt, dass von Geschäften, aus denen Gemüse und Grünwaaren, besonders aber Früchte, Salat und ähnliche meist in rohem Zustande genossene Dinge entnommen werden, durch Spülung oder Besprengung derselben mit inficirtem Wasser die Krankheit verbreitet werden kann. Nicht minder naheliegend ist eine directe Infection dieser Nahrungsmittel durch Typhuskranke, die sich in derselben Behausung befinden, oder durch die sie pflegenden Angehörigen. Dass in ähnlicher Weise auch Backwaaren und viele andere Dinge, die ohne nochmaliges Kochen oder Erhitzen genossen werden, gefährlich werden können, bedarf keiner näheren Darlegung.

Man beobachte nur, wie die Gemüsehändler, bevor sie zum Markte ziehen, ihre Waare, um sie frisch zu erhalten, noch mit Wasser befeuchten, man bedenke die besondere Gefahr, wenn dieser Transport in grossen Mengen zu Schiff auf grossen Flussläufen erfolgt, die, wie wir vorher sahen, so häufig inficirt sind. Man sehe sich endlich einmal die Verhältnisse der Wohnungs-, Verkaufs- und Lagerräume der Gemüse- und Victualienhändler an, wie diese besonders in den Kellergeschäften grosser Städte dicht zusammenliegen und direct ineinander gehen. Nicht allein des Typhus, sondern auch anderer Infectionskrankheiten wegen sollte die sanitäre Ueberwachung und Gesetzgebung sich diesen Verhältnissen weit eingehender widmen, als dies bisher geschieht.

Natürlich kann in jedem Privathaus durch directe oder indirecte Infection der Nahrungsmittel Typhus entstehen und weiter verschleppt werden, letzteres besonders dann, wenn die Angehörigen oder das Dienstpersonal mit der Verpflegung der Kranken und häuslicher, besonders Küchenthätigkeit gleichzeitig betraut sind. Die schlimmsten Verhältnisse in dieser Beziehung finden sich bei der ärmeren Classe. Aber auch bei besser Situirten sieht man aus Unkenntniss und schlechter Eintheilung oft unglaubliche Dinge.

Auch in Spitälern kommt Weiterverbreitung des Typhus namentlich dann vor, wenn der Reinhaltung der Kranken und ihrer Umgebung, sowie der Desinfection ihrer Dejectionen nicht peinliche Sorgfalt gewidmet und dazu noch versäumt wird, das Pflegepersonal für sich selbst mit strengsten Vorschriften zu versehen. Genaueste Desinfection der Hände und Kleidung, strenges Verbot, dass die mit der Wartung der Typhösen betrauten Wärterinnen noch für anderartige Patienten und namentlich deren Ernährung Sorge tragen, sind hier besonders beachtenswerthe Punkte.

Selbst in den besseren Ständen, von den geringeren gar nicht zu reden, möge der Arzt ja nicht die Fähigkeit einer gründlichen Desinfection der Hände und gehörigen Beachtung der Kleidung der Pflegenden voraussetzen. Die wenigsten Mütter oder Pflegerinnen denken daran, wenn sie vom Krankenbette aus zu Tische gehen, die Kleider zu wechseln oder die Hände so ausreichend zu reinigen, dass eine Uebertragung des Krankheitskeimes auf Speisen und Getränke ausgeschlossen ist.

Mangelnde Sorgfalt in Bezug auf Desinfection ist gewiss auch der häufigste Weg, auf dem Aerzte und Wärterinnen sich selbst die Krankheit zuziehen. Was die letzteren betrifft, so ist es mir immer aufgefallen, dass vorzugsweise die neu den Dienst Antretenden, also diejenigen befallen werden, die die gegebenen Vorschriften aus Sorglosigkeit oder Ungeschicklichkeit noch nicht so genau befolgen, wie das ältere versirte Personal.

Uebertragung durch die Luft.

Schon vorher war von dem Verhältniss der Luft zum Typhuscontagium im Allgemeinen die Rede. Es wurde dort darauf hingewiesen, dass eine Verbreitung des Contagiums durch die Luft wohl möglich sei, sowohl in feuchtem, als auch in trockenem, staubförmigem Zustande seiner Träger. Der erstere Modus kommt natürlich sehr wenig in Betracht. Es könnte sich hier fast nur um Verspritzen infectiöser Flüssigkeit und zufällige Aufnahme in den Mund Disponirter handeln. Noch seltener dürfte es vorkommen, dass zerstäubte indifferente Flüssigkeiten an Staub gebundenes Contagium auf weitere Strecken mit fortreissen, eine Möglichkeit, für die übrigens Lassime[1] zutreffende Belege gegeben hat.

---

[1] Thèse, Paris 1890.

Curschmann, Unterleibstyphus.

Entschieden häufiger ist in der Praxis mit der Möglichkeit der
Verbreitung des Contagiums durch staubförmige Träger zu
rechnen. Auf die grosse Haltbarkeit der Typhusbacillen im Trocken-
zustande ist schon früher hingewiesen worden.

Die Aufnahme des durch die Luft verbreiteten Contagiums wird
vorzugsweise durch die Einathmung geschehen, wodurch es zunächst in
Mund und Nase gelangt. Die Aufnahme in den Körper und die Blutbahn erfolgt aber wohl nur durch die Verdauungswege. Ob der Eintritt der
Bacillen auch von den Athmungswerkzeugen aus geschehen kann, ist eine
noch streitige Frage. Sicher würde das Eindringen auf diesem Wege nur
die Ausnahme bilden (Pneumotyphus?). Immerhin sind die Beobachtungen
Buchner's, die für diesen Modus experimentelle Belege zu bringen
streben, grösster Beachtung und Fortsetzung werth.

Mehr lässt sich vom heutigen Standpunkte über die Verbreitung des Typhus
durch die Luft kaum sagen. Ihre Rolle ist eine sehr untergeordnete geworden im
Vergleiche zu früheren Zeiten, wo vor Allem die mangelhafte Scheidung von Fleckfieber und Unterleibstyphus der Lehre günstig waren. Wenn hierin auch heute
dauernde Klarheit erzielt ist, so ist doch eine andere ältere Anschauung noch nicht
ganz aus den Köpfen unkritischer Leute herauszubringen, die früher die lange
Zeit die festeste Stütze der Lehre von der Typhusverbreitung durch die Luft bildete: die Anschauung, dass durch faulige Substanzen verunreinigte
Luft direct Typhus erzeugen könne oder doch der Träger des Contagiums sei.

Wir denken heute nicht mehr daran, in fauligen Stoffen an sich, besonders
in Zersetzungsproducten der Fáces den Typhuserreger zu sehen, und halten auch
die Meinung Budd's, dass der specifische Typhuskeim hier wenigstens besondere
Nahrung finde, für beseitigt. Wir verlangen heute andere ätiologische Beweise als
damals, wo man beim Ausbruch eines Typhus sich damit begnügte, eine nahe
Senkgrube oder einen sonstigen Jaucheherd und das Eindringen von da stammender übelriechender Luft in die Wohnungen festzustellen, und dann ohne Weiteres
damit den Grund für Entstehung der Krankheit dargethan zu haben glaubte.

Es würde freilich zu weit gegangen sein, wollte man die zahlreichen
von den besten früheren Forschern mitgetheilten Fälle, wo durch verunreinigte Luft das Contagium verbreitet worden sein soll, ganz von der
Hand weisen. Einzelne lassen, wie nicht zu leugnen, schwer eine
andere Deutung zu. An moderne Krankheitsgeschichten gleicher Tendenz würde man freilich einen ganz anderen Massstab anlegen. Heute
müsste der stricte Nachweis erbracht sein, dass die betreffende Luft
mit keimfähigem Typhuscontagium beladen und die Bedingungen ihrer
Fortbewegung und des Eintretens des Giftes in den Körper besonders
günstige waren.

Als Beispiel, wie wenig genau man früher die Dinge nahm, mag
eine eigene Erfahrung dienen und die Anführung zweier Endemie-
geschichten aus dem berühmten Buche Murchison's.

Anfang der Siebzigerjahre wurde in einem Berliner Pensionat, in dem sechs junge Leute ein sehr grosses, gut gelegenes Schlafzimmer theilten, einer derselben von einem schweren Abdominaltyphus befallen und von mir im Interesse seiner Kameraden, die auch Alle gesund blieben, alsbald ins Krankenhaus geschickt. Die medicinal-polizeiliche Untersuchung des Falles ergab an einer Wand des Zimmers einen feuchten, übelriechenden Fleck, dessen Entstehen durch Einsickern der Flüssigkeit eines undichten Abflussrohres in die Wand entstanden war. Weder in dem betreffenden, noch in dem Nachbarhause war, wie ich mich sicher überzeugte, seit langer Zeit ein Typhusfall vorgekommen. Trotz alledem mussten das Rohr und der Wandfleck als Typhusbringer herhalten. Mein Einwand, dass die übrigen fünf ziemlich gleichalterigen und gleichdisponirten Insassen gesund geblieben und die Typhuserkrankung des Einen ausserhalb der Wohnung an einem dritten Orte acquirirt sein könne, begegnete nur mitleidigem Achselzucken.

Auch die berühmte, vielcitirte Typhusendemie[1] aus der mit der Colchester-Union in London verbundenen Knabenschule verliert bei näherer Betrachtung fast alle Beweiskraft. Dort erkrankten die Schüler aus einem Unterrichtszimmer, das durch den Kamin mit einem Abzugscanal in näheren Zusammenhang gerathen war, zum grössten Theil an einer schweren acuten Krankheit, am heftigsten und frühesten die dem Kamin zunächst sitzenden. Murchison zweifelt nicht, dass die betreffende Krankheit Typhoidfieber gewesen und dass sie durch Einathmung schädlicher Gase aus dem erwähnten Kamin entstanden sei. Die Einathmung als Krankheitsursache ist nach Murchison's Beschreibung für den objectiv Urtheilenden höchst wahrscheinlich, ja fast gesichert. Woher weiss aber Murchison, der keinen der Patienten gesehen hat, dass die Krankheit Typhus war? Nur daher, dass der Schulinspector ihm meldete, nach Aussage des behandelnden Arztes hätten die Krankheitserscheinungen denjenigen geglichen, die von Jenner für das Typhoidfieber aufgestellt worden seien.

Noch weniger beweisend ist die gleichfalls von Murchison herangezogene berühmte Endemiegeschichte aus der Schule von Clapham[2].

Im Sommer 1829 erkrankten in jener Anstalt von 22 Knaben 20 binnen drei Stunden an „Ileo-Typhus" mit Erbrechen, Durchfall und grosser Prostration. Die Krankheit wurde davon hergeleitet, dass die Knaben der Wiedereröffnung eines seit vielen Jahren zugeschütteten Grabens zugesehen hatten, dessen arg zersetzter Inhalt zudem noch in der Nähe eines Spielplatzes der Schule über das Gartenland ausgebreitet wurde. Zwei der erkrankten Knaben starben, der eine nach 23-, der andere nach 25stündiger Dauer der Krankheit. Die Section ergab acute Schwellung der Peyer'schen und solitären Follikel mit leichter Ulceration eines dieser Gebilde, nebst Vergrösserung der Mesenterialdrüsen.

Man fragt sich diesen Mittheilungen gegenüber: Ist es nicht mehr als ungewöhnlich, dass junge, vorher gesunde Menschen schon nach 23—25stündiger Dauer eines Typhus sterben? Ist bei Typhus um diese Zeit schon der angegebene anatomische Befund zu erheben? Sieht das plötzliche, fast auf die Stunde gleichzeitige Befallenwerden der Schüler nach Abdominaltyphus aus? Sind Erbrechen, Durchfall und Prostration Beweise für die Krankheit? Spricht vielmehr nicht Alles

---

[1] Vergl. Murchison l. c.

[2] Account of the disease in Mr. Day's school at Clapham, Lancet 1829, Bd. 16 u. Med. gazette, Bd. 4.

weit mehr für eine einfache Intoxication durch Canalgase, was sogar auch anfangs von den Beobachtern vermuthet worden war? Wir kennen ja solche Zustände und wissen aus den Experimenten von Magendie, Leuret und Hammond,
Barker u. A., dass sie auch bei Thieren durch Einathmung fauliger Gase sich
experimentell erzeugen lassen. Ja wir haben aus den Versuchen von Stich[1] gelernt, dass Thiere, die intravenös mit jauchigen Substanzen vergiftet wurden, ganz
gleiche Darmerscheinungen boten wie die Knaben von Clapham: intensiven Katarrh
der unteren Darmabschnitte, besonders des Ileum mit acuter Schwellung und selbst
Verschorfung der Plaques und Follikel, sowie consecutiver Hyperplasie der zugehörigen Mesenterialdrüsen.

Bedeutung des Bodens für die Aetiologie.

Eine reichlich so bedeutende Rolle wie die Luft hat in der Anschauung der Aerzte und in der Literatur der Boden als Träger und
Verbreiter des Typhusgiftes gespielt. Man sah in ihm das wesentlichste
Medium für Aufspeicherung und Fortentwicklung des Giftes, das man
aus faulenden Substanzen hier spontan entstehen oder im Sinne Budd's
und seiner Anhänger als specifisches Contagium sich ablagern und vermehren liess.

Es ist charakteristisch für die frühere epidemiologische Auffassungsweise, wie man diesen Gedanken, der nach gewissen allgemeinen Erfahrungen theoretisch construirt war, nun als sichere Unterlage für alle
weiteren Schlüsse benutzte. Man erklärte damit ebenso die kleinsten wie
die ausgebreitetsten Endemien. Wenn in einem Hause, einem Grundstücke oder grösseren Bezirke Typhus ausbrach, so konnte, vorausgesetzt,
dass nicht verdorbene Luft im Spiele war, nur der inficirte Untergrund
in Frage kommen. Stellte man noch sumpfige Beschaffenheit des Bodens,
die Nähe von Düngerstätten und Cloaken fest, oder dass vor kürzerer
oder längerer Zeit der Boden mit Schutt und Abfallstoffen untermischt
worden war, so war die Annahme über allen Zweifel erhaben. Da man
die Natur des Contagiums nicht kannte und dasselbe eher als gasförmig
denn als corpusculär betrachtete, so konnte man ungehindert weitere
Hypothesen spinnen. Man nahm vor Allem wieder die Luft als Vehikel
für das Gift in Anspruch und dachte sich, dass dasselbe in Folge einer
Art von Ausdünstung den Boden verlasse und sich dann weiter verbreite.
Konnte man nun gar noch in der Nähe stattgehabte Aufwühlungen
des Bodens, kurz vorher geschehene Ausgrabungen, Fundamentirungs-
oder Canalisationsarbeiten feststellen, so schien der Uebergang der infi-

---

[1] Charité-Annalen 1853.

cirten Grundluft auf Arbeiter und Anwohner wie durch das Experiment
dargethan.

Auch während der grossen Hamburger Typhusepidemien wussten damals
leider massgebende, leicht zufriedene Gemüther sich über alle Bedenken damit weg-
zuhelfen, dass gerade grosse Erdarbeiten und Bauten in der Hafengegend im
Gange waren. Dass der Typhus über die ganze Stadt verbreitet, jene Erdarbeiten
aber örtlich beschränkt und die benachbarten Strassen keineswegs vorwiegend befallen waren vermochte die vorgefasste Meinung nicht zu erschüttern.

Ihren wissenschaftlichen Ausbau erfuhr die Bodentheorie durch die
schon erwähnten berühmten Arbeiten von Buhl und Pettenkofer, die
bis in die jüngste Zeit die Lehre von der Typhusentstehung beherrschten.
Die Buhl-Pettenkofer'sche Grundwassertheorie ging von der statistisch gestützten Wahrnehmung aus, dass in München zu Zeiten
niedrigen Grundwasserstandes die Typhusmorbidität und
-Mortalität stiegen, während sie mit Steigen des Grundwassers eine
entsprechende Verminderung erführen. Pettenkofer glaubte für seine
Wahrnehmungen eine bestimmte Erklärung geben zu können: das
specifische Typhusgift entwickle sich in den tieferen Schichten des
mit fäulnissfähigen Stoffen durchsetzten Bodens und gelange dort zur
Ausreifung. Bei hohem Grundwasserstand sei diese gefährliche Boden-
schicht durch jenes überdeckt und damit gegen die Erdoberfläche abgeschlossen, während bei niedrigem Grundwasserstande diese Absperrung fehle. Unter Beihilfe besonderer örtlicher, zeitlicher und persönlicher Verhältnisse könne in letzterem Falle das Contagium ungehindert
durch die Grundluft[1] nach aussen gelangen, wo es nun durch Einathmung
in den Körper aufgenommen und bei Disponirten zum Erreger der
Krankheit würde.

Die Pettenkofer'sche Theorie begegnete schon bald nach ihrer
Aufstellung und dann immer wieder lebhaften Angriffen, die sich theils
auf die Erfahrungen an anderen Orten stützten, wo Steigen und Sinken
des Grundwassers nicht mit Schwankungen der Typhusfrequenz zusammen-
fielen, theils direct gegen die theoretischen Ausführungen des grossen
Hygienikers sich wendeten.

Unter den frühesten Angriffen, noch heute Muster kritischer Aus-
nutzung alles damals Bekannten, mögen diejenigen von Liebermeister[2]
und Biermer[3] hervorgehoben werden. Vermochten diese schon die
Pettenkofer'sche Lehre stark zu erschüttern, so kann ihr im Lichte der

---

[1] Vergl. Pettenkofer, Ueber die Luft im Boden und Grundluft, Braunschweig 1873.
[2] Ges. Abhandlungen u. Ziemssen's Handbuch, 1. Aufl., Bd. 1.
[3] Volkmann's Sammlung klin. Vorträge 1873.

heutigen Anschauungen nicht entfernt mehr die Bedeutung beigemessen werden, die ihr Autor und seine Schule ihr vindicirten.

Was zunächst die statistischen Beobachtungen betrifft, so sind sie an sich für München gewiss zutreffend. Für eine Reihe von anderen Orten ist dies erwiesenermassen nicht der Fall und eine allgemeine Giltigkeit kommt ihnen gewiss nicht zu.

Bezüglich des Verhaltens des Typhusgiftes im Boden liesse sich zwar im Sinne Pettenkofer's die experimentelle gesicherte Erfahrung hervorheben, dass die Eberth'schen Bacillen im Boden — besser im porösen als im felsigen oder sonst undurchlässigen — sich lange Zeit keimfähig erhalten können. Grocher und Dechamps sahen sie in einem halben Meter Tiefe bis zu $5\frac{1}{2}$ Monaten andauern. Diese Widerstandsfähigkeit wird zweifellos auch durch Kälte und Trockenheit nicht allzusehr modificirt (vergl. S. 19), so dass das Gift im Boden sowohl die kalte wie die heisse Jahreszeit unter günstigen Bedingungen überdauern kann.

Anders aber verhält es sich mit der supponirten Ausreifung und Fortentwicklung der Bacillen im Boden. Die erstere ist nach heutigen Kenntnissen nicht oder nur in beschränktem Masse wahrscheinlich. Eine erhebliche Vermehrung der Bacillen im Boden oder eine Steigerung ihrer Virulenz ist ganz unerwiesen. Keinesfalls kommt ihm für gewöhnlich diese Rolle zu. Auch bestimmte örtliche oder zeitliche Verhältnisse, die hier fördernd wirken könnten, harren der exacten Darlegung.

Am schwersten haltbar würde, wenn selbst die anderen Annahmen Pettenkofer's besser sich begründen liessen, seine Hypothese sein, dass das Gift aus dem Boden in die Luft gelange und durch diese weiter verbreitet würde. Dies wäre für ein gasförmiges Gift begreiflich; der uns bekannten corpusculären Natur des Contagiums widerspricht dies aber direct. Nur in Ausnahmefällen könnte es, an staubförmige Träger gebunden, direct aus dem Boden in den Körper gelangen und eine Ansteckung herbeiführen.

So ist es wohl denkbar, dass bei Ausgrabungen und sonstigen Erdarbeiten auf inficirtem Terrain durch unmittelbares Eindringen keimhaltigen Staubes in die Mundhöhle und von da aus in die Verdauungswege der nächstbetheiligten Arbeiter Infectionen vorkommen und dass die so erkrankten Individuen den Typhus weiter verbreiten können. Aber selbst für diese Fälle ist die Wahrscheinlichkeit der Infection durch die verunreinigten Hände, Kleider, Nahrungsmittel u. s. w. fast noch grösser als die durch Inhalation.

Die Hauptweise der Verbreitung des Typhus von bacillenhaltigem Untergrund aus wird immer diejenige durch das

Wasser bleiben, ein Modus, den die Localisten von ihrem schematisirenden Standpunkte aus von vornherein viel zu gering angeschlagen haben. Nach Allem, was wir bis jetzt wissen, ist das Wasser weitaus am meisten geeignet, den Bacillus aus dem Boden aufzunehmen und seine weitere Verbreitung zu vermitteln. Er kann so in das fliessende Wasser kommen, unter ungünstigen Verhältnissen aus dem Grundwasser in die Brunnen gelangen oder durch Regen- und Schneewasser aus den oberen Bodenschichten fortgeschwemmt werden.

Infection und Weiterverbreitung durch Gebrauchsgegenstände.

Schon früher[1] wurden einschlägige Verhältnisse berührt. Bei der praktischen Wichtigkeit derselben ist es aber wünschenswerth, etwas ausführlicher auf sie zurückzukommen. Zweifellos kann das Typhusgift an Kleidern, Wäsche, Bettzeug und den verschiedensten Gebrauchsgegenständen längere Zeit hindurch wirksam haften. Es handelt sich dann meist um directe oder indirecte Verunreinigung dieser Dinge durch angetrocknete Dejectionen Typhuskranker.

Selbstverständlich sind hier die Angehörigen der Patienten, das Pflegepersonal, Wäscherinnen oder sonstige Personen, die berufsmässig mit den fraglichen Gegenständen in Berührung kommen, am meisten gefährdet.

Aber auch indirect durch gesunde und gesund bleibende Zwischenträger, die an ihren Kleidern oder Händen das am Krankenbett zufällig aufgenommene Gift weiter tragen, werden sicher oft genug Ansteckungen veranlasst, und zweifellos ist mancher ätiologisch räthselhafte Fall auf solche Vorgänge zurückzuführen. Natürlich sollten auch die Aerzte sich stets erinnern, dass sie selbst, ebenso wie manche andere Infectionskrankheit, bei ungenügender Vorsicht auch den Typhus verschleppen können.

Ja es unterliegt keinem Zweifel, dass durch Versendung inficirter Gebrauchsgegenstände in die Ferne Ansteckung erfolgen kann.

Vor Jahren kam mir ein sehr lehrreiches Beispiel hierfür vor. Ein junger Kaufmann, der, in Mitteldeutschland lebend, gewohnt war, einen Theil seiner Kleider und Wäsche zur Reinigung ins Elternhaus nach Hamburg zu schicken, veranlasste auch, als er an „gastrischem Fieber" krank lag, eine solche Sendung. Zehn, respective zwölf Tage, nachdem die Schwester des Patienten und ein Dienstmädchen sich mit der Reinigung der Wäsche beschäftigt hatten, erkrankten sie, die Eine leicht, die Andere schwer, an Abdominaltyphus. Dass es beim Bruder um

---

[1] Vergl. die Ausführungen S. 19 u. 20 über Tenacität des Eberth'schen Bacillus unter verschiedenen Verhältnissen des Trockenzustandes.

dieselbe Krankheit sich gehandelt hatte, konnte in traurigster Weise durch die Section sichergestellt werden, nachdem er bei anscheinend mildem Krankheitsverlauf einer abundanten Darmblutung erlegen war.

Während für die acuten Exantheme und die ihnen zunächst stehenden acuten Infectionskrankheiten, vor Allem für Variola und Fleckfieber der eben erwähnte Ansteckungsmodus als durchaus nicht selten gilt und bei ätiologisch dunklen Fällen stets mit in Rechnung gezogen wird, ist für den Unterleibstyphus in der Literatur und der Praxis selten oder gar nicht von ihm die Rede. Es geht hier wie mit manchen anderen ätiologisch wichtigen Einzelheiten. Man vernachlässigte oder übersah sie lange Zeit, weil man sich gewöhnt hatte, alles durch die Brille der pythogenen oder der Bodentheorie zu betrachten.

Momente, welche die Infection und die Verbreitung der Krankheit begünstigen.

Nachdem wir uns bisher mit den directen Ursachen des Typhus, d. h. mit den Eigenschaften des specifischen Contagiums, besonders seinen Lebensverhältnissen, den verschiedenen Möglichkeiten seiner Vermehrung, Verbreitung und Invasion in den menschlichen Körper beschäftigt haben, wenden wir uns nun den begünstigenden Momenten zu, d. h. denjenigen, welche für die Aufnahme des Giftes in den Körper, seine Fortentwicklung in demselben und seine krankmachende Wirkung von Bedeutung sind.

Es kommen hier vor Allem individuelle körperliche Verhältnisse und erworbene, die Entwicklung der Erkrankung begünstigende Zustände in Betracht.

Vielleicht werden wir bei weiterem Fortschreiten unserer Kenntnisse diese Verhältnisse in solche zu scheiden lernen, die die Widerstandsfähigkeit des Organismus gegen den Bacillus herabsetzen, und solche, die ihn in seiner Lebens- und Fortentwicklungsfähigkeit direct fördern. Heute wissen wir über diese Dinge noch sehr wenig. Wir sind nicht viel über den theoretischen Hinweis auf die Wege künftiger Forschung hinaus.

Eine zweite grosse Kategorie begünstigender Momente bilden die ausserhalb des Körpers gelegenen Verhältnisse, Oertlichkeit, Klima, Jahreszeit etc. Wenn auch sie bis zu einem gewissen Grade auf das Individuum wirken, so liegt doch ihre Hauptbedeutung in dem Einfluss, den sie auf das Verhalten des ausserhalb des Körpers des Erkrankten abgelagerten und conservirten Giftes üben, auf seine Haltbarkeit und etwaige Fortentwicklung. Manches, was vorher über die Tenacität des Giftes gesagt wurde, kann hier wohl herangezogen werden. Im Grossen und Ganzen sind hier aber unsere augenblicklichen Kenntnisse weit mehr empirisch als theoretisch, namentlich experimentell, begründet.

Alter und Geschlecht.

Die zahlreichen hierauf sich beziehenden statistischen Angaben sind, so exact sie scheinen, mit grosser Vorsicht aufzunehmen. Viele entsprechen der Wirklichkeit offenbar gar nicht, andere nur in allgemeinen Zügen. Am meisten möchte man noch von den grossen staatlichen statistischen Zusammenstellungen erwarten, in denen alle Bewohner eines Landes, die Gesunden und Erkrankten, zusammengefasst sind. Leider laboriren diese aber bedenklich an der Verschiedenwerthigkeit der Diagnose und den sehr mangelhaften anatomischen Erhebungen.

In den Hospitälern wiederum, wo diese Momente am wenigsten ungünstig sich äussern, machen andere Momente die statistischen Ergebnisse zweifelhaft: Oefter ist es die Kleinheit der Beobachtungszahlen und fast überall die den Bevölkerungsverhältnissen und darum auch den wirklichen Morbiditätsverhältnissen nicht entsprechende Art der den Krankenhäusern überwiesenen Patienten. Es ist in dieser Beziehung vor Allem zu berücksichtigen, dass Kinder und verheiratete Personen aus naheliegenden Gründen seltener das Krankenhaus aufsuchen als ledige Erwachsene, Handwerksgesellen, Arbeiter, Dienstboten, Zugereiste u. s. w. Auch von den Verheirateten halten sich erfahrungsgemäss fast aller Orten mehr und länger die Frauen als die Männer fern vom Krankenhause.

Bei der Würdigung der statistischen Angaben ist diesen Umständen entsprechend Rechnung zu tragen.

Was den Einfluss des **Lebensalters** betrifft, so ist zweifellos das jugendliche Alter zur Erkrankung an Typhus besonders disponirt. Hier wiederum sind die Altersclassen vom 15. bis zum 35. Lebensjahre die weitaus am meisten gefährdeten. Nach meiner Erfahrung fallen reichlich vier Fünftel aller Erkrankungen in dieselbe, wobei sogar noch zu bemerken ist, dass über die Hälfte (etwa 56 %) dem 15. bis 25. Lebensjahre angehören. Schon vom 30. bis 35. Jahre fallen die Erkrankungszahlen etwas ab, um vom 35. bis 40. an schon sehr stark zu sinken. Nach dem 50. Lebensjahre ist das Morbiditätsverhältniss nur in Bruchtheilen von Procenten auszudrücken. Im Greisenalter muss die Krankheit geradezu als selten bezeichnet werden.

Auch im frühen Kindesalter bis zum ersten Lebensjahre sind Erkrankungen an Typhus selten, wie dies ja auch für die meisten anderen acuten Infectionskrankheiten bekannt ist. Vom 1. bis zum 5. Lebensjahre ist dann eine langsame Zunahme zu bemerken. Vom 5. bis zum 15. Lebensjahre steigert sich die Disposition noch weiter, so dass diese Altersclassen noch vor derjenigen von 35—40 rangiren.

Die folgenden, nach den Beobachtungen im Hamburger[1] und Leipziger[2] Krankenhause zusammengestellten Zahlen mögen das Gesagte illustriren:

Typhusfälle im Hamburger allgemeinen Krankenhause 1886—1887.

1 8 8 6					1 8 8 7				
Altersclasse Jahre	M.	W.	Zus.	Procent	Altersclasse Jahre	M.	W.	Zus.	Procent
2	—	3	3	0·2	2	1	3	4	0·18
3	2	1	3	0·2	3	3	3	6	0·27
4	4	5	9	0·6	4	7	—	7	0 31
5	4	9	13	0·9	5	3	2	5	0·22
6	4	3	7	0·5	6	—	6	6	0 27
7	9	4	13	0·9	7	3	6	9	0·40
8	3	6	9	0·6	8	9	9	18	0·80
9	10	9	19	1·3	9	16	9	25	1·12
10	13	11	24	1·7	10	11	15	26	1·16
11	19	9	28	1·9	11	13	9	22	0·98
12	12	5	17	1·2	12	22	21	43	1·92
13	18	9	27	1·9	13	25	19	44	1·96
14	18	14	32	2 2	14	21	11	32	1·43
15—20	239	169	408	28·2	15—20	412	280	692	30·88
21—25	255	114	369	25·5	21—25	418	205	623	27·80
26—30	180	66	246	17·0	26—30	249	107	356	15·89
31—35	78	34	112	7·8	31—35	114	43	157	7·01
36—40	27	23	50	3·5	36—40	51	26	77	3·44
41—45	21	5	26	1·8	41—45	37	18	55	2·45
46—50	6	5	11	0·8	46—50	13	2	15	0·67
51—55	1	1	2	0·1	51—55	4	7	11	0·49
56—60	2	1	3	0·2	56—60	4	1	5	0·22
61—65	—	1	1	0·1	61—65	—	—	—	—
66—70	—	—	—	—	66—70	1	2	3	0·13
Ohne Angabe	6	7	13	0·9					
Summa...	931	514	1445	100·00	Summa...	1437	804	2241	100·00

Die Durchrechnung von 1626 Typhusfällen, die von 1880—1893 im Leipziger Jacobsspital vorkamen, ergab folgende Zahlen:

---

[1] H. Schulz, Beitrag zur Statistik des Abdominaltyphus. Jahrb. d. Hamburger Staats-Krankenanstalten, 1. Jahrg. 1889.

[2] C. Berg, Dissertation, Leipzig 1893.

Beide Arbeiten sind unter meiner Leitung entstanden. Die Berg'sche Dissertation lehnt sich in Bezug auf die statistische Fragestellung und die Anordnung des Materiales an die Arbeit von Schulz an. Vom Jahre 1889 an sind ihr die Fragebogen zu Grunde gelegt, die ich in derselben Form wie in Hamburg auch im Leipziger Krankenhause eingeführt habe.

A l t e r	1880	1881	1882	1883	1884	1885	1886	1887	1888	1889	1890	1891	1892	1893
1	0	0	1	0	0	0	0	0	1	1	0	0	0	0
2	2	0	0	0	0	0	0	0	0	0	0	0	0	0
3	0	0	0	1	0	2	0	0	0	0	0	2	1	1
4	0	2	0	0	1	3	1	0	1	0	2	0	0	0
5—9	3	6	9	3	6	2	5	2	2	1	2	1	4	0
10—14	9	10	7	5	6	4	3	8	1	10	5	6	6	4
15—19	25	32	14	25	28	30	24	23	17	50	36	32	18	5
20—24	28	50	23	34	35	32	40	19	21	62	34	23	27	6
25—29	25	33	16	26	23	23	14	23	25	30	26	18	22	4
30—34	8	16	9	8	18	10	8	12	7	15	15	20	7	4
35—39	5	13	6	11	14	7	11	5	5	11	10	5	3	0
40—44	6	5	2	1	1	5	1	3	0	3	3	6	3	2
45—49	0	6	1	3	4	2	0	4	1	4	1	1	2	0
50—54	1	3	0	3	{ 2	2	2	1	1	0	2	2	1	2
55—59	1	0	0	1		2	2	1	1	2	0	0	1	0
60—69	0	1	0	0	0	0	1	2	0	2	1	1	2	0
70—80	0	1	0	0	0	0	0	2	0	3	0	0	0	0
Summe	113	178	88	121	138	120	110	103	82	194	137	117	97	28

Die Altersclassen dieser 14 Jahre zusammengezählt, ergeben folgendes Verhältniss:

A l t e r	Erkrankungen	Procent aller Erkrankten	A l t e r	Erkrankungen	Procent aller Erkrankten
1	3	0·19	30—34	167	10·40
2	2	0·13	35—39	106	6·61
3	7	0·44	40—44	41	2·50
4	10	0·63	45—49	29	1·80
5—9	46	2·80	50—59	20	1·25
10—14	86	5·40	60—69	10	0·63
15—19	359	22·40	70—80	5	0·32
20—24	434	27·00	Summe...	1626	
25—29	315	19·50			

Bei der grossen Zahl der in Hamburg 1886—1887 behandelten Kinder (451) dürfte es lohnen, sie besonders tabellarisch aufzuführen:

Altersclasse Jahre	Anzahl	Procent der erkrankten Kinder	Altersclasse Jahre	Anzahl	Procent der erkrankten Kinder
2	7	1·60	9	44	9·90
3	9	1·85	10	50	11·15
4	16	3·70	11	50	11·30
5	18	4·20	12	60	13·30
6	13	3·30	13	71	15·50
7	22	5·05	14	64	14·30
8	27	6·30	Summe...	451	

Die Tabelle zeigt, wie oben schon angedeutet, klar, wie der Typhus im Kindesalter bis gegen das 5. Lebensjahr nicht sehr häufig ist, wie dann die Frequenz bis zum 9. Jahre langsam steigt, um dann vom 10. Jahre an ihre Höhe zu erreichen.

Ein Vergleich der Angaben erfahrener Autoren, z. B. Murchison[1], Fiedler[2] und Griessinger[3], ergibt eine gute Uebereinstimmung mit den eben gemachten. So waren 52% von Murchison's Kranken im Alter von 15 bis 25 Jahren. Fiedler (l. c.) berichtet, dass 58·8% seiner Kranken im 20. bis 30. Lebensjahre standen, während 3·4% über 40 und nur 0·7% über 50 Jahre zählten. Auch die Statistik Griessinger's über 510 Fälle, die er in Zürich 1860 bis 1863 beobachtete, ergibt vom 10. bis 19. Jahre 20·1%, vom 20. bis 29. Jahre 46·6%, von da bis zum 40. Jahre 16·8%.

Besonders instructiv ist die Statistik von Liebermeister[4], der die mit der Aufnahme der Hospitalkranken verknüpften statistischen Zufälligkeiten besonders sorgfältig zu vermeiden sucht.

Altersclasse	I. Zahl der Typhuskranken	II. Procente der Gesammtzahl	III. Procente der Altersclassen in der Gesammt- bevölkerung	IV. Disposition im Vergleich zur mittleren = 1
im 16.—20. Jahre	323	19	12	1·6
„ 21.—30. „	987	58	29.	2·0
„ 31.—40. „	274	16	24	0·7
„ 41.—50. „	88	5	16	0·3
„ 51.—60. „	30	2	10	0·2
„ 61.—70. „	11	0·6	6	0·1
„ 71. Oder mehr	1	0·06	3	0·02

In einer Anzahl durch die Grösse der Zahlen imponirender Arbeiten ist die Typhusfrequenz in den verschiedenen Lebensaltern nach den Sterblichkeitstabellen berechnet. Diese Zusammenstellungen geben keine der Wirklichkeit entsprechende Vorstellung, da die Sterblichkeit während der verschiedenen Altersclassen eine ganz verschiedene ist und in Folge davon einzelne, z. B. die frühesten Kinder- und die höheren Lebensjahre, mit ungewöhnlich hohen Zahlen auftreten. Liebermeister druckt daher die Mortalitätsstatistik von Hagenbach[5] mit dem gleichen Hinweise ab. Am lehrreichsten dürfte in dieser Beziehung die folgende auf 16.036 Fälle basirte Tabelle von Brouardel[6] sein:

Décès par fièvre typhoide à Paris de 1880—1889.
Répartition d'après les âges.

0—1 an	36	30—35 ans	1.197
1—5 ans	1.041	35—40 „	771
5—10 „	1.265	40—45 „	457
10—15 „	1.386	45—50 „	380
15—20 „	2.991	au-dessus de 50 ans	535
20—25 „	3.896		
25—30 „	2.081	Summa . . 16.036	

[1] Die typhoiden Krankheiten. Deutsch von Zülzer, Braunschweig.
[2] Archiv der Heilkunde 1862.
[3] Virchow's Handbuch der speciellen Pathologie, 2. Aufl., Bd. 2, 1864.
[4] Ziemssen's Handbuch, 3. Aufl., Bd. 2, 1. Th., S. 124.
[5] Jahrbuch der Kinderheilkunde. Neue Folge, Bd. 9, 1875.
[6] Repartition de la fièvre typh. en France. Rec. du comité consultat. d'hygiène 1891.

Man vergleiche nur diese Tabelle mit den vorigen und sehe, wie die sonst hervorstechendsten Morbiditätsunterschiede sich hier verwischen, wie z. B. die Zahlen für Kinder vom 1. bis 10. Lebensjahre denen vom 10. bis 15. gleich sind, wie gering der Unterschied gegen die Classen von 15—30 ist, und wie unverhältnissmässig gross sich die Zahlen für das höhere Alter stellen.

Das **Geschlecht** bedingt, wie es scheint, bezüglich der Erkrankung an Typhus nur geringe Unterschiede.

Im Ganzen mögen unter den Erwachsenen die Männer etwas stärker befallen werden als die Weiber. Ob dieser Unterschied in den eigentlichen Geschlechtsverhältnissen begründet ist, erscheint mehr als unwahrscheinlich. Ausschlaggebend ist hier wohl für die Männer die durch die grössere Mannigfaltigkeit des Aufenthaltes, der Ernährung und der Beschäftigung bedingte häufigere Gelegenheit, sich bei gleicher Empfänglichkeit der Ansteckung auszusetzen. Dass dieser Umstand nicht noch stärker auf die Zahlen wirkt, rührt zweifellos davon her, dass das alle übrigen Ansteckungsmomente weitaus überwiegende, die Verbreitung des Giftes durch das Wasser, in kaum minderem Grade die Frauen wie die Männer berührt. Nicht unerwähnt mag ausserdem bleiben, dass in Krankenhausstatistiken die Männer noch darum etwas überwiegen, weil sie leichter und darum relativ häufiger das Krankenhaus aufsuchen.

Wenn an einzelnen Orten sich eine auffällige Mehrheit für die Männer ergibt, so beweist dies an sich nichts, fordert vielmehr dazu auf, die Art der dortigen Population näher zu prüfen. So ist es z. B. klar, dass an Orten, die in Folge der Art ihrer grossen Institute oder gewerblichen Betriebe jugendliche männliche Individuen in besonderer Zahl anziehen, dieser Umstand bei ausbrechendem Typhus zu entsprechendem Ausdruck gelangen muss.

Der erfahrene Murchison hält beide Geschlechter für gleich disponirt. Unter 2432 (1848—1861) im London fever hospital behandelten Typhen zählte er 1211 Männer und 1221 Frauen. Auch Bardlett[1] hatte unter 2312 Fällen 1179 männliche und 1163 weibliche Kranke.

Wenn Fiedler (l. c.) 57·6 % Männer und 42·4 % Weiber zu verzeichnen hat, so mag dies mit den für die Aufnahme der beiden Geschlechter ins Hospital gewöhnlichen Zahlenverhältnissen stimmen.

Ich selbst habe unter 2235 Typhuskranken in Hamburg 2118 Männer = 65·5 % und 1117 Frauen = 34·5 % gezählt, glaube aber bestimmt sagen zu dürfen, dass dieses Ueberwiegen der Männer nicht die Dispositionsverhältnisse ausdrückt, sondern von localen, den selteneren Eintritt der Frauen bedingenden Einflüssen herrührt.

Einige Kinderärzte (West, Barthez und Rilliet, Taupin) lassen den Unterschied der Geschlechter in Bezug auf die Disposition zur Krankheit bis in das Kindesalter sich erstrecken. Alle sahen mehr Knaben als Mädchen befallen werden. Wenn nun auch nicht recht einzusehen ist,

---

[1] Citirt bei Murchison.

wie solche Unterschiede in der Lebensperiode vor der geschlechtlichen
Entwicklung zu Stande kommen sollen, so haben doch die folgenden
Zahlen etwas Bestechendes:

> Barthez und Rillich 80 Knaben 31 Mädchen
> Taupin 86   „   35   „

Ich glaube nur, dass sie zu klein sind, um Zufälligkeiten auszuschliessen, und dass sie darum die allgemeinen Angaben jener Autoren
nicht genügend stützen. Mir selbst, der ich über ein weit grösseres
Material verfüge, ist die Präponderanz der Knaben wenig aufgefallen.
Unter 451 typhuskranken Kindern hatte ich nur wenig mehr männliche
als weibliche, nämlich 250 Knaben und 201 Mädchen.

Wie selbst bei viel grösseren Zahlen als denjenigen der oben angeführten
Autoren Zufälligkeiten eine Rolle spielen, ergab sich, wenn ich die 451 während
der Jahre 1886 und 1887 (in Hamburg) beobachteten Kinder für jedes Jahr getrennt berechnete. Es zeigten sich dann:

> 1886 . . . . . befallen 116 Knaben   88 Mädchen
> 1887 . . . .   „   134   „   113   „

Bestimmte physiologische Zustände der Frauen, **Schwangerschaft, Wochenbett und Lactation,** scheinen die Disposition zur Erkrankung an Typhus herunterzusetzen. Ueber das Mass der hierdurch
bedingten Immunität herrschen jedoch unter den Autoren nicht geringe
Meinungsverschiedenheiten. Griessinger hält Typhus namentlich im
Puerperium für sehr selten und erachtet auch Säugende für besonders
geschützt. Er stimmt in dieser Beziehung mit Rokitansky überein.
Auch ich habe nur zweimal Typhusansteckungen im Wochenbett und
sehr selten solche während der Lactation beobachtet.

Was die Schwangerschaft betrifft, so halte ich in Uebereinstimmung mit Liebermeister den Schutz während derselben nicht für
allzu gross.

In Hamburg zählte ich unter 1117 Frauen 38 Schwangere = 3·4 %. Meine
Leipziger Statistik weist 2 % Gravide auf. Ja selbst in den Altersclassen, in denen
die Disposition zur Erkrankung und die Chancen der Schwangerschaft vermindert
sind, zeigen sich noch relativ grosse Zahlen, wie die folgende tabellarische Zusammenstellung der 38 Hamburger Fälle beweist.

> Es erkrankten Schwangere im Alter von 15—20 Jahren . . . 6
> „   „   „   „   „   „ 21—25   „   . . . 15
>   „   „   „   „ 26—30   „   . . . 10
> -   ··   „   „   „   „ 31—35   „   . . . 4
> „   „   „   „   „   „ 36—40   „   . . . 3

Noch dürften einige Worte über die Erkrankung des **Fötus**
an Abdominaltyphus hier am Platze sein. Eine Anzahl solcher Infectionen sind zweifellos beobachtet; ich erinnere an die Fälle von

Reher[1], Neuhaus[2], Chantemesse und Widal[3], Eberth[4], Hildebrand[5] und Ernst[6]. Ihnen stehen aber eine Reihe sehr sorgfältiger Untersuchungen mit negativem Ergebniss gegenüber, unter denen ich diejenigen von Birch-Hirschfeld[7] und Fränkel und Kiderlen[8] hervorheben möchte. Man hat nach allem bisher Vorliegendem den Eindruck, dass die Erkrankungen des Fötus an Abdominaltyphus nicht die gewöhnliche Folge der Krankheit der Mutter sind, sondern dass begünstigende Zufälligkeiten hier noch mitspielen müssen. So war in dem Falle von Ernst die Mutter während der Schwangerschaft gefallen und es lag nahe, hier daran zu denken, dass durch eine traumatische Continuitätstrennung die Placenta für die Bacillen durchlässig geworden wäre. Vielleicht können auch nicht traumatische Erkrankungen auf die Placenta in gleicher Weise wirken.

Constitution und Lebensverhältnisse.

Was zunächst die Constitution betrifft, so stimmen alle Beobachter darin überein, dass der Typhus zu den Krankheiten gehört, welche besonders leicht und häufig gut genährte, in günstigen Gesundheitsverhältnissen befindliche, jugendliche Individuen betreffen. Der Unterleibstyphus steht in dieser Beziehung im Gegensatze zum Fleckfieber und zur Febris recurrens. Während bei grossen Epidemien dieser Krankheiten die geringen Bevölkerungsclassen und unter diesen die körperlich Elenden und allgemein Verkommenen besonders stark heimgesucht werden, fordert der Abdominaltyphus von Arm und Reich, Hoch und Niedrig fast gleiche Opfer.

Gewisse vorübergehende geistige und körperliche Zustände scheinen die Disposition zu steigern. Hierher gehören schwere Gemüthseindrücke, Kummer, Sorgen, allzu starke körperliche und geistige Anspannung. Ob diese Momente dadurch wirken, dass sie die Widerstandsfähigkeit gegen die Invasion des Giftes herabsetzen, oder dadurch, dass sie die Aufnahmefähigkeit und Weiterentwicklung in den Organen des Körpers direct begünstigen, ist vorläufig noch völlig dunkel.

Die Wohnungsverhältnisse haben für die Entstehung des Abdominaltyphus entschieden nicht den Einfluss, den man ihnen früher vindicirte, und den man für die Entstehung des Fleckfiebers sicher festzustellen

---

[1] Archiv f. experiment. Pathologie 1885.
[2] Berliner klin. Wochenschr. 1886, Nr. 27.
[3] Arch. de Physiologie, 3 Avril 1887.
[4] Fortschritte der Medicin.
[5] Ebenda, Bd. 7, 1889.
[6] Ziegler's Beiträge, Bd. 8, S. 188.
[7] Ebenda, 1890.
[8] Fortschritte der Medicin, Bd. 7, 1889.

vermag. Während hier Zusammengehäuftsein in engen Räumen, Mangel
an Licht, Luft und Ventilation die Ansteckungs- und Verbreitungsfähig-
keit direct erhöhen, scheint dies für den Unterleibstyphus nur bedingt
der Fall zu sein. Hier kommt vor Allem in Betracht, dass mangelhafte
Wohnungsverhältnisse auch mit schlechten Closet-, Spül- und Reinigungs-
vorrichtungen verknüpft sind, Momenten, die die Uebertragung des
zufällig eingeschleppten Giftes auf Nahrungsmittel, Getränke und
zugehörige Gebrauchsgegenstände begünstigen.

Dass der einmal ausgebrochene Typhus durch schlechte Wohnungen ebenso wie durch mangelhafte Constitution und Lebensweise in
seinem Verlaufe wesentlich und schlimm beeinflusst wird, ist eine täglich
zu machende Erfahrung.

Aehnliches wie über die Wohnungsverhältnisse lässt sich im Allgemeinen
bezüglich der Lebensstellung und Beschäftigung sagen. Auch hier ist
ein gewisser Gegensatz zu anderen seuchenartigen Krankheiten zu betonen.

Der Abdominaltyphus hält sich keineswegs an Armuth
und Elend und die entsprechenden körperlichen Constitutionen.
Wir sehen in volkreichen Städten — und sie bieten in dieser Beziehung
die beste Beobachtungsgelegenheit — Fleckfieber und Recurrens die Quar-
tiere der Armen, die Asyle und Pennen, die Arbeitshäuser und Gefängnisse befallen und vor den Wohnungen der Vermögenden Halt machen:
der Abdominaltyphus kennt diese Grenze nicht, er befällt reichlich so
häufig, ja fast häufiger, die besser Lebenden aller Gesellschaftsclassen
bis in die höchsten Kreise hinein. Die „Misère physiologique" bietet eher
noch einen Schutz gegen die Krankheit. Von diesem Standpunkte sind
die speciellen Beziehungen der Beschäftigung zum Typhus zu betrachten.
Auch in der arbeitenden Classe werden mit einer gewissen Vorliebe die
besser lebenden und in „gesunder" Beschäftigung stehenden frischen
jugendlichen Individuen befallen. Eine specielle Disposition kommt
eigentlich nur denjenigen Berufsarten zu, die vermöge ihrer Thätigkeit
der Gefahr der Invasion des Typhusgiftes direct ausgesetzt sind. Hierher
gehören vor Allem die an und auf dem Wasser Beschäftigten,
Hafenarbeiter, Schiffer, Matrosen, sodann alle diejenigen, welche
berufsmässig mit den Kranken und ihren Dejectionen zu thun
haben, Aerzte, Pflegerinnen, Wäscherinnen, Desinfections-,
Canal- und Cloakenarbeiter.

Ausserdem verdienen noch solche Beschäftigungen und Stände besondere Erwähnung, die das enge Zusammenleben zahlreicher, an sich körperlich stark disponirter Individuen (in Internaten, Seminaren, Kasernen
u. s. w.) mit sich bringen.

Eine nähere Betrachtung ist hier noch den schon vorher gestreiften
Hospitalinfectionen zu widmen. Ihre Häufigkeit ist je nach Zeiten und

Anstalten ausserordentlich verschieden. Die Art der Uebertragung von Typhuskranken auf andere Patienten oder Gesunde kann im Allgemeinen nur dieselbe sein wie unter anderen Verhältnissen. Unglückliche Zufälligkeiten, durch die das vom Kranken kommende und besonders in seinen Dejectionen enthaltene Gift direct oder indirect, durch die Hände und Kleider der Pfleger, inficirte Geräthe, Gebrauchsgegenstände, Speisen und Getränke, in den Mund und Verdauungstractus des zu Inficirenden gelangt, spielen hier die Hauptrolle. Die Häufigkeit des Vorkommens des Nosokomialtyphus kann daher wohl einen Massstab abgeben für die hygienischen Einrichtungen eines Krankenhauses und die Organisation des ärztlichen und Pflegedienstes. Wie weit besondere Schwere der Epidemie oder besondere persönliche Empfänglichkeit hier noch mitwirken, ist noch nicht klar, aber auch nicht von der Hand zu weisen.

Zuweilen macht eine Hospitalendemie, die durch die Schuld eines einzelnen Unerfahrenen oder Ungehorsamen entsteht, einen Strich durch die schönste hygienische Rechnung. Gerade in Leipzig haben wir in dieser Beziehung in jüngster Zeit schlechte Erfahrungen gemacht.

In Hamburg, wo wir in den Krankenhäusern uns musterhafter hygienischer Verhältnisse rühmen durften, hatte ich im Jahre 1887, dem schlimmsten Epidemiejahre, nur 21 Infectionen von Insassen des Krankenhauses, etwa $0.57\,^0/_0$; unter diesen Erkrankten waren nur 11, die sich vorher als Patienten in der Anstalt aufgehalten hatten, also etwa $0.28\,^0/_0$. Auch von diesen 11 Kranken hatten nur drei in einem Saale mit Typhuspatienten zusammen gelegen, während die Anderen auf der chirurgischen und Hautklinik wahrscheinlich durch Zwischenträger die Krankheit erworben hatten.

Auch Murchison's Erfahrungen im London fever hospital sind sehr günstige; er hatte bei 10.048 Typhuskranken nur zwei nosokomiale. Etwas ungünstiger sind die Erfahrungen in anderen Anstalten: Im Leipziger Jacobshospital kamen während 14 Jahren $35 = 2.15\,^0/_0$ nosokomiale Typhen vor. Auch hier war das Warte- und Hilfspersonal, das mit 28 Fällen betheiligt ist, weit ungünstiger gestellt als seine Pflegebefohlenen. Eine der Leipziger fast gleiche Zahl hat Liebermeister, der unter 1900 (1865—1871 aufgenommenen) Fällen $45 = 2.4\,^0/_0$ hatte. Schlimmer sind die Erfahrungen von Alexander aus dem Breslauer Krankenhause, der unter 393 Fällen $14 = 3.6\,^0/_0$ nosokomiale zählt; am ungünstigsten ist Kiel gestellt (Goth, l. c.) mit $5.5\,^0/_0$.

Im Ganzen zeigen meine Erfahrungen, dass in gut geleiteten Hospitälern von der Isolirung der Typhuskranken abgesehen werden kann. Nur unter besonderen Verhältnissen, namentlich da, wo mangelhafte Verwaltungseinrichtungen und unsicherer Zusammenhang des Verwaltungspersonals mit dem ärztlichen bestehen, dürfte dauernde oder wenigstens zeitweilige Sonderung der Typhuskranken von den übrigen Patienten zu fordern sein.

Erkältungseinflüsse und auf sie bezogene vorübergehende körperliche Störungen werden häufig als begünstigende Momente für die Entstehung des Typhus angeführt. Es gibt dafür keine exacten Beweise und nicht einmal sichere Anhaltspunkte aus der Erfahrung, die, wie wir sehen, für andere begünstigende Verhältnisse sehr wohl herangezogen werden konnte.

Ich glaube, dass für das Zustandekommen des Glaubens, Erkältungen begünstigten die Entstehung des Typhus, Verwechslungen mit Zuständen eine Rolle spielen, die schon der Erkrankung selbst angehören. Ich möchte in dieser Beziehung Kältegefühl und Schweisse im Incubationsstadium, sowie das initiale Frösteln anführen.

Ob Erkältungseinflüsse bei bereits Inficirten, d. h. im Incubationsstadium des Typhus sich Befindenden den Ausbruch der Krankheit beschleunigen, wie dies für manche andere Infectionskrankheiten, z. B. die fibrinöse Pneumonie gesichert scheint, ist vorläufig zweifelhaft. Im positiven Sinne liessen sich sehr wohl Fälle deuten, wo sehr bald nach kalten Bädern, nach Fall ins Wasser, Nächtigen im Freien u. s. w. die ersten Erscheinungen des Abdominaltyphus sich zeigten. Sicher sind aber auch diese Fälle nicht. Man muss z. B. immer daran denken, dass durch Aufenthalt in inficirtem Wasser direct die Invasion des Giftes in den Körper und abnorm rascher Ausbruch der Krankheit erfolgen kann. In Hamburg habe ich mehr als einmal durch Baden im inficirten Elbwasser Typhus entstehen sehen und stets, so weit mein Einfluss reichte, vor jeder Berührung mit diesem Wasser gewarnt.

Beziehungen des Typhus zu noch bestehenden oder vorausgegangenen Krankheiten.

An erster Stelle verdienen hier die acuten Infectionskrankheiten eine Besprechung. Das Bestehen einer solchen, namentlich die fieberhafte Periode der Krankheit, scheint vor der Infection mit Typhus abdominalis ziemlich sicher zu schützen. Ich habe in dieser Beziehung weder klinisch noch anatomisch eine entgegengesetzte Beobachtung zu verzeichnen.

In der Reconvalescenz von acuten Infectionskrankheiten sah ich vereinzelte Typhusinfectionen. Doch habe ich den Eindruck, wie wenn auch unter diesen Umständen die Patienten noch einigermassen geschützt wären. Wenigstens schienen sie mir um so mehr gefährdet, je weiter sie sich zeitlich vom fieberhaften Stadium der überstandenen Krankheit entfernt hatten.

Mit der früher entwickelten Anschauung, dass besser genährte, kräftige Individuen leichter als heruntergekommene befallen werden, hängt es wahrscheinlich zusammen, dass man da, wo nosokomialer Typhus überhaupt nach kurz vorher überstandenen Infectionskrankheiten auftritt, dies öfter nach leicht verlaufenen oder an sich weniger eingreifenden Formen geschieht. In letzterer Beziehung möchte ich besonders Angina simplex und Polyarthritis rheumatica anführen.

Ausführlichere Erfahrungen von anderer Seite liegen hierüber nicht vor. Sie wären wünschenswerth, da hier nur grosse Zahlen sprechen können.

Von einzelnen Seiten ist sicher mit Unrecht behauptet worden, dass Pocken und Scharlach epidemiologisch in einem gewissen Ausschlussverhältniss zum Abdominaltyphus stünden. Dies haben besonders die Impfgegner (Gressot[1], Carnot[2]) zu einem Vorstoss benutzt, indem sie die ganz oberflächlich begründete Behauptung aufstellten, das Zurücktreten der Variola begünstige das Auftreten des Typhus.

Auch die hier und da zum Ausdrucke gebrachte Meinung, Malaria und Typhus stünden in einem Ausschlussverhältniss, hat sich nicht bestätigt. Ich selbst habe früher am Rhein Malaria und Typhus an demselben Platze friedlich nebeneinander getroffen.

Unter den chronischen Infectionskrankheiten wurde die Lungentuberkulose mit Bezug auf unsere Frage viel besprochen. Man hält im Ganzen die Schwindsüchtigen für geschützt. Auch nach meinen Erfahrungen werden Individuen im mittleren und besonders im vorgeschrittenen Stadium der Lungentuberkulose recht selten von Typhus befallen, was um so höher anzuschlagen ist, als ja solche Patienten sehr lange in den Hospitälern zu bleiben und daher verhältnissmässig häufig mit Typhuskranken zusammenzukommen pflegen.

Ich habe aber den Eindruck, dass hier nicht ein specifisches Verhalten des Körpers in Betracht kommt, sondern dass die Emaciation des Patienten im Allgemeinen die Hauptrolle spielt. Sieht man doch auch andere chronisch Kranke verschiedenster Art, mit malignen Neubildungen, chronischen Constitutionskrankheiten und besonders mit Diabetes Behaftete trotz vielfacher Gelegenheit zur Infection kaum an Typhus erkranken.

Mit dieser Auffassung stimmt es sehr gut, dass noch gut genährte, nicht fiebernde Tuberkulöse im Anfangsstadium oder Individuen mit latenter Tuberkulose vor Typhus durchaus nicht geschützt sind. Ein jeder beschäftigte Arzt hat traurige Erfahrungen gemacht bezüglich des Ausbruches der Tuberkulose oder des raschen Fortschreitens schon vorher nachgewiesener umschriebener Lungeninfiltrationen während typhöser Erkrankungen.

---

[1] Edinb. med. journ., Juli 1855.
[2] Revue médic. 1856.

Auch die anderen chronischen Lungenkrankheiten, Emphysem, chronische Bronchitis, sowie Bronchiektasie, scheinen in
Bezug auf die Chancen der Infection sich ausschliesslich nach dem Lebensalter und der allgemeinen Körperbeschaffenheit der Kranken zu richten.

Chronische Nervenkrankheiten, sofern sie Individuen in dis-
ponirtem Lebensalter befallen und, wie so oft, die Constitution lange
Zeit nicht beeinträchtigen, gewähren keinen Schutz gegen Typhus abdominalis.

Vielfach werden unter den Ursachen des Typhus vorausgegangene
Erkrankungen des Magens und der übrigen Verdauungswege
angeführt.

Die Behauptung, Diätfehler mit consecutivem Magen- und Darm-
katarrh veranlassten Erkrankungen an Typhus, ist heute überhaupt
nicht mehr discutirbar. Die vom früheren ätiologischen Standpunkte
begreifliche Auffassung beruht auf irriger Deutung verschiedener Beobachtungen. So ist es gewiss nicht selten, dass die ersten Aeusserungen
des Typhus mit einfachen Magendarmkatarrhen verwechselt werden. Besonders liegt diese Gefahr für Fälle von Typhus ambulans nahe,
deren wahres Wesen oft erst erkannt wird, wenn ein hoch fieberhaftes
Recidiv den Kranken aufs Lager wirft.

Dagegen ist es sehr begreiflich, dass Diätfehler mit ihren Folgen
das Haften und die Fortentwicklung des Contagiums begünstigen, und
nicht unwahrscheinlich, dass sie auch bei schon inficirten Individuen den
Ausbruch der Krankheit beschleunigen. Eine Stütze hierfür bietet die
Beobachtung, dass auch das Auftreten von Recidiven und Nachschüben
nicht selten sich deutlich an begangene Diätfehler knüpft.

Die begünstigende Wirkung acuter und chronischer Magenkrankheiten entspricht wohl dem durch sie bedingten Stande der Salzsäureproduction. Nach den
Erfahrungen, die man mit anderen vom Verdauungstractus aus den Körper be-
fallenden Infectionskrankheiten gemacht hat, war dies von vornherein wahrscheinlich. Wenn auch, wie früher erörtert, die Typhusbacillen relativ widerstandsfähiger gegen die Wirkung des Magensaftes sind als andere pathogene Mikroorganismen, so ist doch nicht zu bezweifeln, dass vorübergehendes oder längeres
Fehlen oder erhebliche Verminderung der freien Salzsäure ihren intacten Durch-
gang zum Darmcanal wesentlich erleichtert.

Theoretisch lässt sich wohl auch umgekehrt annehmen, wenngleich praktische Beweise dafür bisher nicht vorliegen, dass Magenaffectionen mit Hyper-
acidität relativen Schutz gegen den Typhuskeim gewähren.

Mit der Veränderung der Verhältnisse des Magensaftes und der Beschaffenheit des Mageninhaltes überhaupt mögen auch gewisse Erfahrungen zusammenhängen, die Bouchard und sein Schüler Le Gendre[1] besonders betonen.

---

[1] Dilatation de l'estomac et fièvre typhoïde etc. Thèse, Paris 1886.

Sie glauben behaupten zu dürfen (Le Gendre), dass etwa 60% aller Typhuskranken vorher schon an Magenektasie gelitten hätten.

Da Patienten mit chronischer Magenerweiterung gewöhnlich starke Veränderungen des Magensaftes, namentlich Fehlen oder Verminderung der freien Salzsäure zeigen, so könnte hierin wohl eine Erklärung für die Behauptung jener Autoren gefunden werden. Ich glaube aber nach meinen eigenen klinischen wie anatomischen Beobachtungen ihnen überhaupt entschieden widersprechen zu müssen. Sie ergaben mir, dass das Zusammentreffen von Magenektasie und Typhus durchaus nicht besonders häufig ist.

Auch die weitere Behauptung Bouchard's und Le Gendre's, Abdominaltyphus führe umgekehrt nicht selten bei Personen mit vorher gesundem Magen zur Dilatation desselben, bin ich nicht zu bestätigen in der Lage.

Wiederholtes Befallenwerden. Immunität.

Ob es Individuen gibt, denen angeboren eine Immunität gegen Infection mit Typhusgift verliehen ist, ist bisher nicht ausgemacht. Auf alle Fälle ist dies äusserst selten, vielleicht noch weniger häufig, wie es für andere Infectionskrankheiten, namentlich acute Exantheme, bekannt ist.

Dagegen ist es eine feststehende Erfahrung, dass durch einmaliges Ueberstehen des Abdominaltyphus den betreffenden Individuen ein verhältnissmässig guter Schutz gegen das Wiederbefallenwerden von der Krankheit erwächst.

Schon die älteren Autoren (Bretonneau, Chomel, Louis, Budd, Jenner, Murchison bis auf Griessinger) sind einig in Bezug auf diese Thatsache. Aber sie sowohl wie alle Jüngeren betonen mit Recht, dass die durch einmaliges Ueberstehen des Typhus erworbene Immunität keine so lang dauernde sei, wie dies für die meisten acuten Exantheme und das ihnen zuzuzählende Fleckfieber feststeht. Sicher erstreckt sie sich bei vielen Personen nicht über das ganze Leben.

Ob schwere Typhusfälle einen stärkeren oder länger dauernden Schutz gewähren als leicht verlaufende, ist unbekannt. Mit den Erfahrungen bei anderen Infectionskrankheiten und auch mit manchen neueren experimentellen Ergebnissen würde dies nicht stimmen.

Nach meinen eigenen Erfahrungen ist zweimaliges Befallensein vom Typhus nicht allzu selten. Ja es kommen Individuen vor, die drei- oder viermal während ihres Lebens von der Krankheit heimgesucht werden. Freilich gehört dies zu den grossen Ausnahmen.

Unter 1888 Patienten aus der Hamburger Epidemie von 1887, die sehr genau auf diesen Punkt geprüft wurden, fanden sich zum zweitenmal typhuskrank: 54 = 2·4%. Ein Kranker war sicher zum dritten Male befallen.

Unter jenen 54 Patienten waren 15, bei denen auch der erste Typhus im Allgemeinen Krankenhause beobachtet war und aus den noch vorhandenen Krankengeschichten und Curven festgestellt werden konnte. Auch für die übrigen 39 wurde nur dann die betreffende Notiz gemacht, wenn die bestimmtesten Angaben dafür beigebracht waren.

Ein bemerkenswerther Unterschied vom Verhalten der acuten Exantheme liegt für den Typhus darin, dass nicht wie dort während der ersten Zeit völlige Immunität besteht und darnach erst eine zunehmende Minderung derselben im Verhältnisse der zeitlichen Entfernung von der ersten Attaque sich geltend macht.

Ich sah vielmehr schon vor Beendigung des ersten Jahres nach überstandenem Typhus oder wenige Jahre später Personen zum zweiten Male befallen werden.

Ueber 46 meiner Fälle von zweimaligem Befallensein habe ich in dieser Beziehung zuverlässige Angaben; sie ergaben, dass bei 30 derselben vor Ablauf von 10 Jahren die Wiedererkrankung an Typhus eingetreten war.

In den 15 Fällen, wo beide Erkrankungen im Allgemeinen Krankenhause beobachtet worden waren, betrug ihr zeitlicher Abstand:

$^{3}/_{4}$ Jahre . . . . 2 mal
1 Jahr . . . . 4 „
2 Jahre . . . . 2 „
3 „ . . . . 1 „
4 „ . . . . 3 „
5 „ . . . . 2 „
39 „ . . . . 1 „

In dem Falle unserer Beobachtung von dreimaligem Befallensein waren die beiden ersten Erkrankungen gleichfalls zeitlich nahe zusammengerückt. Es handelt sich um einen 47 jährigen Mann, der, seit 1877 in Hamburg wohnend, zum ersten Male im Winter 1877/78 an einem schweren Abdominaltyphus erkrankte und zum zweiten Male im Jahre 1879 befallen wurde. Die dritte, entschieden leichteste der drei Erkrankungen machte er 1887 durch. Alle Erkrankungen wurden im Allgemeinen Krankenhause überstanden; wahrscheinlich hatte dieser Patient sogar noch einmal und zwar 1856 an Abdominaltyphus gelitten; wenigstens berichtete er, dass er damals in Altona drei Wochen lang an „gastrischem Fieber" behandelt worden wäre.

Beobachtungen über mehrmaliges Auftreten der Krankheit bei demselben Individuum sind von den verschiedensten Seiten mitgetheilt; die Zahlenangaben stimmen meist mit den meinigen. So hat Goth in Kiel zweimaliges Befallensein in 2 % seiner Fälle notirt, Beetz[1] verzeichnet 1·8 % und Freundlich[2] 2·2 %. Zu höheren Zahlen gelangte Eichhorst[3],

---

[1] Deutsches Archiv, Bd. 16 u. 17.
[2] Ebenda, Bd. 33.
[3] Virchow's Archiv, Bd. 111.

der der Frage eine besonders sorgfältige und erschöpfende Betrachtung gewidmet hat. Von 666 Typhuskranken fand er 28 = 4·2°/₀ zweimal befallen. Auch er beobachtete drei- und selbst viermalige Erkrankung, sowie auch Quinke[1] und Goth[2] einen Fall von dreimaligem Befallensein beschreiben.

Was die Intensität der zweiten und überhaupt der wiederholten Typhuserkrankung überhaupt betrifft, so braucht diese nach meinen Erfahrungen durchaus nicht geringer zu sein wie diejenige der ersten. Ich habe im Gegentheil unter meinen Fällen solche, wo der erste Typhus leicht und der zweite so schwer verlief, dass er zum Tode führte. Dies stimmt übrigens sehr gut mit der alltäglichen Erfahrung überein, dass auch Typhusrückfälle und Recidive weit heftiger und von längerer Dauer sein können als die ersten Aeusserungen der Krankheit. Auch hierin liegt ein gewisser Gegensatz zum Verhalten der acuten Exantheme, für das wir wieder die Variola als Typus aufführen möchten. Wir wissen, dass hier die zum zweiten Male auftretende Erkrankung fast regelmässig viel weniger heftig verläuft als die erste.

Alles bisher Ausgeführte ist auf empirischem Wege gewonnen und begründet. Mit wachsender Erkenntniss der Lebensäusserungen der pathogenen Mikroorganismen ist man nun aber auch theoretisch und experimentell der Immunitätsfrage mehr und mehr nähergetreten. Während man bezüglich einzelner acuter Infectionskrankheiten (Tetanus, Diphtherie) schon zu sehr bestimmten und im Einzelnen ausgearbeiteten Resultaten gelangt ist, die sogar praktisch die glänzendsten Früchte trugen, befindet sich bezüglich des Typhus die Frage augenblicklich noch im Fluss.

Als erwiesen kann in dieser Beziehung betrachtet werden (R. Stern[3]), dass das Blutserum vom Typhus genesener Personen noch auf eine bestimmte Zeit hinaus die Eigenschaft hat, Versuchsthiere, besonders Mäuse vor den deletären Wirkungen ihnen beigebrachter Typhusculturen zu schützen.

Auch ist es gelungen, Thiere systematisch durch Einverleibung filtrirter oder unfiltrirter Typhus-Bouillonculturen gegen die Wirkung des Typhusbacillus zu festigen, wobei die weitere interessante Thatsache sich herausstellte, dass das Blutserum dieser immunisirten Thiere wieder immunisirend auf andere disponirte Thiere wirkte.

---

[1] Deutsches Archiv, Bd. 39.
[2] Dissertation, Kiel 1886.
[3] Deutsche med. Wochenschr. 1892, Nr. 37.

Aeussere, nicht individuelle Einflüsse.

Oertliche Verhältnisse. Geographisches.

Zur Zeit, als man noch an spontane Entwicklung des Abdominaltyphus glaubte oder doch der Meinung war, dass das specifische Contagium wesentlich an den Boden und an die Luft in Bezug auf seine
Conservirung, Ausreifung und Verbreitung gebunden sei, mass man den
örtlichen Verhältnissen eine viel grössere, ja ausschlaggebende Bedeutung bei. Man glaubte damals an ein dauerndes Vorhandensein, eine
Art von Aufspeicherung und ständige Forterzeugung des Giftes an bestimmten Orten und ganzen Gegenden. Man sprach in diesem Sinne von
verdächtigen Häusern, Strassen, Stadtvierteln und Städten. Hier, glaubte
man, seien nur allgemeine Wirkungen der Jahreszeit, der Temperatur,
des Wasserstandes, besonders des Grundwassers, öfter in Verbindung mit
gleichzeitigen Erd- und Canalisationsarbeiten, nöthig, um das aufgespei-
cherte Gift zur Aeusserung an der Bevölkerung zu bringen.

Heute wissen wir umgekehrt, dass die sogenannte örtliche Disposition sich kaum auf eine ständige Conservirung und Reproduction des
Giftes an gewissen Plätzen bezieht, sondern darauf, dass denselben vorübergehend oder dauernd gewisse Verhältnisse eigen sind, die das von
Typhuskranken am Orte producirte oder eingeschleppte Contagium vorübergehend wirkungsfähig zu erhalten und zu verbreiten vermögen.

Ganz besonders kommen in dieser Hinsicht Umstände in Betracht,
die die Verbreitung des Giftes und seine Zufuhr zum menschlichen
Körper von den Verdauungswegen aus erleichtern, und dass hier wieder
die Wasserverhältnisse eines Ortes vor Allem massgebend sein
werden, liegt nach früheren Auseinandersetzungen auf der Hand. Hierbei sind selbstverständlich auch die Beziehungen des Untergrundes
zum Wasser sehr beachtenswerth, und von diesem Standpunkte aus
wird jeder Arzt sich für die Boden- und Grundwasserverhältnisse eines
Ortes interessiren, vor Allem in seinen Beziehungen zu den Brunnen
und anderen Wasserversorgungs-Einrichtungen.

Wir besitzen in dieser Hinsicht zahlreiche werthvolle Untersuchungen über
die Verschiedenheiten der Durchlässigkeit des Erdbodens und über die Art und
Richtung der Fortleitung des specifisch verunreinigten Grundwassers.

Nicht minder zahlreiche Arbeiten beziehen sich auf den Ausbruch der Krankheit an solchen Orten, wo das Trink- und Gebrauchswasser nicht aus Brunnen,
sondern von fernher durch Leitungen, Quellen und andere Wasserläufe bezogen
wurde. Hier ist besonders die Gefahr der Wasserinfection mit Typhuskeimen
bei der Zuleitung abzuschätzen und zu untersuchen. Insbesondere ist klarzu-
stellen, ob es sich um überall geschlossene, vor Eindringen fremder Substanzen

mehr oder weniger geschützte Leitungen oder um offene Wasserläufe handelt. In letzterem Falle spielen selbstverständlich die Gesundheitszustände der Anwohner und die Art der Betriebe eine genau abzuwägende Rolle.

Neben den eben skizzirten örtlichen Eigenthümlichkeiten sind manche allgemeine Verhältnisse von grosser Bedeutung: vor Allem die Dichtigkeit und Art der Bevölkerung, ihre Ernährungsweise, ihre sonstigen Lebens- und besonderen Gesundheitsverhältnisse. Auch Grösse und Form des Verkehrs sind für die Chance der Verschleppung des Typhusgiftes von grosser Wichtigkeit. Mit einem Worte, es handelt sich hier um eine grosse Zahl verschiedenartiger, zum Theil heute schon gut gekannter, zum Theil noch wenig erforschter und ihrer Dignität nach schwer abzuschätzender Verhältnisse, die dazu noch in allen möglichen örtlichen und zeitlichen Combinationen sich geltend machen. Man kann heute die Typhusätiologie bestimmter Orte und Gegenden nicht mehr so leicht und schematisch erörtern, wie dies zur Zeit der Blüthe der Grundwassertheorie möglich schien.

Wie wenig für die Typhusätiologie die Oertlichkeit an sich und ihre allgemeinen atmosphärischen und klimatischen Verhältnisse in die Wage fallen, beweist die allgemeine Verbreitung des Typhus über die ganze Welt und damit über Gegenden, die in Bezug auf jene Eigenschaften oft die krassesten Gegensätze bilden: in bedeutender Höhe und in der Ebene, in nordischen Gegenden und in den Tropen findet sich Abdominaltyphus. Ueberall kommt er vor, wo die Reproduction und Verbreitung des eingeschleppten specifischen Contagiums nicht durch locale Verhältnisse gestört wird; und diese scheinen, wenn auch sehr verschiedenwerthig, so doch nirgends so ungeeignet zu sein, dass sie nicht mit Hilfe ungünstiger Zufälle eine Entstehung und Verbreitung der Krankheit gestatten könnten. So ist es immer eine arge Verlegenheit für die Localisten, wenn nach einem bis dahin für immun erklärten Orte plötzlich die Krankheit eingeschleppt wird und nun gewisse, ihre Verbreitung begünstigende, vorher natürlich nicht in Betracht gezogene Umstände sich energisch geltend machen.

Ueber die specielle geographische Verbreitung des Typhus geben die Arbeiten von Murchison, Hirsch[1] und die des vielerfahrenen Griessinger die beste Auskunft.

In Mittel-, Süd- und Nordeuropa herrscht Abdominaltyphus überall. In Spanien, in der Türkei, in Italien und Griechenland, im nördlichen Russland und den scandinavischen Städten findet sich die Krankheit. In England und in mehreren osteuropäischen Ländern

---

[1] Hist.-geogr. Pathol.

kommt sie endemisch an gleichem Orte mit dem Fleckfieber vor, ein
Umstand, der namentlich in England lange Zeit das klinische Auseinander-
halten beider Krankheiten verhinderte.

Aus Nord-, Mittel- und Südamerika, aus Mexiko, Brasilien
und Peru, aus Asien, besonders aus Indien und von den grossen
Inseln Java, Sumatra, Borneo u. s. w. haben wir zahlreiche Mittheilungen über das endemische Vorkommen und zeitweilige Ansteigen des
Unterleibstyphus. Auch in Afrika ist er, soweit der Verkehr reicht,
beobachtet worden, namentlich an der Ost- und Westküste, unter den
Einheimischen sowohl wie unter den Europäern. Schon Griessinger hat
für Aegypten vor langer Zeit das endemische Vorkommen des Abdominaltyphus in einer Weise dargethan, welche für dergleichen Untersuchungen dauernd mustergiltig bleiben wird.

Offenbar unterscheiden sich die warmen und die tropischen Länder
in Bezug auf Eintreten und Frequenz des Typhus nicht allzusehr von
den kalten Gegenden. Selbst im hohen Gebirge, an über 1000 Meter
hoch gelegenen Plätzen sind Typhusendemien beobachtet worden. Bekannt ist die auch von Griessinger citirte Epidemie auf dem grossen
St. Bernhard und in den von ihm ausgehenden Thälern. Damals erkrankte
ein Drittel aller Mönche des dortigen Klosters.

Abgesehen von der allgemein verbreiteten örtlichen Möglichkeit des
Haftens und der Weiterentwicklung des Typhuskeimes und von seiner
nicht unbeträchtlichen Tenacität, hängt die grosse Verbreitung der Krankheit noch wesentlich zusammen mit der, wie es scheint, gleichen Empfänglichkeit aller Menschenrassen für dieselbe. Auch hierin liegt
wiederum ein Gegensatz zu anderen Infectionskrankheiten, die in dieser
Beziehung oft sehr grosse Verschiedenheiten zeigen.

Nicht unerwähnt möge bleiben, dass Personen, die nach einem so-
genannten Typhusort neu zugereist oder nicht lange dort wohnhaft sind,
nach vielfacher Erfahrung besonders leicht an Typhus erkranken. Aus
Paris und London liegen solche Beobachtungen von Louis, Chomel,
Jenner und Murchison vor. Auch die Wiener und besonders die
Münchener Aerzte hatten gleiche Erfahrungen aufzuweisen.

Eine Erklärung dieser zweifellosen Thatsache steht noch aus. Früher
nahm man schlankweg eine Art von „Acclimatisation" als nothwendiges
Präservativ gegen die Krankheit an. So wenig bestimmt diese Annahme
von jeher war, so haltlos ist sie im Lichte der neueren Auffassung geworden. Man wird zur Erklärung wohl verschiedene Verhältnisse heranziehen müssen: Einmal kommt für die neu Zugekommenen die neue,
ungewohnte, von der früheren oft stark abweichende Lebensweise in Betracht, mit den zur Typhusinfection disponirenden Verdauungskrankheiten.
Sodann wird damit zu rechnen sein, dass der Ankömmling der Möglich-

keit der Aufnahme des Giftes darum mehr ausgesetzt ist, weil er, nicht wie die Eingebornen durch die Erfahrung vorsichtig gemacht, gefährliche Dinge geniesst. In dieser Beziehung sind das Trinkwasser und in rohem Zustande zu verspeisende Nahrungs- und Genussmittel zu erwähnen, in südlichen Ländern z. B. rohe Früchte, Austern und sonstige Schalthiere. Nicht ganz gering zu veranschlagen ist wohl auch der Umstand, dass unter den neu Zureisenden sich durchschnittlich viele Individuen mit an sich starker persönlicher Disposition finden. Für vorübergehenden Aufenthalt oder Bevölkerungszuwachs an einem Orte kommen ja vorwiegend gesunde Personen in den Jugend- und Blüthejahren in Betracht, Reisende, Handwerker, Arbeiter, Dienstboten u. s. w.

Man spricht vielfach auch von Acclimatisationskrankheiten, namentlich von Diarrhoen, die an Typhusorten die Eingewanderten befallen. Es ist nicht unwahrscheinlich, dass diese oft schon auf Typhusinfection beruhen.

Jahreszeiten und Witterungsverhältnisse.

Der Abdominaltyphus zeigt ein sehr regelmässiges und für viele Länder gleichmässig geltendes Verhältniss zu den Jahreszeiten. Auf dem europäischen Continent, in England und in klimatisch ähnlichen Ländern, z. B. Nordamerika (Bartlett, Wood, Flint), herrscht, soweit die Nachrichten reichen, in dieser Beziehung auffallende Uebereinstimmung.

Ueberall fällt hier die Zunahme der Frequenz in die späten Sommer- und in die Herbstmonate. Bei besonders schweren und ausgedehnten Epidemien hält oder steigert sie sich sogar noch in den Winter hinein, bis zum November und December. Von da an erfolgt fast immer ein langsames oder rascheres Abfallen. Die Zeit des niedrigsten Typhusstandes ist allerorten der Frühling und der Beginn des Sommers, besonders die Monate März, April und Mai.

In Leipzig sind, wie die beistehende Curve der von 1880—1892 erfolgten Typhusaufnahmen ins Jacobsspital zeigt, regelmässig die höchst befallenen Monate August, September und October. Auch der November weist durchschnittlich noch höhere Zahlen auf. Der niedrigste Stand fällt in Leipzig in den April, Mai und Juni. Schon im Juli pflegt aber die Steigerung wieder zu beginnen, die dann ununterbrochen bis zur Höhe der Herbstmonate sich fortsetzt (Fig. 4). Der Curve füge ich noch die Tabelle bei, welche die Aufnahmezahlen während der einzelnen Monate und Jahre illustrirt. Sie scheint mir sehr interessant durch die im Allgemeinen grosse Gleichmässigkeit des Verhaltens während der verschiedenen Jahre.

Typhusaufnahmen im St. Jacobsspital in Leipzig 1880—1892.

Jahr	1880	1881	1882	1883	1884	1885	1886	1887	1888	1889	1890	1891	1892	Summe
Januar . .	9	10	12	6	12	21	9	3	2	10	10	9	9	122
Februar .	7	4	8	3	17	14	7	8	3	8	3	10	3	96
März . . .	5	8	12	5	13	11	4	10	1	3	8	14	5	97
April . . .	3	8	2	10	15	10	7	2	5	2	7	6	8	78
Mai	11	3	2	4	5	11	4	1	6	5	3	6	4	71
Juni . . .	5	10	3	8	2	6	3	4	19	1	5	4	9	75
Juli	6	17	6	21	6	10	8	12	8	22	14	10	9	136
August . .	13	37	10	16	21	16	14	18	8	46	25	15	8	252
September	24	29	18	20	19	9	16	15	4	33	26	13	16	240
October .	17	21	5	11	10	5	23	16	9	30	18	12	7	193
November	9	27	6	13	8	4	9	7	7	23	11	10	17	150
December	4	4	4	4	10	3	6	7	10	11	7	7	2	88

Auch in Dresden sind, nach den über 11 Jahre sich erstreckenden Beobachtungen Fiedler's (l. c.), die Monate April und Mai die niedrigsten bezüglich der Typhusfrequenz, während die höchsten Monate August und September und die Wintermonate immer noch belasteter als Juni und Juli zu sein pflegen.

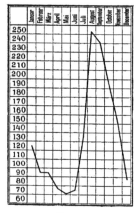

Fig. 4.

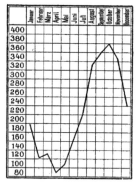

Fig. 5.

Auffallende Aehnlichkeit mit diesen Beobachtungen bieten die Verhältnisse Londons, wie sie Murchison aus den Jahren 1848—1862 für die Aufnahme ins London fever hospital darthut. Ich habe nach seinen Angaben die obige Curve angefertigt (Fig. 5).

Im Einzelnen zeigt die Londoner Curve im Verhältnisse zur Leipziger zwar ein Abfallen der Frequenz von der Höhe der Herbstmonate in die Wintermonate, aber doch noch während des December eine recht hohe Zahl. Dieses Verhalten

scheint besonders an denjenigen Orten und fast überall in den Jahren zu bestehen,
wo das Ansteigen der Curve etwas später beginnt und die Höhe entsprechend
später (in London September—October gegen August in Leipzig) erreicht wird.

Belehrend ist in dieser Beziehung die Epidemie der Jahre 1886/87 in Hamburg, wo das rasche Ansteigen der Krankheit in den September und October fiel
und demgemäss November, December und Januar die Höhe der Typhusfrequenz
aufweisen (Fig. 6).

Die Ursachen dieser merkwürdig regelmässigen Beziehungen des
Abdominaltyphus zur Jahreszeit sind bisher gänzlich unbekannt. Die All-
gemeinheit des Verhaltens, seine Wiederkehr in allen möglichen, weit
von einander entfernten Gegenden sprechen dafür, dass hier nicht locale,
sondern allgemeine
Verhältnisse, vielleicht
solche der Vermeh-
rungs- und Lebens-
eigenschaften des Ty-
phuskeimes selbst, zu
Grunde liegen. Wenn
wir über diesen auch
im. Einzelnen Vieles
wissen, so fehlt uns
doch für die Lösung
allgemeiner Fragen,
namentlich der Be-
ziehung des Giftes
zu grossen kosmi-
schen Verhältnissen,

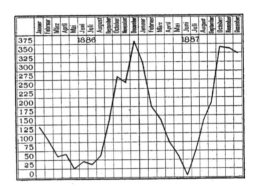

Fig. 6.

noch der weite Blick. Es ist daher besser, dass wir hier vorläufig
eine klaffende Lücke lassen, als dass wir sie mit schwankenden Theorien
überbrücken.

Was die Verhältnisse von Witterung und Temperatur zur Entstehung des Typhus anlangt, so gehen die Autoren in ihren Anschauungen
vielfach auseinander. Man begegnet in dieser Beziehung lange nicht der
Einigkeit, wie wir sie bezüglich der Jahreszeiten feststellen konnten. Nach
meiner Ueberzeugung gibt es hier überhaupt nicht so feststehende Ge-
setze. Man hat sicher Einzelwahrnehmungen und Beobachtungen gelegentlich bestimmter Endemien allzusehr auf sich wirken lassen und vorschnell
generalisirt.

Im Allgemeinen kann man wohl sagen, dass in den meisten Gegenden Sommerhitze und Trockenheit eine Steigerung des Abdominaltyphus in den Herbstmonaten sehr wahrscheinlich machen,
eine Beobachtung, die übrigens auch mit den Buhl-Pettenkofer'schen
Wahrnehmungen im Einklange steht und mit zur Grundwassertheorie führte.

Ob Feuchtigkeit und kühle Witterung im entgegengesetzten
Sinne wirken, ist noch zweifelhaft. Gute Beobachter haben im Gegentheile daraus die Entwicklung und Steigerung der Krankheit an manchen
Orten herzuleiten gesucht. In der That ist es auch wohl denkbar, dass
vom Regen- und Schmelzwasser das zufällig auf die Erdoberfläche oder
in die oberen Bodenschichten abgelagerte Gift aufgenommen und durch
Einfliessen in Wasserleitungen oder Brunnen weiter verbreitet wird.

Auftreten der Krankheit im Allgemeinen.
Einzelfälle, Endemien und Epidemien.

Nachdem bis jetzt die ätiologischen Verhältnisse im Einzelnen besprochen und eine fast erdrückende Menge besonderer Erfahrungen und
Thatsachen beigebracht werden musste, werden einige Worte über den
Gesammtcharakter der Krankheit und ihrer allgemeinen Aeusserungs-
weise am Platze sein.

Auch hier treten sehr wesentliche principielle Unterschiede von anderen Infectionskrankheiten, besonders den acuten Exanthemen und vor
Allem den eigentlichen Volksseuchen, Pocken, Fleckfieber, Cholera und
Pest, zu Tage. Wie schon erwähnt, beschränken sich diese für gewöhnlich auf bestimmte Erdtheile und Länder, wo sie, einem unter der Asche
langsam weiter glimmenden Feuer gleich, dauernd in geringer Ausdehnung vorkommen, um, von Zeit zu Zeit mächtig aufflammend, weite
Strecken und Gebiete zu ergreifen. Auch sind die den acuten Exanthemen
zugehörigen Seuchen, Variola und Fleckfieber, von den Jahreszeiten und
von den Altersclassen der Bevölkerung nur wenig abhängig. Der Typhus
ist, wie wir sahen, im Gegensatze dazu über die ganze Welt verbreitet.
Mehr an das einzelne Individuum und an die Intensität des menschlichen
Verkehres gebunden, geht er in volkreichen Städten fast nie ganz aus,
während er auf dem Lande ganz gewöhnlich zeitweilig fehlt oder
zurücktritt.

Im weiteren Gegensatze zu den exanthematischen Infectionskrankheiten pflegt der Abdominaltyphus in einzelnen Fällen oder in Gruppen
von Fällen, in Häusern als Hausendemie aufzutreten und gelegentlich über ganze Strassen sich zu verbreiten, wenn die Zuführungsverhält-
nisse des inficirenden Agens zufällig so gleichmässig verbreitete sind.
Durch Zusammenfliessen solcher Erkrankungsherde, unter selteneren Umständen auch von vornherein in Folge ungewöhnlich günstiger Verbrei-
tungsumstände (Wasserleitungen, Flüsse), können förmliche epidemische
Ausbreitungen der Krankheit zu Stande kommen. Niemals aber findet
von solchen, wenn auch grösseren und grossen Herden aus, wie dies für
Fleckfieber, Cholera und Pest die Regel, ein rapides Fortschreiten über

benachbarte Länder und ganze Welttheile statt. Immer behält der Abdominaltyphus die Neigung zur örtlichen Beschränkung, nur ganz besondere Verhältnisse können dieselbe einmal ändern. Dies Verhalten ist sehr erklärlich, ja es folgt mit Nothwendigkeit aus den Lebenseigenschaften des Typhuskeimes, der, wie wir sahen, von äusserst geringer Flüchtigkeit ist, nur ganz ausnahmsweise durch die Luft und dann nur auf kurze Strecken hin sich verbreiten kann und somit den Aufenthalt in der Nähe des Kranken ohne Berührung mit ihm auch für den Disponirtesten ungefährlich macht. Nur die directe oder durch Zwischenträger vermittelte Uebertragung des Giftes und auch diese fast nur unter Vermittlung der Verdauungswege erzeugt die Krankheit. Dies Alles fand schon in früherer Zeit darin seinen Ausdruck, dass man den Typhus nicht zu den „ansteckenden" Krankheiten rechnete, sondern ihm die nach heutigen Anschauungen auch nicht mehr recht haltbaren Bezeichnungen „miasmatisch" oder „contagiös-miasmatisch" gab.

Schlusssätze.

Die bisherigen Auseinandersetzungen haben, wie ich hoffe, dargethan, dass die Aetiologie des Abdominaltyphus heute in ganz anderem Lichte als in der vorbakteriologischen Zeit erscheint.

Es wird nützlich sein, das, was bis jetzt gesichert oder wahrscheinlich ist, in einigen Sätzen zusammenzufassen:

Die Entstehung und die Erscheinungen des Unterleibstyphus beruhen auf den durch die Invasion und Lebensäusserungen des Eberth-Gaffky'schen Bacillus bedingten Veränderungen des menschlichen Organismus. Der Typhusbacillus ist mit dem Bacterium coli nicht identisch. Welche und wie nahe Beziehungen zwischen beiden bestehen, muss durch weitere Forschung festgestellt werden.

Werden und Fortentwicklung des Typhusbacillus sind ausschliesslich an den Körper des typhuskranken Menschen gebunden.

Die Keime gelangen vorzugsweise mit den Darmentleerungen der Kranken nach aussen und veranlassen neue Erkrankungen hauptsächlich dadurch, dass sie in lebensfähigem Zustande durch den Mund und den Magen in die Verdauungswege Disponirter gelangen.

Das Eindringen des Giftes von den Athmungswegen aus ist nicht ganz ausgeschlossen, aber für gewöhnlich von sehr untergeordneter Bedeutung. Damit hängt es auch zusammen, dass der blosse Aufenthalt in der Umgebung des Kranken, wie er zur Infection mit acuten Exanthemen vollkommen genügt, beim Abdominaltyphus für Ansteckung selbst des Disponirtesten nicht ausreicht. Der Abdominaltyphus gehört nicht zu den „contagiösen" Krankheiten im älteren Sinne.

Das Typhusgift wird entweder vom Kranken und seinen Dejectionen oder durch Gebrauchsgegenstände und gesunde Mittelspersonen (Pfleger, Heilpersonal etc.) direct übertragen, oder es bleibt zunächst vermöge seiner bedeutenden Tenacität unter den verschiedensten äusseren Verhältnissen an verschiedene Medien gebunden und längere Zeit in lebensfähigem Zustande, um später, direct oder indirect, in den Körper zu gelangen.

Durch den Kranken selbst oder die keimbeladenen Medien ist der Typhus weit verschleppbar.

Die Annahme, der Bacillus bedürfe, nachdem er den Körper verlassen, noch einer Fortentwicklung und Ausreifung ausserhalb desselben, ist nach dem heutigen Stande unserer Kenntnisse unhaltbar.

Der Hauptträger und -Verbreiter des Typhuskeimes ist das Wasser.

Eine Verbreitung des Typhuskeimes im getrockneten Zustande, an staubförmige Träger gebunden, durch die Luft, ist möglich, aber selten.

Die frühere Meinung, der Abdominaltyphus entstehe durch Verschlucken oder Einathmung schlechthin putrider Gase, ist heute völlig unhaltbar geworden.

In den Boden abgelagert, vermag der Typhuskeim eine zeitlang entwicklungsfähig zu bleiben, um von da aus durch mancherlei Zufälle, unter denen das Eindringen ins Grund-, Brunnen- und fliessende Wasser die Hauptrolle spielt, weiter verbreitet zu werden.

Eine örtliche Disposition im Sinne dauernder Imprägnirung des Bodens einer Gegend mit dem Gift und einer Ausreifung in demselben ist nicht anzunehmen, noch weniger das Eindringen des Giftes in die Grundluft und Ansteckung der Anwohner durch Bodenexhalation.

Die Empfänglichkeit für den Abdominaltyphus ist eine sehr verbreitete. Keine Menschenrasse ist ausgeschlossen oder, so weit die Erfahrungen reichen, wesentlich geringer disponirt. In allen von der Cultur berührten Ländern der Erde, in den verschiedenartigsten Klimaten und Höhelagen ist Typhus beobachtet worden.

Am meisten sind jugendliche oder in den Blüthejahren stehende Personen disponirt, Gesunde und körperlich wohl Entwickelte mehr als Schwache und durch Krankheiten Heruntergekommene. Kinder unter einem Jahre werden äusserst selten befallen. Nach dem 40. Lebensjahre sinkt die Häufigkeit rapid. Das Geschlecht macht an sich keinen erheblichen Unterschied. Vielleicht sind die Männer infolge der socialen und sonstigen Lebensverhältnisse mehr der Möglichkeit der Infection ausgesetzt und darum etwas häufiger befallen.

Einmaliges Befallensein von der Krankheit bedingt für die Mehrzahl der Menschen einen Schutz vor derselben für Lebensdauer. Eine Anzahl von Individuen wird zum zweiten Male ergriffen. Drei- oder viermaliges Befallenwerden gehört zu den grössten Ausnahmen.

Fast allerwärts, besonders auf dem europäischen Continent und in England, fällt die Mehrzahl der Typhuserkrankungen in die spätere Jahreszeit, Spätsommer, Herbst und erste Wintermonate.

Im Gegensatze zu den eigentlichen Seuchen hat der Abdominaltyphus die Neigung, sich örtlich zu beschränken, so dass er in Einzelfällen und Gruppen von solchen, Haus- und Strassenendemien vorzukommen pflegt und nur unter besonderen Verhältnissen über eine ganze Stadt oder Gegend sich verbreitet.

II. Pathologie.

I. Allgemeines Krankheitsbild.

Wenige acute Infectionskrankheiten zeigen in der Art ihres Auftretens und ihres Verlaufes eine so grosse Verschiedenheit wie der Typhus abdominalis. Man sieht die leichtesten, nur wenige Tage dauernden Erkrankungen, die die Patienten kaum nöthigen, das Bett zu hüten, ja kaum mit merklichem Fieber verknüpft sind, neben ganz schweren, durch viele Wochen, selbst Monate sich hinziehenden Formen mit hohem Fieber, schwersten allgemeinen und örtlichen Erscheinungen und im günstigen Falle lange hingezogener Reconvalescenz. Und wenn einem neben diesen protrahirten Formen wieder Fälle begegnen, wo der Krankheitszustand, von vornherein ungemein schwer einsetzend, rasch eine bedrohliche Höhe erreicht und unaufhaltsam zum Tode führt, so fragt man sich solcher Mannigfaltigkeit der Erscheinungen gegenüber immer wieder: Soll man sie auf die gleichen Ursachen zurückführen? Es lässt sich nicht einmal sagen, dass Alter, Geschlecht oder allgemeines Körperverhalten dem Krankheitsverlauf eine bestimmte Richtung geben. Man hat im Allgemeinen wie im Besonderen hier mit wenig sicheren Factoren zu rechnen, unter denen vielleicht die Intensität der Infection, gewisse Eigenschaften des Giftes und die Disposition des Inficirten eine grosse Rolle spielen.

Nach alledem ist es nicht möglich, eine allgemeine Schilderung des Typhusverlaufes zu geben. Es wird aber für die späteren Auseinandersetzungen von Nutzen sein, hier in grossen Zügen das Bild einer mittelschweren, beziehungsweise schweren Abdominaltyphus-Erkrankung mit Ausgang in Heilung bei einem vorher gesunden erwachsenen Individuum zu entwerfen. Im Anschlusse an diese Schilderung soll die pathologische Anatomie und Symptomatologie des Typhus gegeben und dann versucht werden, auf die verschiedenen Verlaufsweisen, soweit sie theoretisch und praktisch wichtig sind, im Einzelnen einzugehen.

Incubationsstadium. Vom Augenblicke der Aufnahme des Infectionskeimes in den Körper bis zum Beginn der durch ihn veranlassten

krankhaften Erscheinungen scheint beim Abdominaltyphus eine sehr verschieden lange Zeit zu vergehen.

Es ist zudem weit schwieriger als bei manchen anderen acuten Infectionskrankheiten, z. B. den acuten Exanthemen, die Incubationsdauer
zu bestimmen. Schon die Zeit der Aufnahme des Contagiums lässt
sich nur selten feststellen, da dasselbe nicht durch den blossen Aufenthalt in der Nähe des Kranken oder einfache Berührung desselben, sondern
durch Vorgänge vermittelt wird, die sich der unmittelbaren Wahrnehmung entziehen. Und nicht besser steht es mit einer präcisen Bestimmung
des Endes der Incubationszeit und des Anfanges der eigentlichen Krankheit, die meist nur sehr verschwommen sich abgrenzen. Selbst der
Beginn des Fiebers, den man allgemein als das sicherste Zeichen für den
Anfang der eigentlichen Krankheit ausgibt, ist subjectiv oft so wenig
scharf markirt, dass selbst intelligentere Kranke sehr schwankende Angaben machen.

Dies Alles vorausgesetzt, kann man die Dauer des Incubationsstadiums nach meinen Erfahrungen auf 8—14 Tage bis zu 3 Wochen
angeben. Wenig glaublich und jedenfalls verschiedener Deutung fähig
scheinen mir die Fälle, wo zwischen Infection und Beginn der Krankheit
nur wenige Stunden liegen sollen. Für wahrscheinlicher halte ich noch
die Beobachtungen von sehr verlängerter Incubationszeit. Jeder erfahrene
Arzt weiss von Fällen zu berichten, wo schon viele Wochen vor Ausbruch der Typhuserkrankung allgemeines, bei sorgfältigster Untersuchung
nicht auf örtliche Erkrankungen zurückzuführendes Unwohlsein bestand,
wo sich die Kranken hinschleppten, wo sie selber fühlten, „dass etwas
in ihnen stecke".

Solche unbestimmte Mattigkeit und Uebelbefinden bei normaler
Körpertemperatur und fehlenden örtlichen Erscheinungen sind für das In-
cubationsstadium des Abdominaltyphus gewöhnlich, im Gegensatze zu
demjenigen anderer Infectionskrankheiten, z. B. der schon erwähnten acuten
Exantheme, die in diesem Stadium meist keinerlei Aeusserung machen.
Man hat das Incubationsstadium des Typhus in eine Periode völliger
Latenz und ein eigentliches Prodromalstadium, d. h. die Zeit der unbestimmten körperlichen Störungen, scheiden wollen. Dies ist pedantisch
und zwecklos. Am besten wird man sagen, dass die Incubationszeit in der
Regel ganz oder zum Theile von krankhaften Erscheinungen eingenommen
ist, während eine geringere Zahl typhös Inficirter während dieser Periode
völlig freizubleiben pflegt. Wenn man letztere auf 5—10% taxirt, so
ist dies wohl nicht zu hoch gegriffen.

Unter den Haupterscheinungen des Incubationsstadiums
sind Abgeschlagenheit, Ziehen in den Gliedern, Kopf- und Kreuzschmerzen,
unruhiger Schlaf, zuweilen mit Nachtschweissen, zu nennen. Der Appetit

5*

liegt dazu meist darnieder, die Kranken sind übel, klagen über Druck
im Epigastrium und leiden vielfach an Verstopfung, aber auch Durchfälle
sind in diesem Stadium bereits zu beobachten. Früher gesunde, kräftige
und energische Personen gehen noch theilweise oder ganz ihrer Beschäftigung nach, sogar Frauen vermögen noch thätig zu sein. Bestimmungen
der Körpertemperatur geben um diese Zeit keine oder nur geringe Abweichung von der Norm, selbst bei solchen Kranken, die schon jetzt gegen
Temperaturunterschiede sich empfindlicher erweisen und leicht frösteln,
wenn sie ins Freie oder ins kühle Bett kommen.

Vom **eigentlichen Beginn der Krankheit** spricht man dann,
wenn die Patienten die ersten ausgesprochenen Fiebererscheinungen zeigen. Unter allen Zeichen des Krankheitsanfanges sind sie
noch am besten objectiv zu bestimmen. Wenn einzelne Aerzte ihn vom
Beginn des Zubetteliegens oder der Durchfälle datiren wollen, so ist dies
ganz unbestimmt und willkürlich.

Die Dauer der Krankheitserscheinungen pflegt in ausgebildeten Fällen drei bis sechs Wochen zu betragen. Man hat diese Krankheitszeit in verschiedene Stadien eingetheilt: dasjenige der Entwicklung
und der Steigerung, dasjenige der Höhe und das der Abheilung der
Krankheitssymptome. Vielfach findet man auch eine Eintheilung nach
Wochen, die sich auf die klinischen und die mit ihnen zusammenfallenden
anatomischen Erscheinungen stützt, aber darum nur im Grossen und
Ganzen massgebend sein kann, weil ja diese in sehr verschiedener Zeit
sich abspielen. So verlegt man in die erste Woche die Entwicklung der
typhösen Veränderungen mit ihren Symptomen, nimmt den Höhepunkt
der Krankheit mit der Vollendung der Darmgeschwüre und ihrer Verschorfung in der zweiten und dritten Woche an und fasst die vierte
Woche als diejenige der Ausgleichung der anatomischen Veränderungen
und der beginnenden Reconvalescenz auf.

Im Gegensatze zu anderen Infectionskrankheiten macht sich der
Beginn des fieberhaften Stadiums beim Abdominaltyphus meist durch
leichteres, oft wiederholtes Frösteln geltend. Dies ist so sehr die Regel,
dass man da, wo eine fieberhafte Krankheit mit einem einmaligen heftigen Schüttelfrost beginnt, meist an alles Andere als Unterleibstyphus
denkt. Es ist bekannt, dass das Fehlen des Schüttelfrostes auf den allmählichen Beginn und das langsame Ansteigen des Fiebers zu beziehen ist.

Wenn auch nicht wenige Patienten noch tapfer aushalten, so pflegt
doch die Mehrzahl derselben nach dem ersten Frösteln das Bett aufzusuchen. Das allgemeine Krankheitsgefühl steigert sich nun ziemlich schnell,
ebenso wie die objectiv nachweisbare Schwäche des Patienten. Sie pflegt
der Zunahme des Fiebers zu entsprechen, das am Ende der ersten Woche
in den Abendstunden zu einer Steigerung der Körperwärme bis 40 und

darüber führt. Der **Puls** pflegt voll, gut gespannt und regelmässig, aber beschleunigt zu sein. Bei jugendlichen, vorher gesunden Männern und selbst solchen in mittleren Jahren entspricht die Pulsfrequenz meist nicht der Höhe der Temperatur, während sie bei Frauen und Kindern sehr vermehrt und dieser proportional erscheint. Gegen Ende der ersten Woche ist der Puls oft schon dicrot.

Mit Ausnahme von Kindern und Greisen und vorher schon geschwächten Personen pflegen in dieser Periode die Kranken völlig besinnlich zu sein; sie klagen über Kopfschmerzen, Schwindel, Ohrensausen, haben ein intensives Hinfälligkeitsgefühl und können oft ihrer Kreuz- und Gliederschmerzen wegen nicht in eine ruhige Lage kommen. Nahrungsaufnahme wird vielfach verweigert, während brennender Durst zu bestehen pflegt. Die anfangs noch feuchte, stark belegte, gelblichweisse oder braune Zunge neigt gegen Ende der ersten Woche ebenso wie Lippen- und Mundschleimhaut zur Trockenheit. Recht bezeichnend ist um diese Zeit nicht selten auftretendes Nasenbluten, von dem manche Patienten schon im Incubationsstadium heimgesucht wurden. Der Gesichtsausdruck der Patienten ist von Anfang an theilnahmslos, die Züge schlaff, die Wangen geröthet, die Haut fühlt sich heiss und trocken an. Nur während der ersten Fiebertage kommt vereinzelt, besonders in der Nacht noch geringe Schweissabsonderung vor.

Von Seiten der Athmungsorgane liegen in der ersten Woche meist geringe Erscheinungen vor. Ein Theil der Patienten hat schon jetzt etwas trockenen, kurzen Husten, bei anderen fehlt er zunächst. Empfindliche Patienten klagen wohl hin und wieder über erschwertes Athmen. Die objective Untersuchung der Lunge ergibt gewöhnlich nichts Entsprechendes, hier und da wohl trockenes Schnurren und Pfeifen.

In der Mehrzahl der Fälle ist der Leib anfangs von normaler Form und nicht aufgetrieben. Vereinzelt macht sich schon gegen Ende der ersten Woche etwas Meteorismus geltend. Das Epigastrium ist nicht selten druckempfindlich, während die Palpation der rechten Fossa iliaca zunächst noch keine Schmerzensäusserungen veranlasst. In der Mehrzahl der Fälle ist der Stuhlgang normal oder angehalten; etwas seltener sind dazwischen einzelne dünne Stühle, während Durchfall allein in der ersten Zeit am wenigsten häufig zu sein pflegt. Schon in den letzten Tagen der ersten Woche klagen einzelne Kranke spontan über Druck und Schwere in der linken Seite. Bei anderen erweist erst die Palpation hier vermehrte Empfindlichkeit und als Grundlage derselben die beginnende Anschwellung der Milz.

Mit dem Ende der ersten Woche beginnen die Patienten sich dem Höhestadium der Krankheit zu nähern. Während der nun folgenden Woche und darüber hinaus ist der Zustand ein verhältnissmässig schwerer.

Anatomisch betrachtet, handelt es sich jetzt um das Stadium der vollendeten markigen Schwellung der Peyer'schen Plaques und der Follikel und
der sich anschliessenden und fortschreitenden Nekrose derselben.

Das Fieber hat nach staffelförmigem Anstieg während der ersten
Woche mit Beginn der zweiten entweder seine Höhe erreicht, oder es
steigt bis zur Mitte derselben noch etwas weiter an. Die Temperaturcurve
weist nun eine bis anderthalb Wochen lang die Form der Febris continua
remittens auf, wobei die Schwankungen der Morgen- und Abendtemperaturen die physiologischen wenig übersteigen. In leichteren Fällen können
freilich schon jetzt die Tagesschwankungen weit beträchtlicher sein, bis
zum Typus des intermittirenden Fiebers, während man umgekehrt bei
besonders schweren Fällen abnorm geringe Schwankungen, ja tagelang
fast reine Febris continua feststellen kann. Was die Temperaturzahlen
selbst betrifft, so ist bei mittelschweren Fällen in den Morgenstunden
die Körperwärme selten geringer als 39°; sie kann um die Mittagszeit
bis 40·5° betragen, um am Abend öfter noch darüber hinaus bis zu 41°
und selbst höher zu steigen.

Mit zunehmendem Fieber verstummen die Klagen des Kranken
mehr und mehr. Er liegt nun benommen, stumpfsinnig vor sich hin; und
während anfangs noch, so weit die jetzt schon beginnende Schwerhörigkeit dies zulässt, auf Fragen leidliche Antworten erfolgen, wird es zunehmend schwieriger, seine Aufmerksamkeit zu fesseln. Eine wohlthätige
Narkose umfängt ihn. Wenn um diese Zeit neue Klagen auftreten oder
frühere Schmerzen wiederum sich intensiver geltend machen, so säume man
ja nicht, auf etwaige Complicationen zu fahnden.

Bei Tage bringen es die Kranken selten zu tieferem Schlaf. Meist
liegen sie mit offenen oder halbgeschlossenen Augen in schlaffer Rückenlage da. Die Stunden der höchsten Temperatursteigerung sind vielfach
von Delirien eingenommen. Die Gesichtszüge verfallen nun mehr und
mehr, an Stelle der früheren Röthe tritt Blässe mit leichtem Livor. Der
Mund ist halb offen, die Oberlippe retrahirt, so dass die fuliginös beschlagenen oberen Zahnreihen frei erscheinen. Die Lippen sind trocken, dunkel
borkig belegt, aus kleinen Einrissen leicht blutend. Die gleiche Beschaffenheit zeigt die zitternde Zunge, die gegen Ende der zweiten Woche durch
Abstossung der Borken und des Epithels schmal, dünn wird, bei glatter
rother Oberfläche und fortdauernder Trockenheit. Auf der gerötheten
Rachenschleimhaut, dem weichen und dem harten Gaumen haftet zäher,
bräunlicher, sanguinolenter, oft eingetrockneter Schleim. Die Stimme pflegt
matt, klanglos und zuweilen schon etwas heiser zu sein.

Der Puls ist bei uncomplicirten Fällen auch jetzt noch voll und
regelmässig, aber frequenter, in der Mehrzahl der Fälle ausgesprochen
dicrot. Die in der ersten Woche nur geringen bronchitischen Erschei-

nungen erfahren nun fast regelmässig eine Steigerung. Der trockene
Husten quält und beunruhigt die Kranken nicht selten. Die Untersuchung
der Lunge ergibt die Zeichen der diffusen Bronchitis, besonders stark in
den hinteren unteren Partien, die dann in schweren Fällen der Sitz
hypostatischer oder anderweitig begründeter entzündlicher Verdichtungen
werden können.

Auf der heissen, trockenen Haut zeigen sich schon in den ersten
Tagen der zweiten Woche, nicht selten sogar schon am Schlusse der
ersten, die bekannten Roseolen in Form stecknadelkopf- bis linsengrosser, leicht erhabener, hyperämischer Flecke. Sie entstehen am frühesten am Bauch, am Rücken und der unteren Brusthälfte, breiten sich
bei zahlreicher Entwicklung bis auf die Oberarme und Oberschenkel aus,
während die Vorderarm- und Unterschenkelgegend sehr selten, das Gesicht niemals von ihnen eingenommen wird. Ihr Auftreten erfolgt nicht
in einem Zuge, sondern regelmässig in einzelnen Nachschüben während
der ganzen zweiten bis in die dritte Woche hinein und in protrahirten
Fällen noch später.

Der in der ersten Woche normale oder wenig aufgetriebene Unterleib ist nun meist etwas stärker meteoristisch gespannt, aber nur in sehr
schweren oder diätetisch schlecht gehaltenen Fällen erreicht der Bauch-
umfang einen hohen Grad. Bei nicht wenigen Kranken bleibt der Stuhlgang normal oder angehalten. Bei dem anderen grossen Theil treten
nun Durchfälle ein mit zwei bis vier, selten mehr, dünngelblichen,
„erbsensuppenartigen" Entleerungen in 24 Stunden. Die schwereren
Kranken verlangen nur zögernd die Bettschüssel, ein Theil von ihnen
lässt Stuhl und Urin unter sich gehen. Der Milztumor, der in manchen
Fällen schon Mitte oder Ende der ersten Woche nachweisbar war, tritt
nun oft deutlich unter dem Rippenbogen vor oder wird jetzt erst bemerkbar. Zuweilen wird aber sein Nachweis durch den zunehmenden Meteorismus erschwert.

Der anfangs noch reichliche Urin ist nun sparsam und hochgestellt.
Ganz gewöhnlich ist er mässig eiweisshaltig; es kommt zur sogenannten
febrilen Albuminurie.

Unter Fortbestand und theilweiser Steigerung der geschilderten Erscheinungen erreicht der Kranke jetzt den Höhepunkt seines Zustandes.
Er ist nun vielfach gänzlich benommen, murmelt still vor sich hin, hat
Sehnenhüpfen und Flockensehen, verlangt weder Nahrung noch Getränke, lässt Stuhl und Urin meist ins Bett gehen und bietet für die Umgebung ein höchst beängstigendes Bild. Nicht ohne Grund: zunehmende
Herzschwäche, Lähmung der nervösen Centra, hinzutretende entzündliche
Lungenaffectionen, Darmblutung, Peritonitis und andere Complicationen
können nun den Patienten dem Tode in die Arme führen, bei ent-

sprechender Pflege und Behandlung zum Glück nicht so häufig, wie dies der Laie fürchtet.

Die Mehrzahl der Kranken tritt vielmehr von Mitte oder Ende der dritten oder Anfang der vierten Woche an in die dritte Krankheitsperiode, die der Abheilung und Reconvalescenz, ein. Freilich ist auch dieses Stadium nicht frei von Gefahren. Es können Nachschübe und Rückfälle eintreten, oder die Kranken können durch Complicationen und Steigerung solcher Zustände gefährdet werden, deren Beginn noch aus dem Höhestadium datirt.

Der Uebergang vom Höhe- ins Rückbildungsstadium zeigt meist eine eigenthümliche Veränderung des Temperaturverlaufes. Die Curve wird nun, nachdem zuweilen schon unmotivirte, starke Schwankungen vorausgegangen waren, mehr oder weniger ausgesprochen oft ungemein stark intermittirend, mit absteigender Tendenz. Man spricht vom Stadium der steilen Curven.

Der Puls ist nun kleiner, das Arterienrohr enger geworden, die Dicrotie hat sich verloren, und je mehr sich die Temperatur der Norm nähert, um so geringer wird die Pulsfrequenz, um nicht selten geradezu einer Bradykardie mit ausgesprochener Tardität Platz zu machen.

Schon im Stadium der steilen Curven pflegt die Haut vorübergehend feucht zu werden. Die Roseolen verblassen allmählich, und an ihre Stelle tritt oft eine andere auffällige Erscheinung: Miliaria crystallina. Auch die Lippen und die Mundschleimhaut reinigen sich und verlieren ebenso wie die Zunge ihre Trockenheit; Appetit und Durstgefühl kehren wieder, und die Kranken fangen jetzt schon an, nach Nahrung zu fragen, ein Verlangen, das bald stürmischer wird und sie mit dem Arzt und der Umgebung oft in qualvollen Conflict bringt. Ueberhaupt fangen die Kranken mit dem Niedergehen der Temperatur wieder zu klagen an. Sie werden weinerlich oder verdriesslich, Alles Erscheinungen des wiederkehrenden Bewusstseins und zugleich der Empfindung ihrer grossen Hilflosigkeit und Schwäche, die sich auch objectiv in grosser Abmagerung und Blässe äussert. Eine grosse Wohlthat für die Kranken ist jetzt die Wiederkehr des Schlafes, das Schwinden der nächtlichen Unruhe und der Träume. Auch die übrigen quälenden Erscheinungen vermindern sich nun mehr und mehr. Vor Allem verliert sich die Bronchitis und gehen etwa aufgetretene pneumonische Veränderungen zurück. Die Milz schwillt ab, der Urin wird reichlicher und heller, wieder frei von Eiweiss, ja zuweilen wird er jetzt schon in auffallend grossen Mengen gelassen. Die Durchfälle bestehen vielfach noch bis in die fieberfreie Zeit hinein fort, wobei jedoch die Stühle allmählich eine dunklere Farbe annehmen.

In günstigen Fällen wird nun der Patient allmählich fieberfrei. Schon Ende der dritten oder in der vierten Woche ist meist die frühere physiologische Körperwärme mit den normalen Tagesschwankungen erreicht, und nun pflegt in allen schwereren Fällen die Curve noch weiter, bis unter die Norm herunterzugehen, so dass Morgentemperaturen von 36° und weniger und Abendtemperaturen von selten mehr als 36·5° Tage-, selbst wochenlang zur Regel gehören. Der Puls, nun besonders klein, vielfach rarus und tardus ist ebenso wie die Körperwärme labil, leicht veränderlich. Geringfügige psychische oder körperliche Erregungen kennzeichnen sich nun noch durch leichte Temperatursteigerungen und erhöhen vorübergehend die Pulsfrequenz um ein Beträchtliches. Auch im Uebrigen sind die extrem matten Reconvalescenten ohne eigentliches besonderes Uebelbefinden leicht erregbar.

Jetzt ist für alle Kranken, wenn nicht seitens der Verdauungsorgane noch Complicationen vorliegen, die Zeit des schon erwähnten grossen Hungergefühles gekommen. Ihr ganzes Denken und Sinnen dreht sich um die Nahrungsaufnahme, und charakteristisch sind die grossen, gierigen Augen, mit denen sie jede Bewegung ihrer Pfleger oder des Arztes verfolgen, von denen sie Erfüllung ihres einzigen Verlangens erhoffen.

Es wurde vorher schon angedeutet, dass während des Abheilungsstadiums und der Reconvalescenz die Kranken von Nachschüben und Recidiven bedroht sind, und dass auch jetzt noch durch Blutung und Darmperforation das Leben gefährdet sein kann. Unter den übrigen Gefahren seien Decubitus, Erysipel und Phlegmone, die Folgen der Pneumonie, besonders Pleuritis und Empyem, sowie Parotitis, typhöse Laryngitis mit Geschwürsbildung und Knorpelnekrose erwähnt. Auch Veränderungen des Herzfleisches können nun eine bedrohliche Rolle spielen. Meningitis und sonstige schwere Störungen seitens des Centralnervensystems sind zum Glück seltener.

Alle diese und noch andere, später im Einzelnen zu schildernde Störungen können rasch in wenigen Tagen oder Stunden den Tod herbeiführen oder nach längerem qualvollem Siechthum in Genesung oder tödtlich ausgehen. Wie häufig ist solch wochenlanges Hangen und Bangen, und schliesslich ist doch Alles vergeblich gewesen!

Wo nach complicirter, lange hinausgezogener Reconvalescenz endlich Genesung eintritt, ist diese zum Glück viel häufiger eine vollständigere wie bei vielen anderen Infectionskrankheiten. Die Erkrankten erholen sich nach Abheilung der örtlichen Erscheinungen dann meist ungewöhnlich rasch, ihre Ernährung hebt sich bis zu dem so wohlbekannten Bilde des behaglich zufriedenen, gemästeten Typhusreconvalescenten.

Uebersicht des Leichenbefundes.

Das folgende Capitel wird verhältnissmässig weniger umfangreich als manches andere dieser Arbeit ausfallen, da ein Theil der Thatsachen, die hier gesucht werden könnten, in anderen Abschnitten abgehandelt werden wird.

So war es im Interesse der Darstellung nothwendig, schon im Capitel „Aetiologie" und später im diagnostischen Abschnitte ausführliche Angaben über Morphologie und Biologie des Typhusbacillus zu geben, während es in dem der Analyse der einzelnen Erscheinungen gewidmeten Theile an vielen Stellen unmöglich war, die ausführliche Heranziehung der anatomischen Veränderungen zu umgehen.

Ich glaube, dass diese scheinbare Unregelmässigkeit eher zu einer Erhöhung der Uebersichtlichkeit geführt hat und das beste Mittel war, sonst unvermeidlichen Wiederholungen zu entgehen.

Aeusserer Befund.

Je nachdem die Kranken in der ersten Periode des Abdominaltyphus, sei es in Folge der Schwere der Infection, sei es durch Darmblutung oder andere plötzliche Zufälle, dem Leiden erlagen, oder in der zweiten Periode nach langem Siechthume oder an schweren Complicationen zu Grunde gingen, ist das äussere Aussehen der Leiche oft ein diametral verschiedenes. In ersterem Falle scheint die Leiche meist gut genährt, die Haut ist glatt gespannt, der Panniculus adiposus oft stark entwickelt. Häufig finden sich Reste von Miliaria crystallina, während Roseolen oder Spuren derselben niemals wahrnehmbar sind. Die Muskulatur ist trocken, derb, dunkelroth. Das Blut erscheint bei geringer Neigung zu Gerinnselbildung sehr dunkel. Die grossen Venen sind meist stark mit dunklen, lockeren Gerinnseln gefüllt, in den Geweben zeigt sich meist beträchtliche Blutimbibition.

Die Leichen der nach längerem Kranksein Verstorbenen zeigen sich im Gegensatze zu den ersteren oft ausserordentlich stark abgemagert, mit blasser, abschuppender Haut, gelegentlich Abscessen, Furunkeln und grösseren davon herrührenden Geschwüren. Nicht selten ist auch Decubitus. Zuweilen besteht Knöchelödem. Die Muskulatur ist in solchen Fällen spärlich, blass, serös durchfeuchtet; auch das Blut erscheint heller, flüssig, mit Neigung zur Bildung blasser oder ganz entfärbter Gerinnsel.

Wenn nicht ausgesprochenere Herz- oder Lungencomplicationen vorliegen, so zeigen Typhusleichen selten oder nur geringen Livor des Gesichtes.

Auch die Todtenflecke sind verhältnissmässig wenig ausgesprochen. Die Neigung zur Fäulniss tritt nicht so früh und stark wie bei anderen Infectionskrankheiten, z. B. beim Fleckfieber und den Pocken, hervor. Die Leichenstarre dauert verhältnissmässig lange, länger jedenfalls wie beim Fleckfieber.

Muskeln, Knochen und Gelenke.

Das Aussehen der Muskeln im Allgemeinen wurde bei der Schilderung des allgemeinen Habitus bereits gestreift. Ihre Beschaffenheit ist aber, im Einzelnen betrachtet, oft noch eine ganz besonders auffällige, vor Allem da, wo der Tod im Höhestadium der Krankheit eintrat. Die trockenen, braunroth, rauchfleischartig aussehenden, auf dem Durchschnitt matt glänzenden Muskeln erscheinen dann, obgleich sie sich derb anfassen, doch brüchig; an einzelnen Stellen sind sie streifig oder fleckig, graugelb oder fahlgrau verfärbt. Zuweilen nehmen ganze Muskelabschnitte dieses Aussehen an, besonders bei solchen Individuen, die in der Mitte der dritten bis zur vierten Woche oder noch etwas später dem Leiden erlegen sind. Ja diese Veränderungen können sich über sämmtliche quergestreifte Muskeln des Körpers erstrecken. Am häufigsten zeigen sie sich offenbar an den grossen Brustmuskeln, den Recti abdominis und der Oberschenkelmuskulatur, hier besonders an den Adductoren. Nicht ganz selten scheinen auch die Zungenmuskeln und das Diaphragma befallen zu sein.

Die am stärksten veränderten Muskeln zeigen häufig Continuitätstrennungen mit Blutergüssen, ein Beweis dafür, dass sie nicht postmortal, sondern schon im Leben entstanden sind. Wenn diese Muskelzerreissungen, auf die zuerst Rokitansky und später Virchow aufmerksam gemacht haben, auch bei anderen acuten Infectionskrankheiten, z. B. beim Fleckfieber, vorkommen, so scheint dies doch für den Unterleibstyphus ganz besonders häufig und ausgedehnt der Fall zu sein.

Die mikroskopische Beschaffenheit der in erwähnter Weise veränderten Muskeln wurde von Zenker besonders eingehend studirt, der neben einer einfachen, nicht degenerativen Atrophie noch zwei andere Formen der Entartung, die körnige und fettige und die wachsartige, unterschieden und sie meist nebeneinander oder combinirt gefunden hat. Die wachsartig veränderten Partien sind es, welche vorzugsweise in der zweiten bis vierten Woche den befallenen Muskelpartien die schon erwähnte derbe Consistenz und das anfangs streifig fleckige, zunächst grauröthliche, später wachsgraue oder fischfleischartige Aussehen verleihen, während die körnige und fettige Entartung, nur wenn sie lange bestanden und höhere Grade

erreicht hat, sich durch Farbenveränderungen, grössere Blässe oder gelbliche Verfärbung kundgibt.

Das Aussehen der entarteten Muskelpartien kann noch dadurch ein
besonders auffälliges, geradezu buntes werden, dass mit der Degeneration
sich die schon erwähnten Blutungen verbinden. Sie stellen sich bald als
streifige, fleckige Zeichnungen dar, bald bilden sie, wie schon erwähnt,
ausgedehnte blutige Herde mit Zertrümmerung der Muskelsubstanz. Die
Vertheilung dieser Zerreissungen und Blutungen über das Muskelsystem
ist, im Gegensatze zu der vielfach symmetrischen der wachsartigen Degeneration, eine ziemlich unregelmässige. Freilich werden sie an denjenigen
Stellen am häufigsten gefunden, die am stärksten und frühesten der
Entartung verfallen. Ihr Hauptsitz ist demgemäss Rectus abdominis, öfter
untere als obere Hälfte, Pectoralis major et minor und Ileopsoas. Mehrfach habe ich sie im Biceps und Triceps brachii gesehen, auffallend selten,
wenn man ihr häufiges Befallensein von wachsartiger Degeneration er-
wägt, in den Adductoren des Oberschenkels.

Der weitere Zerfall solcher Herde mit den eigenthümlichen Veränderungen ihres Inhaltes hat vielfach zur Annahme geführt, das Muskel-
hämatom könne in Vereiterung übergehen; wenn dies auch nach dem
heutigen Stande unserer bakteriologischen Kenntnisse nicht ganz von der
Hand gewiesen werden kann, so ist es doch ein seltenes Ereigniss.

Wirkliche Muskelabscesse beim Typhus scheinen überhaupt
zu den Raritäten zu gehören. Ich habe sie mehrmals als Theilerscheinungen secundärer septischer Processe gefunden. In der letzten Zeit ist
wiederholt auch auf Muskelabscesse aufmerksam gemacht worden, die
der eitererregenden Wirkung des Typhusbacillus an sich zuzuschreiben
waren.

So hat Cahradnicky (Wiener klin. Rundschau 1895, Nr. 43) im Pectoralis major eines lebenden Individuums einen hühnereigrossen Abscess gefunden,
der keine anderen Mikroorganismen als lebensfähige Eberth'sche Bacillen enthielt.
Besonders interessant wird dieser Fall noch durch den Beweis einer grossen Dauerbarkeit des Eberth-Bacillus im lebenden Körper. Das Individuum, welches im December 1894 zur Operation kam, hatte im September 1893 Abdominaltyphus
überstanden.

Weit seltener, aber in mannigfaltiger Weise werden die **Knochen
und Gelenke** ergriffen.

So weit heute die bakteriologischen Untersuchungen reichen, sind
nicht wenige Fälle von Periost- und Knochenmarkentzündung beim Typhus
durch den Bacillus Eberth hervorgerufen (Cornil und Peau[1]).

Die typhöse Periostitis und die damit meist verbundene Entzündung der zugehörigen oberflächlicheren Partien der Knochen-

---

[1] Académie de médecine 1891.

substanz gehört meist der späteren Zeit der Erkrankung an, am frühesten derjenigen der steilen Curven, meist aber der ersten Periode der Reconvalescenz. Vorzugsweise werden jugendliche Personen, meist solche um die Zeit der Pubertät befallen. Aber auch bei jüngeren Kindern und vereinzelt bei älteren Individuen, einmal z. B. bei einer Frau von 47 Jahren habe ich die Affection gesehen.

Am häufigsten pflegen die langen Röhrenknochen und unter ihnen Femur und Tibia befallen zu werden, auch Brustbein und Rippen (Helferich) wurden vereinzelt ergriffen. Bei jugendlichen Individuen beginnt der Process an den langen Knochen vorzugsweise in der Epiphysengegend.

Die Knochenerkrankung kann vereinzelt oder an mehreren Stellen des Skeletes zugleich auftreten. Zuweilen ist sie nur eng umschrieben und ohne Schädigung des Knochens rückbildungsfähig, in anderen Fällen kommt es zu periostitischen Abscessen mit ausgedehnter Nekrose der Knochen, selbst zum Durchbruch in die Gelenke mit allen dem entsprechenden Gefahren.

Ausgang in Exostosenbildung, der namentlich von französischen Forschern erwähnt wird, scheint mir zu den grössten Seltenheiten zu gehören.

Die typhösen Gelenkaffectionen, die als mono- oder polyarticuläre, als eiterige oder einfach entzündlich seröse vorkommen können (Keen, Stromeyer, Volkmann), sind anatomisch bisher wenig eingehend studirt. Die eiterigen scheinen fast immer die Folge complicirender Sepsis zu sein.[1]

Eine erfolgreiche Untersuchung ist dagegen durch Ponfik[2] den Veränderungen des Knochenmarkes gewidmet worden. Sie hat ein Verhalten desselben ergeben, das an dasjenige der Milz und der Lymphdrüsen lebhaft erinnert.

Ponfik wies auf eigenthümliche grosse Zellen des Knochenmarkes hin, die bis zu zwanzig und mehr rothe Blutkörperchen enthielten und sich in den Leichen der auf der Höhe der Krankheit Verstorbenen fanden. In der Reconvalescenz wandeln sich diese früher schon von Neumann und Bizzozero erwähnten Gebilde offenbar in der Weise um, dass aus den rothen Blutzellen grosse Pigmentschollen oder Massen feiner, dunkler Körnchen werden. Wo diese Zellen in grosser Zahl vorhanden sind, verleihen sie dem Knochenmark eine bräunlich rothe Farbe, die noch nach vollendeter Heilung des Typhus eine Weile fortbesteht.

---

[1] Ebermayer, Deutsches Archiv f. klin. Medicin, Bd. 44, 1889.
[2] Virchow's Archiv, Bd. 56, 1872.

Verdauungsorgane.

Ueber die Zunge und Mundschleimhaut und die übrigen
Rachengebilde wurde bereits bei Schilderung des allgemeinen Krankheitsbildes Einiges bemerkt, auf Anderes, besonders auf die interessanten
typhösen Affectionen des Rachens und des Pharynx, deren schon Louis
und Jenner gedenken, wird in der Symptomatologie noch ausführlicher
zurückzukommen sein. Ihre Spuren an der Leiche bestehen in rundlichen, verschieden grossen, zuweilen sogar confluenten, sehr selten aber
weit ausgedehnten Substanzverlusten, die sehr wenig in die Tiefe gehen
und einen dünnen, graugelblichen, leicht abstreifbaren Belag zeigen;
Louis will die gleichen Veränderungen bis herunter in den Oesophagus
beobachtet haben.

Bemerkt sei ausserdem noch, dass nach Hoffmann nicht selten
auch die Zungenmuskulatur von wachsartiger Degeneration ergriffen wird.

Auch über die Speicheldrüsen wird gelegentlich der Analyse der
einzelnen Symptome noch näher gesprochen werden. Hier sei nur erwähnt, dass sie schon bei im Anfangsstadium der Krankheit Gestorbenen
häufig geschwollen gefunden werden. Sie erscheinen dann derber als
normal, dunkler, braungelb oder gelbroth verfärbt und lassen mikroskopisch neben Erscheinungen der vermehrten Vascularisation trübe
Schwellung der Drüsenzellen erkennen.

Der Magen und die oberen Darmabschnitte treten bezüglich
ihrer anatomischen Veränderungen hinter denen der übrigen Theile des
Dünndarmes, des Dickdarmes und des Rectum anatomisch wesentlich
zurück.

Schon die älteren Autoren und nach ihnen alle folgenden erwähnen
das Vorkommen von Auflockerung und fleckiger Röthung der
Magenschleimhaut, namentlich nach der Pylorusgegend hin, zuweilen
mit zahlreichen oberflächlichen Erosionen oder sehr ausgesprochenem État
mamelonné. Schon Louis hat gezeigt, dass diese Veränderungen durchaus nichts Specifisches darstellen. Die Versuche von Cornil[1] und Chauffard[2], eine eigenartige typhöse Magenaffection in Gestalt herdförmiger
Anhäufung lymphatischer Elemente in der Schleimhaut aufzustellen, bedürfen noch sehr der Bestätigung.

Auch im Duodenum finden sich zuweilen, nach meinen Erfahrungen
seltener als im Magen, Schwellung und Röthung der Schleimhaut. Einmal sah ich oberflächliche Erosionen. Eine specifische Erkrankung dieses
Darmabschnittes ist aber gleichfalls bisher nicht sicher erwiesen.

---

[1] Gazette hebd. 1880.
[2] Thèse, Paris 1882.

Enorm wichtig und das ganze Bild der Typhusanatomie beherrschend sind dagegen die Veränderungen, die sich in dem mittleren und unteren Darmabschnitte vom unteren Drittel des Jejunum an abwärts abspielen.

Ehe wir im Einzelnen auf sie eingehen, seien einige allgemeine anatomische und topographische Bemerkungen gemacht.

Entsprechend dem Befund in der letzten Lebenszeit, zeigen die Typhusleichen sehr häufig Meteorismus. Besonders stark und gleichmässig über alle Theile des Nahrungsschlauches vertheilt pflegt dieser aber nur bei ausgedehnter Peritonitis zu sein. Wo sie fehlt betrifft die Gasauftreibung vorzugsweise den Dickdarm, meist in geringerer Weise die Dünndärme. Da, wo das Colon vermehrte Länge, abnorme Lagerung oder Schlingenbildung aufweist, können die Dünndärme vollkommen von ihm verdeckt sein. Das Ileum wird in seinen unteren Partien oft normal weit, ja sogar zusammengezogen gefunden; mässigen oder selbst stärkeren Meteorismus bieten öfters die oberen Partien des Dünndarmes.

Meist sieht man schon bei äusserer Betrachtung des Ileum, besonders seiner unteren Partien, dunkle, längliche Flecke dem Ansatze des Mesenterium gegenüber durchschimmern, die bei der Abtastung eine derbere Consistenz als die übrige Darmwand zeigen und, wie die Eröffnung des Darmes erweist, der specifischen typhösen Darmaffection entsprechen.

Es handelt sich hierbei um eine eigenartige entzündliche Hyperplasie der lymphoiden Apparate, die je nach ihrem Sitz im Dünndarm oder Dickdarm sich als Hyperplasie der Peyer'schen Plaques oder der Solitärfollikel darstellt.

Bretonneau ist wohl der Erste gewesen, der mit Nachdruck und Verständniss auf die typhöse Darmaffection aufmerksam gemacht hat. Er fasste sie schon als eine specifische auf und verglich sie allerdings mit der variolösen Affection der äusseren Haut. Auch bei anderen Schriftstellern seiner und der nachfolgenden Zeit finden sich ähnliche Auffassungen. Aber schon in dem berühmten Buche von Louis, besonders in der zweiten Auflage, ist die Darmveränderung vollkommen klar erkannt und in der Hauptsache in abschliessender Weise besprochen.

Bei der näheren Schilderung der typhösen Darmaffection unterscheidet man mit Recht verschiedene Stadien: 1. Stadium der Hyperämie, 2. der markigen Infiltration, 3. des nekrotischen Zerfalles und der Geschwürsbildung, 4. der Vernarbung. Im Allgemeinen decken diese anatomischen Stadien sich wohl mit gewissen Abschnitten des klinischen Verlaufes. Es ist dabei jedoch hervorzuheben, dass die Darmaffection durchaus nicht gleichzeitig und überall gleichmässig, meist vielmehr schubweise, oft über einen ziemlich langen Zeitabschnitt vertheilt sich entwickelt und ausbreitet und dementsprechend auch abheilt.

Am frühesten pflegen die untere Partie des Ileum und die Gegend der Ileocöcalklappe befallen zu werden. Oft macht es den Eindruck, wie

wenn der Process sich nun von da aus allmählich oder schubweise weiter
ausbreitete. Berücksichtigt man dazu noch, dass die Recidive und Nachschübe des Ileotyphus zu neuem Befallensein der Darmschleimhaut führen,
so ist es erklärlich, dass man gar nicht selten an demselben Darm die
verschiedensten Stadien der specifischen Affection, die Infiltration, die
Verschorfung, die Verschwärung und selbst die vollzogene Vernarbung,
studiren kann.

Das erste Stadium, dasjenige der Hyperämie der Darmschleimhaut, welches wahrscheinlich dem Beginne der ersten Woche,
in vereinzelten Fällen sogar der ganzen Woche zukommt, ist wegen der
äusserst seltenen Gelegenheit zur anatomischen Untersuchung nicht
näher gekannt. Rokitansky und Trousseau glauben, dass um
diese Zeit eine Hyperämie der Plaques und Solitärfollikel als Vorläufer
der markigen Infiltration bestände; auch Cornil und Ranvier wollen
gleiche Beobachtungen gemacht haben. Ich selbst habe in einem Falle
(Suicidium) Mitte der ersten Woche Auflockerung und starke Hyperämie der Schleimhaut des Cöcum, der angrenzenden Ileum- und Colon-
partien, mit geringer Schwellung der conglobirten und solitären Follikel
gesehen. Wie häufig aber, wie ausgedehnt und wie tiefgehend diese Veränderungen in den einzelnen Fällen sind, ob sie fehlen können, ob sie
beim sogenannten Abortivtyphus zu weiteren Läsionen überhaupt nicht
führen, ob bei bestimmten Formen der Krankheit die diffuse katarrhalische
Schwellung des Darmes besonders hohe Grade erreicht, dies Alles sind
Fragen, die noch der Erörterung auf Grund grösserer Erfahrung harren.

Mit Beginn der zweiten Woche, in schweren Fällen wohl schon
Ende der ersten, vollzieht sich, wahrscheinlich unter Verminderung der
diffusen Hyperämie und Schwellung der Darmschleimhaut, die markige
Infiltration. Im Allgemeinen pflegen die Peyer'schen Plaques in Bezug
auf Ausbildung des Processes den solitären Follikeln etwas voraus zu
sein. Nicht selten wird auch vollkommen gleichmässige Veränderung
beider beobachtet, während eine derjenigen der Peyer'schen Plaques
vorausgehende Infiltration der solitären Follikel nicht häufig zu sein
scheint.

Nach Form und Sitz entsprechen die typhösen Herde natürlich im
Allgemeinen ihrem anatomischen Substrat. Sie sind länglichrund, ihre
Längsrichtung derjenigen des Darmes entsprechend, nehmen hauptsächlich die dem Mesenterialansatz gegenüber befindlichen Partien des Darmrohres ein und pflegen meist scharf abgegrenzte, platten-, selbst pilz-
förmige, mit ihren Rändern etwas überhängende Bildungen darzustellen.
Im Anfange stärker geröthet, nehmen sie später eine grauröthliche oder
gegen den Beginn der Verschorfung hin graugelbe Farbe an. Die Oberfläche der Plaques, die 3—5, ja selbst bis zu 8 *mm* über die Darm-

schleimhaut hervorragen können, erscheint bald glatt, bald leicht granulirt oder selbst etwas höckerig. Diese Unebenheiten sind zweifellos dadurch bedingt, dass die in den Plaque eingehenden einzelnen Follikel noch nicht völlig zusammengeflossen sind oder doch ihre Umgebung noch nicht nivellirend geschwollen ist. Die Consistenz, der Grad der Infiltration und die Tiefe, bis zu der sie sich erstreckt, sind in verschiedenen Fällen ausserordentlich verschieden. Noch heute pflegen die französischen Autoren in dieser Beziehung sehr bestimmte Unterschiede zu machen. Besonders spielen bei ihnen noch immer die Plaques molles und die Plaques dures von Louis eine grosse, für unsere Auffassungsweise nicht ganz verständliche Rolle.

Die markige Schwellung hält sich durchaus nicht immer an die Grenze der Plaques. Vielmehr geht die Infiltration zuweilen über sie hinaus bis in die umgebende Schleimhaut. Dann kann es zum Zusammenfliessen mehrerer infiltrirter Plaques und damit zu oft sehr sonderbar gestalteten, langgestreckten (Richtung der Darmachse) Gebilden kommen. In anderen Fällen sind im Gegentheil die Plaques nur zum Theil von der Infiltration ergriffen. Das Zusammenfliessen der Infiltrationen pflegt in den untersten Theilen des Ileum, dicht über der Bauhin'schen Klappe und in den an sie angrenzenden Partien des Coecum vorzugsweise und am ausgedehntesten vorzukommen.

Die neben der Schwellung der Plaques so gewöhnliche Infiltration der Solitärfollikel, die in den verschiedenen Fällen die verschiedenste Verbreitung über den Dickdarm zeigt und bis herunter in das S Romanum, ja in das Rectum sich erstrecken kann, führt zur Entwicklung rundlicher, graurother oder stark gerötheter, häufig von einem Gefässkranz umgebener Erhebungen. Sie ragen bis zu Erbsengrösse und darüber aus der Schleimhaut hervor und zeigen ebenso wie die Plaques nicht selten ein Ueberschreiten der Infiltration über die ursprünglichen Follikelgrenzen. Sie können dann bis zu Zehnpfennigstück grossen pilzförmigen Gebilden sich entwickeln. Mit Beginn der Rückbildung pflegen sie eine gelbliche Verfärbung anzunehmen und dann besonders bei mittlerer Grösse ein pustelähnliches Aussehen zu gewinnen.

Der Bestand der markigen Schwellung ist sowohl an den gehäuften wie an den vereinzelten Follikeln sehr kurz. Schon in der zweiten Woche, oft im Anfange derselben, beginnt die Rückbildung. Ja es sind Fälle von beginnender Verschorfung schon vom fünften und sechsten Krankheitstage an notirt. Dem gegenüber stehen freilich auch Beobachtungen, wo die Infiltrationen noch bis zum Ende der zweiten Woche keine Zeichen beginnenden Zerfalles boten. Zwar lässt sich diesen Angaben die Unsicherheit der Zeitbestimmung beim Typhus entgegenhalten, aber ich glaube doch, auf eigene zweifellose Erfahrungen gestützt, dass sie begründet sind.

Die Rückbildung der markigen Schwellung kann sich im Allgemeinen in zwei Weisen vollziehen: einmal in Form von wirklicher Resorption der pathologischen Producte, und dann, was das entschieden Häufigere ist, in Gestalt von Nekrose mit darauffolgender Abstossung und Bildung entsprechender Geschwüre. Man sieht diese beiden Formen der Rückbildung vielfach an demselben Darme; ja an demselben Plaque kommt einfache Resorption ganz gewöhnlich neben Verschwärungsprocessen vor. Nimmt man dazu, wie es vorher schon angedeutet wurde, dass die verschiedenen Stadien der Veränderungen an derselben Leiche je nach den Darmregionen ganz gewöhnlich verschiedene Grade der Aus- und Rückbildung zeigen, so ist es begreiflich, dass man gelegentlich an einem einzigen Darme fast alle die geschilderten anatomischen Vorgänge gleichzeitig beobachten kann.

Ebenso wie bezüglich der Infiltration sind die Peyer'schen Plaques auch in Bezug auf die regressiven Veränderungen den Solitärfollikeln gewöhnlich etwas voraus.

Was die Rückbildungsveränderungen im Einzelnen betrifft, so pflegen die durch Resorption verschwindenden Infiltrationen sich im Beginn graugelblich zu verfärben und dann zunächst central und von da nach der Peripherie fortschreitend einfach einzusinken. Bei den der Nekrose anheimfallenden Stellen zeigt sich als Andeutung ihres Beginnes eine gewisse Lockerung und Aufquellung des Gewebes, häufig mit reactiver Röthung und Anschwellung der umgebenden Schleimhaut. Die Plaques und Follikel nehmen dann zunächst eine graugelbliche, dann fahlgelbe oder schmutzig graugelbe Farbe an und werden bald durch Imbibition mit dem Inhalt des Darmes, besonders der Galle, schmutzig braungrün bis zu dunkel olivengrün, so dass dadurch der Darm für den unerfahrenen Beobachter ein höchst abenteuerliches Aussehen bekommt.

Die Verschorfungsvorgänge sind an demselben Peyer'schen Plaque selten gleich weit gediehen und gleich tief, so dass die Schorfe sich meist nicht in einem Stücke abstossen. Es geschieht dies in der Regel in gröberen oder feineren Partikeln, an der einen Stelle oberflächlicher, an der anderen mehr in die Tiefe gehend. Plaques, an denen zwischen noch verschorften Partien bereits durch Abstossung ulcerirte Stellen vorhanden sind, pflegen ein eigenthümliches, unregelmässiges Aussehen zu gewinnen; sie sind es, die Louis als Plaques gaufrées bezeichnet. Die seltenere Abstossung der Schorfe im Ganzen findet sich vorzugsweise an den sehr derben und bis zu grosser Tiefe infiltrirten Stellen (Plaques dures).

Die nach Abstossung der Schorfe verbleibenden Geschwüre gehen, je nach der Ausdehnung der vorausgegangenen Infiltrationen, sehr verschieden tief; bald durchdringen sie kaum die Schleimhaut, bald erstrecken sie sich bis auf die Musculatur oder zerstören noch eine Schicht derselben, bald geht die ganze Muskelhaut verloren, so dass das Geschwür bis auf die Serosa reicht. Ja selbst diese ist vielfach noch stark, bis zu einer ganz feinen Membran verdünnt. Die Ränder der Geschwüre erscheinen scharf und namentlich anfangs steil in Folge noch bestehender Infiltration der nächsten Umgebung, was übrigens sehr bald sich verliert. Sie sind meist gar nicht oder nur wenig abgelöst. Der Geschwürsgrund ist kurz nach vollzogener Abstossung mehr oder weniger dunkel geröthet, oft noch mit kleinen Schorfresten an verschiedenen Stellen belegt. Die älteren Partien zeigen schon schieferige Verfärbung. Die Darmgeschwüre haben die Form des früheren Infiltrationsbezirkes selbstverständlich nur so weit, als dieser nicht durch einfache Resorption sich zurückgebildet hat. Dass an Stelle der zusammengeflossenen Plaques auch grosse, zusammengeflossene Verschwärungen sich bilden, und dass diese am häufigsten ihren Sitz in der Gegend der Bauhin'schen Klappe und der untersten Ileumpartie haben, bedarf kaum noch ausdrücklicher Erwähnung.

Die aus den Solitärfollikeln hervorgegangenen Geschwüre pflegen Linsen-, Erbsen-, ja bis Zehnpfennigstückgrösse zu erreichen. Die Längsachse der grösseren ist nicht selten deutlich quer zu derjenigen des Darmes gestellt. In den selteneren Fällen, wo eine Anzahl derselben nahe zusammen liegt, können selbst ringförmige Geschwüre mit späterer entsprechender Verengerung des Dickdarmes entstehen.

Eine noch weitere Ausbreitung der Typhusgeschwüre nach Abstossung der Schorfe halte ich mit den meisten Autoren für selten. Dagegen ist ein langsames Fortschreiten der Verschwärung in die Tiefe wahrscheinlich nicht ganz selten, so dass manche Ulcerationen noch zu einer Zeit zum Durchbruche führen können, wo man schon Vollendung der Narbenbildung voraussetzen mochte. Die Mehrzahl der Perforationen entsteht übrigens nicht durch solches nachträgliches Weiterverschwären in die Tiefe, sondern dadurch, dass die Infiltration von vornherein bis auf, ja in die Serosa sich erstreckte und so nach Abstossung des Schorfes direct eine so dünne, wenig widerstandsfähige Membran bleiben musste, dass sie dem Drucke des Darminhaltes nicht Stand halten konnte.

Hiernach ist es anatomisch wohl begründet, dass die meisten Fälle von Perforationsperitonitis zur Zeit der Abstossung der Schorfe sich ereignen, während mit der erwähnten Nachulceration sich zum Theil das Vorkommen des Durchbruches in sehr später Zeit der Krankheit erklärt.

Da, wo der Tod in Folge von Darmblutung eingetreten ist, liegen manchmal für den Anatomen die schwersten und die leichtesten technischen Aufgaben nebeneinander. Die abundantesten, rasch tödtlichen Blutungen können sowohl aus grossen, bei der Abstossung eröffneten Darmgefässen stammen, deren Stümpfe leicht nachweisbar sind, als auch vorzugsweise capillare sein, so dass man selbst bei der Leichenuntersuchung über die Quelle des massenhaften Blutaustrittes nicht ins Klare kommt. Die Blutungen aus grossen Gefässen sieht man besonders da, wo die früher genannten Plaques dures im Ganzen oder in grösseren Stücken sich abstossen. Die capillären oder aus zahlreichen kleinsten Gefässen stammenden Blutungen werden nicht selten in früheren Stadien der Nekrose vor Abstossung der Schorfe gefunden. Man sieht dann einzelne oder eine grössere Zahl oder fast alle Schorfe schwammig aufgelockert, mürbe, unregelmässig zottig, blutig suffundirt, schwarzroth oder dunkel missfarbig. Diese Fälle sind es, die das so häufige Vorkommen reichlicher Darmblutung in früheren Stadien des Typhus, vor Ablauf der zweiten Woche hinreichend erklären.

Die Vernarbung der Typhusgeschwüre nimmt ebensoviel, oft sogar weit mehr Zeit in Anspruch als die vorausgegangenen Perioden der Darmveränderung zusammen. Dass die in Bezug auf Umfang und Tiefe ausgedehntesten Geschwüre auch die längste Zeit zur Ausheilung gebrauchen, scheint selbstverständlich. Zweifellos zieht sich aber auch bei minder starken Verschwärungen der Heilungsverlauf unter dem Einfluss allgemeinen körperlichen Heruntergekommenseins abnorm in die Länge. Zum Theil gehört hierher das, was die älteren Schriftsteller als atonische Geschwüre bezeichneten.

Nach eingetretener Vernarbung erscheinen die betreffenden Stellen noch mässig eingesunken, verdünnt, glatt und zunächst von blasserer Farbe als die Umgebung. Später werden sie mehr oder weniger stark, sei es diffus oder vorzugsweise an den Rändern pigmentirt. Aus dieser Beschaffenheit der Narben, ihrer Gestalt und ihrem Sitz lässt sich oft noch nach Monaten, selbst Jahren der früher vorausgegangene Typhus an der Leiche erkennen.

Dass die lymphoiden Apparate an den Stellen der vorausgegangenen Infiltration und Verschwärung dauernd verloren sind, versteht sich von selbst. Ob über den Narben sich wiederum Darmzotten bilden können, ist eine Streitfrage; Rokitansky, Klebs und Birch-Hirschfeld erklären sich dafür. Ich möchte mich ihnen nach mehrfachen anatomischen Erfahrungen anschliessen.

Im Allgemeinen zeigen sich, wenn man eine grössere Zahl von Typhusleichen untersucht, in Bezug auf die Menge, Grösse, Tiefe und Vertheilung der Typhusgeschwüre über die verschiedenen Abschnitte des Darmes die allergrössten Verschiedenheiten. Wie weit hier individuelle Verhältnisse oder die Schwere und Leichtigkeit der Infection mitspielen, ist nicht leicht zu sagen, sowie wir auch für die Thatsache bisher keine Erklärung haben, dass die Intensität der Darmaffection während verschiedener Epidemien sich sehr verschieden verhalten kann. Alter und Geschlecht scheinen entschieden Unterschiede zu bedingen. Bei

Kindern ist die Ausdehnung der markigen Schwellung, der Plaques so-wohl wie der Solitärfollikel, durchschnittlich nicht so stark wie bei Er-wachsenen. Auch geht die Verschorfung meist nicht so tief wie bei ihnen, womit sich auch die grössere Seltenheit der Darmblutungen und der Perforationsperitonitis im Kindesalter erklärt. Zweifellos tritt auch die Rückbildung der markigen Schwellung durch Resorption bei Kindern mehr in den Vordergrund.

Was die Zahl der infiltrirten Plaques in den einzelnen Fällen betrifft, so sieht man solche, wo nicht mehr als drei oder fünf überhaupt erkrankt sind. Diesen gegenüber stehen wieder Fälle, wo fast kein Plaque in den unteren zwei Dritteln des Ileum verschont blieb, wo die Umgebung der Ileocoecalklappe fast con-tinuirlich infiltrirt und darnach in eine grosse Geschwürsfläche verwandelt erscheint. Nicht selten ist dann auch der Wurmfortsatz mit seinem Follikelapparat stark mit in die Erkrankung hereingezogen, ja hier und da selbst der Sitz einer Perforation. Ich habe an einer Leiche bis zu 36 erkrankte Plaques beobachtet und weiss, dass von anderen Autoren noch grössere Zahlen angegeben werden. Weit häufiger ist aber eine mässige als eine reichliche Zahl der Darmgeschwüre. Bei einer Prü-fung, die ich in Hamburg Ende 1885—1887 bei 304 Sectionen bezüglich der Zahl der Geschwüre vornahm, fanden sich 208mal die specifischen Darmherde verein-zelt in geringer oder in mässiger Menge.

Bezüglich der Localisation der Geschwüre stehen mir aus Hamburg und Leipzig von 577 Sectionen Notizen zu Gebot.

Es war betheiligt:

das Ileum . . . . 510 mal $= 88\cdot39^0/_0$
„ Coecum (vielfach unter Miterkrankung des Wurmfortsatzes) 247 „ $= 42\cdot81^0/_0$
„ Colon . . . . 184 „ $= 31\cdot89^0/_0$
„ Jejunum . . . . 41 „ $= 7\cdot10^0/_0$
„ Rectum . . . . 12 „ $= 2\cdot08^0/_0$

So wie die Zahl und Intensität der Darmgeschwüre nach Oertlichkeit und Epidemien zweifellos Verschiedenheiten bietet, so ist dies auch bezüglich ihrer Localisation zu beobachten. Es ist z. B. interessant, dass Hoffmann in der Ba-seler Epidemie in $40\cdot3^0/_0$ Betheiligung des Dickdarmes beobachtete, Griesinger in Zürich bei $40^0/_0$, während in Tübingen in $24^0/_0$ diese Localisation sich zeigte.

Die gewöhnlichste Combination des Sitzes der Darmaffection ist offenbar: Ileum, Ileocoecalklappe und Coecum; daran schliesst sich häufig noch Be-theiligung des Anfangstheiles des Colon. Seltener als diese Combination ist Ileum allein, oder dieses und untere Hälfte des Jejunum, noch seltener das Coecum und Colon allein oder allein die untersten Abschnitte des Dickdarmes, am seltensten wohl ausschliessliches Befallensein des Colon descendens bis herunter ins Rectum. In den obersten Theilen des Jejunum und besonders im Duodenum habe ich, wie die meisten Autoren, niemals eine specifische Ulceration gefunden. Es sei jedoch erwähnt, dass Hamernyk Derartiges beobachtet haben will.

Bei der gleichen Zahl von 577 Leichen habe ich die Häufigkeit der Darmperforation und consecutiven Peritonitis mit $13^0/_0$ festgestellt; diese Zahl kommt derjenigen, die Murchison nach 435 Autopsien aus verschiedenen eng-lischen und französischen Hospitälern zusammenstellte, fast gleich: er berechnet $13\cdot8^0/_0$. Die Zahl von Murchison sowohl wie die meinige sind aus einer grossen

Reihe von Jahren zusammengestellt und vermeiden dadurch die durch den Charakter der Einzelepidemien bedingten Zufälligkeiten. Wie sehr dies je nach einzelnen Epidemien wechseln kann, zeigen die Baseler Beobachtungen von Hoffmann, der unter 250 Sectionen nur 20, also 8% Perforationen sah.

Der Sitz der Darmperforation entspricht im Allgemeinen seiner Häufigkeit nach derjenigen der Localisation der Geschwüre. Von 64 Perforationen, die ich in dieser Richtung prüfte, fallen auf:

die oberen Partien des Ileum 5
„ unteren „ „ „ 39
„ Gegend der Klappe 7
den Proc. vermiformis 1
das Colon 11
„ Rectum 1

Nachdem wir die specifischen Veränderungen der Schleimhaut besprochen, wäre noch des Verhaltens derjenigen Theile der Dünn- und Dickdarmschleimhaut zu gedenken, die nicht in die Infiltrations- und Verschwärungsprocesse hereingezogen sind. Hier sind aber die anatomischen Untersuchungen noch nicht so planvoll und ausgedehnt, wie dies klinischerseits zu wünschen wäre. Meist findet man nur Notizen über die Beschaffenheit der Schleimhaut der unmittelbaren Umgebung der Darminfiltrationen und Geschwüre und besonders die Veränderungen erwähnt, die zu ihnen in nächster Beziehung stehen. Da aber zweifellos die „Darmerscheinungen" beim Typhus, d. h. Durchfälle, Meteorismus u. s. w., in keinem Stadium der Krankheit in directem Verhältnisse zur Stärke und Ausdehnung der specifischen Processe stehen, so müssten sie wenigstens zum Theile aus der Beschaffenheit der übrigen Darmschleimhaut erklärlich sein. Zweifellos würde sich bei weiterer Untersuchung zeigen, dass hier, besonders in den ersten Wochen, ausgedehntere katarrhalische Veränderungen eine bestimmende Rolle spielen.

Noch eine Frage drängt sich hier nicht allein vom theoretischen, sondern auch vom praktischen Standpunkte auf: Kann der Abdominaltyphus, d. h. die durch den Bacillus Eberth hervorgerufene eigenartige Infectionskrankheit, auch ohne specifische Darmaffection bestehen? Schon der Anatom, der vom streng objectiven Standpunkte des Leichenbefundes diese Frage verneinen möchte, dürfte schwankend werden, wenn er Fälle mit so geringen und ganz vereinzelten Geschwüren sieht, wie sie vorher erwähnt wurden. Stellt man sich aber auf den ausschlaggebenden ätiologischen Standpunkt, so ist die Frage durchaus zu bejahen. Ganz so wie Diphtherie ohne ausgebildeten Belag, acute Exantheme ohne charakteristische Hautaffection verlaufen können, so kann gewiss, wenn auch äusserst selten beim Abdominaltyphus der Follikelapparat des Darmes nur minimal befallen sein oder selbst ganz verschont bleiben.

Fast jeder erfahrene Arzt erinnert sich in dieser Beziehung an Fälle, wo nach sorgfältigster Erwägung aller Verhältnisse Abdominaltyphus diagnosticirt worden war, in der Leiche aber nur im Allgemeinen die Erscheinungen einer schweren Infectionskrankheit ohne specifische Localisation sich fanden. Leider waren solche Fälle früher nicht bakteriologisch zu untersuchen. In jüngster Zeit mehrt sich aber sogar die Aussicht, schon am Lebenden in dieser Beziehung rasch und sicher eine Entscheidung gewinnen zu können.

Die Veränderungen der Mesenterialdrüsen

stehen in innigster Beziehung zu denjenigen des Darmes. Sie sind ebenso constant wie die lymphatischen Darmapparate geschwollen und bieten wie sie den Charakter der markigen Infiltration.

Im Allgemeinen entspricht auch die Localisation des Processes in den Drüsen der für die Darmaffection gewöhnlichen, so dass die den unteren Ileumpartien, dem Coecum und den nächst angrenzenden Colontheilen entsprechenden durchschnittlich am häufigsten und stärksten sich befallen zeigen, während die den obersten Dünndarm- und untersten Dickdarmabschnitten zugehörigen Drüsen öfter ganz frei oder wenig befallen bleiben.

Als vollkommen genau erweist sich diese Uebereinstimmung, wenn man sehr zahlreiche Fälle untersucht, natürlich nicht. Man sieht dann wohl stark befallenen Darmtheilen zuweilen geringe Drüsenschwellungen entsprechen, und im Gegentheil manchmal das interessante Verhalten, dass bei wenig ausgebildeter Darmaffection unverhältnissmässige Drüsenhyperplasien zur Entwicklung kamen.

Die Anschwellungen der Drüsen gehen fast immer weit über den engen Bezirk der dem Darm zunächst angehörigen hinaus. Ganz gewöhnlich betheiligen sich diejenigen des Magens und der Leberpforte, sowie die Retroperitoneal- und die Bronchialdrüsen. Ja die Veränderung kann sich noch weiter auf die Lymphdrüsen der Umgebung der Mundhöhle, des Kehlkopfes und der tiefen Rachengebilde, sowie auf die des Nackens und der Leistendrüsen erstrecken.

Die Mesenterialdrüsenschwellung beginnt nicht viel später wie die Infiltration der lymphatischen Darmapparate. Schon am Anfange der zweiten Woche treten sie stark hervor, um auf der Höhe der Krankheit ihren grössten Umfang zu erreichen. Sie sind dann durchschnittlich bohnen- bis wallnuss-, ja hühnereigross, prall elastisch gespannt, von graurother bis blaurother Farbe, rundlich, von glatter oder etwas höckeriger Oberfläche.

Auf der Schnittfläche erscheint die vorquellende Drüsensubstanz in den Rindentheilen stärker geröthet als in den Markpartien, welch' letztere zuweilen ein graurothes, in der Mitte selbst gelblichrothes Aussehen haben. Mikroskopisch erweist sich der Process gleich dem in den Plaques und Darmfollikeln als zellige Infiltration mit entsprechender Hyperplasie des Stroma.

Die Rückbildung der Drüsen hält gleichfalls Schritt mit derjenigen der Darmaffection. Sie schwellen mehr und mehr ab, ihre Farbe wird vom Centrum nach der Peripherie hin blasser, und so können sie einfach auf dem Wege der Resorption wieder zum normalen Volum zurückkehren.

Diese Art der Rückbildung ist zweifellos die allgemeinere und vorwiegende. Nicht selten aber gehen ihr Erweichungsprocesse in den Drüsen voraus. Meist sind diese nur klein, ein- oder mehrfach an verschiedenen Stellen in die Drüse eingesprengt. Die erweichte Masse kann dann direct zur Resorption gelangen. Seltener erweichen grössere Theile oder die ganze Drüse, deren Rückbildung dann weit schwieriger erfolgt. Besten Falles kommt es dann zur allmählichen Eindickung mit Ausgang in Verkalkung, hier und da auch zur Perforation und partiellen oder selbst allgemeinen Peritonitis.

Leber und Gallenwege.

Es ist auffallend, dass bei den besten Beobachtern direct widersprechende Angaben über die Beschaffenheit der Leber in der Typhusleiche sich finden. Während die einen das Organ „intact" oder „wenig verändert" finden, gedenken die anderen ganz regelmässiger, schon makroskopisch wahrnehmbarer Störungen ihres Gefüges.

Diese Widersprüche hängen vorzugsweise damit zusammen, dass die Lebersubstanz zwar in verschiedenen Stadien der Krankheit sehr verschieden deutliche Veränderungen zeigt, dass diese aber zu erheblichen, regelmässig wiederkehrenden Volums- oder Formabweichungen zu keiner Zeit zu führen pflegen.

Während in der ersten Fieberzeit das Organ hyperämisch, derb und etwas vergrössert erscheint, wird es schon auf der Höhe der Krankheit schlaffer und von hellerer Farbe. Es handelt sich um den Beginn der parenchymatösen Veränderung, deren Fortschreiten mit demjenigen der Krankheit im Ganzen nun gleichen Schritt hält.

In der Mitte und gegen Ende der zweiten Woche zeigt sich die schlaffe, etwas brüchige Lebersubstanz auf der Schnittfläche eigenthümlich fahl graubräunlich. Die Zeichnung der Läppchen, die auf der Oberfläche vorher noch deutlich durchschimmerte, erscheint nun auf dem Schnitt verwischt, zuweilen und besonders an einzelnen Stellen schon ganz verschwunden. In nicht wenigen Leichen bietet der Durchschnitt der Leber ein ungleichmässiges Aussehen: an einzelnen grösseren oder kleineren Partien stärkere Verfärbung ins Gelbe, an anderen bessere Erhaltung der Zeichnung und der der natürlichen mehr nahekommende Farbe, als Ausdruck der nicht selten an demselben Organ regionär verschieden stark ausgebildeten parenchymatösen Entartung.

Die mikroskopische Untersuchung des Lebergewebes ergibt, entsprechend der makroskopischen, im Fieberstadium fast ausnahmslos je nach dem Stadium und der Schwere des Falles mehr oder weniger weit fortgeschrittene Veränderungen der Leberzellen. Sie erscheinen anfangs albuminös-fettig, körnig getrübt, quellen dann auf, erfüllen sich mehr und mehr mit grösseren und kleineren Körnern und Fetttropfen und zerfallen schliesslich zu Detritus. Der Entartungsprocess beginnt meist in der Peripherie des Leberläppchens und erreicht auch bei weiterem Fortschreiten in der Mitte selten den gleichen Grad. Anfangs lassen sich die körnigen getrübten Zellen durch Essigsäurezusatz noch aufhellen, später, wenn die fortschreitende Fettinfiltration an Stelle der albuminösen Körnung tritt, ist dies nicht mehr oder nur in geringem Masse möglich.

Bei besonders schwer einsetzenden, länger hingezogenen Fällen erreicht die parenchymatöse Degeneration und der Zerfall des Lebergewebes einen so hohen Grad, dass das Organ verkleinert, schlaff, fahl graugelb erscheint und damit an den Zustand bei der acuten gelben Leberatrophie erinnert.

Von Wagner[1] wurden als specifischer Befund beim Typhus kleine, meist interacinös gelegene grauweisse Knötchen im Lebergewebe gefunden, die sich als Anhäufung lymphoider Zellen erwiesen und von ihrem Autor den lymphoiden Wucherungen in den Darmfollikeln und den gleich beschaffenen Knötchen des Peritoneums an die Seite gestellt wurden. Hoffmann hat diese Bildungen 38 mal unter 250 Fällen gefunden, glaubt aber, dass sie thatsächlich noch etwas häufiger sind. Als specifisch typhös haben sie sich späteren Untersuchungen gemäss nicht erwiesen. Auch bei anderen Infectionskrankheiten wurden sie beobachtet.

Den ausgedehnten Veränderungen des Leberparenchyms entspricht auch die Beschaffenheit der Galle, die im Gegensatze zu derjenigen bei anderen acuten Infectionskrankheiten meist heller gefärbt und dünnflüssig erscheint. Ihr specifisches Gewicht beträgt 1010—1016 gegen 1026—1030 unter gewöhnlichen Verhältnissen (Brouardel). Weit seltener ist sie, was z. B. beim Flecktyphus die Regel, dickflüssig und dunkel.

---

[1] Archiv der Heilkunde 1860.

Ein grosses Interesse hat sich neuerdings den anatomischen Veränderungen der grossen Gallenwege zugewandt. Schon früher waren
ulceröse, selbst diphtheritische Processe der Wand der Gallenblase und
grossen Gallenwege mit secundärem Zerfall und Abscessen der Leber
oder Perforationsperitonitis als seltene Vorkommnisse vielfach beschrieben
worden (Andral, Louis, Jenner, Leudet, Rokitansky u. A.).

Nachdem dann Gilbert und Girode[1] zuerst Typhusbacillen in der
Gallenblase nachgewiesen hatten, zeigte Chiari[2], dass den nekrotisirenden
Processen in den Gallenwegen diese überhaupt vorwiegend zu Grunde lägen,
und dass der Eberth-Bacillus zu den geradezu regelmässigen Befunden
in der Gallenblase zähle. Bei 22 Sectionen konnte er ihn 20mal erweisen. Gleiche Ergebnisse hatte Birch-Hirschfeld[3], der mit Chiari
hieraus noch schliesst, dass in der Gallenblase wahrscheinlich eine gewöhnliche, wichtige Quelle der Reinfection gegeben sei.

Ausser durch directe Fortsetzung der Verschwärung der grossen
Gallenwege auf das umgebende Leberparenchym kommt auch noch unter
anderen Verhältnissen Leberabscess beim Typhus zu Stande: als Theilerscheinung einer allgemeinen Pyämie und als Folge septischer Thrombose
der Pfortaderzweige, die meist von einer ulcerös eiterigen Darmaffection,
besonders Peri- und Paratyphlitis abhängig ist.

Ich verweise auf die nähere Ausführung dieser Verhältnisse im
klinischen Theil dieser Arbeit, wo meine und anderer Autoren klinische
Erfahrungen mit den anatomischen zusammengestellt sind.

Veränderungen des Pankreas

werden entsprechend der ihnen offenbar zukommenden geringen Bedeutung nur von wenigen Schriftstellern überhaupt erwähnt.

Unter den Aelteren sprechen Röderer und Wagler[4], Louis und
Murchison von gelegentlich vorkommender Induration, Vergrösserung
und Hyperämie des Organes in Typhusleichen.

Erst Hoffmann (l. c., S. 191 ff.) hat seine Aufmerksamkeit eingehend dem Organe gewidmet und ziemlich regelmässig wiederkehrende,
denjenigen der Speicheldrüsen gleiche Veränderungen festgestellt.

In der ersten Periode des Typhus ist die Drüse meist vergrössert,
hart, grauröthlich, selbst tiefer roth gefärbt. Mikroskopisch handelt es
sich hierbei um Erweiterung und Ueberfüllung der kleineren und kleinsten

---

[1] Sem. médic. 1890, Nr. 58, und Compte-rendus de la soc. biol. 1891, Nr. 11.
[2] Prager med. Wochenschr. 1893, Nr. 22.
  Lehrbuch der patholog. Anatomie, 4. Aufl., 2. Bd., S. 694.
[4] De morbo mucoso. Göttingen 1762.

Gefässe mit seröser Durchfeuchtung des zunächst noch intacten Parenchyms. In den späteren Stadien verfärbt sich die anfänglich noch vergrösserte Drüse, sie wird graugelb, selbst graubräunlich. Gegen Ende des Typhus schwillt sie wieder ab und erreicht mit vollendeter Genesung ihre normale Consistenz und Färbung. Im zweiten Stadium scheint die Volumsvermehrung der Drüse von einer Vergrösserung, Vermehrung und lebhaften Theilung der Zellen, die Verfärbung von einer albuminös-fettigen Degeneration derselben herzurühren.

Herz und Gefässsystem.

Ueber das anatomische Verhalten des Herzmuskels im Initial- und ersten Fieberstadium ist bei der Seltenheit der Todesfälle um diese Zeit wenig bekannt. Meist werden Grösse, Consistenz und Farbe des Herzmuskels als normal bezeichnet, doch auch in früheren Stadien ist öfter schon von vermehrter Zerreisslichkeit, Schlaffheit, Erweiterung besonders der rechten Herzhälfte und Verfärbung des Herzmuskels die Rede.

Fast regelmässig kehren diese Angaben aber von der Höhe und der späteren Zeit des fieberhaften Stadiums der Krankheit wieder. Schon die älteren Autoren wussten dies. Laennec[1] spricht von einer „Erweichung" des Herzens mit violetter oder braungelber Verfärbung desselben. Später haben Louis, Stokes und Rokitansky noch heute mustergiltige Schilderungen von der makroskopischen Veränderung des Herzmuskels auf der Höhe des Typhus gegeben.

Natürlich konnten diese das klinische Verständniss nicht wesentlich weiter bringen. Erst die neuere Zeit hat durch eine grosse Zahl werthvoller Arbeiten über die histologischen Veränderungen des Typhusherzens uns wichtigen Einblick in das Wesen seiner functionellen Störungen gebracht.

Zuerst wurden nach Virchow's[2] Vorgang durch Böttcher[3], Zenker[4], Hoffmann[5], Waldeyer[6], Hayem[7] u. A. eine Anzahl parenchymatöser Veränderungen und consecutive Regenerationsvorgänge festgestellt, denen sich dann die durch Hayem[8] angebahnte

---

[1] Traité de l'auscultation médiate (II. Edit. 1826).

[2] Vergl. die berühmte Arbeit über parenchymatöse Entzündung in Virchow's Archiv, Bd. 4.

[3] Virchow's Archiv, Bd. 13.

[4] Ueber die Veränderungen der willkürlichen Muskeln im Typhus abdominalis, Leipzig 1864.

[5] l. c.

[6] Virchow's Archiv, Bd. 34.

[7] Arch. de phys. norm. et pathol. 1870.

[8] Ebenda 1869.

und in jüngster Zeit durch Romberg[1] wesentlich geförderte Erkenntniss der interstitiell entzündlichen Processe anreihte.

Unter den parenchymatösen Veränderungen ist vor Allem der albuminoiden Körnung zu gedenken; seltener, besonders im Vergleich mit anderen Infectionskrankheiten, z. B. der Diphtheritis (Romberg), ist fettige und vereinzelt hyaline, wachsartige Degeneration zu beobachten. Dazu kommt eine auffällige Vergrösserung der Kerne in Form von Verlängerung oder Aufblähung derselben, fast regelmässig, wenigstens bei erwachsenen Individuen, mit reichlicher Pigmentablagerung in ihrer Umgebung (Romberg). An den Muskelfasern selbst zeigt sich oft eine Art von Vacuolenbildung und eine eigenthümliche Veränderung der Fasern in Form zahlreicher Querrisse — Myocardite segmentaire (Renault) — die jedoch v. Recklinghausen, Zenker und neuerdings auch Romberg für agonale Producte zu halten geneigt sind.

Die parenchymatösen Veränderungen wurden sowohl an makroskopisch wenig alterirten, wie besonders an solchen Herzen gefunden, die schon äusserlich als mürbe, brüchig, verfärbt und dilatirt bezeichnet werden mussten. Sie betreffen sowohl das linke wie das rechte Herz und scheinen in den äusseren und inneren Schichten des Herzmuskels ausgedehnter und constanter zur Ausbildung zu kommen als in den mittleren, die übrigens manchmal auch beträchtliche Veränderungen aufweisen (Romberg).

Ueber die Beziehungen der parenchymatösen Veränderungen zu den klinischen Erscheinungen ist bisher nicht viel Sicheres festgestellt.

Besser sind wir in dieser Beziehung über die interstitielle Myocarditis unterrichtet. Sie bietet mikroskopisch die Charaktere der echten interstitiellen Entzündung: Rundzelleninfiltration zwischen grösseren Muskelbündeln, die von da zwischen die feineren sich forterstreckt, Capillarektasie, die Gefässe oft strotzend gefüllt mit weissen Blutzellen. Von französischen Autoren (Hayem, Martin) ist dazu noch als wichtig und häufig eine eigenthümliche, von ihnen als Endarteriitis obliterans bezeichnete Affection der kleineren und kleinsten Arterien des Herzmuskels geschildert worden. Hayem will sie besonders bei einer Anzahl plötzlicher Todesfälle im Collaps beobachtet haben. Er schildert die Affection als eine entzündliche Vermehrung der zelligen Elemente der Intima der kleineren Arterien, die dadurch eine beträchtliche Wandverdickung und Lumenveränderung erführen. Romberg hat nur vereinzelt diese Befunde bestätigen können und bezweifelt mit gutem Grund ihre Häufigkeit und allgemeinere Bedeutung.

---

[1] Arbeiten aus der medicinischen Klinik zu Leipzig 1893.

Regionär vertheilt sich, so weit bisher bekannt, der Entzündungsprocess in der Weise, dass sowohl das rechte wie das linke Herz, dieses meist stärker, ergriffen sind, und an letzterem vorzugsweise die Spitze und die Basis. Besonders oft konnte Romberg nachweisen, dass die Myocarditis von gleichartigen entzündlichen Processen des (visceralen) Pericardium und des Endocardium ihren Ausgang nahm.

Wie auch die klinische Erfahrung bestätigt, scheint die interstitielle Myocarditis in der Mehrzahl der Fälle wieder völlig zurückzugehen, ohne functionelle oder anatomische Störungen am Herzmuskel zu hinterlassen. In seltenen Fällen (v. Leyden, Romberg) können wohl dauernd schwielige Veränderungen hinterbleiben. Ob Herzabscess die Folge sein kann, ist nicht erwiesen.

Im Gegensatze zu anderen Infectionskrankheiten gehört **Endocarditis,** besonders Endocarditis valvularis mit Ausgang in Herzklappenfehlern, zu den grössten Seltenheiten. Auch die meist auf complicirende Sepsis zu beziehende Endocarditis vegetans, respective ulcerosa, kommt nur ausnahmsweise zur Beobachtung (Griesinger, Liebermeister, Bouchut).

Auf herdförmige, meist wandständige Endocarditis ausserhalb des Bereiches der Klappen, die nur mikroskopisch nachweisbar ist, hat Romberg aufmerksam gemacht. Sie scheint beim Abdominaltyphus selten eine grössere Ausdehnung zu gewinnen und nur unter ganz besonderen Verhältnissen klinische Bedeutung erlangen zu können[1]. Mit einer gewissen Vorliebe erstreckt sie sich auf dem Wege der Gefässe oder der Muskelinterstition in die Tiefe, so einen directen Uebergang zur Myocarditis bildend.

Häufiger sind nach Romberg in der Tiefe des visceralen Blattes des Herzbeutels, auf der Grenze zwischen ihm und den oberflächlichen Schichten des Myocards, mehr oder weniger ausgedehnte Rundzelleninfiltrationen, denen ein hier gelegenes dichtes Netz aus kleinen Venen und Capillaren zum Ausgangspunkte dient. Auch dieser entzündliche Process erstreckt sich mit Vorliebe tiefer bis ins Herzfleisch, sehr selten nach der Oberfläche des Herzbeutels hin.

Gröbere, makroskopisch wahrnehmbare und zu klinischen Erscheinungen führende Pericarditis mit fibrinösen Auflagerungen oder flüssiger entzündlicher Exsudation gehören dementsprechend zu den grossen Ausnahmen.

Vereinzelt habe ich wohl fibrinöse Auflagerungen auf dem Pericard neben complicirender croupöser Pneumonie gefunden, einige Male eiterige Pericarditis als Theilerscheinung hinzugetretener Sepsis.

Die Veränderungen der **grossen Gefässe** sind, obgleich sie einer Anzahl nicht seltener klinischer Erscheinungen zu Grunde liegen, bisher wenig eingehend studirt.

---

[1] Vergl. den betreffenden Abschnitt im klinischen Theil.

Häufiger werden die Venen als die Arterien befallen. Die typhöse Phlebitis scheint die gewöhnliche Ursache der Phlegmasia alba
dolens der Typhusreconvalescenten zu sein, während eine eigenartige
Arteriitis dem zum Glück seltenen sogenannten spontanen Brand
der Glieder wahrscheinlich meist zu Grunde liegt.

Die hier in Betracht kommenden anatomischen Veränderungen sind
zusammen mit den klinischen Erscheinungen an einer späteren Stelle[1]
ausführlich besprochen.

In demselben Capitel findet sich auch eine ausführlichere Besprechung des Verhaltens des Blutes beim Typhus, auf die hiermit verwiesen sei.

Die Milz.

Sie schliesst sich in ihrem Verhalten den Plaques und Follikeln des
Darmes und den Mesenterialdrüsen im Wesentlichen an.

Wie diese ist sie im Beginn und auf der Höhe der Krankheit fast
stets geschwollen. Jedenfalls gehört bei jugendlichen Individuen und
älteren unter 45 Jahren das Fehlen eines Milztumors um diese Zeit zu
den grössten Ausnahmen. Abgesehen von einigen in dieser Beziehung
unerklärlichen Fällen scheint er nur nach vorausgegangenen Erkrankungen
des Organes, die zu beträchtlichen allseitigen Verdickungen der Kapsel
oder derber Hyperplasie des Stroma (Hoffmann) führen und damit
die Ausdehnungsfähigkeit dauernd aufheben, fehlen zu können[2]. Bei
älteren Personen verhindert zuweilen die senile Atrophie der Milz das
Zustandekommen der Intumescenz.

Am grössten ist der Milztumor auf der Höhe des Fieberstadiums,
während er im Beginne desselben und bei Personen, die im Stadium des
Fieberrückganges sterben, ein geringeres Volum zeigt. Der typhöse Milztumor gehört im Allgemeinen nicht zu den grossen. Auf der Höhe der
Schwellung pflegt er das Doppelte bis Dreifache des gewöhnlichen Umfanges
aufzuweisen; grössere Tumoren sind äusserst selten, aber selbst 3 faches
Volum wird unverhältnissmässig viel seltener als $1^1/_2$ faches oder doppeltes
gefunden, wie aus der nachfolgenden Tabelle Hoffmann's, die die Resultate der Grössenbestimmung der Milz bei 118 Typhusleichen gibt,
hervorgeht:

---

[1] Vergl. den klinischen Theil.
[2] Vergl. Näheres über Ursache, Art und zeitliche Verhältnisse des Milztumors
im Abschnitt Analyse der einzelnen Erscheinungen.

Krankheits-dauer	$\frac{1}{2}$ fach	1 fach	$1\frac{1}{2}$ fach	2 fach	$2\frac{1}{2}$ fach	3 fach	Ueber 3 fach
2 Wochen	1	5	12	7	4	3	—
3 „	—	11	15	12	4	6	—
4 „	—	6	8	17	4	3	—
5 „	—	11	3	4	5	1	—
6 „	—	2	3	—	3	—	—
7 „	—	5	3	—	—	—	—
8 „	—	2	2	1	—	1	—
9 „	—	2	—	—	1	—	—
10 „	—	2	1	—	—	—	—
11 „	—	1	2	—	—	—	—
13 „	1	—	—	—	—	—	1
14 „	1	—	—	1	—	—	—
16 „	—	—	—	1	—	—	—
23 „	—	1	—	—	—	—	—
27 „	—	—	1	—	—	—	—
28 „	—	—	1	—	—	—	—
31 „	1	—	—	—	—	—	—
Zusammen . .	3	48	51	43	21	14	1

Als Grundlage der Milzvergrösserung haben zwei Hauptmomente zu gelten: Blutüberfüllung und Hyperplasie des Gewebes. Hat man Mitte der ersten bis Mitte der zweiten Woche zu untersuchen Gelegenheit, so erscheint die Milz glatt gespannt, auf dem Durchschnitte dunkelroth, ausserordentlich blutreich, mit sehr verwischter Zeichnung. Ende der zweiten und in der dritten Woche ist der noch grösser gewordene Tumor weicher, zuweilen dunkel braunroth, selbst schwarzbraun, und während früher die über die Schnittfläche geführte Messerklinge wenig abstreifte, nimmt sie jetzt leicht in Menge die breiig zerfliessende Pulpa mit. Mit der Entfieberung verkleinert sich das Milzvolum verhältnissmässig rasch. Die vorher gespannte Kapsel wird nun schlaff, runzelig, die Hyperämie lässt nach, während die Hyperplasie, besonders die des Stroma, fortbesteht. Dies führt zu einer helleren Färbung, zu einer gelbrothen, zuweilen durch Pigment gelbbräunlichen Farbe des Querschnittes, der nun die Zeichnung des Stroma deutlicher zeigt, und von dem sich mit dem Messer kaum mehr etwas abstreifen lässt. Das ganze Organ gewinnt nun eine eigenthümlich zähe Consistenz.

Von sonstigen Veränderungen der Milz sind die seltenen, auf Thrombose oder Embolie der Milzarterien zurückzuführenden Infarcte und die noch weniger häufigen Abscesse zu nennen. Zu den letzteren ist offenbar gar nicht alles das zu rechnen, was die älteren Autoren so bezeichneten. Zweifellos sind hier ältere verfärbte und erweichte Infarcte mit untergelaufen. Auch die wirklichen Milzabscesse scheinen zum Theil im Anschluss an Infarct (Jenner, Hoffmann, Leudet) zu entstehen. Andere sind Theilerscheinung allgemeiner Sepsis.

Sowohl die Infarcte wie die Abscesse können in die Bauchhöhle durchbrechen und allgemeine, im günstigsten Falle umschriebene Peritonitis machen.

Auch einige Fälle von „spontaner" Ruptur der übermässig gespannten, blutüberfüllten Milz auf der Höhe sehr schwerer Typhusfälle werden in der Literatur erwähnt (Loebl, Leudet).

Wenn diese Fälle auch zu den äussersten Seltenheiten gehören und jeder einzelne mit Vorsicht aufzunehmen ist, so sind sie doch in Anbetracht der extremen Spannung, Weichheit und Kapselverdünnung, wie sie in schweren, protrahirten Fällen an dem Organ zu Stande kommen, gewiss nicht ganz von der Hand zu weisen.

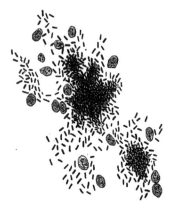

Fig. 7.

Milzschnitt mit Haufen von Typhusbacillen.

Die feineren Veränderungen der Milz, die schon früher zahlreiche Autoren, besonders Billroth[1] und Birch-Hirschfeld[2], beschrieben, hängen, wie wir heute wissen, aufs Innigste mit der Invasion der Typhusbacillen in das Organ zusammen, die hier während der fieberhaften Zeit der Krankheit besonders regelmässig reichlich und in eigenthümlicher Anordnung gefunden werden. Sie sind in Form zahlloser, unregelmässig geformter Häufchen über das Organ zerstreut, in denen die Bacillen so dicht liegen, dass sie auf gefärbten Schnitten zunächst als dunkle, opake Flecke erscheinen, an deren Peripherie sich die Bacillen im Einzelnen erkennen lassen (Fig. 7).

Im Uebrigen sind die histologischen Veränderungen von denjenigen des acuten infectiösen Milztumors überhaupt kaum verschieden: im Anfangsstadium vorwiegend Hyperämie, besonders mit Ueberfüllung der cavernösen Pulpavenen, bei weiterem Fortschreiten des Processes lebhafteste Hyperplasie der zelligen Milzelemente und des Stroma mit Auftreten jener grossen, rothe Blutkörperchen haltenden Zellen (Phagocytose),

---

[1] Virchow's Archiv, Bd. 23.

[2] Archiv der Heilkunde, Bd. 13, u. Tagebl. der 47. Versammlung deutscher Naturforscher u. Aerzte.

die neuerdings theoretisch eine so grosse Rolle spielten. Die Bedeutung einer entzündlichen Veränderung der kleineren arteriellen Milzgefässe, deren besonders französische Forscher gedenken (Siredey), ist bisher nicht genügend festgestellt.

Veränderungen der Harnwerkzeuge.

Abgesehen von den seltenen Todesfällen im Anfangsstadium des Typhus zeigen die **Nieren** meist schon mit blossem Auge wahrnehmbare, mehr oder weniger bedeutende Veränderungen, die denen der anderen parenchymatösen Organe, besonders der Leber, an die Seite zu setzen sind.

Anfang oder Mitte der zweiten Woche sind die Nieren meist noch normal gross oder nur wenig vergrössert, meist schon von aussen lebhaft geröthet, auf dem Durchschnitt sehr stark hyperämisch, so dass die Marksubstanz oft dunkel blauroth, die Rinde etwas heller, roth bis grauroth erscheint.

Mit fortschreitender Erkrankung pflegt das Organ sich noch etwas zu vergrössern, es wird derber, seine Farbe heller, die Kapsel schwer abziehbar. Die Rinde erscheint nun verbreitert, fahl grauroth, oft mit einem Stich ins Gelbliche, während die Pyramiden mit Ausnahme der sehr bald sich gelblich verfärbenden Papillen zunächst noch ihre dunkelrothe Farbe beibehalten.

Nach längerem schwerem Fieber, besonders bei protrahirten Fällen, wird später die Niere, ganz ähnlich wie wir dies bei der Leber erwähnten, wieder kleiner, schlaffer und vielfach von hellerer Farbe. Die Volumsverminderung erfolgt meist auf Kosten der Rinde, die nun verschmälert, fahl graugelb erscheint, während auch die Marksubstanz häufig etwas blasser wird.

Die geschilderten Veränderungen sind der makroskopische Ausdruck der beginnenden, fortschreitenden und zuletzt zu hohem Grade gediehenen parenchymatösen Degeneration. Mikroskopisch äussert sich diese zunächst in albuminös-fettiger Trübung der Epithelien der Harncanälchen, die sehr bald glasig aufquellen, sich mit feineren und grösseren Fetttröpfchen erfüllen, schliesslich zerfallen, und nun neben zahllosen hyalinen und körnigen Cylindern oft auf ziemliche Strecken das Lumen der Harncanälchen verlegen. Regelmässig erscheinen sie dann auch in dem trüben Saft, den man um diese Zeit aus der Spitze der Papillen herausdrücken kann. Fast immer beginnt, wie dies ja schon dem blossen Auge sich zeigt, die parenchymatöse Entartung in der Rindensubstanz; erst später und oft überhaupt nicht in gleich hohem Grade wird auch die Marksubstanz befallen.

Curschmann, Unterleibstyphus.

Die geschilderten Veränderungen sind als Theilerscheinungen des mittleren und schweren Verlaufes des Abdominaltyphus wenigstens makroskopisch schon seit geraumer Zeit bekannt. In Verbindung mit der febrilen Albuminurie haben schon Gregory[1] und Rayer[2] ihrer gedacht, später, auf ein grosses Material gestützt, Hoffmann (l. c.) und E. Wagner[3] in erschöpfender Weise.

In selteneren Fällen bleibt es nun nicht bei diesen Veränderungen. Es treten vielmehr auch klinisch scharf gekennzeichnete Zustände von acuter Nephritis auf. Sie können schon sehr früh, in der Mitte der zweiten, selbst Ende der ersten Woche erscheinen und so sehr das ganze Krankheitsbild beherrschen, dass besonders französische Forscher solchen Fällen direct die Bezeichnung Nephrotyphus beilegen zu sollen glaubten.[4]

Das anatomische Bild der Typhusnephritis ist durchschnittlich das der acuten parenchymatösen hämorrhagischen Entzündung, meist mit sehr zurücktretender Betheiligung des interstitiellen Gewebes.

Von Wagner (l. c.) und Recklinghausen[5] ist auf eine eigenthümliche Form von Nephritis hingewiesen worden, mit zahlreichen miliaren, interstitiellen, eiterigen Herden, die in seltenen Fällen, wie ich dies selbst einmal sah, zu bohnen- bis wallnussgrossen Abscessen zusammenfliessen können. Schon Recklinghausen konnte diese Affection auf Mikrokokkenembolie zurückführen. Es ist heute wohl kaum ein Zweifel, dass sie meistens septischen Ursprunges ist.

Einmal hatte ich Gelegenheit, die Nieren eines unter Erscheinungen reiner Hämoglobinurie gestorbenen Mannes zu untersuchen. Sie waren normal gross, dunkel sepiabraun und abnorm derb. Auf dem Durchschnitte zeigte sich die Rinde schmutzig braungrau, die Pyramidensubstanz dunkel braunroth, fast schwärzlich. Die Nierenepithelien, sowohl die der Rinde wie der Muskelsubstanz, waren albuminös fettig getrübt, zerfallen, die gewundenen und die geraden Harncanälchen mit Massen von braunrothen, glänzenden Hämoglobincylindern und Schollen erfüllt.

Wie in der Leber, so hat Wagner auch in der Niere gelegentlich lymphomatöse, kleine, graue Knötchen nachgewiesen, die fast nur in der Rindensubstanz in nächster Umgebung kleinster Gefässe sich entwickeln. Hoffmann hat sie etwa halbmal so oft wie in der Leber beobachtet.

Als seltenere Vorkommnisse sind noch Infarcte der Niere zu beobachten, die Hoffmann bei 250 Sectionen zehnmal nachweisen konnte.

---

[1] Edinburgh Journal 1831.
[2] Maladies des reins 1840.
[3] Ziemssen's Handbuch der speciellen Pathologie, 3. Aufl., Bd. 9, 1. Th.
[4] Vergl. die Literatur im klinischen Theil. Störungen seitens der Harnwerkzeuge.
[5] Verhandlungen der physik.-med. Gesellsch. zu Würzburg 1871.

Die Veränderungen der übrigen Harnwege treten gegenüber denjenigen der Niere ausserordentlich zurück. In der Schleimhaut des
Nierenbeckens habe ich mehrmals grössere continuirliche oder zahlreiche kleinere Blutungen gesehen, wie sie schon Louis und Rayer
beschrieben. Eiterige Pyelitis, deren in der Literatur wohl auch Erwähnung geschieht, kam mir niemals vor. Die Schleimhaut der Ureteren
ist ganz selten verändert; hier und da werden nur einmal kleine Blutungen gesehen.

Die **Harnblase** weist gleichfalls nur in seltenen Fällen mehr oder
weniger ausgedehnte Schleimhautblutungen auf. Zuweilen verknüpfen sich
diese mit katarrhalischen Zuständen oder selbst „diphtheritischen" Zerstörungen der Schleimhaut. Ganz ausnahmsweise führen die letzteren
zu phlegmonösen Entzündungen der Blasenwand mit Perforation und
Peritonitis.

Veränderungen der Athmungsorgane.

Die **Nasenhöhle** bietet gewöhnlich die Erscheinungen des Katarrhs mit
geringer Secretion; zuweilen, besonders da, wo im Leben hartnäckiges Nasenbluten vorausgegangen, finden sich oberflächliche Erosionen und stellenweise blutige Durchtränkung der Schleimhaut der Muscheln und des Septums.

Croupöse und diphtheritische Auflagerungen sind in der Nase sehr
selten, fast immer nur in Zusammenhang mit den gleichen Processen am
weichen Gaumen und den Tonsillen.

An der Schleimhaut des **Kehlkopfes** gehören leichte katarrhalische
Erscheinungen zu den häufigeren Vorkommnissen; seltener erreichen sie
einen bedeutenden Grad.

Interessant und wichtig sind die schwereren typhösen Larynxverände-
rungen. Sie nehmen ihren Ausgang meist von oberflächlichen Erosionen,
die rasch in die Tiefe sich ausbreiten und zu ausgedehnter Geschwürsbildung mit Perichondritis und Zerstörung der Knorpel führen können.

Der gewöhnliche Sitz des typhösen Larynxgeschwüres ist die hintere
innere Kehlkopfwand, von wo es sich — meist nur in Form oberflächlicher
Erosionen — auf den hinteren Theil der Stimmbänder ausbreiten kann. An
der hinteren Wand dagegen geht es oft in die Tiefe, zunächst von ausgedehntem Oedem der umgebenden Theile, der Schleimhaut der Aryknorpel, des Kehlkopfinneren, besonders der falschen Stimmbänder, begleitet. Nicht selten dringt es bis zum Knorpel vor. Dem Sitz des Geschwüres
entsprechend, entwickelt sich dann am häufigsten Perichondritis und mehr
oder weniger ausgedehnte Nekrose des Ringknorpels und der Giessbeckenknorpel, die den ersteren in sehr grosser Ausdehnung zerstören,
die letzteren zur Nekrose und Ausstossung im Ganzen bringen kann.

7*

Nicht viel weniger selten sind geschwürige Veränderungen des Kehldeckels. Meist halten sie sich oberflächlich, einzeln oder in Gruppen den Rand der Epiglottis umsäumend. Zuweilen greifen sie auf den Knorpel über und veranlassen Abstossung kleiner Stückchen seines Randes. Selten sind ausgedehnte Zerstörungen des Kehldeckels, die sich dann über mehr als die Hälfte desselben erstrecken können.

Weitaus am seltensten scheint die Perichondritis und Nekrose des Schildknorpels zu sein.

Ueber die Entstehung des typhösen Larynxgeschwüres und seiner Folgezustände sind die Acten noch nicht geschlossen. Sie als „decubitale“ im stricten Sinne aufzufassen, wie ältere Autoren wollten, ist ebensowenig zu rechtfertigen wie die Annahme, dass den ausgedehnteren Zerstörungen wirkliche Diphtherie zu Grunde liege.

Ein Theil der Geschwüre, besonders derjenigen der hinteren Kehlkopfwand, geht zweifellos von oberflächlichen Erosionen und Fissuren der Schleimhaut aus, die dann wohl durch secundäre Infection zu weiterer Ausdehnung gelangen. Einem anderen Theil liegt sicher eine eigenartige Affection der Schleimhaut in Gestalt einer Infiltration ihrer Lymphfollikel zu Grunde, die ihrem Wesen nach den im Darm und anderen Organen regelmässig vorkommenden zur Seite zu stellen ist. Sie finden sich besonders an der Basis des Kehldeckels, an der hinteren Wand zwischen den Giessbeckenknorpeln und an der hinteren Ansatzstelle der Stimmbänder, scheinen ganz wie die anderen lymphoiden Infiltrationen zu zerfallen und so den ersten Anlass zur Geschwürsbildung zu geben. Eine genauere mikroskopische und besonders bakteriologische Untersuchung dieser Follikelinfiltrationen liegt nicht vor. Sie ist um so dringender geboten, als sie wahrscheinlich zur Erkenntniss ihrer specifisch typhösen Natur führen wird.

Von einzelnen Seiten wird die Meinung vertreten, dass auch ohne vorausgegangene Schleimhautverschwärung selbstständig Perichondritis mit Abscessbildung entstehen könne. Solche Fälle würden dann der Periostitis typhosa der langen Röhrenknochen und Rippen an die Seite zu stellen und der Untersuchung des Eiters auf Eberth-Bacillen besonders werth sein.

Die **Luftröhre und die grossen Bronchien** sind selten der Sitz tiefer greifender Veränderungen. Meist findet man auf der Höhe der Krankheit ihre Schleimhaut lebhaft geröthet, mit spärlichem, zähem Secret bedeckt, hier und da wohl auch kleinere Erosionen. Nur ausnahmsweise vertiefen diese sich zu förmlichen Geschwüren, und ganz vereinzelt kommt es im Anschlusse an sie zu Perichondritis, Knorpelnekrose und peribronchialen Eiterungen.

Verschiedene Autoren, besonders Griesinger, berichten von pseudomembranösen, diphtheritischen Auflagerungen. Sie sind jedenfalls äusserst

selten und harren einer näheren Untersuchung mit modernen Mitteln.
Bemerkenswerth ist das Vorkommen ausgedehnter fibrinöser Tracheobronchitis (Eisenlohr), das schon seinem klinischen Verlaufe nach scharf
von eigentlichen diphtheritischen Veränderungen zu trennen sein dürfte.
   In nicht wenigen Fällen findet sich eine beträchtliche frische Hyperplasie der Bronchialdrüsen. Sie ist nicht etwa ein mit örtlichen Veränderungen der Luftwege zusammenhängender Zustand, sondern eine
Theilerscheinung der allgemeinen typhösen lymphoiden Hyperplasie.
   Die feineren und feinsten Bronchien werden wie die gröberen
auf der Höhe und während des ganzen fieberhaften Stadiums mit meist nur
geringer Schwellung und Secretion der grötheten Schleimhaut gefunden.
Ich halte mit den meisten neueren Autoren diesen Katarrh für einen specifischen, zum Typhus gehörigen.
   Mit der typhösen Bronchiolitis hängen die so häufigen Atelektasen
und lobulären Pneumonien innig zusammen. Die letzteren sind noch
lange nicht genügend bakteriologisch untersucht. Ein grosser Theil gehört wohl, insofern es sich um Streptococcen und Staphylococcen als Entzündungserreger handelt, zu den wirklichen Complicationen, während nach
den Untersuchungen von Polynère[1], Finkler[2] u. A. ein anderer Theil
direct auf die Wirkungen des Typhusbacillus zurückzuführen ist.
   Nach schweren, lang hingezogenen Typhen, nicht selten auch schon
auf der Höhe des Fieberstadiums finden sich in der Leiche die hinteren
unteren Lungentheile einnehmende hypostatische Verdichtungen. Die
zuerst und vorzugsweise die betreffenden Lungenpartien befallende Bronchitis
mit Schwellung der Schleimhaut und Atelektase vereinigen sich mit der
Herzschwäche und den unter solchen Verhältnissen doppelt sich geltend
machenden Einflüssen der Körperhaltung auf die Blutvertheilung zum
Zustandekommen dieser Veränderungen.
   Mit der meist kürzeren Dauer der Typhen bei Kindern und viel seltener
eintretenden Herzschwäche hängt es zweifellos zusammen, dass hypostatische Splenisation bei ihnen sehr viel weniger häufig ist als bei Erwachsenen.
   Unter den lobären Lungenentzündungen beim Abdominal-
typhus spielt die wahre fibrinöse Pneumonie eine wichtige Rolle.
Fast immer liegt ihr der Fränkel-Weichselbaum'sche Diplococcus zu
Grunde, während nur vereinzelt der Friedländer'sche Bacillus in Betracht kommt.
   Zweifellos kommen auch Mischinfectionen, besonders Diplococcus
pneumoniae mit Streptococcen und Staphylococcen, vor. Sie sind aber anatomisch noch nicht so eingehend untersucht, dass über ihre Häufigkeit

---

[1] Thèse, Paris 1889.
[2] Die acuten Lungenentzündungen, Wiesbaden 1891.

sich Bestimmtes sagen liesse. Nicht selten legt schon die makroskopische Besichtigung des Durchschnittes der Lunge die Vermuthung nahe, dass eine dieser complicirten Formen vorliegen möge.

In selteneren Fällen wurde auch Streptococcenpneumonie[1], die, wie schon vorher erwähnt, gewöhnlich in der lobulären Form aufzutreten pflegt, in lobärer Form gefunden. Noch weniger häufig scheint Staphylococcenpneumonie als Monoinfection beim Typhus vorzukommen. Von einzelnen Autoren (Chantemesse, Finkler, Bruneau[2]) werden auch Fälle von lobärer Pneumonie, denen allein der Bacillus Eberth zu Grunde lag, erwähnt. Auch Mischinfectionen des letzteren mit Strepto- und Staphylococcen sind beschrieben worden.

Wenn auch sehr selten, so scheinen doch alle erwähnten Pneumonieformen beim Typhus den Anstoss zur Entwicklung von Lungenabscess geben zu können. Rein metastatisch als örtliche Erscheinung complicirender Pyämie ist er wohl ebenfalls beobachtet worden.

Etwas häufiger scheint Lungengangrän vorzukommen: Zunächst als Ausgang der lobären, besonders fibrinösen Pneumonie in Fällen schwerer, protrahirter Erkrankung schon vorher schwächlicher Personen, sodann als Folge jauchig-eiteriger Embolie und endlich, was besonders wichtig, als Ausgang von Aspirationspneumonie verschiedenster Herkunft. Hier können faulige, infectiöse Dinge, die bei schlecht gehaltener Mundhöhle aus der Nahrung stammen, ebenso in Betracht kommen, wie eiterige, jauchige Affectionen des Mundes und der Anfangstheile der Athmungswege, Zahncaries mit Zahnfleischabscess, eiterige, gangränöse Tonsillitis, Kehlkopfgeschwüre mit perichondritischem Abscess und Knorpelnekrose.

Spontangangrän der Lunge, wie sie Liebermeister beobachtete, ist mir nicht vorgekommen.

Hämorrhagischer Lungeninfarct wird ebenso wie Milz- und Niereninfarct, nicht selten gemeinsam mit beiden, in Typhusleichen gefunden. Er kann durch Resorption und Schrumpfung schliesslich mit Narbenbildung zurückgehen oder auch eiterig, selbst brandig zerfallen, meist dann mit Entwicklung von exsudativer Pleuritis, besonders Empyem.

Der periphere Sitz und die Keilform der Mehrzahl dieser Infarcte deuten schon auf ihren embolischen Ursprung hin. In der That findet man dann auch häufig wandständige, erweichte Thromben im rechten Herzen, namentlich im Vorhof und im Herzohr. Auch aus den grossen

[1] Vergl. den Fall von Koch aus meiner Klinik. Dissert. Leipzig 1896. — Ausserdem Neumann, Berliner klin. Wochenschr. 1886, Nr. 6. — Finkler, Congress-Verhandlungen f. innere Medicin 1888 u. 1889.

[2] Thèse, Paris 1893.

Zweigen der Lungenarterie selbst, die beim Typhus nicht ganz selten acute Veränderungen der Intima zeigt, können solche Emboli stammen.

Im Anschlusse an die Infarctbildung ist noch der plötzlichen Todesfälle zu gedenken, deren Ursache in einer Embolie eines Hauptastes der Lungenarterie zu suchen ist. Auch ihre Quelle kann im Herzen oder in den grossen peripheren Körpervenen gefunden werden.

Pleuritis in Form mehr oder weniger ausgedehnten fibrinösen Beschlages ist als Begleiterscheinung der verschiedenen Pneumonieformen beim Typhus nicht selten und dann, so weit bisherige Untersuchungen reichen, auf die jenen zu Grunde liegenden Mikroorganismen zurückzuführen. Fibrinöse und septische Pneumonien führen hier und da auch zu Empyemen. Auffallend selten sind bei Abdominaltyphus grössere seröse oder sero-fibrinöse pleuritische Ergüsse.

Nur vereinzelt kommt Pneumothorax vor, meist als Folge eiteriger oder gangränöser Herderkrankungen der Lunge.

Eine wichtige Complication des Typhus ist die Tuberculose, besonders die tuberculöse Lungenaffection.

Sie tritt in verschiedener Weise auf: als Theilerscheinung einer complicirenden allgemeinen Miliartuberculose, als acute käsige lobuläre, selten lobäre Pneumonie, in Form acuter tuberculöser Peribronchitis oder als directe Steigerung und acute Ausbreitung einer schon vor der Erkrankung an Typhus vorhandenen, bis dahin langsam verlaufenen Spitzentuberculose. Auch bei den anderen Formen lassen sich stets in der Leiche ältere tuberculöse Affectionen der Lungen und Bronchialdrüsen oder entfernterer Organe als Quelle der frischen Tuberculose nachweisen.

Interessant und bisher schon in einzelnen Fällen näher studirt ist auch das Vorkommen der Tuberculose als Mischinfection. Besonders ist bei Typhuspneumonie wiederholt der Tuberkelbacillus neben den Fränkel-Weichselbaum'schen Pneumoniecoccen, dann natürlich mit entsprechend complicirten histologischen Verhältnissen, gefunden worden.

Veränderungen des Nervensystems.

Im Verhältnisse zu dem starken Vorwiegen der klinischen Erscheinungen seitens des **Centralnervensystems** bei schwerem Verlauf des Abdominaltyphus ist die anatomische Ausbeute eine recht geringe. Zweifellos hängt dies damit zusammen, dass die schweren nervösen Störungen vorwiegend auf eine von den Typhusbacillen ausgehende specifische Giftwirkung zurückzuführen sind, die meist einen nur vorübergehenden, der Intensität seiner Erscheinungen histologisch wenig entsprechenden Eindruck machen.

Hirnhäute. An der Dura mater wird nicht selten Hyperämie
und mehr oder weniger starke frische Verklebung mit der Innenfläche des Schädels gefunden, die ihrerseits dann meist osteophytische
Auflagerungen zeigt. Die grossen Venen und die Sinus finden sich oft
mit dunklem, flüssigem Blute strotzend gefüllt, während Thrombenbildung
nur ausnahmsweise und dann in späten Stadien bei sehr protrahirt verlaufenen Fällen zu Stande zu kommen scheint.

An den **weichen Hirnhäuten** sind ödematöse Durchfeuchtung, leichte
Trübung, Injection und Verklebung in Verbindung mit Vermehrung der
klaren oder leicht getrübten Ventrikelflüssigkeit ganz gewöhnliche Erscheinungen. Sehr beachtenswerth sind die Beobachtungen von Fr. Schulze[1],
der in Fällen, die im Leben mehr oder weniger schwere meningitische Erscheinungen boten, neben den ebenerwähnten makroskopischen Befunden
mikroskopisch kleinzellige Infiltration der Meningen und Fortsetzung derselben längs der Gefässe bis in die Gehirnsubstanz beobachtete.

Subarachnoideale Gehirnhautblutungen sind als seltenere Erscheinungen schon von Chomel und Louis, später von Hoffmann und
Griesinger beschrieben worden. Sie scheinen schon in früher Zeit auftreten zu können, wie die beiden Fälle von Griesinger beweisen, der
sie schon in der zweiten Krankheitswoche beobachtete.

Eiterige cerebrale und cerebrospinale Meningitis finden sich
schon vereinzelt in der älteren Literatur erwähnt, sind aber erst neuerdings ihrer klinischen Bedeutung nach besonders hervorgehoben worden
(Duchek, Griesinger, Buhl, Leyden, Erb, Curschmann). Die
Affection kann, wie ich betont habe[2], schon in der ersten Woche auftreten. Sie verläuft selten tödtlich. Weit schwerer und häufiger zur Section kommend sind die später gegen Ende der Fieberperiode oder selbst
kurz nach der Defervescenz eintretenden Formen. Hier zeigen sich oft
sehr ausgedehnte, tiefgreifende Entzündungserscheinungen in Form von
fibrinös-eiteriger Durchsetzung der weichen Hirn- und Rückenmarkshäute.

Ob man es hier mit ätiologisch einheitlichen oder Processen verschiedener Herkunft zu thun hat, ist zweifelhaft, da eingehendere histo-
logisch-bakteriologische Studien nicht vorliegen. Es ist nicht unwahrscheinlich, dass in einem Theil der Fälle der Bacillus Eberth der einzige
oder doch vorwiegende Eitererreger ist. Für andere Fälle, namentlich
solche mit gleichzeitiger fibrinöser Pneumonie, hat man allen Grund, an
den Fränkel-Weichselbaum'schen Diplococcus zu denken. Noch andere
sind mit grosser Wahrscheinlichkeit auf den Erreger der genuinen (epi-

---

[1] Verhandlungen des Congresses f. innere Medicin, Wiesbaden, Bd. 5, S. 469 ff.
[2] Ebenda, Bd. 5, S. 469 ff.
    Vergl. auch Wolff, Archiv f. klin. Medicin, Bd. 43 (Mittheilungen aus
meiner Abtheilung in Hamburg).

demischen) Cerebrospinalmeningitis zurückzuführen. Abgesehen von vereinzelten bakteriologischen Beobachtungen spricht hierfür namentlich auch die Thatsache, dass man mit auffallender Häufigkeit meningitische Zustände bei Typhus an Orten und zu Zeiten beobachtet hat, wo beide Erkrankungen, Cerebrospinalmeningitis und Typhus, nebeneinander grassirten[1]. Zweifellos ist endlich, dass auch Streptococcen oder Staphylococcen an sich oder in Form von Mischinfectionen mit anderen Mikroorganismen eiterige Meningitis veranlassen können. Besonders ist dies als Theilerscheinung complicirender Sepsis der Fall, wobei jedoch betont werden muss, dass nur die grosse Minderzahl aller mit Pyämie complicirter Typhusfälle diese Localisation zeigt.

Eine andere wichtige Form secundärer eiteriger Meningitis ist die nach Otitis media purulenta mit Meningophlebitis, Sinusthrombose und Caries des Felsenbeines auftretende. Sie ist um so beachtenswerther, als im Leben bei den schwer besinnlichen oder völlig comatösen Kranken nicht selten die Ohraffection übersehen wird.

Was die Beschaffenheit der **Gehirnsubstanz** betrifft, so zeigt sie beim Typhus keinerlei regelmässig wiederkehrende oder mit ihm nahe verknüpfte Veränderungen.

Als allgemein geltende Veränderung wollte Buhl[2] Hirnödem mit consecutiver Erweichung verschiedenen Grades feststellen. Es ist kein Zweifel, dass sie in vielen Fällen nachweisbar und selbst mit mässiger Erweiterung der Seitenventrikel verknüpft ist. Herdförmige Erweichung ist sehr selten und, wo sie vorkommt, die Folge von Thrombose der in früher erwähnter Weise entarteten Hirnarterien (Endarteriitis obliterans) oder der Gerinnselbildung ·in einzelnen Hirnsinus oder grösseren Venen.

Meynert hat auf eine gelbbraune Verfärbung der Hirnrinde, der Oberfläche der Corpora striata, der Thalami optici und der Vierhügel aufmerksam gemacht, die er mikroskopisch auf eine diffuse gelbliche Verfärbung und Anhäufung von bräunlichen Pigmentkörnern in den nervösen Elementen, besonders den Ganglienzellen, zurückführen konnte. Die Zellen selbst werden dann, wie dies auch Hoffmann sah, in ihren Contouren verwischt, so dass schliesslich der Zellleib überhaupt nur noch undeutlich und hauptsächlich durch seinen Pigmentinhalt angedeutet erscheint.

Von Recklinghausen-Popoff sind in der Hirnrinde, besonders in den perivasculären Lymphräumen, eigenthümliche Rundzellenanhäufungen

---

[1] Dies fiel mir namentlich während unserer Hamburger Epidemie 1886/87 auf. Vergl. auch Wolff l. c.

[2]. Buhl, Ueber den Wassergehalt des Gehirnes bei Typhus. Zeitschr. f. rationelle Medicin 1858.

beobachtet worden. Sie sollen in die Nervenzellen eindringen und dieselben zum Zerfall bringen können. Diese vorläufig schwer zu deutenden Befunde sind von verschiedenen Seiten (Herzog Carl in Bayern,
Blaschko u. A.) bestätigt worden.

Blutungen in die Hirnsubstanz scheinen äusserst selten zu sein.
Ich habe nur zwei Fälle der Art beobachtet.

Gehirnabscesse kommen gelegentlich als Folge von Otitis media
purulenta oder metastatisch vor. Einmal ist mir ein solcher bei allgemeiner Pyämie in Folge jauchigen Decubitus, ein anderes Mal in Anschluss an Lungenabscess begegnet.

Anatomische Veränderungen seitens der Medulla oblongata und
des Rückenmarkes sind fast unbekannt.

Kümmell hat zwei Fälle von bulbären Blutungen gesehen. Mir
selbst ist einmal ein unter Erscheinungen der acuten Bulbärparalyse
tödtlich verlaufener Typhusfall vorgekommen, bei dem auch die Section
Erweichung und capilläre Blutungen in die Substanz der Medulla oblongata erwies. Eine mikroskopische Untersuchung wurde leider nicht vorgenommen.

Bezüglich des Rückenmarks begegnet man der Angabe, es weise
öfter meningeale Hyperämie und auch hyperämische Zustände seiner Substanz auf. Vereinzelt werden myelitische Herde und speciell das Vorkommen von umschriebener Poliomyelitis anterior (Shore) erwähnt. In
einem Falle[1], wo der Verlauf des Typhus ausschliesslich von spinalen
Erscheinungen beherrscht wurde und speciell unter dem Bilde der
acuten aufsteigenden (Landry'schen) Paralyse sich abspielte, konnten
mikroskopisch auf Querschnitten des Rückenmarkes zahlreiche Typhusbacillen nachgewiesen und auch aus seiner Substanz gezüchtet werden.
Am Gewebe der Medulla spinalis fanden sich nur unbedeutende Veränderungen. Der Fall wirft ein Licht auf einen ganz ähnlichen von
Leudet[2], der unter den Erscheinungen der acuten Landry'schen Paralyse
während der Reconvalescenz von einem leichten Abdominaltyphus tödtlich
verlief und bei der Section keine wesentlichen Veränderungen am Rücken-
marke aufwies.

Alle diese anatomischen Befunde müssen gegenüber den klinisch
nicht ganz seltenen ausgesprochen spinalen Symptomen als äusserst spärlich bezeichnet werden. Hier besteht eine grosse Lücke der Typhus-
forschung am Leichentisch.

Das periphere Nervensystem ist beim Typhus gleichfalls nur
ganz selten untersucht. Entsprechend gewissen klinischen Erscheinungen

---

[1] Curschmann, Verhandlungen des Congresses f. innere Medicin 1886.
[2] Gazette médecine de Paris Nr. 19, 1861.

hat man hier und da die anatomischen Veränderungen der parenchymatösen Neuritis zuweilen in grosser Ausdehnung gefunden (Pitres
und Vaillard). .

Veränderungen der Sinnesorgane.

Bezüglich der Augen, die klinisch mancherlei Störungen bieten,
ist anatomisch bisher wenig bekannt geworden. Man hat Hornhaut-
verschwärungen, Iritis und Iridochorioiditis und vereinzelt Neuritis optica
festgestellt.

Häufiger und eingehender untersucht sind die Veränderungen des
Ohres. Wenn auch entschieden nicht alle, so beziehen sich hier doch
die meisten Störungen auf Fortleitung der katarrhalischen und der tiefer-
greifenden Processe des Nasenrachenraumes, der Tonsillen und benachbarten Gebilde. So gehören katarrhalische Veränderungen der Tubenschleimhaut und der Paukenhöhle zu den häufigeren Befunden. Zuweilen
kommt es zu eiterigen Mittelohrkatarrhen mit Perforation des Trommelfelles und weiter zu eiterigen Affectionen der Nachbargebilde, besonders
der Zellen des Processus mastoideus, der zugehörigen Venen und der
benachbarten Sinus.

Auch diphtheritische Affectionen der Tuben und des Mittelohres
sind als unmittelbare Fortsetzung der gleichen Veränderungen der Nasenrachengebilde wiederholt beobachtet worden.

Analyse der einzelnen Erscheinungen, Complicationen.

Das in Bezug auf Schwere, Dauer, Gruppirung und Ausbildung der einzelnen Erscheinungen, sowie auf Folgezustände und Ausgänge so ungemein mannigfaltige Bild des Abdominaltyphus lässt sich im Grossen und Ganzen auf zwei Hauptfactoren zurückführen: auf die Lebensäusserungen des Typhusgiftes und ihre Wirkungen auf den Körper und auf die individuelle Reaction des Kranken.

Während unsere Anschauungen bezüglich des zweiten Momentes — ein Ergebniss stetiger Wandlung und langsamer Reifung der klinischen Erfahrung — heute nach allen Richtungen ausgedehnt und vertieft sind, steht das erste, die Beziehungen des Typhusbacillus zu dem Gesammtbild der Krankheit und ihren Einzelerscheinungen, trotz reicher Einzelkenntnisse noch in den Anfängen.

Schon jetzt lässt sich bestimmt sagen, dass die Wirkungen des Typhusbacillus, allgemein betrachtet, sich zusammensetzen aus seiner örtlichen und seiner allgemeinen Aeusserung. Die letztere ist im Wesentlichen auf die vom Bacillus erzeugten Toxine zurückzuführen, deren erste Kenntnisse wir Brieger und Fränkel verdanken.

Neben den Wirkungen des Eberth-Bacillus werden aber diejenigen anderer pathogener Mikroorganismen für den Typhus täglich wichtiger, die für sich oder in Combination mit ersterem in bestimmten Organen oder Organgruppen sich geltend machen.

Streng genommen, wird man heute nur die erste Gruppe von Erscheinungen der eigentlichen Typhuserkrankung zuzuzählen haben, während die theilweise oder ausschliesslich auf anderartige Infectionsträger zurückzuführenden Zustände als Complicationen aufzufassen sind.

Auch in der vorbakteriologischen Zeit hat man, allerdings von anderen Gesichtspunkten aus, Complicationen und Nachkrankheiten von den eigentlichen Krankheitserscheinungen gesondert behandelt. Heute kommt uns die damalige Eintheilung sehr willkürlich vor, aber wir wissen noch nichts Besseres an ihre Stelle zu setzen. Wollte man eine solche Trennung nach modernen Gesichtspunkten durchführen, so würde uns sofort entgegentreten, dass der jetzige Stand der bakteriologischen Durchforschung des Typhus noch lange nicht ausreicht, um auf ihn eine Sonderung der eigentlichen Krankheitserscheinungen von den Complicationen zu stützen.

Im Einzelnen lässt sich wohl viel Neues und Ueberraschendes beibringen. Eine ganze Reihe von Veränderungen, die man noch vor Kurzem als complicirende vom eigentlichen Typhuskeim unabhängige bezeichnete, sind jetzt als Mischinfection von Typhusbacillen und anderen pathogenen Mikroorganismen bekannt oder selbst auf den Typhusbacillus allein zurückgeführt. Es möge in dieser Beziehung nur auf die eiterigen Processe, auf Knochen- und Gelenkaffection, auf gewisse Pneumonien und pleuritische Exsudate, sowie auf manche Erscheinungen seitens des Nervensystems und des Herzens hingewiesen werden.

Wie die Dinge heute noch liegen, wird es trotzdem besser sein, bei der folgenden Darstellung auf eine räumliche Sonderung der Complicationen von den eigentlichen Krankheitserscheinungen zu verzichten und beide nebeneinander abzuhandeln.

So weit als möglich wird dabei freilich zu sorgen sein, die verschiedenen Processe als specifische, als reine Complicationen oder als Mischinfectionen scharf hervortreten zu lassen. Ist doch diese Scheidung von einschneidender Wichtigkeit für das Verständniss der Krankheit überhaupt und ihre weitere Erforschung.

Veränderungen der äusseren Bedeckungen.

Einige Angaben über die Beschaffenheit der äusseren Haut beim Abdominaltyphus sind schon bei Schilderung des allgemeinen Krankheitsbildes und der anatomischen Veränderung gemacht worden.

Die Haut bietet während aller Stadien des Abdominaltyphus mannigfaltige, diagnostisch sowohl als für Verlauf und Ausgang wichtige Erscheinungen.

Zu den häufigsten und bedeutsamsten gehört die Roseola. Man hat ihr geradezu die Bezeichnung Roseola typhosa gegeben; mit welchem Recht wird sich im Folgenden zeigen.

Die Roseola (Tâche rosée lenticulaire — Louis) stellt sich in Form kleiner, rundlicher, wohl umschriebener, stecknadelkopf- bis linsengrosser, stets leicht erhabener rother Flecke dar, die bei Druck (am besten mit dem Glasplessimeter) in jedem Stadium völlig erblassen und

sich damit als rein hyperämische erweisen. Beim ersten Entstehen blassroth und punktförmig, werden die Roseolen rasch grösser und dunkler
gefärbt. Sie stehen fast immer vereinzelt. Hier und da fliessen zwei,
selten mehrere zusammen.

Ihr erstes Auftreten fällt in die zweite Hälfte der ersten oder den
Beginn der zweiten Krankheitswoche. Fälle, wo das Exanthem zögernder,
erst Mitte oder am Ende der zweiten Woche hervortritt, sind selten. Vereinzelt kommen auch schon sehr früh, vom zweiten bis vierten Krankheitstage an, Roseolen vor. Ich habe dies namentlich bei Frauen und
Kindern gesehen.

Zuerst treten die Roseolen auf Brust, Bauch und Rücken auf. Am
Rücken kommen sie öfters noch 12, ja 24 Stunden früher als am Bauch
und der Brust zum Vorschein, auch werden sie dort nicht selten etwas
grösser. Vom Rumpfe erstreckt sich der Roseolaausschlag meist nicht
weiter, in einzelnen Fällen allerdings bis auf die Oberarme und Oberschenkel, ganz ausnahmsweise bis auf Vorderarme, Handrücken, Unterschenkel und Füsse. Eine so weite Verbreitung auf die Extremitäten setzt
aber fast immer ein relativ dichtes Befallensein des Rumpfes voraus. Es
muss als Regel gelten, dass dieser von den Roseolen vorzugsweise und am dichtesten besetzt wird, und dass ihre Zahl umsomehr abnimmt, je weiter der betreffende Körpertheil vom
Rumpf entfernt ist.

In einem Krankheitsfalle, wo ein Roseolaexanthem auf den unteren
Theilen der Extremitäten dichter als auf den oberen Partien und gar auf
dem Rumpfe sich fände, würde ich an sich schon einen Typhus zu diagnosticiren Anstand nehmen.

Das Gesicht bleibt stets frei von Roseolen. Nur vereinzelt habe ich
solche am Halse und selbst noch am unteren Rande des Unterkiefers
gefunden.

Im Allgemeinen und verglichen mit den Efflorescenzen bei anderen
Infectionskrankheiten ist das Roseolaexanthem beim Typhus nicht reichlich. Wo es einmal gleichzeitig in grosser Zahl und sehr dicht sich
entwickelt, hat der Anblick etwas Fremdartiges. Man sei dann diagnostisch sehr auf der Hut. Verwechslungen mit anderen Infectionskrankheiten liegen nahe. So habe ich hier und da gesehen, dass Roseola
syphilitica mit Eruptionsfieber und Milztumor Anlass zu unliebsamen Verwechslungen gab.

In der grössten Mehrzahl der Fälle sind gleichzeitig die Roseolen
nur vereinzelt oder in geringer Zahl vertreten, 5 bis 10 bis 30. Bei
kleinen Kindern pflegen sie nach meiner Erfahrung durchschnittlich noch
sparsamer als bei Erwachsenen zu sein. Bei letzteren vermindert sich
ihre Zahl wieder im höheren Alter. Was das Geschlecht betrifft, so

scheint das Exanthem bei Frauen sich im Ganzen etwas reichlicher als bei Männern zu entwickeln. Dass die Roseola auch während des ganzen Verlaufes der Krankheit vollkommen fehlen kann, möchte ich manchen Autoren, z. B. Murchison, gegenüber ausdrücklich hervorheben.

So wurde bei 1261 Fällen der Leipziger Klinik 260mal dauerndes Fehlen der Roseolen notirt.

Zweifellos wechselt die Reichlichkeit und die Ausbildung des Exanthems auch zu verschiedenen Zeiten und bei verschiedenen Endemien. Im Jahre 1887 in Hamburg habe ich relativ viel häufiger sparsame Exantheme gefunden als während anderer Jahre. Unter 1601 Fällen, die damals daraufhin genau untersucht wurden, fanden wir bei 325 gar keine oder nur ganz vereinzelte Roseolen. Dem stehen wieder Zeiten gegenüber, wo ich die Roseola nur selten vermisste, und wo mir ihre durchschnittliche Reichlichkeit geradezu auffiel. Vielleicht mag aus solchen Beobachtungszeiten die Meinung mancher Autoren stammen, die Roseola sei als etwas unbedingt zum Typhus Gehöriges zu betrachten.

Zwischen der Schwere der Krankheit und der Stärke der Roseolaeruption besteht kein bestimmtes Verhältniss. Nur das vollkommene Fehlen glaube ich bei leichteren oder abortiv verlaufenden Fällen öfter als bei schweren, lange hingezogenen, beobachtet zu haben. Es kommt also dem Ausschlag nur eine diagnostische und keine prognostische Wichtigkeit zu.

Der Bestand der einzelnen Roseolaflecke ist offenbar kein langer: im Durchschnitt 3—5 Tage. Als längste Dauer glaube ich 7—10 Tage angeben zu dürfen. Ein 14 Tage langes Sichtbarbleiben, wie es Trousseau angibt, ist mir nicht vorgekommen.

Sehr charakteristisch aber ist es für die Roseola typhosa, dass, während die alten Roseolen zurückgehen, immer wieder neue sich entwickeln, so dass daraus ein verhältnissmässig langer Gesammtbestand des Ausschlages sich ergibt. Als durchschnittliche Gesammtdauer des Exanthems möchte ich 12—14 Tage bezeichnen. Eine längere als dreiwöchentliche ist mir selten vorgekommen. Im Allgemeinen lässt sich sagen, dass die Roseolen selten über die fieberhafte Periode der Krankheit hinaus bestehen. Wenn auch nicht geleugnet werden soll, dass hier und da einmal in der fieberlosen Zeit noch vereinzelte Roseolen aufschiessen, so sei man doch in dieser Beziehung sehr kritisch.

Bei Nachschüben und Recidiven schiessen ganz gewöhnlich wieder Roseolen auf, oft ebenso reichlich und selbst dichter wie beim ersten Beginn, und so lange, wie hier das Fieber dauert. Unter solchen Umständen kann man dann in der vierten bis fünften Krankheitswoche, ja selbst später noch Roseolen sehen.

Kommen Roseolen auch bei anderen Krankheiten vor? Ich glaube der Roseola typhosa gleiche Efflorescenzen recht selten. Je geübter und erfahrener der Beobachter ist, um so seltener wird er hiervon berichten. Ich selbst habe nur in einigen Fällen von acuter Miliartuberculose und von Meningitis cerebrospinalis, die auch anatomisch als nicht mit Typhus complicirt sich erwiesen, auf der Haut von der Typhusroseola nicht zu unterscheidende Eruptionen beobachtet.

Während bei acuten Exanthemen, z. B. Pocken und Fleckfieber, dem Ausbruche des specifischen Ausschlages gewisse flüchtige Exantheme mehr oder weniger lange Zeit vorauszugehen pflegen, habe ich solche als Vorläufer der Typhusroseola sehr selten gesehen. Nur einige Male kamen mir bei Frauen und Kindern oder zart besaiteten, hellblonden, blau-äugigen jungen Leuten ganz flüchtige diffuse oder fleckige Erytheme am Rumpfe und den Extremitäten vor.

Bemerkenswerth ist, dass die Roseolen, nachdem sie verblasst sind, meist keinerlei Spur hinterlassen, wie sie auch an der Leiche nie mehr nachgewiesen werden können. Als einzige Spur am Lebenden sieht man gelegentlich hellbräunliche oder gelbliche Fleckchen von nur kurzer Dauer oder, was noch häufiger, geringfügige kleienförmige Abschuppungen an Stelle der Roseolen und ihrer nächsten Umgebung, ein Ereigniss, das da besonders einzutreten scheint, wo die Roseolen sehr entwickelt waren und länger bestanden.

Hier und da habe ich bei Kindern und jugendlichen Erwachsenen gesehen, dass die lenticuläre Efflorescenz statt einfach abzuschwellen und abzublassen, in der Mitte zu einem kleinsten Bläschen sich zuspitzte, dessen Inhalt sich rasch trübte und eintrocknete. Dieser Process spielt sich in so oberflächlichen Epidermisschichten ab, dass davon niemals eine Narbe hinterbleibt.

Sehr bemerkenswerth ist es, dass die Roseolen an sich, die wir vorher schon als rein hyperämisches Exanthem hinstellten, auch während ihres weiteren Bestandes so gut wie niemals hämorrhagisch werden. Ich glaube dies unter tausenden von Fällen kaum einige Male gesehen zu haben. Nur bei dem äusserst seltenen hämorrhagischen Typhus, wie ihn besonders Murchison und Liebermeister beschreiben, werden auch einzelne Roseolen blutig, neben ausgedehnter blutiger Suffusion anderer von ihnen frei gebliebener Hautstrecken.

Man muss hiervon allerdings die an sich bedeutungslosen Blutungen in die Haarfollikel der Unterschenkel scharf trennen, die während der Reconvalescenz von schweren Typhen neben Ausbildung von Knöchel-ödem gar nicht selten beobachtet werden.

Neuerdings haben Untersuchungen des aus den Roseolaefflorescenzen entnommenen Blutes eine Rolle gespielt. Nicht allein theoretisch, sondern auch darum, weil man daran diagnostisch gewisse Hoffnungen knüpfte. Neuhaus[1] will hier in mehr als der Hälfte der von ihm untersuchten Fälle den Eberthschen Bacillus nachgewiesen haben, und auch Rütimeyer[2] ist dies in einem Falle geglückt. Mir selbst gelang es bei einer grossen Zahl darauf gerichteter Untersuchungen nicht, sowie auch andere Autoren, z. B. Fränkel und Simmonds, Seitz, Janowski, Chantemesse und Widal, nur negative Resultate hatten.

Vom Fleckfieberexanthem sind die Roseolen des Abdominaltyphus absolut verschieden. Jene stellen sich als eigentliche Flecke, nicht als Papeln dar. Höchstens sind sie einmal unmittelbar nach ihrem Auftreten ganz vorübergehend leicht erhaben. Ihre Form ist nicht so regelmässig wie die der Roseolen, ihre Ränder erscheinen diffus, verwaschen. Nur anfangs rein hyperämisch, blassroth, werden sie regelmässig sehr bald vom Centrum aus hämorrhagisch, so dass sie im Gegensatze zu den Typhusroseolen nur zum Theil wegdrückbar sind. Ihre Farbe ist alsdann kupferroth oder düster blauroth, selbst schmutzig livid. Sie hinterlassen noch lange bis in die Reconvalescenz hinein ihre Spuren in Form grüngelblicher oder bräunlicher Flecke (Blutpigment).

Das Exanthem des Fleckfiebers erscheint dazu durchschnittlich etwas früher als die Roseola typhosa; vom dritten bis fünften Krankheitstage an. Es tritt nie schubweise, sondern immer in einem Zuge hervor, so dass durchschnittlich nach ein- bis zweimal 24 Stunden der Ausschlag seine definitive Ausbildung und Ausbreitung erlangt zu haben pflegt. Die bei Abdominaltyphus die Regel bildenden Nachschübe habe ich beim Fleckfieberexanthem nie gesehen. Auch die Vertheilung des Fleckfieberausschlages weicht höchst bezeichnend von derjenigen des Unterleibstyphus ab. Wenn auch wie dort der Rumpf zuerst und vorzugsweise befallen wird, so erstreckt sich der Ausschlag doch nicht selten auch auf das Gesicht und besonders auf die Extremitäten. Ja sie sind vielfach nicht weniger dicht wie der Rumpf bedeckt und bieten dazu noch das charakteristische Verhältniss, dass das Exanthem im stricten Gegensatze zur Vertheilung der Roseola typhosa besonders stark auf Vorderarm und Handrücken ausgeprägt zu sein pflegt, während die dem Rumpfe näheren Theile der Extremitäten nicht dichter, vielfach sogar minder reichlich davon besetzt sind.

Als Seltenheiten dürften im Verlaufe des Abdominaltyphus noch Urticaria und papulöse Exantheme (Griesinger) anzuführen sein.

---

[1] Berliner klin. Wochenschr. 1886, Nr. 6 und Nr. 44.
[2] Centralblatt für klin. Medicin 1887, Nr. 9.

Urticaria habe ich in Hamburg nur vereinzelt, in Leipzig in 0·3%, der Fälle notirt.

Jenner, Raymond, Le Maigre u. A. berichten von scharlach-ähnlichen Ausschlägen, auch von maserngleichen, die während der zweiten, auch der dritten Woche und keineswegs sehr flüchtig aufgetreten wären. Ich selbst habe, abgesehen von den vorher erwähnten initialen Rashformen, nichts Derartiges gesehen und neige sehr zu der Annahme, dass wenigstens ein Theil jener Ausschläge als Arzneiexantheme aufzufassen sein dürften, was um so näher liegt, als man ja lange Zeit hindurch regelmässig mit grossen Dosen der so oft und mannigfaltig Exanthem verursachenden antipyretischen Mittel gegen den Typhus zu Felde zog.

Von den älteren französischen Forschern — eine sehr ausführliche Schilderung findet sich z. B. bei Trousseau — sind eigenthümliche, bläuliche, livide Flecke von Linsen- bis Fünfpfennigstückgrösse als häufigere Hautbefunde geschildert worden. Sie werden als Taches bleuâtres oder geradezu als Pelioma typhosum bezeichnet und galten noch bei Murchison und Trousseau als fast specifische, ja prognostisch günstige Erscheinungen der Krankheit. Das berühmte Pelioma typhosum hat ein trauriges Ende gefunden: es entpuppte sich als Filzlausexanthem.

Einer näheren Betrachtung bedarf der als Miliaria crystallina bezeichnete Ausschlag. Er ist ein dem Abdominaltyphus entschieden viel häufiger als anderen Infectionskrankheiten zukommendes Exanthem.

Wenn ich mich auch nicht auf die Seite Louis' stelle, der dem Ausschlag eine specifische Bedeutung beizumessen neigte, so will ich doch nicht unerwähnt lassen, dass ich bei 150 aufeinanderfolgenden Typhusfällen, die ich auf das Vorhandensein der Sudamina prüfte, sie 98 mal mehr oder weniger ausgesprochen vorfand. Bezüglich der übrigen Infectionskrankheiten will ich bemerken, dass ich Miliaria crystallina selten bei Masern und Scharlach, häufiger aber bei acuter Sepsis und Fleckfieber gefunden habe.

Der Miliariaausschlag pflegt beim Abdominaltyphus durchschnittlich später als die Roseolen, Mitte oder Ende der zweiten bis zum Ende der dritten oder Anfang der vierten Woche aufzutreten. Er zeigt sich in der bekannten Form rundlicher, stecknadelkopf- bis linsengrosser distincter Bläschen, von denen bei stärker entwickeltem Ausschlag ganz gewöhnlich zwei und mehrere zu grösseren, unregelmässig contourirten Efflorescenzen zusammenfliessen. Mit wasserklarem Inhalt gefüllt, bedecken sie wie Thautropfen die Haut. Der phantasievolle Trousseau und Louis verglichen sie mit Thränen. Der ungefärbte Inhalt und die überaus dünne Decke der Bläschen bedingen, dass sie bei minderer Beleuchtung leicht übersehen werden. Nicht selten werden sie dann durch Palpation, wenn man mit der flachen Hand über die von ihnen besetzten Stellen streicht, zuerst bemerkt. Besonders gut sind sie bei schief auffallendem Lichte zu sehen.

Den Inhalt der Sudamina habe ich stets schwach sauer oder neutral, nie alkalisch gefunden. Er wird niemals eiterig, schwindet vielmehr durch Resorption oder Platzen der Bläschen, worauf, wenn sie zahlreich waren, noch tagelang eine kleienförmige Abschülferung der Haut zurückbleibt.

Zuerst und am stärksten tritt die Miliaria auf der unteren Bauchgegend auf, um sich von da bis zur Brust und den seitlichen Halspartien, sowie auf die Oberschenkel zu erstrecken. Auf Vorderarm und Unterschenkel pflegt der Ausschlag nur sehr spärlich zu sein. An den Händen und am Fussrücken habe ich ihn sehr selten, im Gesicht niemals beobachtet.

Herpesausschläge sind beim Abdominaltyphus so wenig häufig, dass ich dies anderen Infectionskrankheiten gegenüber für diagnostisch wichtig halte. Jeder erfahrene Arzt kennt die Vorliebe der Pneumonie, Malaria, Meningitis cerebrospinalis, Influenza und des Fleckfiebers für diese Ausschlagform. Während der Berliner Flecktyphusepidemie von 1879 sah ich z. B. bis zu 5 $^0/_0$ aller Fälle von Herpes befallen.

Wenn überhaupt, so fand ich den Herpes beim Unterleibstyphus vorzugsweise im Gesichte, hier an den gewöhnlichen Stellen. Er trat dann meist in der ersten Woche, zuweilen schon vor Ausbruch des Roseolaausschlages, weit seltener in späterer Zeit auf. Bei Typhusreconvalescenten habe ich ihn einige Male am Rumpf und den Extremitäten als Herpes intercostalis und femoralis gefunden. Die Beobachtung von Gerhardt und Seidel, bei Kindern sei der Herpes häufiger als bei Erwachsenen, stimmt nicht mit meinen eigenen Erfahrungen.

Recht fatal ist das Auftreten von Furunkeln, Abscessen, Phlegmone und Erysipel im Verlaufe des Unterleibstyphus.

Während Phlegmone und Erysipele seltener und mehr als zufällige Ereignisse, vielfach im Anschlusse an kleine Verletzungen, Decubitus u. s. w., zu betrachten sind, sind Furunkel und kleinere Hautabscesse häufiger und besonders während der Zeit der Entfieberung und der Reconvalescenz von unangenehmer Bedeutung. Nach schweren Typhuserkrankungen kann die Reconvalescenz durch sie peinlich in die Länge gezogen werden. Sehr geschwächte Individuen sah ich sogar direct gefährdet. Es sind mir Fälle vorgekommen, wo 60—80 mehr oder weniger grosser Furunkel und Abscesse nach und nach auf der Haut sich bildeten und eröffnet werden mussten.

Der häufigste Sitz der Furunculose ist die Rückseite des Rumpfes, besonders die Gesässgegend. Dann werden auch Brust und Bauch, Oberschenkel und Oberarme mit Vorliebe betroffen.

Geradezu gehäuft schien mir das Vorkommen der Hautfurunculose während der Zeiten, wo man noch forcirt mit häufig wiederholten und sehr kalten Bädern den Typhus behandelte. Seitdem ich diese Behandlung nicht mehr übe, ist auch bei meinen Patienten die Furunculose seltener geworden.

Von ihr sind die Hautabscesse ihrem Wesen nach zu trennen, die als Begleiterscheinungen complicirender Pyämie zusammen mit Gelenkvereiterungen und eiterigen Metastasen in inneren Organen beobachtet werden. Zum Glück sind diese Ereignisse sehr selten.

Der Decubitus, früher eine der gefürchtetsten Folgeerscheinungen des Abdominaltyphus, ist mit der Ausbildung einer rationellen Behandlung und Wartung der Kranken zu einer selteneren Erscheinung geworden. Selbst bei schweren, sich lange hinziehenden Fällen lässt er sich meist vermeiden oder in seinen ersten Anfängen rückgängig machen. Wenn nicht Ausnahmefälle vorliegen, so bedeutet in der Privatpflege wie im Krankenhause das Eintreten von Decubitus einen Vorwurf für den Arzt und das Wartepersonal.

In der Hamburger Epidemie von 1886—1887 habe ich $1\cdot9^0/_0$, in Leipzig nur $1^0/_0$ Decubitus notirt. Man muss bei diesen an sich geringen Zahlen noch bedenken, dass den Hospitälern unverhältnissmässig viel schwere Fälle, oft in vernachlässigtem Zustande zugewiesen werden.

Die Prädilectionsstelle des Decubitus ist bekanntlich die untere Kreuzbein- und die Gesässgegend; seltener werden die Fersen, die Gegend der Schulterblätter und der Dornfortsätze, der Wirbel, sowie das Hinterhaupt befallen.

Abgesehen von ganz schweren, mit septischen oder gleich schlimmen anderartigen Zuständen complicirten Fällen, die schon nach 8—14 Tagen Decubitus aufweisen können, ist er stets eine Späterscheinung der Krankheit. Von der letzten Zeit des fieberhaften Stadiums erstreckt er sich bis in die Zeit der Reconvalescenz hinein, diese oft ausserordentlich erschwerend, complicirend und verlängernd.

Man kann — was, nebenbei bemerkt, von manchen Autoren nicht genügend geschieht — verschiedene Formen des Decubitus unterscheiden:

Die einfachste und gewöhnlichste ist die durch Druck des dazu meist noch verunreinigten Körpers auf die Unterlage bedingte. Sie pflegt in der Kreuzbeingegend und an den prominentesten Stellen der Nates unter diffuser umschriebener Röthung mit oder ohne Ekchymo-

sirung zu beginnen. Darnach Abschülferung der Epidermis mit Bloss-
legung der leicht blutenden, meist schon etwas verfärbten Lederhaut,
während dessen Entwicklung eines rothen Demarcationsrandes, nun
Gelb- und Trockenwerden der fraglichen Partie bis zur Bildung eines
pergamentartigen Schorfes, der nach verschieden langer Zeit im Ganzen
oder in Fetzen sich loslöst oder künstlich entfernt wird. Schon mit
dem ersten Schorf, der wohl auch missfarbig, weich und schmierig
sein kann, können Haut und Unterhautzellgewebe bis auf die Muskeln
abgestossen werden. Bei besonders schlimmen und namentlich dauernd
sehr vernachlässigten Fällen schreitet der Zerfall tiefer und tiefer
bis auf den Knochen. Auch dieser kann nekrotisch und darnach
abgestossen werden, wie ich denn einige Male den Kreuzbeincanal eröffnet sah.

Eine andere Form des Decubitus, die ihrer Entstehungsart gemäss an
mehreren, ja vielfachen Stellen zugleich aufzutreten pflegt, entwickelt sich
im Anschlusse an Ekthyma, ekzematöse und furunculöse Ausschläge in der Gluteen- und Kreuzbeingegend. Sie führt zu kleineren,
unregelmässig gestalteten, weniger tief gehenden, an einzelnen Stellen
confluenten Geschwüren und ist ganz besonders die Folge mangelhafter
Reinhaltung der Patienten.

Eine dritte Form möchte ich als subcutanen Decubitus bezeichnen. Sie bindet sich nicht immer an die Stellen, die beim Liegen
stärkstem Druck ausgesetzt sind, kommt vielmehr nächst der Gluteal-
gegend mit Vorliebe über dem untersten Theile des Kreuzbeines und dem
Steissbeine in der Tiefe der Afterfalte vor. Fast nur bei besonders schwer
Kranken sich entwickelnd, deutet diese Form auf tiefgehende allgemeine
Ernährungsstörung. Sie ist diejenige, die auch bei sorgsamster Pflege
unvermeidlich sein kann.

Bei den meist schwer besinnlichen Kranken, die keine Schmerzens-
äusserung von sich geben, gewinnt sie zuweilen, ohne dass das Pflegepersonal darauf aufmerksam wird, eine bedeutende Ausdehnung, letzteres besonders noch darum, weil anfangs trotz beträchtlicher fortschreitender Zerstörung in der Tiefe die Haut keine oder geringe Veränderungen zeigt.

Wo ich den Process näher verfolgen konnte, machte sich unter der
zunächst unveränderten oder etwas geröteten ödematösen Haut eine derbe,
zuweilen auffallend unempfindliche Infiltration geltend. Die Haut pflegte
sich dann allmählich zu verfärben, bläulichroth oder selbst grüngelblich
durch Imbibition mit Blutfarbstoff zu werden. Unterdess erweichte die
verhärtete Stelle sich bis zu deutlich nachweisbarer Fluctuation, und nun
brach, falls nicht vorher eingeschnitten wurde, aus einer Anzahl feiner,
unregelmässig angeordneter Oeffnungen ein oft dünnflüssiger, jauchiger,

schmutziger Eiter durch. Sehr charakteristisch ist für diese Decubitus-
form, dass die Zerstörung sich in der Tiefe stets viel weiter erstreckt,
als man nach der Ausdehnung der fühlbaren Infiltration oder der Verdünnung oder Verfärbung der Haut vermuthen konnte.

Hat man ausgedehnt incidirt oder die verdünnte Haut sich von selbst
abstossen lassen, so lässt sich mit dem Eiter das abgestorbene Zellgewebe
in grossen, matschen, missfarbenen Fetzen entfernen. Bemerkenswerth
ist für diese Form noch, dass die Zerstörung, so weit ausgedehnt sie auch
sein kann, doch selten über das Unterhautzellgewebe hinaus in die Tiefe
sich erstreckt. Ihr Hauptkriterium ist eben subcutane Nekrose und eiterige Einschmelzung des Zellgewebes.

Selbstverständlich ist in der Praxis von einer Scheidung der angeführten Decubitusformen, wie sie im Interesse übersichtlicher Darstellung
geschah, nicht die Rede. Vielfach gehen sie vielmehr ineinander über
oder machen sich gleichzeitig oder aufeinander folgend bei demselben
Individuum geltend.

Umschriebene Hautgangrän an anderen als vom Decubitus bedrohten
Hautstellen kommt äusserst selten nur bei sehr heruntergekommenen
Individuen vor und ist dann eine ominöse Erscheinung.

Hier und da ganz ohne sichtlichen Grund auftretend, zeigt sie sich
andere Male an Stellen der Haut, auf welche zufällige Traumen oder
in therapeutischer Absicht vorgenommene Eingriffe gewirkt hatten. So
habe ich an Stellen, wo vorher ein Senfteig, ein trockener Schröpfkopf
oder der sogenannte Lebenswecker applicirt war, umschriebenen Haut-
brand in dem Eingriff entsprechender Form und Ausdehnung gesehen.
Auch an Stellen, welche allzulange dem Einflusse von Kataplasmen oder
Eisblasen ausgesetzt waren, fand ich — acute Verbrennungen oder Er-
frierung waren natürlich auszuschliessen — vereinzelt Entwicklung von
Hautgangrän.

Das Auftreten wahrer Noma wird von älteren Schriftstellern so
häufig als Folge von Unterleibstyphus erwähnt, dass ich daran zweifeln
möchte, ob die Diagnose des letzteren immer sicher war. Ich habe unter
meiner grossen Krankenzahl nur einmal bei einem Kinde aus jämmerlichen
Verhältnissen eine als Noma anzusprechende Affection gesehen.

Noch ein Wort wäre der Veränderung der Haare und Nägel
zu widmen.

Allbekannt und so häufig, dass fast kein Typhöser völlig davon
verschont wird, ist der Ausfall der Haare. Er betrifft fast ausschliesslich das Kopfhaar, viel seltener den Bart, kaum je die Pubes- oder
Achselhaare. Zwei Fälle von vollständiger Alopecie, von Verlust absolut
aller Haare des Körpers, die ich in der Reconvalescenz von Abdominal-

typhus beobachtet habe, waren vielleicht eigenartige und mit ihm in loserem Zusammenhang.

Der Haarausfall pflegt während der letzten Krankheitswoche zu beginnen und bis lange in die Reconvalescenz, ja bis in die Zeit hinein sich fortzusetzen, wo die Individuen wieder ihre Beschäftigung aufgenommen haben. Man kann den Patienten mit ziemlicher Bestimmtheit versprechen, dass sie ihren Haarschmuck auch ohne Förderungsmittel allmählich wieder erlangen werden. Meist fangen die Haare schon an sich zu ersetzen, während andere auf dem gleichen Boden noch ausfallen. Die neuen Haare pflegen dicker, derber und glanzlos zu sein. Sie sind öfter auf dem Querschnitt streckenweise, selten ihrer ganzen Länge nach nicht rund, sondern elliptisch, ein Umstand, der wohl der fast regelmässigen starken Kräuselung mit zu Grunde liegt.

Die Nägel sieht man nach lang dauernden schweren Typhen nicht selten verdünnt, glanzlos und brüchig. Nur einmal sah ich sie an den Fingern und zum Theil auch an den Zehen vollkommen abgestossen werden, und zwar bei einem der vorher erwähnten Fälle von totaler Alopecie.

Im Uebrigen bemerkt man selbst nach mittelschweren Typhusfällen jugendlicher Individuen häufig leichtere Veränderungen der Finger-, weit seltener der Zehennägel, auf die schon vor langen Jahren A. Vogel[1] aufmerksam gemacht hat. Es handelt sich um quere, rinnenförmige Vertiefungen und Verdünnungen des Nagelkörpers, deren Entstehung in das Stadium des schwersten Darniederliegens der Körperernährung fällt und deren örtlicher Ausdruck ist. Interessanter Weise kommt häufig hinter dieser Depressionsrinne eine mehr oder weniger breite, wallförmige Verdickung und Erhebung des Nagels zu Stande, die offenbar den während der Reconvalescenz wieder gehobenen, oft ungewöhnlich gesteigerten Ernährungsverhältnissen ihre Entstehung verdankt.

Fieberverlauf. Besonderes Verhalten der Körperwärme.

Die Veränderungen der Körperwärme gehören zu den bestbearbeiteten Capiteln des Abdominaltyphus. Seit Wunderlich's genialer Feststellung des typischen Verlaufes der Temperaturcurve ist ihr Studium eines der werthvollsten diagnostischen und prognostischen Hilfsmittel geworden.

Wunderlich's Sätze gelten im Grossen und Ganzen noch heute. Sie bildeten den Ausgangspunkt ausgedehnter weiterer Untersuchungen seiner Schüler und Nachfolger und werden zweifellos auch späteren Studien über den Fieberverlauf beim Abdominaltyphus zu Grunde liegen müssen.

---

[1] Deutsches Archiv f. klin. Medicin, Bd. 7, S. 333 ff.

Zweifellos sind die Temperaturveränderungen im Verlaufe der Krankheit als Ausdruck der bacteriellen Giftwirkung und der ihr folgenden allgemeinen Körper- und Organveränderungen aufzufassen, wobei selbstverständlich noch individuelle Verhältnisse und besonders die körperlichen Zustände vor der Erkrankung in weitestem Masse mitbestimmend wirken.

Mit der Auffassung des Fiebers als Ausdruck der im Körper sich abspielenden specifischen Krankheitszustände stimmt auch die von Wunderlich und seiner Schule hervorgehobene Erfahrung, dass die verschiedenen anatomischen. Stadien des typhösen Krankheitsprocesses bei annähernd typischen Fällen in der Form der Curve sich wiederspiegeln. Ja mit vollem Rechte fügte Wunderlich hinzu, dass selbst bei minder „regelmässig" oder complicirt verlaufenden Fällen sich gewisse Grundzüge der typischen Curve wie ein rother Faden durch den Fieberverlauf hindurchziehen. Mit Recht basirt auf alledem der Satz Wunderlich's, man könne schon aus der Curve und einzelnen Abschnitten derselben an sich weitgehende diagnostische Schlüsse machen.

Die wissenschaftliche Bearbeitung der Fiebercurve hat zu Wunderlich's[1] Zeit und darnach lange Jahre hindurch eine grosse Zahl von Klinikern beschäftigt. Unter Wunderlich's Schülern, die sich wesentliche Verdienste in dieser Beziehung erworben haben, sind Thierfelder[2], Uhle[3], Fiedler[4], Wachsmuth[5] und Thomas[6] besonders zu nennen. Eine ausgezeichnete Zusammenfassung, auf eigene Erfahrung gestützt, hat der geniale Griesinger (l. c.) gegeben. Eine Fundgrube wichtiger Beobachtungen über das Fieber der Typhösen sind ferner die Arbeiten von Bäumler[7], Liebermeister[8], Jürgenssen[9], v. Ziemssen[10] und Immermann[11].

---

[1] Wunderlich, Archiv f. physiolog. Heilkunde 1857, Bd. 16, und 1858, Bd. 17. — Archiv der Heilkunde 1861, Bd. 3. Die Thermometrie am Krankenbette. 2. Aufl., Leipzig.

[2] Archiv f. physiologische Heilkunde, Bd. 14.

[3] Ebenda, Bd. 18.

[4] Archiv der Heilkunde, Bd. 3.

[5] Ebenda, Bd. 4.

[6] Ebenda, Bd. 5, S. 331 u. 527.

[7] Deutsches Archiv f. klin. Med., Bd. 3.

[8] Gesammelte Abhandlungen. Typhus in Ziemssen's Handbuch. — Liebermeister u. Hagenbach, Beobachtungen und Versuche über die Anwendung des kalten Wassers bei fieberhaften Krankheiten. Basel 1868.

[9] Klinische Studien über die Behandlung des Abdominaltyphus mit kaltem Wasser, 1866. — Die leichteren Formen des Typhus. Volkmann's Sammlung klin. Vorträge.

[10] In einer Anzahl kleinerer eigener Arbeiten und solcher seiner Schüler.

[11] Ziemssen u. Immermann, Die Kaltwasserbehandlung des Typhus abdominalis, 1870.

Die durchschnittliche Dauer der fieberhaften Zeit eines mittelschweren oder schweren Abdominaltyphus beträgt, wie früher schon erwähnt, 3—4 Wochen. Gewöhnlich legt man der schematischen Darstellung der Temperaturcurve eine vierwöchentliche Dauer zu Grunde und setzt für jede einzelne Woche die Curvenform fest. Besser scheint es mir, die Krankheit in drei oder vier Abschnitte zu theilen und von vornherein daran festzuhalten, dass diese durchaus nicht gleich lang und im einzelnen Falle gleich sein werden, sondern dass jeder derselben kürzer oder länger währen, ausgedehnt oder verkümmert zur Ausbildung kommen kann.

Wir beschreiben zunächst für einen mittelschweren oder schweren typischen Verlauf der Krankheit die Gestaltung der Fiebercurve, etwas schematisch, wie dies bei der buchmässigen Darstellung nicht anders sein kann. Es werden dann die Aenderungen des Verlaufes der Curve unter besonderen individuellen und zeitlichen Verhältnissen betrachtet und zuletzt festgestellt werden müssen, wie mannigfach ihre einzelnen Abschnitte sich unter verschiedenen Umständen gestalten können.

Vor Besprechung der Curve des eigentlichen Fieberstadiums mögen einige Bemerkungen über das Verhalten der Körperwärme während der Incubationsperiode am Platze sein, jener Zeit, wo der typhöse Process entweder noch objectiv oder subjectiv symptomenlos besteht, oder doch schon vorübergehende, unbestimmte, wechselnde Störungen und Klagen sich geltend machen.

Für gewöhnlich ist dieses Stadium frei von eigentlichen Fiebererscheinungen. Wenn man aber in Epidemiezeiten sorgfältig beobachtet, namentlich scheinbar noch gesunde, disponirte Angehörige der Patienten regelmässig misst, Fälle beobachtet, die im Incubationsstadium mit unbestimmter Diagnose ins Krankenhaus eingeliefert wurden, oder nosokomiale Erkrankungen von Anfang an eingehend studirt, so zeigt doch schon bei nicht wenigen derselben das Verhalten der Temperaturcurve im Incubationsstadium, dass sich irgend etwas im Körper vorbereitet.

Bei einem Theil der betreffenden Individuen ergibt sich, ohne eigentliche fieberhafte Steigerung, doch ein stärkeres als das physiologische Schwanken der Tagescurve, die Temperatur kann dann Morgens etwas tiefer, Abends einige Zehntel höher sein, wie dies den Kranken in gesunden Tagen zukam.

Bei anderen Patienten wird gegen Mittag oder Abend schon gelegentlich 38° erreicht oder etwas überschritten, sei es scheinbar spontan oder, was häufiger, nach körperlichen und psychischen Erregungen. Bei Reconvalescenten von anderen fieberhaften Krankheiten, die in Folge der

Erschöpfung noch subnormale Temperaturen aufweisen, geht, wenn sie ins Incubationsstadium des Typhus eintreten, die Körperwärme im Durchschnitte etwas in die Höhe, auf die individuelle Norm, und zeigt hier nun zuweilen ungewöhnliche Schwankungen zwischen Morgens und Abends (Fig. 8).

Diese Labilität der Temperaturcurve verknüpft sich im Incubationsstadium ganz gewöhnlich mit einer beträchtlichen Veränderlichkeit des Pulses, der bei geringen Ursachen plötzlich in seiner Frequenz steigt

Incubationszeit   Erste Fiebertage

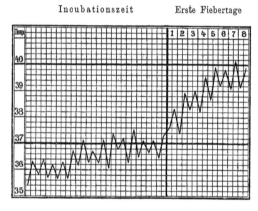

Fig. 8.

21 jähriger Mann. Nosokomialinfection während der Reconvalescenz von einer schweren fieberhaften Polyarthritis rheumatica. Schon vor Beginn der charakteristischen Curve der ersten Fieberwoche des Abdominaltyphus geht die nach überstandener Polyarthritis subnormale Temperatur auf die durchschnittlich normale in die Höhe und zeigt nun mehrfach ausgiebigere als die gewöhnlichen Tagesschwankungen.

und namentlich Abends vielfach weit schneller ist, wie es dem Individuum in gesunden Tagen zukommt.

Ich glaube, dass man auf das Puls- und Temperaturverhalten im Incubationsstadium grösseren Werth legen sollte als gewöhnlich geschieht. Ihre sorgfältige Beachtung kann schon jetzt zuweilen den Geübten auf die richtige Spur leiten.

Immer, fast typisch, wiederholt es sich z. B. in Hospitälern, dass Dienstboten, Arbeiter, Handwerksgesellen, die nur allgemeine Klagen haben und scheinbar nicht fiebern, mit unbestimmter Diagnose, ja unter dem Verdacht der Simulation ins Krankenhaus geschickt werden. Man findet dann zunächst in der That auch keine besondere Organveränderung und wird nur bei sorgfältigen Beobachtungen durch die erwähnten abnorm grossen Schwankungen der Tagescurve und die Labilität des Pulses darauf aufmerksam gemacht, dass wichtigere Vorgänge im Körper sich abspielen. Der Erfahrene wird dann unter Anderem auch an das Incubationsstadium des Abdominaltyphus denken, und Bettruhe bei vorsichtiger Diät anordnen. Oefter werden ihn dann wiederholtes Frösteln als Beginn des Fieberstadiums und das darauf folgende charakteristische Ansteigen der Temperatur belehren, wie gerechtfertigt seine Vorsicht war (Fig. 9).

In der ersten Fieberwoche vollzieht sich das Ansteigen der Temperatur bis zur definitiven Höhe der fieberhaften Zeit überhaupt oder selbst noch darüber hinaus.

Die Art des Ansteigens der Temperaturcurve pflegt, im Gegensatze zu derjenigen bei vielen anderen Infectionskrankheiten, z. B. Fleckfieber, Pneumonie, Variola, beim Abdominaltyphus eine mehr allmähliche zu sein. Meist dauert die ansteigende Bewegung der Curve 3 bis 5 Tage, seltener wird die ganze erste Woche davon eingenommen. Diese Art des protrahirten Anstieges ist an sich schon differential-diagnostisch von Wichtigkeit. Dazu kommt noch das auffallend gleichmässige, charakteristische Verhalten dieses Curvenabschnittes im Einzelnen. Die Temperatur steigt in der Weise an, dass sie am Abend regelmässig 0·6 bis 1·0 höher als am vorausgegangenen steht, während sie jeden Morgen eine Erniedrigung von 0·4—0·6 zeigt, also nicht wieder so tief wie am Tage

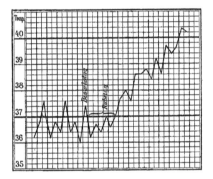

Fig. 9.

26jähriger Kellner als simulationsverdächtig eingeliefert. Während der ersten neun Tage keine fieberhafte Temperatursteigerung, nur abnorm grosse Tagesschwankungen. Am zehnten Tage Beginn der Fieberperiode eines regelmässig verlaufenden mittelschweren Abdominaltyphus.

vorher absinkt. Die Form des Ansteigens ist mit anderen Worten eine staffelförmige.

Ist so am Abend des dritten bis fünften Tages, bei sehr lange sich hinziehenden Fällen selbst des sechsten bis siebenten, die definitive Höhe erreicht mit 40 und darüber, ja 41, so bleibt nun auf eine Woche oder selbst länger, nicht selten anderthalb oder zwei Wochen, eine Febris continua: Abends 40 und mehr und gegen Morgen eine die physiologische Curvenschwankung nicht überschreitende Erniedrigung der Temperatur.

In einzelnen Fällen können, sei es nur Tage lang, sei es während
der ganzen Dauer des Fieberstadiums, geringere als die normalen
Tagesschwankungen sich geltend machen, so dass nun der Temperaturverlauf einer Febris continua im eigentlichen Sinne sich nähert. Dieses
Verhalten kommt fast immer den schweren Fällen zu. Im Einzelnen
zeigen sich dann nur Unterschiede von 0·3—0·5 oder selbst noch weniger zwischen der höchsten Abend- und der Morgentemperatur, ja
zuweilen ist tagelang fast keine Schwankung nachweisbar. Bei so besonders schweren Kranken pflegt auch die Durchschnittstemperatur höher
zu sein. Sie sind es, wo 41 und darüber beobachtet wird und wo,

Krankheitstage

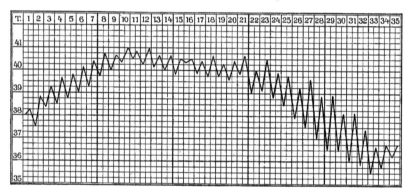

Fig. 10.

28jähriger Mann.   Schwerer, etwas protrahirter Verlauf ohne Complicationen.
Typische Temperaturcurve.

wenn der Patient nicht vorher der Krankheit erliegt, das Stadium der
Febris continua auf zwei volle Wochen und noch darüber sich ausdehnen
kann. So schwer einsetzende Fälle gewinnen manchmal nach der ersten
Woche der Febris continua insoferne ein günstigeres Aussehen, als in
der zweiten die Temperaturcurve, wenn auch die geringe Ausgiebigkeit
der Schwankungen fortdauert, doch auf eine etwas niedrigere Lage herabgeht (Fig. 10).

Als dritte Fieberperiode pflegt man diejenige zu bezeichnen, in der
die Febris continua oder Febris continua remittens stärker remittirend oder
geradezu intermittirend wird. Zunächst macht sich dies in der Weise geltend,
dass die Abendtemperaturen noch ganz oder annähernd auf ihrer Höhe

bleiben, während die Morgenabfälle viel bedeutender werden, 1·5—2·0 und darüber betragen. Bei mildem Verlauf der Krankheit können diese Remissionen schon Mitte oder Ende der zweiten Woche beginnen, bei schwererem und schwerem Verlauf fällt ihr Anfang in die dritte oder selbst den Beginn der vierten Woche.

Die Dauer dieses Curvenabschnittes ist variabel: 3—5 Tage, selten darüber. Es ist dies überhaupt derjenige Theil der Curve, der am häufigsten abgekürzt, verwischt oder modificirt erscheint. Ja er kann ganz unausgebildet bleiben, so dass das Stadium der absteigenden Curve sich unmittelbar an dasjenige der Febris continua oder Febris continua remittens anschliesst.

Man verlegt das Stadium der absteigenden Fiebercurve, das mit dem vorigen zusammen dem anatomischen Process der Reinigung der letzten Darmgeschwüre und der fortschreitenden Vernarbung entspricht, gewöhnlich ans Ende der dritten bis in die vierte Woche. Es vergehen dann 5—10, selbst 14 Tage bis zur Erreichung der Norm. In diesem Stadium, welches oft auch als dasjenige der steilen Curven treffend bezeichnet wird, pflegen die Temperaturschwankungen vielfach noch stärker zu sein als im vorigen, so dass dauernd oder tagelang Temperaturdifferenzen zwischen Mittags und Abends festzustellen sind, die dem gleichkommen, was man bei Krankheiten mit wahrem intermittirendem Fiebertypus zu sehen gewohnt ist. Temperaturunterschiede von 2—2·5, ja 3° sind hier gar nicht ungewöhnlich. Traube hat mit Recht auf die Aehnlichkeit solcher Curven mit denjenigen bei gewissen Formen der Lungentuberculose hingewiesen und geradezu von einem Stadium hecticum des Abdominaltyphus gesprochen.

Im Speciellen erfolgt das Absteigen der Curve in der Weise, dass die Morgen- und Abendtemperaturen des folgenden Tages niedriger sind als die des vorausgegangenen. Dabei ist das Sinken der Morgentemperatur im Beginn des Stadiums der steilen Curven meist bedeutender als die Höhe des abendlichen Anstieges.

Für mildere, regelmässig verlaufende Fälle mag hier noch bemerkt sein, dass sich bei ihnen der Gesammtverlauf der fieberhaften Periode nicht selten unter charakteristischem Ausdruck der für die schweren Fälle soeben geschilderten vier Abschnitte der Curve auf die Zeit von drei Wochen zusammenzudrängen vermag. Das Initialstadium währt dann etwa vier Tage, die sich anschliessende Febris continua dauert bis zum Ende der zweiten Woche, also im Ganzen knapp eine Woche, während das Stadium der intermittirenden und absteigenden Curve die letzten Tage der zweiten und die dritte Woche einnimmt. Einen solchen Verlauf mag die folgende schematische Curve Wunderlich's veranschaulichen (Fig. 11).

Den ungemein sorgsamen, mühevollen Untersuchungen von Thomas[1], Jürgensen[2], Ziemssen und Immermann[3] u. A. verdanken wir so eingehende Kenntnisse über den Temperaturverlauf beim Abdominaltyphus, dass uns derselbe sogar für Tag und Nacht von Stunde zu Stunde bekannt geworden ist. Es zeigt sich hier eine meist ununterbrochen aufsteigende Tendenz der Curve im Laufe des Tages, so dass in den späten Nachmittagsstunden, gewöhnlich zwischen 5—7 Uhr, das Temperaturmaximum erreicht zu werden pflegt. Von da bis in die Nacht und zum Morgen macht sich wieder ein allmähliches Absinken geltend, wodurch früh Morgens zwischen 6 und 9 Uhr meist der niedrigste Punkt erreicht wird.

Krankheitstage

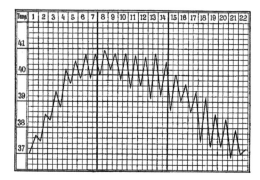

Fig. 11.

Regulärer, milder Abdominaltyphus (nach Wunderlich).

Eine bemerkenswerthe Abweichung zeigt die Temperaturcurve öfter bei solchen Personen, die vermöge ihrer Beschäftigung die Nacht zum Tage machen. So habe ich namentlich bei Bäckern die Temperaturhöhe mitten in die Nacht oder sogar in die frühen Vormittagsstunden fallen und das Sinken der Curve gegen Abend eintreten sehen. Auch Greise und Kinder zeigen gelegentlich diesen Typus inversus.

Bemerkenswerth ist, dass auch mehr als eine Curvenspitze im Verlaufe von 24 Stunden tage- und selbst wochenlang vorkommen kann. Gar nicht selten sind zwei Spitzen, deren eine dann meist noch

---

[1] Archiv der Heilkunde 1864.

[2] Klin. Studien über die Behandlung des Abdominaltyphus mit kaltem Wasser, Leipzig 1866.

[3] Die Behandlung des Abdominaltyphus, Leipzig 1870.

in die Mitte des Tages, weit seltener in die späten Abend- oder Nachtstunden fällt. Minder häufig sind mehr als zwei Temperaturgipfel in 24 Stunden.

Solche zwei- oder mehrspitzige Tagescurven können manchmal während des ganzen Fastigiums bestehen. Sie sind namentlich nicht selten in denjenigen Fällen, wo überhaupt die Curve eine Tendenz zu starken Remissionen und Intermissionen zeigt (vergl. Fig. 15). Ueber die Ursachen der mehrgipfeligen Curven ist uns nichts bekannt, besonders nichts über die längere Zeit regelmässig andauernden. Vorübergehend ist die Erscheinung nicht ganz selten durch äussere Störungen bedingt, theils durch psychische oder körperliche Erregungen, theils auch durch Complicationen.

Das Stadium der Reconvalescenz ist, ganz wie die Incubationsperiode, in Bezug auf das Verhalten der Körperwärme bei weitem noch nicht genügend gewürdigt.

Auch hier zeigt die Curve ein geradezu typisches Verhalten, weit mehr, wie es für die übrigen acuten Infectionskrankheiten der Fall ist. Es hängt dies zweifellos mit der viel längeren Dauer des vorausgegangenen Fieberzustandes zusammen, der natürlich auch einen entsprechenden Einfluss auf die Gestalt der Curve im afebrilen Stadium äussern muss und in allen schweren, besonders den lang hingezogenen Fällen dem Reconvalescenzstadium den Stempel der Emaciation aufdrückt.

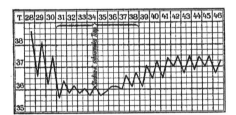

Krankheitstage

Fig. 12.

23jähriger, früher sehr gesunder, kräftiger Mann. Schwerer, regelmässig verlaufener Abdominaltyphus. Stadium der Reconvalescenz.

Man wird am angemessensten die erste Zeit nach der Entfieberung als die der subnormalen Temperaturen bezeichnen.

Im Besonderen gestaltet sich die Curve hier so, dass schon am nächsten Morgen nach dem letzten Fiebertag, seltener am darauffolgenden, die Körperwärme auf 36·0 oder darunter sinkt. Von da an bleibt sie regelmässig nach einigermassen schwerem oder lange hingezogenem Verlauf der Fieberzeit Tage-, zuweilen bis zu 1 ½—2 Wochen lang, selten noch länger[1], um 36 herum oder weit darunter. Werden die Kranken körperlich und geistig ruhig und im Bette gehalten, so pflegen jetzt die Tagesschwankungen

---

[1] Ich habe Fälle gesehen, wo die Temperaturcurve sich bis zu drei Wochen und noch etwas darüber nach der Entfieberung subnormal hielt.

ungewöhnlich gering, geringer als die physiologischen zu bleïben. Sie betragen dann kaum über einen halben
Grad, meist darunter, so dass auch
Abends die Körperwärme sich wenig
über 36, höchstens bis 36·5 erhebt.

Mit fortschreitender Reconvalescenz werden dann die Tagesschwankungen der Körperwärme etwas
grösser, den physiologischen gleich,
und damit beginnt auch die Temperatur im Ganzen sich wieder zu
heben, bis sie Anfang oder Ende
der zweiten Woche des fieberfreien
Stadiums, selten im Beginn der
dritten, wiederum zur individuellen
Lage emporgestiegen ist (Fig. 12).

Sowohl während des Stadiums
der subnormalen Curve, als auch
während der darauffolgenden Zeit
pflegt der Temperaturverlauf der Reconvalescenten, so gleichmässig er
bei ruhigem Verhalten scheint, doch
eine grosse Labilität zu bieten. Alle
möglichen äusseren und inneren Veranlassungen, geringfügige psychische
Erregung, Besuche, Nachrichten, Er-
wartungen und Enttäuschungen,
kleine Diätfehler oder vorübergehende Obstipationen pflegen jetzt
durch plötzliche, öfters nicht unbeträchtliche Erhöhungen der Temperatur sich zu äussern. Auch wenn
diese dann von der subnormalen
nicht wesentlich über die normale
Körperwärme sich erheben, geschieht
dies doch ganz unter Erscheinungen
wie bei wirklich fieberhaften Zuständen. Individuen mit längere Zeit
dauernder subnormaler Curve fiebern eben bei Temperaturen, die
beim Gesunden noch in die Breite
der Norm fallen.

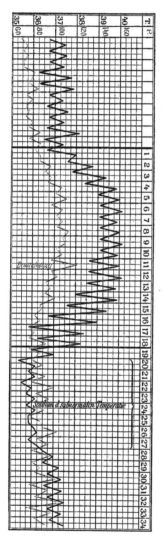

Fig. 13.

Das Stadium der subnormalen Temperaturen ist bei günstigem Ausgang schwerer, protrahirter Fälle so scharf und regelmässig ausgesprochen wie alle anderen Abschnitte der Fieberperiode. Wo es sich nicht unmittelbar an das Stadium der steilen Curven anschliesst, muss man an Unregelmässigkeiten denken und namentlich argwöhnen, dass der Process noch nicht vollkommen abgelaufen ist. In der Regel treten dann Nachschübe oder Recidive ein. Sie sind umsomehr zu erwarten, wenn mit Abnahme der Körperwärme der Milztumor nicht verschwindet.

Es wird belehrend sein, am Ende dieses Abschnittes noch einmal halb schematisch die gesammte Temperaturcurve vorzuführen, nicht allein die des Initial- und Fieberstadiums, sondern dazu noch diejenige des Incubations- und des Reconvalescenzstadiums (Fig. 13).

Dauer und Form der einzelnen Abschnitte der Curve.

Die Zeit des ersten Ansteigens der Temperaturcurve beträgt, wie schon erwähnt, merkwürdig häufig 3—5 Tage, seltener, und dann besonders bei Erwachsenen, darüber. Es kommen aber auch Fälle von kürzerer Anstiegperiode vor; so sieht man die Körperwärme in zweimal 24 Stunden staffelförmig in die Höhe gehen oder sogar in noch kürzerer Zeit in einem Zug bis zum Beginn der Continua ansteigen. In letzterem Falle wird die Fieberperiode öfter mit Schüttelfrost eingeleitet, was ja bei den Fällen mit langsamem, staffelförmigem Anstieg zu den grossen Ausnahmen gehört.

Die alte Wunderlich'sche Regel, dass beim Abdominaltyphus nach dem Beginn des Ansteigens die Temperatur zunächst auch in den Morgenstunden nicht mehr zur Norm zurückgehe, bleibt für die überwiegende Mehrzahl aller Fälle zu Recht bestehen. Nur selten, dann meist bei leichten oder abortiv verlaufenden Fällen, wird einmal die Treppenform des Temperaturanstieges durch ein vorübergehendes, morgendliches Sinken bis zur Norm oder unter dieselbe gestört.

Sehr rasches Ansteigen der Initialcurve ist bei Kindern entschieden häufiger als bei Erwachsenen, wie ja bei ihnen auch das Fastigium und das Stadium des Temperaturniederganges sich oft stark abgekürzt zeigen. Im Allgemeinen — dies bezieht sich ebenso auf Kinder wie auf Erwachsene — ist das rasche Ansteigen der Fiebercurve mehr den leichteren und darnach kurz oder sogar abortiv verlaufenden Fällen eigen.

Weit grössere Variabilität als das Initialstadium zeigt die Periode der Fieberhöhe in Bezug auf Dauer und Form der Curve.

Legt man die Curven einzelner Fälle, leichter und schwerer, neben einander, so möchte man gar manchmal alles Typische vermissen. Geht man aber grosse Curvenreihen durch, so sieht man auch hier im Grossen und Ganzen Gesetzmässiges wiederkehren.

Curschmann, Unterleibstyphus. 9

Wunderlich hat vor Allem nach der Dauer der Höhezeit der Krankheit zwei grosse Gruppen von Fällen unterschieden:

Zur ersten rechnet er kurze, in 3 Wochen oder nicht viel länger verlaufende Fälle mit 1—1½ wöchentlichem Höhestadium, zur zweiten protrahirte Fälle, wo das letztere 3—6 Wochen und selbst noch länger währt. Dazwischen liegen natürlich alle möglichen Uebergänge und Varietäten, die mehr der einen oder der anderen Form sich angliedern.

Endlich sind noch eine Reihe „wilder" Fälle zu berücksichtigen, deren Curve an sich absolut nichts Charakteristisches mehr bietet und die Wunderlich entschieden zu wenig hervorgehoben hat.

Zu der ersten Wunderlich'schen Gruppe gehören fast nur leichte Fälle, die regelmässig zur Genesung führen oder nur durch zufällige ungünstige Ereignisse und Complicationen, Darmblutungen, Perforationen u. s. w., ungünstig auslaufen.

Die zweite Gruppe hat an sich wenig mit dem Verlauf und der Art des Ausganges zu thun. Wenn sie auch die Mehrzahl der schwersten Fälle einschliesst, so umfasst sie doch auch sehr viele mittelschwere bis zu den an sich leichtesten.

Die Gesammtdauer des fieberhaften Stadiums, für die, bevor wir zur speciellen Besprechung der Verschiedenheiten seines Verlaufes übergehen, einige Zahlenangaben gemacht werden sollen, ist eine wesentlich längere als bei den meisten anderen acuten Infectionskrankheiten. Für Erwachsene bis zu 55 Jahren betrug sie in mehr als der Hälfte meiner Beobachtungen (50·5%) nicht über 21 Tage. Bei nicht wenigen Kranken ergaben sich aber auch 22—33 Tage (29·3%), während nur bei 14% das Fieberstadium über diese Zeit hinaus währte. Letzteres kommt besonders bei Greisen und vorher geschwächten Individuen vor. Der Fieberverlauf pflegt dann ein sehr schwankender, unregelmässiger zu sein.

Bei Kindern ist das fieberhafte Stadium im Ganzen kürzer. Bei 443 Kindern bis zu 14 Jahren, bei denen ich daraufhin Zusammenstellungen machte, fand ich eine Dauer:

bis zu 21 Tagen bei . . . . 88·5%
bis zu 22—33 Tagen bei . . . . . . 16·0%
mehr wie 33 Tage bei . . . . 7·5%

Scheidet man die älteren Kinder von den jüngeren, so sieht man deutlich, dass die ersteren sich wieder mehr dem Typus der Erwachsenen nähern. Die Fieberdauer betrug:

	bei Kindern von 11 bis incl. 14 Jahren	bei Kindern bis zu 10 Jahren
bis 21 Tage	60·0%	81·9%
22—33 Tage . . .	25·7%	11·3%
mehr wie 33 Tage .	11·8%	4·8%

Was die Eigenthümlichkeiten des Fieberverlaufes betrifft, so sei zunächst der schweren und schwersten Fälle gedacht.

Die kurz dauernden unter ihnen sowohl wie die länger sich hinziehenden zeigen hier bei Erwachsenen bis zum 35. und 40. Jahre meist eine beträchtliche Höhe und bemerkenswerthe Continuität der Körperwärme. Der Unterschied zwischen Morgen- und Abendtemperatur beträgt meist nicht mehr als 1⁰, vielfach weniger, während sich als durchschnittliche Höhe Morgens 39 bis 40, Abends bis 40·5⁰ und darüber ergibt. An sich ist es schon recht bedenklich, wenn bei hohem Stande der Körperwärme nur geringe Morgenremissionen vorkommen, besonders noch, wenn dies auch trotz Anwendung kühler Bäder oder anderer fieberwidriger Behandlung sich nicht ändern lässt (Fig. 14).

Bei besonders hohem Fieber achte man aber auch sehr auf etwaige Complicationen. Septische Zustände, Pneumonie und consecutive Meningitis sind hier besonders ins Auge zu fassen.

Zuweilen wird die schwere Febris continua durch ein- oder mehrmalige starke Intermissionen unterbrochen. Die Temperatur sinkt dann plötzlich, häufiger während des Tages als der Nacht, um mehrere Grade, nicht selten bis tief unter die Norm. Ein gleichzeitiges beträchtliches Kleinerwerden des Pulses bei erheblicher Steigerung seiner Frequenz kennzeichnet dieses Ereigniss als wahren Collaps (vergl. Fig. 23, S. 143).

Seltener und dann besonders bei jugendlichen Individuen zwischen 25 und 30 Jahren kommen ganz unmotivirt vorübergehende, nicht minder grosse Schwankungen der Curve vor, bei denen eine entsprechende Spannungsverminderung, Kleinheit und Steigerung der Frequenz des Pulses ausbleibt. Solche, auch im Uebrigen nicht von bedrohlichen Erscheinungen begleitete Unterbrechungen der hohen Continua, die man als Pseudocollapse bezeichnet, habe ich mehrfach bei Fällen mit zwei- und dreispitzigem Tagestypus gesehen (Fig. 15). Wie dieses auffällige und bei der erwähnten Pulsbeschaffenheit prognostisch meist gleichgiltige Ereigniss zu erklären ist, wird noch lange dunkel bleiben.

Nur dann sei man diesen Pseudocollapsen gegenüber prognostisch auf der Hut, wenn nicht bald darnach das Stadium der steilen Curven beginnt oder die Intermissionen geradezu seinen Anfang bedeuteten.

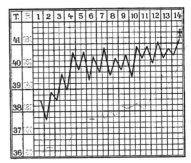

Krankheitstage

Fig. 14.

22jähriger Mann. Ungemein schwerer Verlauf, ohne besondere Complicationen. Tod am 14. Krankheitstage.

9*

Erhebt sich im Gegentheil die Körperwärme wieder zur ursprünglichen Höhe, um sich in Form der anfänglichen Continua oder Continua

K r a n k h e i t s t a g e

Fig. 15.

16 jähriges Dienstmädchen. Schwerer Krankheitsverlauf. Ungemein starke Intermissionen der Temperaturcurve ohne eigentliche Collapserscheinungen (Pseudocollapse).

K r a n k h e i t s t a g e

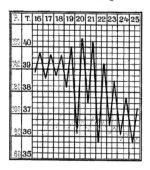

Fig. 16.

34 jähriger Mann. Mittelschwerer Abdominaltyphus. Sehr starke Schwankungen der Temperaturcurve ohne entsprechende Aenderung der Pulsfrequenz.

remittens fortzusetzen, so ist ein schwerer weiterer Verlauf zu erwarten. Ich habe dann nachträglich wahre Collapse und in solchen den Tod eintreten sehen.

Wenn schwere, lange dauernde Fälle sich günstiger zu gestalten beginnen, so geht Ende der zweiten oder Anfang der dritten Woche die hohe Febris continua meist in eine Febris remittens oder selbst intermittens über, mit Differenzen zwischen Abend und Morgen von $1\frac{1}{2}$—3^0 und darüber (Fig. 16). Die Curve kann dann noch 8 Tage und länger entweder mit regelmässig sich wiederholenden Remissionen verlaufen, oder es wechseln, was wiederum vorwiegend für schwere Fälle zutrifft, Tage von hoher Febris continua mit solchen von Continua valde remittens.

Seltener kennzeichnet sich nach meinen Erfahrungen die beginnende
Besserung dadurch, dass die hohe Durchschnittstemperatur ohne Verstärkung der Remissionen oder nur mit vereinzelten beträchtlicheren Tagesschwankungen allmählich heruntergeht.

Die selteneren Fälle von schwerem, protrahirtem Verlauf im
Kindesalter zeigen besonders häufig eine Curvenform mit starken
Remissionen und Intermissionen. Selbst da, wo in schwersten Fällen das
Fastigium im Beginn den Charakter der Continua bot, pflegt diese viel
kürzer zu dauern, um sehr bald starken Schwankungen Platz zu machen.
Am regelmässigsten finden sich diese stark intermittirenden Curven bei
Kindern bis zum 11. Jahre, während ältere Kinder bis zum 14. Jahre
sich schon häufiger dem Verhalten bei Erwachsenen anschliessen.

Krankheitstage.

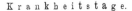

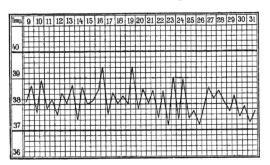

Fig. 17.
56jähriger Mann. Sehr schwerer protrahirter Typhus. Senile Form
der Temperaturcurve.

Sehr bemerkenswerth ist die Curvenform bei schwerer Erkrankung
älterer Individuen vom 45. Jahre an und darüber, denen sich jüngere
Erwachsene, die früh gealtert oder durch mangelhafte Lebensweise, Alkoholismus oder erschöpfende chronische Krankheiten heruntergekommen
waren, oft anschliessen. Hier bleibt trotz schwersten Verlaufes und
bei bedrohlichstem Allgemeinbefinden die Körperwärme auf der Höhe
der Krankheit nicht selten auffallend niedrig, so dass in den Morgenstunden die Curve sich kaum über die Norm erhebt oder selbst darunter bleibt, und am Abend nicht 39 übersteigt. Die Form der
Curve ist in solchen Fällen auffallend unregelmässig: starke Remissionen
wechseln mit grössten, collapsartigen Schwankungen, und während bei
jugendlichen Patienten der Tod fast immer bei sehr hohem Temperatur-
stande einzutreten pflegt, kann hier ein starkes präagonales Sinken

der Körperwärme zu Stande kommen. Unerfahrene lassen sich durch die geringe Temperaturhöhe während des Verlaufes und durch das Sinken in der schlimmsten Zeit leicht täuschen und zu günstigen Prognosen verführen (Fig. 17).

Die leichteren und leichtesten Typhusfälle verlaufen bald kurz, in einer Woche oder nur wenigen Tagen, und demgemäss mit kaum hervortretendem Fastigium, theils im Gegentheil ungemein protrahirt.

Wir werden später noch auf die abortiven und die leichtesten „afebrilen" Fälle gesondert zurückkommen müssen. Hier sollen nur die milden, bis zu 3 Wochen dauernden, und die sich lange hinziehenden leichten Fälle näher besprochen werden.

Die milden, dreiwöchentlichen Fälle nähern sich von allen Verlaufsformen am häufigsten der typischen. Bei relativ kurzer Dauer sind in der Curve die Einzelstadien charakteristisch ausgesprochen (vergl. Fig. 11, S. 126). Nachdem die Fieberhöhe meist schon nach $2^1/_2$, spätestens 4 Tagen erreicht ist, pflegt die Dauer der eigentlichen Febris continua

Krankheitstage.

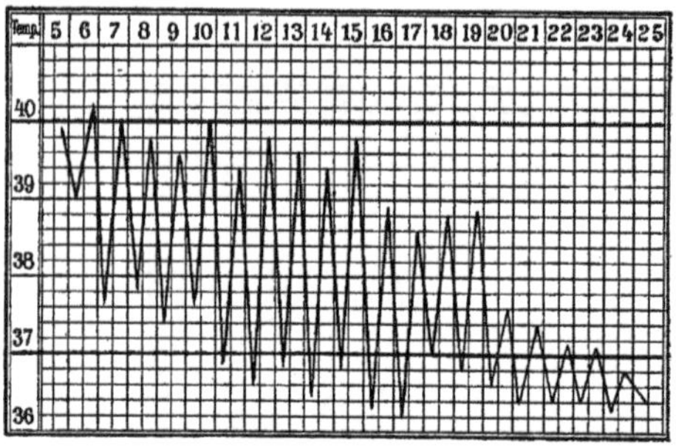

Fig. 18.

18jähriges Dienstmädchen. Leichter Fall. Vom 20. Krankheitstage an fieberfrei. Schon vom 6. Tage an stark intermittirende Curve. Fast reiner Quotidiantypus.

nur 4—5 Tage bis eine Woche zu betragen. Dann kommen stärkere Temperaturschwankungen um $1^1/_2$ Grad und häufig noch bedeutend mehr, zunächst noch mit Ansteigen der Abendtemperatur bis zu derjenigen des vorausgegangenen Tages, worauf dann schon Ende der zweiten und im Beginn der dritten Woche der Abstieg in Form der wirklichen steilen Curven beginnt.

Eine andere, sehr gewöhnliche Art des milden Verlaufes ist die, dass vom Anfange an unter vollständigem Wegfall der eigentlichen Febris continua oder einer höchsten zwei- bis dreitägigen Andeutung derselben die Temperaturcurve sehr starke Tagesschwankungen zeigt. In manchen Fällen sind die Intermissionen zeitlich so regelmässig und so gleichmässig wie bei wirklichem Wechselfieber. Wenn dann noch die übrigen Erscheinungen des Abdominalis nicht gehörig ausgesprochen sind, so können leicht diagnostische Schwierigkeiten und Irrthümer erwachsen (Fig. 18).

Gerade die stark intermittirenden und remittirenden Fälle, besonders die mit unregelmässiger Gestaltung der Curve und geringer Fieberhöhe im Ganzen, haben zuweilen eine ungemein lange Dauer, ohne dass je während des ganzen Verlaufes bedrohliche Erscheinungen einträten.

Bei nicht wenigen Fällen mit intermittirender Curve zeigt schon das Initialstadium diesen Charakter, sowie auch Nachschübe und Recidive dann unter gleich starken Schwankungen der Curve zu verlaufen pflegen.

Auch gewisse Fälle von Typhus ambulans gehen nach meinen Erfahrungen mit erheblichen Remissionen einher, ja zuweilen mit so starken Intermissionen, dass Morgens oder spät Abends oder in der Nacht die Körperwärme wenig mehr als die normale Höhe zeigt, während nur in den Mittags- oder späteren Nachmittagstunden auf kurze Zeit beträchtliche Steigerungen bestehen. Ich erlebte mehrfach, dass bei solchen Fällen die Diagnose Malaria gestellt wurde, um so sicherer da, wo das Ansteigen der Temperatur unter Schüttelfrost begann. Erst als die Patienten in solchen Fällen zum Liegen kamen und Roseolen, Milztumor und charakteristische Stühle eintraten, wurde die richtige Diagnose gestellt.

Bei Typhus levis der Kinder ist die remittirende und intermittirende Form der Curve die gewöhnliche. Dabei handelt es sich aber äusserst selten um eine regelmässige der bei Febris intermittens gleiche Curvenform. Vielmehr ist hier die grösste Irregularität die Regel. Ungewöhnlich grosse Schwankungen der Curve abwechselnd mit geringeren oder mit Zeiten unmotivirt niedrigen Temperaturstandes, Typus inversus mit niedrigen Abend- und höheren Morgentemperaturen, vereinigen sich mit mancherlei anderen Unregelmässigkeiten zu einem oft recht sonderbaren Curvenbild.

Dazu ist der Verlauf gerade solcher Fälle oft ein recht protrahirter, so dass die Fieberzeit bis zu 6, ja 8 Wochen dauern und die Geduld der Angehörigen und des Arztes auf eine harte Probe gestellt werden kann.

Auf den geschilderten intermittirenden und remittirenden Fieberverlauf und auf die grossen Unregelmässigkeiten solcher Curven kann nicht genug hingewiesen werden. Wer sie nicht kennt und zu beurtheilen versteht, ist diagnostisch und prognostisch den grössten Irrthümern ausgesetzt. Gerade diese Fälle sind es, wo so oft kryptogenetische Sepsis, Miliartuberculose und andere weit mehr als Typhus gefürchtete Krankheiten fälschlich angenommen werden.

Es ist schon bemerkt worden, dass wir über die Ursachen der bedeutenden Temperaturschwankungen im Allgemeinen nicht viel wissen. Anders verhält es sich im Einzelnen mit Momenten, die vorübergehend eine solche Wirkung haben. Vor Allem sind hier Darmblutung und aus-

gedehnte Peritonitis zu nennen. Auch anhaltende Durchfälle sind öfter
an starken Remissionen und Unregelmässigkeiten der Curve schuld.

Vorübergehende erhebliche Steigerungen der Körperwärme ohne
schlimme Bedeutung können oft auf äussere erregende Einflüsse, geistige
wie körperliche, zurückgeführt werden. Bekannt sind die hohen, in den
ersten Stunden nach Eintritt der Patienten ins Krankenhaus zu beobachtenden Temperaturen, die oft während der ganzen Dauer nicht wieder
erreicht werden. Sie sind zweifellos auf die mit der Trennung vom Hause
und dem Transport zusammenhängenden Erregungen zu beziehen. Nicht
minder bekannt sind die Fiebersteigerungen der Typhösen nach empfan-

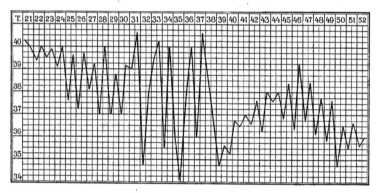

Fig. 19.

17jähriger Arbeiter. Schwerer, sehr protrahirter Verlauf mit ungewöhnlich starken
Schwankungen der Temperaturcurve vor der ersten Entfieberung. Am 41. Krankheitstage beginnender leichter Nachschub.

genen Besuchen, sowie die, welche durch längere Unterhaltungen, auf-
regende Nachrichten, Diätfehler oder durch verbotenes Verlassen des Bettes
bedingt werden. Natürlich sind alle diese Vorkommnisse zur Erklärung
einer plötzlichen Erhebung der Körperwärme erst dann zulässig, wenn diese
nach genauester Untersuchung nicht auf eine örtliche Complication oder
eine plötzliche Steigerung des Allgemeinprocesses bezogen werden kann.

Verschiedenheiten der Curve im Stadium der Entfieberung. Für die grössere Mehrzahl aller Typhusfälle, die schweren und
mittelschweren sowohl als auch die leichteren, wenn sie in den vorausgegangenen Stadien sich an die typische Form der Curve angelehnt haben,
pflegt, wie früher schon bemerkt, der Uebergang der Temperatur zur
Norm in Form der sogenannten steilen Curven sich zu vollziehen.

Diese Periode währt in Fällen mittleren und nicht allzu protrahirten Verlaufes 3—8 Tage. Ganz gewöhnlich, nach schweren sowohl wie nach leichteren Fällen, geht beim letzten starken Absinken die Curve dann weit unter die Norm herunter, so dass sie an dem dem ersten fieberfreien Abend folgenden Morgen zwischen 35 und 36 beträgt. Die Körperwärme verhält sich dann in verschiedenen Fällen verschieden: sie kann, was nicht selten und schon geschildert, nun eine Woche und länger subnormal bleiben, es reiht sich also das Emaciationsstadium unmittelbar an. In anderen Fällen folgen, nachdem die Norm erreicht war, zunächst noch mehr oder weniger grosse, unregelmässige Schwankungen der Curve, durch die die physiologische Abend-temperatur erreicht und wohl auch überschritten wird. Wenn dies einige Tage gedauert hat und die Krankheit zur definitiven Beendigung neigt, so reiht sich jetzt das charakteristische Emaciationsstadium an. Nur in den leichtesten Fällen kann unter Ausfall des letzteren die Ausheilung und Rückkehr der Curve zur früheren physiologischen Form und Höhe unmittelbar erfolgen.

Nicht selten sind diejenigen Fälle, wo das Absinken der Temperatur nicht unter grossen Schwankungen, sondern allmählich erfolgt. Dieses gleichmässige Absinken pflegt sich durchschnittlich in zwei bis drei, selten mehr Tagen zu vollziehen.

Eine noch andere Form der Ent-fieberung ist die, dass nach tage-

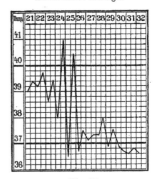

Krankheitstage.

Fig. 20.
36jährige Frau. Schwerer Fall. Entfieberung unter zwei starken Schwankungen der Curve mit Schüttelfrösten.

langen, ungewöhnlich grossen Schwankungen der Curve, wobei die Differenz zwischen Morgen und Abend 4—5° betragen kann, binnen 12 bis 18 Stunden, gelegentlich noch in kürzerer Zeit in einem Zug der definitive Abfall der Temperatur erfolgt. In solchen Fällen sah ich auffallend oft Nachschübe und Recidive (Fig. 19).

Zuweilen gehen dieser Art plötzlichen Temperaturabfalles nur ein oder zwei solcher grosser Schwankungen voraus, nachdem die Curve vorher den Charakter der Febris continua remittens beibehalten hatte. Unter diesen Umständen werden die Temperaturschwankungen öfter von Schüttelfrösten eingeleitet und begleitet, was zunächst zu grossen diagnostischen Verlegenheiten führen kann. Sie verwandeln sich natürlich in Freude, wenn sich bald herausstellt, dass es sich nur um eine besondere

Abfallsform der Curve und nicht um Ankündigung einer Complication gehandelt hatte (Fig. 20).

Am seltensten [1] ist es wohl, dass die Febris continua remittens des Höhestadiums unmittelbar mit einem kritischen Abfall in einem Zuge endigt oder der Krise nur eine präkritische Erhebung am Abend vorher vorausgeht. Ich habe diese Form der Entfieberung häufiger bei jugendlichen Individuen und ganz besonders bei Kindern gesehen, aber auch bei Erwachsenen kommt sie hier und da zur Beobachtung (Fig. 21 und 22).

Endlich ist bei den selteneren Typhusfällen, die unregelmässig und protrahirt, oder bei schweren Allgemeinerscheinungen mit relativ niedrigen

Krankheitstage

Krankheitstage

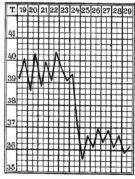

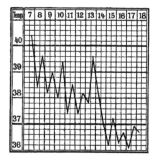

Fig. 21.

31 jährige Frau. Schwerer Fall. Vom 24. zum 25. Krankheitstage kritischer Abfall ohne vorausgegangene erhebliche Schwankungen der Curve.

Fig. 22.

25 jähriger Mann. Typhus abdominalis levis. Kritischer Abfall der Curve bei der Entfieberung nach präkritischer Erhebung.

Temperaturen einhergehen, oft gar kein ausgesprochenes Wendungsstadium in der Curve zu bemerken. Sie zieht sich eben unregelmässig unter mehr oder weniger grossen Schwankungen hin, die Morgen- und Abendtemperaturen werden allmählich niedriger, und es wird langsam die normale Temperatur erreicht. Die Curve verläuft gleichsam im Sande. Anatomisch genommen, handelt es sich hier vielleicht um Fälle mit langsam ausheilenden Geschwüren, mit Nachschüben und lentescirenden Processen. Diese Fälle sind es auch, wo man lange im Zweifel bleibt, zuweilen selbst nach Beendigung der Krankheit nicht recht sicher wird, welche Theile der Curve noch dem eigentlichen typhösen

Process und welche etwaigen Complicationen und Nachkrankheiten entsprechen.

Die Formveränderungen der Curve bei bestimmten Verlaufsweisen des Typhus, bei wichtigen Folgezuständen und Complicationen werden passender in den betreffenden Capiteln abgehandelt werden.

Veränderungen der Kreislaufsorgane.

Wir lassen ihre Besprechung direct hier folgen wegen der innigen Beziehungen der Herz- und Pulsverhältnisse zum Fieber und besonders zum Verhalten der Körperwärme.

Man thut gut, aus Gründen, die nachher noch näher zu erörtern sind, Fälle ohne besondere und solche mit schwerer Herzaffection bei der Darstellung auseinanderzuhalten.

Wir beginnen mit der Besprechung des Pulsverhaltens bei uncomplicirt verlaufenden Fällen.

In allen Stadien des Krankheitsverlaufes zeigen sich hier die Form der Pulscurve und das Verhalten der Temperatur in nahem Verhältniss.

Im Initialstadium lässt sich in der Mehrzahl der Fälle beobachten, dass das Anwachsen der Pulsfrequenz in ähnlicher Weise staffelförmig erfolgt wie das Ansteigen der Temperaturcurve. Zuweilen imitirt die Pulscurve geradezu die Form der letzteren. In anderen Fällen geht die Pulszahl verhältnissmässig langsamer in die Höhe, während sie bei reizbaren Individuen im Gegentheile schneller als die Temperaturcurve die höchste, auch während der ersten Zeit der Febris continua bleibende Durchschnittsfrequenz erreicht.

Auch während der Zeit der Fieberhöhe zeigen beide Curven oft einen auffälligen Parallelismus. Im amphibolen Stadium pflegt dann die Pulsfrequenz abzunehmen, noch weiter in der Periode der steilen Curven, so dass, wenn die Temperatur wieder die Norm erreicht hat oder unter dieselbe gesunken ist, auch wieder annähernd normale Pulsfrequenz besteht, bald etwas darunter, bald darüber.

Im Allgemeinen lässt sich sagen, dass in den ersten Tagen der fieberfreien Zeit die Pulszahlen häufiger relativ hoch als niedrig sind, ersteres besonders wenn die Körperwärme in dieser Periode nicht subnormal wird, sondern durchschnittlich auf 37 oder darüber stehen bleibt.

Dieser Parallelismus der Pulscurve und der Temperatur ist nach dem heutigen Stande unserer Kenntnisse nicht etwa auf die Wirkung der letzteren auf das Herz- und Gefässsystem zu beziehen, wie frühere Autoren meinten. Beide sind vielmehr auf eine gemeinsame Ursache zurückzuführen, auf die Toxinwirkung, die, je nach der Intensität der

Infection und der Reactionsfähigkeit des Individuums, in jedem einzelnen
Falle zu bestimmtem Ausdruck gelangt.

Sehr bemerkenswerth und selbst von manchen neueren Autoren
nicht in verdientem Masse hervorgehoben, ist die während des Ansteigens der Temperaturcurve und während des ganzen Stadiums der Febris continua oft zu beobachtende relative Langsamkeit des Pulses. Mit anderen Worten: der Puls erreicht in vielen,
selbst mittelschweren und schweren Fällen während dieser Perioden nicht
die Frequenz, die wir bei anderen Infectionskrankheiten bei gleicher Temperaturhöhe zu finden gewohnt sind. Es betrifft dieses Verhalten besonders jugendliche, kräftige Individuen, bis gegen das 40. Lebensjahr, häufiger Männer als Frauen. Ganz gewöhnlich findet man hier, dass der
Puls bei einer durchschnittlichen Temperaturhöhe von 39·5—40 und selbst
höher sich am Morgen um 80 hält, um Abends bis zu 90 oder 100, selten
höher anzusteigen.. Selbst bei schwereren Erscheinungen, starken Durchfällen, Meteorismus und leichter Benommenheit, braucht dies Pulsverhalten nicht zu fehlen. Ja man sieht gar nicht selten wohl ausgesprochene,
mittelschwere Fälle, wo die Morgenpulszahl kaum die Norm überschreitet
und in den Abendstunden während der ganzen Dauer der Krankheit nicht
100 erreicht wird. Dies eigenthümliche Verhalten von Puls und Temperatur gibt den Curven, auf denen beide zugleich verzeichnet werden, das
bekannte charakteristische Aussehen: das ungewöhnliche räumliche Aus-
einanderbleiben beider Curvenlinien. Unter allen fieberhaften Krankheiten
kommt weitaus am häufigsten dies Verhältniss dem Abdominaltyphus zu
und kann deshalb an sich schon ein treffliches Unterstützungsmittel für
die Diagnose sein.

Wie schon bei verschiedenen Gelegenheiten sich zeigte, dass der Krankheitsverlauf bei älteren Kindern sich dem der Erwachsenen nähert, so kommt auch bei
ihnen nicht selten die relative Langsamkeit des Pulses vor, die bei jüngeren Kindern
fast immer vermisst wird. Ich kann diese zuerst von Roger[1] gemachte Beobachtung vollkommen bestätigen. Während aber dieser Autor schon von Kindern nach
dem 6. Lebensjahre seine Angaben macht, habe ich die Erscheinung fast nur bei
solchen zwischen dem 10. und 14. wahrnehmen können. Bei jüngeren Kindern
fand ich im Gegentheile fast ausnahmslos bedeutende Pulsfrequenz.

Für die Erwachsenen betont unter den neueren Autoren Liebermeister
(l. c., S. 91) ganz besonders die Pulsverlangsamung, er führt Sauvages, Hufeland und Berndt als ältere Zeugen der Erscheinung an. Die von Liebermeister
versuchte Erklärung, das Typhusgift bewirke direct durch eine Reizwirkung auf das
Centralnervensystem, speciell die Medulla oblongata, die Verminderung der Pulsfrequenz, scheint mir sehr beachtenswerth und wahrscheinlich. Kennen wir doch
noch andere, im Blute zuweilen kreisende giftige Substanzen, z. B. die Gallen-
säuren, die dieselbe Wirkung haben. Natürlich ist die interessante Frage mit der

---

[1] Rech. clin. sur les maladies de l'infance, Paris 1872, Bd. 1.

angeführten Hypothese noch lange nicht dem Abschlusse nahe gebracht. Weitere, vielleicht experimentelle Untersuchungen sind dringend nothwendig.

Bemerkenswerth ist es, dass unter den bedeutenden älteren Kennern des Typhus Griesinger, Louis und Murchison der Pulsverlangsamung nur als eines Ausnahmezustandes gedenken.

Was die Qualität des Pulses betrifft, so erscheint er bei vorher gesunden, kräftigen Personen im Initialstadium und auf der Höhe der Krankheit voll und, namentlich in der ersten Zeit, beträchtlich gespannt. Wenn nicht besondere Umstände während des Verlaufes eintreten, so pflegt er bis zum Ende der fieberhaften Periode auch äqual und regulär zu bleiben.

Ende der zweiten und in der dritten Woche, bei schwer Erkrankten schon früher, bemerkt man ganz gewöhnlich ein Weicherwerden des Pulses ohne entsprechende Verminderung seiner Füllung. Die Ursache dieser Erscheinung, die Abnahme der Spannung der Arterienwand, liegt noch einer anderen, ganz gewöhnlichen, gleichzeitigen Pulsveränderung zu Grunde: der Puls wird doppelschlägig, selbst tricrot und in äusserst seltenen Fällen polycrot. Auch dieses Pulsverhalten ist zweifellos wiederum beim Abdominaltyphus viel häufiger wie bei den meisten anderen fieberhaften Krankheiten, so dass ich mit vielen anderen Autoren auf dasselbe diagnostischen Werth lege; wenn es noch mit der oben erwähnten relativen Langsamkeit des Pulses zusammentrifft, so steigert dies natürlich die Wahrscheinlichkeit des Bestehens von Abdominaltyphus.

Der dicrote Puls wird am häufigsten und deutlichsten bei Erwachsenen gefunden, selbst bei älteren Individuen, wenn nicht bei ihnen bestehende Atheromatose die Bedingungen seines Zustandekommens aufhebt. Bei Kindern ist der dicrote Puls nach meinen Erfahrungen viel seltener zu beobachten, am seltensten wiederum bei kleinen Kindern, offenbar schon wegen des vermöge der physiologischen Enge ihres Arterienrohres ihnen zukommenden kleinen Pulses. Bei älteren Kindern, gegen die Zeit der Pubertät hin, habe ich auch schon hier und da Dicrotismus gesehen.

Bei sehr schweren und besonders bei letalen Fällen pflegt schon auf der Höhe des Fiebers unter Verminderung der Füllung des Arterienrohres und der Pulsspannung die Dicrotie zurückzutreten und bald gänzlich zu schwinden.

Gegen Ende des Fieberstadiums wird bei fast allen schweren und mittelschweren und auch bei leichteren Fällen, die einen protrahirten Verlauf aufweisen, der Puls bei fortbestehender Weichheit kleiner, während die Dicrotie sich verliert.

Die Tageszeiten bedingen in Bezug auf die Füllung und Spannung des Pulses keinen erheblichen Unterschied. Einen um so grösseren bezüglich der Frequenz. Man darf im Allgemeinen wohl sagen, dass die Tagesschwankungen des Pulses beim Typhus verhältnissmässig bedeutend sind. Die Unterschiede der Pulsfrequenz in den Stunden der Temperaturhöhe und denen des Temperaturminimums pflegen 10—20, ja 30 Schläge zu betragen. Im Allgemeinen fallen die hohen und die niedrigen Puls- und Temperaturzahlen der Tagescurve zeitlich zusammen. Macht man aber häufigere Pulsbestimmungen, so lassen sich besonders nach den verschiedenen Tagen und zu verschiedenen Tageszeiten ganz erhebliche Unterschiede feststellen.

Am geringsten sind zweifellos die Schwankungen der Pulsfrequenz bei solchen Kranken, die geistig und körperlich besonders ruhig und gleichmässig sich verhalten. In dieser Beziehung, d. h. insofern sie von den Vorgängen der Aussenwelt wenig Notiz nehmen, kommen ihnen die soporös daliegenden Kranken nahe. Auch sie zeigen selbst bei höherer Frequenz und vermehrter Spannung des Pulses verhältnissmässig geringe Tagesschwankungen. Dies Alles deutet darauf hin, dass auf das Verhalten der Pulsfrequenz äussere Verhältnisse einen sehr wichtigen Einfluss haben: Ganz damit in Uebereinstimmung machen sich wieder bei besinnlichen Kranken in allen Stadien der Krankheit Erregungen der mannigfachsten Art an der Pulscurve geltend. Jeder Hospitalarzt kennt die Pulssteigerungen an den Besuchstagen. Nicht selten wird der Arzt mit dem Puls in der Hand zum Gedankenleser, wenn seine Frequenz sich plötzlich steigert, bevor der Kranke einen dringenden Wunsch zu äussern sich anschickt.

Man muss sich dieser Neigung zur vorübergehenden Steigerung der Pulszahl stets erinnern, besonders auch in prognostischer Beziehung: sie gehört zu den Eigenschaften der Typhuscurve, und ist, das Fehlen von Complicationen vorausgesetzt, fast nie von schlimmer Bedeutung.

Ganz anders und ernster sind die Fälle zu beurtheilen, wo von Anfang an dauernd besonders hohe Pulszahlen sich zeigen oder doch schon mit Beginn der Fieberhöhe die Pulscurve in eine höhere Lage rückt. Hier ist ein schwerer Verlauf der Krankheit zu erwarten.

Abgesehen hiervon weisen anhaltende Steigerungen der Pulsfrequenz aber auch häufig auf Complicationen mannigfaltigster Art hin. Man hat in dieser Beziehung vor Allem auf entzündliche Affectionen der Lunge und des Herzens seine Aufmerksamkeit zu richten, nicht minder auf etwa hinzutretende Bauchfellentzündungen und Darmblutungen. Der Puls ist bezüglich der letzteren beiden Zustände um so beachtenswerther, als bei eintretender Peritonitis die Temperatur ein sehr inconstantes Verhalten, namentlich oft gar keine Steigerung zeigt, sowie erhebliche Darmblutungen schon auf den Puls ihre Wirkung ausüben können, bevor die Entleerung nach aussen stattgefunden hat.

Bezüglich der Darmblutungen ist noch besonders daran zu erinnern, dass sie, wenn einigermassen bedeutend, zu einem rapiden Sinken der Körperwärme führen. Dies Sinken der Temperatur- und Steigen der Pulscurve führt zu jenen dem erfahrenen Arzt als höchst ominös bekannten Kreuzungen derselben (vergl. Fig. 24, S. 207, Verdauung). Dass ein ganz gleiches Verhältniss von Puls- und Temperaturverlauf auch bei anderweitigen Collapszuständen vorkommen kann, braucht hier nur erwähnt zu werden (Fig. 23).

Bei ganz schweren Kranken, namentlich solchen, die der Schwere der Infection an sich erliegen, verliert das Pulsbild in den letzten Tagen

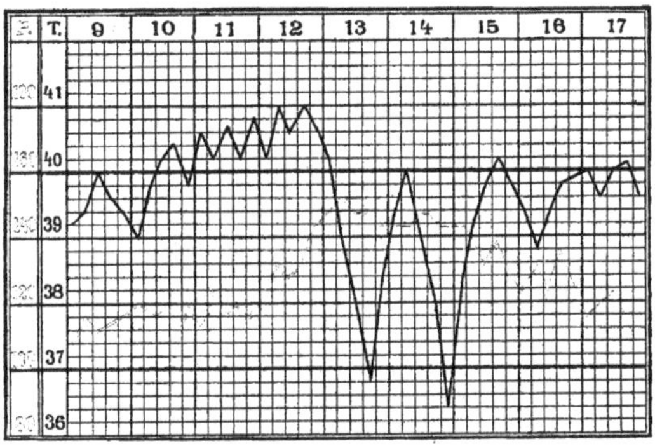

Fig. 23.

27jähriger Mann. Sehr schwerer Fall mit Collapsen ohne direct nachweisbare Ursache.

und oft länger vorher alles Charakteristische: Füllung und Spannung verringern sich zusehends, nachdem die Dicrotie schon früher verschwunden war, die Frequenz wird immer höher bei mehr und mehr sich verringernden Tagesunterschieden; zuletzt ist der Puls vollkommen unregelmässig, kaum fühlbar und unzählbar (vergl. Fig. 14).

Das Stadium der Defervescenz und der fieberfreien Reconvalescenz verdient bezüglich des Pulses ebenso eine besondere Würdigung, wie dies schon gelegentlich des Temperaturverhaltens geschah.

Schon im Stadium der steilen Curven wird der Puls sehr häufig kleiner und härter, bei Undeutlicherwerden oder Schwinden der Dicrotie. Den starken Schwankungen der Temperatur entsprechen bei reizbaren

Individuen nicht ganz selten gleich grosse der Pulscurve. Häufiger aber zeigen sie nicht die entsprechende Ausgiebigkeit, ja sie können auffallend viel geringer wie die Temperaturschwankungen sein, so dass nicht mehr als die physiologischen Tagesunterschiede zum Ausdruck kommen.

Während also um die Zeit der steilen Curven bei völlig ruhig im Bette gehaltenen Patienten der Puls durchaus nicht so constant wie die Körperwärme den remittirenden und intermittirenden Typus aufweist, zeichnet er sich bei jeder Abweichung der Kranken vom vorgeschriebenen Verhalten durch eine ungemeine und weit stärkere Veränderlichkeit als in den früheren Stadien aus. Besonders bei sehr heruntergekommenen Kranken, bei reizbaren männlichen Individuen, bei Frauen und Kindern, bewirken an sich geringfügige äussere und innere Anlässe ganz auffällige Schwankungen der Pulscurve. Wenn der Kranke sich aufsetzt oder sich im Bette herumdreht, wenn der Arzt oder fremde Personen an ihn herantreten, kommen Steigerungen von 100 auf 120—130 durchaus häufig zu Stande.

Im ersten Stadium der Reconvalescenz, das wir als das der subnormalen Temperaturen bezeichneten, wird der Puls in der Mehrzahl der Fälle nicht subnormal. Es kann vielmehr als Regel gelten, dass er sich jetzt etwas über der physiologischen (individuellen) Norm, etwa 80 in den Morgenstunden bis zu 100 in den Abendstunden, hält. Auch jetzt sind die erwähnten vorübergehenden grossen Schwankungen auf geistige und körperliche Erregungen hin nicht seltener als im Stadium der steilen Curven.

Nicht häufig und wenig geklärt sind die Fälle, wo im Stadium der subnormalen Temperatur auch subnormale Pulsfrequenz besteht. Ich habe den Puls bis 50, ja 40 in den Abendstunden und auf 36—28 Morgens zurückgehen sehen. Er ist dabei immer ausgesprochen parvus et tardus und vereinigt damit alle Eigenschaften des bei Emaciationszuständen gewöhnlichen Verhaltens. Vielleicht ist auch für die meisten Fälle die Erklärung nach dieser Richtung zu suchen. Die subnormalen Pulszahlen sieht man bald nur einige Tage, bald eine Woche und darüber bis in die Zeit der Wiedererhebung der Temperaturcurve zur physiologischen Höhe dauern.

Auch mit den klinischen Erscheinungen der infectiösen Myocarditis habe ich diese Pulsverlangsamung zusammentreffen sehen, ohne dass ich an den betreffenden Fällen eine sie erklärende Besonderheit hätte entdecken können.

Auch während der zweiten Periode der Reconvalescenz, in der die abnorm niedrige Temperatur wieder zur individuellen Höhe ansteigt, pflegt die Pulsfrequenz durchschnittlich relativ hoch zu bleiben, immer noch mit besonderer Neigung zu vorübergehenden, bedeutenden Schwankungen.

Geradezu beängstigend wird dies zuweilen für jüngere Aerzte und für die Angehörigen, wenn die Kranken im Bette anfangen lebhafter zu werden, nach dem Essen oder nach angestrengten Stuhlentleerungen.

Selbst in den ersten Tagen nach dem Verlassen des Bettes ist noch beträchtliche Beschleunigung und Labilität des Pulses ganz gewöhnlich. Bei Manchen vergehen 14 Tage, bis die frühere Frequenz und Gleichmässigkeit wieder erreicht ist. Nach lange hingezogenen besonders schweren Fällen kann dies sogar noch länger dauern.

Dass im Uebrigen früher gesunde junge Männer weit rascher wieder zu normalen Pulsverhältnissen kommen als reizbare, vorher kränkliche Individuen oder Weiber und Kinder, dürfte kaum besonders zu erwähnen sein.

Das geschilderte Verhalten des Pulses kommt der Reconvalescenz des Typhus wiederum ausserordentlich viel häufiger wie derjenigen anderer acuter Infectionskrankheiten zu, besonders der mehrfach citirten Variola, dem Fleckfieber und Recurrens, sowie den Pneumonien. Man sieht also, dass ebenso wie das Verhalten der Körperwärme auch dasjenige des Pulses eine wichtige diagnostische und prognostische Bedeutung hat.

In diagnostischer Beziehung seien schliesslich noch einmal die so häufige relative Langsamkeit des Pulses im Fieberstadium und die bei keiner anderen Infectionskrankheit so häufige Dicrotie hervorgehoben. Im Einzelnen sei dazu noch an die diagnostische Wichtigkeit der plötzlichen Steigerung der Pulsfrequenz bei Collapszuständen und verschiedenartigen Complicationen erinnert.

Prognostisch lässt sich sagen, dass relative Langsamkeit des Pulses bei guter Füllung und Spannung auf dem Höhestadium von guter Bedeutung ist, während Dicrotie und Polycrotie einen besonderen Werth für die Prognose nicht haben.

Bedenklich ist es, wenn Spannung und Füllung des Pulses schon früh nachlassen.

Auch bedeutende Pulsfrequenz schon in früher Zeit der Krankheit, im Initialstadium oder Beginn des Fastigiums, deutet, wenn einigermassen dauernd, auf schweren Verlauf. Besonders trifft dies bei Männern und älteren Individuen zu, während Weibern und Kindern durchschnittlich eine beträchtliche Pulsbeschleunigung ohne schlimme Bedeutung zukommt. Oefter hintereinander sich wiederholendes Ansteigen des Pulses auf 130—140 ist, von Kindern abgesehen, unter allen Umständen ominös.

Vereinzelte, bald zurückgehende grosse und grösste Schwankungen bedeuten nicht viel, am wenigsten im Endstadium oder während der Reconvalescenz.

Rasches, nicht bald vorübergehendes Steigen von Temperatur und Puls zugleich ist an sich von schlimmer Vorbedeutung. Kreuzung beider Curven in der Weise, dass die des Pulses stark ansteigt, während die Temperaturcurve rapid sinkt, ist fast noch bedenklicher.

Als schlimme Zeichen müssen Irregularität und Inäqualität des Pulses gelten, dies in allen Stadien, am meisten natürlich in den früheren. Sie künden Herzschwäche und andere schwere functionelle und anatomische Störungen der Kreislauforgane an.

Von entschieden grösserer Bedeutung ist hierbei die Inäqualität. Irregularität, besonders vorübergehendes Aussetzen, kann im Fieberstadium sowohl wie in der Reconvalescenz — häufiger bei Frauen und Kindern als bei Männern — ohne weitere Folgen vorkommen. Besonders oft habe ich solches Aussetzen des Pulses neben Tardität und abnormer Langsamkeit desselben im Stadium der subnormalen Temperaturen gesehen.

Veränderungen des Herzmuskels.

Es versteht sich von selbst, dass die Verhältnisse des Pulses zu nicht geringem Theil den Zustand und die Leistungsfähigkeit des Herzens — den Antheil des übrigen Circulationsapparates kennen wir noch nicht genügend — wiederspiegeln, und es wäre somit gewiss angezeigt gewesen, beide zusammen abzuhandeln. Nur aus äusseren Gründen ist schon vorher eine gesonderte Besprechung des Pulses gegeben worden. Einmal schliesst er sich in seinem Verhalten so innig an die Temperaturcurve an, dass schon darum eine gewisse Gleichmässigkeit bei der Schilderung beider nothwendig schien, und andererseits sind wir trotz grosser neuerer Fortschritte in der anatomischen Kenntniss der schweren Herzveränderungen beim Abdominaltyphus über das anatomische Verhalten des Organes bei leichten, mittelschweren und selbst schweren „uncomplicirten“ Fällen noch so wenig unterrichtet, dass uns jeder Einblick in das Verhältniss des Herzens zum Puls und Arteriensystem bei gewöhnlichem Verlauf der Krankheit fehlt.

Ueber das Verhalten des Herzens im Initialstadium des Typhus und während des ganzen Verlaufes leichter und mittelschwerer Fälle liegen bei der relativen Seltenheit der Todesfälle in dieser Zeit noch keine eingehenden anatomischen Studien vor, namentlich nicht solche, die den heutigen Methoden genügten. Klinisch und physikalisch-diagnostisch ist in solchen Fällen und, wie gleich hinzugefügt werden darf, auch bei vielen mit schwerem, uncomplicirtem Verlauf am Herzen nichts Besonderes wahrzunehmen. Dass trotzdem nicht einfach „functionelle“ Störungen des Herzens und vasomotorischen Systems den so charakteristischen Pulsveränderungen zu Grunde liegen, sondern dass es sich auch hier wenigstens um geringfügigere, vorübergehende Gewebsstörungen handelt, kann keinem Zweifel unterliegen.

Von schweren und letalen Typhusfällen ist es dagegen schon lange bekannt, dass sie den klinischen entsprechende tiefgehende anatomische Veränderungen zeigen. Vorläufig aber treten sie noch aus dem Rahmen des gewöhnlichen anatomischen und klinischen Herzverhaltens heraus als schwere, specifische Localisationen oder Complicationen. Vielleicht ist ihr Verhältniss zu jenen dem der febrilen Albuminurie zur wirklichen Nephritis typhosa vergleichbar.

Schon Laennec erwähnt, dass bei schweren fieberhaften, besonders typhösen Zuständen „Herzerweichungen" vorkämen. Auch Louis und Stokes kannten anatomisch und klinisch schwere Herzveränderungen beim Typhus. Friedreich[1] wies zuerst das Vorkommen der acuten Herzdilatationen beim Fieber nach, was dann von vielen Autoren bestätigt und auch bezüglich des Typhus in die neueren Lehrbücher aufgenommen wurde.

Wir wissen heute (vergl. auch Anatomie), dass die schweren typhösen Herzstörungen auf parenchymatösen Degenerationen des Herzfleisches sowohl wie auf eigentlicher Myocarditis beruhen. Die Bedeutung dieser Veränderungen im Einzelnen ist noch nicht völlig geklärt.

Mit Recht hat E. Romberg[2] in seiner ausgezeichneten Arbeit darauf hingewiesen, dass die so mannigfaltigen parenchymatösen Veränderungen des Herzfleisches, die häufige albuminöse Körnung von Virchow, die seltenere wachsartige Degeneration, die Segmentirung der Fasern, die mannigfachen Kernveränderungen und die Verfettung des Myocards ihrer klinischen Wirkung nach schwer abzuschätzen sind. Wahrscheinlich sind den beiden letzteren Zuständen häufiger als den übrigen krankhafte Erscheinungen im Leben zuzuschreiben.

Die weit überwiegende Rolle spielen zweifellos die zuerst von Hayem[3] beschriebenen interstitiellen entzündlichen Processe, eine beschränkte vielleicht auch seine specifische Endarteritis obliterans[4] der kleinsten Arterienäste des Herzmuskels und Herzbeutels.

---

[1] Verhandlungen der physikalisch-medicinischen Gesellschaft, Würzburg 1855.
[2] Arbeiten aus der medicinischen Klinik zu Leipzig 1893, Leipzig, Vogel.
[3] Arch. de phys. norm. et pathol. 1869, 2. Bd., 1870, 3. Bd.
[4] Sie ist auch von anderen ihm nachfolgenden französischen Autoren: H. Martin (Revue de médecine 1881 u. 1882), Landouzy und Siredey (Revue de médecine 1885 u. 1887) beschrieben worden, während Romberg sie trotz sorgfältigster Untersuchung fast nie nachzuweisen vermochte.

Klinische Erscheinungen der typhösen Myocarditis. Schwerere Herzerscheinungen als Folge der entzündlichen Veränderungen seiner Muskulatur pflegen Ende der zweiten oder Anfang der dritten Woche zu beginnen und bis in die vierte Woche hinein oder selbst länger zu dauern. Wie schon Stokes betonte, handelt es sich dabei vorwiegend um rasch eintretende, oft bedeutende Herzschwäche, der die Schwere des allgemeinen Verlaufes und der Erscheinungen seitens anderer Organe zunächst nicht gleichkommt. Vor Allem wird der Puls, ohne dass die Temperatur entsprechend steigt, ungewöhnlich frequent, was bei jugendlichen, kräftigen Individuen mit vorher mässiger Frequenz besonders auffällt. Bedeutsamer noch ist die vielfach sehr bald hinzukommende Irregularität und Inäqualität des Pulses, deren in diesem Zusammenhang zuerst Griesinger und später sehr nachdrücklich Hayem gedachten. Sie ist auf der Höhe der Fieberperiode, wenn das Herz vor Beginn der typhösen Erkrankung gesund war, ein fast sicheres Zeichen einer wichtigen Veränderung der Kreislauforgane.

Zur Beschleunigung und Ungleichmässigkeit des Pulses kommt sehr bald eine Verminderung seiner Füllung und Spannung; die Dicrotie verliert sich, der Puls wird klein, weich, leicht wegdrückbar.

Schon bald nach dem ersten Auftreten der Veränderungen des Pulses, gelegentlich sogar gleichzeitig mit ihnen, beginnen sich Erscheinungen von Erweiterung des Herzens geltend zu machen. Ihre Entwicklung und ihr Fortschreiten erfolgen selten sehr rasch, weit häufiger allmählich. Die Dilatation pflegt zunächst und vorzugsweise das linke Herz zu betreffen. Viel seltener erscheint auch die rechte Hälfte und dann fast nie sehr bedeutend erweitert. Der Spitzenstoss ist bald wenig abgeschwächt, bald undeutlich, diffus, in schwersten Fällen überhaupt nicht nachweisbar. Wenn er sicht- und fühlbar ist, findet er sich im fünften Zwischenrippenraum in der Mamillarlinie, selten mehr als zwei Finger breit über dieselbe hinaus. Der Dislocation des Spitzenstosses entspricht eine Verbreiterung der Herzdämpfung nach links, während sie den rechten Brustbeinrand selten überschreitet. Links vom Sternum und auf demselben rückt die obere Grenze der Herzdämpfung nicht selten mehr nach oben.

Die Auscultation ergibt in schweren Fällen sehr leise Herztöne, bis zu fast völligem Schwinden des systolischen Tones. Der zweite Aortenton ist ganz gewöhnlich abgeschwächt, während der zweite Pulmonalton zuweilen eine deutliche Verstärkung aufweist. Sie kann ohne Geräusche am Herzen, namentlich ohne Mitralgeräusche, auftreten, wie Romberg zutreffend bemerkt, als Ausdruck einer Drucksteigerung im kleinen Kreislauf in Folge von Minderleistung des linken Ventrikels. In anderen Fällen hört man mit der Accentuirung des zweiten Pulmonaltones zugleich, am deutlichsten an der Herzspitze oder fast ebenso häufig über der Auscultationsstelle der Lungenarterie ein systolisches Geräusch welches sich wohl meist auf eine relative Mitralinsufficienz bezieht. Sie ist entweder die directe Folge der Erweiterung des linken Herzens und seines Ostium atrio-ventriculare oder der geschwächten Thätigkeit der Papillarmuskeln oder beider Momente zusammen.

So besorgnisserregend zunächst diese Störungen erscheinen, so wenig gefahrvoll scheinen sie durchschnittlich beim Abdominaltyphus zu sein. insbesondere verglichen mit der anatomisch ähnlichen diphtheritischen Myocarditis.

In den weitaus meisten Fällen erfolgt nach den in meiner Klinik gemachten Beobachtungen völlige Rückbildung der Erscheinungen, die sich am Ende der Fieberperiode, zuweilen noch etwas vorher, bereits vollzogen zu haben pflegt. Namentlich scheint auch die Dilatation nicht leicht über diese Zeit hinaus zu dauern.

Geringfügige Störungen bleiben zuweilen noch länger ohne wesentlichen Schaden, um schliesslich zu verschwinden. Bei einzelnen Fällen, die durch anderweitige Complicationen tödtlich endigten, liessen sich die ihnen zu Grunde liegenden Reste anatomischer Veränderung noch nachweisen.

Chronische, auf Typhus zurückzuführende Myocarditis ohne oder mit dauernder Dilatation habe ich bisher nicht sicher beobachtet. Ich weiss aber, dass vereinzelte Fälle von anderer Seite bekannt gemacht worden sind (Landouzy und Siredey, Sommer-Henoch) und glaube, dass bei fernerer Beobachtung noch weitere hinzukommen werden.

Ausser im Höhestadium der Krankheit können schwere Herzerscheinungen auch in der Reconvalescenzperiode des Typhus sich geltend machen, ohne dass bei genau beobachteten Patienten im Fieberstadium darauf hinweisende Zeichen zu finden waren.

Nun wurde ja gelegentlich der Besprechung des Pulsverhaltens schon auf die Häufigkeit einer relativen Beschleunigung, Labilität und Unregelmässigkeit der Herzthätigkeit während der Reconvalescenz ohne objectiv nachweisbare Störungen am Herzen hingewiesen.

Aber es kommen doch, wenn auch selten[1], nach leichtem wie nach schwerem Verlauf der Krankheit Fälle vor, wo ohne jede äussere Veranlassung, ohne jeden Anspruch an die körperliche Thätigkeit, bei strengster Bettruhe des Patienten, ein bis drei Wochen nach der Entfieberung ernste Pulsstörungen nachhaltig sich geltend machen, die sonst in der Reconvalescenz nur bestimmten, schädlichen Einwirkungen und nur vorübergehend folgen.

---

[1] Romberg betont mit Recht diese Seltenheit im Verhältniss zum Vorkommen der Myocarditis in der fieberfreien Zeit der Diphtherie.

Die beträchtliche Beschleunigung und die Unregelmässigkeit des Pulses kommen dann — viel mehr wie während der Fieberperiode — dem Patienten sehr peinlich als Herzklopfen zum Bewusstsein, oft verbunden mit abnormen Empfindungen hinter dem Brustbein, in der linken unteren Brustgegend und im Epigastrium. Nicht wenige Kranke fühlen, ohne dass sie an ihren Puls fassen, jedes Aussetzen ihrer Herzthätigkeit und werden hierdurch wie durch die Herzschmerzen beunruhigt.

Sehr bald bilden sich nun die Erscheinungen einer Dilatation des Herzens aus, ganz wie während der Myocarditis der Fieberperiode, auch hier mehr der linken als der rechten Herzhälfte, und ebenso wie dort nicht selten mit Erscheinungen von relativer Mitralinsufficienz.

Die Symptome dieser Myocarditis der Reconvalescenz können verhältnissmässig lange, bis zu zwei Monate und darüber, anhalten. Wichtig und tröstlich ist es aber auch hier, zu wissen, dass sie fast durchweg eine günstige Prognose zulässt. Selbst in denjenigen Fällen, wo es zu schwereren allgemeinen Kreislaufsstörungen, Cyanose und Knöchelödem, zuweilen bis zur Mitte der Wade herauf, kommt[1], pflegt Genesung einzutreten. Der tödtliche Ausgang gehört gewiss zu den Ausnahmen (vergl. die Fälle von Liebermeister[2] und den vielleicht hierher gehörigen von Zaubzer[3]).

Wenn auch bei dieser spät eintretenden Myocarditis bisher ausreichende Sectionsbefunde nicht vorliegen, so ist es doch zweifellos, dass es sich hier gleichfalls um schwere, parenchymatöse oder interstitielle Herzveränderungen handelt. Und wenn ein Analogieschluss erlaubt ist, so werden wohl wie bei Diphtherie und Scharlach die interstitiellen entzündlichen Veränderungen die hervorragendere Rolle spielen.

Ob die myocarditischen Erscheinungen der Reconvalescenzperiode erst während dieser Zeit entstehen oder eine Manifestation bereits in früheren Stadien unmerklich entwickelter anatomischer Veränderungen des Herzmuskels darstellen, ist zunächst nicht mit Sicherheit zu entscheiden. Für die Mehrzahl der Fälle scheint das letztere wahrscheinlicher zu sein.

Die Geschichte der typhösen Veränderungen des Herzfleisches deckt sich mit derjenigen der Myocarditis bei Infectionskrankheiten überhaupt. Während man früher (Laennec, Louis) nur unbestimmte Vorstellungen vom anatomischen Substrat der betreffenden Herzstörungen hatte, von Schwäche, Erweichung u. s. w. sprach, hat die fundamentale Arbeit Virchow's[4] über parenchymatöse Entzün-

---

[1] Der von Strümpell (Lehrbuch, Bd. 1) erwähnte Fall von allgemeinem Oedem ist nach Ausdehnung wie Localisation wohl nicht auf Stauung durch Herzschwäche allein zu beziehen.

[2] Ziemssen's Pathologie, 3. Aufl.

[3] Bayrisches ärztliches Intelligenzblatt 1870.

[4] Virchow's Archiv, Bd. 4.

dungen auch hier die erste Klarheit gebracht. Darnach haben Böttcher, Waldeyer, Zenker[1] die Untersuchungen über parenchymatöse Veränderungen des
Herzens bei Infectionskrankheiten, unter Anderen auch des Typhusherzens gefördert. Sie zeigten die relative Häufigkeit und gelegentliche Intensität der parenchymatösen Veränderungen und massen der Fettdegeneration den grössten Antheil an
den klinischen Erscheinungen bei.

Eine neue, fruchtbare Bewegung ging von Hayem (l. c.) mit dem Nachweise der interstitiellen Myocarditis aus. Während die französischen Forscher
seine Angaben bald bestätigten und erweiterten, fanden sie unter den Deutschen
zunächst nur bei Leyden[2] entsprechende Würdigung.

Romberg's Verdienst ist es, in seinen Arbeiten aus meiner Klinik (l. c.)
in Deutschland die fraglichen Dinge besonders nachdrücklich betont, kritisch ge-
sichtet und mit anatomischen und klinischen Thatsachen bereichert zu haben. Insbesondere hat er zuerst auf die Eigenart der Herzaffection in der Reconvalescenz
hingewiesen und ein klinisches Bild derselben zu geben versucht.

Peri- und Endocarditis sind beim Abdominaltyphus von weit
geringerer Bedeutung.

Wenn auch in der Mehrzahl der von Romberg (l. c.) anatomisch
untersuchten Fälle neben Myocarditis kleinzellige Infiltration der Capillar-
wandungen und der kleinsten Gefässe der tieferen Schichten des Peri-
cards sich fand, so kann doch daran festgehalten werden, dass diese Processe selten sich so sehr steigern und ausdehnen, dass sie zu den
klinischen Erscheinungen einer Pericarditis führen. Auch anatomisch
kommt es nicht gerade häufig zu ausgedehnteren fibrinösen Auflagerungen, höchstens zu leichtem Beschlag, besonders um die grossen Gefässe herum; flüssige pericarditische Exsudate habe ich beim Typhus nur
äusserst selten beobachtet. Wo ich einmal deutlicheres, ausgedehntes,
länger dauerndes Reiben oder schwere Pericarditis exsudativa zu Stande
kommen sah, handelte es sich um Fälle, die auch nach anderen Erscheinungen auf Mischinfection bezogen werden mussten. Bei Complication
von Abdominaltyphus mit wirklichen septischen Processen habe ich vereinzelt selbst Empyem des Herzbeutels beobachtet.

Kaum häufiger, wenigstens klinisch nachweisbar, ist die Endocarditis. Nach Romberg's anatomischen Untersuchungen ist sie eine der
selteneren, meist nur mikroskopisch erkennbaren Begleiterscheinungen der
Myocarditis. In kleinen Herden, die gelegentlich zusammenfliessen, meist
wandständig, ausser Bereich der Klappen, findet sie sich an verschiedenen Stellen des Endocards, besonders häufig in der Gegend der
Herzspitze.

Mit dem auch anatomisch seltenen Befallensein der Klappen scheint
das so seltene Vorkommen von Herzklappenfehlern im Gefolge von Ab-

---

[1] Vergl. die Literatur bei Romberg, l. c.
[2] Zeitschr. für klin. Medicin, Bd. 4, 1882.

dominaltyphus zusammenzuhängen. Widersprechende Mittheilungen, besonders älterer Forscher, sind zum Theil wohl darauf zu beziehen, dass man früher die relative Insufficienz als Folgeerscheinungen der Myocarditis nicht kannte und sie mit Endocarditis mitralis verwechselte. Wirkliche Endocarditis valvularis habe ich hier und da einmal in Form der sogenannten ulcerösen Endocarditis mit warzigen Auflagerungen auf den Klappen und geschwürigen Substanzverlusten sowohl an der Aorta wie an der Mitralis oder an beiden zugleich gesehen. Stets fanden sie sich neben anderen septischen Erscheinungen, besonders auch neben multiplen Hautembolien, und erwiesen sich damit als Theilerscheinungen dieses Symptomencomplexes.

Nicht septische Endocarditis mit Ausgang in chronische Herzklappenfehler kam mir, wie gesagt, nur ganz vereinzelt vor. Ob man diese Fälle auf directe Wirkungen des Typhusgiftes zurückzuführen hat, bleibt zukünftiger Entscheidung vorbehalten. Meine Fälle betrafen nur das linke Herz und, mit einer Ausnahme, wo die Aortenklappen befallen waren, die Mitralis. Endocarditis des rechten Herzens ist einmal von Bouchut beschrieben worden.

Diese Fälle von vielleicht specifisch typhöser Endocarditis machen sich nach meiner Erfahrung auf der Höhe des Fieberstadiums in der zweiten und Anfang der dritten Woche zuerst bemerkbar. Sie sind zunächst von Myocarditis mit relativer Mitralinsufficienz nicht recht zu unterscheiden. Erst das Andauern der Erscheinungen, besonders des systolischen Geräusches an der Spitze und der Accentuirung des zweiten Pulmonaltones weist auf den endocarditischen Charakter hin, der dann später durch Bleiben eines Klappenfehlers seine endgiltige Bestätigung erfährt.

In einem Falle glaubte ich Endo- und ausgedehnte Myocarditis zugleich annehmen zu sollen, bei einem jungen Manne, der während einer Insufficienz und Stenose der Mitralis hinterlassenden Endocarditis noch schwere Angina pectorisartige Erscheinungen mit ausstrahlenden Schmerzen nach dem Epigastrium, dem Rücken und dem linken Arm bot.

Ganz vereinzelt, soweit ich mich entsinne nur zweimal — 1 beziehungsweise 1½ Jahre nach Ablauf eines Typhus — sah ich die ersten deutlichen klinischen Erscheinungen einer Mitralinsufficienz zur Ausbildung kommen, die während des Typhus sich als Klappenendocarditis nicht gemeldet hatte, für deren Entstehung aber ein anderer Grund unerfindlich war. Ich vermuthe, dass es sich hier zunächst um ausgedehntere Wandendocarditis gehandelt hatte, die, während der Fieberperiode des Typhus entstanden, bis nahe an die Klappen heran, aber nicht bis auf sie sich erstreckt hatte. Die bei ihrer Ausheilung allmählich fortschreitende schwielige Schrumpfung hatte dann wohl noch Theile der Papillarmuskeln, sowie die Anheftungsstellen der Klappen und Sehnenfäden mit hereingezogen und so secundär Insufficienz gemacht. Auch bei anderen acuten Infectionskrankheiten scheinen mir derartige Vorkommnisse wahrscheinlich; besonders glaube ich, dass nach scheinbar uncomplicirt verlaufenem Scharlach zur Entwicklung kommende Herzklappenfehler zum Theil so zu erklären sind. —

Im Anschlusse an die Herzmuskelveränderungen mögen hier einige Worte über Collapszustände im Verlaufe des Abdominaltyphus am Platze sein, umsomehr, als man sie bis jetzt noch vorwiegend auf schwere Herzveränderungen zu beziehen pflegt, mit Ausnahme einzelner nicht häufiger Fälle von Embolie, besonders der Lungenarterie.

Plötzliche besorgnisserregende und leider nicht selten zum Tode führende Schwächeanfälle beim Typhus sind schon den älteren Autoren bekannt gewesen und schon vor Jahrzehnten namentlich von Griesinger[1] und Ackermann[2] näher gewürdigt worden. Ich habe sie schon in der zweiten Woche oder überhaupt während der Höhe des Fieberstadiums, noch häufiger aber gegen Ende der Fieberperiode und während der Reconvalescenz gesehen. Sie kommen einmal oder mehrmals in ungleichen Zwischenräumen bei demselben Kranken vor, bald ohne, bald nach directen äusseren Veranlassungen. Hierher gehören geistige Erregungen und unverhältnissmässige Körperleistungen, verbotenes Aufstehen, Pressen und Drängen beim Stuhlgang u. s. w. Besonders schlimm sind meist diejenigen Fälle zu beurtheilen, wo ohne nachweisbare Ursache, während absolut ruhigen körperlichen und geistigen Verhaltens, schon früh, zuweilen in der zweiten Woche, Collapse sich einstellen und wiederholen. Sie verlaufen häufig tödtlich.

Die klinischen Erscheinungen des Collapses sind die üblichen der sogenannten acuten Herzschwäche: Blässe und Livor, besonders der Gesichtshaut und Extremitäten, Verfallen der Züge, kalte Schweisse, Bewusstseinsstörungen, fadenförmiger, kleiner, sehr frequenter, unregelmässiger Puls. Die bis jetzt vorliegenden anatomischen Untersuchungen ergaben entweder ein negatives Resultat oder, wo sie überhaupt zu einem Resultat führten, parenchymatöse Herzdegeneration, Verfettung und Dilatation. Eine genaue Untersuchung solcher Fälle nach neueren Methoden (Krehl-Romberg) steht noch aus.

Ausdrücklich möchte ich betonen, dass ich wiederholt Todesfälle im Collaps sah ohne jede sie erklärende Veränderung an der Leiche und namentlich ohne Veränderung der Form, Grösse, Farbe und Consistenz des Herzmuskels. Geht man über solche Fälle nicht leicht weg, hält

[1] Archiv der Heilkunde 1861.
[2] Virchow's Archiv, Bd. 25.

sie vielmehr mit anderen schwer bedrohlichen, vorübergehenden Circu-
lationsstörungen ohne klinisch nachweisbare Herzveränderungen zusammen,
so wirft sich von selbst die Frage auf: sind alle diese „cardialen" Störungen, von den leichteren, vorübergehenden bis zu den tödtlichen Collaps
bedingenden, zwanglos auf das Herz allein zu beziehen? Dies kann
nicht unbedingt bejaht werden. Jeder Unbefangene erkennt hier eine
Lücke unseres Wissens, die übrigens nicht für den Typhus allein, sondern für die gleichen Zustände bei anderen acuten Infectionskrankheiten besteht. Eine Anzahl neuerer Arbeiten scheinen hier klärend
wirken zu sollen, unter ihnen besonders die in meiner Klinik von Romberg[1] gemeinsam mit Bruhns und Pässler vorgenommenen Untersuchungen. Sie haben gezeigt, dass die Toxinwirkungen der Erreger
von Infectionskrankheiten, so besonders des Pneumoniecoccus, des Diph-
theriebacillus und des Bacillus pyocyaneus, nicht blos auf das Herz,
sondern ganz besonders auch auf das vasomotorische System sich
erstrecken, so dass zur Erklärung des bisherigen Symptomencomplexes
der „schweren Herzschwäche" vielfach eine Lähmung der Vasomotoren
heranzuziehen sein dürfte.

Die besonderen Schwierigkeiten, die sich Experimenten mit dem
Gift des Typhusbacillus entgegenstellten, haben einer speciellen experimentellen Prüfung desselben bisher noch im Wege gestanden. Trotzdem
ist es kaum zweifelhaft, dass auch beim Abdominaltyphus eine Reihe
schwerer Kreislaufstörungen ganz oder zum Theil auf vasomotorische
Störungen zurückzuführen ist.

Wie weit sich dies erstreckt, inwieweit namentlich auch die
gewöhnlichen typischen Kreislaufstörungen im Fieberstadium
des Typhus unter solchen Bedingungen stehen, ist bisher absolut nicht zu sagen. Zukünftige Untersuchungen werden erst festzustellen haben, was dem Herzen an sich und was den Vasomotoren, endlich was combinirter Schädigung beider zuzuschreiben ist.

---

[1] Vortrag auf der Naturforscherversammlung zu Lübeck 1895. Protokoll der
Versammlung.

Derselbe, Berliner klinische Wochenschr. 1895, Nr. 51 u. 52.

Pässler und Romberg, Verhandlungen des Congresses f. innere Medicin, Wiesbaden 1896 (Vortrag von Pässler).

Veränderungen der Blutgefässe und ihre klinischen Aeusserungen.

Ueber die Arterien ist weder in anatomischer noch klinischer Beziehung viel bekannt.

Erwähnung verdient vor Allem eine wahrscheinlich specifische Erkrankung derselben, die Artérite typhoidique der französischen Forscher, die vielleicht vorwiegend die Ursache jener merkwürdigen, zum Glück seltenen Fälle des sogenannten spontanen Brandes der Glieder beim Abdominaltyphus ist.

Vorwiegend wird die Typhusgangrän an den unteren Extremitäten beobachtet, und zwar fast ausschliesslich an einer Seite. Es können grosse Theile derselben brandig werden: sämmtliche Zehen, der ganze Fuss bis zum Knie, ja herauf bis zur Mitte des Oberschenkels. Es findet sich dann Thrombose im Gebiete der Arteria iliaca oder femoralis, oder nur gewisser grosser Aeste der letzteren, unter denen die Arteria tibialis postica eine besondere Rolle spielt.

Diese eigenthümliche Gangränform ist, so weit ich sehe, zuerst von Bourgeois[1], dann von Gigon[2] und Patry[3] beschrieben worden. Einen interessanten Fall von doppelseitiger Unterschenkelgangrän hat bald darnach Bachmayr[4] veröffentlicht. Auch Trousseau hat in seiner berühmten Klinik des Hôtel Dieu der Erscheinung ein kleines Capitel gewidmet. Unter den neueren Autoren sind Potin (l. c.), Mercier[5] und Le Reboulliet[6] zu erwähnen.

Ich habe selbst zweimal Typhusgangrän an der unteren Extremität beobachtet. In einem Falle entwickelte sich bei einem 41jährigen, vorher gesunden Manne im Stadium der amphibolen Curve Gangrän des Fusses und unteren Drittels des Oberschenkels, bedingt durch Thrombose der Arteria poplitea und Arteria tibialis postica. In einem anderen Falle[7], der ein junges Mädchen betraf und tödtlich endete, erstreckte sich, in Folge von Thrombose der Arteria iliaca und femoralis, die mit Thrombophlebitis der gleichnamigen Venen verknüpft war, die Gangrän über den Fuss und den ganzen Unterschenkel bis zum unteren Drittel des Oberschenkels.

An den oberen Extremitäten ist die Affection, wie es scheint, äusserst selten. Ich selbst habe in einem mit dem Leben davongekommenen Falle Gangrän von vier Fingern einer Hand und der Haut des Handrückens gesehen.

---

[1] Arch. gén. 1857, August.
[2] Union méd., September 1861.
[3] Arch. gén., Februar u. Mai 1863.
[4] Verhandlungen der Würzburger medicin. Gesellschaft 1868.
[5] Archive de médecine expérimentale 1878.
[6] Union méd. 1878.
[7] Der Fall, den ich noch als Assistent im St. Rochusspitale in Mainz behandelte, ist von Masserell (Deutsches Archiv f. klin. Medicin, Bd. 5, S. 445 ff.) beschrieben worden. Mit einigen Anschauungen dieser Arbeit stimme ich übrigens nicht überein.

Ganz vereinzelt wurde noch in anderen Arteriengebieten Gangrän beob-
achtet, so in dem der Carotis externa, wo die Ohrmuschel, die Parotis und die
Haut der sie überziehenden und benachbarten Weichtheile sich brandig abstiessen
(Patry, l. c.).

Vielleicht sind auch gewisse, im Endstadium des Typhus vorkommende Fälle
von umschriebener Cerebromalacie auf eine solche entzündliche Thrombose der
entsprechenden Hirnarterien zu beziehen. So sah ich selbst bei einer 37jährigen
Dame eine allmählich, ohne vorausgegangenen apoplektiformen Zufall während
der Reconvalescenz von Abdominaltyphus zur Ausbildung gekommene Hemiparesis
dextra mit Aphasie. Der Fall, den ich gelegentlich einer auswärtigen Consultation
beobachtete, endete tödtlich. Der Sectionsbericht des behandelnden Arztes erwähnte
als Grundlage des Zustandes ausgedehnte Erweichung der mittleren Partie der
linken Grosshirnhemisphäre in Folge von adhäsiver Thrombose der dazu noch erhebliche Wandverdickung aufweisenden Arteria fossae Sylvii.

An der Aorta und den grossen Gefässstämmen habe ich
wiederholt ausgedehnte netzförmige Trübungen der Intima und platten-
förmige, frische Verdickungen, hier und da selbst mit Dilatation, beobachtet. In einem Falle, bei einem 35jährigen männlichen, vor Eintritt
des Typhus vollkommen gesunden Individuum zeigte sich der Aorten-
bogen bei sehr ausgedehnter netzförmiger Verdickung und Trübung der
Intima fast um das Doppelte erweitert; Symptome im Leben haben
weder dieser noch die anderen Fälle meiner Beobachtung gemacht.

Die schon früher erwähnte, von Landouzy und Siredey[1] beschriebene und in Frankreich wohl über Gebühr hervorgehobene Arteriitis
obliterans visceralis ist klinisch und besonders diagnostisch von geringer Bedeutung. Ich betone ausdrücklich, dass ich bei zahlreichen
Sectionen Typhöser auf die Coronararterien achtete und diese nie verändert fand. In Uebereinstimmung damit ist mir (abgesehen von dem
einen, vorher erwähnten Falle) auch Angina pectoris weder während des
Verlaufes des Abdominaltyphus, noch unter seinen Folgezuständen vorgekommen.

Embolien grösserer oder kleinerer Arterien, für welche
marantische (?) Thrombose des linken Herzens, besonders des Herzohres,
die Quelle zu sein pflegt, sind recht selten. Relativ am häufigsten pflegen
noch Nieren- und Milzembolien zu sein, die jedoch meist ohne bezeichnende Erscheinungen verlaufen. Einmal sah ich plötzlichen Tod in der
Reconvalescenz des Abdominaltyphus in Folge von Embolie der Arteria
basilaris.

Embolie der Lungenarterie, die nach Hoffmann übrigens nicht
selten weissliche Trübungen der Intima aufweist, nach Thrombose des
rechten Herzens oder peripherer Venenstämme, ist als Ursache plötzlichen,
tödtlichen Collapses schon vorher angeführt worden.

---

[1] Vergl. den Abschnitt „Anatomische Veränderungen der Kreislaufsorgane".

Häufiger als die Arterien erkranken im Typhus die Venen.

Die Thrombose der grossen Schenkelvene mit den bekannten Erscheinungen der Phlegmasia alba dolens ist in den späteren Stadien des Typhus, besonders in der Reconvalescenz, kein besonders seltenes Ereigniss. Die Affection wird auch heute noch vielfach als Aeusserung einer marantischen Thrombose beschrieben, was für einen Theil der Fälle wohl zutreffend sein dürfte. Andererseits sieht man aber auch häufig genug bei vorher gesunden, kräftigen Personen nach relativ leichtem Verlauf und ohne dass sie vorher besonders herunterkamen, das Leiden eintreten. Wenn es dazu noch fieberhaft einsetzt und mit oft beträchtlicher Schmerzhaftigkeit der Gegend der Venae cruralis und iliaca einhergeht, selbst mit deutlichen Erscheinungen von Periphlebitis, so wird man nicht auf einfache Thrombose, sondern auf einen entzündlichen Zustand der Venenwand als Ursache des Zustandes hingeleitet. Ob eine solche Phlebitis typhosa eine specifische und auf directe Wirkungen des Eberth'schen Bacillus zurückzuführende ist, ist noch nicht bekannt, nach den Erfahrungen aber, die man an so vielen anderen Organen gemacht hat, nicht unwahrscheinlich. Dass auch andere Mikroorganismen, besonders Eitercoccen, dabei im Spiele sein können, also eine im wahren Sinne complicirende Phlebitis bestehen kann, ist nach den Beobachtungen von Dunin[1] kaum zu bezweifeln.

Ebenso wie die Arteriitis typhosa pflegt auch die Phlegmasia alba dolens meist auf einer Seite aufzutreten. Nur zweimal sah ich nach einiger Zeit auch das andere Bein gleich stark ödematös werden, offenbar in Folge von Fortsetzung der Thrombose auf den unteren Theil der Vena cava inferior und von da aus auf die andere Iliaca.

Die Venenverstopfungen sind im Typhus unter allen Umständen höchst unliebsame Ereignisse. Sie heilen zwar meist, verlängern aber das Krankenlager um ein Bedeutendes, nicht selten um 2—3 Monate und darüber hinaus. Gangrän habe ich darnach nicht gesehen, hier und da aber, zum Glück freilich selten, Loslösung von Stücken des Thrombus mit tödtlicher Embolie.

Nächst der Thrombose der Femoralis scheinen Phlebitis und Verstopfungen der Vena saphena allein oder der Vena poplitea und der tiefen Wadenmuskelvenen mit Oedem des Fusses bis zur Wade herauf und besonders mit harter Infiltration und beträchtlicher Schmerzhaftigkeit der Musculatur nicht selten zu sein. Vereinzelt beobachtete ich auch Phlebitis und Periphlebitis bei typhuskranken Männern und Frauen an alten, varicösen Erweiterungen der Unterschenkelvenen.

An anderen Körpertheilen als den unteren Extremitäten kam mir im Typhus Venenthrombose höchst selten vor. Einmal handelte es

---

[1] Deutsches Archiv f. klin. Medicin 1886, Bd. 39, Heft 3 u. 4.

sich um eine solche der Vena axillaris und ein anderes Mal der rechten Subclavia.

Ausserdem sah ich wie viele andere Autoren Fälle von Phlebitis und Thrombose als Theilerscheinung oder geradezu als Grundlage allgemeiner, den Typhus complicirender Sepsis.

Veränderungen der Blutbeschaffenheit.

Schon bei den älteren Schriftstellern finden sich zahlreiche Angaben über die Beschaffenheit des Blutes beim Abdominaltyphus. Sie beziehen sich aber nur auf äusserliche Beobachtungen des beim Aderlass oder zufällig entleerten oder der Leiche entnommenen Blutes. Bei diesen Untersuchungen kam so wenig heraus, dass man darnach eine Zeitlang die Blutbeobachtung überhaupt ruhen liess. Um so erfolgreicher hat man sie mit verbesserten Methoden neuerdings wieder aufgenommen: Man hat die Morphologie des Blutes und gewisse chemische Veränderungen desselben, namentlich das Verhalten des Hämoglobins, studirt und sodann der bakteriologischen Erforschung besondere Aufmerksamkeit geschenkt.

1. Veränderung der Formelemente des Blutes. Was zunächst die rothen Blutkörperchen betrifft, so werden an ihnen nur selten und untergeordnete Veränderungen der Gestalt, Grösse und Farbe gesehen, wohl aber hatte ihre Zählung nicht uninteressante Ergebnisse. Während frühere Autoren, besonders Malassez und Hayem, eine Verringerung ihrer Zahl nicht feststellen konnten, haben die meisten neueren Autoren gefunden, dass die Menge der rothen Blutkörperchen sich in der Mehrzahl der Fälle während der Fieberperiode langsam fortschreitend vermindert. Belege dafür geben die Arbeiten von Zäslein[1], Tumas[2], Halla[3] und Leichtenstern[4], denen ich mich nach den in meiner Klinik gemachten Beobachtungen anschliessen kann. Auch wir sahen[5] Verminderung der rothen Zellen schon vom Beginn des Fiebers an. Bei jüngeren, kräftigen Männern pflegte sie nur gering zu sein, so dass die Zahl noch 4 Millionen oder etwas darüber betrug, bei Frauen und schwächlichen Personen kam schon jetzt ein Sinken bis zu 3 Millionen, ja noch etwas darunter, vor. Die Verminderung steigert sich noch bis gegen das Ende der Fieberperiode, ja bis in die fieberfreie Zeit hinein. Während der Reconvalescenz, durchschnittlich etwa 2 bis 3 Wochen nach der Entfieberung, pflegt die Zahl sich wieder zu heben.

---

[1] Dissert. Basel 1881.

[2] Deutsches Archiv f. klin. Medicin, Bd. 41.

[3] Zeitschr. f. Heilkunde, Bd. 4.

[4] Untersuchungen über den Hämoglobingehalt des Blutes im gesunden und kranken Zustande, Leipzig 1871.

[5] Kölner, Dissert., Leipzig 1896.

Es scheint aber, wie wenn die dem Individuum physiologisch zukommende Menge der rothen Blutkörperchen nur langsam wieder erreicht wird. Wir haben noch bei Patienten, die 7 Wochen fieberfrei waren, die normale Zahl nicht gefunden. Beim Eintritt von Recidiven lässt sich vielfach eine geringere Zahl rother Blutkörperchen feststellen als während der ersten fieberhaften Krankheitsperiode. Es handelt sich dabei offenbar um eine Summirung der Wirkungen beider Perioden. Interessant und von verschiedenen Beobachtern erwähnt sind gelegentliche Schwankungen der Zahl der rothen Blutkörperchen bei demselben Individuum im Verlaufe des Fiebers. Wir sahen vorübergehende Vermehrung derselben um eine halbe, ja eine ganze Million. Wahrscheinlich handelt es sich aber hier nicht um eine wirkliche, sondern nur um relative Vermehrung in Folge von Schwankungen der Dichtigkeit, d. h. des Wassergehaltes des Blutes. Dementsprechend sahen wir solch scheinbares Ansteigen der Zahl der rothen Blutkörperchen nach stärkerem Schweiss.

Grawitz[1] hat nach kalten Bädern das specifische Gewicht des Blutes, mithin seine Dichtigkeit steigen sehen, wie er zutreffend meint, unter den Wirkungen der Reizung des vasomotorischen Nervensystems auf den Wassergehalt des Blutes. Vielleicht beziehen sich auch Angaben über relative Vermehrung der rothen Blutzellen im Beginne der Fieberperiode auf Verhältnisse, die zunächst eine Verminderung der Blutflüssigkeit zur Folge haben.

Der Hämoglobingehalt des Blutes scheint sich während der Fieberperiode etwas, aber keinesfalls stärker, als dem Masse der Verminderung der Zahl der rothen Blutzellen entspricht, zu verringern (Quincke). Dass dies jedoch nicht constant und keinesfalls erheblich ist, beweisen die negativen Angaben von Leichtenstern. In meiner Klinik sind durchschnittlich Abnahmen bis zu 80—75% beobachtet worden, selten niedrigere Werthe.

In der fieberfreien Zeit, besonders während der ersten Wochen derselben, sahen alle Autoren, auch Leichtenstern, geringeren Hämoglobingehalt als in der Fieberzeit, wiederum entsprechend der dieser Periode zukommenden stärksten Herabsetzung der Zahl der rothen Blutscheiben. Laache[2] erwähnt, und wir können ihm aus eigener Erfahrung beistimmen, dass in der Reconvalescenz, während die Zahl der rothen Blutzellen wieder in Zunahme begriffen ist, noch einmal eine Abnahme des Hämoglobins sich geltend machen kann. Bisher ist mit dieser Erscheinung nicht viel anzufangen, sie ist aber einer weiteren Beobachtung würdig.

---

[1] Klinische Pathologie des Blutes.
[2] Pathologie des Blutes.

Auffallend im Verhältnisse zu dem, was von anderen Infections-krankheiten in dieser Beziehung bekannt ist, ist das Verhalten der weissen Blutkörperchen während des Typhus.

Während bei der Mehrzahl der acuten Infectionskrankheiten auf dem Höhestadium die weissen Blutkörperchen vermehrt gefunden werden, fehlt beim Typhus diese Vermehrung mit grosser Regelmässig-keit, ja es ist oft eine Verminderung und selbst eine sehr be-trächtliche zu beobachten (Halla, l. c., Tumas, l. c., v. Limbeck[1], Rieder[2], Grawitz, l. c.).

Dies geht so weit, dass, wie Rieder zeigte, mit Zunahme der Krankheitserscheinungen, mit stärkerem Ansteigen des Fiebers und bei eintretenden Nachschüben, die Zahl der weissen Blutzellen sich noch weiter vermindert. Wir sind zu gleichem Resultate wie die genannten Autoren gekommen und können namentlich das Zusammentreffen der Abnahme ihrer Zahl mit der Verschlimmerung der Krankheit be-stätigen.

Bei uncomplicirten Fällen fanden wir während des Fieberstadiums für die weissen Blutzellen Zahlen von 9000 bis herunter zu 2000 im Cubikmillimeter. Verschlimmerungen der Krankheit führten nicht selten zu einer weiteren Abnahme um 1000, während interessanter Weise Com-plicationen mit solchen Zuständen, die an sich Leucocytose bedingen, eine Vermehrung der weissen Zellen bis zur normalen und über die nor-male Zahl hinaus zur Folge hatten. So zählten wir in einem Falle von intercurrenter Pneumonie 11.600 und beim Auftreten eines Abscesses am Kreuzbeine 4500 gegen 2400 vorher.

Ein Unterschied in der Verminderung der Zahl der weissen Zellen je nach der Schwere der Fälle scheint nicht recht deutlich, wenig-stens nicht so, dass daraus prognostische Schlüsse gezogen werden könnten. In meiner Klinik trat z. B. in einem Falle von Verminderung bis auf 1400 Genesung ein.

Wenn also auch ein besonderer prognostischer Werth der Zählung der weissen Blutzellen nicht zuzuschreiben ist, so ist die Methode doch für die Differentialdiagnose nicht ohne Bedeutung, namentlich solchen Krankheiten gegenüber, welche regelmässig mit starker Vermehrung der weissen Blutzellen einhergehen und sonst am Krankenbette differential-diagnostische Schwierigkeiten zu machen pflegen. Ich erwähne in dieser Beziehung die Pneumonie, die septischen Processe, die Cerebrospinal-meningitis.

----

[1] Zeitschr. f. Heilkunde, Bd. 10.

[2] Beiträge zur Kenntniss der Leukocytose und verwandter Zustände des Blutes, Leipzig 1892.

Auffallend ist es, dass ein Beobachter wie Virchow von einer Vermehrung der Leucocyten im Typhus berichtet. Ob seine Fälle sich auf Untersuchungen im Initialstadium beziehen? Wollen doch französische Forscher, z. B. Bonne[1], in der ersten Woche erhebliche Steigerung und darnach erst rapides Absinken der Zahl der weissen Blutkörperchen festgestellt haben.

In der Reconvalescenzperiode scheint sich die Zahl der Leucocyten wieder langsam zu heben, bei schwächlichen Personen nach unseren Beobachtungen langsamer als bei kräftigen, bei denen sich oft schon während der Defervescenz oder während der ersten fieberfreien Tage ein Wiederansteigen bis zur Norm erkennen liess. In einzelnen Fällen will Kölner (l. c.) ohne besonderen äusseren Grund während der Reconvalescenz vorübergehend eine Erhöhung der Zahl der weissen Blutkörperchen über das Physiologische gesehen haben, bis zu 12.000, einmal sogar bis zu 17.500. Diese Beobachtung wird durch die gleiche von Laache in bemerkenswerther Weise gestützt.

Bakteriologie des Blutes. Seit Gaffky haben sich zahlreiche Forscher mit der Untersuchung des Blutes auf Mikroorganismen, namentlich auf Typhusbacillen, beschäftigt. Gaffky selber hatte bekanntlich bei seinen nach dieser Richtung gehenden Untersuchungen negative Resultate. Spätere Forscher haben ihre Untersuchungen theils auf die Untersuchung des beliebigen Stellen des Körpers, meist der Fingerkuppe, entnommenen Blutes gerichtet, theils dasselbe bestimmten specifisch veränderten Theilen des Körpers, besonders den Roseolen, entnommen.

Die Resultate gehen vielfach auseinander, zum Theil stehen sie sich schroff gegenüber. Während z. B. Meissel[2] bei neun darauf untersuchten Kranken stets Typhusbacillen im Blute fand, konnten Andere sie nur in einzelnen Fällen nachweisen, so Almquist[3] und Silvestrini[4]. Besonders gewiegte Untersucher, wie Fränkel und Simmonds[5], auch Lugatello[6] und Seitz[7], haben dagegen, ganz wie Gaffky, stets mit negativem Erfolge untersucht.

Ebenso wie in Bezug auf die Untersuchungen des Blutes überhaupt, schwanken die Autoren auch bezüglich des Bacillenbefundes in den Typhusroseolen. Man hatte an die Untersuchungen dieser Gebilde von vornherein gewisse Hoffnungen geknüpft. Es wäre zweifellos für die

---

[1] Thèse, Paris 1876.
[2] Wiener medicin. Wochenschr. 1886, Nr. 21 u. 23.
[3] Göteborg 1885.
[4] Rivist. gen. di clin. med. 1892.
[5] l. c.
[6] Boll. d. R. Acad. di Genova 1886.
[7] l. c.

Diagnostik von grosser Bedeutung gewesen, den Nachweis der specifischen Gebilde an den so häufigen charakteristischen Hautveränderungen führen zu können. Diese Hoffnungen haben sich aber nicht genügend erfüllt. Zwar glaubte Neuhaus[1] sie in weit über der Hälfte der von ihm untersuchten Fälle (9 mal bei 15 Kranken) im Roseolenblut nachgewiesen zu haben. Ihnen stehen aber von den bereits oben genannten Autoren auch in dieser Frage Fränkel und Simmonds, Seitz, Lugatello, Gaffky und Janowski[2] mit constanten Misserfolgen entgegen. Nach eingehenden Untersuchungen, die wir während der Epidemiejahre 1886/87 in Hamburg anstellten, glaube ich mich den negativen Erfahrungen derselben anschliessen zu dürfen.

Wie diese Gegensätze zu erklären sind, ist schwer zu sagen. Einzelne der citirten Forscher mit pósitiven Erfolgen haben jedenfalls den Nachweis, dass sie überhaupt Typhusbacillen vor sich hatten, nicht ganz erbracht. Wenigstens urtheilten sie ohne Culturen nach den Befunden an Deckglaspräparaten.

Ausser der Untersuchung des kreisenden Blutes und der Roseolen hat man seine Aufmerksamkeit noch dem Milzblut des Lebenden zugewandt. Man konnte hier am ehesten positive Befunde erwarten, da ja bekanntlich in der Leiche die Untersuchung der Milzpulpa auf Bacillen fast stets zu diesem Ergebniss führt.

Unter den Ersten, die am Lebenden Untersuchungen des Milzblutes mit Erfolg machten, sind Chantemesse und Widal[3], Redenbacher[4], Philipowicz[5] und E. Neisser[6] zu nennen. Man suchte diese Ergebnisse sogar — und Neisser hat dies besonders vertreten — im Interesse der Frühdiagnose auszunutzen. Ich glaube, dass hiergegen grosse Bedenken zu erheben sind: Einmal sind die zutreffenden Befunde durchaus nicht regelmässig, wie z. B. die Angaben Stagnitta's[7] beweisen, und selbst wenn dies nicht der Fall wäre, so wird doch die Gefährlichkeit der Methode ihrer Anwendung im Wege stehen. Man denke vom Leichentisch her an die oft prall gespannte Milz mit der durch die Ueberausdehnung verdünnten Kapsel, auch an die nicht so ganz geringe Neigung zur spontanen Milzruptur, und man wird sich der Sorge nicht erwehren können, dass Einstiche in das lebende

---

[1] Berliner klin. Wochenschr. 1886, Nr. 6 u. 24.
[2] l. c.
[3] l. c.
[4] Zeitschr. f. klin. Medicin, Bd. 19.
[5] Wiener medicin. Blätter 1886, Nr. 6 u. 7.
[6] Zeitschr. f. klin. Medicin, Bd. 23.
[7] Ref. med. 1890.

Organ noch leichter zur Zerreissung und gefährlichen Blutung führen
können. Ich habe mich nie zur Ausführung der Operation entschliessen
mögen[1].

Milz und Schilddrüse.

Wenn auch bei allen Infectionskrankheiten frische Anschwellungen
der Milz, offenbar als Aeusserungen des infectiösen Processes, beobachtet
werden, so ist doch, von den Malariaprocessen und den septischen
Erkrankungen abgesehen, für keine derselben der Milztumor von so
grosser diagnostischer Bedeutung wie für den Abdominaltyphus. Dies
hat sogar entschieden zur Ueberschätzung geführt. Manche Aerzte mögen
sich überhaupt ohne Nachweis eines Milztumors nicht recht an die Diagnose eines Abdominaltyphus heranwagen.

Für den Typhus besonders bemerkenswerth ist neben der Häufigkeit
der Milzanschwellung, ihr frühes Auftreten, ihre verhältnissmässig lange Dauer und ihr so regelmässiges Wiedererscheinen
bei Nachschüben und Recidiven.

Die Häufigkeit des typhösen Milztumors überhaupt lässt sich nach
klinischen Untersuchungen allein nicht sicher abschätzen. Wie später
eingehend zu erörtern ist, stellen sich seinem Nachweis am Krankenbette
mannigfaltige Schwierigkeiten entgegen, so dass, will man eine sichere
Anschauung gewinnen, die anatomische Erfahrung mithelfen muss.

Bei jugendlichen, kräftigen Individuen wird, wenn der Tod auf der
Höhe und selbst gegen Ende der Krankheit, ja sogar noch kurz nach der
Entfieberung eintritt, eine mehr oder weniger beträchtliche frische Hyperplasie der Milz selten vermisst. Aber übereinstimmend mit der klinischen
Erfahrung und insoferne auch für die Untersuchung und Diagnose verwendbar ist die Thatsache, dass beim Typhus mässige und mittelgrosse Milztumoren weit häufiger gefunden werden als besonders grosse. Doppelte bis anderthalbfache Vergrösserung des Organes
ist das Gewöhnliche, etwas seltener schon wird das dreifache Volumen
erreicht. Das Maximum hat wohl Rokitansky mit der die physiologische
um das Sechsfache übertreffenden Grösse der Typhusmilz angegeben.

Am grössten pflegt der Milztumor auf der Höhe der Krankheit zu sein, während er im Beginne derselben und in der Zeit der

---

[1] Auch Neisser hat kürzlich (Haedke, Die Diagnose des Abdominaltyphus,
und Widal's Serumdiagnostisches Verfahren, Deutsche medicin. Wochenschr. 1897,
Nr. 2) mitgetheilt, dass er jetzt nur noch in den seltensten Fällen die diagnostische
Milzpunction ausführt, nachdem er bei der Autopsie einer Patientin, bei der die Operation gemacht worden war, einen $\frac{1}{2}$ cm langen feinen Riss in der Milzkapsel und
100 gr Blut in der Bauchhöhle gefunden hatte.

steilen Curven oder der ersten fieberfreien Tage ein geringeres Volumen aufweist.

In den späteren Stadien der Reconvalescenz ist nur ausnahmsweise noch Milztumor vorhanden.

Zweifellos schwankt die durchschnittliche Grösse der Milztumoren, ebenso wie viele andere Erscheinungen des Abdominaltyphus, während verschiedener Epidemien; ich habe Zeiten gehabt, wo anatomisch und klinisch die Milzschwellungen zurücktraten, und andere, z. B. die Hamburger Epidemie von 1886/87, wo auffallend viele grosse Tumoren zur Beobachtung kamen.

Unter 300 aufeinander folgenden Sectionen, von denen ich Notizen habe, fanden sich:

sehr grosse Tumoren . . . . 127 mal
mittlere und mässige Tumoren . . . . . 173 „
in keinem Falle wurde Milzschwellung vermisst.

In Leipzig dagegen berechneten wir aus den von 211 Typhusleichen gemachten Massangaben:

sehr grosse Tumoren . . . . 45 mal
mittelgrosse   „   . . . . 115 „
kleine   „   . . . . 21 „
Fehlen der Milzschwellung . . . . . . 30 „

Vergl. auch die Tabelle von Hoffmann, l. c. S. 197.

Wenn während der Fieberperiode Milzschwellung fehlt, so bezieht sich das in der grössten Zahl der Fälle auf ganz besondere Verhältnisse.

So werden im hohen Lebensalter oder da, wo bei Individuen jüngerer oder mittlerer Jahre starke Emaciation bedingende Krankheiten der typhösen Erkrankung vorausgegangen waren, Milztumoren öfter während der ganzen Dauer der Krankheit und bei der Section vermisst. Die letzterwähnten Zustände machen eben an sich Milzatrophie, und wenn es überhaupt dann zu infectiöser Schwellung des Organes kommt, so reicht sie gerade aus, um es wieder zur physiologischen Grösse zurückzuführen.

Zuweilen vereiteln auch vorausgegangene Erkrankungen der Milz selbst ihre Anschwellung im Typhus. So kann durch frühere grosse oder multiple Infarcte das Milzgewebe narbig verändert sein, oder es kann seine Ausdehnungsfähigkeit durch chronische diffuse Bindegewebswucherung oder durch weit verbreitete entzündliche Verdickung der Kapsel eingebüsst haben. Vielleicht hängt mit den letzteren Zuständen meine Beobachtung zusammen, dass da, wo Abdominaltyphus dasselbe Individuum zum zweiten oder dritten Male befällt, auffallend häufig Milztumor vermisst wird.

Endlich ist noch zu erwähnen, dass schwere acute Blutverluste rasches Abschwellen bestehender Milztumoren herbeiführen können. Besonders findet man da, wo der Tod durch abundante Darmblutungen eintrat, gar nicht selten die Milz normal gross, aber auffallend blass, schlaff und runzelig.

Das Fehlen des Milztumors ohne nachweisbare Ursache gehört im fieberhaften Stadium der Krankheit entschieden zu den sehr seltenen anatomischen Befunden. Vereinzelt machte ich freilich selbst bei jugendlichen Individuen diese Beobachtung; dann pflegte aber meist das Milzparenchym wenigstens abnorm blutreich, weich und vorquellend, also entschieden acut verändert zu sein, ja zweimal kamen mir dabei frische grössere Blutungsherde in der Milz vor.

Unter 577 Autopsien (Hamburg-Leipzig) finde ich 49 mal Fehlen von Milzschwellung verzeichnet; zähle ich von diesen Fällen diejenigen ab, wo eines der oben genannten Momente dies erklärte, so bleiben nur noch $9 = 1.6\%$ aller Fälle, wo im Fieberstadium ohne nachweisbaren Grund die Milzschwellung vermisst wurde.

Die letzten Ursachen des typhösen Milztumors und die besonderen Bedingungen seines Zustandekommens sind bisher unbekannt. Die frühere Annahme, die Fieberhitze an sich sei daran Schuld, ist sicher von der Hand zu weisen. Zweifellos hat der typhöse Milztumor seiner Entstehung nach die innigsten Beziehungen zum Eberth'schen Bacillus und seinen Toxinen. Dafür spricht vielleicht auch der fast constante Befund von Bacillen in der Milz der Leichen und auch der gelungene Nachweis durch Milzpunction am Lebenden, dessen wir schon gedachten.

Was die zeitlichen Verhältnisse des Milztumors betrifft, so ist er, wie schon gesagt, eine Erscheinung des fieberhaften Stadiums der Krankheit. Mit der Schwere oder Art des fieberhaften Verlaufes scheint aber weder die Zeit noch der Grad seiner Ausbildung sich zu decken. Man sieht bei den leichtesten, mit nur kurzem remittirendem oder intermittirendem Fieber verlaufenden Typhen ebensogut und schon früh erheblichen Milztumor wie bei den protrahirten mit hoher Febris continua. Ja ich habe selbst bei fast afebril sich abspielenden Typhen ganz gewöhnlich Milztumor getroffen.

Mit Beginn der Reconvalescenz, d. h. mit abnehmendem Fieber, pflegt auch die Rückbildung des Milztumors zu beginnen. Ende der dritten oder in der vierten Woche ist er bei regelmässig verlaufenden Fällen dann nicht mehr nachweisbar. Die Höhe ihrer Anschwellung weist die Milz meist in der zweiten bis zum Beginn der dritten Woche auf; nur bei besonders protrahirten Fällen pflegt sie in eine spätere Zeit zu fallen. Als Zeit des Beginnes des Milztumors ist nach anatomischen und klinischen Erfahrungen durchschnittlich die Mitte oder zweite Hälfte der ersten Woche zu bezeichnen. In den letzten Tagen der ersten Woche gelingt schon recht häufig der Nachweis am Krankenbette.

Ein verfrühtes Abschwellen der Milz noch im fieberhaften Stadium gehört zu den Ausnahmen. Es pflegt nur unter besonderen Umständen, wie schon erwähnt, bei schweren Blutungen, auch hier und da nach besonders heftigen Durchfällen vorzukommen. Im Stadium der steilen Curven ist das Zurückgehen des Milztumors schon häufiger, was auch anatomisch gelegentlich erhärtet werden kann. Klinisch merke man sich aber, dass leicht Verwechslung des Weicherwerdens der Milz bei gleichbleibender Grösse, wie es dem genannten Stadium eigenthümlich ist, mit wirklicher Verkleinerung vorkommen kann.

Eine abnorm lange Dauer des Milztumors kommt fast nur solchen Fällen zu, die auch im Uebrigen sehr protrahirt verlaufen. Jedenfalls halte man fest daran, dass, so lange der typhöse Milztumor noch nachweisbar ist, die Krankheit nicht als beendet betrachtet werden kann. Dies gilt selbst für Patienten, die bereits fieberfrei geworden sind. Sie stehen immer noch unter dem Einflusse der Infection und sind namentlich von der Gefahr des Recidivs bedroht. Auch wenn der Milztumor bereits abgeschwollen war, deutet eine Wiedervermehrung seines Volumens auf sich vorbereitende Nachschübe oder Recidive, oft sogar dann, wenn eine Temperatursteigerung noch nicht eingetreten ist.

Es mag hier auch das Vorkommen von Milztumoren in abnorm früher Zeit nicht unerwähnt bleiben. Ich habe mehrere Fälle gesehen, wo schon vor dem vierten Fiebertage der klinische Nachweis sicher zu führen war. Ja selbst im Incubationsstadium sind Milztumoren wahrscheinlich nicht so selten, wie man gewöhnlich annimmt; man hat ja nicht häufig, eigentlich nur da, wo örtliche Klagen dazu auffordern, Anlass zur Untersuchung in dieser Periode.

Ich konnte zweimal schon im Incubationsstadium Milzschwellung feststellen. Der erste Fall betraf eine 25jährige Dame, die eines Morgens über einen über Nacht entstandenen Druck in der linken Seite beim Binden der Röcke klagte und als Ursache davon einen frischen Milztumor aufwies, an den sich erst drei Tage später der Beginn der fieberhaften Erscheinungen anschloss. Der andere Patient, ein scheinbar gesunder 14jähriger Knabe, klagte plötzlich beim Gehen und Laufen über Stechen in der linken Seite. Er war, als ich ihn untersuchte, fieberfrei, ohne Roseolen, ohne Durchfälle; dabei bestand aber ein deutlich fühlbarer, druckempfindlicher Milztumor. Erst nach zwei Tagen kam das erste Frösteln mit dem Beginn des Ansteigens der Temperaturcurve. Der Fall nahm einen schweren, langwierigen Verlauf mit zwei Recidiven, zwischen denen die Milz ab- und wieder anschwoll. Auch von anderer Seite sind ähnliche Beobachtungen publicirt worden, ich erinnere nur an den Fall von Friedreich in seiner berühmten Abhandlung über den acuten Milztumor (Volkmann'sche Sammlung klinischer Vorträge).

Trotz der anatomischen Constanz der Milzschwellung ist, wie wir schon vorher erwähnten, ihr Nachweis, wenn man nur exacte Anhalts-

punkte gelten lässt, klinisch recht häufig dauernd oder vorübergehend nicht zu führen.

Es hängt dies einestheils damit zusammen, dass während verschiedener Zeiten und Epidemien die durchschnittlichen Grössen der Milztumoren erheblich variiren, und anderntheils vor Allem damit, dass der
Untersuchung auf Milzschwellung im Einzelnen sich nicht wenige allgemeine und individuelle Schwierigkeiten in den Weg stellen.

Einen allgemeinen Zahlenbegriff in dieser Beziehung mögen die folgenden Berechnungen aus Hamburg und Leipzig geben.

Im Jahre 1887 konnte unter 2205 Fällen des Hamburger Krankenhauses Milztumor nachgewiesen werden:

1859 mal . . . . 84·3%

davon palpabel . . . . . . 34·2%

unsicher oder fehlend 346 mal 15·7%

Diese Epidemie zeichnete sich, wie die anatomischen Beobachtungen
lehrten, durch die Häufigkeit grosser Milztumoren aus.

In Leipzig fand sich unter 1626 Fällen:

Milztumor nachweisbar . . . . 1051 mal = 69·4%

unsicher oder nicht nachweisbar . 575 mal = 30·6%

Diese Angaben stammen von einem über 13 Jahre sich erstreckenden
Material und von verschiedenen Beobachtern. Die Zahl der unsicheren
oder nicht nachweisbaren Milzschwellung erscheint im Vergleiche zu der
entsprechenden Hamburger hier auffällig gross. Nach meinen Durchschnittserfahrungen möchte ich glauben, dass während der ganzen
Dauer der Krankheit in 20—25% der Fälle Nichtnachweisbarkeit der Milzschwellung zu verzeichnen ist.

Was speciell die Schwierigkeiten der Milzuntersuchung
beim Abdominaltyphus betrifft, so sind diese theils in seinen Grössen-
verhältnissen und in der Art gelegen, wie das Organ zu verschiedenen
Zeiten auf den infectiösen Process reagirt, theils in topographischen, oft
individuellen Dingen, oder in vorausgegangenen oder gleichzeitigen Veränderungen der Nachbarorgane.

Vor Allem muss hier nochmals betont werden, dass der typhöse
Milztumor im Durchschnitt keine bedeutende Grösse erreicht. In der
Mitte oder gegen Ende der ersten Woche, selbst Anfang der zweiten noch
ist er vielfach nur durch Percussion nachweisbar oder für gewandt Pal-
pirende bei tiefer Einathmung gerade unter dem Costalbogen fühlbar, sei
es als deutlicher, rundlicher oder mehr scharfer Rand, sei es als blosse
inspiratorische Widerstandsvermehrung der betreffenden Gegend. Auch
auf der Höhe der Krankheit, mit der, wie die Anatomie lehrt, die be-
deutendste Milzschwellung zusammenfällt, gelingt es in nicht wenigen

Fällen nur, eine grössere Intensität und Ausdehnung der Dämpfung zu
finden ohne sicheres palpatorisches Ergebniss.

   In der Minderzahl der Fälle tritt Anfangs oder Mitte der zweiten
Woche, wohl auch noch etwas später, der Milztumor schon bei respira-
torischer Mittelstellung deutlich 2—3 Finger breit unter dem Costalbogen
vor. Viel weiter tritt der vordere untere Milzrand selten herunter; dies
wohl nur bei abnorm grossen Tumoren oder bei ungewöhnlicher individueller Form der Milz (beträchtlichem Längsdurchmesser, Zungenform),
endlich auch bei Verlagerung derselben nach unten und vorn, die angeboren oder pathologisch bedingt sein kann durch Lockerung der Bänder
oder abnorme Anheftung des herabgesunkenen Organes.

   In solchen Fällen, wo man den Milztumor in grösserer Ausdehnung
betasten kann, überzeugt man sich, dass er im Beginn und auf der
Höhe der Krankheit von prall-elastischer Consistenz ist, während
er nach Ueberschreitung der Höhe deutlich weicher wird, zuweilen so
sehr, dass darunter seine Nachweisbarkeit leidet. Differential-diagnostisch
mag es wohl richtig sein, dass alte Malariatumoren oder durch Leukämie
und Pseudoleukämie bedingte Milzvergrösserungen derber und minder
elastisch erscheinen, während durch septische Processe hervorgerufene
Milzanschwellungen häufig von Anfang an und während ihrer ganzen
Dauer weicher zu sein pflegen.

   Die Betastung der geschwollenen Milz ist im Typhus meist wenig
oder gar nicht empfindlich. Zuweilen wird aber auch hierbei, sowie bei
der Percussion von gar nicht besonders empfindsamen Kranken eine
gewisse Schmerzhaftigkeit angegeben. Noch seltener ist es, dass die
Kranken spontan, ohne Druck oder Körperbewegungen, über dumpfe
Schmerzen unter dem linken Costalbogen klagen. Stärkere palpatorische
Schmerzhaftigkeit oder solche beim Drehen, Wenden und Athmen deutet
auf besondere Erkrankung der Milz oder ihrer nächsten Umgebung, wohin
vor Allem Perisplenitis, die sich selbst mit Pleuritis combiniren kann,
gehört, seltener Infarcte und Abscesse.

   Was die besonderen anatomisch-topographischen und individuellen Verhältnisse betrifft, die die Nachweisbarkeit des Milztumors
erschweren und vereiteln können, so spielen hier Zufälligkeiten eine nicht
geringe Rolle.

   Unter den Momenten, mit welchen man häufiger zu rechnen hat,
ist vor Allem der Meteorismus zu erwähnen. Da der Meteorismus
beim Typhus den Dickdarm und besonders die Gegend der grossen
Curvatur und der Flexuren am stärksten zu befallen pflegt, während
die Auftreibung der Dünndarmgegend nur gering oder fehlend sein kann,
so braucht die erschwerte Nachweisbarkeit der Milzschwellung durchaus

nicht immer mit einer bedeutenden Ueberausdehnung des Leibes im Ganzen zusammenzufallen.

Neben der meteoristischen Auftreibung des Darmes können abnorme Grösse und Lagerung benachbarter Darmtheile, besonders die so häufigen Schlingenbildungen am Colon[1], ein Hinderniss für die Wahrnehmung der Milzvergrösserung bilden. Nicht selten verknüpfen sich damit die schon erwähnten, sei es angeborenen oder später erworbenen Verlagerungen der Milz, gelegentlich mit Fixation an abnormen Stellen. Vereinzelt ist es auch die Theilung des Organes in mehrere auseinanderliegende Partien, Milz mit sogenannten Nebenmilzen, die die Palpation vereitelt.

Dass auch die technische Geschicklichkeit viel bei der fraglichen Untersuchung ausmacht, dürfte schliesslich noch zu erwähnen sein.

In letzterer Beziehung sei vor Allem hervorgehoben, dass, falls nur auf das Resultat der Percussion die Diagnose Milztumor begründet werden soll, die Untersuchung während einer gewissen Dauer der Krankheit häufig vorgenommen werden und immer wieder annähernd dasselbe Resultat ergeben muss. Auf einmaligen Percussionsbefund ist durchaus kein Verlass[2].

Bemerkenswerth ist, dass für den Geübten auch in solchen Fällen, wo wegen Meteorismus oder sonstiger örtlicher Verhältnisse erweiterte Grenzen der Milzdämpfung nicht zu erweisen sind, eine besondere Intensität derselben schon darauf deuten kann, dass man es mit einem abnormen voluminösen Organ zu thun hat.

Das Hauptstreben muss aber immer die Palpation der Milz sein, die man in rechter Seitenlage stets bimanuell ausführen sollte in der Weise, dass die linke Hand von der Lumbalgegend aus die hintere Bauchwand und das zu betastende Organ der rechten, vorn dicht unter dem Rippenbogen aufgelegten entgegenzubringen sucht.

Von anderartigen Affectionen der Milz bei Typhuskranken ist klinisch wenig zu sagen.

Infarcte und ausgedehntere Blutungen in die Milzsubstanz entziehen sich fast immer der Diagnose, ebenso wie die überaus seltenen Abscesse und Rupturen des Organs. Auf die beiden letzteren Zustände weisen meist nur die Erscheinungen acuter Peritonitis hin, die ja ätiologisch so vieldeutig sind, dass man höchstens einmal per exclusionem an sie denken kann. Am ehesten könnte man noch darauf kommen, wenn, wie das wohl hier und da beobachtet ist, ein plötzlicher heftiger

---

[1] Vergl. Curschmann, Topographisch-klinische Studien. Deutsches Archiv, Bd. 53.

[2] Vergl. auch v. Ziemssen, Klinische Beobachtungen über die Milz, Münchener medicin. Wochenschr. 1896, Nr. 47, eine Arbeit, die eine Menge werthvoller technischer und diagnostischer Winke enthält.

Schmerz unter dem linken Costalbogen dem Einsetzen der peritonitischen Erscheinungen unmittelbar vorausgeht.

Selbst am Leichentische sind besondere anatomische Veränderungen der Milz-substanz recht selten.

Unter 577 Autopsien aus Hamburg und Leipzig fand ich:

Infarcte und Blutungen . . . . 25 mal
Abscesse . . . . 4 „
Ruptur . . . . 2 „
ausgedehntere frische Perisplenitis . . . . 16 „

Die letztere Zahl ist nach meinen sonstigen Erfahrungen etwas gering. Die Zahlen Griesinger's über anatomische Milzveränderungen stimmen übrigens sehr gut mit den meinigen. Er hatte bei 118 Sectionen neun bedeutendere Milz-erkrankungen zu verzeichnen.

Veränderungen der Schilddrüse.

Wenn schon anatomisch über das Verhalten der Schilddrüse während des gewöhnlichen Verlaufes des Typhus wenig verlautet, so ist klinisch in dieser Beziehung noch seltener etwas zu beobachten.

Nur in Ausnahmefällen finden sich Veränderungen des Organs, und zwar solche entzündlicher Natur von verschiedenster Stärke, bis zum Ausgang in Abscessbildung. Immerhin spielen sie als Complication des Abdominaltyphus aber noch eine grössere Rolle wie bei den übrigen Infectionskrankheiten.

Walther[1], der einige Fälle von Thyreoiditis typhosa meiner Klinik be-schrieb, konnte, was eine interessante Illustration zu einer vorher bereits ge-machten Bemerkung gibt, feststellen, dass unter 73 von ihm zusammengetragenen Fällen von acuter Strumitis und Thyreoiditis 40 auf Abdominaltyphus zurückzu-führen waren.

Die Erscheinungen der typhösen Strumitis bestehen in acuter schmerzhafter Anschwellung des Organes, und zwar fast immer nur einer Hälfte oder einer noch kleineren Partie desselben. Entzündung der ganzen Drüse scheint beim Typhus äusserst selten zu sein.

Ganz so, wie wir das für die Entzündung der Parotis feststellen konnten, pflegt auch bei der der Schilddrüse sowohl Ausgang in Eiterung als auch Rückbildung des entzündlichen Processes, ohne dass es zu einer solchen kommt, beobachtet zu werden. Die Erkrankung scheint fast immer einen günstigen Ausgang zu nehmen, wie ich mit Liebermeister nach eigenen Erfahrungen feststellen möchte. Ja es gehören sogar bedrohliche Erscheinungen, unter denen Dyspnoë durch Compression und Verlage-

---

[1] Dissertation, Leipzig 1896.

rung der Trachea zu nennen wären, zu den grössten Ausnahmen. Griesinger erwähnt allerdings eines Todesfalles durch Ersticken, und Forgue verlor einen Kranken durch Perforation eines Schilddrüsenabscesses in die Trachea.

Bezüglich der Aetiologie der typhösen Strumitis ist vor allen Dingen hervorzuheben, dass sie häufiger an vorher schon hyperplastischen Organen vorkommt und darum öfter in Kropfgegenden (Schweiz) beobachtet wird.

Das relativ häufige Vorkommen der Thyreoiditis in der Schweiz haben die Angaben Griesinger's und Liebermeister's dargethan. Ersterer fand sie bei 118 Sectionen 4 mal, während der Letztere bei 1700 Kranken 15 mal Schilddrüsenentzündung, davon 6 mal mit Abscessbildung, feststellen konnte.

In anderen Ländern ist, der grösseren Seltenheit der Struma entsprechend, die Thyreoiditis weit seltener. Unter 349 Sectionen hatte ich in Hamburg keinen Fall zu verzeichnen. Auch während der grossen Typhusepidemie sah ich dort am Lebenden nur zweimal die Affection. Sie gehört auch in Leipzig zu den grossen Seltenheiten.

Aus München berichtet Topfer[1] von drei Schilddrüsenabscessen unter 927 Sectionen.

Als Entzündungserreger ist interessanter Weise von Lichtheim-Tavel[2] und Jeanselme[3] der Bacillus Eberth festgestellt worden. In anderen Fällen wurden die gewöhnlichen Eitererreger, Streptococcen und Staphylococcen, nachgewiesen; hier war allerdings der Verlauf insoferne oft ein übler, als es sich um Theilerscheinung allgemeiner Sepsis handelte.

Was die Zeit des Vorkommens der typhösen Strumitis betrifft, so scheint sie vorwiegend in den Beginn der Reconvalescenz oder die letzte Fieberwoche zu fallen. Aus früherer Periode des Typhus liegen ganz wenige Angaben vor.

Harn- und Geschlechtsorgane.

Die Harnwerkzeuge.

Vom praktischen Standpunkte scheint es mir empfehlenswerth, zunächst die Veränderungen der Harnbeschaffenheit zu schildern, so weit sie sich auf die dem Typhus zu Grunde liegenden Allgemeinstörungen, besonders auf den fieberhaften Zustand, beziehen, und darauf die Schilderung derjenigen Zustände folgen zu lassen, die auf eine directe, tiefere, mehr selbstständige Erkrankung der Harnwerkzeuge zurückzuführen sind.

---

[1] Die Complicationen des Abdominaltyphus. Münchener medicin. Wochenschr. 1892.
[2] Ueber die Aetiologie der Strumitis etc., Basel 1892, Sellmann.
[3] Contrib. à l'étude des thyreoidites infect. Archive générale, Juli 1893.

Während des Fieberstadiums verhält sich der Harn dem bei anderen acuten Infectionskrankheiten ausgeschiedenen in vielen Punkten ähnlich.

Seine Menge ist durchschnittlich vermindert, besonders während der ersten drei Wochen der Krankheit, d. h. der gewöhnlichen Dauer des Fiebers. Trotz reichlicher Flüssigkeitszufuhr macht sich diese Harnverminderung fast immer geltend, mit Unterschieden natürlich, je nach der Schwere des Falles und besonders der Intensität und Dauer des Fiebers.

Schon im Stadium der steilen Curven pflegt ganz gewöhnlich wieder die Harnmenge zuzunehmen, um sehr bald, schon in der ersten fieberfreien Zeit, wieder zur physiologischen Menge zurückzukehren. Ja es gehört sogar während fortschreitender Reconvalescenz eine ungewöhnliche Steigerung der Harnabsonderung zu den nicht seltenen Erscheinungen, so dass die Menge bis zu 10.000 und mehr in 24 Stunden betragen kann. Der Urin ist dann auffallend hell, wasserklar und von sehr geringem specifischen Gewicht bis herunter zu 1002. Selten, und dann besonders bei nervösen Individuen, Frauen wie Männern, zeigt sich diese Polyurie schon in der letzten Fieberperiode.

Mit der Verminderung des Harnes im Fieberstadium fallen die übrigen Erscheinungen der Concentration zusammen: abnorm dunkle Farbe bei meist klarer Beschaffenheit oder mit Bodensatz, der dann vorzugsweise aus harnsauren Salzen und Harnsäure besteht. Nicht selten entspricht die dunkle Färbung nicht völlig dem specifischen Gewicht, sie kann dadurch verstärkt sein, dass noch anderartige als die gewöhnlichen Harnfarbstoffe in grösserer Menge im Urin enthalten sind; es wird davon nachher noch kurz die Rede sein. Das specifische Gewicht ist fast immer stark erhöht: bis zu 1030 und darüber. Selten sinkt es bis zu 1020. Die Reaction des Harnes ist vom Beginn der Krankheit und auf der Höhe des Fiebers, wenn nicht besondere Umstände vorliegen, stets stark sauer. In späterer Zeit vermindert sich die Acidität, in der Reconvalescenz reagirt der Harn häufig neutral, ja selbst alkalisch.

Unter den festen Harnausscheidungen ist vor allen Dingen der Harnstoff zu nennen. Schon von älteren Autoren, Neubauer und Vogel[1], A. Vogel[2], Prattler[3], Parkes[4] und Murchison, ist die fast regelmässige beträchtliche Vermehrung der 24stündigen Ausscheidung des

---

[1] Anleitung zur Harnuntersuchung.
[2] l. c.
[3] l. c.
[4] On the urine, 1860.

Harnstoffes während der ganzen Fieberperiode beobachtet worden. Eine grosse Reihe eigener Untersuchungen, die ich früher darauf richtete, hatten dasselbe Ergebniss. Ich habe gar nicht selten Verdoppelung der physiologischen mittleren Harnstoffmenge, hier und da sogar mehr als dies feststellen können.

Entschieden haben die das Fieber beim Typhus erzeugenden Processe · den wesentlichsten Einfluss auf die Vermehrung der Harnstoffausscheidung. Dass die Temperatursteigerung an sich, d. h. die Ueberhitzung der Körpergewebe als das hier massgebende Moment aufzufassen sei, wird heutzutage zurückgewiesen werden müssen. Zweifellos sind vermehrte Harnstoffausscheidung und Fieberhitze coordinirte Erscheinungen, abhängig von der Wirkung der Toxine auf den Verlauf des Stoffwechsels.

In der Periode des abnehmenden Fiebers beginnt fast immer eine Verminderung der Harnstoffausscheidung, doch hält sie sich um diese Zeit meist noch oberhalb der für den Gesunden geltenden Grenze. Während der Reconvalescenz pflegt dann die physiologische Ausscheidungsmenge wieder erreicht zu werden. Einige Male habe ich während der Reconvalescenz, und zwar ohne dass in solchen Fällen die Ernährungsweise der Kranken von derjenigen anderer Typhöser abwich, noch beträchtliche, länger fortdauernde Steigerung der Harnstoffausscheidung festgestellt. Hiermit fiel regelmässig ein fortschreitendes Sinken des Körpergewichts zusammen, ein Verhalten, das solche Fälle einer weiteren Untersuchung werth erscheinen lässt.

Von einigen Autoren wird berichtet, dass schon auf der Krankheitshöhe, bei schwerem, sogenanntem adynamischem Typhus ein plötzliches Sinken der Harnstoffmenge beobachtet werden könne, und dass diese Erscheinung geeignet sei, die Prognose in hohem Masse zu trüben. Ich selbst habe eine solche Beobachtung bisher nicht gemacht.

Ebenso wie der Harnstoff ist auch die Harnsäure im Fieberstadium fast ausnahmslos, zum Theil recht beträchtlich vermehrt. Auch die Harnsäureausscheidung vermindert sich wiederum mit Beginn der Reconvalescenz und geht in der Genesungszeit zur Norm zurück. Bekannt und viel citirt sind die von Frerichs und Städler berichteten Befunde von Leucin und Tyrosin, deren Vorkommen auch Griesinger als fast constant bezeichnet hat.

Die Chloride sind, wie bei vielen anderen acuten Infectionskrankheiten, während des Fieberstadiums stets stark vermindert, um mit Nachlass der Krankheit wieder beträchtlich anzusteigen. Die Meinung Jul. Vogel's, die Chloridverminderung beruhe allein auf einer durch die Fieberdiät bedingten verminderten Zufuhr von Kochsalz, ist jetzt nicht mehr haltbar. Die Erscheinung besteht heute noch wie früher, obgleich

wir auch beim Typhus von der Wassersuppendiät zur Darreichung con-
centrirterer, reichlich Kochsalz haltiger Nahrungsmittel übergegangen
sind. Aber auch die bezüglich der Chloridverminderung aufgestellten
neueren Hypothesen erscheinen sehr anfechtbar, so dass es in der That
der Mühe lohnen möchte, die Frage von Neuem anzugreifen.

Besonders wichtig ist das Auftreten von Eiweiss im Harn der
Typhösen. Es handelt sich hier bekanntlich um Serumalbumin und
Serumglobulin. Seltener und nur unter ganz bestimmten Verhältnissen
scheint, wie zuerst Gerhardt nachwies, das Auftreten von Peptonen
zu sein.

Wir beschäftigen uns zunächst mit derjenigen Ausscheidung von
Eiweiss, wie sie ohne tiefere Nierenerkrankung vorzukommen und gewöhnlich als febrile Albuminurie bezeichnet zu werden pflegt. Auf
die durch eigentliche Nephritis bedingte Form wird noch an besonderer
Stelle zurückzukommen sein.

Die febrile Albuminurie gehört zu den häufigeren Erscheinungen.
Nach meinen Erfahrungen ist sie in 15—20% der Typhusfälle nachweisbar. Ich gehe bei dieser Angabe von einem grossen Material aus,
bei dem natürlich auch die leichten, aber wohl constatirten Fälle verzeichnet sind; in einzelnen grösseren Epidemien habe ich dies Verhältniss
noch sinken sehen, z. B. in derjenigen von Hamburg 1886/87, wo wir
nur 10·7% febrile Albuminurie hatten.

Der letzteren Zahl kommen auch meine Leipziger Zusammenstellungen nahe,
ich berechnete hier 11·3%.

Schwer erklärlich ist dem gegenüber die Behauptung von Gubler[1], Eiweissausscheidung sei während des typhösen Fiebers constant. Auch andere Autoren
geben höhere Zahlen als ich an, z. B. Murchison[2], der bei 282 Fällen 93mal,
also bei 32·26% Albuminurie feststellte. Dies ist entschieden nicht das Gewöhnliche; vielleicht erklärt es sich damit, dass Murchison's Statistik aus kleineren
Einzelzahlen (eigene Beobachtung und solche von sechs anderen Autoren) zusammengestellt ist und hier wohl schwere Fälle besonders berücksichtigt wurden. Freilich
geben auch Weil[3] und Griesinger hohe Verhältnisszahlen an; der Letztere
meint, febrile Eiweissausscheidung bei einem Drittel seiner Fälle gesehen zu haben.

Die ausgeschiedene Eiweissmenge schwankt von Spuren bis zu
mittleren Mengen. Was darüber hinausgeht, sollte stets zu genauer Untersuchung auf tiefergehende Nierenveränderungen führen, die sich dann
auch fast immer feststellen lassen.

Es lässt sich bestimmt sagen, dass fast nur schwerere und
schwerste Fälle von Albuminurie befallen werden. Sie ist daher ein

---

[1] Dict. des scienc. méd., Art. Albuminurie.
[2] l. c., S. 488.
[3] Zur Pathologie und Therapie des Abdominaltyphus, 1883.

die Prognose entschieden trübendes Moment, umsomehr noch, je früher sie eintritt, je länger sie dauert und je beträchtlicher die Eiweissausscheidung ist. Unter 393 Fällen von febriler Albuminurie, die ich zusammenstellte, starben $107 = 27\cdot2^0/_0$, eine die gewöhnliche also reichlich um das Dreifache übersteigende Mortalität.

Als Zeit des Beginnes der Albuminurie möchte ich, im Gegensatze zu anderen Autoren (Murchison und Finger), die sie nie vor dem 16. und am häufigsten von da bis zum 25. Krankheitstage beobachtet haben wollen, das Ende der ersten und die ganze zweite Woche bezeichnen. Aber auch bis zum Ende der dritten Woche ist der Eintritt noch recht häufig, worin ich mich mit Weil in Uebereinstimmung befinde. Von der dritten Woche an wird ihr Auftreten seltener; es ist mir aber auch noch sehr spät, bis zum 48. Krankheitstage, vorgekommen. Spätes Erscheinen der Albuminurie halte ich für prognostisch besonders ungünstig. Ich habe darnach ungewöhnlich viele Todesfälle gesehen.

In vereinzelten Fällen sah ich Eiweiss während der ersten Woche im Harn auftreten, nach wenigen Tagen schwinden und dann verschieden reichlich und lang sich wieder einstellen. So auffällig dieses Verhalten an sich ist, so wenig konnte ich es mit sonstigen Abweichungen des Verlaufes und Ausganges in Zusammenhang bringen.

Dass bei Recidiven und Nachschüben die Albuminurie sich zu steigern oder wieder aufzutreten pflegt, ist eine von allen Seiten betonte Beobachtung.

Die Dauer der fieberhaften Albuminurie im Einzelfalle scheint annähernd ihrer Intensität zu entsprechen. Drei Viertel aller Fälle währen nach meiner Erfahrung nicht über 12 Tage. Nicht eben selten ist eine Dauer bis zu drei Wochen, vereinzelt nur eine längere.

Unter 92 Fällen von febriler Albuminurie, die ich zusammenstellte, fand ich eine Dauer derselben von:

1—3 Tagen	. . . . . .	5 mal
4—6 „	. . . . . .	25 „
7—9 „	. . . . . .	20 „
10—12 „	. . . . . .	12 „
13—21 „	. . . . . .	25 „
22—27 „	. . . . . .	5 „

Die Mikroskopie des Harnsedimentes ergibt in Fällen von reiner febriler Albuminurie neben krystallinischen Bildungen, besonders Harnsäure und harnsauren Salzen, vereinzelt weisse Blutkörperchen und Epithelien aus den Harnwegen und meist wenige, hyaline, nicht weiter veränderte Cylinder. Bei leichteren Albuminurien pflegt ihre Zahl so gering zu sein, dass sie nur in dem durch Centrifuge erhaltenen Sediment zu finden sind. Anderartige Cylinder, besondere Vermehrung der weissen Zellen und erhöhte Desquamationserscheinungen seitens der Nieren deuten auf tiefergehende Processe.

In seltenen Fällen kann die Albuminurie der Typhösen, ohne dass man im Verlaufe der. Krankheit sie auf Nephritis beziehen durfte, auch während der Reconvalescenz fortdauern und zu einer lange währenden, zuweilen nicht ganz wieder schwindenden, eigenthümlichen Form von Albuminurie führen, die noch einer näheren anatomischen Untersuchung harrt.

Ich habe solche Fälle mehrfach gesehen, aber selbst bisher nicht zu einer anatomischen Untersuchung Gelegenheit gehabt, so dass ich über ihre Grundlage ohne Kenntniss bin. Sie zeichnen sich aus durch fast dauernd normale Menge des klaren, normal gefärbten und normal schweren Harnes, durch sehr spärlichen Gehalt an Formelementen: kaum Epithelien der Harncanälchen, sparsame, nur hyaline Cylinder, nie rothe, höchstens einige weisse Blutzellen. Herzhypertrophie oder Oedeme scheinen dabei nicht vorzukommen, ebenso habe ich auch urämische Erscheinungen vermisst. Einige Male sah ich solche Albuminurien 10—12 Jahre nach dem (von mir behandelten) Typhus noch fortbestehen, charakteristischer Weise scheinbar ohne jede weitere Schädigung der wohl aussehenden, leistungsfähigen Individuen, die sich nur durch die Ergebnisse der Harnuntersuchung, das Einzige, was sie an Kranksein erinnert, vorübergehend herabstimmen lassen oder selbst dauernd hypochondrisch werden.

Vereinzelt kam mir auch nach Jahren noch ein völliges Verschwinden dieser Eiweissausscheidung vor, freilich mit der dauernden Eigenthümlichkeit, dass bei Körperanstrengungen oder nach Genuss stärkerer geistiger Getränke sich bei der Eiweissprobe wieder leichte vorübergehende Trübungen einstellten.

Die gleiche, anatomisch nicht recht unterzubringende Form von chronischer Albuminurie habe ich übrigens auch nach einigen anderen acuten Infectionskrank-. heiten, besonders Dysenterie, Cholera nostras und Angina necrotica, beobachtet.

Neben den aufgeführten gewöhnlicheren Veränderungen der Harnbeschaffenheit verdienen noch einzelne seltenere Stoffe und Reactionen Erwähnung.

Interessant ist die zuweilen vorkommende so starke Vermehrung des Urobilins im Harne, dass man mit Recht von einer Urobilinurie (Tissier[1]) reden konnte. Tissier und Andere neigen dazu, die Erscheinung mit schweren (typhösen) Veränderungen der Leber und Gallenwege in Zusammenhang zu bringen. Nach Tissier soll auch schwerste Urobilinurie nur bei ganz schweren, mittlere bei leichteren, aber protrahirten Fällen zu finden sein. Eigene Erfahrungen stehen mir in dieser Beziehung nicht zu Gebote.

---

[1] Thèse, Paris 1890.

Recht häufig und ein Beweis für Störung der Eiweissverdauung und Resorption ist das Auftreten mässiger und selbst grosser Mengen von Indican im Urin. Ich habe aber durchaus nicht den Eindruck, dass zwischen der Menge und Dauer der Indicanausscheidung und der Schwere der Typhuserkrankung eine directe Beziehung besteht, und kann ihr weder eine diagnostische noch besondere prognostische Bedeutung beimessen. Bei leichten Typhen, besonders wenn sie mit starken Durchfällen oder umgekehrt mit hartnäckiger Obstipation einhergingen, habe ich oft stärkere Indicanreaction gefunden als bei schweren Fällen. Dass beim Eintritt von allgemeiner Peritonitis und auch bei beschränkten Bauchfellentzündungen, namentlich bei Perityphlitis typhosa, eine besonders starke Indicanausscheidung sich findet, braucht nach dem, was man im Allgemeinen in dieser Beziehung weiss, kaum erwähnt zu werden.

Eine wahre — mit Hämoglobinämie verbundene — Hämoglobinurie ist mir nur zweimal bei Typhuskranken vorgekommen. Sie trat im einen Falle in der Mitte der zweiten, im anderen mit Beginn der dritten Woche auf. Beide Fälle endigten unter Erscheinungen schwerster Intoxication tödtlich.

Einen Fall von Hämoglobinurie nach überstandenem schweren Typhus hat kürzlich Klemperer[1] beschrieben.

Von Rocke und Weil[2] ist zuerst die Aufmerksamkeit auf das Vorkommen intensiv toxischer, wahrscheinlich specifischer Substanzen im Harne Typhöser gelenkt worden. Sehr bemerkenswerthe gleiche Beobachtungen haben Lépine und Guérin publicirt. Im Lichte der heutigen Erfahrungen über Toxine und Antitoxine im kreisenden Blut der Typhösen fordern diese Erfahrungen zu energischer Weiterverfolgung auf.

Es ist endlich nothwendig, hier der Ehrlich'schen Diazoreaction im Harne Typhöser zu gedenken, deren Grundlagen und Ausführung als bekannt vorausgesetzt werden kann.

Zweifellos ist diese wichtige Reaction beim Abdominaltyphus auf der Höhe der Krankheit fast immer zu constatiren; nur bei leichteren Fällen fehlt sie oft dauernd. Auch das ist zweifellos, dass in schweren Fällen, wenn sie sich zu bessern beginnen, die Reaction nicht selten schwindet, so dass hieraus zu einer Zeit schon günstige Schlüsse gezogen werden können, wo andere Erscheinungen nicht oder nur unsicher auf eine Besserung hindeuten. Bemerkenswerth ist auch, dass bei Typhusrecidiven die Diazoreaction, wenn sie bereits verschwunden war, wieder

---

[1] Charité-Annalen, 20. Jahrg. 1895.
[2] Revue de médecine 1871.

aufzutreten pflegt, während sie da ausbleibt, wo in der Reconvalescenz
von Typhus in Folge ätiologisch anderartiger Organveränderungen Fieber
sich einstellt.

In allen diesen Beziehungen kommt also der Reaction entschieden
ein gewisser diagnostischer und prognostischer Werth zu, doch ist er
kein unbedingter. So sind, freilich sehr selten, schwere, auch anatomisch festgestellte Typhusfälle beobachtet worden, wo die Reaction aus
nicht festzustellender Ursache fehlte. Dazu kommt, dass auch bei anderen
fieberhaften Krankheiten und namentlich solchen, die differential-diagnostisch sehr in Betracht kommen, die Reaction besonders häufig, ja fast
constant auftritt, vor Allem bei der Miliartuberculose und ganz floriden
Formen der Lungenphthise, beim Fleckfieber, bei gewissen Arten
schwerer Pneumonie und endlich bei acuten Exanthemen, namentlich
Masern.

Nephritis. Es ist schon vorher betont worden, dass die fieberhafte
Albuminurie von der beim Typhus nicht ganz seltenen und, wie es scheint,
ätiologisch ihm angehörigen Nephritis nicht scharf getrennt werden kann.
Beide können zweifellos ineinander übergehen und sind zum Theil auf
dieselbe Ursache, die Toxinwirkung, zurückzuführen.

Die Nephritis pflegt in Form der acuten parenchymatösen Entzündung theils hämorrhagisch, theils nicht hämorrhagisch aufzutreten.
Meist geschieht dies auf der Höhe der Krankheit vor Ablauf der ersten
drei Wochen, später ist sie weit seltener. Aber ich habe sie noch am
30. Tage und selbst einmal in der Reconvalescenz eintreten sehen. Die
letzteren Fälle pflegen sich dann sehr in die Länge zu ziehen.

Unter 32 Fällen notirte ich 18mal Auftreten der Nephritis vor
Ablauf der dritten Woche. Bei zwei Fällen ist sogar Anfang, respective
Mitte der ersten Woche als Beginn der Complication bezeichnet.

Alter und Geschlecht bieten wenig Bemerkenswerthes, es
scheint mir, wie wenn Männer etwas häufiger als Weiber befallen
würden, wobei wohl die Lebensweise, besonders der Alkoholismus, eine
Rolle spielt. Unter 84 Fällen von Nephritis Erwachsener (Leipziger
und Hamburger Zahlen) fanden sich 54 Männer; noch ungünstiger
ist das Verhältniss für Leipzig allein, wo unter 53 Nephritisfällen
41 Männer waren.

Bei Kindern, namentlich solchen in früheren Lebensjahren, habe
ich nur zweimal Nephritis beobachtet. Für Erwachsene scheint eine besondere Prädisposition gewisser Altersclassen nicht zu bestehen; hier ist
die Häufigkeit der Nephritis ungefähr gleich der Disposition der verschiedenen Altersclassen zum Typhus überhaupt. Unter 25 Nephritisfällen standen:

im Alter bis zu 15 Jahren 3

„   „   von 16—25 „   11

„   „   „   26—35 „   8

„   „   „   36—45 „   1

„   „   „   46—55 „   1

darüber 1

Ueber die Anatomie der typhösen Nephritis sind sehr zahlreiche allgemeine Angaben gemacht, aber relativ wenige über die feineren Veränderungen. Neben Befunden, die sich direct an die gelegentlich anderer Infectionskrankheiten zu beobachtenden acuten entzündlichen Veränderungen der Niere anlehnen, sind von zahlreichen Beobachtern äusserst perniciös verlaufende Fälle beschrieben worden, bei denen das Mikroskop wesentliche histologische Veränderungen nicht erwiesen haben soll. Es handelte sich hier freilich um ältere Untersuchungen, die, mit modernen Mitteln wiederholt, vielleicht zu befriedigenderen Ergebnissen führen könnten.

Von den gewöhnlichen Fällen von typhöser Nephritis hat man gewisse Formen trennen wollen, die durch besonders frühes und intensives Auftreten der Nierenerscheinung und durch besondere Dauer derselben sich auszeichnen. Sie können in der That so sehr das ganze Krankheitsbild beherrschen, dass einige französische Autoren für sie die Sonderbezeichnung Nephrotyphus aufstellten.

Unter den ersten hierher gehörigen Fällen der Literatur sind zwei von Immermann[1] hervorzuheben, wo auf der Höhe der Krankheit auftretende Nephritis unter urämischen Erscheinungen zum tödtlichen Ausgange führte.

Der Erste, der den Zustand als eigenartige Form beschrieb, ist Gubler[2], ihm schlossen sich Legroux und Hanot[3] mit casuistischen Mittheilungen an, und Robin, ein Schüler Gubler's, der die Beschreibung seines Lehrers vervollständigte und die Bezeichnung „Nephrotyphus" vorschlug.

Amat[4] hat dann die schematische Abgrenzung und Beschreibung dieser Krankheitsform auf die Spitze getrieben und sogar gemeint, dass ihr ein besonderer anatomischer Befund, erhebliche Vergrösserung der Niere mit Erscheinung der acuten interstitiellen Entzündung, besonders der Rindensubstanz, zukäme. Nach Amat soll der Harn sich stets auszeichnen durch intensiv blutige Färbung, sehr reichlichen Eiweissgehalt mit zahlreichen Cylindern, Blutkörperchen, Epithelien und deren Zerfallproducte. Dazu soll von vornherein auffallend hohes Fieber mit frühzeitiger starker Benommenheit, aber ein Zurücktreten der gewöhnlichen typhösen Unterleibserscheinungen festzustellen sein. ·

---

[1] Jahresbericht der medicin. Abtheilung des Bürgerspitals zu Basel 1872.

[2] l. c.

[3] Observat. d'albuminurie dans la fièvre typh. Archive générale de médecine 1876.

[4] Sur la fièvre typh. en forme renale. Thèse, Paris 1878.

Kussmaul[1] hat als einer der Ersten in Deutschland die Aufmerksamkeit auf die Gubler-Robin'sche Erkrankungsform gerichtet, aber mit gewohntem Scharfblick ihre Bedeutung auf das richtige Mass zurückgeführt. Die drei der Arbeit zu Grunde gelegten Fälle wiesen durchaus keine völlige Uebereinstimmung auf und vermochten daher nicht im Sinne der französischen Forscher die Lehre von einem eigenen Nephrotyphus zu stützen.

Ich selbst bin' der Meinung, dass man sehr früh auftretende, schwer verlaufende acute parenchymatöse Nephritis beim Typhus als überaus schwieriges Ereigniss besonders hervorheben sollte. Aber zur Aufstellung eines eigenen Nephrotyphus und zu einer Sonderung eines solchen von anderen während oder gegen Ende der Krankheit eintretenden leichteren und minder lange währenden Nephritisfällen liegt kein Grund vor. Hier bestehen nicht so scharfe Unterschiede und Gegensätze, wie man sie theoretisch construirte. Man sieht im Gegentheil, wenn man eine Reihe einschlägiger Fälle nebeneinander stellt, recht allmähliche Uebergänge.

Besonders findet man stark eiweisshaltigen Harn mit zahlreichen hyalinen, gekörnten und Epithelcylindern und beträchtlichem Blutgehalt auch neben sonstigem typischen Verlauf der Krankheit, ganz besonders neben ausgesprochenen Unterleibserscheinungen, was gegenüber der Annahme eines Ausschlussverhältnisses beider betont werden muss. Durchaus nicht immer verknüpfen sich ferner mit einer solchen schweren Veränderung der Harnbeschaffenheit besonderes Benommensein oder sonstige ungewöhnliche nervöse Störungen. Nicht einmal von einem regelmässigen Zusammentreffen hohen Fiebers mit schwerer Nephritis kann die Rede sein.

Was die Häufigkeit der eigentlichen Nephritis typhosa, wenn man sie so scharf als möglich von der febrilen Albuminurie trennt, betrifft, so ist sie, wie schon früher gesagt, keine grosse. Nach meiner Erfahrung wird kaum $1^0/_0$ der Kranken befallen.

Die Vorhersage der typhösen Nephritis ist, darin müssen wir den französischen Forschern Recht geben, eine trübe, aber nicht etwa darum, weil der Organismus durch die schwere Nierenerkrankung an sich besonders beeinflusst wird, sondern weit mehr, weil das Auftreten von schwerer, namentlich hämorrhagischer Nephritis eines der örtlichen Symptome einer ungewöhnlich starken allgemeinen Giftwirkung ist.

Während man, wie schon erwähnt, von den Fällen mit einfach febriler Albuminurie etwa ein Viertel verliert, geht bei typhöser Nephritis fast die Hälfte aller Kranken zu Grunde. In dieser Beziehung differiren meine Hamburger Erfahrungen, wo ich gerade $50^0/_0$ sterben sah, wenig

---

[1] Homburger, Berliner klin. Wochenschr. 1881, Nr. 20, 21 u. 22. (Mittheilungen aus der Kussmaul'schen Klinik.)

von den in Leipzig gewonnenen mit 44·4%. Der Tod tritt entweder, und dies ist das Häufigste, unter den Erscheinungen schwerster allgemeiner Intoxication ein oder unter Hinzutreten verschiedenartiger Complicationen. Eigentliche Urämie kommt nach meinen Erfahrungen seltener zu Stande. Ich habe nur einmal einen jungen Mann in der ersten Hälfte der zweiten Woche von Abdominaltyphus, nachdem nur wenige Tage die Erscheinung der hämorrhagischen Nephritis bestanden hatte, urämisch unter Convulsionen und Coma zu Grunde gehen sehen. Neben Immermann's hierher gehörigen Fällen sind aus der Literatur noch die Angaben von Murchison zu erwähnen. Ein Fall von Robert und Gaucher[1] mit Ausgang in Genesung scheint nicht hierher zu gehören.

Die Dauer der völlig genesenden Fälle von typhöser Nephritis ist eine verschiedene. Am häufigsten scheint sie 1—2 Wochen zu betragen. Aber auch protrahirte Fälle bis zu 9 Wochen sind von mir beobachtet worden. Unvollständige Heilung und Ausgang der acuten Nephritis in die chronische Form scheint zu den grössten Ausnahmen zu gehören, im Gegensatze zu manchen anderen Infectionskrankheiten, wo dies ja bekanntlich nicht selten ist. Mir selbst kam unter einer grossen Krankenzahl nur ein hierher zu rechnender Fall vor.

Von sonstigen Nierenerkrankungen im Verlaufe des Abdominaltyphus ist bisher klinisch so gut wie nichts bekannt geworden.

Die multiplen und die diffusen Lymphome von Wagner[2], die sehr seltenen Infarcte und multiplen Abscesse[3] verlaufen überhaupt symptomlos oder höchstens unter den Erscheinungen der Albuminurie. Selbst nennenswerthe Hämaturie dürfte als Folge von Infarct höchst selten sein.

Geschlechtsorgane.

Erkrankungen der männlichen Genitalien sind im Laufe des Abdominaltyphus nicht so häufig und wichtig wie diejenigen der weiblichen.

Wie bei anderen Infectionskrankheiten, besonders auch bei der Variola, so kommen auch beim Abdominaltyphus entzündliche Erkrankungen der Hoden vor. Ueber ihre Häufigkeit im Allgemeinen lässt sich nicht viel sagen, da sie eine so eingehende, vorzügliche Bearbeitung wie die Pockenorchitis (Chiari) bisher nicht erfahren haben.

---

[1] Revue de médecine 1881.

[2] Archiv der Heilkunde, Bd. 2, und Nierenkrankheiten, Ziemssen's Handbuch, 2. Aufl.

[3] Vergl. den classischen Fall von v. Recklinghausen, Verhandlungen der physikalisch-medicinischen Gesellsch. zu Würzburg 1871.

Die typhöse Hodenentzündung scheint selten im Beginne der Krankheit aufzutreten, fast immer ist sie eine Erscheinung des letzten Fieberstadiums oder der ersten Zeit der Reconvalescenz. Sie beginnt mit Frösteln oder selbst, wie ich dies einmal sah, mit Schüttelfrost; jedenfalls ist sie fast immer von lebhafter Fiebersteigerung begleitet. Hoden und Nebenhoden sind dabei oft gleichmässig hart geschwollen, die Haut des Scrotums geröthet, gelegentlich ödematös. Die Schmerzen, die längs des Samenstranges bis zur Bauchhöhle hin ausstrahlen, pflegen sehr heftig zu sein, so dass sie reizbaren Individuen Schlaf und Ruhe rauben.

Der Ausgang in Heilung ist die Regel. Sie war in allen Fällen, die ich beobachtete, nach 10—14 Tagen vollendet. Ausgang in Eiterung habe ich bisher nicht gesehen; sie scheint überhaupt sehr selten zu sein. Ganz vereinzelt entwickelte sich Hodenatrophie. In einem Falle meiner Beobachtung wurde eine auf Azoospermie beruhende männliche Sterilität auf früher überstandene doppelseitige typhöse Hodenentzündung mit Wahrscheinlichkeit zurückgeführt.

Ich habe selbst sechsmal typhöse Hodenentzündung gesehen, und zwar in allen Fällen einseitig. Viermal war der Hoden allein, zweimal der Nebenhoden gleichzeitig entzündet. Bei Kindern scheint die Affection nicht vorzukommen. Vorzugsweise betrifft sie junge Männer. Fünf meiner Kranken waren unter 30 Jahre, nur einer 45 Jahre alt.

Eine interessante zusammenfassende Arbeit über diesen Gegenstand rührt von Ollivier[1] her, der drei eigene und eine grössere Zahl fremder Fälle analysirte. Zu erwähnen sind ferner von französischen Beobachtern noch Secervelle[2] und Sorell[3], von deutschen besonders Liebermeister, der unter 200 Typhusfällen dreimal Hodenentzündung gesehen hat[4].

Erwähnenswerth, weil zuweilen praktisch sehr wichtig, ist das Vorkommen krankhaft häufiger Pollutionen bei Typhusreconvalescenten. Es wird schon von Griesinger betont und wurde von mir nicht selten als ein die Reconvalescenz sehr störendes Moment beobachtet.

Veränderungen des Penis scheinen äusserst selten zu sein. Völligen oder theilweisen Brand des Gliedes, wie Andral, Pillmann (l. c.) und Andere erwähnen, habe ich niemals gesehen.

Weibliche Genitalien. Wie bei so vielen acuten Infectionskrankheiten, so bestehen auch beim Typhus gewisse Beziehungen der Menstruation zum Beginn und Verlauf der Krankheit. Sie tritt auffallend häufig in den ersten Tagen der Erkrankung ein, und zwar früher, als nach den Erfahrungen der Patienten aus gesunden Tagen zu erwarten

---

[1] Revue de médecine 1883.
[2] Thèse, Paris 1874.
[3] Gaz. méd. des hôp. 1889,
[4] l. c., 2. Aufl., S. 191.

gewesen wäre. Theils pflegt sie dann so stark wie gewöhnlich, theils besonders reichlich zu sein und länger zu dauern. In letzterem Falle sollte man allerdings stets eine genaue Genitaluntersuchung vornehmen, da sich im Beginn des Typhus Aborte leicht hinter der Maske der menstruatio nimia verstecken.

Wenn für gewöhnlich 14 Tage bis 3 Wochen nach Beginn des Typhus auf den Eintritt der Menses zu rechnen gewesen wäre, so bleiben sie gewöhnlich aus. Ueberhaupt ist während des ganzen fieberhaften Stadiums und der ersten Periode der Reconvalescenz das Ausfallen der Menstruation wenigstens für protrahirte und schwer verlaufende Fälle die Regel. Ich glaube, dass man während dieser Periode bei etwa 60°/₀ der Fälle auf völlige Cessatio mensium rechnen kann. Bei den übrigen kommen vorübergehend, in ziemlich unregelmässiger Weise auch während der Fieberzeit geringe, selten stärkere Genitalblutungen vor.

Nach schweren, länger hingezogenen Typhen pflegen auch nach der Entfieberung die Menses oft noch zwei- bis dreimal auszubleiben. Nach minder schweren und leichten Erkrankungen treten sie oft schon während der Reconvalescenz wieder ein.

Sehr selten und ominös sind auf der Höhe der Krankheit auftretende abundante Uterusblutungen ohne besonderen örtlichen Grund. Sie erinnern an das gleiche Ereigniss bei hämorrhagischen Pocken und kommen, freilich verschwindend selten im Vergleich zu dort, in der That auch nur bei Typhen vor, welche noch sonstige „hämorrhagische" Erscheinungen zeigen.

Gegen Ende der Krankheit oder in der Reconvalescenz kann es, wie Trousseau hervorgehoben hat, zu Haematocele periuterina kommen. Weit seltener noch als dieses Ereigniss scheint „Hämatometra" zu sein (Martin[1]).

Sogenannte diphtheritische und croupöse Affectionen der Uterusschleimhaut, die zweifellos mit der eigentlichen Diphtherie ätiologisch nichts zu thun haben, haben mehr ein anatomisches als klinisches Interesse, ganz so wie die Hämorrhagien, die Eiterungen und die Nekrosen des Ovariums, die im Leben gewiss nur schwer deutbare Erscheinungen machen werden.

Wichtiger sind gewisse Veränderungen an den äusseren Genitalien und dem Introitus vaginae. Hier sieht man nicht selten Oedem der kleinen Schamlippen, Decubitalgeschwüre an den grossen und kleinen Labien, sowie am Eingang der Vagina, schmerzhafte Erosionen an der Mündung der Urethra, letztere gar nicht selten als Ursache von Ischurie. Auch ein während des

---

[1] Centralbl. f. Gynäkologie 1881, Nr. 26.

Abdominaltyphus ziemlich häufig auftretender, nicht gonorrhoischer Fluor albus, dessen genauere bakteriologische Untersuchung noch gemacht zu werden verdient, soll hier erwähnt werden.

Mehrmals habe ich acute Entzündungen und Abscedirungen der Bartholini'schen Drüsen gesehen.

Vollständige oder theilweise Gangrän der Vulva wird öfter aus verschiedenen Zeiten und Epidemien gemeldet (Hoffmann, Liebermeister, Spillmann[1]). Mir ist die Affection viermal vorgekommen, zweimal bei Kindern und zweimal bei Erwachsenen. In dem einen der letzteren Fälle hatte sich die Gangrän an eine Bartholinitis angeschlossen.

Alle Aerzte stimmen darin überein, dass die Gangrän der Vulva als ein sehr bedenkliches, fast nur ganz schweren Fällen zukommendes Zeichen aufzufassen sei. In den seltenen Fällen, wo es gelingt, eine örtliche Ursache nachzuweisen, wie z. B. bei den von mir erwähnten, pflegt manchmal Heilung einzutreten, dann wohl mit bis in die Vulva hinein sich erstreckenden ausgedehnten narbigen Defecten oder sogar mit Blasen- oder Mastdarmscheidenfisteln.

Entzündung der Brustdrüsen im Typhus, die schon Leudet[2] beschrieb, scheint recht selten zu sein. Leichtere, vorübergehende Anschwellungen kommen nach meinen Beobachtungen allerdings etwas häufiger vor; sie werden nur leicht übersehen, da sie schwer Kranke auf der Höhe des Fieberstadiums betreffen und mit Ablauf desselben wieder sich zurückbilden, so dass ihnen die Affection nicht recht zum Bewusstsein kommt und selten Ursache zur Klage wird. Ausgang in Eiterung scheint, ganz so wie es bereits vom Hoden, der Schilddrüse und der Parotis erwähnt wurde, durchaus nicht die Regel zu sein. Wahrscheinlich ist in der Mehrzahl der Fälle der Bacillus Eberth der Entzündungserreger. Als Curiosität sei hier erwähnt, dass ich zweimal bei typhuskranken jungen Männern leichte Mastitis auftreten sah.

Das **Verhalten der Schwangerschaft zur Typhuserkrankung** verdient, nachdem schon vorher (vergl. Aetiologie) über die Disposition während der Gravidität Einiges bemerkt worden war, auch in klinischer und prognostischer Beziehung volle Beachtung.

Sieht man sich in der Literatur um, so begegnet man einer sehr verschiedenen, oft geradezu entgegengesetzten Beurtheilung des Ereignisses, nicht zum wenigsten wohl darum, weil man zu kleine Zahlen zu Grunde legte. Die Mehrheit der Autoren berichtet sehr Ungünstiges: fast immer solle Abort oder Frühgeburt eintreten, mit grosser Gefahr für das Leben der Mutter. Nach meinen Erfahrungen ist die

---

[1] Arch. de méd. 1881.
[2] Clinique médicale.

Gefährdung typhöser Schwangerer nicht ganz so schlimm, namentlich nicht entfernt der Gefährlichkeit dieses Zustandes bei Pockenkranken gleich. Immerhin ist die Gravidität als eine ernste Complication beim Typhus anzusehen.

Ein Theil der Patientinnen übersteht verhältnissmässig gut ohne Unterbrechung der Schwangerschaft den Typhus, während Andere trotz Abort oder Frühgeburt, im letzteren Falle sogar gelegentlich mit lebensfähig zur Welt kommenden Kindern genesen. Ein anderer Theil geht unmittelbar nach Unterbrechung der Schwangerschaft oder an schweren Complicationen zu Grunde[1]. Die Ursache der rasch, oft schon nach 24 bis 36 Stunden eintretenden Todesfällen ist meist die Grösse des Blutverlustes. Unter den Complicationen sind besonders die septischen Zustände mit pseudodiphtheritischen und gangränösen Veränderungen der. Uterusschleimhaut zu nennen.

Das Lebensalter der Schwangeren und das Stadium der Gravidität hat nach meinen Erfahrungen keinen so erheblichen Einfluss auf Unterbrechung derselben, wie man von vornherein denken sollte. Dagegen ist wohl zu sagen, dass, wenn diese in späteren Schwangerschaftsmonaten erfolgt, die Voraussage entschieden ungünstiger als während der ersten 8—10 Wochen zu lauten hat.

Was den Eintritt des Ereignisses je nach der Periode der typhösen Erkrankung betrifft, so lässt sich sagen, dass die Patienten am meisten während der Fieberzeit gefährdet sind, und dass hier weit seltener in der ersten als in der zweiten oder dritten Woche Aborte erfolgen. Bei protrahirten Typhen mit stark remittirender oder intermittirender Temperaturcurve sah ich noch in der vierten Fieberwoche und später das Ereigniss eintreten. Ist die Fieberzeit glücklich überstanden, so werden die Aussichten günstiger. Man hüte sich aber, für die Reconvalescenzzeit sichere Versprechungen zu machen. Gar manchmal tritt auch jetzt noch Abort und Frühgeburt ein, besonders bei sehr heruntergekommenen Kranken oder beim Eintritt von Complicationen.

Als Beleg dafür, wie ausserordentlich schwankend die Angaben der Autoren über Verlauf und Prognose des Typhus in graviditate sind, mag erwähnt werden, dass Murchison bei fortgeschrittener Gravidität fast immer die Prognose ganz schlecht stellt; es soll stets Frühgeburt mit tödtlichem Ausgang eintreten.

Auch Liebermeister hält die Gravidität für sehr gefährlich; von 18 Schwangeren sah er 15 abortiren und 6, also ein Drittel aller Graviden, sterben. Von 5 Schwangeren Griessinger's starben 3, bei allen fünf war Frühgeburt eingetreten.

---

[1] Vergl. im Abschnitt „Aetiologie" die Bedingungen der typhösen Erkrankung des Fötus.

Aus meiner Leipziger Statistik, die sich allerdings auch nur auf die kleine Zahl von 14 Fällen bezieht, ergibt sich, dass bis auf einen Fall in allen die Gravidität unterbrochen wurde, fünfmal = 35·6% trat hier der Tod ein.

Sehr günstig sind dagegen meine Hamburger Erfahrungen, denen ich, da sie ausgedehntere sind und dazu während einer schweren Epidemie gewonnen wurden, einen gewissen Werth beilegen möchte.

Von allen 1886—1887 aufgenommenen Frauen waren 38 = 3·4% gravid. 3 davon trugen aus und wurden während der Reconvalescenz von lebenden Kindern entbunden, während 14 = 42·1% nach geheiltem Typhus ohne Unterbrechung der Schwangerschaft entlassen wurden: die Gravidität war also gerade bei der Hälfte meiner Patientinnen durch den Typhus nicht gefährdet worden.

Von den anderen Patientinnen, bei denen Abort oder Frühgeburt erfolgte, starben 3. Wir hatten mithin 7·8% Sterblichkeit bei Schwangerschaft überhaupt.

Ich hatte übrigens schon vor der Hamburger Epidemie in Berlin gleich günstige Erfahrungen gemacht.

Bemerkt sei noch, dass den meinigen ähnliche Resultate aus Kiel von Goth[1] berichtet wurden, der von 9 Patientinnen 4 abortiren und nur eine sterben sah; auch von Betz[2] aus der Ziemssen'schen Klinik in München wird berichtet, dass von 9 Schwangeren 5 nicht abortirten.

Verdauungsorgane.

Lippen, Mundhöhle, Zunge, Rachengebilde, Speicheldrüsen.

Während bei leichteren Erkrankungen diese Theile geringe oder wenig charakteristische Veränderungen zeigen, pflegen sie bei schwereren und schwersten Fällen eine so eigenartige Beschaffenheit zu gewinnen, dass dies einen wichtigen Theil des allgemeinen Krankheitsbildes ausmacht.

Schon früh neigen Lippen, Mund- und Zungenschleimhaut zur Trockenheit. Dabei zeigen sich letztere mehr oder weniger stark getrübt und geschwollen, mit deutlichen, oft tiefen Zahneindrücken. Auf der Höhe der Krankheit pflegt die Oberlippe zurückgezogen und die obere Zahnreihe frei zu sein. Zähne und Lippen bedecken sich dann mit einem schmutzigbraunen, zähen, rasch antrocknenden Belag. Die trockene Lippenschleimhaut wird rissig, das Zahnfleisch locker und blutig, und bei Kindern, die sich an den wunden Lippen beständig zu schaffen machen, entstehen leicht ausgedehnte ekzematöse und geschwürige Processe mit starker Anschwellung der Lippen und der weiteren Umgebung des Mundes. In selteneren Fällen kommt es zu einer vollkommen skorbutischen Auflockerung und Verschwärung des Zahnfleisches mit zuweilen ziemlich abundanten Blutungen.

---

[1] Dissertation, Kiel 1886 u. Deutsches Archiv f. klin. Medicin, Bd. 39, S. 140.
[2] Deutsches Archiv f. klin. Medicin, Bd. 16, 17, 18.

Die Zunge ist anfangs häufig nur in der Mitte mehr oder weniger dick weisslich oder weissgelblich belegt, während ihre geschwollenen, die Zahneindrücke zeigenden Ränder stark geröthet erscheinen. In anderen Fällen kann sie schon während der ersten Woche einen vollständigen, dicken, durch Speisen und Medicamente gelegentlich schmutzigbraun, ja schwärzlich gefärbten Belag zeigen.

Während der Anfangsperiode der Krankheit, Anfang und Mitte der ersten Woche, pflegt die Zunge bei Tage noch feucht zu sein, nur gegen Abend und Nachts zur Trockenheit neigend. In der zweiten Woche ist sie bei schwereren Fällen nur bei grosser Aufmerksamkeit feucht zu halten; sie wird nun schwer, zitternd vorgestreckt, erscheint weniger oder überhaupt nicht mehr geschwollen und ist bei minder gut gewarteten Kranken braun, trocken, borkig und rissig, aus den Schrunden leicht blutend. Je nach dem einzelnen Falle früher oder später, durchschnittlich Ende der zweiten oder im Beginn der dritten Woche, stösst sich der Zungenbelag ab, meist zuerst an der Spitze in Dreiecksform und an den Rändern, dann über die ganze Zunge hinweg, so dass sie dann glatt, roth, trocken und dünner und spitzer als gewöhnlich erscheint.

An der ominösen Trockenheit der Zunge tragen verschiedene Umstände Schuld: die Fieberhitze, die Verminderung der Speichelsecretion, der ständig offen gehaltene Mund und das den somnolenten Kranken mangelnde Bedürfniss zur Anfeuchtung. Typhuskranke mit trockener Zunge haben stets mehr oder weniger bedeutende Bewusstseinsstörungen.

Eigenartige Krankheitserscheinungen bietet die Zunge des Typhösen nicht. Ihre Veränderungen werden nur durch die Eintrittszeit, Intensität und Gruppirung charakteristisch. Frühes Eintreten und Neigung zur Trockenheit der Zunge sind diagnostisch wichtig. Sie sind eine markante Theilerscheinung des typhösen Zustandes.

Von eigenartigen Veränderungen der Mund- und Rachenschleimhaut ist besonders der Soorbildung zu gedenken. Sie kommt nur bei ganz schweren, protrahirten Fällen oder früher kränklichen Personen mit vernachlässigter Mundpflege vor. Ich habe sie dann freilich bis herunter in den Schlund in die Gegend der Cardia sich erstrecken und selbst ein schweres Athmungshinderniss bilden sehen. Vorkommen eines schwereren Soorfalles im Krankenhause wirft meist kein gutes Licht auf das ärztliche und das Pflegepersonal.

Die Rachengebilde an sich zeigen bei Typhuskranken verschiedene Veränderungen. Selten, wenigstens selten klinisch nachweisbar, scheinen mir die lymphoiden Schwellungen der Mandeln und Gaumenbögen zu sein, deren schon früher (vergl. Capitel Anatomie) Erwähnung geschah. Duguet und Chantemesse haben solche Infiltrationen zum

Zerfall kommen sehen mit nachfolgender Geschwürsbildung, in deren Grund sich Typhusbacillen nachweisen liessen, ein Process. also, der der specifischen Darmveränderung wohl an die Seite gestellt werden kann.

In der grösseren Mehrzahl der Fälle zeigt sich nur eine geringere Betheiligung der Rachengebilde: mässige Schwellung und öfter Trübung der Schleimhaut, des weichen Gaumens, der Tonsillen und der hinteren Pharynxwand. In der zweiten und dritten Woche nehmen auch die Rachentheile an der Trockenheit der übrigen Mundpartien theil. Sie sind dann reichlich mit äusserst zähem, leicht zu Borken und Fäden eintrocknendem Schleim bedeckt und werden gelegentlich zu einem wohl zu berücksichtigenden Hinderniss für das Schlucken und Athmen.

Sehr wichtig ist es zu wissen, dass schon im Beginne der ersten Woche des Abdominaltyphus anginöse Beschwerden bestehen können, ja dass sie neben Frösteln und geringer Temperatursteigerung zuweilen die erste und einzige dem Kranken beschwerliche Erscheinung bilden.

Man sieht dann die Rachenschleimhaut und die Tonsillen mehr oder weniger stark geröthet und aufgelockert; dazu finden sich nicht selten auf dem weichen Gaumen, den Gaumenbogen und Tonsillen vereinzelte, sehr selten zahlreiche, linsen- bis erbsengrosse, weissliche, zuweilen leicht erhabene Flecke als Ausdruck umschriebener körniger Trübung und Schwellung der obersten Schleimhautschicht. Meist schon nach einigen Stunden findet hier eine oberflächliche Abstossung statt unter Hinterlassung ganz oberflächlicher, rother oder dünn weisslich belegter Erosionen mit flachen, nie infiltrirten, unregelmässigen, oft lebhaft gerötheten Rändern.

Bei gehöriger Feucht- und Reinhaltung vergrössern und vertiefen sie sich nicht weiter, pflegen vielmehr bald, fast immer mit Beginn der zweiten Woche, glatt abgeheilt zu sein.

Zuweilen tritt diese Halsaffection so sehr in den Vordergrund, dass sie zu falschen Diagnosen Anlass gibt. Ich habe zweimal solche Patienten mit der Diagnose Diphtheritis, respective Croup ins Krankenhaus kommen sehen. Einmal war beginnende Scalatina vermuthet worden, zumal ein leichter initialer Rash damit zusammenfiel. In einem anderen Falle, bei dem die Halsaffection neben reichlicher Roseolaeruption auf dem Rumpfe bestand, hatte man gar Syphilis diagnosticirt.

Die typhöse Angina war offenbar schon älteren Autoren bekannt, wenigstens möchte ich gewisse Angaben von Louis, Jenner und Chomel über Frühaffectionen der Rachengebilde beim Typhus dahin rechnen. Später ist sie zeitweilig aus der Literatur und dem Gedächtnisse der Aerzte geschwunden, zum Theil vielleicht darum, weil sie zu verschiedenen Zeiten und an verschiedenen Orten in ihrer Häufigkeit ausserordentlich variirt.

So habe ich sie während der grossen Typhusjahre in Hamburg ganz selten beobachtet, während sie mir zu gewissen Zeiten in Leipzig auffallend häufig und stark entwickelt zu Gesicht kam. Meines Wissens ist diese Form von Angina, die schon als Frühaffection beim Typhus eine gewisse Wichtigkeit hat, bakteriologisch noch nicht untersucht worden. Es wäre dies eine interessante und vielleicht diagnostisch lohnende Aufgabe.

Wirkliche diphtheritische Affectionen der Hals- und Rachengebilde, wie sie Griesinger, Oulmond[1] und Andere auf der Höhe der Krankheit, Ende der zweiten oder dritten Woche beschreiben, dürften zu den wahren Complicationen zu rechnen sein. Jedenfalls handelt es sich hier um äusserst seltene Ereignisse, die noch einer exacten bakteriologischen Untersuchung harren. Mir selbst ist bisher kein zugehöriger Fall begegnet.

Der Fortsetzung der geschilderten Halsaffectionen auf den Nasenrachenraum, die Tuben und das Mittelohr wird noch an anderer Stelle zu gedenken sein.

Der Oesophagus tritt klinisch wie anatomisch absolut zurück. Oberflächliche Erosionen seiner Schleimhaut, die man hier und da in der Leiche findet, machen, wie es scheint, im Leben keine merklichen Beschwerden. Es dürfte auch schwer sein, bei einem Typhuskranken den Oesophagus als Sitz von Schlingbeschwerden präcis zu erkennen.

Viel wichtiger sind die Veränderungen der **Parotis** und besonders die entzündlichen Zustände des Organes beim Abdominaltyphus, wenn sie auch nicht so häufig sind, wie man gewöhnlich annimmt. Wie dies so oft für besonders schmerzhafte, augenfällige Affectionen der Fall, so hat man die Häufigkeit der Parotitis vielfach sehr überschätzt. Ich habe selbst während der Hamburger Epidemien nur bei 0.3%, in Leipzig bei 0.5% der Kranken Entzündungen der Speicheldrüsen festgestellt, und bei Hoffmann findet sich aus der Baseler Epidemie unter 1600 Fällen 16 mal, also 1%, Parotitis notirt. In neuerer Zeit scheint die Parotitis überhaupt noch seltener geworden zu sein, was wenigstens theilweise mit der allgemein sorgfältigeren Mundpflege der Kranken in Beziehung stehen dürfte.

Die Parotitis entsteht meist auf einer Seite. Sehr selten werden beide Drüsen gleichzeitig ergriffen, während Erkrankungen beider hintereinander zu den gewöhnlicheren Vorkommnissen gehört.

Die Parotitis ist meist ein Ereigniss der Höhe der Krankheit, Ende der zweiten oder der dritten Woche, aber auch später und selbst während der Reconvalescenz kommt sie zur Beobachtung. Ihre klinischen Erscheinungen unterscheiden sich kaum von denjenigen der Entzündung der Drüsen unter anderen Verhältnissen. Höchstens spielt für den Verlauf und die Erscheinungen der Umstand eine Rolle, dass die Affection schwer kranke, meist schon heruntergekommene Individuen trifft. . In der Mehr-

---

[1] Revue de méd. et chir. de Paris, Juli 1855.

zahl der Fälle schwillt die Pars retromandibularis zuerst an, worauf dann mit wenig Ausnahmen das ganze Organ ergriffen wird. Die Affection ist so schmerzhaft, dass sie selbst schwer besinnlichen Kranken zur Empfindung kommt. Nur selten — bei metastatisch bedingten Fällen — setzt sie mit Schüttelfrost ein, während eine entsprechende Fiebersteigerung ohne Frost fast ausnahmslos festzustellen ist.

Die Affection kann, wie ich wiederholt gesehen habe, selbst nach bedeutender Schmerzhaftigkeit, Schwellung und Röthung ohne Eiterung zurückgehen. Wo es dazu kommt, was der häufigere Fall ist, betrifft die Vereiterung bald nur einen Theil der entzündeten Drüse, bald das ganze Organ. In letzterem Falle konnte ich zuweilen grosse Theile des Bindegewebsgerüstes der Drüse als nekrotische Fetzen aus der Incisionswunde hervorziehen.

Was die Entstehung der Parotitis typhosa betrifft, so ist die Anschauung Virchow's, es handelte sich dabei um die Fortleitung infectiöser Processe von der Mundhöhle aus durch den Ductus Stenon. auf die Drüse, für einzelne Fälle gewiss giltig. Ich habe selbst mehrmals Parotitis mit ulceröser Stomatitis besonders der Umgebung der Papill. Stenon. zusammenfallen sehen.

Vor Allem aber muss heute berücksichtigt werden, dass die Drüse offenbar noch häufiger wie andere Organe direct infolge der typhösen Giftwirkung erkrankt (vergl. Anatomie). Auch die Typhusbacillen selbst können dabei wohl als Eitererreger eine Rolle spielen (Anton und Fütterer[2]); in welcher Ausdehnung, müssen weitere Untersuchungen lehren. Auch Eitercoccen ohne Betheiligung von Typhusbacillen sind zweifellos die Urheber mancher Typhusparotitis. Ich habe mehrmals durch Punction am Lebenden ausschliesslich Staphylococcen im Drüseneiter nachweisen können. Vereinzelt habe ich Parotitis als Theilerscheinung complicirender allgemeiner Sepsis beobachtet. Wenn ältere Autoren dieses Ereigniss häufiger gesehen haben wollen, so mag dies daher kommen, dass sie den Begriff der Sepsis weiter fassten, als heute gerechtfertigt erscheint.

Auch ohne Entwicklung allgemeiner Pyämie sah ich mehrmals Parotitis als einzige Metastase namentlich von eiterigen Unterleibsentzündungen Typhöser aus entstehen. Ich entsinne mich z. B., zweimal metastatischen Parotisabscess nach Perityphlitis typhosa gesehen zu haben. In dem einen dieser Fälle waren sogar beide Seiten befallen.

Im Allgemeinen gehört die Parotitis zu den schweren und gefährlichen Complicationen des Typhus. Liebermeister[3] hatte unter 210 Todes-

[1] Charité-Annalen 1858.
[2] Münchner medicin. Wochenschr. 1888, Nr. 19.
[3] Betke, Dissert., Basel 1870.

fällen der Jahre 1865—1868 6, also 2·8%, an Parotitis. Von den oben erwähnten 16 Parotitisfällen Hoffmann's starben 9.

Unter den schlimmen Folgezuständen sind Thrombose der Jugularis und Hirnsinus und acutes Hirnödem zu nennen.

Durch directe Weiterverbreitung des Eiters kann Periostitis und Nekrose der benachbarten Knochen, Vereiterung der Masseteren, Eitersenkung zwischen den oberflächlichen und den tiefen Fascien des Halses, im letzten Falle mit Ausgang in Mediastinitis zu Stande kommen. Secundäre Pyämie ist unter solchen Umständen naheliegend.

Einmal habe ich unheilbare Facialislähmung beobachtet (vergl. auch Griesinger und Liebermeister).

Magen und Schlund.

Wenn auch der Magen ebenso wie der Schlund höchst selten specifische Veränderungen und wohl nie entsprechende Symptome bietet, so spielt er doch namentlich im Anfange der Erkrankung eine gewisse Rolle. Wir werden jedenfalls hier am besten ein paar Worte über die so vieldeutigen Schmerzen im Epigastrium, Uebelkeit und Erbrechen sagen.

Ueber dumpfen Druck im Epigastrium hört man reizbare Individuen im Prodromalstadium bis in die erste Woche hinein klagen. Fast nie steigert sich diese Empfindung zu dominirenden Schmerzen, wie dies für die ersten Tage anderer Infectionskrankheiten, namentlich für die Variola, charakteristisch ist. Starke Schmerzen im Epigastrium sprechen daher in der diagnostisch unsicheren Zeit einer fieberhaften Erkrankung eher gegen als für Abdominaltyphus. Von der zweiten Woche an weichen die Klagen über Magendruck der zunehmenden Somnolenz.

Auch Erbrechen und Uebelkeit spielen im Beginn des Typhus bei weitem nicht die Rolle wie beim Fleckfieber und der Variola. Am häufigsten sah ich sie noch im Beginn der Erkrankung bei Kindern, reizbaren Frauen oder hysterischen Männern, aber auch hier meist vorübergehend, fast nie heftig krampfhaft, gallig. Einige Male schienen mir nicht vom Magen, sondern von den schon erwähnten anginösen Veränderungen aus die Brechanfälle ausgelöst zu werden. In solchen Fällen können sie bis in die zweite Woche hinein dauern.

Auf der Höhe der Krankheit hat man bei stärkerem und wiederholtem Erbrechen an den Eintritt von Complicationen zu denken: Meningitis und verwandte Zustände, Darmperforation, Peritonitis und zunächst noch latente Darmblutungen.

Nach der Entfieberung während der Reconvalescenz beziehen sich Uebelkeit und Erbrechen fast immer auf Diätfehler. Bei

einzelnen Autoren findet man Angaben über das Vorkommen eines ominösen, schwer stillbaren Erbrechens während der Reconvalescenz, für das
bei der Autopsie sich keine rechte anatomische Begründung finden liesse.
Ich sah diese Erscheinung, die ich für äusserst selten halte, nur nach
sehr protrahirtem Verlauf mit schweren Complicationen. Einmal fand ich
als anatomische Erklärung erosive Gastritis mit zahlreichen Ekchymosen
bei einem Fall, der auch den übrigen Erscheinungen nach zum sogenannten
hämorrhagischen Typhus zu rechnen war.

Der Appetit geht bei den meisten Kranken schon im Prodromalstadium, bei Allen während der ersten Woche gänzlich verloren. Die
Kranken empfinden im Gegentheile Widerwillen, ja Ekel gegen die Aufnahme von Speisen, klagen über faden, pappigen, saueren oder bitteren
Geschmack und brennendes Durstgefühl. Auf der Höhe der Krankheit
schwinden diese subjectiven Klagen, die Kranken schlucken mechanisch,
zuweilen freilich unter Sträuben das, was ihnen gereicht wird. · Mit einem
Wort: während der Zeit des Ansteigens und der Höhe der Krankheit
sind die Appetitverhältnisse dieselben wie bei den meisten schweren
Infectionskrankheiten. Anders während der Zeit der Abnahme und der
Reconvalescenz: Bei Kindern und jüngeren Erwachsenen meldet sich schon
während des Stadiums der steilen Curven ein starkes, schwer stillbares
Hungergefühl. Bei reizbaren Frauen und älteren Individuen pflegt es dagegen um diese Zeit noch zu fehlen. Während der Reconvalescenzzeit
aber ist bei allen Patienten geringer Appetit oder gar Fehlen desselben
die Ausnahme. Nur ganz empfindsame Individuen und solche, die noch
unter den Folgen gewisser schwerer Complicationen leiden, verhalten sich
um diese Zeit noch gleichgiltig oder direct ablehnend gegen Speise und
Trank. Sonst sind ja die grossen Augen der Typhusreconvalescenten bekannt, mit denen sie zu jeder Zeit nach Nahrung ausschauen, mit denen
sie Jeden verfolgen, von dem sie Erfüllung dieses sie allein beherrschenden
Strebens hoffen. Der im Verhältniss zum Stande der Darmaffection fast
immer verfrühte starke Appetit bringt den Arzt oft in nicht geringen
Conflict mit den Kranken und unvernünftigen Angehörigen. Oft kämpfen
bei ihm selbst Pflichtgefühl und Ueberzeugung schwer gegen das Mit-
leid an.

Ich entsinne mich eines 13jährigen Knaben, der während einer protrahirten
Typhusreconvalescenz bis zur äussersten Grenze des Erlaubten mit Nahrung versehen wurde, dann aber noch seine Geschwister ans Bett bestellte, um wenigstens
zusehen zu können, wie sie ihre grossen Butterbrote verzehrten.

Bei Besprechung der anatomischen Veränderungen wurde auf einzelne
zelne organische Läsionen hingewiesen, die beim Typhus sich fänden.
Specielle klinische Erscheinungen kommen ihnen kaum zu.

Von Bouchard und seinem Schüler Legendre (Dilatation de l'estomac et fièvre typhoïde etc., Thèse, Paris 1886) ist darauf aufmerksam gemacht worden, dass Abdominaltyphus und Magenerweiterung so häufig zusammenträfen, dass an einen directen Zusammenhang beider gedacht werden müsse. Beide Autoren glauben, dass Magendilatation nicht allein die Folge des Typhus sein könne, sondern dass auch umgekehrt bestehende Magenerweiterung die typhöse Infection begünstige. In dieser Beziehung sei besonders beweisend, dass mehrfach vom Typhus befallene Individuen häufig an Magenerkrankung litten. In der deutschen Literatur haben diese Angaben meines Wissens noch keine Bestätigung gefunden. Ich selbst kann nach meinen bisherigen Erfahrungen sie nicht bestätigen.

Leber und Gallenwege.

Auch Leber und Gallenwege spielen in der Symptomatologie des Typhus keine hervorragende Rolle. Besonders sind auf sie zu beziehende subjective Klagen sehr selten.

Objectiv findet sich auf der Höhe der Krankheit die Lebergegend gelegentlich druckempfindlich in Zusammenhang mit einer meist mässigen, wohl auf Hyperämie und trübe Schwellung zu beziehenden Vergrösserung des Organes. Es ist übrigens wohl zu merken, dass bei der Mehrzahl aller selbst schwerer Typhusfälle, falls sie uncomplicirt, die Leber ihre normale Grösse dauernd nicht zu überschreiten pflegt.

Icterus ist nach dem Urtheil der meisten erfahrenen Aerzte, von denen ich Murchison, Griesinger und Liebermeister nenne, im Verlaufe des Unterleibstyphus eine geradezu seltene Erscheinung, so selten, dass Manche — z. B. Fiedler mit Bezug auf Morbus Weilii — diesen Umstand mit Recht differentialdiagnostisch verwerthen.

Vielleicht ist die bei manchen anderen Infectionskrankheiten gewöhnliche, hier vorwiegend auf Duodenalkatarrh zurückführende Erscheinung beim Unterleibstyphus darum so selten, weil hier der Magen und die oberen Darmabschnitte sich am Krankheitsprocess wenig betheiligen. Auch eine andere Bedingung für das Zustandekommen des Icterus bei manchen Infectionskrankheiten: hochgradige acute Schwellung des Leberparenchyms und consecutive interlobuläre Gallenstauung, findet sich äusserst selten beim Unterleibstyphus erfüllt.

Wo einmal ausnahmsweise im Verlauf eines ausgesprochenen Typhus Icterus auftritt, ist er entweder eigenartigen Complicationen oder älteren, während der acuten Erkrankung sei es im Zusammenhang mit ihr, sei es zufällig hervortretenden Affectionen zuzuschreiben.

Unter letzteren ist besonders die Cholelithiasis zu erwähnen (Griesinger, Sander[1]). Mir selbst ist sie als Ursache des Icterus beim Typhus zweimal vorgekommen, einmal bei einer älteren Frau während

---

[1] Deutsche Klinik 1861, S. 70.

der dritten Krankheitswoche und einmal bei einem 36jährigen Manne während der Reconvalescenz von einer schweren Form der Erkrankung. Wie weit die Manifestation von Gallensteinen mit dem typhösen Process direct Zusammenhang hat, wie weit hier der Zufall eine Rolle spielt, muss vorläufig unentschieden bleiben.

Unter den Complicationen des Typhus, die mit Icterus verbunden sind, nenne ich ferner die acute gelbe Leberatrophie, deren Vorkommen namentlich Griesinger, Liebermeister, Hoffmann und zuletzt Sabourin erwähnt haben.

Wo dieses sehr seltene Ereigniss — ich kenne es nicht aus eigener Anschauung — überhaupt vorkommt, soll es auf der Höhe des typhösen Processes, zunächst unter deutlicher schmerzhafter Anschwellung und dann rasch fortschreitender Verkleinerung der Leber geschehen. Der Icterus stellt sich alsbald ein, dazu kommen Blutungen aus verschiedenen Organen, Hämaturie und Albuminurie, Herzschwäche und Tod in comatösem Zustand. Die anatomischen Veränderungen der Leber sollen sich von denen der gewöhnlichen gelben Atrophie nicht unterscheiden. Mit modernen Hilfsmitteln durchgeführte histologische, besonders bakteriologische Untersuchungen liegen bisher nicht vor.

Etwas häufiger und darum praktisch wichtiger ist als Ursache des Icterus der Leberabscess. Er kann in dreifacher Weise entstehen: 1. als Theilerscheinung einer den Typhus complicirenden allgemeinen Sepsis, 2. durch septische Pfortaderthrombose im Anschluss an eiterige Darm-, besonders Blinddarmaffectionen, endlich 3. in Folge verschiedenartiger entzündlicher und ulceröser Processe der grossen Gallenwege und der Gallenblase.

Mir selbst sind für alle drei Möglichkeiten Beispiele vorgekommen. Zur ersten Form gehörte der Fall eines 23jährigen jungen Mannes, der drei tauben- bis hühnereigrosse Abscesse im rechten Leberlappen aufwies, zweifellos bedingt durch einen weit unterminirten jauchigen Decubitus. Aehnliches haben Louis[1] und Chvostek[2] gesehen, jener nach eiteriger Parotitis, dieser von einer Perichondritis laryngis aus.

Von der zweiten Kategorie beobachtete ich zwei Fälle, den ersten im Jahre 1887 in der Privatpraxis. Hier war als Folge einer Perityphlitis typhosa ein Abscess in der rechten Fossa iliaca entstanden, der unter Schüttelfrösten und dem charakteristischen intermittirenden Fieber zu einem unregelmässigen, buchtigen, apfelgrossen Abscess im linken Leberlappen mit tödtlichem Ausgang geführt hatte. Der zweite aus meiner Klinik von Romberg[3] beschriebene Fall nahm gleichfalls von

---

[1] l. c., 2. Aufl., 1841, Bd. 1.

[2] Allgem. Wiener medicin. Zeitung 1866, Nr. 37.

[3] Berliner klin. Wochenschr. 1890, Nr. 9. Vergl. dort die ausführlichen sonstigen Literaturangaben. Von ähnlichen Fällen werden citirt: Tüngel, Klin. Mittheilungen, Hamburg 1862/63. — Asch, Berliner klin. Wochenschr. 1882, Nr. 51. — Bückling, Dissertation, Berlin 1868.

einer eiterigen Perityphlitis seinen Ursprung und führte zu multipeln, der Pfortaderverzweigung entsprechenden Leberabscessen. Die bakteriologische Untersuchung ergab im Eiter nur Staphylococcen, keine Typhusbacillen.

Für die Entstehung des Leberabscesses von Verschwärung der Gallenwege aus hat wohl Klebs[1] das erste Beispiel veröffentlicht.

Ein Fall meiner eigenen Beobachtung betraf eine 18jährige Dame mit seitlich und hinter der mit ihm communicirenden Gallenblase entwickeltem, abgekapseltem Abscess, der sich bis zu Taubeneigrösse noch in die Lebersubstanz erstreckte. Die Krankheit war Anfangs der vierten Woche des Typhus entstanden und, was die Diagnose sehr erschwerte, im Beginn ohne, dann mit nur geringem Icterus verlaufen.

Die eben erwähnten typhösen Erkrankungen der Gallenblase und der grossen Gallenwege verdienen eine eingehendere Betrachtung. Schon von Andral, Louis, Jenner, Leudet sind solche Vorkommnisse erwähnt und darnach besonders von Rokitansky als diphtheritische Affection der Gallenblase beschrieben. Auch spätere deutsche und französische Autoren gedenken ihrer, gleichfalls meist als geschwüriger, pseudomembranöser Affectionen mit Ausgang in Leberabscess, Perforationsperitonitis u. s. w. Selbst Heilungen mit consecutiver Stenose der grossen Gallenwege, des Duct. hepat. und cystic., in letzterem Falle mit Hydrops vesic. felleae werden in der Literatur verzeichnet.

Klinisch sind die ulcerösen Erkrankungen der Gallenwege, deren unter den neueren Autoren übrigens noch Liebermeister (l. c.) und Höllscher[2] gedenken, kaum bekannt. In einem Falle von letaler typhöser Cholecystitis (aus meiner consultativen Praxis) entwickelte sich unter beträchtlicher Steigerung des Fiebers und mässigem Icterus rasch eine bedeutende Vergrösserung der äusserst druckempfindlichen Gallenblase. Als Ursache dieser Veränderung zeigte sich bei der Section eine Verlegung der Ausmündungsstelle des Duct. cystic. durch Schwellung und Verschwärung der Schleimhaut und äussere pseudomembranöse Auflagerung.

Theoretisch in Bezug auf Verbreitung und Wirkung des Typhuserregers im Körper ist die fragliche Erkrankung von hohem Interesse. Nachdem schon Gilbert und Girode[3] Typhusbacillen in der Gallenblase nachgewiesen hatten, zeigte Chiari[4] in einer grundlegenden Arbeit, dass in einem Falle seiner Beobachtung als Ursache der nekrotisirenden Cholecystitis der Typhusbacillus allein zu beschuldigen war. Eine daraufhin vorgenommene systematische Untersuchung von Typhusleichen ergab das nahezu regelmässige Vorkommen von Eberth'schen Bacillen in der Gallenblase (20mal bei 22 Sectionen). Chiari's Befunde wurden von Birch-Hirschfeld[5] bestätigt.

---

[1] Handbuch der patholog. Anatomie 1868, S. 480.

[2] Münchner medicin. Wochenschr. 1891, Nr. 3, 4. Er fand unter 2000 Typhustodesfällen fünfmal die fragliche Affection.

[3] Sem. med. 1890, Nr. 58, u. Compte-rendu de la soc. biol. 1891, Nr. 11.

[4] Prager medicin. Wochenschr. 1893, Nr. 22.

[5] Patholog. Anatomie, Bd. 2, 2. Hälfte, 4. Aufl., S. 694.

Beide Autoren glauben aus der Constanz des Vorkommens und aus dem Umstande, dass die Bacillen in der Gallenblase in der Regel nicht mit anderen Mikroorganismen sich vergesellschaftet fanden, hier eine wichtige Quelle der Reinfection des Darmes vermuthen zu müssen, was der letztere Autor noch durch einen sehr interessanten Fall belegt.

Der Beschaffenheit der Galle an sich wurde schon im anatomischen Abschnitt Erwähnung gethan. Sie ist bekanntlich dünner, heller gefärbt und von geringerem specifischen Gewicht (1010—1016 gegen 1026—1030, Brouardel). Ueber die Wirkungen dieser Veränderung auf Darminhalt und Harn ist nichts Sicheres bekannt. Vielleicht fallen auffallende Helligkeit, ja länger dauernde fast völlige Entfärbung der Stühle, wie ich sie wohl sah, hiermit zusammen.

Der nähere Zusammenhang der bisher überhaupt wenig studirten Urobiliniurie[1] der Typhösen mit den Veränderungen der Galle und der Leberfunctionen überhaupt bleibt ferneren Untersuchungen vorbehalten.

Erscheinungen seitens des Darmcanals.

Der minder Erfahrene ist geneigt, zwischen den so auffälligen specifischen Veränderungen des Darmes und den klinischen Erscheinungen einen innigen Zusammenhang, ja einen bis ins Einzelne gehenden Parallelismus anzunehmen. In Bezug auf manche seltenere oder untergeordnete Verhältnisse mag dies zutreffen. Was aber gerade die Schwere, Ausbreitung und Localisation der gewöhnlichen typhösen Darmaffection betrifft, so sind, glaube ich, die meisten guten Beobachter darin einig, dass mit ihrer Entwicklung und Ausbildung wohl die Krankheitsstadien im Allgemeinen zusammenfallen, aber durchaus nicht die Art der Aeusserung, die Schwere und Dauer der Unterleibserscheinungen im Einzelnen.

Jeder beschäftigte Arzt erinnert sich ambulanter Typhen mit geringen Allgemeinerscheinungen ohne Meteorismus, ohne Leibschmerz und ohne Durchfälle, die durch unerwartete Darmblutungen oder Perforationsperitonitis tödtlich endigten und bei der anatomischen Untersuchung durch ungewöhnliche Ausdehnung und Schwere der typhösen Darmaffection überraschten. Und umgekehrt sind heftige Durchfälle und sonstige Darmerscheinungen nicht selten im frühesten Stadium, wo die specifische Darmaffection kaum sich zu entwickeln beginnt. Ja jedem erfahrenen Arzt sind Fälle von dauernd vorherrschenden Darmerscheinungen bekannt, die zu den geringfügigen bei der Section gefundenen anatomischen Veränderungen in merkwürdigem Gegensatze standen.

---

[1] Tissier, Thèse, Paris 1890.

Ein Fall aus der consultativen Praxis wird mir stets in Erinnerung bleiben: Eine junge Dame starb anfangs der dritten Woche eines Abdominaltyphus. Sie war bis fünf Tage vor dem Tode nicht bettlägerig gewesen und hatte noch acht Tage vor demselben ohne besondere Störung eine länger ausgedehnte Abendgesellschaft besucht. Während der dem Tode vorausgegangenen drei Wochen hatte sie nur ungleichmässigen, meist verminderten Appetit, keinen Durchfall, vielmehr eher Obstipation gehabt. Stärkere Fiebererscheinungen waren nur während der letzten sechs Tage wahrnehmbar gewesen. Die Section ergab eine typhöse Darmaffection von einer Ausdehnung, wie ich sie selten wieder gesehen habe: In den untersten zwei Dritteln des Ileum nahezu alle Peyer'schen Plaques infiltrirt, zum Theil zusammengeflossen und im Stadium der Abstossung der Schorfe, in der Gegend der Ileocoecalklappe und des Coecum selbst kaum eine freie Schleimhautstelle, und auch das obere Drittel des Dickdarmes noch dicht mit lenticulären Geschwüren, zum Theil von ungewöhnlicher Grösse, besetzt.

Noch überraschender war mir das Sectionsergebniss bei der Frau eines Arztes, die scheinbar ohne vorausgegangene erhebliche Erkrankung nach der Meinung des Mannes in Folge von Perforation eines Magengeschwüres gestorben war. Auch hier ein Typhus im Stadium der Abstossung der Schorfe, auch hier eine Ausdehnung des Darmprocesses von der Klappe bis herauf zur Mitte des Ileum. Der Tod war durch Perforation des Wurmfortsatzes erfolgt.

Man sieht, es ist unter solchen Umständen besser, von Fall zu Fall zu beobachten und reservirt zu urtheilen, als von schematischen Voraussetzungen auszugehen.

Die Besprechung der einzelnen Darmerscheinungen beginnen wir mit dem Meteorismus.

In vielen, namentlich älteren Arbeiten finden sich Schilderungen von frühem Auftreten, von einer Stärke und Häufigkeit, ja Constanz dieses Symptoms, wie sie für den heutigen objectiven Beobachter nicht mehr zutreffen. Ich möchte im Gegentheil behaupten, dass beträchtlicher, früh auftretender Meteorismus kaum zu den Erscheinungen eines regelmässig verlaufenden, wohl ausgesprochenen Unterleibstyphus gehört. Er ist, von örtlichen und besonderen Ursachen abgesehen, im Allgemeinen um so seltener, je früher und in je sorgsamere Pflege die Patienten kommen. In günstigen Privatverhältnissen oder in einem gut geleiteten Krankenhause pflegen die leichteren und mittelschweren Fälle, wenn sie zeitig aufgenommen werden, ohne Meteorismus zu verlaufen oder höchstens es zu geringen Graden zu bringen. Stärkerer Meteorismus, wenn er bei guter Pflege und sorgfältiger Diät auftritt, ist eine sehr ominöse Erscheinung. Er deutet auf besonders schweren Verlauf der Krankheit und ist weit weniger von der Intensität der typhösen Darmerkrankung abhängig als von derjenigen der Allgemeininfection, die zur Lähmung der Darmmuscularis und damit zur meteoristischen Auftreibung führt. Zur weiteren Begründung dieser Auffassung mag erwähnt werden, dass heftige Darmerscheinungen, selbst anhaltendere Durchfälle durchaus nicht immer dem Meteorismus voraus-

gehen oder ihn begleiten, so wie auch umgekehrt hartnäckige Verstopfung
keineswegs regelmässig damit zusammenhängt. Meist erscheint sie im
Gegentheil als Folgeerscheinung des Meteorismus.

An der meteoristischen Auftreibung des Leibes pflegen die einzelnen
Darmabschnitte verschieden betheiligt zu sein. Am stärksten und häufigsten
ist, wie schon früher erwähnt, in der Regel der Dickdarm und hier wieder
der quer verlaufende Theil desselben betroffen. Minder stark, im Vergleich
zum Colon oft auffallend wenig, pflegt der Dünndarm aufgetrieben zu sein.
Wenn überhaupt, so betrifft stärkerer Meteorismus am Dünndarm mit Vorliebe die Partien, die von der markigen Infiltration der Regel nach
minder befallen sind: die Gegend des Jejunum und die oberen Partien
des Ileum. Man sieht dann oft, falls nicht Verlagerung oder abnorme
Schlingenbildung des Quercolon besteht, diese Darmtheile in Gestalt quer
verlaufender, etagenartig angeordneter Schlingen ober- und unterhalb des
Nabels an den Bauchdecken sich abzeichnen.

Neben den allgemeinen sind es nicht selten schwere örtliche Störungen, die den Meteorismus veranlassen und bei den benommenen
Kranken um so leichter übersehen werden, als sie nicht durch Klagen
auf eine eingehende örtliche Untersuchung hinweisen. Hierher gehören
vor Allem umschriebene Peritonitis und Darmblutung, welch' letztere
keineswegs immer durch blutige Stuhlentleerung sofort sich äussert. Auch
an das freilich seltene Vorkommen von Darmincarceration, Volvulus
oder Intersusception wird man zu denken haben. Mehrmals sah ich
hochgradigen Meteorismus und Ileuserscheinungen in directem Anschluss
an Perityphlitis typhosa.

Wenn also für gewöhnlich hochgradiger Meteorismus als Folge-
oder Theilerscheinung anderer übler Verhältnisse in die Erscheinung
tritt, so soll damit keineswegs gesagt sein, dass er nicht auch seinerseits
schädliche Rückwirkungen äussert, besonders durch Verengerung des
Brustraumes und Beeinträchtigung der durch die typhösen Erkrankungen der Athmungsorgane an sich schon so mannigfach bedrohten
Respiration.

Schmerzhaftigkeit des Unterleibes spontan oder bei Palpation
tritt unter gewöhnlichen Verhältnissen selten hervor. Bei uncomplicirten
Fällen klagen die Patienten, wenn überhaupt, kaum mehr als über ein
Gefühl von Spannung und Druck. Nur bei hohen Graden von Meteorismus, selbst nicht entzündlicher Natur, wird die Betastung öfter schmerzhaft empfunden.

Weit häufiger als die allgemeine Empfindlichkeit des Leibes ist eine
solche der rechten Fossa iliaca, welche ja die vom geschwürigen Process
vorzugsweise betroffene Darmpartie birgt. In einzelnen Fällen findet sich
diese Empfindlichkeit constant etwas höher oben nach der Leber zu, was

mit einer bekanntlich nicht ganz seltenen congenitalen Dislocation des Blinddarmes nach oben (Curschmann) zusammenhängen dürfte.

Seit Chomel legen die Aerzte nicht geringen Werth auf eine Erscheinung von Gurren und Plätschern, die durch die Betastung der Blinddarmgegend bei Typhösen fast regelmässig sich soll erzeugen lassen, das Gargouillement der Franzosen. Ueber das Vorkommen dieser Erscheinung und ihre vorwiegende Häufigkeit beim Ileotyphus kann kein Zweifel sein. Aber ich möchte davor warnen, sie, wie das vielfach üblich ist, als ein Hauptsymptom der Krankheit aufzufassen. Nach meinen Erfahrungen ist die Erscheinung so inconstant, dass ich weder ihrem Fehlen noch ihrem Vorhandensein erheblichen diagnostischen Werth beizumessen pflege.

Auch theoretisch betrachtet kann dies kaum anders sein: die specifischen typhösen Darmveränderungen sind, wie wir schon im anatomischen Abschnitte sahen, so verschieden entwickelt und vertheilt, dass auch nicht entfernt mit Regelmässigkeit die anatomischen Bedingungen am unteren Theile des Ileum und Blinddarm erfüllt sein werden, die physikalisch das Zustandekommen jener Erscheinung ermöglichen.

Schliesslich sei noch bezüglich der Palpation des Unterleibes bemerkt, dass man sich hüten möge, umschriebene Schmerzhaftigkeit der Bauchdecken, die sich an die bekanntlich so häufigen Veränderungen der Bauchmuskeln, Zerreissungen, Hämatome u. s. w. anschliessen können, mit örtlichen Entzündungen der inneren Bauchorgane zu verwechseln. Ich habe solche Irrthümer mehrmals begehen sehen.

Der Stuhlgang. Man spricht gewöhnlich von einem „Typhusstuhlgang" und verbindet damit den Begriff einer eigenartigen und darum diagnostisch wichtigen Beschaffenheit der Darmentleerung. Zweifellos haben die als Typhusstühle bezeichneten Entleerungen der Kranken ein besonderes Aussehen. Sieht man aber vom Nachweis der Typhusbacillen ab, so hat weder ihre physikalische noch chemische Beschaffenheit etwas Specifisches. Ihr diagnostischer Werth bringt sich erst durch das Zusammentreffen mit einer Reihe anderer Symptome zur vollen Geltung.

Bekanntlich sind die sogenannten Typhusstühle dünnflüssig, von ockergelber Farbe, „erbsensuppenähnlich". Sie reagiren alkalisch und haben zuweilen, wenn auch durchaus nicht immer, einen eigenthümlichen ammoniakalischen Geruch. Beides leiten Parkes und Lehmann von der Anwesenheit von kohlensaurem Ammoniak und einem fixen Alkali ab.

Sehr charakteristisch ist es, dass die Stühle beim ruhigen Stehen sehr bald eine Abscheidung in zwei Schichten zeigen, eine untere gelbgraue, krümliche, flockige, undurchsichtige, und eine darüber stehende wässerige, trübe, durchscheinende, die auffallend wenig, nur etwa $4^0/_0$,

feste Substanz enthält und besonders arm an Eiweiss und Schleim ist.
Dieser geringe Schleimgehalt der Flüssigkeit ist es offenbar, der ihr eine
so geringe Emulsionsfähigkeit verleiht und das Schichten des Typhusstuhles begünstigt.

Die mikroskopische Untersuchung des Stuhlsediments zeigt
von der Nahrung herrührende Gebilde, mehr oder weniger veränderte
Darmepithelien, Detritus und kleinere und grössere Schorfpartikel, ja Ende
der zweiten und in der dritten Woche selbst grössere von Abstossuug der
Schorfe herrührende Fetzen. Daneben finden sich stets mehr oder weniger
reichlich weisse und rothe Blutkörperchen und Massen verschiedenartiger
Mikroorganismen. Schon im Jahre 1834 hat Schönlein gezeigt, dass
neben allem dem fast constant sich noch Mengen von Tripelphosphaten
finden. Wenn auch seine Meinung, sie seien specifische Bestandtheile des
Typhusstuhles, sich nicht bestätigt hat, so sind sie doch hier zweifellos
viel häufiger wie bei anderen Krankheiten und darum nicht ohne diagnostischen Werth. Ueber die Typhusbacillen im Stuhlgang mussten schon
im Capitel „Aetiologie" ausführlichere Angaben gemacht werden. Ihre Bedeutung für die Diagnostik wird in dem betreffenden Abschnitt zu würdigen sein.

Es muss betont werden, dass die eben beschriebenen Stuhlgänge
durchaus nicht so constant oder häufig sind, wie Unerfahrene glauben
möchten, und dass da, wo die Krankheit überhaupt mit Durchfällen einhergeht, diese durchschnittlich nicht sehr zahlreich zu sein pflegen,
namentlich nicht so häufig wie bei der Mehrzahl der acuten Darmkrank-
heiten, Dysenterie, Katarrhen und verwandten Zuständen. Drei bis sechs
dünne Stühle in 24 Stunden dürften beim Typhus das Durchschnittliche
sein. Eine grössere Zahl, bis zu zwölf, wird seltener und dann meist nur
vorübergehend beobachtet. Abnorm häufige Stuhlentleerungen längere Zeit
hindurch lassen — ich muss mich in dieser Beziehung ganz den Erfahrungen von Louis, Murchison, Trousseau und Anderen anschliessen —
einen schweren Verlauf der Krankheit befürchten.

Wenn nicht örtliche Veränderungen am Darmende, Hämorrhoidalknoten, Fissuren etc., bestehen, so erfolgen die Durchfälle der Typhuskranken so gut wie immer ohne Schmerz oder Tenesmus.

Die Zeit ihres ersten Auftretens und ihre Dauer zeigt grosse
Verschiedenheiten. Nicht selten erfolgen dünne Stühle schon im Prodromalstadium vor Eintritt des Fiebers. Sie werden dann oft fälschlich
auf einfache Darmkatarrhe bezogen, gelegentlich auch auf allzu starke
und lange Nachwirkung von Abführmitteln, die man bestehender Obstipation wegen gereicht hatte. Um diese Zeit sind die Entleerungen, was
die Schwierigkeit der Diagnose noch steigert, noch nicht so leicht schich-
tend und auch oft dunkler gefärbt, gewöhnlichen diarrhoischen Stühlen

gleich, was wohl daher rühren mag, dass die auf der Höhe der Krankheit so regelmässige Veränderung der Gallenabsonderung, besonders die Verdünnung und hellere Färbung des Secrets, noch nicht begonnen hat.

Diese prodromalen Durchfälle können mit Beginn des Fiebers oder nach den ersten Tagen desselben wieder schwinden, um während der ganzen Dauer der Krankheit nicht wiederzukehren, oder sie werden auf einige Tage von Verstopfung, seltener normalen Entleerungen gefolgt, worauf dann Ende der ersten oder Anfang der zweiten Woche wieder dünne, jetzt charakteristisch erbsensuppenartige Stühle kommen. In einzelnen Fällen dauern nun diese Stuhlgänge während der ganzen fieberhaften Zeit, sehr selten über sie hinaus mit annähernd gleicher oder wechselnder Häufigkeit fort. In anderen Fällen wechseln sie wieder mit Obstipation oder normaler Entleerung ab, oder sie verschwinden definitiv. Meist bleiben alsdann die Kranken anhaltend mehr oder weniger verstopft, oder sie haben, was viel seltener, regelmässige Stuhlentleerungen.

Sucht man für die Häufigkeit des Vorkommens der Diarrhoen beim Abdominaltyphus genauere Vorstellungen zu gewinnen, so lässt sich wohl sagen, dass während der fieberhaften Periode der Krankheit dauernd oder sie zum grösseren Theil einnehmend Durchfälle in kaum einem Drittel aller Fälle vorzukommen pflegen, während eine etwa ebenso grosse Zahl nur vorübergehend oder mit festen Stühlen abwechselnd Durchfälle aufweist. Unter 3835 Krankheitsfällen, die ich daraufhin prüfte, gehörten 1289 zur ersten, 1359 zur zweiten Kategorie. 1187 Kranke hatten dauernd keinen Durchfall. Diese Typhen „ohne Typhusstühle" verdienen in diagnostischer Beziehung besondere Beachtung. Der Anfänger ist nur allzusehr geneigt, unter solchen Umständen an der Existenz der Krankheit überhaupt zu zweifeln. Der Erfahrene kann aber noch weiter gehen und behaupten, dass unter dieser erklecklichen Zahl von Fällen ohne dünne Dejectionen mehr als die Hälfte geradezu an Obstipation, häufig während der ganzen Dauer der Krankheit, seltener vorübergehend, leidet.

Die folgenden Tabellen werden diese Verhältnisse noch genauer darthun, wobei zu bemerken sein dürfte, dass die Leipziger Statistik, die alle während 13 Jahren in der dortigen medicinischen Klinik beobachteten Fälle umfasst, den allgemein giltigen Verhältnissen wohl näher kommt als die Hamburger auf eine einzelne Epidemie bezüglichen Zahlen. Wie viele andere klinische Erscheinungen des Typhus, zeigen auch die Veränderungen der Darmentleerung sich örtlich und zeitlich nicht ohne erhebliche Verschiedenheiten. Immerhin bietet der Vergleich beider Tabellen im Grossen und Ganzen viel Uebereinstimmendes.

Unter 2209 Fällen der Hamburger Epidemie von 1887, die auf die Beschaffenheit der Stuhlentleerung untersucht wurden, hatten:

dauernd Durchfall . . . . 809 = 36·1%
dauernd normalen Stuhl . . . . 116 = 5·2%
dauernd Verstopfung . . . . 567 = 25·3%
normalen Stuhl abwechselnd mit Verstopfung . . . . . . 52 = 2·3%
vorübergehend Durchfall abwechselnd mit normalem Stuhl . . 202 = 9·0%
vorübergehend Durchfall wechselnd mit Verstopfung . . . . 424 = 18·9%
Durchfall wechselnd mit Obstipation und normalem Stuhl . . 39 = 1·8%

1626 Fälle der Leipziger medicinischen Klinik aus den Jahren 1880 bis 1893, die ich in gleicher Richtung untersuchen liess (Dissertation, Leipzig 1893, von Berg), zeigten:

dauernd Durchfall . . . . 480 = 25·6%
dauernd normalen Stuhl . . . . 83 = 4·4%
dauernd Obstipation . . . . 307 = 16·4%
normalen Stuhl wechselnd mit Obstipation . 62 = 3·3%
Durchfall wechselnd mit normalem Stuhl . . 144 = 7·7%
Durchfall wechselnd mit Obstipation . . . 550 = 29·3%

Die Blutstuhlgänge. Man hat natürlich hier die Blutentleerungen besonders im Auge, die aus den von den specifischen Veränderungen betroffenen Darmpartien kommen und somit mit dem typhösen Process in unmittelbarem Zusammenhang stehen. Man hüte sich vor Verwechslung derselben mit mehr zufälligen Blutbeimengungen aus den unteren Partien des Rectum oder der Aftergegend, aus Hämorrhoidalknoten, Fissuren und dergleichen, die den Laien nicht selten in Erregung versetzen und wohl auch den Arzt einmal irreleiten. Hier ist das meist frisch aussehende, oft klumpig geronnene oder mit Schleim vermengte Blut auf oder neben den Fäces abgelagert, nie innig mit ihnen gemengt.

Die eigentlichen Darmblutungen gehören beim Typhus zu den wichtigsten Ereignissen des ganzen Verlaufes. Sie schwanken zwischen geringfügigen, oft schweren, selbst nur mikroskopisch kenntlichen Beimengungen von Blut und den abundantesten Entleerungen, wo es literweise dem Darm entströmt und rapid den Verblutungstod herbeiführt.

Je nach der Menge und Herkunft des Blutes und der Zeit, die von der Extravasation bis zur Entleerung mit dem Stuhlgang erfolgt, ist dieser von verschiedenem Aussehen: Bei geringerer Beimengung pflegt der Stuhl gelbroth oder braunroth gefärbt zu sein. Wenn verhältnissmässig viel Blut allmählich extravasirte und nicht alsbald entleert wurde, so stellt er eine flüssige, dunkelbraune bis schwarzrothe, ja fast ganz schwarze, zähe, theerartige Masse dar, öfter mit einem Stich ins Grünliche. Erfolgt die Blutung rasch aus einem oder mehreren grossen Gefässen und tritt unter beschleunigtem Motus peristalticus bald Entleerung ein, so kommen die Stuhlgänge mehr der Beschaffenheit einfachen geronnenen Blutes nahe: schwarzrothe oder blutrothe meist geronnene Massen, nicht selten dunkle Blutklumpen im flüssigen Stuhl.

Die Zeit des Eintrittes dieser gefürchteten Erscheinung wird vielfach durchschnittlich später gesetzt, als meinen Erfahrungen entspricht. Wenn auch örtliche, zeitliche und individuelle Verhältnisse hier eine Rolle spielen mögen, so glaube ich doch sagen zu dürfen, dass reichlich 30% aller Darmblutungen innerhalb der ersten beiden Krankheitswochen vorkommen, hier natürlich um so häufiger, je mehr man sich dem Ende der zweiten Woche nähert. Ja ich habe Zeiten erlebt (Hamburger Epidemie von 1887), wo nahezu die Hälfte aller Blutungen (44·8%) innerhalb der ersten beiden Krankheitswochen sich ereigneten, während 24·4% in die dritte und 13·4% in die vierte Woche fielen. Meine Leipziger Erfahrungen bestätigen dies Verhältniss, ja sie gehen fast noch darüber hinaus. (Vergl. Berg, l. c., S. 18.)

Dem Durchschnittsverhalten mögen die folgenden Zahlen entsprechen.

Von 148 Darmblutungen (Hamburg 1886—1887) traten zuerst auf:

am 6. bis 9. Tag	12
„ 10. „ 12. „	23·
„ 13. „ 15. „	23
„ 16. „ 18. „	31
„ 19. „ 21. „	17
„ 22. „ 24. „	9
„ 25. „ 27. „	11
„ 28. „ 30. „	10
„ 31. „ 33. „	3
„ 34. „ 36. „	4
nach dem 36. „	5
	148

Da vor Ablauf der zweiten Woche von ausgedehnter Schorfabstossung und Eröffnung grösserer Gefässe nicht wohl die Rede sein kann, so muss die Quelle dieser frühen Blutungen eine andere sein. In der That erfolgen sie, wie die anatomische Untersuchung lehrt, aus dem schwammig aufgelockerten, ungemein blutreichen, brüchigen Gewebe der tief dunkelroth bis schwarz verfärbten Plaques, die schon im Beginn oder Mitte der zweiten Woche, in einzelnen Fällen noch früher, diese unheilvolle Veränderung erfahren können. Aus dieser Quelle können, wenn zahlreiche Plaques betheiligt sind, ebenso reichliche Blutungen kommen, wie aus eröffneten grossen Gefässen.

Vom Schlusse der zweiten und dem Beginn der dritten Woche an hängen die Blutungen natürlich nicht mehr mit diesen Veränderungen, sondern mit der Abstossung der Schorfe von den erkrankten Plaques und Einzelfollikeln zusammen. Je nach dem Sitz und der Tiefe, die die Infiltration erreicht hatte, werden hierdurch kleinere oder grössere Gefässe einzeln oder mehrere zugleich arrodirt. Da, wie die anatomische Beobachtung lehrt, der Infiltrations- und Verschwärungsprocess der lymphatischen Darmapparate nicht in einem Zug, sondern vielfach langsam, schubweise sich vollzieht, so ist auch die Periode der von ihr abhängigen Blutungen oft eine recht lange. Ja selbst zu der Zeit, wo man alle Geschwüre als gereinigt ansehen darf, bei sehr heruntergekommenen Individuen noch viele Wochen nach diesem Termin, kommen Blutungen, manchmal von tödtlicher Stärke vor. Sie stammen aus mangelhaft thrombosirten Gefässen des Geschwürsgrundes, oft auch, während der Darmprocess im Ganzen ausgeheilt erscheint, aus vereinzelten lentescirenden Geschwüren sowohl des Dünndarmes, wie auch verhältnissmässig nicht selten des Dickdarmes. So kann man noch zwischen dem 30. und 40. Krankheitstage und selbst noch darnach Darmblutungen eintreten sehen, wie mir denn solche in je einem Falle noch am 52., 55. und 58. Tage vorkamen.

Während der Recidive sind Blutungen augenscheinlich viel seltener als während der ersten Attaque der Krankheit. Unter 153 Blutungen, die ich zusammenstellte, betrafen nur vier die Zeit eines Recidivs.

Die Zahl der bei dem einzelnen Kranken erfolgenden Blutstuhlgänge wird, aus allgemeiner Erinnerung taxirt, in der Regel überschätzt. Im Durchschnitt handelt es sich um eine bis höchstens vier, die meist in relativ kurzen Pausen hintereinander entleert werden. Viel seltener habe ich mehr, 6—10, Blutstuhlgänge beobachtet, und nur vereinzelt darüber hinaus bis zu 20. Bei den letzteren Fällen sind wohl meist Zustände von sogenannter hämorrhagischer Diatese anzunehmen.

Von 256 Fällen von Darmblutung aus Leipzig und Hamburg, die ich zusammenstellte, hatten 225 einen bis vier blutige Stühle und nur 31 darüber hinaus. Aber selbst hier zeigt sich noch, dass die Fälle mit einem und zwei Stühlen überwogen.

Es hatten:

1 Blutstuhlgang	78
2 Blutstuhlgänge	57
3 „ „	45
4 „ „	45
	225

Was Alter und Geschlecht betrifft, so ist das reifere Lebensalter entschieden häufiger von Darmblutung heimgesucht. Bei Kindern ist sie viel seltener, was ich, gestützt auf ein grosses Material, mit Henoch und Rilliet und Barthez gegenüber gegentheiligen Angaben anderer Autoren bestimmt behaupten kann. Während ich bei Erwachsenen zu gewissen Zeiten bis 10, ja 14% aller Erkrankten von Darmblutungen befallen werden sah, hatte ich bei Kindern kaum 1%.

Zweifellos steht dies im Zusammenhange mit der im Kindesalter durchschnittlich geringeren Ausdehnung und Tiefe der typhösen Darminfil-
tration.

Zwischen beiden Geschlechtern habe ich bezüglich der Häufigkeit
der Blutungen einen erheblichen Unterschied nicht finden können. Was
aber ihre Schwere und Gefährlichkeit betrifft, so scheinen die Männer
entschieden mehr belastet zu sein.

Bei Erwachsenen ist nach meinen Erfahrungen bis zum 30. Lebensjahre die
Häufigkeit der Blutungen noch beschränkt, wenn auch grösser als bei Kindern.
Nach dem 30. Lebensjahre findet sich ein beträchtliches Ansteigen. Der Höhepunkt wird zwischen dem 45. und 50. Jahr erreicht; aber auch das spätere Alter
ist noch sehr gefährdet. Während einzelner Epidemien scheinen allerdings Ausnahmen von dieser Regel vorzukommen. So waren 1887 in Hamburg die jugendlichen Individuen relativ häufig von Darmblutungen befallen, wie folgende Tabelle zeigt:

$$
\begin{array}{ll}
15\text{—}20 \text{ Jahre} & 27 \cdot 7\,^0/_0 \\
21\text{—}25 \quad \text{,,} & 25 \cdot 3\,^0/_0 \\
26\text{—}30 \quad \text{,,} & 21 \cdot 7\,^0/_0 \\
31\text{—}35 \quad \text{,,} & 10 \cdot 8\,^0/_0 \\
36\text{—}40 \quad \text{,,} & 4 \cdot 8\,^0/_0 \\
41\text{—}45 \quad \text{,,} & 5 \cdot 4\,^0/_0 \\
46\text{—}50 \quad \text{,,} & 1 \cdot 2\,^0/_0 \\
51\text{—}55 \quad \text{,,} & 1 \cdot 2\,^0/_0 \\
56\text{—}60 \quad \text{,,} & 1 \cdot 2\,^0/_0 \\
\end{array}
$$

Dagegen zeigte sich 1886 das folgende Verhältniss:

$$
\begin{array}{ll}
15\text{—}20 \text{ Jahre} & 3 \cdot 4\,^0/_0 \\
21\text{—}25 \quad \text{,,} & 4 \cdot 9\,^0/_0 \\
26\text{—}30 \quad \text{,,} & 4 \cdot 9\,^0/_0 \\
31\text{—}35 \quad \text{,,} & 7 \cdot 1\,^0/_0 \\
36\text{—}40 \quad \text{,,} & 14 \cdot 0\,^0/_0 \\
41\text{—}45 \quad \text{,,} & 7 \cdot 7\,^0/_0 \\
46\text{—}50 \quad \text{,,} & 2 \cdot 0\,^0/_0 \\
\end{array}
$$

Die Häufigkeit der Blutungen im Verhältnisse zur Krankenzahl überhaupt wird von den verschiedenen Autoren auffallend verschieden angegeben. Natürlich macht es einen wesentlichen Unterschied,
ob nur grössere und grosse Blutungen oder schon die geringfügigsten
Beimengungen gerechnet werden. Damit mögen sich manche extrem kleinen
oder grossen Zahlen erklären. Vor Allem aber ist zu betonen, dass an
verschiedenen Orten und zu verschiedenen Zeiten die Häufigkeit der
Blutungen ungemein variirt.

Nach meinen Erfahrungen ist, wenn man nicht jede Blutspur mit-
rechnet und aus langjähriger Beobachtung an verschiedenen Orten das
Mittel zieht, 4—6% die durchschnittliche Häufigkeitsziffer der Darmblutung.

In Leipzig zählte ich unter 1626 Typhen aus 13 Jahrgängen 103 Blutungen = 5·5%. Bei dem viel grösseren Hamburger Material hatten wir 1886:
4·6%, 1887: 3·8%. Diese Zahlen stimmen mit denen von Griesinger, der
bei 600 Typhusfällen 5·3% zählte. Homolle stellte die imponirende Zahl von
10.000 Fällen verschiedener Beobachter (unter Anderen Louis, Barth, Ragaine,
De Céronville, Griesinger, Liebermeister, Golddammer, Jessen,
Chwostek) zusammen mit dem Resultat von 4·65%. Eine verhältnissmässig hohe
Ziffer gibt Liebermeister mit 7·3%. Die in viele Bücher übergegangene Angabe, Murchison habe eine Blutungsfrequenz von 16·6% gehabt, beruht auf
irriger Auffassung. Die Zahl bezieht sich nicht auf Erkrankte überhaupt.
Murchison hatte vielmehr unter 84 Todesfällen 14 durch Blutung bedingte
= 16·6%.

Auffällig geringe Zahlen finden sich im Berichte des Wiedener Krankenhauses vom Jahre 1855—1857, nämlich 2%.

Unter den excitirenden Ursachen der Darmblutung dürften
Diätfehler, unruhiges Verhalten der Patienten, besonders vorzeitiges
Aufstehen, als die häufigsten zu nennen sein. So ist es gewiss auch zu erklären, dass nach meinen Erfahrungen der Typhus ambulans mit Vorliebe
sich durch eine unerwartete Darmblutung manifestirt.

Die Behandlung des Typhus mit kalten Bädern kann wohl eine
Steigerung vorher schon eingetretener Darmblutungen machen. Einer
directen Hervorrufung derselben ist sie wohl nicht zu beschuldigen.
Ich habe während der Periode, wo ich noch häufig und kalt baden liess,
im Ganzen nicht mehr Blutungen gesehen als seit der Zeit, wo ich
seltener, minder intensiv und streng individualisirend baden lasse. Wenn
Liebermeister vor Einführung der Hydrotherapie 8·4% Blutungen hatte,
nach ihrer Einführung aber und hauptsächlich durch sie 6·2% erzielt
haben will, so weise ich darauf hin, dass wir in Hamburg bei fast expec-
tativer Therapie, jedenfalls nur sehr sparsamer Anwendung von Bädern,
3·8% beobachteten.

Was die klinischen Erscheinungen der Darmblutung betrifft, so ist zunächst zu bemerken, dass ihr Eintritt selten in besonderer Weise schon vorher angezeigt wird. Oft kommt im Gegentheil
die Blutung zu einer Zeit, wo der Patient sich vollkommen wohl fühlt
und die Umgebung die beste Hoffnung hat, „wie ein Blitz aus heiterem
Himmel". Leibschmerzen gehen selten voraus. Nur hier und da habe
ich einmal einen oder mehrere Tage vor Eintritt der Blutung starke
Koliken und peristaltische Unruhe des Darmes bemerkt, bin aber geneigt,
sie mehr auf die letzte (excitirende) Ursache der Blutung als auf diese
selbst zu beziehen.

Wo es sich nicht um Individuen handelt, die durch frühere anderweitige Krankheit oder besondere Schwere und lange Dauer ihres Typhus
schon stark heruntergekommen sind, machen geringere oder selbst
mittelstarke Blutungen in kleiner Zahl keine wesentliche Aenderung im

Allgemeinbefinden. Eine starke Blutung ist dagegen unter allen Umständen ein gefährliches Ereigniss, dem der Kranke schon nach wenigen
Stunden unter Erscheinungen schwerster acuter Anämie erliegen kann.
Zum Glück gehört solcher Verlauf zu den Ausnahmen. Auch da, wo der
Kranke schliesslich der Blutung zum Opfer fällt, bedarf es meist mehr-
maliger Wiederholung derselben. Besonders traurig sind die Fälle, wo man
trotz grosser Blutverluste den Patienten zu halten vermochte, und wo er
dann nach mehrtägiger Pause einer unerwartet wieder eintretenden, zuweilen
nicht einmal sehr starken Blutung doch noch erliegt. Sie sind zugleich ein

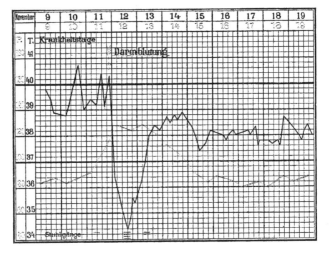

Fig. 24.

eindringlicher Beweis dafür, wie sehr die Widerstandsfähigkeit eines
Typhuskranken nach stärkerem Blutverlust herabgesetzt ist.

In den Fällen, wo die Kranken nicht schon während der abundanten
ersten Blutung bleiben, wird das Krankheitsbild in beängstigender Weise
verändert: wachsartige Blässe der Haut mit Verfall der Gesichtszüge,
Kleinheit des Pulses bei sehr gesteigerter Frequenz, Livor und Kühle der
Extremitäten, Ohnmachtsanwandlungen. Meist fällt mit dem raschen Ansteigen der Pulsfrequenz ein rapides Sinken der Körperwärme zusammen.
Man kann die Curve von 40·0 oder 41·0 weit unter die Norm bis 35·0
und darunter in wenigen Stunden abfallen sehen. Diese charakteristische
Kreuzung der Puls- und Temperaturcurve, für die hier ein Beispiel gegeben sein möge, ist von ernster Vorbedeutung (Fig. 24).

Je nach der Constitution und dem Eindruck, den die Krankheit
bereits auf den Organismus gemacht hat, kommt auch schon bei geringerer Blutung mehr oder weniger starkes Sinken der Eigenwärme vor.
Die Temperaturcurve des Typhuskranken reagirt überhaupt auf Blutungen
in merkwürdig empfindlicher Weise, entschieden empfindlicher als der
Puls, der bei mässigen Darmblutungen durchaus nicht immer dem
Temperaturabfall entsprechend kleiner und frequenter wird. Ich sah
ihn öfter, wenn die Blutung sich nicht oder nur in geringem Masse
wiederholte, in Bezug auf Füllung, Spannung und Frequenz nur wenig
beeinflusst. Ganz selten fand ich sogar, dass die Pulsfrequenz parallel
mit der Temperaturcurve sank, ein Verhalten, das prognostisch ohne
Zweifel günstig aufzufassen ist.

Sehr interessant und praktisch richtig ist es, dass selbst bei
grossen Darmblutungen die Extravasation und die Entleerung
des Blutes nach aussen durchaus nicht immer unmittelbar
aufeinander folgen. Man sieht vielmehr öfter Fälle, wo der Kranke
stark anämisch wird und verfällt, die Temperatur rasch sinkt und der
Puls kleiner und frequenter wird, zweifellos also Zeichen einer beträchtlichen inneren Blutung vorhanden sind, und wo Stunden, ja Tage
vergehen, bis die entsprechende blutige Stuhlentleerung erfolgt. Dies
scheint besonders bei hohem Sitz der blutenden Stelle und langsamerer
Extravasation vorzukommen, vorzugsweise bei Aussickern des Blutes
aus aufgelockerten, hämorrhagisch imbibirten Peyer'schen Plaques. Besonders begünstigend für dieses Verhalten ist noch eine Schwäche der
Darmperistaltik, wie sie bei schwer Kranken, besonders auch, wenn
schon einige stärkere Blutungen vorausgegangen sind, zu Stande kommt.
An Darmblutung Sterbende entleeren ganz gewöhnlich das zuletzt aus-
getretene Blut nicht mehr. Es zeigt sich dann in der Leiche die betreffende Darmpartie schwappend gefüllt mit einer oft zähflüssigen, theer-
artigen Masse.

Am Lebenden führt dies Ereigniss nicht selten zu entsprechenden
physikalischen Erscheinungen: vermehrte Auftreibung des Unterleibes bei
allseitiger Verkürzung des Percussionsschalles, ja selbst ausgedehnter
Dämpfung, dazu Verminderung der elastischen Spannung des Leibes bis
zu teigiger Consistenz, hier und da selbst ein eigenthümlich schwappendes
Gefühl für die tastenden Hände.

Der Eintritt einer Darmblutung ist immer ein wichtiges, bedenkliches Ereigniss. Beim besten Kräftezustand und günstigsten sonstigen
Verhältnissen des Kranken darf der Arzt nach der ersten Blutung
nur eine zweifelhafte Prognose stellen. Foudroyante, rasch tödtliche Fälle sind zum Glück nicht häufig. Immerhin habe ich mehrmals
schon vor Ablauf von sechs Stunden nach Eintritt der ersten Blutentleerung,

zweimal sogar während der ersten Stunde den Tod eintreten sehen. Nach 2—3 Tagen ist unter Wiederholung der Blutungen der tödtliche Ausgang schon nicht selten. Durchschnittlich tritt, wo die Kranken erliegen, das Ereigniss nach 3—5 Tagen ein. Einzelne Kranke ereilt der Tod noch, nachdem die Blutung bereits zum Stillstande gekommen war, nach 8—14 Tagen, ja selbst nach einigen Wochen. Bei solchen Fällen, die auch bei der Leichenuntersuchung nichts Besonderes zu bieten brauchen, gewinnt man den Eindruck, dass die Kranken nicht direct der Blutung, sondern dem sich anschliessenden Kräfteverfall erlagen, von dem sie sich trotz aller angewandten Sorgfalt nicht mehr erholen konnten.

Die Sterblichkeit an Darmblutungen im Allgemeinen ist eine recht bedeutende: durchschnittlich erliegen gewiss 20—30% der Befallenen.

Griesinger berechnete 31·2%, Liebermeister 38·6%, Homolle kam in seiner grossen Gesammtstatistik, die allerdings wohl durch Einverleibung sehr kleiner Einzelstatistiken ungünstig beeinflusst ist, gar auf 44·3%. Meine eigenen Berechnungen geben für Leipzig 38·2%. In Hamburg hatte ich merkwürdig niedrige Zahlen: im Jahre 1886: 20·9%, im Jahre 1887 nur 11·6%. Sie bestätigen die wohl von allen Aerzten gemachte Erfahrung, dass örtlich und zeitlich nicht blos die Häufigkeit, sondern auch die Gefährlichkeit der Darmblutungen aus bis jetzt unbekannten Gründen beträchtlich variiren kann.

Ob das Geschlecht von Einfluss auf die Prognose der Darmblutung ist, scheint nicht ganz entschieden zu sein. Nach meinen Erfahrungen sind die Männer stärker gefährdet als die Frauen.

Aus der Beschaffenheit der Blutstuhlgänge lässt sich — von der absoluten Blutmenge natürlich abgesehen — selten ein prognostischer Anhaltspunkt gewinnen. Nur möchte ich Entleerung des Blutes in grossen, geronnenen Klumpen für bedenklich halten. Man darf daraus auf Eröffnung grosser Gefässe oder wohl auch auf Sitz der Blutung in den tieferen Darmpartien, namentlich dem Colon schliessen, aus dem sie oft besonders massig zu erfolgen pflegen.

Sehr merkwürdig ist die von einzelnen bedeutenden Aerzten, Graves[1], Trousseau[2] und Anderen, vertretene Anschauung, die Darmblutungen seien kein sehr gefährliches, im Gegentheil oft ein geradezu günstiges Ereigniss. Während der objective Graves sich hierbei auf concrete Beispiele stützt, lässt der geistvolle Trousseau sich zur Verallgemeinerung dieser Anschauung fortreissen. Es soll nicht geleugnet werden, dass ein mässiger Blutverlust oder selbst eine einmalige stärkere, nicht wieder-

---

[1] Klin. Vorlesungen 1848, Bd. 1.

[2] Medicin. Klinik, 2. Aufl., übersetzt von Kullmann, Bd. 1, S. 238 ff.

hölte Darmblutung bei hochfiebernden, kräftigen, vollblütigen Kranken zuweilen das Allgemeinbefinden günstig zu beeinflussen scheint. . Man sieht sie dann besinnlicher werden, bei gut bleibendem Puls die Temperatur sinken, ja sogar die Milz deutlich abschwellen (Eichhorst, Curschmann) und, wenn das Ereigniss in die präsumptive Schlusszeit der Erkrankung fällt, die Reconvalescenz sich unmittelbar anschliessen. Diesen ganz seltenen Ausnahmen steht aber die erdrückende Majorität der übeln Ereignisse gegenüber, so dass man in der Blutung doch wohl nach wie vor selbst mit günstigen Augen ein Remedium valde anceps zu erblicken hat. Es muss hier wieder hervorgehoben und kann nicht genug betont werden, dass sogar bedeutende Autoren ihre Schlüsse oft auf zu geringe Zahlen bauen. Ich habe auch Zeiten gehabt, wo ich von 50 hintereinander behandelten Fällen von Darmblutung nur zwei verlor.

Peritonitis. Sie gehört zu den eingehend zu erörternden übeln Ereignissen im Verlaufe des Abdominaltyphus. Sie kann umschrieben bleiben oder, was leider gewöhnlicher, eine allgemeine sein. In weitaus den meisten Fällen knüpfen beide Formen an die Folgen der typhösen Darmveränderungen an.

Es ist die Berührung des Peritoneums mit Entzündungserregern aus den Darmulcerationen oder Austritt von Darminhalt in die Bauchhöhle, die je nach besonderen Verhältnissen bald zu beschränkten Entzündungsherden, bald zu allgemeiner Peritonitis führen.

Nur selten hängt die Entzündung des Bauchfelles nicht mit der specifischen Veränderung der Peyer'schen Plaques und Solitärfollikel zusammen. Hier und da kann einmal Darmgangrän aus anderer Ursache zu Grunde liegen. So sah ich einmal eine solche durch Thrombose der zuführenden arteriellen Gefässe und zugehörigen Venen veranlasst.

Aber auch Perforationen anderer Organe können Ursache von Peritonitis werden: Ruptur der Milz oder der Mesenterialdrüsen in Folge von Erweichung oder Abscess, Bersten der Gallenblase, der grösseren Gallenwege oder im Verlaufe des Typhus entstandener Leberabscesse.

Die mit der specifischen Darmaffection zusammenhängende Peritonitis ist nicht nur eine der häufigsten, sondern zugleich eine der charakteristischsten Ursachen plötzlicher gefährlicher. und tödtlicher Wendung des Ileotyphus. Es gibt nur ganz wenige andere acute Infectionskrankheiten, bei denen diese Complication überhaupt, und auch dann nur als Seltenheit, vorkommt.

Zuweilen ist ganz wie die Darmblutung auch die Perforationsperitonitis die erste bezeichnende Aeusserung eines bis dahin symptomenlos oder doch unter ganz unklaren Störungen ambulant verlaufenen Typhus.

Das Ereigniss ist gar nicht so selten, so dass ich bei Personen mit unsicherer oder fehlender Anamnese, wenn sie mit Perforationsperitonitis ins Krankenhaus eingeliefert werden, besonders auch diese Möglichkeit ins Auge fasse.

Ich habe Fälle gesehen, wo bei vorher scheinbar Gesunden in der Form einer Darmkolik oder eines plötzlichen Collapses auf der Wanderschaft oder bei der Arbeit die ersten Erscheinungen der Peritonitis eintraten. Ein Fall meiner Beobachtung wurde als Volvulus eingebracht, ein anderer unter dem Verdacht eines Selbstmordversuchs durch Arsenik und ein dritter als Fleischvergiftung.

Diesen ganz überraschenden und vielfach verkannten Fällen nähern sich die, wo bei scheinbar leichtem Verlauf des Typhus, mässigem Fieber, fehlendem Meteorismus und auch sonst geringen Darmsymptomen plötzlich die Zeichen der allgemeinen Bauchfellentzündung hervortreten.

So wichtig diese Fälle und so bemerkenswerth sie in diagnostischer Hinsicht sind, so hat man sich doch zu merken, dass vorwiegend die von vornherein schwer verlaufenden, ausgesprochenen zur Perforationsperitonitis führen. Unter ihnen sind es aber durchaus nicht besonders diejenigen, die mit heftigem, anhaltendem Durchfall einhergehen, eine Bestätigung für die schon früher gemachte allgemeine Bemerkung, dass Schwere der Darmerscheinungen und des gesammten Krankheitsverlaufes sich keineswegs decken. Es sind fast ausschliesslich klinisch uncontrolirbare und, anatomisch betrachtet, unglückliche Zufälligkeiten, die im einzelnen Falle die Perforation herbeiführen.

Meist ist es nur eine Stelle, aus der der Darminhalt austrat. Hier und da gewahrt man zwei oder drei nahe bei einander gelegene Oeffnungen, selten sind zwei weit auseinander gelegene Durchbrüche, z. B. im Ileum und Colon, nachweisbar. Eine grössere Zahl von Perforationen zugleich habe ich nur einige Male gesehen. Das Extremste waren ein Fall mit 10, einer mit 13 und einer mit 15 Perforationen. Hoffmann gedenkt eines Leichenbefundes mit 25 Perforationen.

Da die Perforation fast ausschliesslich an die specifisch veränderten Peyer'schen Plaques und Solitärfollikel geknüpft ist, so richtet sich auch seiner Häufigkeit nach ihr Sitz nach derjenigen dieser Veränderungen in den einzelnen Darmabschnitten. Am häufigsten ist dementsprechend die Perforation in den unteren Partien des Ileum, besonders in der Nähe des Coecum. Höher herauf als im unteren Drittel des Ileum werden Durchbrüche seltener gefunden. Einige Male sind sie mir allerdings in den oberen Ileumpartien begegnet, während ein Fall von Perforation des Jejunum, wie ihn Hoffmann beschreibt, mir nicht erinnerlich ist. Etwas seltener als die untere Ileumgegend, aber immer noch häufig genug, sind das Coecum, die Gegend der Klappe und der Processus vermiformis Sitz des Durchbruchs. Im Colon habe ich an fast allen Stellen Perforation gesehen bis herunter zum Colon descendens und S romanum, ja selbst im Rectum sind, was ich gleichfalls beobachtete, von verschiedenen Autoren Perforationen notirt. Besonders bevorzugt scheinen allerdings der aufsteigende und der Querdickdarm zu sein.

Zeitlich hält sich der Eintritt des Durchbruchs überwiegend an die Periode der Abstossung der Schorfe. Frühzeitigerer Eintritt, wie dies für die Blutungen so häufig, kommt hier äusserst selten und nur unter besonderen Verhältnissen vor. Die Hauptzeit des Eintrittes der Darmperforation ist also das Ende der zweiten und die dritte Krankheitswoche.

Die anatomische Untersuchung lehrt, dass das Ereigniss da besonders eintritt, wo die markige Infiltration sehr tief, bis aufs Peritoneum sich erstreckte oder dieses gar noch mitergriffen hatte. Es kann so am Grunde des Geschwüres nur eine papierdünne, durchsichtige Membran bestehen bleiben, die selbst geringsten mechanischen Einflüssen nicht mehr Stand zu halten vermag. Ja in anderen Fällen ging die Infiltration und Verschorfung so tief, dass das Peritoneum mitergriffen war und der Durchbruch unmittelbar mit der Abstossung erfolgte.

In den eben erwähnten Fällen, wo nach Reinigung der Geschwüre eine stark verdünnte Stelle der Darmwand stehen bleibt, erfolgt die Perforation entweder durch Ruptur oder durch mehr oder weniger langsames Weiterschreiten der Verschwärung. Letzteres trifft namentlich für die Fälle späteren Eintrittes der Peritonitis Ende der dritten oder vierten Woche zu.

Mit den vorbereitenden Veränderungen und der Art der Entstehung der Perforation hängt zum Theil wohl auch die Form der Oeffnung zusammen: die grossen, directe Substanzverluste darstellenden Perforationen, die ich bis zu Zehnpfennig-, ja Markstück-Durchmesser erreichen sah, werden meist der Abstossung grosser, tiefgehender Schorfe zuzuschreiben sein. Die feinen, cribrösen, zuweilen zu mehreren dicht zusammenstehenden Oeffnungen sind oft auf langsamere Verschwärung zu beziehen, während die durch mechanische Momente bedingten Rupturen sich, wie ich mich überzeugt zu haben glaube, öfter durch längliche, schlitzförmige, zackige Form der Oeffnung auszeichnen.

Zu den letzten Ursachen des Durchbruches an den anatomisch genügend vorbereiteten Stellen gehört zunächst die meteoristische Spannung der Darmwand, besonders wenn sie in einem · einzelnen Darmabschnitte eine plötzliche Steigerung erfährt. Ferner handelt es sich gewiss öfter direct um mechanische Wirkungen, besonders des festen Darminhaltes. Dass auch noch andere mechanische Einflüsse von innen und aussen, Erbrechen, forcirte Bewegungen, besonders verfrühtes Aufsetzen oder Aufstehen, heftiges Pressen und Drängen auf Stuhl und Urin, unheilvoll wirken können, liegt theoretisch klar und bestätigt sich leider zu oft am Krankenbette. Mit gleichem Recht werden Diätfehler mit secundären Magendarmkatarrhen und krankhaft gesteigerter Peristaltik beschuldigt. Alle diese Punkte kann der jüngere Arzt sich nicht klar genug vor Augen halten, um in der kritischen Zeit seine Patienten möglichst vor Schaden zu bewahren. Während der geringere Theil der Fälle durch die Ausdehnung und Tiefe der Verschwärung an sich unrettbar zum Durchbruch führen muss, ist bei der überwiegenden Mehrzahl zum Glück die Sachlage die, dass bei möglichst günstigen, sorgsam überwachten inneren und äusseren Verhältnissen selbst tiefe Ulcerationen noch vernarben und sogar feinlöcherige Perforationen durch rechtzeitige Verklebung mit den Nachbarorganen unschädlich werden können.

Geradezu unheimlich ist der Umstand, dass über die gewöhnliche Zeit bis zur vollendeten Abstossung der Schorfe hinaus noch in ganz späten Stadien der Krankheit Durchbruch erfolgen kann, ja selbst dann noch, wenn man die Patienten schon fast genesen wähnte. Das unglückliche Ereigniss tritt zum Theil an solchen Plaques und Follikeln ein, die zu einer Zeit, wo die meisten Geschwüre der Heilung sich nähern oder bereits vernarbt sind, noch nachschubweise specifisch erkranken. Ferner können mangelhaft vernarbte Geschwürsstellen mit besonderer Verdünnung ihres Grundes nachträglich wieder aufbrechen und perforiren. Endlich bilden die unberechenbar lang dauernden sogenannten lentescirenden Geschwüre in der fraglichen Richtung eine grosse Gefahr.

Ich habe so nach dem 50. und 60. Krankheitstage, ja einmal nach dem hundertsten noch Perforationsperitonitis eintreten sehen, eine Warnung für Patienten und Angehörige, die dem Arzt so oft den Vorwurf der unnöthigen pedantischen Strenge bei Ueberwachung der Reconvalescenz machen.

Solche Spätperforationen betonen auch andere Autoren: Louis, Murchison, Griesinger, Niemeyer, Liebermeister und Andere. Unter ihnen hebt Griesinger die lentescirenden Geschwüre als besonders gefährlich hervor.

Wie sehr die Möglichkeit der Perforation über eine recht lange Zeit vertheilt, mögen folgende Zahlen illustriren:

Unter 73 Perforationen, die ich zusammenstellte, erfolgten:

vom 11. bis 20. Tag 23
„ 21. „ 30. „ 31
„ 31. „ 40. „ 13
nach dem 40. „ 6

Die Häufigkeit der Darmperforation kann ganz wie die der Darmblutung zu verschiedenen Zeiten sehr verschieden sein. Ich habe Epidemien erlebt, wo sie recht selten waren, und andere, wo sich die

Fälle erschreckend häuften. Damit erklären sich wohl die extremen Angaben der Autoren. Worauf dieses zeitliche Schwanken der Häufigkeit beruht, ist vorläufig unbekannt.

Wie sehr die Zahl der Perforationen zuweilen steigen kann, zeigt eine Zusammenstellung von Murchison, der unter 165 Typhussectionen $21 \cdot 2\%$ Perforationen hatte. Wenn Heschl[1] unter 1271 Autopsien (aus den Jahren 1840—1849) nur 56 Fälle von Perforationsperitonitis ($4 \cdot 06\%$) fand, so bleibt diese Zahl hinter derjenigen der Durchschnittserfahrungen entschieden zurück. Brouardel und Thoinot[2], die 1721 Autopsien englischer, französischer und deutscher Autoren zusammenstellten, fanden darunter 190 Perforationen = $11 \cdot 3\%$, Griesinger zählte unter 118 eigenen Sectionen 14 Perforationen = $11 \cdot 8\%$. Ich selbst hatte bei 575 Autopsien (Hamburg-Leipzig) 93 = $10 \cdot 17\%$.

Man wird also nicht zu hoch greifen, wenn man annimmt, dass 9—12% aller Todesfälle beim Unterleibstyphus durch Perforationsperitonitis erfolgen.

Zum Glück ist die absolute Häufigkeit der Perforationen, zeitliche und individuelle Schwankungen mit eingerechnet, entschieden geringer als die der Darmblutungen. Ich glaube, dass ungünstigsten Falles nicht über 3% aller Typhuskranken von Perforation befallen werden. Meine Leipziger Statistik (1626 Kranke) ergab $2 \cdot 2\%$. In Hamburg hatten wir bei 4094 Patienten $1 \cdot 6\%$. Die Berechnung von Griesinger, der bei 600 Typhen 14 Perforationen = $2 \cdot 3\%$ eintreten sah, stimmt mit der meinigen.

Alter, Geschlecht und Lebensverhältnisse machen bezüglich der Gefahr der Perforation nicht so erhebliche Unterschiede, wie dies, auf zu geringe Zahlen gestützt, manche Autoren angeben.

Im Allgemeinen sind die Verhältnisse denen bei der Darmblutung ähnlich. Ich glaube, dass Kinder, besonders solche unter 10 Jahren, seltener befallen werden als Erwachsene, und stütze mich dabei sowohl auf eine ziemlich grosse eigene Erfahrung, als auf die Angaben von Topin, Rilliet und Bartez, Rocher und Henoch. Die wahrscheinliche Ursache dieses Verhaltens, die durchschnittlich geringere Intensität der Darmaffection, ist gelegentlich der Blutungen schon erwähnt worden. Unter den Erwachsenen sind die Altersclassen zwischen 18 und 40 Jahren besonders zur Perforation disponirt. Nach dem 40. Lebensjahre wird das Ereigniss relativ seltener. Die hier und da vertretene gegentheilige Mei-

---

[1] Zeitschr. d. Gesellsch. d. Aerzte zu Wien 1853.
[2] La fièvre typhoïde, Paris 1895, S. 79.

nung, das höhere Lebensalter sei wiederum disponirter, stimmt nicht mit meinen Erfahrungen.

Im Allgemeinen scheinen die Männer häufiger als die Frauen von Perforation befallen zu werden. Dies liegt keineswegs in einer bei beiden Geschlechtern ungleichen Ausbildung der specifischen Darm-affection begründet, sondern wohl darin, dass bei an sich gleichen Chancen die Männer in Bezug auf frühere Diät und Lebensweise und dadurch weit häufiger vorausgehende Störungen der Verdauungswerkzeuge, durch öfter verspäteten Eintritt in die Behandlung, sowie durch grössere Ungeduld und Unvorsichtigkeit während der Reconvalescenz ungünstiger beeinflusst sind.

Was die Lebensstellung betrifft, so kommt bei den ärmeren Classen Perforationsperitonitis entschieden etwas häufiger vor, zweifellos im Zusammenhange mit den ungünstigeren Lebens- und Ernährungs-verhältnissen der Patienten und der geringeren Pflege und Sorgfalt, die ihnen gewidmet werden kann. Hiermit stimmt auch meine Beobachtung überein, dass das Vorkommen der Perforation bei ambulanten und leich-teren Fällen in der ärmeren Classe häufiger ist.

Murchison und Griesinger betonen die Bevorzugung des männlichen Geschlechtes wohl etwas zu scharf. Ich habe Zeiten erlebt, wo dieser auch von mir anerkannte Unterschied sich verwischte. So waren im Jahre 1886 auf 1887 in Hamburg beide Geschlechter fast gleich befallen, im Jahre 1887 sogar etwas häu-figer die Weiber.

Symptome der Perforation. Vielfach tritt das Ereigniss ohne vorausgegangene merkliche Schädlichkeiten ganz plötzlich und unerwartet ein. Zuweilen gehen mehr oder weniger unbestimmte Störungen voraus: vermehrte Spannung des Leibes, Kolikschmerzen, Kollern und Durchfälle. Auf eine drohende Continuitätstrennung weisen kleinere oder grössere Darmblutungen nicht selten hin. Von zuverlässigen Personen wird zu-weilen ganz scharf der Zeitpunkt des Durchbruchs angegeben. Sie be-richten von einem plötzlichen stechenden Schmerz, ja direct von einem Gefühl der Zerreissung.

Bei der überwiegenden Mehrzahl der Patienten stellen sich bald nach der Perforation rasch wachsende Leibschmerzen ein, die sich dadurch als peritonitische charakterisiren, dass sie bei der Athmung, bei passiven und activen Bewegungen, bei Druck und Betastung des Leibes sich lebhaft steigern. Einige Male gaben mir die Patienten als Ausgangspunkt des Schmerzes die rechte Unterbauchgegend an. Die meisten vermögen da-gegen keine bestimmte Stelle zu bezeichnen.

Gleichzeitig mit Eintritt der Schmerzen, häufig sogar ihnen voraus-gehend, tritt quälendes Würgen und Erbrechen ein, durch das im Anfang mehr oder weniger veränderter Mageninhalt, zuweilen verrätherische Ingesta zu Tage gefördert werden. Bald werden nur noch geringe Mengen schleimiger, galliger Massen unter qualvollem Würgen entleert.

Der Leib treibt sich nun mehr und mehr auf, bisweilen bis zu extremer Spannung, so dass die Bauchhaut glatt und glänzend erscheint. Der dadurch bedingte bedeutende Zwerchfellhochstand hemmt in Verbindung mit dem peritonitischen Schmerz in qualvollster Weise die Athmung. Der Stuhlgang ist meist von vornherein und dauernd angehalten, auch Flatus werden seltener oder nicht mehr gelassen. Die Ursache dieser Störungen, die Parese der Darmmuscularis erreicht sehr bald einen hohen Grad. Nicht selten nimmt nun noch das Erbrechen eine fäkale Beschaffenheit an, so dass dann der ganze Zustand an Ileus erinnert und von minder Erfahrenen auch so gedeutet wird.

Wenn thatsächlich auch die geschilderten Erscheinungen meist nur von der Peritonitis herzuleiten sind, so kommt doch zuweilen, besonders da, wo der peritonitische Process von der Gegend der Klappe und der untersten Partie des Ileum ausgeht und hier besonders localisirt ist, wirkliche Verlegung des Darmlumens und somit wahrer Ileus vor.

In annähernd gleichem Schritt mit den örtlichen Erscheinungen ändert sich das Allgemeinbefinden des Patienten: die Gesichtszüge verfallen, die Nase wird spitz, die Extremitäten livid und kühl, kalter Schweiss bedeckt oft Gesicht und Körper. Sehr früh verschlechtern sich die Pulsverhältnisse, so früh, dass sie zuweilen zuerst auf die verhängnissvolle Bedeutung eines plötzlich aufgetretenen Leibschmerzes hinweisen. Der Puls wird frequent, unregelmässig und klein, dann fadenförmig, schwer zählbar, und meist ist er zu einer Zeit, wo der Patient noch besinnlich und die Angehörigen nicht ohne Hoffnung sind, an der Radialis nicht mehr fühlbar. Die Körperwärme geht bei Perforation mit allgemeiner Peritonitis in der Regel nur wenig, in ganz unregelmässiger Weise oder überhaupt nicht in die Höhe. Nur gegen das Ende sieht man manchmal rapides Ansteigen bis zu extremen Graden. Das Häufigste ist wohl mehr oder weniger rasches, oft rapides und bis zum Tode dauerndes Sinken der Temperatur bis weit unter die Norm. Einzelne Fälle, besonders solche mit nachfolgenden Temperatursteigerungen, sah ich mit Schüttelfrost beginnen. Wie dieser im Einzelfall entsteht, welche Patienten hohe und welche niedere Temperaturen bieten, ist mir nicht völlig klar geworden.

Bei den schwersten Fällen, wo aus grossen Oeffnungen ergossener Darminhalt alsbald die ganze Bauchhöhle überschwemmt, drängen sich die geschilderten Symptome, aufs Höchste gesteigert, zeitlich zusammen. Der Collaps scheint dann fast plötzlich einzutreten, der Puls wird schon während der ersten Stunden unfühlbar, die Temperatur sinkt ebenso rasch weit unter die Norm. Oft treibt sich der Leib nicht einmal mehr auf, und die peritonitischen Schmerzen fehlen, ein Umstand, der selbst für

Geübtere die Diagnose äusserst erschwert. Die Mehrzahl dieser Kranken bleibt dabei trauriger Weise bei vollem Bewusstsein, manche bis unmittelbar vor dem Tode, der schon vor Ablauf der ersten 24 Stunden eintreten kann.

Wo der Verlauf der Peritonitis minder rasch ist, können die Kranken sich sogar vom ersten Shock wieder etwas erholen, der Puls kann wieder voller und langsamer werden, die Temperatur wieder ansteigen, selten freilich, wie schon bemerkt, zu höheren Graden. Leider sind die dann wohl erwachenden Hoffnungen fast immer trügerisch. Nur selten tritt örtliche Beschränkung der Peritonitis ein. Sie schreitet unaufhaltsam weiter, und die örtlichen und allgemeinen Erscheinungen nehmen dementsprechend wieder zu, bis der Tod im tiefsten Collaps am Ende des zweiten oder dritten, spätestens am vierten Tage eintritt. Darüber hinaus halten die schwer einsetzenden Fälle sich kaum.

Länger können sich diejenigen Fälle hinschleppen, wo in Folge der Form oder des Sitzes der Perforationsöffnung, z. B. bei vereinzelten oder siebförmig dicht nebeneinander stehenden kleinsten Oeffnungen, zunächst minimale Mengen von Darminhalt langsam austreten und dazu noch zeitweilige Verklebungen die Verbreitung des Infectionsmaterials über die ganze Peritonealhöhle hemmen. Hier können rascheres Fortschreiten und Stillstände miteinander wechseln. Solche Fälle sind es auch, bei denen man nicht ganz selten einen oder mehrere, zum Theil noch abgekapselte Eiterherde in der rechten Fossa iliaca, hinter der Leber, im kleinen Becken oder an anderen Stellen der Bauchhöhle neben der allgemeinen Peritonitis findet.

Kranke dieser Art können noch 6—8 Tage leben; ich habe selbst einzelne Fälle gesehen, wo der Tod am 9. oder 10., ja am 11. Tage eintrat. Es sind grauenhafte Tage für Umgebung und Arzt, Schweben zwischen Furcht und Hoffnung, die doch schliesslich fast immer getäuscht wird. An Heilungen universeller Perforationsperitonitis, wie sie von einzelnen Autoren berichtet werden, glaube ich nicht. Einige eigene Fälle mit günstigem Ausgang, die diese Deutung nahelegten, möchte ich doch eher als umschriebene, wenn auch zuweilen ziemlich ausgedehnte peritonitische Affectionen mit individuell bedingter besonderer Schwere des initialen Shock auffassen.

Ob bei allgemeiner Peritonitis der Typhuskranken durch Laparotomie sich etwas wird erreichen lassen, bleibe dahingestellt. Man hüte sich, die Verhältnisse eines durch eine schwere Infectionskrankheit schon vor Eintritt des Ereignisses stark heruntergekommenen Individuums mit denen eines bis dahin gesunden zu vergleichen, bei dem durch irgend welchen Zufall Darm- oder Magenperforation erfolgte.

Heilungen der Perforationsperitonitis bei Typhösen habe ich nur da gesehen, wo um die Perforationsstelle herum alsbald haltbare, schützende·Verwachsungen und Abkapselungen gegen den übrigen grössten Theil des ·Peritonealsackes sich bildeten. Auch diese Formen von umschriebener Peritonitis können sehr stürmisch mit schweren Shockerscheinungen einsetzen und besonders da, wo es um grosse Kothabscesse sich handelt, unter schwersten Erscheinungen verlaufen. Durch rechtzeitige chirurgische ˙Eingriffe oder auch durch spontanen Durchbruch direct nach aussen oder nach dem Darm und anderen Hohlorganen hin kann hier Heilung eintreten. Man stelle aber die Prognose höchstens dubia. Viele gehen doch zu Grunde.

Einzelne Fälle von umschriebener Peritonitis sah ich unter nur geringen örtlichen und allgemeinen Erscheinungen entstehen und sehr langsam oft unter auffallend mässigen Schmerzen mit remittirendem oder selbst intermittirendem Fieber verlaufen. Man hat es hier meist mit nur kleinen, zwischen fest verklebte Darmschlingen eingelagerten Abscessen, dazu noch an Stellen der Bauchhöhle zu thun, wo operativ ungemein schwer beizukommen ist. Wenn hier nicht spontaner Durchbruch mit völliger Entleerung erfolgt, so schleppt der traurige Zustand sich hin, bis der Tod in Folge einer weiteren Complication oder nach monatelangem Siechthum die Kranken erlöst.

Eine interessante Stellung unter den verschiedenartigen Fällen von umschriebener Bauchfellentzündung nehmen diejenigen ein, wo der Process sich auf die rechte Fossa iliaca und speciell die Umgebung des Coecum beschränkt, Fälle, die man sehr wohl als Peri- oder Paratyphlitis typhosa bezeichnen kann. Sie kommen häufiger vor, als man gewöhnlich annimmt, und können insofern als typische Processe gelten, als die beim Typhus vorzugsweise befallenen Darmtheile ihren Ausgangsort bilden.

Dass es sich in solchen Fällen meist um feinste Perforationsöffnungen oder selbst nur um äusserste geschwürige Verdünnung der Darmwand ohne wirklichen Durchbruch als Ursache der Entzündung handelt, dürfte gemäss früheren Erörterungen selbstverständlich sein. Interessant ist es, dass der Sitz der fraglichen Stellen mit dem bei der gewöhnlichen Blinddarmentzündung übereinzustimmen pflegt. Auch bei der typhösen Perityphlitis spielt die Perforation des Wurmfortsatzes, der bekanntlich an der markigen Infiltration ganz gewöhnlich theilnimmt, eine wichtige Rolle. Aber auch im Coecum selbst, besonders in der Gegend der Klappe, sowie am Uebergang ins Colon ascendens, habe ich einige Male tiefe Geschwüre mit feinsten Perforationen als Ursache umschriebener Entzündungen der rechten Fossa iliaca gesehen.

Ich habe Perityphlitis typhosa zu allen Zeiten, wo sich Bauchfellentzündung zu entwickeln pflegt, beobachtet, verhältnissmässig häufig in

den späteren Stadien der Krankheit und selbst während der Reconvalescenz, einmal am 18. und ein anderes Mal am 21. fieberfreien Tag.
Auch Chomel und Gonzonnec[1] haben solche Beobachtungen gemacht.

Die örtlichen Erscheinungen sind denen der gewöhnlichen Entzün-
dungsprocesse der Fossa iliaca gleich: schmerzhafte, bald kleinere, bald
umfangreiche, zuweilen sehr derbe, umschriebene Infiltration, die, wie mir
scheint, leichter und schneller wie bei den nicht typhösen Fällen zur
Abscessbildung führt. Ganz so wie dort kommt die Affection sowohl als
Peri- wie als Paratyphlitis und als Combination beider vor. Einmal sah
ich es in der Privatpraxis· zu einem retroperitonealen Abscess kommen,
der mit Erfolg durch Lumbalschnitt eröffnet wurde.

Die Perityphlitis typhosa ist nicht allein theoretisch interessant,
sondern auch ein praktisch wichtiger Zustand. Dies gilt besonders in
diagnostischer Beziehung, und hier vor Allem da, wo die Affection sich
zu leichten, ·unsicher ausgesprochenen, zuweilen sich lang hinziehenden
Typhen gesellt oder gar im Verlaufe eines Typhus ambulans eintritt.

So sind mir Krankheitsfälle vorgekommen, wo während des Krankenhausaufenthaltes nach 12—15 tägigem und noch längerem allgemeinem Unwohlsein mit
unregelmässigem Fieberverlauf ohne Durchfall und Roseolen, aber mit frischem
Milztumor eine Perityphlitis entstand, die nun zur richtigen Deutung des Zustandes führte. In anderen Fällen, die mit der einfachen Diagnose Perityphlitis
aufgenommen waren, machten die Angaben von einer der örtlichen Entzündung
manchmal 14 Tage bis 3 Wochen vorausgegangenen allgemeinen fieberhaften Erkrankung erst den Verdacht auf Perityphlitis typhosa rege, der sich dann auch
rechtfertigte, sei es durch weiteren typischen Verlauf der Krankheit, sei es durch
Auftreten eines charakteristischen Typhusrecidivs.

Ich habe in Berlin und Hamburg in der Privatpraxis sowohl wie im Krankenhause typhöse Perityphlitis beobachtet. Leider ist ihrer in der Statistik von Schultz
nicht Erwähnung gethan. Aus der Leipziger Klinik habe ich sechs Fälle in der
Dissertation von Glos (1892) beschreiben lassen.

Uebrigens erwähnt schon Schönlein[2] und Rokitansky[3] das fragliche
Vorkommniss. Auch Griesinger und Chvostek kennen es. Neuerdings fand
es in den Dissertationen von Langheld, Schneller und Hölscher (l. c.) Erwähnung.

Fälle von typhöser Perityphlitis, wie sie Besnier und Follet beschrieben,
treffen nur symptomatisch, nicht ätiologisch zu. Es handelte sich hier um septischen Verlauf gewöhnlicher Perityphlitisfälle. Sie können allerdings differentialdiagnostisch grosse· Schwierigkeiten bieten. So erinnere ich mich selbst eines
Falles, in dem eine während des Verlaufes der Krankheit hinzutretende einseitige
Parotitis noch besonders auf Typhus hinzudeuten schien. Sie erwies sich nachher
als septische Metastase von dem eiterigen Herd in der Fossa iliaca aus.

---

[1] Thèse, Paris 1881.
[2] Klin. Vorlesungen.
[3] Lehrbuch der pathologischen Anatomie.

Ueber die Fälle von Peritonitis im Anschlusse an Entzündung, Erweichung und Ruptur anderer Organe der Bauchhöhle, deren bereits früher gedacht wurde, ist verhältnissmässig wenig zu sagen.

Einige, so namentlich die durch Ruptur der Milz und der Mesenterialdrüsen bedingten, entziehen sich fast immer der richtigen klinischen Deutung. Die sehr seltenen Perforationen der grossen Gallenwege oder secundärer Leberabscesse können meist auch nur vermuthet werden.

Veränderungen der Athmungsorgane.

Sie gehören zu den häufigsten und mannigfaltigsten Störungen im Verlaufe des Abdominaltyphus. Es handelt sich zum Theil hier um wirkliche Complicationen und Nachkrankheiten, zum Theil um specifische, auf den Bacillus Eberth und seine Producte zurückzuführende Veränderungen. Eine scharfe Abgrenzung beider Zustände ist heute noch nicht möglich, es ist aber wahrscheinlich, dass namentlich die ausgedehnten katarrhalischen und gewisse entzündliche Veränderungen der Athmungsorgane ätiologisch der letzteren Kategorie zugehören.

1. Veränderungen der Nase und des Nasenrachenraumes. Die Nase und der Nasenrachenraum zeigen sich im Beginn und auf der Höhe der Krankheit ganz gewöhnlich im Zustande des sogenannten trockenen Katarrhs.

Die Schleimhaut der Nase pflegt geröthet und aufgelockert zu sein, namentlich erscheint sie über den Muscheln häufig tief dunkelroth, sammtartig geschwollen. Die Secretion ist dabei eine sehr mässige, der Eingang und die vordere Partie der Nasenhöhle ist vielfach fuliginös beschlagen. Bei an sich oder in Folge von angeborener oder später erworbener Formveränderung sehr enger Nase kann es zu besonders erschwerter Wegsamkeit derselben kommen mit den für den Typhuskranken doppelt störenden Folgen des pathologischen Mundathmens.

Symptomatologisch muss betont werden, dass die gewöhnlichen Erscheinungen des Schnupfens, Niesen, vermehrte Absonderung, Conjunctivalkatarrh, wenigstens bei mittelschweren und schweren Typhusfällen, zu den grössten Ausnahmen gehören und geradezu gegen die Typhusdiagnose in die Wagschale fallen können. Schwere infectiöse Zustände mit vorwiegendem Schnupfen haben meist andere Bedeutung; man wird sich hier ganz besonders des Fleckfiebers und der Influenza erinnern müssen.

Die Hyperämie der Nasenschleimhaut wird nicht selten so stark, dass schon beim einfachen Reinigen der Nase blutiger Schleim entleert wird oder kleine Mengen Blut in den Nasenrachenraum gelangen, die dann, als sanguinolentes Sputum expectorirt, unnöthigen Schrecken bereiten können. Nicht selten ist sogar die Brüchigkeit der Blutgefässe der Nasenschleimhaut eine so bedeutende, dass wirkliches stärkeres Nasenbluten eintritt. Man sieht dasselbe weitaus am häufigsten im Incubations- und ersten Fieberstadium; ich glaube, dass 50% aller Fälle von Nasenbluten in dieser Zeit beobachtet werden. Seltener ist schon Nasenbluten im Beginn der zweiten Woche, während es auf der Höhe der Krankheit zurücktritt, um in den letzten Fiebertagen, zur Zeit der steilen Curven und während der Reconvalescenz wieder etwas häufiger zu werden.

Das Nasenbluten kann sich öfter in kurzer Zeit wiederholen und gelegentlich so stark werden, dass es, trotz anfänglicher scheinbarer Erleichterung der Patienten, sie sehr herunterbringt, ja wo es im späteren Fieberstadium oder in der Reconvalescenz erfolgt, direct in Gefahr bringt.

Ich sah mehrmals unter solchen Umständen Patienten in besorgnisserregender Weise geschwächt. Bei einem Kranken in der Privatpraxis musste ich eine subcutane Blutinfusion, bei einem anderen Kochsalzeinläufe unter die Haut machen, um die dringendste Gefahr zu beseitigen. Liebermeister hat zwei, Strümpell einen tödtlichen Fall gesehen. Tamponade der Nase, selbst von hinten mit der Bellocq'schen Röhre, ist gar nicht selten erforderlich.

Erwähnt mag noch sein, dass bei den zum Glück nur vereinzelt vorkommenden, prognostisch so überaus schlimmen Fällen von hämorrhagischem Typhus das Nasenbluten eine nicht unbedeutende Rolle spielt.

Abgesehen von diesen hämorrhagischen Fällen, die bekanntlich in jedem Alter vorkommen können, werden vorwiegend jugendliche Individuen von Nasenbluten befallen, ganz junge Kinder unter 10 Jahren freilich seltener als ältere. Recht selten ist nach meinen Erfahrungen nach dem 40. oder 45. Jahre das Nasenbluten, hier fast nur bei Personen mit anderweitigen, sei es örtlichen, sei es allgemeinen prädisponirenden Zuständen, z. B. chronischem Alkoholismus.

Was die Häufigkeit des Nasenblutens im Allgemeinen betrifft, so mag erwähnt sein, dass ich es bei 1700 Fällen, von denen ich in dieser Beziehung Aufzeichnungen habe, bei 6·5% eintreten sah, ein Verhältniss, welches dem von Liebermeister gefundenen (7·5%) nahe kommt.

Croupöse und diphtheritische Affection der Nasenschleimhaut, die in älteren Schriften häufiger erwähnt werden, habe ich beim Typhus nur äusserst selten beobachtet. Wenn überhaupt, so fanden sie sich fast nur zusammen mit gleichen Processen am Rachen und auf den Mandeln, die ja gleichfalls nur vereinzelt vorkommen.

2. Kehlkopf, Luftröhre und grosse Bronchien. Wenn man Typhuskranke häufig darauf untersucht, so findet sich nicht ganz selten etwas Auflockerung und Röthung der Schleimhaut in der Gegend der

falschen Stimmbänder und der Giessbeckenknorpel, wohl auch leichte Verfärbung der wahren Stimmbänder, besonders an ihren Ansätzen, mehr an
den hinteren als an den vorderen. Man hat dazu den Eindruck einer
gewissen Trockenheit der Kehlkopfschleimhaut. Die Stimme solcher Patienten pflegt schwach, unsicher und etwas belegt zu sein.

Stärker ausgebildete und durch besondere Beschwerden hervortretende katarrhalische Laryngitis ist dagegen nicht häufig, fast so selten
wie stärkerer Schnupfen. Es muss dies wiederum im Gegensatze zum
Fleckfieber hervorgehoben werden, bei dem Nasen- und Larynxkatarrh
ganz gewöhnlich und diagnostisch wichtig sind.

Von grosser Bedeutung sind dagegen beim Unterleibstyphus die
tiefer gehenden Erkrankungen des Kehlkopfes, die Schleimhautgeschwüre und die Perichondritis.

Vorkommen, Sitz, Form und Verlauf dieser Zustände sind so typisch,
dass sich die Frage aufdrängt: gehören sie ihrer Entstehungsursache nach
dem Typhus selbst an? Wenn auch bakteriologisch in dieser Beziehung
noch wenig bekannt ist, so ist doch aus anderen Gründen für einen Theil
der Veränderungen die Annahme sehr wahrscheinlich. Man hat bekanntlich (Cornil und Ranvier und Andere) beim Typhus an der hinteren
Kehlkopfwand zwischen den Stimmbandansätzen, in der Gegend der
Aryknorpel und am Kehldeckel, besonders an dessen Basis, direct Gebilde nachgewiesen, die als frisch infiltrirte Lymphfollikel aufzufassen
und den gleichen Affectionen im Darm und an anderen Stellen des
Körpers an die Seite zu stellen sind. Gleich jenen haben sie grosse
Neigung zu nekrotischem Zerfall, so dass dadurch direct Veranlassung
zur Entstehung mehr oder weniger tiefer und ausgebreiteter Geschwüre
gegeben ist.

Wie oft auf dieser Unterlage Geschwürsbildung im Kehlkopf erfolgt
und wie häufig sie dagegen aus anderer Ursache ist, lässt sich heute
noch nicht entscheiden. Sicher ist, dass diphtheritische und pseudodiphtheritische Affectionen, die von älteren Schriftstellern öfter beschuldigt werden,
verschwindend selten Anlass hierzu geben.

Recht häufig scheint dagegen eine andere Entwicklungsweise der
Kehlkopfgeschwüre zu sein. Sie schliessen sich an kleine, zunächst seichte
Einrisse und Erosionen an der hinteren inneren Wand des Kehlkopfes
zwischen den Aryknorpeln und den Stimmbandansätzen an, die offenbar
in Folge der Hyperämie und Trockenheit der Schleimhaut bei gesteigerter Athmungsthätigkeit und häufigem Husten zur Entwicklung
kommen[1]. Sind einmal solche kleine Einrisse und Epithelabschür-

---

[1] Vergl. auch Störk, Klinik der Krankheiten des Kehlkopfes, Wien 1880,
S. 259 u. 260.

fungen entstanden, so geht bei der Neigung zum Gewebszerfall auf der Höhe schwerer Typhusfälle der Process leicht weiter und erreicht bei ungünstigem Sitz und sonst schwierigen Verhältnissen rasch eine bedeutende Tiefe.

Sowohl die durch Follikelzerfall, wie im Anschluss an Fissuren und Erosionen gebildeten Geschwüre können in verschiedener Ausdehnung die Schleimhaut einnehmen und durchdringen. Wenn sie ihre ganze Dicke durchsetzen, so pflegt es zur Perichondritis mit perichondritischem Abscess und selbst ausgedehnter Knorpelnekrose mit entsprechenden schweren, gefahrvollen und im besten Falle langdauernden Folgezuständen zu kommen.

Ob solche tiefe Geschwüre, wie dies bei früheren Autoren wohl geschieht, ihrer Herkunft nach auch als decubitale im engeren Sinne zu bezeichnen sind (Dittrich), scheint mir nicht ausgemacht; ich glaube, dass man sich heute nicht einmal von dem dabei in Betracht kommenden Mechanismus eine rechte Vorstellung machen kann.

Der Sitz der Larynxgeschwüre ist ein regelmässiger, fast typischer. Wie schon erwähnt, finden sie sich am häufigsten an der hinteren Kehlkopfwand, zuweilen bis auf die angrenzenden Theile der Stimmbandinsertion sich erstreckend, hier allerdings fast nur noch in Form leichter Erosionen. Mit diesem Lieblingssitz der Geschwüre hängt es auch zusammen, dass die secundäre Perichondritis und Knorpelnekrose in der Mehrzahl der Fälle den Ringknorpel und die Giessbeckenknorpel betrifft.

An anderen Stellen des Kehlkopfinneren scheinen typhöse Geschwüre recht selten zu sein. Ich habe einmal neben Verschwärung an der hinteren Wand eine Erosion auf dem linken falschen Stimmband gesehen.

Nicht viel seltener als an der hinteren Wand, aber durchschnittlich minder tiefgehend und ausgedehnt, sind Geschwüre des Kehldeckels. Man sieht hier öfter laryngoskopisch mehrere seichte, zackige, kleinere Geschwüre zugleich den Rand der Epiglottis umsäumen. Ich habe sie mehrfach in Zusammenhang mit Follikelschwellung und Verschwärungen im Halse, namentlich jener früher erwähnten eigenartigen erosiven Entzündung des weichen Gaumens und der Tonsillen, beobachtet. Nicht ganz selten erstrecken sich die Geschwüre bis auf den Knorpel und führen dann zur Abstossung kleiner Stückchen desselben. Nur ganz vereinzelt kommt es zu ausgedehnterer Nekrose der Epiglottis mit grossen Defecten. Besonders schwere Fälle derart sind von Moore[1], West[2] und Anderen in der Literatur niedergelegt; ich selbst habe an der Leiche einmal ein

---

[1] Transact. of the path. soc., Bd. 33, 1883, S. 38.
[2] Ibid., S. 37.

Drittel und ein anderes Mal mehr als die Hälfte der Epiglottis nekrotisch
zerstört gesehen. Trotzdem sind, wenn man von den sehr ausgedehnten
absieht, die Kehldeckelaffectionen bei Weitem nicht so gefährlich wie die
des Larynxinnern. Sie werden vielfach sogar von den unbesinnlichen
Kranken gar nicht bemerkt und machen sich ziemlich selten als Schluck-
hindernisse bemerkbar. Nur bei ganz schwerem Allgemeinzustand oder
sehr ausgedehnten Defecten der Epiglottis kommt es zur Aspirationspneumonie.

Die viel häufigeren, durch Geschwüre des Kehlkopfinneren bedingten
schweren Störungen sind mannigfaltiger Art. Schon ehe die Geschwüre
sehr in die Tiefe greifen und noch häufiger natürlich, wenn dies der Fall,
kann Glottisödem entstehen. Zuweilen entwickelt es sich ganz unvor-
hergesehen und steigert sich so rasch, dass selbst in Krankenhäusern
wiederholt Erstickung eintrat, ehe die Tracheotomie gemacht werden konnte.

Eine weitere schwere Gefahr liegt in der Entwicklung des perichondritischen Abscesses und der Knorpelnekrose. Der am häufigsten befallene Ringknorpel kann fast in seiner ganzen Ausdehnung
zerstört werden; nächst ihm werden nicht ganz selten die Aryknorpel
von Eiter umspült und theilweise oder ganz abgestossen. Ich sah einmal,
ebenso wie dies auch beim Fleckfieber vorzukommen pflegt, einen ganzen
Aryknorpel ausgehustet werden.

Dass diese perichondritischen Processe noch sicherer gewaltige
Schleimhautschwellungen und stenosirendes Oedem des Kehlkopfes machen,
wie die einfachen Ulcera, ist an sich klar. Aber wenn auch in solchen
Fällen durch die Tracheotomie die dringende Lebensgefahr abgewendet
wird, so sind die Patienten bei grösserer Ausdehnung der Geschwüre und
entsprechenden Knorpeldefecten noch den schlimmsten Folgezuständen
ausgesetzt. Das Geringste ist, dass sie die Canüle längere Zeit tragen
müssen und dann noch auf längere Zeit einen gewissen Grad von
Heiserkeit behalten. Einzelne Patienten werden aber, da es zu schweren
Narbenstenosen des Kehlkopfes kommt, die Canüle dauernd nicht los oder
können im günstigsten Falle noch durch lange Bougiecuren einige Besserung erfahren.

Zum Glück selten kommt es im Anschluss an die eiterige Perichondritis zu secundären Eiterungen und Jauchungen im Halszellgewebe
und seiner Nachbarschaft. Einmal habe ich Mediastinitis purulenta po-
sterior und mehrmals Eitersenkungen ins vordere Mediastinum beobachtet.
Ganz vereinzelt (Wilke) ist über den grössten Theil des Körpers ausgedehntes Hautemphysem nach Perforation des Schildknorpels beschrieben
worden.

Ob Perichondritis typhosa auch ohne vorausgegangene Schleimhautverschwärung direct und selbstständig entstehen kann, wie

Dittrich und Andere meinen, ist noch unerwiesen. Nach dem, was man neuerdings über typhöse Osteomyelitis und Periostitis erfahren hat, ist die Frage jedoch durchaus nicht von der Hand zu weisen.

Mir selbst ist ein Fall vorgekommen, wo bei genauer laryngoskopischer Beobachtung die Aryknorpel, der Kehldeckel und das ganze Larynxinnere sich frei erwiesen, während eine von vornherein mit Schwellung der vorderen Halsgegend einhergehende umschriebene Entzündung des Schildknorpels sich entwickelte. Es kam zur Abscedirung, Eitersenkung zwischen die tiefen Halsmuskeln, Abstossung eines fünfpfennigstückgrossen Knorpelstückchens, und schliesslich glatter Heilung ohne Stenose oder Beeinträchtigung der Stimme. Im Uebrigen scheint gerade der Schildknorpel weitaus am seltensten befallen zu werden.

Die Literatur weist eine grosse Zahl von Einzelfällen von umfangreicher typhöser Kehlkopfnekrose auf. Sehr ausgedehnte Nekrosen ganzer Knorpel oder einzelner Knorpeltheile sind von Pachmayer[1], De Broeu[2], Gilliard[3], Sekretan[4], Dutheil[5] und Anderen beschrieben worden.

Eine ausführliche Zusammenstellung der Literatur der schwereren typhösen Kehlkopfaffectionen (200 Fälle) nebst 14 eigenen Fällen hat Lüning[6] gegeben. Er stellte in fast einem Zehntel aller secirten Typhusfälle Larynxaffectionen fest; die Hälfte davon bestand in einfachen oberflächlichen, die andere in tiefergehenden Ulcerationen, zum Theil mit Knorpelnekrose.

Die Angabe der Autoren über die Häufigkeit der Kehlkopfgeschwüre schwankt übrigens ganz ausserordentlich. Während Murchison, der sich ausser auf seine eigenen Erfahrungen auf die von Jenner, Trousseau, Louis, Bartlett, Wilks und Anderen stützt, sie als „gelegentliche“, offenbar nicht häufige Befunde bezeichnet, konnte Hoffmann in Basel bei 250 Sectionen 28mal, Griesinger in 26 $^0/_0$ seiner Todesfälle Kehlkopfgeschwüre nachweisen. In Hamburg zählten wir bei 349 Sectionen 37mal ausgedehntere Larynxulcerationen.

Was die Häufigkeit der Larynxgeschwüre je nach Alter und Geschlecht betrifft, so scheinen Kinder selten befallen zu werden. Männer weisen weit häufiger Larynxgeschwüre als Frauen auf; zwei Drittel meiner Beobachtungen betrafen erstere. Hier sind wohl ältere disponirende Momente stark im Spiele, besonders chronische Rachen- und Kehlkopfkatarrhe, wie sie vorwiegend bei Männern, namentlich auch unter dem Einfluss des Rauchens und des Alkoholismus, zu Stande kommen.

---

[1] Verhandl. der Würzburger medicin. Gesellsch. 1869.

[2] Presse méd. belg. 1869, Nr. 21.

[3] Ibid. Nr. 20.

[4] Rev. méd. de la Suisse Rom., August 1883.

[5] Thèse, Paris 1869.

[6] Die Larynx- und Tracheastenosen im Verlaufe des Abdominaltyphus und ihre Behandlung. Archiv f. klin. Chirurgie, Bd. 30, 1884.

Ob Kehlkopfgeschwüre in bestimmten Ländern und Gegenden besonders oft vorkommen, erscheint zweifelhaft. Zu bestimmten Zeiten und während bestimmter Epidemien lassen sich in dieser Beziehung dagegen ganz auffällige Frequenzschwankungen feststellen. Sie treffen für den Abdominaltyphus ebenso zu wie für die Larynxverschwärungen beim Fleckfieber, die zu manchen Zeiten so stark vorwiegen können, dass ich z. B. während der letzten Fleckfieberepidemie in Berlin 4 % aller Kranken mit mehr oder weniger schweren Kehlkopfaffectionen behaftet sah.

Die Zeit des Eintrittes und die Dauer der laryngealen typhösen Geschwüre festzustellen, ist ausserordentlich schwer, da die leichteren Affectionen wie auch die später schwer verlaufenden im Anfang fast symptomenlos zu bleiben pflegen. Die schwer besinnlichen Kranken klagen nicht, und der Arzt hat unter solchen Umständen selten Anlass und Gelegenheit zur Kehlkopfuntersuchung.

Im Allgemeinen kann man wohl sagen, dass Kehlkopfverschwärungen mehr der Höhe und dem späteren Fieberstadium angehören, hauptsächlich der Zeit, wo im Darm die Abstossung der Schorfe und die Vernarbung der Geschwüre sich vollzieht. Vereinzelt habe ich schon im Beginn der dritten Woche sowohl laryngoskopisch wie anatomisch Ulcera laryngis gesehen, einmal Anfang der zweiten Woche schon ein tiefes Geschwür an der hinteren Kehlkopfwand.

Wenn die Larynxaffectionen Erscheinungen machen, so sind sie sehr verschiedenartig: örtlicher Schmerz, Schlingbeschwerden mit Verschlucken, Reizhusten beim Sprechen und tiefen Athmen, Heiserkeit, selbst Aphonie. Zuweilen können die Zeichen des acuten Glottisödems ganz plötzlich eintreten, ohne dass man an eine ernste Kehlkopferkrankung vorher zu denken Ursache hatte. Ein jeder Typhuskranke mit Larynxerscheinungen sollte daher Gegenstand besonderer Ueberwachung sein. Namentlich sind die schweren, unbesinnlichen Patienten in Bezug auf Hals und Kehlkopf im Auge zu halten. Bei jeder Erhöhung der Athmungsfrequenz, eintretender Dyspnoe und Cyanose sollte man unter Anderem auch an Larynxaffection als Ursache derselben denken. Es ist mehr als ein trauriger Fall bekannt geworden, wo oberflächliche Beobachter jene Erscheinungen auf Bronchitis, Lobulärpneumonie oder eine wirklich bestehende Lungeninfiltration allein bezogen, und wo die Autopsie als Hauptursache des Todes Glottisödem feststellte, dem durch Tracheotomie rechtzeitig zu begegnen gewesen wäre.

Allen den eben mitgetheilten schwersten Zuständen gegenüber muss es als tröstlich festgestellt werden, dass die weitaus grösste Mehrzahl der Larynxgeschwüre oberflächlich bleibt, sich wenig ausdehnt und ohne Folgen heilt. Die Larynxaffection an sich fällt also prognostisch nicht allzu schwer ins Gewicht.

Nach Rokitansky's Vorgang haben manche, namentlich französische Autoren in den Fällen, wo verhältnissmässig sehr früh und ausgedehnt Kehlkopferscheinungen sich geltend machen, von einem „Laryngotyphus" gesprochen. Ich halte diese Bezeichnung für willkürlich und wenig gerechtfertigt.

Einige Bemerkungen über Stimmbandlähmung werden im nächsten Capitel folgen.

Trachea und grosse Bronchien. Auch hier spielen trockene Katarrhe oder solche mit nur spärlichem Secret eine gewisse Rolle. In der Leiche gehören Tracheitis und Bronchitis zu den regelmässigsten Befunden (vergl. Anatomie). Klinisch äussern sie sich durch trockenen Husten, Schmerzhaftigkeit und Gefühl von Wundsein hinter dem Sternum, was um so häufiger geklagt wird, als die Tracheitis schon Ende der ersten und Anfang der zweiten Woche, also bei noch erhaltener Besinnlichkeit sich geltend zu machen pflegt. Bei der Auscultation werden grobe, trockene Rasselgeräusche, Schnurren und Pfeifen wahrgenommen. Die oberflächlichen Erosionen der Schleimhaut, denen man anatomisch nicht selten begegnet, machen keine besonderen klinischen Erscheinungen.

Eine noch grössere Seltenheit wie die diphtheritische Affection des Nasenrachenraumes und des Kehlkopfes ist die der Trachea und der grossen Bronchien. Griesinger spricht von pseudomembranöser Affection des Kehlkopfes und der Luftröhre bei Fällen bösartigen Verlaufes; ich habe nie etwas Derartiges gesehen.

Von Eisenlohr[1] ist eine schon Ende der zweiten Woche aufgetretene fibrinöse Bronchitis, die bis in die feinsten Bronchien sich erstreckte und glatt abheilte, beschrieben worden. Einen tödtlichen, hierher gehörigen Fall hat Brault[2] erwähnt.

Anatomisch viel beobachtet und gut gekannt ist **die Affection der Bronchialdrüsen,** die zweifellos derjenigen der Mesenterialdrüsen analog und eine specifische, durch den Eberth'schen Bacillus bedingte ist. Man findet in der Leiche ganz gewöhnlich frische markige Schwellung der Drüsen, zuweilen von so ansehnlichem Umfange, dass man eine Compression der Trachea oder der grossen Bronchien durch sie sich wohl vorstellen könnte. Einige Male habe ich in der That bei schweren Typhen, ohne dass Lungen oder Pleuraerkrankungen direct eine genügende Erklärung dafür gegeben hätten, auffallend abgeschwächtes, weiches Athmen auf einer Seite und so dauernd wahrgenommen, dass auch nicht Schleimverlegung oder sonstige vorübergehende Dinge die Ursache davon sein konnten. Das Athmungsgeräusch wurde mit Nachlass des Fiebers wieder normal. Ich habe keinen dieser Fälle verloren und wage darum nicht, sie sicher als Bronchialstenosen durch Drüsenschwellung anzusprechen.

---

[1] Berliner klin. Wochenschr. 1876, Nr. 31.
[2] Le progrès méd. 1881, Nr. 19.

In einem Falle von tödtlich verlaufenem Empyem konnte ich eiterig-
jauchigen Zerfall eines Bronchialdrüsenpacketes als Ausgangspunkt der
Affection feststellen.

Der **Katarrh der feineren und feinsten Luftröhrenverzwei-
gungen** ist eine directe Fortsetzung der katarrhalischen Erscheinungen der
grossen Luftwege. Bei der Regelmässigkeit seines Auftretens, der Eigenart
seiner Erscheinungen und seines Verlaufes glaube ich, ihn bestimmt
als specifisches Typhussymptom auffassen und direct auf Toxin-,
respective Bacillenwirkung zurückführen zu sollen. Wenn Murchison
und spätere Autoren ihm diese Stellung nicht anweisen, wenn Ersterer
sogar meint, er habe beim Fleckfieber weit häufiger Bronchitis gesehen
als beim Abdominaltyphus, so entspricht dies nicht ganz dem Thatsächlichen. Die Bronchitis beim Fleckfieber verläuft nur mit viel auffälligeren
Erscheinungen, namentlich stärkerem Husten und beträchtlicherer Secretion, während beim Abdominaltyphus vermöge der geringen Schwellung
und Lockerung der Schleimhaut und der sehr zurücktretenden Secretion
der Husten seltener und schwächer ist und Auswurf fast immer vermisst
wird. Untersucht man aber auf der Höhe des Fieberstadiums die Kranken
eingehend, so lassen sich fast immer, zuweilen freilich geringfügige,
physikalische Erscheinungen der Bronchitis und Bronchiolitis erweisen.
Schon vom Ende der ersten oder Beginn der zweiten Woche ab und von
da an durch die ganze Fieberzeit hindurch ist verschärftes, häufig abgeschwächtes, vesiculäres Inspirium, zuweilen mit Verlängerung des Exspi-
riums und bald mit reichlichen, bald mit sparsamen trockenen Rhonchi,
Schnurren und Pfeifen nachweisbar.

Der Sitz dieser Katarrhe ist besonders in den Unterlappen. Nicht
selten und namentlich bei schweren Fällen verbreiten sie sich über die
ganze Lunge; da, wo ausgedehntere Bronchiolitis sich findet, kann es
wohl zur Randblähung kommen. Sehr selten werden die vorderen und
oberen Partien der Lunge vorzugsweise und zuerst befallen. Solche Fälle
sollten als verdächtig behandelt und auf Complicationen besonders sorgfältig untersucht werden.

Es wurde schon bemerkt, dass durchaus nicht alle Bronchitisfälle
mit Husten verlaufen und dass es auch da, wo die Patienten kurzen,
trockenen Husten haben, nicht oder nur zu spärlichem, glasigem, zähem
Auswurf kommt. Angestrengteres, häufigeres Husten oder reichlichere
schleimig-eiterige Expectoration fordern zu genauer Untersuchung auf
anderweitige Veränderungen auf.

Im Allgemeinen haben die katarrhalischen Erscheinungen diagnostisch und prognostisch eine nicht geringe Wichtigkeit. Diagnostisch
ist die Feststellung diffuser Bronchitis namentlich darum von Bedeutung,
weil andere, mit Typhus leicht zu verwechselnde Affectionen, so besonders

febrile protrahirte Darmkatarrhe, ohne sie verlaufen; umgekehrt ist es bemerkenswerth und unter Umständen für die Typhusdiagnose ausschlaggebend, wenn selbst wenig intensive, scheinbare Darmkatarrhe von vornherein mit ausgedehnter Bronchitis auftreten. Ueberhaupt ist zu bemerken, dass Grad und Ausbreitung der Bronchitis beim Abdominaltyphus durchaus nicht der Schwere des Falles im Allgemeinen zu entsprechen brauchen. Es gibt leichtere Fälle mit stark überwiegender Bronchitis. Seltener ist allerdings das Umgekehrte.

Prognostisch ist bemerkenswerth, dass nach früh auftretenden intensiven Katarrhen später leicht schwere, unmittelbar mit ihnen zusammenhängende Lungenaffectionen aufzutreten pflegen.

Neben der einfachen typhösen Bronchitis ist das seltene Vorkommen putrider Bronchialaffectionen bemerkenswerth. Ich habe sie wiederholt beobachtet und mit Beendigung des Typhus wieder spurlos schwinden sehen. In vereinzelten Fällen führen sie dagegen wahrscheinlich zu kleinen Bronchiektasien oder umschriebenem Zerfall des Lungengewebes, gelegentlich mit daran sich anschliessenden jauchigen Pleuraexsudaten.

Mit der Bronchitis, namentlich der capillären, in innigstem Zusammenhang stehen die beim Typhus so häufigen Atelektasen und Lobulärpneumonien. Sie sind klinisch vielfach gar nicht oder nur unsicher festzustellen, besonders gilt dies von den Atelektasen.

Die **Lobulärpneumonien,** die zuweilen durch Steigerung des Fiebers, Aenderung der Art der Expectoration und hier und da auch durch bezeichnende Auscultationsbefunde sich äussern, sind ätiologisch wenig bearbeitet. Ihre Mehrzahl ist zweifellos zu den wahren Complicationen zu rechnen. In den wenigen bisher untersuchten Fällen wurden vorwiegend die üblichen Eitererreger, Streptococcen und Staphylococcen, gefunden. Zweifellos gibt es auch specifische typhöse Lobulärpneumonien, wie die Untersuchungen von Polynère[1], Finkler[2] und Anderen beweisen, die als Entzündungserreger den Bacillus Eberth nachweisen konnten.

Mit ausgedehnter Capillärbronchitis und acut eintretender oder acut sich steigernder Herzschwäche hängen sicher auch die zum Glück seltenen, äusserst gefährlichen Fälle von acutem Lungenödem zusammen.

Ebenso bildet die Capillärbronchitis die gewöhnliche Grundlage der in der späteren Zeit des Fieberstadiums so häufigen **hypostatischen Verdichtung** der unteren Lungenlappen, für deren Zustandekommen dann

---

[1] Thèse, Paris 1889, citirt bei Finkler.
[2] Die acuten Lungenentzündungen, Wiesbaden 1889.

noch Herzschwäche und der Einfluss der Körperhaltung auf die Blutvertheilung bestimmend wirken.

Aus Allem dem geht schon hervor, dass die hypostatische Splenisation
fast nur bei schwer kranken, geschwächten Individuen vorkommt und insoferne ein sehr wichtiges Glied in der Kette übler Ereignisse beim Typhus
bildet. Bei besonders schwer inficirten und schon vorher heruntergekommenen Personen entwickeln sich die Hypostasen schon in der ersten Hälfte
oder auf der Höhe des Fieberstadiums und sind dann von besonders übler
Vorbedeutung. Häufiger sind sie allerdings, namentlich bei protrahirtem Verlauf, gegen Ende der Fieberperiode oder selbst noch im Beginn der Reconvalescenz. Auch während länger sich hinziehender Recidive nach vorausgegan-
gener schwerer primärer Erkrankung habe ich sie hier und da beobachtet.

Ohne regelmässige genaue Untersuchung des Patienten, auch ohne
directen Anlass dazu, werden die Hypostasen leicht übersehen, da sie
an sich weder Fiebersteigerung, noch Schmerzen beim Athmen, noch
Vermehrung des Hustens und durchaus nicht immer Aenderungen in
Bezug auf Frequenz und Art der Respiration machen. Dagegen gibt
die physikalische Untersuchung sofort Aufschluss: leichte, tympanitische,
selbst stärkere Dämpfung hinten unten, zunächst vielfach einseitig,
später oft doppelseitig ausgesprochen, der Pectoralfremitus, wo man überhaupt die Kranken zu dieser Untersuchung bringen kann, meist mässig
verstärkt, nicht selten aber auch abgeschwächt und fehlend, wenn die
Bronchien mit Secret verlegt sind; das Athmungsgeräusch entsprechend
undeutlich, weich, nicht mehr vesiculär, das Exspirium verlängert, mit
bronchialem Beiklang. Bei weiter fortschreitender Verdichtung wird das
Athmungsgeräusch ausgesprochen bronchial, das Rasseln klingend. Nicht
selten ist auch das Inspirium von crepitirenden oder subcrepitirenden
Rasselgeräuschen vollständig verdeckt.

Solche Verdichtungen pflegen nicht selten bei geeigneter Behandlung oder ohne besonderes Zuthun mit der Besserung der übrigen
Krankheitserscheinungen ohne weitere Folgen zurückzugehen. In anderen
Fällen können bei fortschreitender Krankheit die Erscheinungen der Verdichtung sich verstärken und ausdehnen. Ja es kann unter wiederholtem
Frösteln oder selbst starkem Schüttelfrost eine beträchtliche Steigerung
des Fiebers erfolgen. Man pflegt nun mit gutem Grund von einer eigentlichen **hypostatischen Pneumonie** zu reden. Sie ist zweifellos auf
das secundäre Eindringen von Entzündungserregern, hauptsächlich durch
die Athmungsluft, seltener wohl von der Circulation aus, zu beziehen.
Ob und wie häufig unter ihnen der Typhusbacillus eine ursächliche
Rolle spielt, ist bisher noch unbekannt.

Die hypostatische Pneumonie gehört zu den gefährlichsten Ereignissen des Abdominaltyphus. Die Mehrzahl der Patienten ist dem Tode

verfallen. Wenn sie gesunden, so ist langsame Rückbildung der physikalischen Erscheinungen und protrahirter Verlauf des gesammten Processes die Regel. Oertliche Complicationen, Lungenabscess, Gangrän und Pleuritis exsudativa scheinen mir nach hypostatischer Pneumonie allerdings seltener als nach anderen entzündlichen Lungenprocessen vorzukommen.

Bei 1830 Typhusfällen, über die ich Aufzeichnungen besitze, fanden sich 121 mal Erscheinungen von Splenisation oder entzündlicher Verdichtung der Unterlappen, in der überwiegenden Mehrzahl der Fälle fiel der Eintritt des Ereignisses in die zweite und dritte Woche, am häufigsten Ende der zweiten bis Mitte der dritten, von den betreffenden Kranken starben 65.

Die Befunde Liebermeister's sind von den meinigen wenig verschieden: Er hatte unter 1420 Fällen 100 mal hypostatische Verdichtungen mit 50 Todesfällen.

Bemerkenswerth ist, dass bei Kindern Splenisation und hypostatische Pneumonie weit seltener als bei Erwachsenen vorkommen; es hängt dies zweifellos mit der kürzeren Dauer und der durchschnittlich geringeren Intensität des Typhus, vor Allem aber damit zusammen, dass das für Erwachsene so bestimmende Moment, die Herzschwäche, hier weit seltener massgebend wird.

Besonders bezeichnend ist noch in dieser Hinsicht, dass die Pneumonien, bei denen es weniger auf Herzschwäche als auf die Infection an sich ankommt, z. B. die fibrinöse, nach meinen Beobachtungen bei Kindern nicht seltener ist als bei Erwachsenen.

Minder häufig als die hypostatischen Verdichtungen sind anderweitig bedingte **lobäre Pneumonien** beim Abdominaltyphus.

Unter ihnen spielt die eigentliche croupöse Pneumonie die Hauptrolle. Sie ist eine der wichtigeren wahren Complicationen der Krankheit. Fast ausschliesslich liegt ihr der Fränkel-Weichselbaum'sche Diplococcus, äusserst selten der Friedländer'sche Bacillus zu Grunde. Sie befällt die Typhuskranken in der Regel auf der Höhe oder gegen Ende der Fieberperiode. Recht selten ist sie nach meinen Beobachtungen während der Reconvalescenz oder im Verlauf länger sich hinziehender Recidive.

So charakteristisch die genuine fibrinöse Pneumonie einsetzt und verläuft, so inconstant sind die Symptome der den Typhus complicirenden. Schon die Art, wie sie sich ankündigt, ist sehr wechselnd. Meist wird sie zwar durch ein- oder mehrmaliges Frösteln oder wirklichen Frost eingeleitet, doch kommt auch völliges Ausbleiben dieser Erscheinungen vor. Das Fehlen der Frosterscheinungen wird besonders bei schon vorher heruntergekommenen oder älteren Personen oder auch da beobachtet, wo in der Spätperiode schwerer, lang hingezogener Fälle die Pneumonie eintritt. Dann kann sogar eine wesentliche Steigerung oder charakteristische Gestaltung der Temperatur ausbleiben.

Für gewöhnlich wird allerdings der Beginn der Pneumonie durch rasches Steigen der Körperwärme eingeleitet, die dann tagelang auf abnorm

hoher Lage in Gestalt einer Continua remittens sich hält. Wenn die
Pneumonie während der letzten Zeit der Typhus-Fieberperiode sich entwickelte und ihre Lösung mit Beendigung derselben zusammenfällt, so
führt dies zuweilen zu einem förmlichen kritischen Abfall der Temperatur.
Wo dagegen im Verlaufe des Fastigiums die Pneumonie sich zurück-
bildet, fehlt der kritische Abfall in der Regel, und an seine Stelle tritt
ein lytischer Niedergang.

Alle Pneumoniefälle, selbst die, welche eine erhebliche Temperatursteigerung nicht veranlassen, verlaufen mit wesentlicher Vermehrung der
Pulsfrequenz, bei geschwächten Personen meist mit Kleinerwerden und
erheblichem Nachlass der Spannung.

Ganz gewöhnlich ist natürlich auch entsprechende Vermehrung der
Athmungsfrequenz und Cyanose. Man hat umsomehr Ursache, bei Typhuskranken hierauf zu achten, als subjective Klagen, namentlich solche über
Seitenstechen, ebenso wie Husten und Auswurf, vielfach wegfallen. Das
Fehlen von Schmerzensäusserungen und das Zurücktreten des Hustens
sind wahrscheinlich auf die mit der Umnebelung des Bewusstseins verminderte Erregbarkeit der Patienten zu beziehen, das Fehlen des Aus-
wurfes darauf, dass die Kranken ihn mangelhaft herausbefördern und
wieder verschlucken, zum Theil vielleicht auch auf verhältnissmässig
geringere Absonderung. Wo die Kranken ein Sputum herausbefördern,
kann es charakteristisch zähe, rostfarben oder selbst stärker blutig sein.
Ich habe den Eindruck, dass letzteres Ereigniss bei der den Typhus
complicirenden Pneumonie häufiger ist wie bei der genuinen.

In Bezug auf Sitz und physikalische Erscheinungen unterscheidet
sich die fibrinöse Pneumonie beim Typhus wenig von der selbstständig
auftretenden.

Was ihren Verlauf betrifft, so scheint mir die Höhe der Infiltration
zuweilen zögernder erreicht zu werden und auch die Lösung sich nicht
selten langsamer zu vollziehen. Nicht wenige Fälle kommen überhaupt
nicht weiter als bis zu den Erscheinungen der Anschoppung. Dass sie
dennoch der fibrinösen Pneumonie zugehören, konnte ich wiederholt
sowohl durch Punction der Lunge am Lebenden wie durch den Nachweis
der charakteristischen Kapselcoccen im Sputum feststellen.

Die fibrinöse Pneumonie gehört nicht zu den häufigeren Vorkommnissen
beim Abdominaltyphus. Ihr Auftreten zeigt jedoch je nach Jahreszeit, Oertlichkeit
und Charakter der Epidemien zweifellos grosse Verschiedenheiten. Ich selbst
verfüge nicht über grosse statistische Zahlen und möchte auch diejenigen anderer
Autoren nur mit Vorsicht heranziehen, da ein grosser Theil des bisherigen Materials nicht genau genug bakteriologisch untersucht wurde und die übrigen Untersuchungsergebnisse ja sehr unsicher sind. Selbst die älteren anatomischen
Angaben sind mit Vorsicht aufzunehmen, da beim Typhus in Folge bestimmter
histologischer Verhältnisse auch die durch Kapselcoccen bedingten Pneumonien

auf dem Durchschnitt eine ungewöhnliche Farbe und eine glatte oder wenigstens geringer gekörnte Schnittfläche zeigen können.

Alter und Geschlecht machen in Bezug auf Complication mit croupöser Pneumonie keinen Unterschied, auch bei Kindern ist sie, wie schon angedeutet, kaum seltener wie bei Erwachsenen.

Wenig klar ist die Rolle, welche der Friedländer'sche Diplobacillus gegenüber dem Fränkel-Weichselbaum'schen Coccus bei Entwicklung der Pneumonie im Typhus spielt. Wo man darauf untersuchte, ist, wie schon bemerkt, vorwiegend der letztere gefunden worden, nur in seltenen Fällen der Friedländer'sche Mikroorganismus, den ich selbst nur in einem Falle nachzuweisen vermochte.

Anderartige lobäre Pneumonien. Neben der hypostatischen und der wirklichen fibrinösen Pneumonie kommen im Typhus sicher noch lobäre Lungenentzündungen anderer Herkunft vor. Sie sind bisher nur unvollständig durchforscht, und ein Theil von dem, was angeblich schon sicher nachgewiesen wurde, bedarf noch sehr der weiteren Durcharbeitung. Dies gilt vor Allem von den Typhusbacillen als der angeblichen Ursache lobärer Pneumonien (Bruneau[1], Chantemesse l. c., Polynère l. c., Finkler l. c.). So fand Polynère neben den bereits erwähnten lobulären Pneumonien auch durch Bacillus Eberth bedingte ausgedehnte Verdichtungen. Als klinisch charakteristisch für diese Form werden frühzeitiges Auftreten, rasche Fortentwicklung und langsames Zurückgehen der Infiltration bezeichnet.

In letzterer Zeit ist selbst die bakteriologische Diagnostik der specifischen typhösen Lungen- und Pleuraerkrankungen noch dadurch erschwert worden, dass hier wiederholt das dem Eberth'schen Bacillus in mancher Beziehung so ähnliche Bacterium coli als Entzündungserreger sich gefunden hat.

Nicht viel besser wie mit den durch den Typhusbacillus bedingten lobären Pneumonien steht es mit den auf Streptococcen oder Staphylococcen zurückzuführenden.

Zweifellos spielen diese Mikroorganismen bei Mischinfectionen, die für die Entstehung der Pneumonien während des Typhus so häufig in Betracht kommen, eine grosse Rolle. So sind sie sowohl neben den Pneumococcen gefunden worden, wie in Begleitung der Eberth-Bacillen (Karlinsky[2]).

Als selbstständige oder vorwiegende Erreger von Pneumonie scheinen die Streptococcen häufiger wie die Staphylococcen zu sein. Sie machen sowohl lobuläre als lobäre Entzündungen[3], letztere offenbar da-

---

[1] De la nature des complic. broncho-pleuro-pulmonaires de la fièvre typhoide. Thèse, Paris 1893.

[2] Fortschritte der Medicin, Bd. 8, 1889.

[3] Vergl. auch die Arbeiten von Neumann, Berliner klin. Wochenschr. 1886, Nr. 6; Finkler, Verhandl. d. Congresses f. innere Medicin 1888 u. 1889, u. Karlinsky, l. c.

durch, dass multiple, nahe bei einander entwickelte lobuläre Herde zusammenfliessen. Wahrscheinlich sind sie auch vorwiegend ˙die Mikroorganismen, die bei einfacher hypostatischer Splenisation secundäre entzündliche Veränderungen machen.

Auch bei den sogenannten Aspirationspneumonien der Typhösen
spielen Strepto- und Staphylococcen gewiss eine Rolle. Ich habe Grund
zu glauben, dass mit den ersteren bei den schweren Pneumonien im
Gefolge typhöser Kehlkopfgeschwüre und Perichondritis laryngis besonders
zu rechnen ist.

Abgesehen von alledem sind Streptococcenpneumonien bei Typhösen
zweifellos am häufigsten als Theilerscheinung allgemeiner secundärer septischer Infection aufzufassen. Man findet dann in der Leiche und oft
schon am Lebenden noch andere hierauf zu beziehende Localisationen.
Erst kürzlich konnten wir bei einem 25jährigen jungen Mann mit doppelseitiger reiner Streptococcenpneumonie neben pleuritischem Exsudat embolische Nierenabscesse nachweisen[1].

So wie die Complication mit septischen Processen ihrer wesentlichen
Entstehungsweise nach in die spätere Zeit des Typhus zu fallen pflegt,
so auch die durch Streptococcen und andere Eitererreger bedingten Pneumonien. Es ist fast ausschliesslich die späte Fieberzeit oder die Periode der
Reconvalescenz, in der sie sich einzustellen pflegen. Ihre Quelle sind
hier vielfach Decubitus und phlegmonöse Entzündungen der Haut und
des Unterhautzellgewebes und natürlich noch andere eiterige Affectionen,
z. B. Phlebitis und umschriebene Peritonitis.

Klinisch sind die Streptococcen- und Staphylococcenpneumonien,
wenn man von der mikroskopisch-bakteriologischen Untersuchung absieht,
von den anderen Formen sehr schwer auseinanderzuhalten.

Man hat in der letzten Zeit vielfach versucht, mit der Probespritze
aus der Lunge des Lebenden Untersuchungsmaterial zu entnehmen. Ich
habe selbst wiederholt ohne jeden Nachtheil für den Patienten von der
Methode Gebrauch gemacht, möchte aber zu grösster Vorsicht bei ihrer
Anwendung rathen. —

Als klinisch und namentlich diagnostisch wichtig muss hervorgehoben werden, dass schon in sehr früher Zeit des·Typhus, zuweilen schon so.früh Pneumonie eintreten kann, dass sie zunächst für eine selbstständige gehalten wird.

So hat man nicht ganz selten in·der ersten Woche des Typhus,
ohne dass für ihn charakteristische Erscheinungen vorausgegangen waren,
ja selbst in den ersten Tagen pneumonische Infiltrationen auftreten sehen.

---

[1] Vergl. Koch, Dissert. Leipzig 1897.

Bald werden sie durch ein- oder mehrmaligen Schüttelfrost oder wiederholtes Frösteln eingeleitet, an die sich dann sehr rasch, nach meiner Beobachtung oft rascher wie bei genuiner Pneumonie, die Entwicklung einer ein- oder doppelseitigen Infiltration anschliesst. Nicht selten wird dabei überhaupt nichts expectorirt oder nur sehr spärliches, uncharakteristisches Sputum, ohne Blut, Kapselcoccen oder Fibringerinnsel, während in anderen Fällen blutig tingirtes oder wirkliches Sputum croceum herausbefördert wird. Auch manche subjective Erscheinungen sind inconstanter wie bei genuiner Pneumonie. Dagegen fällt schon bald ungewöhnlich heftiger Kopfschmerz, mehr oder weniger starkes Benommensein und gleichzeitige oder wenige Tage darauf folgende Entwicklung eines Milztumors auf. Wenn man schon jetzt manchmal den Verdacht hat, dass hier keine gewöhnliche fibrinöse Pneumonie vorliegen möchte — es wird um diese Zeit häufig an Influenzapneumonie gedacht —, so wird die Sache bald klar, wenn nun zu rechter Zeit, nach 7 bis 9tägigem Bestand der Krankheit, kein kritischer Abfall oder überhaupt kein Nachlass der Erscheinungen eintritt, die Pneumonie vielmehr „sitzen bleibt" und unter Fortbestand oder Wachsen des Milztumors nun noch Roseolen, Meteorismus, Erbsensuppenstühle und Bronchitis in den bis dahin freien Lungentheilen sich einstellen.

Solche Fälle hat man nach Analogie des schon erwähnten Nephrotyphus als Pneumotyphus bezeichnet. Schon Rokitansky (l. c.) und Griesinger (l. c.), später Gerhardt[1] und Rindfleisch[2] haben auf diese eigenartige Verlaufsform hingewiesen.

Ganz streng genommen sollte man von einem Pneumotyphus erst dann reden, wenn auch der Bacillus Eberth als alleinige oder doch hauptsächlichste Ursache nachgewiesen ist. In der That scheinen auch solche Fälle vorzukommen (Lépine[3]). Bis jetzt wissen wir aber noch nicht viel darüber. Es wird noch fleissiger bakteriologischer Untersuchungen bedürfen, bis wir überhaupt nur von der Häufigkeit dieses Ereignisses einen Begriff erlangen werden. Sache weiterer Untersuchungen wird es dann sein, ob die Fälle einen Anhaltspunkt für die früher schon erwähnte Möglichkeit einer directen Invasion des Typhusgiftes von den Athmungswegen aus geben oder wie weit sie als ungewöhnlich frühe und seltene erste Localisation des durch die gewöhnlichen Eingangspforten in den Körper gelangten Contagiums aufzufassen sind.

Zwischen diesen Fällen und denjenigen, wo in späterer Zeit die pneumonischen Verdichtungen eintreten, stehen noch diejenigen, wo bei

---

[1] Thüringisches Corresp.-Bl. 1875, Nr. 11, u. Handb. d. Kinderheilkunde 1874, Bd. 2, S. 388.

[2] Garpagni, Dissert. Würzburg 1875.

[3] Rev. de méd. 1878 u. Nouv. dict. de méd. p. Jaccoud., Bd. 28, 1880.

vorher ambulantem Typhus ein Nachschub oder Recidiv mit
specifisch pneumonischer Infiltration einsetzt.

Von dem Pneumotyphus im eigentlichen ätiologischen Sinne werden
in Zukunft vielleicht diejenigen Fälle sich trennen lassen, wo andere
Mikroorganismen, Pneumo-, Strepto- und Staphylococcen, gleichfalls in
der Anfangszeit der typhösen Erkrankung zu pneumonischen Infiltrationen führen. Hier handelt es sich um wahre Complicationen während einer nur ausnahmsweise in Betracht kommenden Periode, die das
Bild des Typhus seltsam verändern und zunächst vollkommen verwischen
können.

Ich habe selbst Fälle gesehen, wo in der ersten Woche des Unterleibstyphus Kapselcoccenpneumonien einsetzten, während Roseolen und
Milztumor erst nachher erschienen und zur Klärung des Ganzen bei-
trugen.

Interessante klinische Belege für diese uneigentlichen Pneumotyphen hat
E. Wagner[1] gegeben, aber weder er, noch seine Vorgänger konnten, dem damaligen Stande der Kenntnisse nach, eine ätiologische Sonderung ihrer Fälle durchführen.

Scharf von den bisher erwähnten Fällen zu scheiden sind, was selbst bis in
die jüngste Zeit nicht immer geschah, diejenigen genuinen Pneumonien, die wegen
ihres bösartigen, im symptomatischen Sinne „typhösen" Verlaufes als Pneumotyphen bezeichnet wurden. Es handelt sich hier zweifellos um Lungenentzündungen,
die in Folge individueller Verhältnisse oder wohl auch darum besonders übel
verlaufen, weil sie eine Theilerscheinung anderartiger schwerer Infectionskrankheiten bilden, unter denen die Sepsis, namentlich die kryptogenetische, vor Allem
genannt sein möge.

Neben den septischen Pneumonien hat man auch Mischinfection von Tuberculose mit den wiederholt genannten Eitererregern in obigem Sinne aufgefasst.
(Vergl. die Zusammenstellungen von E. Wagner.)

Lungenabscess halte ich für eine sehr seltene Complication des
Typhus. Am häufigsten sieht man ihn wohl noch als metastatischen
bei complicirender allgemeiner Pyämie, vereinzelt wohl auch als
Folgeerscheinung lobärer fibrinöser Pneumonie. Zwei Fälle der
letzteren Form sind mir selbst vorgekommen. Sie veranlassen, da sie wie
die Grundkrankheit vorwiegend in späteren Stadien des Typhus zur Ausbildung kommen, im günstigsten Falle eine wesentliche Verzögerung der
Reconvalescenz, wenn sie nicht die Ursache tödtlichen Ausganges der
Krankheit werden. Zweifellos tritt dieser beim Lungenabscess nach Typhus
leichter ein, als nach einfacher fibrinöser Pneumonie. Ob durch den
Typhusbacillus bedingte Pneumonie zur Abscessbildung führen kann, ist

---

[1] Deutsches Archiv f. klin. Medicin, Bd. 35 u. 42.

noch nicht ausgemacht, aber durchaus wahrscheinlich, da ja der Typhusbacillus als selbstständiger Eitererreger hinreichend erkannt ist.

Erscheinungen von **Lungeninfarct,** die sich wesentlich als acute,
zunächst fieberlos auftretende Verdichtungen mit Hämoptoë zeigen, habe
ich wiederholt gesehen. Sie sind am häufigsten auf Loslösung marantischer Thromben des rechten Herzens, namentlich des Vorhofes und des
Herzohres, zu beziehen; gelegentlich stammen sie wohl auch aus den
peripheren Venen. Bei benommenen Kranken treten sie hier und da
ohne auffällige subjective Erscheinungen ein, umsomehr, als solche
Kranke nicht recht expectoriren. Am häufigsten noch wird eine Erhöhung
der Puls- und Athemfrequenz beobachtet.

Während ein Theil der Infarcte ohne Frost und ohne Temperatursteigerung sich einstellt, sieht man einen anderen mit Schüttelfrost und
darauf folgendem septischem Charakter der Curve einhergehen. Ich
sah solche Fälle besonders während der Reconvalescenz. Sie sind entweder die ersten Erscheinungen einer pyämischen Affection oder durch
Embolie im Verlauf einer solchen bedingt und nehmen fast immer einen
schlechten Ausgang. Im günstigsten Falle noch führen sie zu umschriebener Lungengangrän mit jauchiger Pleuritis oder selbst Pneumothorax.

Der zum Glück seltenen Fälle von Embolie grosser Aeste
der Lungenarterie als Ursache manches plötzlichen Todesfalles wurde
schon früher (vergl. Anatomie) gedacht.

Etwas häufiger als Abscess und Infarct scheint beim Abdominaltyphus **Lungengangrän** zu sein. Von den eben erwähnten Fällen
von septischer Embolie abgesehen, kommt sie vor Allem als Ausgang der lobären Pneumonien verschiedensten Ursprunges, besonders auch der fibrinösen, vor. Die Fälle gehören fast ausnahmslos zu
den Complicationen der Spätperiode, da neben der Wirkung der speciell in Betracht kommenden Mikroorganismen Herzschwäche und allgemeine Emaciation für ihr Zustandekommen eine ausschlaggebende
Rolle spielen.

Einmal habe ich nach complicirender fibrinöser Pneumonie Pneumonia
dissecans eintreten sehen. Die betreffende Patientin hatte das Glück, dass der
Herd in die Pleurahöhle durchbrach und der Sequester damit in dieselbe austreten
konnte. Durch Rippenresection gelang es mir, das darnach folgende jauchige Empyem sammt dem gangränösen Lungenfetzen zu entleeren und dauernde Heilung
zu erzielen.

Wichtig sind ferner die Fälle von Lungengangrän, die durch
Aspiration fauliger, infectiöser, besonders aus der Mund-, Nasen-
und Rachenhöhle stammender Stoffe, entstehen. Eine besondere Rolle
spielen hier nach meiner Erfahrung die oberflächlichere und tiefer gehende

ulceröse eiterige Tonsillitis, sowie ganz besonders die Fälle von
Kehlkopfgeschwür und Perichondritis[1].

Bei den schwer besinnlichen Kranken bleiben solche Fälle anfangs,
so lange die Herde noch klein sind, dem Arzt verborgen, um erst, wenn
sie eine besondere Ausdehnung erlangt haben, sich deutlich zu machen.

Neben den genannten Substanzen wird auch Aspiration von
Speisetheilen gelegentlich Ursache von Pneumonie mit secundärer
Gangrän. Man vergesse hier nicht, dass Aspiration selbst grösserer
Partikel bei schwer besinnlichen Kranken zunächst keine besonderen Er-
scheinungen zu machen braucht.

Ich habe selbst Gangrän fast des ganzen rechten Unterlappens bei einem
jungen Mann gesehen, deren Ursache sich erst bei der Section dadurch aufklärte,
dass ein zersetztes Fleischstück in einen grossen Bronchialast eingekeilt gefunden
wurde. Dem Kranken war, wie sich nachher herausstellte, auf der Höhe der Fieberperiode, während er benommen dalag, heimlich Fleisch gereicht und der Moment
der Aspiration eines Theiles desselben nicht einmal dem nebenliegenden Kranken
merkbar geworden.

Fälle von ausgedehnter Lungengangrän ohne vorausgegangene
entzündliche Lungenerkrankung oder Fremdkörperaspiration
hat Liebermeister beobachtet und mit den ungemein schweren allgemeinen Ernährungsstörungen der Patienten in ursächlichen Zusammenhang
gebracht. Bei der grossen Erfahrung des Autors sind diese Fälle sehr
beachtenswerth. Mir ist glücklicherweise noch keiner vorgekommen.

Eigenthümlich ist, dass Murchison die Lungengangrän für eine sehr seltene Complication des Typhus hält; er hat nur ein bis zwei Fälle als Ausgang der
Typhuspneumonie gesehen.

Dagegen hatte Liebermeister unter 230 Todesfällen 14mal Gangrän.
Bezeichnender Weise ereigneten sich neun seiner Fälle während dreier Monate,
in denen grösste Ueberfüllung seines Krankenhauses und Unmöglichkeit, gehörige
hygienische Verhältnisse herzustellen, herrschte.

Griesinger hat unter 118 Sectionen siebenmal Gangrän gesehen. In meiner
Leipziger Statistik findet sie sich bei 228 Sectionen zehnmal aufgezeichnet.

Wenn **Pleuritis** von den verschiedenen Beobachtern ganz verschieden
häufig gemeldet wird, so liegt dies wohl an der Auffassung. Rechnet man
jede umschriebene pleuritische Reizung, jeden fibrinösen Pleurabeschlag
bei lobären und lobulären Pneumonien und sonstigen Herderkrankungen
der Lunge hierher, so ist die Pleuritis eine fast ebenso häufige Erkrankung
wie die Affectionen des Lungenparenchyms selbst. Fasst man aber, was
mir praktischer erscheint, hauptsächlich die Fälle ins Auge, welche mehr
selbstständig in die Erscheinung treten, besonders diejenigen, wo es zur

---

[1] Vergl. auch Curschmann, Das Fleckfieber, Ziemssen's Handbuch der klin.
Medicin, Bd. 2, 3. Aufl.

Entwicklung mittelgrosser und grosser Exsudate kommt, so handelt es sich hier um geradezu seltene Vorkommnisse. Wo sie überhaupt auftreten, sind sie Erscheinungen der späteren Fieberperiode oder der Reconvalescenz. In der ersten Woche und so dominirend auftretende Pleuritis, dass man darnach einen „Pleurotyphus" im Sinne des Nephro- und Pneumotyphus aufstellen könnte, wie dies französische Forscher[1] wollen, ist auch mir vereinzelt vorgekommen.

Wenn auch wiederholt in serösen und eiterigen Pleuraexsudaten der Bacillus Eberth nachgewiesen wurde, so ist doch weit weniger noch wie für die Pneumonie ausgemacht, ob und wie häufig er im Stande ist, selbstständig Pleuritis zu erzeugen. Sie wird wohl auch im Typhus meist secundär, von Affectionen der Lunge und der übrigen die Pleura begrenzenden Theile abhängig sein. Insbesondere konnte ich, was ich von Empyem gesehen habe, auf vorausgegangene Lungenaffection zurückführen. Einzelne hämorrhagische Exsudate, die mir vorkamen, stellten sich als tuberculöse heraus.

Eine selbstständigere Bedeutung haben vielleicht manche seröse Exsudate, die aber nach meinen Erfahrungen selten sehr gross werden und daher nur vereinzelt die Ausführung der Thoracocentese erheischen. Im Allgemeinen sind sie, wenn nicht directe Eingriffe gemacht werden, beim Typhus von noch längerem Bestand als nach anderartigen Krankheiten. Hier und da sieht man allerdings auch grössere pleuritische Exsudate ohne besonderes Zuthun rasch zurückgehen. Erst kürzlich beobachtete ich bei einem typhuskranken Studenten ein grosses linksseitiges sero-fibrinöses Exsudat mit beträchtlicher Verdrängung der Nachbarorgane, das schon nach 14 Tagen zur Aufsaugung gelangte[2].

Eine besonders üble Prognose kommt den serösen Exsudaten beim Typhus nach meiner Erfahrung nicht zu. Wenn man ihnen auf Louis' Autorität hin eine solche beilegte, so rührt dies davon her, dass man die einzelnen Formen nicht gehörig auseinanderhielt. Natürlich ist Pleuritis von weit üblerer Bedeutung, wenn man die eiterigen, blutigen oder gar jauchigen Exsudate einrechnet.

Pneumothorax ist eine äusserst seltene Complication des Typhus, der eigentlich nur die Bedeutung eines zufälligen Ereignisses, meist in Anschluss an pulmonale Herderkrankungen, Lungenabscess, Lungenbrand u. s. w. zukommt.

---

[1] Léchorché und Talamon; Études med. 1881. — Germ. See, Die einfachen Lungenkrankheiten. Deutsch v. Salomon. — Charrin und Roger, Soc. méd. des hôpit., April 1891. — Fernet, ibid., Mai 1891.

[2] Bemerkenswerth dürfte sein, dass in diesem Falle das mit der Probespritze entnommene Exsudat, ganz ebenso wie das Blutserum der Kranken eine charakteristische agglutinirende Wirkung auf Typhus-Bouillonculturen hatte.

Die **Lungentuberculose** steht als Complication und Nachkrankheit zum Unterleibstyphus in verschiedenen wichtigen Beziehungen. Schon die älteren Autoren wissen davon zu berichten.

Im Gegensatz zu ihnen ist man aber heute wohl allgemein der Ansicht, dass es sich da, wo tuberculöse Processe im Gefolge des Unterleibstyphus sich zeigen, nicht um neu hinzutretende Erkrankung, sondern fast ausschliesslich um Manifestwerden oder Fortschreiten älterer bis dahin zum Theil verborgener bacillärer Processe handelt.

Das Auftreten der Tuberculose fällt fast ausschliesslich in die spätere Zeit des Typhus. Selbst in der letzten Hälfte der Fieberperiode ist sie noch seltener als während der Reconvalescenz, und bei manchen Patienten treten die Erscheinungen erst deutlich hervor, nachdem sie schon das Bett verlassen haben und scheinbar genesen waren. Diese letzteren Fälle hatten die älteren Aerzte bekanntlich zu der Annahme gebracht, dass Typhus in Lungentuberculose dadurch ausgehen könne, dass während desselben entstandene Entzündungsherde direct verkästen.

Man sieht bei Typhösen die Tuberculose unter verschiedenen Formen auftreten. Relativ selten habe ich Complication mit Miliartuberculose und dann vorwiegend während der letzten Fieber- oder ersten Reconvalescenzzeit beobachtet.

Hier liegt die Gefahr der Verwechslung mit hinzugetretener Cerebrospinalmeningitis nahe, die ja (vergl. Nervensystem) um diese Zeit erfahrungsgemäss mit in Rechnung zu ziehen ist.

Mit den nervösen Erscheinungen zusammenfallende erhebliche Steigerung der Athmungsfrequenz, sorgsame Beachtung der Veränderungen des physikalischen Lungenbefundes und die Untersuchung des Augenhintergrundes werden zur Klärung beitragen. Auf ein positives Ergebniss der Sputumuntersuchung ist hier dagegen fast noch weniger zu rechnen wie bei der selbstständig auftretenden Miliartuberculose.

Eher noch ist in dieser Beziehung ein Resultat zu erwarten bei den sehr seltenen Fällen von Mischinfection von fibrinöser Pneumonie mit Tuberculose bei Typhuskranken, die physikalisch-diagnostisch nichts Ausschlaggebendes bieten. In einem solchen Falle konnte ich im Sputum neben Fränkel-Weichselbaum'schen Kapselcoccen Tuberkelbacillen in mässiger Menge nachweisen.

Vereinzelt habe ich den bacillären Process in Form acuter oder subacuter tuberculöser Peribronchitis auftreten sehen. Ein derartiger Fall meiner Beobachtung begann schon in der dritten Woche, zwei andere — und es scheint dies das Gewöhnlichere zu sein — während der Reconvalescenz. Da die directe Untersuchung der Lungen hier namentlich anfangs nur ganz unsichere Ergebnisse hat, so können solche Fälle zu mancherlei Irrthümern, besonders zur Annahme von einfachen

·Recidiven oder Nachschüben führen. Zudem expectoriren solche Kranke gar nicht oder nur sehr sparsam und weisen, so weit meine Erfahrung reicht, im Sputum nur äusserst selten Bacillen auf. Beachtenswerth für die Diagnose sind hier Steigerung und Anhalten des Fiebers ohne Milztumor oder Roseolen, dagegen erhebliche, rasche Verstärkung und Ausbreitung der bronchitischen Erscheinungen mit Lungenblähung, subjectiver und objectiver Dyspnoe, Cyanose und Schweissen.

Gleichfalls recht selten, aber wichtig wegen der Gefahr der Verwechslung mit anderen lobären, im Verlaufe des Unterleibstyphus auftretenden Pneumonien ist die acute tuberculöse Infiltration grösserer Lungenpartien, die besonders in den Unterlappen zur Ausbildung kommen kann. Sie kann mit Frost, Seitenstechen, heftigem Husten und wohl auch blutig tingirtem Sputum, ganz ähnlich wie bei anderen Pneumonien, einsetzen. Doch werden das Andauern des Fiebers, die mangelnde Lösung bald Verdacht erwecken, der durch den Nachweis von elastischen Fasern und Tuberkelbacillen im meist reichlichen, schleimig-eiterigen Sputum und wohl auch durch die physikalischen Erscheinungen von Zerfall des Lungengewebes zur traurigen Gewissheit wird.

Auftreten, erste Erscheinungen und Verlauf der an den Typhus sich anschliessenden subacuten oder chronischen Tuberculose der gewöhnlichen Form sind in jedem einzelnen Falle verschieden und dementsprechend diagnostisch und prognostisch zu würdigen. Zum Glück ist das Ereigniss durchaus nicht häufig und die Aussicht, den Process zum Stillstand zu bringen, nach meinen Beobachtungen nicht so schlecht, wie manche Aerzte glauben. —

Nervensystem und Sinnesorgane.

Nicht umsonst hat der Unterleibstyphus im Volksmunde den Namen Nervenfieber. Auch der Arzt muss diese Bezeichnung im Sinne der vorherrschenden Erscheinungen der Krankheit für zutreffend halten. In der That sind die Störungen seitens des Nervensystems beim Typhus besonders häufig und mannigfaltig. Sie treten von der ersten Zeit an während aller Stadien auf und bedrohen den Patienten noch lange bis in die Reconvalescenz hinein.

Bereits in der Incubationszeit und im Initialstadium sind nervöse Erscheinungen stark ausgesprochen; Allgemeine Abgeschlagenheit, geistige Verstimmung, Ziehen und Reissen in den Extremitäten längs der grossen Nervenstämme, Kreuzschmerzen, Schwindel, Ohrensausen und Kopfschmerzen.

Der Kopfschmerz ist wohl eines der regelmässigsten Symptome der Anfangsperiode, weit constanter als der Kreuzschmerz. Er wird bald

in der Stirne oder im Hinterkopf, seltener als halbseitig angegeben; bald
hat er einen heftigen, stechenden, bohrenden Charakter, bald, und es trifft
dies für die Mehrzahl der Fälle zu, wird er als dumpfer, schwerer Druck oder
wie ein den Kopf einschnürender Reifen geklagt. Erwähnenswerth sind
noch wirkliche neuralgische Schmerzen als Initialerscheinung des
Typhus, besonders im Gebiet der Supra- und Infraorbital- und Occipital-
nerven[1], wenn sie nach meinen Beobachtungen auch recht selten sind.

Gegen Ende der ersten oder mit Beginn der zweiten Woche pflegen
bei mittleren und schweren Fällen die Klagen über Kopfschmerzen und
die übrigen subjectiven nervösen Erscheinungen nachzulassen. Der nun
benommen werdende Kranke vermag sich nicht mehr Rechenschaft über
seine Zustände zu geben und entsprechende Aeusserungen zu machen.
Es ist sogar dringend räthlich, wenn auf der Höhe oder gegen Ende der
Fieberperiode ein Typhuskranker noch über Kopfschmerzen oder Schwindel
klagt, oder mit neuen Angaben der Art hervortritt, alle Aufmerksamkeit
auf Complicationen, besonders Meningitis und sonstige intracranielle Veränderungen zu richten.

Im ersten Stadium der Krankheit, ziemlich zusammenfallend mit
den Klagen über Kopfschmerzen, hört man auch ganz gewöhnlich solche
über Schlaflosigkeit. Auch sie treten mit wachsender Benommenheit
zurück. Man muss freilich zwischen Sopor und Schlaf bei den Kranken
stets scharf unterscheiden. Jeder Erfahrene weiss, dass auch der Be-
nommene wirklich schlafen oder schlaflos sein kann.

Beobachtet man weiter, so lässt sich feststellen, dass die Schlaflosigkeit, wenn auch die Patienten nicht mehr darüber klagen, doch
in verschiedenen Graden durch das ganze fieberhafte Stadium hindurch
anhält. Die grössere Zahl der Kranken schläft, wenn überhaupt, nur kurz
mit häufigen Unterbrechungen. Relativ früh sich einstellender tiefer,
längerer Schlaf ist ein gutes Zeichen.

Gegen Ende der ersten Woche treten die schweren und mittelschweren Fälle fast regelmässig in denjenigen Zustand des Nervensystems ein, den man als den eigentlichen typhösen bezeichnet,
in den der Umnebelung des Bewusstseins und der Sinne. Die
Klagen verstummen nun mehr und mehr, das Interesse der Kranken
an der Umgebung vermindert sich, das Verlangen nach Speise und
Trank wird immer geringer. Sie liegen still vor sich hin in schlaffer
Rückenlage, reagiren aber noch leidlich auf Anrufen, Fragen und starke
Sinneseindrücke. Auch ihre Aeusserungen sind noch ziemlich angemessen,
aber selbst kleine Ansprüche an die geistige Thätigkeit sind von rascher
Ermüdung gefolgt. Die Kranken verfallen nach kurzen Antworten wieder

---

[1] Vergl. O. Rosenbach, Deutsches Archiv f. klin. Medicin, Bd. 17.

in ihren Dämmerzustand. In diesem pflegen sie von traumhaften Vorstellungen belästigt zu werden, die sich immer wieder einstellen, sobald sie die Augen schliessen oder selbst in den halbwachen Zustand schon theilweise übergehen.

Mit fortschreitender Krankheit, meist im Beginn oder Mitte der zweiten Woche, bei schweren Fällen oder reizbaren Individuen früher, gehen gegen Abend und in der Nacht die traumhaften Vorstellungen in wirkliche Delirien über. Die Delirien pflegen zunächst nicht stürmisch, aggressiv zu sein, die Kranken arbeiten und sprechen vielmehr ruhig vor sich hin, an ihre Berufsbeschäftigung und Erlebnisse anknüpfend, sowie durch Gehörs-, Gesichts- und Gefühlseindrücke noch unmittelbar und besonders beeinflusst. Zuweilen sind die Vorstellungen beängstigender Natur: Einzelne Kranke werden von alpdruckartigen Zuständen belästigt, andere können gewisse sonderbare Vorstellungen über einzelne Körpertheile nicht los werden. Sie haben den Eindruck, wie wenn der Kopf oder ganze Glieder geschrumpft oder geschwunden oder im Gegentheil monströs ausgewachsen und massig geworden wären.

Manche Kranke haben die Neigung, aus dem Bett zu gehen; verhältnissmässig selten schädigen sie dabei aber sich oder Andere. Wilde, gefährliche Delirien mit Bedrohung der Umgebung, Fluchtversuchen u. s. w., wie man sie bei Fleckfieber und Variola ganz gewöhnlich sieht, sind beim Abdominaltyphus entschieden weniger häufig.

Bei Trinkern haben die Delirien ganz gewöhnlich eine alkoholistische Färbung. Zum eigentlichen Delirium tremens, wie es bei anderen, heftiger und mit rapiderer Temperatursteigerung einsetzenden Infectionskrankheiten, z. B. fibrinöser Pneumonie und Erysipel, fast regelmässig eintritt, kommt es beim Abdominaltyphus relativ selten.

Mit längerem Bestand des Fiebers, Mitte und Ende der zweiten Woche, dauern die Delirien, die anfangs nur gegen Abend oder in der Nacht sich besonders merklich machten, auch bei Tage fort. Die Kranken sind auch jetzt noch zeitweilig zu erwecken und abzulenken, ja selbst vorübergehend von der Grundlosigkeit ihrer Erregungen zu überzeugen. Aber bald fixiren sich die abnormen Gedanken und Vorstellungen mehr und mehr, das Bewusstsein umflort sich dichter, und sie befinden sich nun ohne jede Beachtung ihrer Umgebung, ohne Erkenntniss ihrer Lage Tag und Nacht hindurch im Traumlande. Die Gesichtszüge sind schlaff, ausdruckslos, selbst etwas verfallen, die Augen ganz oder halb offen, geradeaus blickend, nicht mehr fixirend. Die Kranken murmeln und arbeiten still vor sich hin, lebhafter gegen Abend und Nachts.

Bei nicht allzu schweren uncomplicirten Fällen dauert dieser Zustand bis in die dritte Woche hinein, auch bis zum Ende derselben, um dann

16*

mit Beginn der Reconvalescenz sich allmählich zu bessern. Die Kranken
werden dann ruhiger, wieder zeitweilig bewusst, sie beginnen zu schlafen,
und mit Erreichung normaler oder subnormaler Temperaturen, oft schon
im Stadium der steilen Curven, sind sie wieder völlig zurechnungsfähig,
nur im Schlafe, besonders in der Nacht noch, von schwer sich ver-
wischenden Träumen belästigt.

Es ist selbstverständlich, dass die eben im Allgemeinen geschilderten
Störungen je nach der Schwere des Falles und ganz besonders je nach
der Individualität die allergrössten Verschiedenheiten zeigen.

Sehr reizbare Personen, Kinder und Frauen und auch zart besaitete
Männer, zeigen natürlich schon zu einer Zeit erhebliche Bewusstseinsstörungen, wo Nervenstarke noch völlig unbenommen sind. In ganz
schweren Fällen verfallen aber auch die kräftigsten Personen schon in
den ersten Tagen in Delirien, die bald, mitunter schon Anfang oder Mitte
der zweiten Woche, in tiefen Sopor und in Coma übergehen. Solche
Kranke bieten geradezu das Bild der schwersten Intoxication: Lähmungsartige Schlaffheit des ganzen Körpers, offenen Mund mit herab-
hängendem Kiefer und trockener, borkiger Lippen-, Zungen- und Mundschleimhaut, mühsames, stertoröses Athmen. Sie sind überhaupt nicht
völlig zu erwecken und nur zuweilen durch stärkste Eingriffe zu rasch
vorübergehenden, undeutlichen Aeusserungen zu bringen. Selbst der
Schluckreflex ist nur mit Mühe auszulösen. Harn und Stuhl werden
meist ins Bett gelassen. So kann sich der Zustand in schweren Fällen
durch die dritte Woche hindurch ziehen, ja selbst länger dauern, wobei
besonders noch zu bemerken ist, dass der Schwere des Allgemeinbefindens
durchaus nicht regelmässig eine entsprechende Steigerung der Temperatur
zukommt. Im Gegentheile sind zuweilen auffallend niedrige Temperaturen
mit sehr unregelmässigem Verlauf der Curve bei schwerstem, bedenk-
lichstem Allgemeinzustand zu finden.

Mit den schwereren Zuständen von Benommenheit sind auch ganz
gewöhnlich eigenthümliche Bewegungserscheinungen verschiedenster Art und Heftigkeit verbunden, vom einfachsten Zittern bis zu
krampfartigen Zuckungen und Convulsionen. Es soll damit nicht gesagt
sein, dass solche Bewegungsstörungen nicht auch bei mittleren und leichten
Formen vorkämen. Sie sind nur bei den schweren Formen häufiger und
ausgeprägter und richten sich im Uebrigen in Bezug auf Art, Dauer und
Ausgiebigkeit vorzugsweise nach der individuellen Reizbarkeit.

Einfaches Zittern kommt bei schwächlichen, erregbaren Personen
schon im Initialstadium ganz gewöhnlich vor. Das Gleiche ist auch bei
kräftigeren alkoholistischen Personen der Fall. Intensivere Bewegungsstörungen sind bei leichteren und mittleren Fällen meist bald vorübergehende Erscheinungen des späteren Fieberstadiums. Schon früh und

andauernd kommen sie fast nur den schweren Fällen zu und gewinnen dadurch eine nicht zu unterschätzende prognostische Bedeutung.

Im Einzelnen ist unter ihnen zunächst das Flockenlesen (Floctitatio) zu erwähnen, von den schwereren Bewegungsstörungen wohl die mildeste, prognostisch wenigst bedeutsame. Die soporösen, still vor sich hin liegenden, ununterbrochen die Lippen bewegenden, unverständlich murmelnden Kranken tasten und zupfen mit zitternden Händen beständig an den Kleidern und der Bettdecke. In der That ist der Vergleich mit Wollezupfen, Flockenlesen u. dgl. ein sehr zutreffender. Zuweilen lassen sich noch aus den zitternden, zupfenden Bewegungen Eigenthümlichkeiten herauslesen, die an die frühere Beschäftigung des Kranken erinnern.

In den unteren Extremitäten ist, so stark auch in den Armen und Händen die Erscheinungen ausgeprägt sind, oft überhaupt keine besondere Bewegung oder höchstens ein gewisser Tremor zu bemerken.

Bei fortschreitender Krankheit und an sich schweren Fällen mischen sich dem Zittern und Flockenlesen bald heftigere Muskelzuckungen bei, auch hier weit stärker am Rumpf und den oberen Extremitäten als an den Beinen. Sie können das eigentliche Zittern ganz verdrängen und namentlich in den Vorderarmen und Händen sich nun als zuckendes Vorspringen der Muskeln und Sehnen und der zugehörigen Finger darstellen, Sehnenhüpfen (subsultus tendinum). In einzelnen Fällen, besonders bei gleichzeitig sehr unruhigen Kranken mit lebhaften Traumvorstellungen, gesellen sich zum Flockenlesen und Sehnenhüpfen, besonders durch Bewegungsintensionen, mehr oder weniger energische Zuckungen in ganzen Muskelgruppen. Es erinnert dies dann sehr an den eigentlichen Intensionstremor. Zuweilen sind alle diese Erscheinungen über den Rumpf, die vier Extremitäten und selbst das Gesicht, freilich immer wieder unter Vorwiegen der Arme, verbreitet, so dass das Bild mit dem eines schweren choreatischen Zustandes grosse Aehnlichkeit gewinnt. Solche Zustände haben offenbar auch diejenigen Autoren im Sinne gehabt, die — meines Erachtens irrthümlich — von einer Combination des Typhus mit wirklicher Chorea auf der Höhe des Fieberstadiums sprachen[1].

Höchst bedenklich und zum Glück nicht allzu häufig ist es, wenn bei Erwachsenen noch trismus- und tetanusartige Zustände, Zähneknirschen, tonische Contractur der Extremitäten, sowie der Rücken- und Nackenmusculatur hinzukommen.

Bei reizbaren Kindern sind solche Zufälle häufiger und von geringerer Bedeutung. Bei Erwachsenen sind sie entweder der Ausdruck

---

[1] Das Auftreten von wirklicher Chorea minor in der Reconvalescenz, wie es von Barthez und Rilliet und Anderen und auch von mir wiederholt beobachtet wurde, hat hiermit natürlich nichts zu thun.

schwerster toxischer Wirkung auf das Centralnervensystem oder besonders schlimmer Complicationen, unter denen Meningitis, Miliartuberculose, sowie septische oder urämische Zustände vor Allem zu nennen sind.

Bei Kindern habe ich ohne schwere Complicationen und nicht selten mit Ausgang in Genesung allgemeine Convulsionen gesehen. Bei Erwachsenen sind sie jedenfalls äusserst selten. Ich würde dabei stets an Complicationen denken oder mir überhaupt die Frage vorlegen, ob an der Diagnose „Typhus" noch festzuhalten sei.

Die älteren Aerzte haben je nach der Verschiedenartigkeit und der Verbindung cerebraler und spinaler Störungen, besonders der abnormen Bewegungserscheinungen und der psychischen Depressions- oder Excitationserscheinungen, eine ganze Anzahl verschiedener Typhusformen aufgestellt, denen natürlich nur eine ganz äusserliche Bedeutung zukommt. Die bekanntesten unter ihnen sind die „febris nervosa stupida", jene Form, wo die Patienten soporös daliegen, murmelnd, zitternd, Flocken lesend, und die „febris nervosa versatilis", bei der, wie der Name sagt, die Bewusstseinsstörungen mit besonderer Unruhe, Sehnenhüpfen, choreatischen Zuckungen, lebhaften Delirien bis zu stärksten Erregungszuständen mit Fluchtversuchen und Gewaltthätigkeit verbunden sind.

Schon früher wurde angedeutet, und es muss dies hier nochmals betont werden, dass den bisher beschriebenen Zuständen anatomisch nachweisbare Veränderungen in der Regel nicht zu Grunde liegen. Ich habe bei zahlreichen Autopsien in verschiedensten Stadien am Typhus Gestorbener auf die Beschaffenheit des Gehirnes geachtet: Man findet meist etwas seröse Durchfeuchtung der Gehirnsubstanz, selten stärkere Hyperämie oder Anämie. Insbesondere bestätigt sich das nicht, was man wohl hier und da hört und lesen kann, dass Excitationszustände mit Hyperämie einhergingen, während der Febris nervosa stupida häufiger Anämie oder seröse Durchfeuchtung der Gehirnsubstanz zu Grunde läge. Auch das für die schweren comatösen Zustände so oft verantwortlich gemachte starke Hirnödem mit mehr oder weniger bedeutendem Hydrops ventriculorum habe ich an sich selten und durchaus nicht immer im Leben mit schwerster Unbesinnlichkeit verbunden gesehen.

Die Meinung Liebermeister's, die Fieberhitze an sich erkläre die bisher besprochenen schweren allgemeinen Störungen seitens des Centralnervensystems, hat sich als nicht vollkommen zutreffend erwiesen. Man sieht zwar ganz gewöhnlich nach kühlen Bädern die vordem verlorene Besinnlichkeit sich heben und wiederkehren — auch andere mit Herabsetzung der Temperatur verbundene Vorgänge, z. B. die bereits erwähnten schweren Darmblutungen, haben den gleichen Erfolg — aber man sieht auf der anderen Seite durchaus nicht die Art und Erscheinungen der cerebralen Störungen, besonders die verschiedenen Grade der Unbesinnlichkeit der

Höhe und Intensität des Fiebers parallel gehen. Es können im Gegentheil die schwersten cerebralen Störungen bei durchschnittlich geringen Temperaturen vorkommen, ja zuweilen verlaufen die „afebrilen Typhen" mit den stärksten nervösen Depressionserscheinungen.

Ungleich wichtiger, ja ausschlaggebend ist hier zweifellos ein anderes Moment: die Wirkung der Toxine auf das Centralnervensystem. Auch diese ist natürlich nicht an und für sich und direct massgebend für Art und Schwere der fraglichen Störungen. Diese gestalten und modificiren sich vielmehr nach den übrigen, besonders den individuellen Verhältnissen: einerseits je nach Alter, Geschlecht, Constitution, Erblichkeit und vorausgegangenen Krankheiten, andererseits je nach dem durch die typhöse Erkrankung und ihr Stadium bedingten Zustand des Allgemeinbefindens oder der einzelnen Organe.

In Bezug auf Alter und Geschlecht versteht es sich von selbst, dass Weiber, Kinder und Greise bei gleicher Einwirkung auf das Centralnervensystem anders reagiren als kräftige, vorher gesunde Männer. Auch anämische und plethorische Individuen werden sich verschieden verhalten. Unter den dem Typhus vorausgegangenen Zuständen sind für das Zustandekommen schwerer nervöser Störungen besonders massgebend Neurasthenie, Hysterie und vorausgegangene länger dauernde geistige oder körperliche Schädigung, vor Allem psychische Erregungen und Depressionszustände, körperliche Ueberanstrengung, Missbrauch von Genussmitteln und toxischen Substanzen, Morphium, Brom, Chloral, Kaffee, Thee und vor Allem Alkohol.

Psychosen. Obwohl die beim Typhus vorkommenden eigentlichen Geistesstörungen sich vielfach unmittelbar an die Fieberdelirien anlehnen, ohne scharf von ihnen trennbar zu sein, ja sogar häufig aus ihnen hervorzugehen scheinen, so macht doch die Art und Selbstständigkeit ihres Auftretens und Ablaufens eine gesonderte Besprechung nothwendig.

Zuweilen schon in der zweiten, häufiger noch in der dritten Woche heben sich bei einzelnen Patienten aus den allgemeinen Erscheinungen der fieberhaften Benommenheit besondere Vorstellungen und Ideen und damit verbundene verkehrte Handlungen hervor, die durch ihre Selbstständigkeit und Eigenart eine besondere Beachtung verdienen. Theils gehen sie mit den übrigen fieberhaften Erscheinungen des Typhus bald vorüber, theils bleiben sie auch nach der· Entfieberung und selbst nach beendigter Reconvalescenz noch verschieden lange Zeit selbstständig und hartnäckig bestehen. Es handelt sich dabei, wie dies früher bereits für die gewöhnlichen Fieberdelirien hervorgehoben wurde, verhältnissmässig selten um Erregungszustände mit aggressiven Tendenzen, viel häufiger vielmehr um Handlungen und Vorstel-

lungen, die den Charakter der geistigen Depression, der Furcht
oder Sorge mit oder ohne Hallucinationen tragen. Der eine Patient beschäftigt sich mit grundlosen Selbstanklagen, bejammert sein in reli-
giöser oder anderer Beziehung verfehltes Leben, der andere hört Stimmen
oder sieht Gestalten, die ihn demüthigen, höhnen oder bedrohen, ein
anderer liegt starr im Bett, isst und trinkt und reagirt überhaupt nicht,
hält sich für bewegungslos oder gar todt. Noch Andere haben einen
grossen Gewinn gemacht und ängstigen sich, ihn zu verlieren, oder suchen
und bejammern verlorene Schätze.

Wenn auch, wie schon erwähnt, diese Vorstellungen mit der Entfieberung sich öfters verlieren, so pflegen sie doch auch darnach noch
häufig zu bleiben und sich zu befestigen, viel häufiger entschieden, wie
nach den meisten anderen acuten Infectionskrankheiten. Die geistige Depression und Verwirrtheit oder nur einzelne Wahnvorstellungen bei im
Uebrigen scheinbar intactem Sensorium bleiben dann bis in die Reconvalescenz hinein, ja überdauern sie lange Zeit. Manche Kranke sind lange
ausser Bett, sind sich über die Art der überstandenen Krankheit und die
damit verbunden gewesenen Delirien klar, können aber von bestimmten
Zwangsideen nicht loskommen. Sie machen im Uebrigen einen ruhigen,
verständigen Eindruck, sie sagen sich selbst, dass sie in einem Punkt
widersinnig denken und reden, aber immer wieder werden sie unwider-
stehlich dazu hingetrieben.

So sah ich einen jungen Schneidergesellen, der von der Meinung nicht
loskommen konnte, eine gütige Dame habe ihm viel Geld geschenkt und dieses
hinter einem Schrank im Saale für ihn aufgehoben. Noch als der Kranke längst
das Bett verlassen hatte, war ihm dieser Gedanke nur vorübergehend auszureden.
Ja als er schon körperlich ausserordentlich gediehen war und geistig völlig klar
schien, blieb er in Bezug auf seine Wahnidee nur halb überzeugt. Er schämte sich,
davon zu sprechen, aber immer wieder in einem unbewachten Augenblick schielte
er verlangend nach der verheissungsvollen Schrankecke.

In einem anderen Falle hatte ein 18 jähriges Dienstmädchen im Fieberstadium
die Wahnidee, ihr Onkel habe sie besucht und dabei sich plötzlich so heftig auf-
geblasen, dass er geplatzt wäre. Während sie im Fieberstadium den Onkel unaufhörlich bejammerte, belächelte sie während der Reconvalescenz den Gedanken an
seine sonderbare Todesart. Aber als sie schon wochenlang fieberfrei und ausser
Bett war, konnte sie wenigstens die Idee, er sei gestorben, nicht los werden.

Ein anderer Patient, ein 40 jähriger Steinsetzer, regte sich während der
letzten Fieberwoche unaufhörlich um sein Kind auf, das ihm von Nachbarn geraubt,
zerstückelt und in einem Sandhaufen verscharrt worden sei. Der trostlose Gedanke
verfolgte ihn bis in die Reconvalescenz. Vergeblich versuchte man ihn durch Vor-
führung des gesunden Kindes von seiner Vorstellung zu befreien. Wenige Stunden,
nachdem ihn das Kind verlassen, verfiel er wieder auf sie.

Neben der eben erwähnten Art psychischer Störungen verdienen
solche bei hysterisch angelegten Personen besondere Erwähnung.

Hauptsächlich bei jugendlichen weiblichen und männlichen Personen sah ich schon in der zweiten Woche und von da bis zur Zeit der Entfieberung — nur ganz ausnahmsweise in der fieberfreien Zeit — Zustände von mehr oder weniger ausgesprochener Katalepsie. Die Kranken liegen bewegungs- und völlig reactionslos, scheinbar unbesinnlich, mit weit offenen Augen da, ohne Schlaf bei Tag und Nacht, ohne Nahrung und Getränk zu sich zu nehmen, Urin und Stuhlgang ins Bett lassend. Von minder Erfahrenen werden solche Fälle dann für ganz besonders schwere gehalten. Es wird stärkste typhöse Intoxication mit tiefstem Coma oder gar Meningitis oder ausgedehnte meningeale Blutung angenommen. Beobachtet man solche Kranke aber näher, so sieht man, dass sie doch auf besonders starke Gehörs- und Gesichtseindrücke, selbst auf lautes Anreden mit einem Seufzer, vermehrtem Lidschlag, einer zweckmässig gerichteten Augenbewegung, plötzlicher Steigerung der Pulsfrequenz oder Entwicklung eines Emotionserythems reagiren. Man überzeugt sich, dass die Patienten zwar bewusst, aber in ihrer Aeusserungsfähigkeit hochgradig gehemmt sind, und stellt als sicherstes Zeichen für den bestehenden kataleptischen Zustand Flexibilitas cerea fest.

Hat man dieses Bild ein paar Male in seiner vollen Ausbildung gesehen, so kommt man leicht zu der Erkenntniss, dass mindere Grade hysterischen Stupors mit mehr oder weniger ausgesprochener Katalepsie und Flexibilitas cerea bei entsprechend veranlagten Individuen gar nicht so selten sind.

Viel seltener als diese Störungen sind nach meiner Erfahrung Fälle von förmlichem hysterischem Verwirrtsein. Wo ich solche überhaupt sah, fielen sie nicht in die Fieberzeit, sondern in die frühere Periode der Reconvalescenz.

Unter 4000 eigenen Typhusfällen habe ich 42 mal mehr oder weniger ausgebildete, während der Fieberhöhe oder Reconvalescenz entstandene Psychosen beobachtet. 35 mal traten sie im fieberhaften Stadium, 2 mal während der Zeit der steilen Curven und 5 mal in der Reconvalescenzperiode auf. Es handelte sich nur um Erwachsene. Die Weiber waren entschieden häufiger als die Männer betroffen. Ich zählte 27 weibliche und 15 männliche Individuen. 32 mal handelte es sich um melancholische oder ruhige delirante Zustände mit oder ohne Hallucinationen, während in den übrigen Fällen mehr oder weniger starke Erregungs-, selbst maniakalische Zustände bestanden.

Ueber hysterisch-psychische Störungen und besonders die kataleptischen, die ich weit häufiger sah, habe ich leider keine Zahlenaufzeichnungen.

Was ich bisher nach eigener Beobachtung schildern konnte, bezieht sich der Natur meiner Thätigkeit gemäss fast ausschliesslich auf die Periode der eigentlichen Krankheit und den Aufenthalt im Krankenhause bis zur völligen Genesung und Entlassung. Den Irrenärzten sind dazu noch — im Verhältniss zu anderen Infectionskrankheiten ziemlich zahl-

reiche — Geistesstörungen bekannt, die weit später, aber zweifellos
auch noch im Anschluss an die typhöse Erkrankung zur Entwicklung
kommen und dann vielfach eine grössere Schwere, Dauer und Hartnäckigkeit aufweisen.

Auch hier handelt es sich am häufigsten[1] um depressive Zustände,
Melancholien mit Selbstanklagen, Furcht und Beängstigungen, Stupor und
öfters Hallucinationen, nicht viel seltener um ruhigere Zustände mit
Sonderideen, besonders Grössenwahn, seltener um Aufregungszustände bis
zur Tobsucht oder um Dementia acuta (Krafft-Ebing).

Die Prognose der typhösen Psychosen scheint im Allgemeinen
günstig zu sein. Von den vorher angeführten, während der Fieberperiode
und ersten Reconvalescenz entstandenen Fällen meiner Beobachtung sah
ich nur zwei die Reconvalescenzperiode lange überdauern. Der eine führte
nach 6 Monaten, der andere nach $^3/_4$ Jahren zur Genesung.

Auch die schwereren Psychosen, welche Gegenstand der Behandlung in Irrenanstalten werden, scheinen im Allgemeinen nicht ungünstig zu verlaufen. Nach Krafft-Ebing geben die ruhigen deliranten
Zustände eine fast durchweg günstige Prognose. Die ruhigen, selbst
stuporösen Melancholien können monatelang dauern, führen aber in 65%
der Fälle zur Heilung, während von den maniakalischen Aufregungs-
zuständen und den Fällen von acuter Demenz 50—65% genesen.

Erwähnenswerth dürfte noch, ehe wir diesen Abschnitt verlassen,
die Thatsache sein, dass in freilich sehr seltenen Fällen sofort mit Beginn
des Typhus schon vom ersten Tage an oder doch Anfangs oder
Mitte der ersten Woche ausgesprochene psychische Störungen
mit dem Charakter grosser Selbstständigkeit auftreten können.
Solche Fälle sind auf den ersten Blick sehr geeignet, diagnostische Irrthümer zu veranlassen. Ich habe zweimal erlebt, dass derartige Patienten
sofort der Irrenanstalt zugeführt wurden, wo die wahre Natur der Krankheit sich erst herausstellte, als nach 8, respective 12 Tagen Milztumor,
Durchfälle und deutliche Roseolen zur Erscheinung kamen.

Der Thatsache, dass vorher Geisteskranke, wenn sie der Gelegenheit zur Infection ausgesetzt werden, fast so häufig wie Gesunde typhös
erkranken, mag hier ebenfalls noch gedacht werden. Verlauf und Ausgang der Krankheit richten sich dann ganz wie bei anderen Patienten
vornehmlich nach Constitution, Schwere der Infection und etwaigen Complicationen. Von einer Anzahl von Fällen ist berichtet worden, dass nach
Abheilung des Typhus eine wesentliche Besserung oder gar völlige Heilung
der Psychose eingetreten sei. Leider ist dies nur die Ausnahme, nicht
die Regel.

---

[1] Vergl. die Lehrbücher der Psychiatrie von Kraeplin, Krafft-Ebing u. A.

Nervöse Störungen mit nachweisbarer organischer Grundlage.

Wenn wir den bisher besprochenen Affectionen des Nervensystems eine Reihe von Störungen entgegenstellen, denen makroskopisch und mikroskopisch nachweisbare anatomische Veränderungen zu Grunde liegen, so versteht es sich von selbst, dass es sich hierbei nicht um eine endgiltige Grenzbestimmung, sondern nur um den Ausdruck unserer heutigen Kenntnisse handeln kann. Zweifellos werden auch die sogenannten functionellen Störungen der anatomischen Forschung mit der Zeit mehr und mehr zugänglich werden.

Veränderungen der Meningen. Unter ihnen ist die Meningitis, die seltener am Gehirn allein, weit häufiger und geradezu vorwiegend cerebrospinal zur Ausbildung kommt, ihrer Wichtigkeit wegen an erster Stelle zu nennen.

Während verschiedener Typhusepidemien und an verschiedenen Orten sieht man mit variirender Häufigkeit, zuweilen auffallend zahlreich, schwere nervöse Störungen im Verlauf der Krankheit eintreten, die auf nichts Anderes als auf acute entzündliche Veränderungen der Hirn- und Rückenmarkshäute bezogen werden können.

Gerade sie beginnen und verlaufen nicht ganz selten ohne oder mit nur leichter, den übrigen Erscheinungen nicht entsprechender Benommenheit. Dabei klagen die Patienten, was ja sonst auf der Höhe des Typhus ungewöhnlich ist, über heftigsten, anhaltenden Kopfschmerz, Schwindel, Ohrensausen und Lichtscheu. Gleichzeitig oder alsbald treten Kreuz- und Nackenschmerzen ein mit empfindlicher Starre der Wirbelsäule, besonders ihres Halstheiles, und charakteristischem Opistotonus. Schon die Berührung, noch mehr Bewegung oder Erschütterung der Hals-, Rücken- und Kreuzgegend lösen laute Schmerzensäusserungen aus. Dazu kommt noch Ziehen und Reissen in den Extremitäten, grosse Druckempfindlichkeit der Haut und der Muskeln. Die Kranken sind Tag und Nacht ruhe- und schlaflos, in einemfort klagend und stöhnend.

Die sensiblen Reflexe sowohl wie die Sehnenreflexe sind meist beträchtlich erhöht und die Auslösung der letzteren für den Patienten besonders empfindlich. Dabei besteht in manchen Fällen Polyurie mit Erschwerung der Harnentleerung. Auffallend häufig tritt, was ja sonst beim Typhus selten, Herpes facialis auf.

Dieser Symptomencomplex kann ohne Unterschied sowohl bei schweren wie bei leichten Typhusfällen zur Entwicklung kommen. Die Intensität der typhösen Erkrankung steht, es muss dies ausdrücklich hervorgehoben werden, auch nicht im Verhältniss zur Schwere der meningitischen Symptome. Leichter Typhus kann mit schweren und umgekehrt schwere typhöse

Infection mit leichteren, bald vorübergehenden meningitischen Erscheinungen verknüpft sein.

Die Dauer der typhösen Meningitis ist eine sehr verschiedene. Bald beträgt sie 4—12 Tage, bald nimmt sie den grössten Theil der Fieberzeit ein. Ja zuweilen scheint sie diese um ein Erhebliches zu verlängern. Ich habe Fälle von 3—3$^{1}/_{2}$ wöchentlicher Dauer gesehen. Auch Bernhard[1] erwähnt eines Falles von 20 tägiger Dauer. Erneutes Auftreten der meningitischen Erscheinungen im Typhusrecidiv habe ich niemals beobachtet.

Zur anatomischen Untersuchung von Typhusfällen mit cerebrospinalmeningitischen Störungen habe ich öfter Gelegenheit gehabt, sowohl bei Fällen, wo die Erscheinungen seitens des Centralnervensystems im Verhältniss zu den den Tod unmittelbar herbeiführenden Störungen zurücktraten, als auch bei solchen Fällen, die zweifellos direct der Cerebrospinalmeningitis erlegen waren. Die erste Gruppe zeichnet sich durch sehr geringfügige, ja geradezu negative anatomische Befunde aus. Man sieht höchstens mehr oder weniger beträchtliche Hyperämie der weichen Hirn- und Rückenmarkshäute mit oder ohne Trübung. Einen wesentlichen Fortschritt für die Auffassung solcher Fälle hat der interessante Befund von Fr. Schultze (l. c.) gebracht, dass hier, wenn auch grob anatomisch nichts verändert zu sein schien, doch kleinzellige Infiltration in den Gehirn- und Rückenmarkshäuten längs der Gefässe und damit in Zusammenhang mikroskopische Herde gleicher Beschaffenheit in der Substanz des Centralnervensystems nachweisbar waren. Wie solche Fälle ätiologisch näher aufzufassen sind, ob man hier lediglich an Toxinwirkung oder an Zustände zu denken hat, die direct an die Anwesenheit pathogener Mikroorganismen geknüpft sind, muss späteren Untersuchungen vorbehalten bleiben.

In fünf Fällen mit ungewöhnlich schwerer Ausbildung der cerebrospinalen Störungen, die hier zweifellos auch die directe Todesursache gewesen waren, konnte ich bei der Section das bekannte anatomische Bild der eiterigen Cerebrospinalmeningitis feststellen. Dreimal unter diesen Fällen waren vorwiegend die weichen Häute des Gehirns, namentlich seiner Convexität und Seitenpartien, und in geringerem Masse die des Rückenmarkes befallen, während die beiden anderen Male die Häute des Gehirns und Rückenmarks gleich stark ergriffen waren. Diese Fälle waren während der zweiten bis fünften Woche, bei schwer einsetzenden Typhen mit zum Theil ungewöhnlich langem Fieberstadium entstanden und hatten nach sechs- bis zehntägiger Dauer zum Tode geführt. In welcher Beziehung sie zu den vorher erwähnten Fällen mit fehlender Eiterung stehen, muss, bevor weitere, eingehendere bakteriologische Untersuchungen vorliegen,

---

[1] Berliner klin. Wochenschr. 1886. Nr. 50.

ungewiss gelassen werden. Ich halte es für wahrscheinlich, dass sie zum Theil wenigstens nur gradweise von einander verschieden sind. Jedenfalls konnte ich bei meinen eiterigen Fällen besondere zu Grunde liegende Complicationen, sowohl allgemeine Sepsis wie purulente Affectionen in nächster Nachbarschaft des Schädels (Ohr, Nase), sicher ausschliessen.

Bakteriologisch sind meine Fälle, die aus dem Beginn der Achtzigerjahre stammen, nicht genügend untersucht, und auch von anderer Seite liegen nur wenige brauchbare Beobachtungen vor. Zweifellos wird man im Laufe der Zeit verschiedene Mikroorganismen, vielleicht auch Mischinfectionen, als Ursache der Meningitis auffinden. Es wird in dieser Beziehung besonders auf Staphylococcus und Streptococcus pyogen, auf Pneumococcen und namentlich auf die specifischen Mikroorganismen der epidemischen Cerebrospinalmeningitis zu achten sein. Ich möchte hierauf umsomehr hinweisen, als ich in Hamburg zweimal eine auffallende Häufung schwerer meningitischer Störungen beim Typhus zu einer Zeit auftreten sah, wo in der Stadt auch idiopathische Cerebrospinalmeningitis grassirte.

Neben dem Allem wird natürlich auch auf den Bacillus Eberth zu fahnden sein, der ja als selbstständiger Eitererreger genugsam bekannt und durch meine Untersuchungen schon in der Rückenmarkssubstanz beim Typhus nachgewiesen ist. Dazu besitzen wir bereits eine positive Beobachtung von Quinke[1], der bei einem Arbeiter unter Erscheinungen schwerer Cerebrospinalmeningitis nach nur 14 tägigem Bestand eines Typhus den Tod eintreten sah und in dem meningitischen Exsudat als einzigen Eitererreger den Bacillus Eberth nachweisen konnte.

Dass man in Zukunft für die ätiologische Klärung der meningitischen Erscheinungen von der auch therapeutisch nicht selten indicirten Spinalpunction Nutzen ziehen wird, braucht hier nur angedeutet zu werden.

Einen wichtigen Fingerzeig für die Aetiologie mag auch die Thatsache geben, dass meningitische Erscheinungen nicht allein bei bestimmten Epidemien und an bestimmten Orten zuweilen sich häufen, sondern dass sie dann zuweilen gruppenweise Personen aus demselben Hause oder derselben Familie befallen. So sah ich noch kürzlich im hiesigen Jakobsspital fünf Pflegerinnen kurz hintereinander wahrscheinlich in Folge einer Milchinfection am Typhus erkranken und bei allen von der ersten Woche an meningitische Erscheinungen so sehr vorherrschen, dass hierdurch bei den ersten Fällen die Diagnose nicht wenig erschwert wurde.

Was den Beginn der cerebrospinalmeningitischen Erscheinungen betrifft, so fällt er bei einer beträchtlichen Zahl der Fälle in die spätere Fieberzeit, ins Stadium der steilen Curven und die erste Periode der Reconvalescenz. Schon Ducheck, Griesinger, Buhl, Leyden, Erb und ich selbst erwähnten dieses Vorkommnisses. Zweifellos gehören diese in späterer Zeit der Krankheit entstehenden Fälle zu den schwereren und haben dadurch verhältnissmässig früh die Aufmerksamkeit auf sich gelenkt.

---

[1] Stühlen, Ueber typhöse Meningitis. Berliner klin. Wochenschr. 1894, Nr. 15.

So gut wie nicht bekannt war aber, bevor ich darauf hinwies[1], die Thatsache, dass ausgesprochene meningitische Erscheinungen schon in der allerersten Zeit des Abdominaltyphus zur Entwicklung kommen und das Krankheitsbild so sehr beherrschen können, dass daraus die grössten diagnostischen Schwierigkeiten entstehen.

Ich habe vereinzelt Fälle gesehen, wo schon im Incubationsstadium des Typhus auffallend heftige Kopfschmerzen mit Nackenstarre und Hyperästhesie bestanden. Häufiger noch sah ich schon am ersten und zweiten Tag nach Beginn des Fiebers die fraglichen Symptome eintreten, die natürlich zunächst an genuine Cerebrospinalmeningitis erinnerten und ihrem wahren Wesen nach erst erkannt wurden, als mit Ende der ersten oder Beginn der zweiten Krankheitswoche Milztumor, Durchfälle und Roseolen auftraten. Zweifellos würde man bei einiger Neigung zum Schematisiren solche Fälle als Meningotyphus bezeichnen können.

Ausser im Beginn habe ich auch an allen folgenden Tagen der ersten Woche bis in die zweite hinein meningitische Störungen auftreten sehen. Zuweilen markirte sich ihr Eintritt durch einen oder wiederholte Schüttelfröste und das überraschende Auftreten eines Herpes facialis.

Ich habe diese früh auftretenden Fälle entschieden häufiger beobachtet als die von der dritten Woche an und später einsetzenden. Sie scheinen mir verschiedenartiger in Bezug auf Schwere und Verlauf, aber im Grossen und Ganzen leichter als die letzteren zu sein.

Was Alter und Geschlecht anlangt, so werden fast ausschliesslich jugendliche Individuen während des Typhus von Meningitiserscheinungen befallen, seltener Männer als Frauen und Kinder. Nur zweimal habe ich bei Individuen von über 35 Jahren den Zustand beobachtet. Unter 38 Fällen, über die ich Notizen habe, befanden sich 23 Weiber, 10 Männer und 5 Kinder.

Dass man bei der Schwerbesinnlichkeit der Typhuskranken bei eintretenden Meningitiserscheinungen ganz besonders auf primäre eiterige Zustände achten muss, wurde schon angedeutet. So ist es nicht selten, dass bestehende alte Otitis media während und vielleicht in Folge des Typhus eine acute Steigerung mit Uebergreifen des Processes auf die Meningen erfährt. Ich habe dies selbst mehrmals beobachtet und in

---

[1] Sitzungsbericht des Congresses f. innere Medicin, Bd. 5, S. 469 ff., und F. Wolff (Bericht aus meiner Abtheilung des Hamburger Allgem. Krankenhauses). Deutsches Archiv f. klin. Medicin, Bd. 43. Vor mir hatte nur Fritz (Études cliniques sur diverses sympt. spinaux observ. dans la fièvre typhoide. Paris, De la Haye, 1864) des Vorkommnisses gedacht. Die Schrift ist wenig bekannt geworden; auch ich wurde erst nach Publication meiner Arbeit durch Bernhard auf sie aufmerksam gemacht.

zwei Fällen zur sofortigen Aufmeisselung des Warzenfortsatzes rathen müssen.

Auch nach frischer, auf den Typhus selbst zurückzuführender Otitis media purulenta sind meningitische Erscheinungen beobachtet worden (Louis, Peacock[1]).

Recht selten ist Cerebrospinalmeningitis als Theilerscheinung einer den Typhus complicirenden Sepsis. Zweimal sah ich solche Fälle während der Reconvalescenz in Folge von Pyämie nach ausgedehntem, tief gehendem Decubitus; der eine dieser Fälle hatte zunächst zu eiteriger Sinusthrombose, der andere zu einem taubeneigrossen Grosshirnabscess und zwei kleineren Eiterherden in der äusseren Schicht der Hemisphären geführt.

Tuberculöse Meningitis, sei es die cerebrospinale Form an sich, sei es als Theilerscheinung einer complicirenden allgemeinen Tuberculose, habe ich vereinzelt und nur während der Reconvalescenz gesehen. Auch von anderer Seite, z. B. schon von Trousseau (l. c.), ist darauf hingewiesen worden.

Meningeale Blutungen ohne entzündliche Unterlage kommen im Ganzen selten vor. Sie sind entweder umschrieben oder über grosse Strecken, besonders über die Grosshirnoberfläche ausgebreitet.

Die umschriebenen Blutungen fallen, wo sie überhaupt Erscheinungen machen, in das Gebiet der Herderkrankungen. Es kommen dann Hemiparesen, besonders corticale Monoparesen mit halbseitigen oder auf umschriebene Gebiete beschränkten Muskelzuckungen vor, zuweilen mit Aphasie. Seltener tritt diese allein auf.

Ausgedehnte meningeale Blutungen sind überhaupt nur vereinzelt beobachtet worden. Mir selbst kamen zwei Fälle vor bei stark alkoholistischen Männern mittlerer Jahre und „hämorrhagischem Verlauf" der Krankheit überhaupt. Der Eine erlag Ende der zweiten, der Andere Mitte der dritten Woche; bei beiden waren die Störungen apoplektiform eingetreten und dauerten zwei, beziehungsweise drei Tage bis zum Tode.

Veränderungen der Hirnsubstanz und ihrer Gefässe.

Schon im anatomischen Theil wurde erwähnt, dass auf grobe Veränderungen der Hirnsubstanz und ihrer Gefässe zurückzuführende Veränderungen nicht sehr häufig sind. Wo sie vorkommen, fallen sie meist in die späteren Stadien der Krankheit, in die letzte fieberhafte Zeit, in die Reconvalescenz oder noch über dieselbe hinaus, so dass gerade hier mit besonderem Recht von „Nachkrankheiten" gesprochen werden kann.

---

[1] Med. Times and Gazette 1856.

Wir sahen Blutungen, Embolien und Thrombosen der grossen, mittleren und kleinen Hirngefässe, umschriebene und diffuse Erweichungen und ganz selten Abscesse anatomisch eine Rolle spielen. Unter den durch sie bedingten Krankheitsbildern, die im Leben bezüglich ihrer anatomischen Unterlage oft recht schwierig abzuschätzen sind, sind die Hemiparesen mit Facialis- und Hypoglossuslähmung, die rechtsseitigen gelegentlich mit Aphasie, hervorzuheben.

Ich habe selbst zwei derartige Fälle gesehen. Dem einen, nach 18 Stunden tödtlichen, lag frische Blutung in den linken Linsenkern und seine Umgebung zu Grunde, während es beim zweiten Fall, der gleichfalls nach wenigen Tagen letal endigte, sich um eine Embolie der linken Arteria fossae Sylvii handelte. Einen wahrscheinlich ebenso zu erklärenden Fall berichtet Clarus[1].

Zwei andere Fälle meiner Beobachtung von rechtsseitiger Hemiparese mit Aphasie und choreatischen Zuckungen besonders im Arm gingen in vollständige Genesung aus. Es ist mir zweifelhaft geblieben, ob hier Blutungen in die Hirnsubstanz oder die Meningen grundlegend waren. Auch andere Autoren, besonders Griesinger (l. c.), Jackson[2], Benedikt[3], Berger[4], Nothnagel[5] und Strümpell[6] bringen casuistische Belege für die Gehirnblutung im Typhus.

Hirnabscess habe ich überhaupt nur zweimal im Verlaufe des Typhus notirt: es handelte sich um die schon vorher (S. 106) erwähnten, auf Sepsis beruhenden Fälle, die mit purulenter Convexitätsmeningitis verbunden und unter Erscheinungen derselben verlaufen waren.

Neben den auf tiefgreifende Herderkrankungen zurückzuführenden Aphasien verdienen corticale Sprachstörungen im Typhus eine besondere Erwähnung, die sich dadurch auszeichnen und zu einer gemeinsamen Gruppe zusammenschliessen, dass sie für sich allein oder doch wenigstens ohne umschriebene Lähmungen auftreten und meist verhältnissmässig schnell zur Genesung führen. Wenn sie überhaupt mit Bewegungsstörungen am Rumpf oder den Extremitäten verknüpft sind, so fallen diese mehr ins Gebiet des Tremors oder der Ataxie.

Des raschen, günstigen Verlaufes wegen sind diese Fälle nicht gut anders als auf anatomisch geringfügige, die Sprachcentra nicht dauernd zerstörende Veränderungen zurückzuführen. Eigenthümlich ist noch, dass diese Fälle fast nur während der Reconvalescenz und überwiegend bei Kindern und jugendlichen Individuen vorkommen.

---

[1] Dissert. Würzburg 1874, und Jahrb. f. Kinderheilkunde, Bd. 7.
[2] Edinb. Med. Journ. 1867.
[3] Wiener medicin. Presse 1868.
[4] Berliner klin. Wochenschr. 1870.
[5] Deutsches Archiv f. klin. Medicin 1872. Die Arbeit von Nothnagel ist überhaupt eine Fundgrube der Literatur für die nervösen Nachkrankheiten vor 1872.
[6] Lehrbuch.

Die folgenden hierher gehörigen Fälle habe ich selbst beobachtet: Der erste betraf ein 10jähriges, nervös belastetes, reizbares, verwöhntes Mädchen, das in der Reconvalescenz von einem schweren protrahirten Typhus am vierten fieberfreien Tage plötzlich von fast völligem Sprachverlust befallen wurde, nachdem leichte Störungen schon Tags vorher beobachtet worden waren; es handelte sich um die ataktische Form der Aphasie. Das Bewusstsein und die übrigen Körperfunctionen blieben erhalten, namentlich bildete sich keine Lähmung an den Extremitäten aus. Nach 14tägigem unverändertem Bestand begann die Sprachstörung sich zu bessern, und nach im Ganzen 5 Wochen war völlige Heilung erzielt.

Zweiter Fall: Ein 15jähriger Kaufmannslehrling, dessen Mutter im Irrenhause gestorben war, und der vor seiner Erkrankung an einem schweren Typhus übermässig körperlich angestrengt worden war, wurde Ende der dritten Woche eines mittelschweren Typhus im Stadium der steilen Curven, und zwar bei Tage, plötzlich unter vorübergehender erheblicher Steigerung des Fiebers gleichfalls von ataktischer Aphasie befallen. Die Besinnlichkeit war von Eintritt des Ereignisses an und dauernd ungestört. Schon nach 8 Tagen Beginn der Besserung, nach $3\frac{1}{2}$ Wochen nahezu völlige Heilung bis auf geringe, noch monatelang hervortretende Störungen der Wort- und Silbenbildung. Bereits im Bett und nach dem Aufstehen waren bei dem Patienten ataktische Störungen an den unteren Extremitäten bei erhaltener Sensibilität und normalen Patellarsehnenreflexen nachweisbar gewesen, die sich nach etwa 10 Wochen ebenfalls vollständig verloren.

Literarische Notizen über diese eigenthümliche Aphasieform datiren verhältnissmässig weit zurück. Nachdem schon Klusemann[1], Baudelocque[2], Weise[3] und Trousseau[4] darauf hingewiesen hatten, beschäftigten sich Clarus (l. c.) und neuerdings Kühn[5] eingehender mit derselben. Kühn zählte unter 28 von ihm zusammengestellten Fällen 25 Kinder. Auch die drei anderen waren jugendliche Individuen. Ausser zweimal vorgekommener Ataxie verzeichnet Kühn keine anderen nervösen Störungen bei seinen Fällen. Nur einer endete tödtlich, während die anderen nach 3—6 Wochen, selten später, völlig ausheilten.

Sonstige cerebrale Monoplegien, die Arme, Beine oder nur einzelne Muskelgruppen betreffend, sind gleichfalls vereinzelt in der Literatur bekannt geworden (vergl. bei Nothnagel, l. c.). Sie sind aber wenig genau untersucht und namentlich die älteren Fälle nicht von gewissen Formen peripherer Neuritis zu unterscheiden.

Eine besondere Erwähnung verdienen noch die Blutungen und entzündlichen Erweichungen des verlängerten Markes.

Interessant ist der hierher gehörige Fall von Kümmell[6], der unter dem Bilde der acuten aufsteigenden Paralyse verlief, und wohl auch der von mir beobachtete von Erweichung des Bulbus mit capillären Blutungen (vergl. Anatomie,

---

[1] Preuss. medicin. Vereinszeitung 1854, Nr. 12.
[2] Comt. rend. 1860.
[3] Journal f. Kinderheilkunde 1864.
[4] Gaz. des hôp. 1864.
[5] Deutsches Archiv f. klin. Medicin, Bd. 34. Vergl. auch hier die ausführlichen Literaturangaben.
[6] Zeitschr. f. klin. Medicin, Bd. 2, Heft 2.

S. 106). Er betraf einen 30jährigen Mann, der schwerkrank in comatösem Zustand ohne anamnestische Angaben aus der Herberge eingeliefert worden war. Hohes Fieber, mässiger Meteorismus, palpabler Milztumor, Nackenstarre und Steifigkeit der ganzen Wirbelsäule, Hyperästhesie am ganzen Körper, ausgedehnter Herpes labialis, keine Roseolen. Tod am zweiten Tage des Krankenhausaufenthaltes. Die Autopsie erwies einen Typhus Ende der dritten Woche und neben den erwähnten bulbären Veränderungen starke Hyperämie der weichen Hirn- und Rückenmarkshäute mit leichter Trübung der Cerebrospinalflüssigkeit.

Am besten dürften hier auch noch einige Beobachtungen von Eisenlohr[1] anzuführen sein. Er beschrieb drei Fälle von „auffälligem Ergriffensein bulbärer Nerven" im Verlaufe von Unterleibstyphus, die insbesondere durch dysarthrische Sprachstörungen, Lähmungen im Facialisgebiet und zum Theil im motorischen Trigeminusgebiet (Schwäche oder Krampf in den Masseteren) sich auszeichneten. Alle drei Kranke waren sehr schwer inficirt und wurden während des Fieberstadiums befallen. Zwei derselben genasen verhältnissmässig schnell, während der dritte starb und zur Section kam; als Ursache seiner Erkrankung wies Eisenlohr eine Invasion von Staphylococcus citreus ähnlichen Gebilden und eigenartigen Stäbchen in die Medulla oblongata nach. Wie in meinem Fall von Invasion von Typhusbacillen in die Medulla spinalis, war auch bei dem Eisenlohr'schen kaum eine eigentliche Gewebsstörung am verlängerten Mark nachzuweisen.

Einen Fall eigener Beobachtung aus dem Jahre 1884, auf den ich erst durch die Eisenlohr'sche Publication wieder aufmerksam wurde, möchte ich hierher zählen: 19jähriges Dienstmädchen, mittelschwerer Verlauf des Abdominaltyphus; Ende der dritten Woche plötzliches Auftreten dysarthrischer Sprachstörungen gleich den von Eisenlohr beschriebenen. Sensorium frei, keine sonstigen Lähmungen, Kaumuskeln nach meinen Aufzeichnungen intact. Allmähliche, nach 4$^1/_2$ Wochen vollendete Ausheilung.

Einzelne Hirnnerven scheinen während des Typhus nur selten befallen zu werden. Vereinzelt sind Facialis- oder Hypoglossusparesen erwähnt. Auch die mehrfach beschriebenen Accommodationslähmungen während der Reconvalescenz (Gubler[2], Kittel[3]) gehören vielleicht hierher[4].

Eben dahin ist wenigstens theilweise das Auftreten von Stimmbandlähmungen zu rechnen, während ein anderer Theil der Fälle direct auf örtliche Kehlkopfaffectionen, die entzündliche Schwellung der Schleimhaut und des submucösen Gewebes und auf Geschwürsbildung zurückzuführen ist (vergl. S. 221 ff.).

Es handelt sich bei jenen Fällen zweifellos um Innervationsstörungen im Gebiete des N. recurrens. Ganz selten sind doppelseitige oder halbseitige Lähmungen aller von ihm innervirten Muskeln gesehen worden, häufiger solche einzelner Muskelgruppen, besonders der Stimmritzenerweiterer und etwas seltener der Verengerer.

---

[1] Deutsche medicin. Wochenschr. 1893, Nr. 6.
[2] Archive générale 1860.
[3] Wiener medicin. Zeitschr. 1865.
[4] Vergl. übrigens im Folgenden die abweichende Anschauung von Förster und Knies (S. 267).

Der älteste Fall ist wohl der berühmte T r a u b e 'sche[1], wo Stimmbandlähmung schon während der ersten Krankheitswoche neben anderen schweren nervösen Erscheinungen zur Ausbildung kam. Auch T ü r k und N o t h n a g e l (vergl. bei Letzterem die ältere Literatur) haben gleiche Fälle beschrieben. Eine ausgedehntere Bearbeitung haben neuerdings B o u l a y und H. M e n d e l[2] geliefert. Wesentliches Verdienst hat sich auch L u b l i n s k y[3] um die Frage erworben. Weitere Fälle, speciell von Posticuslähmung, sind von L ü n i n g[4], R e h n[5], J o u r a s s e[6] und P e l[7] beschrieben worden[8].

Sensible Störungen seitens der Gehirnnerven scheinen noch seltener als motorische zu sein. Von verschiedenen Autoren, unter Anderen auch von S t r ü m p e l l, werden bis in die Reconvalescenz dauernde Trigeminusneuralgien erwähnt. Ich selbst habe keinen derartigen Fall beobachtet.

Affectionen des Rückenmarks.

Auch sie sind zweifellos recht selten, viel seltener, wie dies in früherer Zeit schien, wo man, mit der peripheren Neuritis und ihren klinischen Erscheinungen wenig bekannt, Paraplegien namentlich der unteren Extremitäten noch ohne Weiteres den spinalen Erkrankungen zurechnete. In diesem Sinne ist das ältere Material (vergl. die Arbeit N o t h n a g e l's) nicht ohne Weiteres zu verwenden.

Fälle von wirklicher anatomisch bestätigter Myelitis sind dagegen mehrfach beobachtet worden. Erst im vorigen Jahre kam ein solcher Fall in meiner Klinik vor.

Ich darf hier wohl auch des im Jahre 1886 von mir beschriebenen Falles (vergl. auch S. 106) Erwähnung thun, wo ein 31jähriger kräftiger Mann in der ersten Hälfte der zweiten Woche unter den ausgesprochensten Erscheinungen der acuten aufsteigenden L a n d r y 'schen Spinalparalyse (oder, wenn man lieber will, der Myelitis acutissima) einem Typhus erlag. Die mikroskopische und genaue bakteriologische Untersuchung des Rückenmarks stellte zweifellos die Invasion von Typhusbacillen in dasselbe fest, die auf Querschnitten sowohl wie in Culturen nachgewiesen werden konnten.

---

[1] Gesammelte Beiträge, Bd. 2.
[2] Archive générale de médecine, Dec. 1894.
[3] Deutsche medicin. Wochenschr. 1895, Nr. 26.
[4] Langenbeck's Archiv, Bd. 30.
[5] Deutsches Archiv f. klin. Medicin, Bd. 18.
[6] Deutsche medicin. Wochenschr. 1879, Nr. 14 u. 15.
[7] Refer. Virchow-Hirsch 1879.
[8] Die während des Druckes dieser Arbeit erschienene Abhandlung von P r z e d - b o r s k i (Volkmann's Sammlung klin. Vorträge Nr. 182, Mai 1897) sucht die Stimmbandlähmung im Typhus als geradezu häufiges Ereigniss hinzustellen. Es wird durch weitere Beobachtungen festzustellen sein, wie weit diese auffällige, den bisherigen Anschauungen widersprechende Behauptung zutrifft.

Einen dem meinigen fast gleichen Fall hat 1861 schon Leudet[1] beschrieben. Sein Patient wurde in der dritten Woche eines leichten Typhus, nachdem er eigentlich schon in die Reconvalescenz eingetreten war, von einer acuten,
von den unteren Extremitäten aufsteigenden spinalen Lähmung ergriffen, die bei
ständig erhaltenem Bewusstsein nach 7 Tagen unter asphyktischen Erscheinungen
den Tod herbeiführte.

Nach dem Leudet'schen und meinem sind gleiche Fälle nicht wieder veröffentlicht worden; sie scheinen also sehr selten zu sein. Ob in künftigen Fällen
immer wieder, wie in dem meinigen, Bacillen in der Substanz des Centralnervensystems erweisbar sein werden, ist von vornherein nicht zu sagen, vielleicht aber
auch von minderer Bedeutung. Es ist sehr wohl denkbar, dass besonders schwere
Toxinwirkungen ähnliche Erscheinungen machen können.

Sehr bemerkenswerth ist übrigens, dass auch bei anderen Infectionskrankheiten ganz ähnliche schwere Zustände von acuter aufsteigender Paralyse geschildert worden sind: für die Variola von Gubler, Bernhardt und Anderen,
von Landry bei Diphtheritis und Cholera, sowie von diesen und Leyden bei
Pneumonie.

Noch andere, zweifellos spinal bedingte Krankheitsbilder sind beobachtet worden. So hat Westphal[2], gestützt auf einen zur Heilung gekommenen Fall, auf eine eigenthümliche nach Typhus aufgetretene Form
von hochgradiger Ataxie mit Zittern in den Beinen, ohne eigentliche
Störungen der rohen Kraft und der Sensibilität, aufmerksam gemacht.
Sie war mit bulbären, den bei multipler Sclerose ähnlichen Sprachstörungen vergesellschaftet. Aehnliches[3] scheinen Eichhorst und Strümpell[3] gesehen zu haben.

Auch multiple Herdsclerose ist bei Typhus klinisch und mehrfach anatomisch festgestellt worden. Im Verhältniss zu anderen acuten
Infectionskrankheiten scheint der Zustand hier sogar nicht ganz selten
zu sein.

Pierre Marie[4] konnte unter 25 Fällen von Herdsclerose, die sich auf Infectionskrankheiten zurückführen liessen, 11mal typhöse beobachten. Auch der
Militärsanitätsbericht aus dem französischen Feldzug 1870/71 erwähnt gleicher Fälle.

Unter den Ersten hat Ebstein[5] auf diese interessante Complication aufmerksam gemacht. Sein Patient zeigte bulbäre Sprachstörungen und Ataxie ohne
sonstige Beeinträchtigung der Motilität oder Sensibilität. Die anatomische Untersuchung ergab herdförmige graue Degeneration des Rückenmarks und des Bulbus.

Fälle von spinaler Kinderlähmung werden als seltene Ereignisse im Verlaufe oder gegen Ende des Typhus mehrfach erwähnt. Die

---

[1] Gazette médécine de Paris 1861, Nr. 19.
[2] Archiv f. Psychiatrie u. Nervenkrankheiten, Bd. 3, Heft 2.
[3] Erwähnt in ihren Lehrbüchern.
[4] Vorlesungen über Krankheiten des Rückenmarks. Deutsch von Weiss.
Wien 1894.
[5] Deutsches Archiv f. klin. Medicin, Bd. 9 u. 10.

aus älterer Zeit[1] stammenden sind nicht sicher anatomisch fundirt. Neuerdings hat Richardier[2] zwei Fälle dieser Art beschrieben, die ich im Original nicht einsehen konnte.

Den Schluss dieses Abschnittes mögen einige Worte über das Verhalten der Sehnenreflexe im Abdominaltyphus bilden.

In Deutschland hat bisher fast nur Strümpell ihrer Erwähnung gethan, während französische Forscher umfangreichere Beobachtungen gemacht zu haben scheinen. Ich selbst habe zu verschiedenen Zeiten sehr ungleichmässig untersucht, verfüge aber doch über einige Erfahrungen. Ganz wie Strümpell fand ich bei sehr heruntergekommenen schweren Fällen gegen Ende des Fiebers oder während der Reconvalescenz eine auffällige Steigerung der Patellarsehnenreflexe. Ja öfter gelang es mir hier, andeutungsweise oder selbst stark den Achillessehnenreflex auszulösen. Bei leichten und mittelschweren Fällen verhält sich auf der Höhe der Krankheit der Patellarsehnenreflex sehr verschieden. Selten fehlt er ganz, während er in den übrigen Fällen normal erhalten oder etwas vermindert erscheint. Gegen Ende und in der Reconvalescenzperiode auch leichterer Fälle sah ich hier und da mässige Steigerungen der Reflexe. Bei Kindern glaube ich relativ häufiger als bei Erwachsenen Verminderung und Fehlen der Erscheinung beobachtet zu haben.

Allgemeine Neurosen.

Chorea minor, deren Rilliet und Bardez gedenken, wird als Folgezustand des Typhus selten erwähnt.

Ich selbst habe eine 31jährige Frau beobachtet, die eine schwere chronische Chorea minor im 25. Jahre in der Reconvalescenz von einem Typhus erworben hatte. Die betreffende anamnestische Angabe stützte sich auf die Aussage des sehr zuverlässigen Arztes, in dessen Behandlung die Frau während des Typhus gewesen war.

Ausserdem sah ich noch bei drei Kindern choreatische Zustände im Verlaufe des Typhus auftreten. In einem während der Reconvalescenz von einem 6 Wochen sich hinziehenden Typhus entstandenen Falle handelte es sich um vorwiegend halbseitige choreatische Zuckungen, deren Heilung schon nach 6 Wochen erfolgte. Das zweite Kind, bei dem schon während der dritten Fieberwoche die charakteristischen Zuckungen auftraten, genas 2½ Monate nach überstandenem Typhus.

Ueber den dritten Fall besitze ich keine näheren Aufzeichnungen mehr.

Von sonstigen Neurosen möchte ich des Vorkommens von Paralysis agitans (Benedikt) gedenken. Ich selbst habe diese Complication nur einmal bei einer 46jährigen Frau in der späten Reconvalescenzzeit eintreten und dann unverändert fortdauern sehen.

---

[1] Vergl. z. B. Benedikt, Lehrbuch der Nervenkrankheiten.

[2] Thèse, Paris 1885, citirt von Marie, der selber keine gleiche Beobachtung gemacht zu haben scheint.

Morbus Basedowii wird als Nachkrankheit des Typhus von Waldenburg erwähnt.

Eichhorst und Andere häben Diabetes insipidus in Zusammenhang mit Typhus auftreten sehen. Mir selbst ist von beiden Complicationen kein Fall vorgekommen.

Veränderungen der peripheren Nerven.

Die peripheren, besonders die spinalen Nerven scheinen nicht ganz selten, häufiger als das Rückenmark, zu erkranken. Wie bei anderen Infectionskrankheiten handelt es sich auch hier vorzugsweise um Neuritis, die in der Form von atrophischen Lähmungen einzelner Muskeln, Muskelgruppen oder einer ganzen Extremität, ja als Paraplegie oder in noch weiterer Verbreitung unter dem Bilde der ausgesprochenen Polyneuritis sich geltend machen kann.

Sowie die klinische und anatomische Kenntniss der Neuritis selbst, sind auch die Erfahrungen über ihr Auftreten beim Typhus noch verhältnissmässig jung. Man kann aber, wie vorher angedeutet, aus der früheren Literatur nicht wenige vermeintlich spinal bedingte Lähmungen nachträglich auf Neuritis zurückführen. Hierher gehören jene Fälle von atrophischer Lähmung mit Entartungsreaction und Verlust der elektrischen Erregbarkeit, mit Druckschmerzen und subjectiven und objectiven Sensibilitätsstörungen, die selbst in vorgeschritteneren Fällen noch zur Heilung oder wesentlichen Besserung gelangten.

Schon Leyden hat übrigens in seinen „Rückenmarkskrankheiten" auf die Wahrscheinlichkeit des häufigeren Vorkommens peripherer Neuritis beim Typhus hingewiesen.

Die neuritischen Lähmungen treten häufiger noch als auf der Höhe der Krankheit gegen Schluss derselben, bis in die späte Reconvalescenz hinein auf. Eine neuritische Lähmung beider Beine sah ich noch am 29. Tage nach der Entfieberung, nachdem der Patient bereits das Bett verlassen hatte, entstehen. Solch' spätes Vorkommen ist freilich nach Diphtherie noch gewöhnlicher als nach Typhus.

Neuritische Lähmungen, ausgebreitete und besonders umschriebene, scheinen beim Typhus die unteren Extremitäten häufiger zu befallen als den Rumpf und die oberen. Ich habe unter meinen Fällen zweimal Lähmungen im Peroneusgebiet, je einmal der Adductoren des Oberschenkels und des Quadriceps. Lähmungen des letzteren wurden übrigens auch von Krafft-Ebing[1], sowie von Nothnagel und Surmay[2] erwähnt. Von anderen neuritischen Lähmungen sind vereinzelt solche der langen Rückenmuskeln, des Serratus (Eulenburg), sowie des Ulnaris und Medianus in der Literatur aufgezeichnet.

---

[1] Beobachtungen und Studien über Abdominaltyphus 1871.
[2] Archive générale 1865, Bd. 1.

Unter den Paraplegien der unteren Extremitäten verdienen vor Allem vier Fälle von Nothnagel Erwähnung. Auch Alexander[1] beschrieb einen solchen bei einem Erwachsenen. Ich selbst sah bei einem 8jährigen Knaben schon in der zweiten Woche eines leichten Typhus neuritische Lähmung beider Beine eintreten, die nach halbjährigem Bestande ausheilten, Cadet de Gassicourt[2] und Henoch[3] haben schon früher die Aufmerksamkeit auf dieses Vorkommniss im Kindesalter gelenkt.

Endlich sei hier noch erwähnt, dass neuritische Processe auch ohne atrophische Lähmung, ja fast ganz ohne klinische Erscheinungen zur Entwicklung kommen können, wie schon früher Buhl und Bernhardt (l. c.) und neuerdings Pitres und Vaillard anatomisch darthaten.

Nicht ganz so häufig wie die motorischen sind die vorwiegend sensiblen Störungen seitens der Spinalnerven.

Cutane Anästhesien werden schon von Duchenne[4], Griesinger (l. c.), Gubler (l. c.) und darnach von vielen anderen Autoren, z. B. Krafft-Ebing (l. c.) und Bäumler[5], erwähnt. Sie kamen auch mir mehrfach vor und äusserten sich theils als Störungen oder völliges Aufgehobensein der Sensibilität in einzelnen grösseren Nervenbezirken oder ganz umschriebene Stellen der Haut. So weit ich mich entsinne, waren hier die verschiedenen Empfindungsqualitäten in gleichmässiger Weise herabgesetzt.

Fälle von cutaner Anästhesie, wie man sie namentlich bei erwachsenen weiblichen Personen über weitere Strecken und ohne dass sie sich an bestimmte Nervengebiete halten, in der Reconvalescenz beobachtet, scheinen der Gruppe der nicht ganz seltenen hysterischen Störungen nach Typhus anzugehören.

Häufiger als die einfachen Sensibilitätsstörungen und namentlich aufdringlicher sind die Neuralgien.

Besonders oft kamen mir unter ihnen die neuralgischen Schmerzen der Zehen, der Ferse und wohl auch der übrigen Theile der Fusssohle vor . Auf der Höhe der Krankheit ziemlich selten, pflegen sie besonders während der Entfieberungs- und ersten Reconvalescenzperiode aufzutreten, zur grossen Qual der Patienten und auch des Arztes, dem sehr bald die Hartnäckigkeit der Affection klar wird. Bald können dann die Kranken nicht mit der Ferse aufliegen, so dass man diese hohl lagern muss, bald muss man die Bettdecke mit Reifen stützen, damit sie nicht auf die schmerzhaften Zehen drückt.

---

[1] Deutsche medicin. Wochenschr. 1886.
[2] Traités cliniques des maladies de l'enfance 1882, Bd. 2.
[3] Charité-Annalen 1892.
[4] De l'électrisat. locale 1861.
[5] Klinische Beobachtungen über Abdominaltyphus. Deutsches Archiv, Bd. 3.

Zum Glück verlieren sich schliesslich die Schmerzen meist ohne besonderes Zuthun. Indessen sah ich sie vereinzelt auch länger fortdauern, einmal $1^1/_2$, ein anderes Mal über 2 Jahre lang. Beide Male handelte es sich um Fersenneuralgien.

Die Fusssohlen- und Zehenneuralgien sind schon lange und vielfach bekannt. Ich führe als Autoren Ducheck (l. c.), Liebermeister und Hagenbach (l. c.), Jürgensen[1], Nothnagel (l. c.), Fritz (l. c.) und Krafft-Ebing (l. c.) an. Auch im Sanitätsberichte der deutschen Heere für 1870/71 geschieht ihrer Erwähnung.

Viel seltener scheint Ischias zu sein (Benedikt, Nothnagel). Mir ist sie nie vorgekommen. Eine ausgedehnte heftige Neuralgie im Plexus brachialis-Gebiet beobachtete ich bei einer 41jährigen nervös belasteten Dame zusammen mit beständigen fibrillären Muskelzuckungen im Deltoideus und Triceps, aber ohne atrophische Lähmung. Heilung nach $1/_4$ Jahr.

Intercostalneuralgien sah ich zweimal, einen dieser Fälle mit Herpes zoster, dreimal Occipitalneuralgien, den ersten Fall während der Zeit der steilen Curven entstanden, die beiden anderen während der Reconvalescenz. Alle drei Fälle heilten, der eine allerdings erst nach 5 Monaten, während die beiden anderen schon nach wenigen Wochen genasen. Neuralgien im Gebiete der Lenden- und Cruralnerven, die in der Literatur erwähnt werden, habe ich nicht gesehen.

Das Verhalten der sensiblen Reflexe im Typhus ist bisher wenig untersucht worden. In der Literatur finden sich nur spärliche Notizen und auch meine eigenen Erfahrungen sind gering. Darnach scheinen mir im tiefen Coma die sensiblen Reflexe meist sehr herabgesetzt, während sie bei mittleren und leichten Fällen seltener Veränderungen bieten. Ich habe sie selbst bei mittelschweren Typhen mit stärkerem Tremor häufig normal, eher vermindert als gesteigert gefunden.

Zweifellos kommt aber auch gelegentlich erhebliche Steigerung der sensiblen Reflexerregbarkeit zu Stande, die besonders an den unteren Extremitäten, den Fusssohlen und den Bauchdecken noch wochen- und monatelang die Typhuserkrankung überdauern kann. Bei einzelnen Patienten bedingt die Reibung der Kleidungsstücke beim Gehen, das Tragen von wollenen Strümpfen u. dgl. ein sehr lästiges Kitzelgefühl. In einem Falle meiner Beobachtung, der einen schon vor der Erkrankung an Typhus höchst nervösen Mann betraf, hinterblieb eine so starke allgemeine Hauthyperästhesie der unteren Körperhälfte mit fleckweiser

---

[1] Klinische Studien über die Behandlung des Abdominaltyphus.

Anästhesie und Erhöhung der Fusssohlen-, Cremaster- und Bauchdecken-reflexe, dass ich den Patienten lange Zeit nur mit straff sitzenden, unverschieblichen Seidentricots unter der übrigen Kleidung gehen lassen konnte. —

Erkrankungen des Gehörorgans[1].

Das beim Unterleibstyphus weitaus am häufigsten erkrankende Sinnesorgan ist das Ohr.

Unter 1243 Typhuskranken, die Bezold[2] untersuchte, waren 4% im Laufe der Erkrankung gehörleidend geworden. Auch andere Ohrenärzte betonen die Häufigkeit dieses Vorkommens. So erwähnt Bürkner[3], dass er bei 1·8% aller Schwerhörigen überhaupt Typhus als Ursache des Uebels festgestellt habe, während Zaufal bei 0·7% und Kramer bei 2·5% das Gleiche gefunden hätten.

Die bisher beobachteten Gehörstörungen sind nach ihrem Sitz und Wesen sehr verschiedenartig.

Was das äussere Ohr und den Gehörgang betrifft, so ist hier der seltenen Fälle von Gangrän der Ohrmuschel zu gedenken (vergl. S. 156).

Häufiger ist Periostitis des äusseren Gehörganges und Durchbruch von Abscessen der Ohrspeicheldrüse in den knorpeligen Theil desselben. Auch Furunculose des äusseren Gehörganges wird öfter erwähnt. Ich habe sie mehrmals als Theilerscheinung multipler Furunculose der Haut in der Reconvalescenz von Typhus beobachtet.

Unter den Affectionen des inneren Gehörorgans werden gewöhnlich rein nervöse, respective functionelle und auf organische Störungen zurückzuführende unterschieden.

Die rein functionellen Störungen sind durchaus nicht selten. Ein Theil derselben macht sich schon im Beginn der Krankheit geltend, während sie auf der Höhe vielleicht nur darum, weil die schwer besinnlichen Kranken nicht mehr klagen, zurücktreten. Zu diesen Störungen sind vor Allem die oft äusserst lästigen subjectiven Gehörsempfindungen während der ersten Krankheitszeit zu rechnen, jenes Brausen, Klingen und Läuten. Wahrscheinlich ist auch die auf dem Höhestadium der

---

[1] Vergl. Moos, Schwartze's Handbuch d. Ohrenheilkunde, Bd. 1. — Schwartze, Erkrankungen des Gehörorgans im Typhus, Deutsche Klinik 1861. — Derselbe, Typhöse Taubheit etc., Archiv f. Ohrenheilkunde 1864 u. 1867. — Anatomisches bei C. E. E. Hoffmann l. c.

[2] Ueber die Erkrankungen des Gehörorgans bei Ileotyphus. Archiv f. Ohrenheilkunde 1884.

[3] Beiträge zur Statistik der Ohrkrankheiten. Archiv f. Ohrenheilkunde, Bd. 20.

Krankheit fast typische Schwerhörigkeit in vielen Fällen rein auf nervöse Störungen zurückzuführen. Wenigstens gelingt es oft der genauesten Untersuchung nicht, eine sie erklärende organische Läsion festzustellen. Diese Störungen geben eine günstige Prognose. Sie verschwinden mit Nachlass des Fiebers oder jedenfalls mit Beendigung der
Reconvalescenz.

Während man früher die passageren Ursachen dieser Störungen in
Blutüberfüllung oder Blutleere des Gehirns und seiner Häute oder wohl
auch einzelner Theile des Mittelohres selbst zu erblicken glaubte, beschuldigt man heute wohl mit Recht die Wirkung der Toxine auf die
fraglichen Theile.

Die durch anatomische Veränderungen bedingten Störungen
des Mittelohres sind vorwiegend auf Fortleitung von Entzündungs-
processen der Nasenrachengebilde durch die Tube nach dem Mittelohr zu
beziehen. Nicht selten gelangen auch schleimig-eiterige infectiöse Massen
mechanisch in die Paukenhöhle. Von geringerer Bedeutung ist wohl die
Möglichkeit der Verschleppung von Entzündungserregern aus ferngele-
genen Organen.

Die bei allen diesen entzündlichen Processen ursächlich in Betracht
kommenden Mikroorganismen sind noch nicht genügend erforscht. Besonders ist noch nicht ausgemacht, wie weit der Bacillus Eberth selbst
hierbei eine Rolle spielt.

Der Verlauf der Mittelohraffectionen schwankt zwischen den
leichtesten und den schwersten, direct gefährlichen oder für das ganze
spätere Leben folgenschweren Fällen. So kann es selbst zur eiterigen
Sinusthrombose, zur Periostitis und Caries des Felsenbeines kommen.
Zum Glück sind diese schweren Störungen beim Typhus weit seltener wie
bei anderen Infectionskrankheiten, z. B. Scharlach und Diphtheritis. Weit
häufiger sind die leichteren Störungen, die, wenn der Arzt bei den schwer
besinnlichen Kranken nicht oft und eingehend untersucht, in ihren Anfängen leicht übersehen und erst erkannt werden, wenn sie zur eiterigen
Mittelohrentzündung mit Perforation des Trommelfelles und Ohrenfluss
geführt haben.

Neben den entzündlichen Veränderungen des Mittelohrs sind noch
Blutungen in die Schnecke und den Vorhof als Ursache schwerer, zuweilen dauernder Gehörstörungen festgestellt worden. Moos (l. c.) erwähnt
dazu noch kleinzellige Infiltration des häutigen Labyrinths.

Veränderungen der Augen[1].

Sie sind beim Typhus im Ganzen selten, jedenfalls viel seltener wie die Erkrankungen des Gehörorganes. In der nächsten Umgebung der Augen und an den Lidern ist vereinzelt Gangrän gesehen und auf endarteritische Veränderungen und Thrombose im Gebiete der Carotis externa zurückgeführt worden (vergl. S. 156). Auch wahre complicirende Noma wird als Ursache ausgedehnter Zerstörung der Augenlider von älteren Autoren erwähnt.

Augenmuskellähmungen sind beim Unterleibstyphus entschieden seltener wie nach Recurrens, Fleckfieber und vor Allem Diphtherie. Man hat ein- und doppelseitige Ptosis gefunden (Nothnagel, Henoch). Auch Abducens- und Trochlearislähmung (Henoch, Runeberg) werden erwähnt. Knies meint, dass die Lähmungen meist auf nucleäre Veränderungen zurückzuführen seien und diese wieder auf Nephritis typhosa als Zwischenglied.

Verhältnissmässig häufig scheinen während der Reconvalescenz Accommodationslähmungen und Mydriasis zu sein. Förster, dem Knies sich anschliesst, hält diese Zustände wesentlich für Theilerscheinungen der allgemeinen Erschöpfung, weit weniger für die Folgen umschriebener besonderer Erkrankung der betreffenden Nervenbahnen.

Unter den Veränderungen des Bulbus ist zunächst der Conjunctivitis zu gedenken, die bei schwer besinnlichen Kranken in der fieberhaften Zeit häufig genug vorkommt, bei Weitem freilich nicht so oft wie bei Fleckfieber und Variola oder gar Morbillen. Wahrscheinlich ist diese Conjunctivitis keine specifische, sondern durch mangelnden Lidschlag und Augenschluss seitens der indolenten Kranken, vielleicht auch durch Verminderung der Thränenabsonderung bedingt oder begünstigt. Im späteren Fieberstadium und während der Reconvalescenz kommen kleinere und grössere Entzündungsherde an der Hornhaut zur Ausbildung. Selten sind sie so gross, dass sie zu ausgedehnter Leukombildung und erheblicher Sehstörung führen.

Aeusserst selten ist zum Glück die schon von Trousseau beschriebene eigentliche Keratomalacie, eine Theilerscheinung schwerer marantischer oder septischer Zustände (vergl. meinen Fall S. 273 u. 274).

Auch Iritis, Cyclitis, Chorioiditis und Chorioretinitis werden nach Knies, freilich gleichfalls seltener wie bei anderen Infectionskrankheiten,

---

[1] Vergl. Förster, Beziehungen der Allgemeinleiden und Organerkrankungen zu Veränderungen und Krankheiten des Sehorganes, Leipzig 1877, und Knies, Die Beziehungen des Sehorganes und seiner Erkrankungen zu den übrigen Krankheiten des Körpers und seiner Organe. Wiesbaden 1893.

z. B. Febris recurrens, beobachtet. Sie können zu dauernden schweren
Sehstörungen Anlass geben, wie die bei Knies citirten Fälle von Arens
und Trélât beweisen.

Erwähnenswerth, wenn auch äusserst selten, sind noch die vorübergehenden und die dauernden Amaurosen. Die transitorischen, deren
Wesen und Ursachen noch nicht genügend studirt sind, kommen sonder-
barer Weise fast nur im jugendlichen und Kindesalter vor (Eberth,
Nagel, Fréminau, Förster). Ich selbst sah einen solchen Fall bei
einem 11jährigen Mädchen ohne nachweisbare Veränderungen des Augenhintergrundes im Verlaufe einer Nephritis typhosa entstehen und nach
dreimal 24 Stunden wieder spurlos verschwinden. Es liegt nahe, in
derartigen Fällen an Urämie als Grundlage zu denken.

Die dauernden Amaurosen[1], die sowohl ein- wie doppelseitig vorkommen können, beruhen meist auf Atrophie des Opticus. Entweder ist
der Sitz der betreffenden Störung im Gehirn oder im Tractus selbst zu
suchen. Unter den letzten Ursachen der fraglichen Störungen werden
Blutungen und sclerotische oder anderartige Herderkrankungen genannt.
Wahrscheinlich kommen dabei, worauf Knies und Förster besonders
aufmerksam machen, öfter auch meningitische Exsudate mit ihren verhängnissvollen Nachwirkungen in Betracht.

---

[1] Vergl. Literatur bei Förster.

Verschiedenheiten der Erscheinungsweise und des Verlaufes.

Die Art und Schwere des Verlaufs und der Erscheinungsweise des Abdominaltyphus ist das Ergebniss von zwei Hauptfactoren: der Art der Wirkung der Eberth-Bacillen auf den Körper, namentlich des Masses ihrer Virulenz, und der besonderen Verhältnisse des befallenen Organismus selbst.

Die letzteren sind natürlich ausserordentlich verschiedenartig, zum Theil ihrem Wesen nach oder doch empirisch bereits bekannt, zum Theil heute noch unberechenbar. Zu den wichtigeren massgebenden Verhältnissen des Organismus gehören zunächst die individuellen: Alter, Geschlecht, Constitution, ·Beschäftigung und Lebensweise und das Mass der Empfänglichkeit und Reactionsfähigkeit. ˙Ferner sind für den Verlauf bestimmend das besondere Hervortreten von Krankheitserscheinungen seitens einzelner Organe oder Systeme und das nicht seltene gemeinsame Wirken des Typhusbacillus mit anderen pathogenen Mikroorganismen. Neben den individuellen spielen noch die allgemeinen Verhältnisse eine Rolle, die nur zum Theil die Person betreffen, zum weitaus grösseren Theil aber für die Erhaltung, Fortentwicklung, Verbreitung und das Mass der Virulenz des Giftes bestimmend sind:·vor Allem örtliche Verhältnisse, Wohnung, Bebauung, Verkehrsarten und Wasserversorgung und endlich die geographische Lage, Klima und Jahreszeit.

Die unter allen diesen verschiedenen Einflüssen entstehenden Krankheitsbilder, Verlaufsweisen und Ausgänge des Typhus sind so mannigfaltige, oft völlig entgegengesetzte und andererseits wieder ineinander laufende, dass ihre erschöpfende Schilderung unmöglich ist. Jeder Fall ist eben anders, und die Darstellung kann nur im Auge haben, in dieser Mannigfaltigkeit zu orientiren und die wichtigsten Gesichtspunkte festzustellen. Eine Menge hierher gehöriger Dinge sind übrigens in dem klinischen Abschnitte schon berührt worden. —

Wir beginnen die Darstellung am besten mit den einfachsten Verhältnissen: den Typhusformen, die sich im Wesentlichen aus der Schwere und der Leichtigkeit des Verlaufes, sowie der Dauer der Krankheit im Ganzen oder ihrer verschiedenen Abschnitte ergeben.

Im Voraus dürfte zu betonen sein, dass Schwere und langer Verlauf der Krankheit sich ebensowenig decken wie Kürze und Leichtigkeit. Wenn dies im Einzelnen wohl auch häufig zutrifft, so sind doch im Allgemeinen Schwere und Dauer der Krankheitserscheinungen durchaus unabhängig von einander. Den besten Beweis dafür liefert die zunächst zu schildernde Form.

Die kurzdauernde, bösartige Form.
Maligner oder foudroyanter Typhus, Forme hyperpyrétique.

Diese zum Glück seltene Form stellt, wie schon die Bezeichnungen sagen, eine der schwersten Verlaufsweisen des Typhus dar.

Ein Theil der Fälle beginnt nach mehr oder weniger langem, von Krankheitserscheinungen nicht freiem Incubationsstadium: die Kranken klagen tagelang vorher über grosse Abgeschlagenheit, Kopfschmerzen, Schwindel und Schlaflosigkeit, haben öfters Würgen und Erbrechen und nicht ganz selten Durchfälle; auch der Puls kann um diese Zeit schon abnorm frequent und die Temperatur vorübergehend gesteigert sein. Ein anderer Theil der Fälle setzt ohne alle Prodromalerscheinungen plötzlich mit einem einmaligen Frost oder wiederholtem stärkeren Frieren ein.

Fast immer ist das Stadium des ansteigenden Fiebers erheblich abgekürzt, so dass schon binnen ein- bis zweimal 24 Stunden die definitive Temperaturhöhe erreicht wird. Zuweilen geschieht dies in einem Zug, andere Male mit ein oder zwei geringen Remissionen. Die dann erreichte Temperaturhöhe ist nicht selten eine ungewöhnliche, so dass schon am Abend des zweiten bis vierten Krankheitstages 40·5—41·0 gemessen werden kann (vergl. Fig. 14). Die Körperwärme bleibt dann unter meist geringen Schwankungen während der nächsten Tage auf der erlangten Höhe oder steigt noch weiter unter Beibehaltung des Charakters der Continua oder Continua remittens (Fig. 25).

Der Puls ist selbst bei kräftigen Männern von vornherein ungemein frequent, anfangs noch voll und gespannt. Sehr bald wird er weicher, dicrot. Die Unterschiede der Pulsfrequenz zwischen Morgens und Abends sind wie die der Temperatur ungewöhnlich gering.

Kurz vor oder auf der Fieberhöhe, zuweilen schon während des Ansteigens, werden die Patienten benommen. Sie deliriren am Abend und selbst bei Tage und liegen schlaff mit offenem Munde, trockener, rissiger Zunge und Lippen in passiver Rückenlage da. Sehnenhüpfen, Flockenlesen und Zähneknirschen, bei jugendlichen Individuen selbst Convulsionen, erhöhen die Schwere des Krankheitsbildes. Nicht selten kommt sogar Rückenstarre dazu mit Opistotonus und anderen cerebrospinalen Erscheinungen.

Das Verhalten der Milz ist verschieden: meist ist sie schon sehr früh bei der Aufnahme des Patienten oder vom zweiten oder dritten Krankheitstage an deutlich nachweisbar, vielfach handelt es sich sogar um grosse, weiche und empfindliche Tumoren. Seltener ist es, dass die Milzschwellung später eintritt oder während der ganzen Dauer nicht nachweisbar ist.

Der Leib treibt sich sehr früh meteoristisch auf und erreicht in manchen Fällen, was sehr ominös erscheint, eine beträchtliche Spannung. Die Stuhlgänge sind bald diarrhoisch, bald angehalten, der Urin meist schon in den ersten Tagen eiweisshaltig, dabei sparsam, concentrirt und hochgestellt. Während anfangs Ischurie besteht, wird er mit Beginn der Schwerbesinnlichkeit zugleich mit dem Stuhl unfreiwillig ins Bett gelassen.

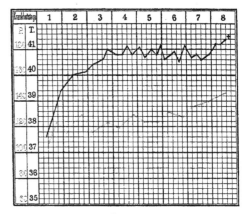

Fig. 25.

35jährige Frau. Foudroyanter Typhus. Am 8. Tag tödtlich. Dritter Fall einer Hausendemie. Beginn mit Schüttelfrost. Starke Darmaffection, besonders in der Gegend des Coecum und unteren Drittel des Ileums; Peyer'sche Plaques im Zustande der markigen Schwellung, zum Theil stark aufgelockert und blutig imbibirt. Keine Complicationen.

Der Ausgang ist unter zunehmendem Verfall der Kräfte und zuweilen zu extremen Graden ansteigendem Fieber (hyperpyretische Form) in den meisten Fällen tödtlich. Nur die wenigsten Kranken kommen mit dem Leben davon.

In letzterem Fall mindert sich die Schwere der Allgemeinerscheinungen gegen Ende der zweiten Woche, die Temperaturcurve sinkt unter gleichzeitiger Besserung des Pulses auf eine niedrigere Stufe, und nach mehr oder weniger langer Zeit werden die Patienten afebril. Die Reconvalescenz ist durchweg ungemein schwer, lang hingezogen, oft noch in Folge von Nachschüben und Recidiven.

Die Erscheinungen, unter denen der Tod eintritt, sind die der schwersten Giftwirkung. Nur vereinzelt beschleunigen sehr früh eintretende Darmblutungen das Ende. Die Section ergibt, dem kurzen Verlauf entsprechend, die Dünn- und Dickdarmveränderungen noch im Stadium der markigen Schwellung, nur hier und da mit beginnender Verschorfung. Ihre Ausdehnung und Intensität entspricht durchaus nicht immer der Schwere des Krankheitsbildes. Wenn auch hohe Grade der Darmaffection häufiger sind, so kommen doch auch Fälle mit auffallend geringfügiger specifischer Darmerkrankung vor. Die grossen, weichen, zerfliessenden Milztumoren zeigen vielfach frische Blutergüsse. Leber und Niere finden sich im Zustande ausgesprochener trüber Schwellung.

Zum Glück ist, wie schon bemerkt, diese Form recht selten. Sie betrifft vorzugsweise erwachsene Individuen in den Blüthejahren bis zum 40. Jahr, während Kinder und ältere Leute weit weniger häufig betroffen werden.

Bezüglich der Dauer des Processes sind der foudroyanten Form, die Ende der ersten Woche tödtlich verlaufen kann und selten bis zum Ende der zweiten währt, die schwereren Formen mit langsamem Verlauf entgegenzustellen.

Die langsam verlaufenden schweren und mittelschweren Fälle.

Auf ihren Verlauf braucht hier im Einzelnen nicht nochmals eingegangen zu werden, da dies früher (Allgemeines Krankheitsbild) schon ausführlicher geschah.

Wir wollen hier nur hervorheben, dass die Bedingungen und Arten des prolongirten Verlaufes sehr verschieden sind. So kann die Verlängerung dadurch bedingt sein, dass die einzelnen Krankheitsstadien über das Gewöhnliche hinaus ausgedehnt sind. Dies trifft besonders oft für das Höhestadium zu, welches bis zu 4 Wochen und noch viel länger währen kann. Das Fieber hat dann seltener oder nur in der ersten Zeit den Charakter der Continua oder Continua remittens. Meist pflegt vielmehr bald oder schon von Anfang an die Temperaturcurve starke Schwankungen bis zum intermittirenden Charakter zu zeigen oder auch völlig unregelmässig zu erscheinen. Nächst dem ist am häufigsten das Entfieberungsstadium verlängert. Die charakteristischen steilen Curven verwischen sich dann oder fallen gänzlich weg, und das Absteigen der Körperwärme vollzieht sich allmählich unter mehr oder weniger lang sich hinziehendem remittirendem oder ganz unregelmässigem Curvenverlauf, wobei noch unmotivirte Remissionen und Exacerbationen nicht selten eine Rolle spielen. Sind die Patienten endlich entfiebert, so kann das Reconvalescenzstadium noch ungewöhnlich lange sein. Die Kranken bleiben schwach und oft äusserst labil in Bezug auf Puls und Temperatur, so dass ganz ohne wahrnehmbaren Grund oder auf geringfügige Veranlassungen hin immer wieder vorübergehende Steigerungen vorkommen. Häufig genug sind auch die Fälle, wo durch Nachschübe und Recidive die Reconvalescenz ungemein in die Länge gezogen wird (recrudescirende Formen).

Nicht minder wie die schweren Formen können sich die mittelschweren und leichteren, ohne dass sie zu irgend einer Zeit des Verlaufes zu besonderer Besorgniss Ursache geben, ungemein in die Länge ziehen. Das Fieber ist dann von vornherein nicht sehr hoch, ganz unregelmässig oder remittirend oder von Anfang an so stark intermittirend, dass die Curve dadurch für den Unerfahrenen ein sehr fremdartiges Aussehen gewinnt und leicht zu Fehlschlüssen verführt. Auch diese Fälle werden häufig durch Nachschübe und Recidive, die in Bezug auf Verlauf und Intensität der ersten Attaque gleichen oder sie selbst wesentlich übertreffen können, in die Länge gezogen.

Während gewöhnlich schwere und mittelschwere Typhen in 4 bis 5 Wochen sich abspielen, können die protrahirten 3—4 Monate, ja selbst länger den Kranken ans Lager fesseln.

Eine besondere Erwähnung verdienen unter den protrahirten Fällen noch die glücklicher Weise äusserst seltenen mit Ausgang in tödtlichen Marasmus. Die vom Beginn an meist schwere Krankheit zieht sich dann ungemein lang, vielfach unter sehr unregelmässigem Temperaturverlauf hin, und wenn die Kranken schliesslich entfiebert sind, erholen sie sich nicht, sondern werden fortschreitend elender. Der Appetit stellt sich nicht wieder ein, es besteht im Gegentheil Abscheu vor dem Essen, besonders vor Fleisch, Bouillon und Milch. Andere, die sogar leidlich essen, kommen trotzdem nicht weiter. Der Stuhl ist bei allen diesen Kranken angehalten, der Leib hart, eingezogen. Die Haut erscheint trocken, schuppend, die Hände und Füsse sind bläulich und kalt. Die Abmagerung nimmt, ohne dass die genaueste Untersuchung eine besondere Organveränderung erwiese, unaufhaltsam zu, und das Leben erlischt im tiefsten Marasmus. Die Section solcher Fälle ergibt, was die klinische Untersuchung schon wahrscheinlich gemacht hatte, die Abwesenheit von Complicationen oder besonderen Organveränderungen. Murchison, der dieser Form besonders gedenkt, erwähnt, dass Rokitansky sie mit einer Schrumpfung der Mesenterialdrüsen nebst Schwund der Darmzotten und Lymphfollikel in Zusammenhang bringe.

Einen charakteristischen Fall dieser merkwürdigen Form, deren selbst erfahrene Autoren nicht gedenken, habe ich bei einem 21 jährigen jungen Mädchen aus besten Lebensverhältnissen consultativ gesehen.

Nach 11 wöchentlichem Verlauf des Typhus mit unregelmässigem, im Ganzen niedrigem Fieber schien die Patientin in die Reconvalescenz eintreten zu wollen. Die

Temperaturen wurden subnormal, gingen aber bald ungewöhnlich tief, Morgens auf 34—33·5 herunter, der Puls blieb ungemein klein, fadenförmig, tardus, und zeigte zunehmende Verlangsamung, so dass schliesslich nur 38—40 Schläge in der Minute zu zählen waren. Dabei magerte die Kranke in erschreckender Weise ab, die dünne, über den Knochen gespannte Haut zeigte nach und nach an den verschiedensten Stellen, am Kreuzbein, über den Wirbeln, an der Ferse, selbst an der Spina ossis ilei, dem oberen Ende der Fibula und an den Knöcheln Decubitus, und die Kranke ging, nachdem in den letzten Tagen dazu noch totale Nekrose der linken und beginnende der rechten Cornea eingetreten war, nach langer Qual zu Grunde. Bei der Section zeigte sich bis auf den Darm, der im Ileum in der Gegend der Klappe und im Colon ascendens zahlreiche glatte, pigmentirte Narben an Stelle der Plaques aufwies, keine wesentliche Veränderung der inneren Organe, so dass auch die pathologische Anatomie die Antwort auf die Frage nach der Art des Eintrittes des Todes schuldig bleiben musste.

Die mittleren und milde verlaufenden ausgebildeten Formen.

Während bestimmte äussere oder individuelle Verhältnisse oder besondere Organerkrankungen diesen Formen oft ihren Stempel aufdrücken, unterscheiden sie sich im Allgemeinen untereinander hauptsächlich durch ihre Dauer.

Ein Theil weist eine kürzere Dauer auf als der Durchschnitt der ausgebildeten schweren Fälle, ein anderer hat einen reichlich so langen, aber milden Verlauf. Aus der ersten Reihe von Fällen heben sich die besonders charakteristisch hervor, bei denen die einzelnen Stadien der Krankheit gleichmässig, aber kürzer ausgeprägt sind, so dass auch die Curve im Uebrigen vollkommen die typische Form zeigt (vergl. Fig. 11).

Andere Fälle zeigen in der Weise einen günstigen Verlauf, dass einzelne Stadien der Krankheit wesentlich abgekürzt sind oder fast nicht zum Ausdruck kommen. So kann das Initialstadium fast wegfallen und schon in 12—18 Stunden in einem Zuge die Fieberhöhe erreicht werden. Oder es zeigt sich, was besonders häufig, das Stadium der steilen Curven wesentlich gekürzt oder gar nicht ausgesprochen. In letzterem Falle wird die Fieberzeit oft mit kritischem Abfall beendet.

Seltener ist eine erhebliche Verkürzung des amphibolen Stadiums bei vollkommener Ausbildung der Initial- und Reconvalescenzperiode.

Scheinbar ganz regellos verlaufen die nicht abgekürzten, im Gegentheil oft sehr in die Länge gezogenen mittleren und milden Fälle. Hier spielt sich das Fieberstadium auf einer durchschnittlich niedrigen Temperaturlage ab. Die Curve hat dabei meist eine stark remittirende oder ganz unregelmässige Verlaufsweise. Die Allgemeinerscheinungen pflegen sehr geringfügig, besonders das Nervensystem wenig betheiligt zu sein.

Diagnostisch können diese Fälle, abgesehen davon, dass die Fiebercurve nicht selten im Stiche lässt, noch dadurch recht schwierig werden, dass der Milztumor öfter fehlt oder besonders spät eintritt, dass Roseolen sehr sparlich oder während des ganzen Verlaufes nicht nachweisbar sind und auch die Darmerscheinungen gelegentlich sehr zurücktreten. Es handelt sich um die Fälle, die die alten Aerzte als gastrisches Fieber oder wohl auch als Schleimfieber bezeichneten und ätiologisch vom Typhus trennten.

Von diesen mittleren und milden Fällen ist nur ein Schritt zu den besonders kurz und häufig noch besonders leicht verlaufenden. Sie sind eigentlich nur ganz äusserlich davon trennbar, in Wirklichkeit durch alle möglichen Uebergangsformen mit ihnen verbunden.

Die unausgebildeten, kürzesten und die leichtesten Fälle. Typhus abortivus, levissimus. Typhoidette (Brouardel).

Noch weniger wie bei den vorerwähnten Formen dachte man in früherer Zeit daran, die in diesem Capitel zu besprechenden Fälle zum Typhus zu rechnen. Wenn auch Lebert[1] sich schon mit ihnen beschäftigt und manches Richtige beigebracht hatte, so war es doch Griesinger[2] vorbehalten, ihre Natur und Zugehörigkeit zum Typhus zweifellos zu erweisen. Ihm folgten Jürgensen[3], Bäumler[4] und Andere, die neue Lehre klärend und bereichernd.

Allen hierher gehörigen Formen gemeinsam ist die besondere Kürze des Verlaufes, mit der auch häufig eine grosse Leichtigkeit zusammenfällt. Dies ist aber, wie schon angedeutet, durchaus nicht immer der Fall; man kann im Gegentheil, wenn man die ausgebildeten Fälle gruppiren will, sie nach Liebermeister's Vorgang in Typhus levissimus scheiden und diesem alle durch Leichtigkeit und Kürze zugleich sich auszeichnenden Fälle zurechnen, und in eine zweite Kategorie, bei der bei kurzem Verlauf der Charakter der Krankheit zeitweilig ein recht schwerer, geradezu bedrohlicher sein kann: Typhus abortivus.

Fasst man die Art, wie die leichten und die abortiven Typhen in die Erscheinung treten, näher ins Auge, so zeigen sie in verschiedener Weise die Kriterien der mangelhaften Ausbildung der Krankheit. Sahen wir schon bei den milden Formen öfters das eine oder andere Stadium der Krankheit abgekürzt, so erreicht dies hier oft den äussersten Grad. Hier sind oder können alle Stadien in ihrem Verlaufe wesentlich verkürzt oder bis zur Unkenntlichkeit verkümmert sein. Wie bei den mitt-

---

[1] Prager Vierteljahrsschr., Bd. 56, 1857.
[2] Schmidt, Züricher Dissertation 1862, u. Infectionskrankheiten 1864.
[3] Volkmann's Sammlung klin. Vorträge Nr. 61, 1873.
[4] Dubliner medic. Jour., Nov. 1880, u. Deutsches Archiv f. klin. Medicin, Bd. 3.

leren Formen pflegt auch bei den leichtesten diese Abkürzung besonders
das Anfangs- und das Endstadium zu betreffen, bald in Form brüsken
Anstieges oder kritischen Abfalles oder auch ganz allmählichen Beginnes
oder Nachlasses des Fiebers. Im Einzelnen muss hervorgehoben werden,
dass beträchtliche Abkürzung des Initialstadiums und kritischer Abfall
des Fiebers häufiger dem Typhus abortivus als dem Typhus levissimus
zukommen.

Das gleichfalls häufig mehr oder weniger abgekürzte Höhestadium der
Krankheit kann alle möglichen Curvenformen zeigen, von derjenigen der
regelmässigen Continua remittens,
der entschieden seltensten, bis
zum rein intermittirenden oder
ganz unregelmässigen Verlauf auf
sehr niedriger oder mittlerer Temperaturlage.

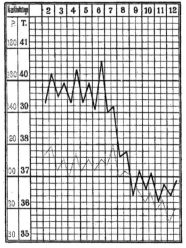

Fig. 26.

Der Puls pflegt nur bei
reizbaren Frauen und Kindern
besonders beschleunigt und sehr
labil zu sein, während er bei
minder empfindsamen, kräftigen
Individuen oft während der ganzen Dauer kaum eine Frequenz-
steigerung aufweist. Selbst bei
abortiven Fällen mit anfangs
hoher Temperatur fällt diese geringe Pulsfrequenz zuweilen besonders auf (vergl. Curve 29).

Bevor wir zur Besprechung
der weiteren Erscheinungen der
abgekürzten und der leichtesten
Fälle übergehen, mögen einige kurze Krankengeschichten mit Curven die
verschiedenen Verlaufsformen charakterisiren.

Dem Typhus abortivus zuzurechnen ist der folgende Fall: Ein 19 jähriger
Schriftsetzer erkrankte nach mehrtägigen Kopfschmerzen, Appetitlosigkeit und Abgeschlagenheit plötzlich mit Schüttelfrost. Schon am Aufnahmetag (2. Krankheitstag) deutlich nachweisbarer Milztumor. Vom 4. auf den 5. Tag zuerst Aufschiessen
von spärlichen Roseolen auf Brust, Bauch und Rücken, denen bis zum 9. Tag noch
vereinzelte nachfolgten. Am 2. Krankheitstag Abends 40·2, von da bis zum
6. Tage, an welchem die Abendtemperatur 40·6 erreicht wurde, verhältnissmässig
hohe Febris continua, dann rascher Abfall in zwei Absätzen und definitive Entfieberung vom 8., respective 9. Tage an (Fig. 26). Der Puls während der Fieberzeit zwischen 100 und 120, voll, gespannt. Die Reconvalescenz ungestört, Entlassung nach $3^{1}/_{2}$ Wochen in völlig arbeitsfähigem Zustande.

Auf einen neun Fiebertage, darunter nur zwei bis drei mit hoher Temperatur, aufweisenden Fall, der dennoch ein schweres, besorgnisserregendes Bild bot, bezieht sich die Curve 27. Es handelte sich um einen 36 jährigen fettleibigen Assessor, der bei geringer Bewegung viel Bier getrunken und reichlich gegessen hatte. Erkrankung mit Schüttelfrost während der Rückreise aus Italien. Schon am 2. Krankheitstage grosser, palpabeler, recht empfindlicher Milztumor, am 3. Tage reichlich Roseolen am Rumpf, Oberarmen und Oberschenkeln. Von demselben Tage an Benommenheit, gegen Abend und Nachts lebhafte Delirien mit Fluchtversuchen. Vom 4. bis 10. Tage mittelstarke Albuminurie, anfänglich sogar mit geringer Blutbeimischung, hyalinen, epithelialen und sparsam Blutcylindern. Wie aus der Curve zu ersehen, ging das Fieber zunächst allmählich herunter.

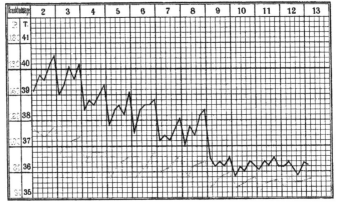

Fig. 27.

Die völlige Entfieberung wurde vom 8. Abends bis 9. früh durch eine Art kritischen Abfalles erreicht, der mit lebhaftem Schweiss verbunden war.

Relativ günstig war von vornherein ·das Verhalten des Pulses, der in den ersten Tagen zwar hier und da aussetzend, aber nie besonders klein und frequent gewesen war. Die Reconvalescenz zog sich ungewöhnlich in die Länge, so dass der Kranke trotz der kurzen Dauer des eigentlichen Fieberstadiums erst nach $4^{1}/_{2}$ Wochen das Bett verlassen konnte mit einem Gewichtsverlust von 8·5.

Diesem Fall mag der zu Curve 28 gehörige angeschlossen werden. Er betraf eine 21 jährige Stickerin, die am 4. Krankheitstage aufgenommen wurde und am 13. entfieberte.

Bis zum 11. Fiebertage war das Krankheitsbild ein schweres: grosse Apathie, Somnolenz mit leichten Delirien. Der Temperaturverlauf hatte den Charakter einer ziemlich hartnäckigen mittelhohen Febris continua remittens, die eine consequente Bäderbehandlung — mit nur geringem, kurz dauerndem Erfolg — erforderlich gemacht hatte.

Schon bei der Aufnahme grosser, palpabler Milztumor und, was diesen Fall besonders auffällig erscheinen liess, ungewöhnlich reichliche Roseolen, die noch bis zum Abend des 5. Tages sich vermehrten, so dass die Zahl von 700 auf

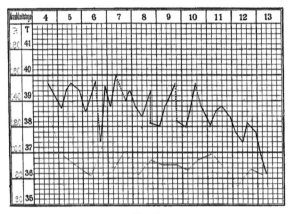

Fig. 28.

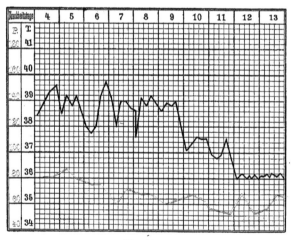

Fig. 29.

Rücken und Extremitäten festgestellt werden konnte. Verhältnissmässig gut, auch während der Fieberhöhe, verhielt sich der Puls, der immer voll, regelmässig und gespannt, nur am ersten Abend über 120, dann um 100 herum und weniger zählte.

Einen gewissen Gegensatz zu den beiden eben erwähnten schweren Fällen bietet der folgende. Gleichfalls unter mittelhohem Fieber verlaufend, zeigte er selbst auf der Höhe keine Stunde lang schwere oder besorgnisserregende Erscheinungen.

Er betrifft einen 20jährigen äusserst kräftigen Pferdeknecht. Das Fieber dauerte im Ganzen 9 Tage, die stark remittirende und intermittirende Curve erreichte am Abend meist über 39 bis zu 39·7 und bot eine eigenthümliche, seltenere Art des kritischen Abfalles in zwei Absätzen. Vom 9. auf den 10. Tag sank sie von 39 auf 37, schwankte dann zwei Tage zwischen 37 und 37·6, um vom 11. zum 12. Tag unter die Norm brüsk herunterzugehen und auf dieser tiefen Lage während der ersten Zeit der Reconvalescenz zu bleiben (Fig. 29). Wie die Curve zeigt, war bei diesem Fall der Puls von vornherein ungemein langsam, dabei

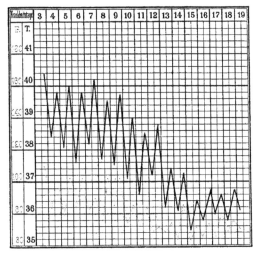

Fig. 30.

stets voll und gespannt, der Kranke war keinen Augenblick in seiner Besinnlichkeit beeinträchtigt, klagte schon vor dem Fieberabfall über Hunger und erholte sich nach kurzer ungestörter Reconvalescenz ungemein rasch zu voller Arbeitsfähigkeit.

Einen im Ganzen schwierigeren Verlauf mit mancherlei subjectiven Klagen und tagelang kleinem, wenn auch nicht sehr frequentem Puls nahm der folgende Fall, der ein Beispiel von fast vollkommenem Intermittiren der Curve vom ersten Tage der Beobachtung und wahrscheinlich von Beginn des Fiebers an bietet (Fig. 30).

Es handelte sich um ein 15jähriges Mädchen, bei dem vom 5. Tage an Milzschwellung nachweisbar war und vom 7. bis 13. Tage bei mässiger Auftreibung des Leibes und geringer Schmerzhaftigkeit in der Ileocoecalgegend täglich zwei bis drei dünne, erbsensuppenartige Stühle erfolgten. Die Mutter war kurz vorher einem Typhus gravissimus mit Darmblutung erlegen.

Ein Beispiel von eigentlichem Typhus levissimus mag der folgende Fall geben: 41jähriger, seit Monaten wegen Tabes dorsalis im Krankenhause behandelter, sonst kräftiger, gut genährter Mann. Beginn der Krankheit ohne Prodrome mit Frösteln. Schon am 1. Tag durch Percussion, am 3. auch palpatorisch nachweisbarer Milztumor. Relativ spät, vom 6. bis zum 9. Tag, Aufschiessen von wenig zahlreichen, aber sehr ausgebildeten Roseolen. Während der ganzen Krankheitsdauer kein Durchfall, im Gegentheil Verstopfung. Die Reconvalescenz ging rasch von statten. Am Schluss derselben 2·5 *kg* mehr Körpergewicht als eine Woche vor Beginn der Krankheit (Fig. 31).

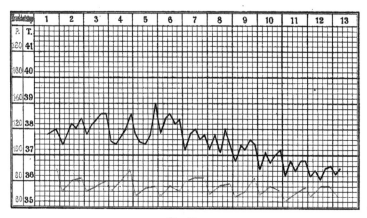

Fig. 31.

Die Curve des Falles ist, wie so häufig bei Typhus levissimus, ganz uncharakteristisch. Das Fieber, abwechselnd remittirend und intermittirend, erreichte nur einmal 39.

Was den Verlauf der unvollständig ausgebildeten abgekürzten Typhusfälle im Allgemeinen betrifft, so ist schon vorher hervorgehoben worden, und der zuletzt angeführte Fall bietet dafür ein gutes Beispiel, dass sehr viele neben der Kürze noch durch ungemeine Leichtigkeit der Erscheinungen sich auszeichnen, so dass sie in der That den Namen levissimus verdienen. Diese Fälle setzen entweder unerwartet mit Frost oder Frösteln oder nach mässigen Prodromen ein, wornach allmählich oder rascher, gelegentlich vor Ablauf von 24 Stunden, die Fieberhöhe erreicht wird. Bei Allen ist das Allgemeinbefinden nur mässig gestört, die Kranken sind höchstens etwas apathisch, bei Nacht unruhig und schlaflos, aber fast ohne Delirien. Der Puls bleibt durchweg gut und ist vielfach von auffallend geringer Frequenz. Complicationen und ungewöhnliche Localisationen des typhösen Processes sind äusserst selten. Nach einer Gesammtdauer des Fiebers von 6—10 Tagen erholen sich die Kranken rasch und vollständig.

Einzelne gleichfalls dem Typhus levissimus noch zuzuzählende Fälle zeigen in den ersten Tagen schwerere, aber bald vorübergehende Allgemeinerscheinungen mit etwas höherem Fieber, gewinnen aber dann auch einen leichten Charakter mit Ausgang in ungestörte Reconvalescenz. Ja man kann mit einem gewissen Recht zum Typhus levis selbst noch solche Fälle rechnen, wo bei relativ hoher, tagelanger Febris remittens, aber ohne entsprechende Erhöhung der Pulsfrequenz und ohne besondere Störungen des Allgemeinbefindens, unter kritischem oder doch raschem lytischen Fieberabfall nach 6—8 Tagen die Reconvalescenz beginnt (Fig. 29). Sie stehen in der Mitte zwischen dem Typhus levis und dem abortivus im Liebermeister'schen Sinne und bilden den Uebergang zu letzteren Fällen, die in ihrer typischen Ausbildung das „Parturiunt montes, nascetur ridiculus mus" wahrmachen. Es handelt sich hier um Fälle mit meist brüskem Temperaturanstieg unter Schüttelfrost, ausgesprochenen, zuweilen recht schweren allgemeinen Intoxicationserscheinungen auf der Höhe des am Abend mit 40 und mehr einhergehenden Fiebers, gelegentlich mit besonderer Betheiligung innerer Organe, namentlich starker diffuser Bronchitis, früh auftretender Albuminurie und Nephritis. Die Fälle machen dann fast den Eindruck, wie wenn alle schweren Erscheinungen des Typhus sich auf eine kurze Zeit zusammendrängten, und geben nicht selten zu Besorgnissen Veranlassung, die durch einen kritischen oder doch sehr raschen Abfall der Temperatur, vielfach unter Schweissen, alsbald verscheucht werden.

Einen Beweis dafür, dass während der kurzen Krankheitsdauer doch schwere Störungen im Körper sich abgespielt haben, gibt die oft unverhältnissmässig lang dauernde Reconvalescenz, die nur langsame Wiedergewinnung der Kräfte und die zuweilen sehr bedeutende Gewichtsabnahme (vergl. den Fall zu Curve 27).

Der Verlauf dieser eigentlichen abortiven Fälle ist meist ebenso lang wie derjenige des Typhus levis und levissimus. Noch mehr wie hier kommt die Unvollkommenheit der Ausbildung auf Kosten des Initialstadiums und desjenigen des Fieberniederganges, so dass die Dauer des Fastigiums mit relativ hohem Fieber oft eine ziemlich lange ist. Was den Fieberverlauf während des letzteren betrifft, so wiegt die Form der Continua remittens vor, aber auch exquisite Intermittenz und völlige Unregelmässigkeit der Temperaturcurve kann neben bedenklichen Allgemeinerscheinungen bestehen.

Während, wie schon betont, beim Typhus levissimus die Allgemeinerscheinungen, wie diejenigen seitens der einzelnen Organe, sehr milde zu sein pflegen, sind beim abortivus trotz seiner kurzen Dauer zuweilen bestimmte Organe erheblich afficirt, ein weiterer Beweis für die unter Umständen nicht geringe Schwere der Infection. So zeigte Fall 27, dass

schon vom 4. Krankheitstage an Albuminurie bestehen kann, die bei regulären schweren Fällen erst Mitte der 2. Woche sich einzustellen pflegt.
Noch instructiver ist ein Fall meiner Beobachtung von Typhus abortivus,
respective levis, der geradezu mit Nephritis einsetzte, vorwiegend unter
dem Bilde derselben verlief und sehr wohl als Nephrotyphus bezeichnet
werden könnte.

Eine 20jährige Verkäuferin wurde, nachdem sie vorher 2 Tage krank
gewesen war, wegen „Nephritis haemorrhagica" aufgenommen. Die Harnmenge
war wesentlich herabgesetzt, der Urin, dunkel, blutig, enthielt reichlich Eiweiss,

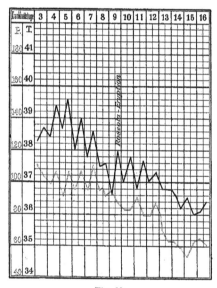

grosse Mengen von Epithelien, hyalinen und Blutcylindern. Die Temperatur (Fig. 32),
die am Abend des 3. Krankheitstages 38·7 betrug, stieg
in den 3 folgenden Tagen
auf 39·4—39·6. Sehr auf-
fällig neben diesen für eine
acute Nephritis immerhin hohen
Temperaturen war ein pal-
pabler Milztumor, der schon
bei der Aufnahme bestanden
hatte. Am 9. Krankheitstage
traten auf Brust und Bauch
deutlich Roseolen auf mit
ziemlich reichlichen Nachschüben bis zum 11. Tag; die
Deutung des Falles war damit
gegeben. Eintritt der Entfieberung vom 11. zum 12. Krankheitstag. Darnach glatte Reconvalescenz. Das Eiweiss war
am 16. Tag aus dem Harn geschwunden, nachdem schon
vom 8. Tage an Blut und Epi-
thelcylinder nicht mehr nachweisbar gewesen waren.

Fig. 32.

Was die für den Typhus charakteristischen Einzelsymptome
betrifft, so ist bei allen abgekürzten leichten oder abortiven Formen
das Vorkommen eines Milztumors reichlich so häufig wie bei den voll
ausgebildeten. Nach meinen Beobachtungen kommt die Milzvergrösserung
hier öfter als bei diesen schon in verhältnissmässig früher Zeit, in den
ersten Tagen des Fiebers oder selbst vor Beginn desselben zu Stande. Gerade später abortiv verlaufende Fälle sind es gewesen, bei denen ich gelegentlich von den Patienten selbst durch Klagen über Schmerzhaftigkeit
der Milzgegend, während sie noch nicht fieberten, auf Untersuchung
des Organs hingewiesen wurde.

Die Roseola scheint bei den abgekürzten Formen im Ganzen spärlicher und inconstanter zu sein wie der Milztumor. In manchen Fällen tritt sie auffallend verfrüht schon während der ersten Fiebertage, in anderen mit dem Milztumor zugleich oder kurz nachher auf. Nicht selten kommt sie aber auch direct verspätet, zuweilen noch zu einer Zeit, wo das Fieber bereits nachlässt. Ja ich habe mehrmals die ersten Roseolen noch nach der Entfieberung aufschiessen sehen, am 8. oder 9. Krankheitstag, also zu einer Zeit, wo sie auch bei gewöhnlichen, vollständig entwickelten Fällen zuerst sich gezeigt haben würden.

Vollkommenes Ausbleiben der Roseolen scheint mir bei den abgekürzten häufiger wie bei den regelmässig verlaufenden Fällen zu sein, ein Umstand, der dann zur Erschwerung der Diagnose nicht wenig beiträgt. Selten sind auffallend reichliche Exantheme, wofür übrigens der vorher angeführte Fall (S. 278) ein Beispiel bietet.

Miliaria crystallina ist bei Fällen mit relativ niedriger Temperatur verhältnissmässig selten, bei den abortiven, hoch und länger fiebernden Formen habe ich sie öfters während der Zeit der Defervescenz eintreten sehen.

Meteorismus fehlt beim levis und levissimus sehr häufig und ist, wo er bei einem Typhus abortivus vorkommt, meist nur mässig.

Charakteristische Durchfälle scheinen mir seltener wie bei den ausgebildeten Fällen zu sein. Natürlich beweist dies nicht viel, worauf schon wiederholt aufmerksam gemacht wurde, bezüglich der Ausbildung der specifischen Darmaffection. Man erlebt im Gegentheil bei einzelnen Fällen, die zunächst keinen Grund zur Besorgniss gaben, die unliebsamsten Ueberraschungen in der fraglichen Richtung: plötzliche Darmblutungen und Peritonitis.

Peritonitis habe ich unter solchen Umständen in verschiedener Form auftreten sehen. Relativ günstig waren noch einige Fälle, wo im Verlauf ganz leicht einsetzender Typhen Reizerscheinungen in der rechten Fossa iliaca mit perityphlitischem Exsudat auftraten. Fälle von tödtlicher Perforationsperitonitis habe ich S. 211 erwähnt.

Auch plötzliche Darmblutungen können zunächst milde, zum Theil ambulante Fälle sehr ernst gestalten. Es sind mir solche vorgekommen, wo erst die eintretende Darmblutung überhaupt Anlass gab, auf eine typhöse Infection zu fahnden. Einer meiner Kranken, ein 40 jähriger Mann, wurde wegen plötzlicher, heftiger blutiger Durchfälle mit der Diagnose „Duodenalgeschwür" aufgenommen. Er sollte vor Eintritt des Ereignisses ganz gesund gewesen und ungestört seiner Thätigkeit nachgegangen sein. Wenige Tage nach der Aufnahme, nachdem an Stelle der blutigen Stühle dünne, erbsensuppenartige getreten waren, ging die beim Eintritt subnormale Temperatur am Abend auf 39. Es schloss sich daran ein 8 Tage dauerndes remittirendes Fieber mittlerer Schwere mit lytischem Temperaturabfall an. Voll bestätigt wurde der Verdacht, dass es um eine typhöse Darmblutung sich gehandelt habe, aber erst, als nach 11 tägiger fieberfreier Zeit ein schweres

15 tägiges Recidiv mit Milztumor, deutlichen Roseolen und wiederum mit dünnen Stühlen eintrat.

Auch bei einem zweiten Falle meiner Beobachtung, bei dem die Blutung nach mehrtägigem, mit leichtem Fieber verbundenem unbestimmten Unwohlsein eingetreten war, erhärtete ein voll ausgebildetes Recidiv die Vermuthung ihrer typhösen Grundlage.

Fälle von Darmblutungen bei Typhus levis und abortivus werden auch von Liebermeister erwähnt, der noch gleiche Beobachtungen von Louis[1] und Vallin[2] citirt.

Nicht selten ist, wie schon aus den vorher gegebenen Krankengeschichten hervorgeht, beim Abortivtyphus diffuse Bronchitis, die ich, wenn man ihren Eintritt gleichzeitig mit den anderen Erscheinungen nachweisen und früheres Bestehen ausschliessen kann, zu den werthvollsten diagnostischen Symptomen rechne.

Pneumonische Erscheinungen sind mir beim Abortivtyphus äusserst selten vorgekommen.

Complicationen seitens anderer Organe und Nachkrankheiten sind bei den abgekürzten Typhusformen nicht minder selten.

Bezüglich der Reconvalescenz wurde schon angeführt, dass sie, der Leichtigkeit der Krankheitserscheinungen entsprechend, häufig auffallend kurz und ungestört, mit beträchtlicher Gewichtszunahme oft über das Frühere hinaus verlaufe. Den schwer einsetzenden und anfangs hoch fiebernden Fällen folgt dagegen manchmal eine recht lange Reconvalescenzzeit mit erheblicher Emaciation und sehr allmählicher Wiedererlangung des früheren Körpergewichtes.

Besonders bemerkenswerth ist es, dass geradezu häufig, vielleicht häufiger noch wie die schweren Fälle, die leichten und abortiven von Nachschüben und Recidiven gefolgt sind. Dabei sind diese sogar ganz gewöhnlich intensiver, länger dauernd und charakteristischer als der erste Anfall. Und so kommt es denn nicht selten vor, dass ein während der ersten Fieberzeit unklarer oder überhaupt nicht erkannter Fall erst durch das Recidiv mit den dabei charakteristischer auftretenden Erscheinungen, Roseolen, Milztumor u. s. w., ins richtige Licht gesetzt wird. Bei nicht wenigen Fällen ist es mit einem Recidiv nicht einmal abgemacht. Ich habe zwei, selbst drei Recidive und Nachschübe nach ganz geringfügigem erstem Anfall beobachtet.

Was die Gesammtdauer der unausgebildeten Fälle betrifft, so ist ja, wie Eingangs bereits betont, die Kürze ihr Hauptkriterium. 10—12 tägige Fieberdauer gehört schon zum Aeussersten. Oft genug be-

---

[1] l. c., Bd. 2, S. 332.
[2] Arch. gén. de méd., Nov. 1873.

trägt sie aber auch nur 3—6 Tage. Bei ungestörtem, raschem Verlauf der
Reconvalescenz sind nicht wenige Fälle nach 3 Wochen erledigt. Aber
selbst solche von nur 14 Tagen oder wenig darüber kommen vor. Auf
der anderen Seite muss man im Beginn selbst leichter Fälle bezüglich
der voraussichtlichen Dauer die Möglichkeit des einfachen protrahirten
Verlaufes oder der durch Nachschübe und Recidive bedingten Verlängerung der Reconvalescenz ins Auge fassen.

Durch Typhustoxine hervorgerufene Krankheitszustände.

Wenn auch fast alle Autoren, die sich mit den unvollkommenen,
abgekürzten Typhusformen beschäftigten, über die Bedingungen ihrer
Entstehung sich geäussert haben, so scheint doch keine der bisherigen
Theorien zu genügen. Es ist leicht gesagt, dass es hier um die Wirkung
abgeschwächter Bacillen oder um eine quantitativ geringfügige Infection
(Typhe en petite dose der Franzosen) oder um eine geringe Reactionsfähigkeit oder im Gegentheil um starke Eliminationsfähigkeit des Körpers
sich handle. Mag darin auch viel Wahres stecken, für die wirkliche Erkenntniss ist die Hypothese nur die formulirte Aufgabe. Das Weitere
muss Schritt für Schritt durch mühesame experimentelle Arbeit gewonnen
werden.

In diesem Sinne kann man aber bezüglich der Grundlage bestimmter
Krankheitsfälle noch weiter gehen und die Frage aufwerfen: Sollten nicht,
wie dies für die Thiere sicher bekannt und von Fränkel und Simmonds,
Kitasato und Wassermann, Sirotinin, Baumgarten und Anderen
experimentell dargelegt wurde, auch beim Menschen durch die Wirkung der Typhustoxine allein eigenartige Krankheitszustände
bedingt werden können? Zweifellos sind auch für ihn zu derartigen
Intoxicationen Möglichkeit und Gelegenheit ausreichend gegeben. Man
hätte damit vorzugsweise da zu rechnen, wo zufällig stark inficirte Nahrungsmittel genossen werden, in denen die vorher üppig gewucherten
Bacillen durch Erhitzen, Kochen, Braten u. dergl. abgetödtet und ihre
Toxine allein wirksam erhalten wurden. Dass der menschliche Organismus
— günstige persönliche und äussere Bedingungen vorausgesetzt — auf
die Einverleibung solcher Gifte reagirt, scheint mir nicht im Geringsten
zweifelhaft.

In der That sind mir während schwerer Typhuszeiten im Verlauf
von Haus- und Familienendemien neben charakteristischen Erkrankungen
verschiedenen Grades wiederholt Fälle vorgekommen, deren Erklärung
am ungezwungensten mit der Annahme einer ausschliesslichen Toxinwirkung auf den Organismus gegeben war.

Es handelte sich um mehr oder weniger heftige, zuweilen recht schwere Erkrankungen meist jugendlicher Individuen, Dienstboten, Köchinnen etc., von ein- bis zweimal und nicht über dreimal 24stündiger Dauer. Die Kranken klagten über heftige Kopfschmerzen und Schwindel, Ziehen im Kreuz und in den Gliedern mit starker Haut- und Muskelhyperästhesie. Sie waren unruhig, schlaflos und gegen Abend und Nachts selbst leicht benommen. Fast alle Kranken hatten von Anfang an starkes Würgen und Erbrechen. Neben gänzlicher Appetitlosigkeit, ja Ekel vor jeder Nahrungsaufnahme quälte sie brennender Durst. Die Zunge war durchweg dick belegt, zuweilen schon nach wenigen Stunden so stark, dass sie „wie gekocht" erschien.

Dabei hatten Viele heftige Durchfälle ohne die charakteristische Erbsenbreifarbe. Ganz vereinzelt wurde quälender Tenesmus mit schleimigblutigen Durchfällen beobachtet, eine Erscheinung, die mich an gewisse, bei Thieren durch Typhustoxine experimentell erzeugte Dickdarmstörungen lebhaft erinnerte. In der Mehrzahl der Fälle bestand leichter Meteorismus. Milztumor sah ich einige Male, Roseolen überhaupt nicht. Zuweilen zeigte sich schon 12—18 Stunden nach Beginn der Erkrankung mässige, stets bald wieder vorübergehende Albuminurie mit geringen Mengen hyaliner Cylinder, ohne sonstige charakteristische Formbestandtheile, und namentlich ohne Blut.

Meist waren die Fälle fieberhaft, mit wiederholtem Frösteln oder Schüttelfrost beginnend, in den Morgenstunden Temperaturen bis zu 39, Abends zuweilen bis 40 und darüber.

Todesfälle habe ich bei dieser Krankheitsform bisher nicht erlebt, wenn die Zustände auch manchmal recht bedrohlich schienen und selbst auf den Laien geradezu den Eindruck der schweren Vergiftung machten.

Der Nachlass der Erscheinungen wird nach höchstens zwei- bis dreimal 24 Stunden fast immer mit raschem, von starkem Schweiss begleitetem Temperaturabfall eingeleitet. Aber auch nach Aufhören aller übrigen Krankheitssymptome bleibt oft noch eine ungewöhnliche Abgeschlagenheit und Mattigkeit, die manchen Kranken noch länger als eine Woche ans Bett oder Zimmer fesselt.

Es bedarf wohl nur dieses Hinweises, um andere Aerzte an ähnliche Fälle eigener Erfahrung zu erinnern. Für weitere Studien wäre es gewiss lohnend, das vom Menschen gezeichnete Krankheitsbild nochmals eingehend mit der experimentellen Toxinwirkung bei Thieren zu vergleichen.

Ob und wie weit die kürzesten der im vorigen Abschnitt geschilderten unausgebildeten Fälle mit Toxinwirkung allein oder einer Verbindung derselben mit derjenigen mitigirter Culturen zusammenhängen, ob manche besonders stürmisch und kurz verlaufende abortive Fälle vielleicht im Wesentlichen als „Toxintyphen" aufzufassen sind, bleibe vorläufig dahingestellt.

Ganz interessant scheint es mir in dieser Hinsicht zu sein, dass Chantemesse[1] bei Milzpunction an Abortivtyphus Erkrankter den Milzsaft frei
von Eberth-Bacillen fand, was er freilich damit zu erklären sucht, dass
hier die Bacillen minder tief in die Gewebe eindrängen.

Die latenten Formen.

Typhus ambulatorius. Typhus afebrilis.

Man könnte den „latenten" Formen auch diejenigen Fälle zuzählen,
wo der Typhus unter heftigen, aber ungewöhnlichen Erscheinungen
beginnt und verläuft, so dass er anfangs und nicht selten dauernd verkannt wird: Nephro-, Pneumo-, Pleurotyphus, Typhus mit Meningitis oder
Psychosen einsetzend. Dieser Formen wird jedoch an anderer Stelle
passender gedacht werden.

Als latente Formen im engeren Sinne fasst man besser diejenigen zusammen, die durch Fehlen oder Geringfügigkeit des Fiebers oder so geringe
anderweitige Störungen sich auszeichnen, dass den Kranken das Bestehen
eines wichtigen Leidens überhaupt nicht recht zum Bewusstsein kommt.

Typhus ambulatorius.

Der Ausdruck „ambulatorius" ist von Griesinger eingeführt und in
Deutschland besonders gebräuchlich. In Frankreich, wo ihn einzelne
Autoren (Brouardel) geradezu abweisen, ist die meines Erachtens minder
charakteristische Bezeichnung „latent" (Louis, Chomel und Andere) allgemeiner in Anwendung.

Die Bezeichnung „ambulatorius" knüpft natürlich an das Auffälligste
im Krankheitsbilde an: die Kranken hüten nicht das Bett, sie bleiben
sogar mehr oder weniger vollständig in gewohnter Thätigkeit. Dies setzt
voraus, dass die Störungen von Anfang an und dauernd so geringfügig
sind, dass der Kranke entweder überhaupt nicht klagt oder doch aus
seinen unbestimmten Beschwerden wenig macht. Manche Patienten leiden
freilich mehr: sie empfinden, dass sie krank sind und fiebern, sie widerstehen aber der Krankheit und werden von der Umgebung darin be-
stärkt, wie es denn unter ungünstigen äusseren Umständen sogar nicht
selten vorkommt, dass sie für Simulanten oder Cumulanten erklärt werden.

Was die Kranken klagen und zeigen oder was man erst nachträglich erfährt, pflegt das Folgende zu sein: Beginn der Erkrankung meist
allmählich, unmerklich, zuweilen mit Frösteln, das auch im späteren Ver-

---

[1] Traité de méd., S. 771, und Sem. méd., Nov. 1889.

lauf sich öfter wiederholt. Die Kranken fühlen sich zunehmend matter und sind besonders am Abend abgeschlagen. Sie ermüden bei der Arbeit und schlafen bei Tage leicht ein, während sie die Nächte heiss, schwitzend, schlaflos oder durch wüste Träume beunruhigt, verbringen. Die Gesichtsfarbe wird blass, die Stimmung gedrückt, zuweilen reizbar. Meist besteht etwas belegte Zunge, fast immer Appetitlosigkeit und erhöhtes Durstgefühl. Unregelmässige Stuhlgänge mit Flatulenz wechseln mit Durchfällen oder umgekehrt mit dauernder Obstipation. Einzelne Patienten klagen über leichte anginöse Beschwerden, andere haben bronchitische Erscheinungen, halten sich für „erkältet" oder von Influenza betroffen.

Temperaturmessungen werden bei Typhus ambulans in der Privatpraxis naturgemäss überhaupt nicht oder unregelmässig vorgenommen, und da die Fälle den Spitälern seltener zugehen, so sind die einschlägigen Erfahrungen bisher recht spärlich.

Nach meinen Beobachtungen gibt es verschiedene Arten des Temperaturverlaufes: Zunächst einfaches remittirendes Fieber auf niederer Lage, so dass in den Vormittagsstunden die Norm überhaupt nicht oder nur wenig überschritten wird; ganz gewöhnlich kommen dabei nach Erregungen, Anstrengungen u. s. w. oder auch unmotivirt unregelmässige Schwankungen vor, plötzliches Ansteigen schon am Morgen oder in der Mitte des Tages.

Andere Fälle verlaufen offenbar ganz oder doch tagelang afebril. Am seltensten ist wohl ein intermittirender Fieberverlauf, wobei sogar täglich das Ansteigen der Temperatur unter Frost oder Frösteln erfolgen kann. Einige Male habe ich unter solchen Umständen beobachtet, dass dies Ansteigen nicht gegen Abend, sondern regelmässig zu einer Zeit stärkerer Beschäftigung des Patienten, also reactiv auf äussere Einwirkungen sich einstellte. So entsinne ich mich eines Specialarztes, der während eines Typhus ambulatorius nach seiner um die Mittagszeit abgehaltenen Sprechstunde regelmässig von Frösteln mit starkem Fieber befallen wurde, während er in der übrigen Zeit, so oft er auch mass, sich afebril fand. Ein anderer meiner Patienten, ein Rechtsanwalt, bekam seine Fieberanfälle Vormittags während der Gerichtssitzungen. Während der erwähnte Arzt sich für malariakrank hielt, bis ein Recidiv mit charakteristischer Curve, Durchfällen und Roseolen ihn aufklärte, war bei dem Anderen, der in der Fieberzeit einen auffallend hochgestellten, dunkelbraunrothen Urin entleerte, anfänglich paroxysmale Hämoglobinurie vermuthet worden.

Der Puls scheint in fast allen Fällen schon von Anfang an auffallend frequent, relativ frequenter als bei bettlägerigen Typhuskranken zu sein. Ob Dicrotie vorkommt, ist mir nicht bekannt. Bei nicht wenigen Patienten scheint die Herzthätigkeit dazu noch labiler als das Verhalten der Körperwärme zu sein, so dass manche direct über Anfälle von Herz-

klopfen klagten. Der oben erwähnte Arzt hatte sogar, ohne dass nachher am Herzen sich eine besondere Veränderung fand, Aussetzen seines
Pulses beobachtet und daran alle möglichen hypochondrischen Ideen
geknüpft.

Schon bei der ersten Untersuchung findet sich beim ambulatorischen
Typhus nicht selten deutlicher Milztumor. Gelegentlich weisen die
Kranken selbst durch Klagen über abnorme Empfindung in der linken
Oberbauchgegend auf ihn hin.

Auch Roseolen werden, wenn auch durchschnittlich sparsam vertreten, bei genauerer Untersuchung nicht selten gefunden. Ich habe sie
selbst bei Patienten, die mich in der Sprechstunde aufsuchten, nachweisen
können, einmal z. B. bei einer jungen Dame aus Russland, die wegen
„Chlorose mit hysterischen Beschwerden“ nach Franzensbad dirigirt
war und, selbst zweifelhaft geworden, mich auf der Durchreise con-
sultirte.

Was den Verlauf und die Dauer des Typhus ambulatorius
betrifft, so sind sie für die meisten Fälle begreiflicherweise nicht festzustellen. Zweifellos kommen aber hier zwei Hauptformen vor: Bei der
einen handelt es sich um solche von der gewöhnlichen Dauer des ausgebildeten Typhus. Hier erstreckt sich im Genesungsfalle die Krankheit
auf 4—6 Wochen. Wenn solche ausgebildete Fälle, was leider nicht
ganz selten, unerwartet, namentlich durch Blutungen und Perforationsperitonitis, letal endigen, so überraschen sie oft genug bei der Section
durch ungemein entwickelte, ausgebreitete Darmaffection und sonstige
charakteristische Organveränderungen.

Die andere Kategorie von Fällen nähert sich mehr dem Verhalten
der unausgebildeten, leichten Formen und hätte fast ebenso gut im vorigen
Capitel besprochen werden können. Bei ihrer Kürze und dem Umstande,
dass die geringfügigen Störungen die Patienten in ihrer Thätigkeit kaum
hindern, werden sie sicher vielfach verkannt, ganz besonders da, wo sie
vereinzelt und ohne deutlichen Zusammenhang mit ausgebildeten Typhen
vorkommen. Gar manche „Erkältungsfieber, Anginen, acute Magen- und
Darmkatarrhe“ oder „Influenza“ mögen dahin gehören. Andere ambula-
torische Fälle werden, ganz wie dies vom Typhus levis erwähnt wurde,
nachdem tagelang nur geringfügige Beschwerden bestanden haben, erst
erkannt, wenn ein Nachschub oder Recidiv mit Roseolen, Milztumor und
charakteristischen Darmerscheinungen eintritt.

Ausdrücklich muss aber hier betont werden, dass selbst die scheinbar
leichten, kurz dauernden ambulatorischen Fälle, wenn auch selten, wie
es scheint, durch Darmblutung und Peritonitis sich zu erkennen geben
und tödtlich verlaufen können.

Bezüglich des Alters und Geschlechts glaube ich behaupten zu dürfen, dass bei Erwachsenen häufiger als bei Kindern der Typhus ambulatorisch verläuft. Unter den Ersteren sind nach meiner Erfahrung die jugendlichen und die älteren Individuen ziemlich gleich disponirt. Ich habe selbst schwächliche, ältere Individuen mit Typhus ambulatorius beobachtet.

Was das Geschlecht betrifft, so sind die Männer entschieden mehr wie die Frauen betheiligt. Sie sind widerstandsfähiger, weniger empfindlich und helfen in der niederen Classe sich oft durch Alkohol über Beschwerden weg, die Andere zum Liegen gebracht hätten.

Manche Personen mit Typhus ambulatorius leisten geradezu Erstaunliches: Ein Handwerksgeselle, der wohl schon 14 Tage bis 3 Wochen krank war, hatte seine Wanderschaft ununterbrochen täglich fortgesetzt und noch am Tage der Aufnahme ins Krankenhaus, deren letzter Anlass eine leichte unterwegs eingetretene Darmblutung war, einen Marsch von 4 Stunden gemacht. Bei der Ankunft konnten wir Milztumor, leichten Meteorismus und reichlich Roseolen feststellen.

Ein anderer meiner Patienten, ein 42jähriger Steuermann, war, obgleich er schon tagelang von Appetitlosigkeit, Durchfällen, zeitweiligen Kopfschmerzen und Schwindel befallen gewesen war, während der ganzen Reise von New-York nach Hamburg unausgesetzt im Dienst geblieben; ja er hatte während der letzten stürmischen Tage im Canal seinen Posten kaum verlassen. Am Tage nach der Ankunft in Hamburg machten plötzliche Erscheinungen von umschriebener Peritonitis seinen Eintritt ins Krankenhaus nothwendig. Er wurde mässig fiebernd aufgenommen, ohne andere als die örtlichen Veränderungen. Erst nach Abheilung der peritonitischen Erscheinungen, 12 Tage nach der Aufnahme, erfolgte ein sehr ausgesprochener, 14 Tage dauernder Nachschub mit hohem Fieber, Milztumor und Roseolen, der unseren Argwohn, es könne sich um Typhus ambulatorius gehandelt haben, zur Gewissheit erhob.

Typhus afebrilis.

Wenn man auch bei fortschreitender Erkenntniss des Wesens und der Aeusserungen des Typhus manche früher für pathognomonisch gehaltene Erscheinung preisgab, so hielt man doch — und dies war noch die Meinung von Griesinger und Wunderlich — daran fest, dass ohne Fieber kein Typhus denkbar sei.

Die moderne Auffassung der Infectionskrankheiten musste aber von selbst zu der Annahme führen, dass auch der Typhus ebensogut ganz oder fast ohne Fieber verlaufen könne wie andere Infectionskrankheiten, z. B. Scharlach, Masern und Variola.

Jedem beschäftigten Arzte — noch häufiger dem Familien- wie dem Hospitalarzt — ist es erinnerlich, dass während endemischen Bestehens des Typhus unter demselben Dach und bei gleichen allgemeinen Verhältnissen neben wohlcharakterisirten Fällen der Krankheit Zustände vorkommen, wo die Befallenen sich längere Zeit auffallend matt und elend fühlen, an Kopfschmerz und Schwindel, Unregelmässigkeiten des Stuhles, Durchfällen oder hartnäckiger Obstipation mit Flatulenz, leiden, ohne zu fiebern das Bett und Zimmer hüten und nur langsam sich erholen.

Bei einzelnen dieser Patienten ergibt die Untersuchung während der ganzen Krankheitsdauer keine besondere Organveränderung. Gewichtsabnahmen aber von 3—4 kg in 14 Tagen deuten nachdrücklich an, dass hier ernste Vorgänge sich abgespielt haben. Man kann sich des Eindruckes nicht erwehren, dass der im Verhältniss zum negativen Befund so sehr heruntergekommene Patient unter dem Einfluss eines infectiösen Processes gestanden hat, dessen Wesen in Anbetracht des Zusammenfallens mit ausgesprochenen Typhuserkrankungen wenig zweifelhaft sein kann.

Bei anderen Fällen ist man auf die Diagnose per exclusionem nicht allein angewiesen. Es finden sich vielmehr bronchitische Erscheinungen, Meteorismus, charakteristische Durchfälle, vereinzelt Roseolen und, was nicht selten und besonders wichtig, frische Milztumoren.

Wie häufig solche afebrile Fälle sind, ist bei der Unsicherheit und Variabilität ihrer Erscheinungen natürlich schwer zu sagen. Wahrscheinlich ist ihre Häufigkeit während verschiedener Epidemien verschieden. Ob bestimmtes Alter oder Geschlecht besonders dazu disponiren, ist mir aus eigener Erfahrung nicht bekannt und auch von anderer Seite meines Wissens bisher nicht erörtert worden.

Die Abgrenzung der fraglichen Fälle gegen äusserlich ähnliche, fieberlose Krankheitszustände, namentlich einfache Magen- und Darmkatarrhe, wird, so weit sich heute übersehen lässt, durch die Gruber-Widal'sche Reaction in Zukunft sicherer als bisher möglich sein. Vielleicht wird auch die bakteriologische Untersuchung des Urins und der Stuhlgänge weiter führen, wenn die augenblicklich noch hemmenden technischen Schwierigkeiten überwunden sein werden.

Es würde natürlich gekünstelt sein, die afebrilen Typhusfälle als eine streng gesonderte Gruppe hinzustellen. Sie gehen in diejenigen Formen allmählich über, bei denen während längeren afebrilen Verlaufes nur vorübergehend oder tagelang mässige Steigerungen der Körperwärme vorkommen. Gewiss liefert auch der Typhus afebrilis sein Contingent zur ambulatorischen Form.

Zahlenmässige Angaben über die fieberlose Verlaufsform kann ich selbst, obgleich ich nicht wenig hierher Gehöriges sah, nicht machen. Sehr werthvolle Mittheilungen liegen dagegen von Liebermeister[1] vor, der, in diagnostischer Ueber-

---

[1] l. c., 3. Aufl., S. 174 u. 175.

19*

einstimmung mit den Baseler praktischen Aerzten, viele Fälle von Typhus afebrilis beobachtete. Er notirte 1869 „neben 206 Fällen von mehr oder weniger ausgebildetem Typhus 29 Fälle von febrilem und 139 Fälle von afebrilem Abdominalkatarrh", 1870 26 Fälle von febrilem und 111 Fälle von afebrilem Abdominalkatarrh neben 161 ausgesprochenen Typhen.

Interessant in der fraglichen Richtung ist auch noch Liebermeister's Angabe, dass in Basel bei Individuen, die an anderartigen Krankheitszuständen starben oder Unglücksfällen erlagen, während jener Zeit häufiger der unerwartete Sectionsbefund einer leichten Schwellung der Peyer'schen Drüsenhaufen erhoben wurde.

Einen durch Vorliegen des Sectionsergebnisses instructiven Fall von Typhus afebrilis eigener Beobachtung möchte ich hier anschliessen. Er betraf einen 18jährigen Arbeiter, der 14 Tage lang wegen „Darmkatarrhs" im Krankenhaus gelegen hatte und bei täglich dreimaliger Messung völlig fieberfrei gefunden worden war, mit Ausnahme eines Abends, wo er nach aufregendem Besuch 38·2 hatte. Auch besondere örtliche Erscheinungen bot er nicht. Er war nur auffällig matt, ganz appetitlos, niedergeschlagen und scheute sich, das Bett zu verlassen. Am 15. Krankheitstage traten ganz unmotivirt, ohne Erhöhung der Körperwärme, Erscheinungen von geistiger Störung mit Hallucinationen und Angstvorstellungen ein. In einem unbewachten Augenblicke stürzte sich der Kranke aus dem Fenster und verschied unmittelbar darauf an einer Fractur der Schädelbasis. Die Section ergab einen frischen, mittelgrossen Milztumor, Hyperämie und derbe, markige Schwellung der Peyer'schen Haufen im unteren Theile des Ileums bis dicht an die Klappe heran, und auf einem derselben bereits einen zehnpfennigstückgrossen, noch festsitzenden centralen Schorf. Die Beobachtung stammt aus der Zeit vor der Entdeckung des Typhusbacillus, dürfte aber trotzdem als diagnostisch gesichert zu betrachten sein.

So wie ein Theil der afebrilen Fälle seinem uncharakteristischen und leichten Verlaufe gemäss sich dem Typhus levis und levissimus anschliesst, so gehören andere, zum Glück die grosse Minderzahl, den schwer, selbst letal verlaufenden Formen an. Es ist das besondere Verdienst von Strube[1] und Fräntzel[2], hierauf nachdrücklich hingewiesen zu haben. Meine eigenen Erfahrungen decken sich mit denen dieser Forscher. Ich kann bestätigen, dass man namentlich bei älteren decrepiden oder durch Ueberanstrengungen, Alkoholismus oder chronische Krankheiten heruntergekommenen Individuen schwere, tödtliche Typhen afebril, ja selbst mit abnorm niedrigen Temperaturen verlaufen sieht.

---

[1] Berliner klin. Wochenschr. 1871, Nr. 30.
[2] Zeitschr. f. klin. Medicin, Bd. 2.

Schwere und mittlere Fälle mit besonderen Verlaufsweisen und Erscheinungen.

Hier soll das Wesentlichste über diejenigen Typhusfälle gesagt werden, die sich durch Eigenart des Verlaufes im Ganzen oder durch starkes Vorwiegen von Störungen seitens bestimmter Systeme oder Einzelorgane von der gewöhnlichen Erscheinungsweise der Krankheit abheben.

Die Literatur verschiedener Zeiten und Länder zeigt in dieser Beziehung die bunteste Verschiedenheit. — Während man in älterer Zeit dem so wechselvollen allgemeinen Bilde des Typhus besonderen Werth beimass und darnach, wie uns heute bedünken will, allzu schematisch die Krankheit in eine Menge von verschiedenen Formen zerlegte, fasst die neuere Zeit mehr das bestimmende Vorwiegen einzelner Organveränderungen ins Auge, und so ist denn namentlich die französische Literatur reich an hiernach aufgestellten Formen.

Die Formen mit eigenartigem allgemeinem Charakter.

Sie können heute auf verhältnissmässig kleinem Raume erledigt werden. Es lohnt nicht mehr, alle die Bezeichnungen zu wiederholen, die im Laufe der Zeit entstanden und gebräuchlich waren.

Wir haben früher schon des sogenannten gastrischen und des Schleimfiebers (Forme muceuse der Franzosen) gedacht und dargelegt, dass man nach Griesinger's Vorgang diese Namen heute am besten ganz bei Seite lässt, um an ihrer Stelle von leichterem und mittelschwerem Typhus zu sprechen.

Nicht viel mehr ist mit den Bezeichnungen gastrisch-bilieuses oder bilieuses Fieber anzufangen, die man früher häufig als die dritte Art der „abdominalen Formen" aufzustellen sich bemüssigt sah.

Man fasste unter jenen Bezeichnungen die Typhen zusammen, wo bei im Ganzen mittelschwerem oder schwerem Verlauf vom Beginn an gastrische Beschwerden, bitterer Geschmack mit dick belegter Zunge, hartnäckiges Würgen und Erbrechen galliger Flüssigkeit mit lebhaften Schmerzen im Epigastrium sich in den Vordergrund drängten. Einzelne Autoren erwähnten dabei noch des öfteren Hinzutretens von Icterus. Gerade diese Fälle sind bei der bekanntlich grossen Seltenheit von Gelbsucht beim Abdominaltyphus mit besonderer Vorsicht aufzufassen. Zum nicht geringen Theil beziehen sie sich überhaupt nicht auf Infection mit Bacillus Eberth, gehören vielmehr ätiologisch anderartigen Krankheitszuständen an, unter denen septische Processe und Morbus Weylii wohl die Hauptrolle spielen.

Besonders viel ist in älteren Schriften von der Febris nervosa versatilis und der Febris nervosa stupida die Rede.

Sie waren lange als besondere Formen unbestritten. In der That begegnet man auch den fraglichen Symptomencomplexen nicht selten in einem Grade der Ausbildung, dass die Namen als kurz und treffend für sie wohl beibehalten werden können. Man übersehe dabei nur nicht, dass es sich hier nicht um wesentliche, sondern um äusserliche, grossentheils individuelle Verschiedenheiten handelt, und dass dazu in praxi die mannigfaltigsten Misch- und Uebergangsformen darthun, welch' geringen Werth ihre strenge systematische Trennung haben würde.

Als Febris nervosa versatilis bezeichnet man die Verlaufsweisen, wo während des Höhestadiums der Krankheit, zuweilen auch während der ganzen fieberhaften Zeit nervöse Reizerscheinungen vorwalten: grosse Unruhe mit starker motorischer und sensibler Reizbarkeit, schon früh auftretende, bis in den Tag hinein sich fortsetzende Delirien mit lebhaften, meist beängstigenden Traumvorstellungen und Hallucinationen, selbst Schreien und Toben, dabei beständige Tendenz, aus dem Bette zu gehen, und mitunter Fluchtversuche. Zittern, Flockenlesen und Sehnenhüpfen, bei Kindern und reizbaren Erwachsenen selbst Krämpfe vervollständigen das für die Umgebung höchst beängstigende Bild.

Im Gegensatze dazu rechtfertigen die als Febris nervosa stupida bezeichneten Fälle ihren Namen durch den vorwiegend depressiven Charakter des Verlaufes und der Einzelerscheinungen.

Von vornherein oder doch während des Fastigiums zeigen sich hier die Kranken körperlich und geistig stark herabgesetzt, stumpf, regungs- und willenlos. Schlaflos mit offenen oder halb offenen Augen halten sie im Bett die schlaffe Rückenlage ein, mit beständiger Neigung, herabzurutschen. Ohne völlig unbesinnlich zu sein, ja oft nur leicht benommen, kümmern sie sich weder um Personen noch Vorgänge ihrer nächsten Umgebung. Sie verlangen weder Nahrung noch Getränke, schlucken sogar Dargebotenes schlecht und träge oder lassen es aus dem Munde wieder auslaufen. Nicht selten, besonders bei weiblichen, jugendlichen, nervös belasteten Individuen, steigert sich der Zustand der Stumpfheit bis zu Erscheinungen von Katalepsie. Ich habe mehr als einmal bei Individuen, die von der Umgebung für völlig unbesinnlich gehalten wurden, bei denen man sogar an Complication des Typhus mit Meningitis gedacht hatte, kataleptische Starre mit Flexibilitas cerea nachweisen können.

Die eben skizzirte Febris nervosa stupida deckt sich annähernd mit dem, was die Franzosen und Engländer als adynamische Form des Typhus bezeichnen, während für die als Febris nervosa versatilis bezeichneten Fälle die Ausdrücke ataxischer oder auch wohl irritativer Typhus dort gebräuchlich sind.

Schon vorher wurde erwähnt, wie diese Formen ineinander übergehen können und zu wie verschiedenartigen Krankheitsbildern dies zu
führen vermag. Die französische Literatur bringt dies mit ihrer „Forme
ataxo-adynamique" zum Ausdruck, bei der die Erscheinungen der Excitation und Depression in mannigfaltigster Verknüpfung gleichzeitig bestehen oder aufeinander folgen.

Der Forme ataxo-adynamique steht noch die als hyperpyretische Form bezeichnete Verlaufsweise nahe, die sich dadurch aus-
zeichnet, dass nach relativ kurzem, stürmischem Verlauf der Krankheit
mit Depressions- und Reizerscheinungen nebeneinander das schon vom
Beginn an beträchtliche Fieber rasch zu excessiver Höhe ansteigt, auf der
dann die meisten Patienten erliegen. Besonders stürmisch verlaufende Fälle
dieser Art nähern sich wieder dem Bilde der früher besprochenen foudroyanten Form.

Recht unklar ist das, was ältere hervorragende Aerzte (Murchison,
Trousseau) als die entzündliche Form bezeichnen. Sie scheinen damit
weniger eine besondere Art des Gesammtverlaufes als vielmehr diejenigen
Typhusfälle charakterisiren zu wollen, die besonders im Beginn mit hef-
tigem Fieber, gespanntem, vollem, ungewöhnlich frequentem Puls, heisser,
trockener Haut, hochgeröthetem, gedunsenem Gesicht mit Injection der
Conjunctiven, brennendem Durst und grosser Dürre der Mundhöhle,
Zunge und Lippen einhergehen.

Während die Besprechung der eben angeführten Formen mehr der
Wahrung des Verständnisses zwischen sonst und heute galt, möge nun
einer Verlaufsweise gedacht werden, die mit Recht auch jetzt noch eine
gesonderte Stellung einnimmt.

Es ist der sogenannte **hämorrhagische Typhus** (fièvre putride
hémorrhagique, Trousseau), jene Form, die sich so auffällig und beängstigend durch Blutungen aus allen möglichen Körpertheilen äussert.
In einzelnen seltenen Fällen bildet sie eine Art des Ausganges der
foudroyanten Form, während sie sonst auf der Höhe oder selbst in
späterem Stadium anfangs normal oder gar protrahirt verlaufender Fälle
der Krankheit ihren Stempel aufdrückt (Wagner[1], Gerhardt[2]). Ja selbst
im Recidiv kann diese gefährliche Verlaufsweise zur Beobachtung
kommen, was meines Wissens zuerst Gerhardt hervorhob und ich aus
eigener Erfahrung bestätigen kann.

Die ersten Blutungen scheinen meist aus der Nase zu erfolgen. Unmittelbar darauf, zuweilen gleichzeitig kommen solche aus dem missfarbenen, aufgelockerten Zahnfleisch. Dann treten auf der Haut des Rumpfes

---

[1] Deutsches Archiv f. klin. Medicin, Bd. 32 u. 37.
[2] Zeitschr. f. klin. Medicin, Bd. 10.

und der Extremitäten Petechien zwischen den Roseolen auf, während diese selbst zuweilen überhaupt nicht oder nur theilweise hämorrhagisch werden. Bei besonders bösartigen Fällen verbinden sich damit ausgedehnte, tiefgehende Blutergüsse ins Unterhautzellgewebe, selbst unter die Kopfschwarte (E. Wagner). Nicht wenige Kranke werden dazu von meningealen und Gehirnblutungen befallen. Häufiger noch, ja in der überwiegenden Mehrzahl aller Fälle treten Darmblutungen ein, theilweise so reichlich und rasch aufeinander folgend, dass man hierin die directe Todesursache zu suchen hat. In einem Falle, der schon am sechsten Tage während einer abundanten Darmblutung tödtlich endete, fand ich als anatomische Grundlage derselben die Peyer'schen Haufen des unteren Ileumabschnittes enorm aufgelockert, brüchig und schwarzroth hämorrhagisch durchtränkt.

Nicht ganz so gewöhnlich wie die angeführten Blutungen sind solche aus den Harnwegen und Genitalien. Schwangere, die von der hämorrhagischen Form befallen werden, abortiren regelmässig und gehen dann an unstillbaren Uterusblutungen zu Grunde. Am wenigsten constant scheint Hämoptoe bei der hämorrhagischen Form zu sein, die dann entweder auf Infarctbildung oder einfach auf Blutung aus der Bronchial-, Tracheal- und Kehlkopfschleimhaut zurückzuführen ist.

Im weiteren Verlaufe können sich zu den Blutungen noch brandige Processe gesellen: geschwüriger Zerfall des Zahnfleisches und anderer Stellen der Mundschleimhaut, Lungengangrän, meist wohl im Anschluss an Infarct, und pseudodiphtheritische Veränderungen der Uterus- und Blasenschleimhaut.

Ueber die Natur und Entstehungsweise dieser überaus bösartigen, zum Glück seltenen Verlaufsform ist bis jetzt nichts bekannt. Wenn die Jüngeren die „Dissolutio sanguinis" der Alten belächeln, so mögen sie sich erinnern, dass sie bisher nichts Besseres an ihre Stelle zu setzen wussten. Wir sind heute noch ohne jede Kenntniss, ob ein bestimmtes Verhalten und Wirken des Typhusbacillus oder gewisse Zustände des Körpers oder Complicationen hier die Hauptrolle spielen. Die älteren Autoren (Trousseau) wollten bei den fraglichen Fällen eine besondere Veränderung des Blutes, auffallend dunkle Farbe und mangelnde Gerinnungsfähigkeit, festgestellt haben. Ich selbst vermochte bei der Untersuchung eines Falles im Leben weder diese äusseren Eigenthümlichkeiten, noch wesentliche histologische Veränderungen des Blutes nachzuweisen. Es sei namentlich noch betont, dass weder in einem meiner Fälle, noch, so weit ich sehe, in der Literatur Hämoglobinämie mit Hämoglobinurie gesehen worden ist.

Eine sorgfältige Untersuchung der Blutgefässe, namentlich der Capillaren, die vielleicht noch mehr als das Blut selbst in Betracht kommen dürften, steht noch aus.

Was die allgemeinen ätiologischen Verhältnisse der fraglichen Fälle betrifft, so scheinen das Kindesalter, sowie die jugendlichen und die Blüthejahre entschieden mehr als die spätere Lebenszeit betheiligt zu sein. Von sechs Fällen meiner eigenen Beobachtung betrafen drei das kindliche Alter. Der älteste meiner Kranken zählte 36 Jahre. Auch Wagner und Gerhardt betonen die Prädisposition der Kinder.

Constitution und Lebensweise spielen augenscheinlich nicht die Rolle, die man ihnen a priori zuweisen möchte. Gerhardt und Griesinger rechnen scorbutische Zustände, mangelhafte Nahrung und Leben in überfüllten Räumen zu den Hilfsursachen. Bei meinen Fällen war nichts derart festzustellen. Von grosser Bedeutung scheint mir dagegen der Alkoholmissbrauch zu sein. Von meinen drei erwachsenen Patienten waren zwei notorische Säufer.

Bezüglich der absoluten Häufigkeit der hämorrhagischen Form sei nochmals erwähnt, dass ich selbst überhaupt nur sechs ausgesprochene Fälle gesehen habe. Liebermeister zählte unter 1900 Typhen der Baseler Epidemie drei, Weil hatte einen unter 150.

Unausgebildete, leichtere hämorrhagische Fälle scheinen dagegen nicht ganz selten zu sein. So sieht man bei Personen, die nach langdauernden schweren Typhen sehr heruntergekommen sind, oder bei besonderen Constitutionen, namentlich abnorm fettleibigen Individuen, Kindern und Frauen, und vor Allem bei Biertrinkern in der späteren Zeit der Krankheit nicht selten eine auffallende Neigung zu Blutungen aus der Nase, dem Zahnfleisch, den Mundwinkeln und Lippenschrunden. Solche Individuen neigen auch auf leichteste traumatische Einwirkungen hin, Anfassen beim Umbetten, Druck von Kleidungsstücken oder der Unterlage zu ausgedehnten Blutungen in die Haut, das Unterhautzellgewebe und selbst die Musculatur.

Die Prognose der ausgebildeten hämorrhagischen Form scheint im Allgemeinen um so übler zu sein, je früher und ausgedehnter die Blutungen auftreten. Meine sechs Fälle endeten alle tödtlich. Wagner verlor nur zwei Drittel seiner Kranken.

Die Prognose der unausgebildeten Fälle fällt mit derjenigen des übrigen Zustandes zusammen. —

Typhusverlauf mit vorherrschenden Erscheinungen seitens einzelner Organe oder Systeme.

Der meisten hier zu besprechenden Formen wurde schon früher gelegentlich der Analyse der einzelnen Erscheinungen gedacht. Es wird aber nützlich sein, namentlich im Hinblick auf die Diagnostik, hier nochmals die betreffenden Krankheitsbilder übersichtlich zusammenzustellen und im Einzelnen zu vervollständigen.

Verlaufsweisen mit vorwiegenden Störungen seitens des Centralnervensystems. Man kann cerebrale, spinale und cerebrospinale Formen unterscheiden. Sie wurden früher schon eingehend besprochen, so dass hier ein nochmaliger Hinweis auf die Fälle genügt, die mit schweren cerebrospinalen Erscheinungen einsetzen und selbst unter Vorherrschen derselben verlaufen (Meningotyphus), sowie auf diejenigen, bei denen schwere Rückenmarkserscheinungen in Form der acuten Làndry'schen aufsteigenden Paralyse das Typhusbild bis zur völligen Unkenntlichkeit verwischen (Leudet, Curschmann).

Unter den sogenannten cerebralen Formen sei nur derjenigen wiederholt gedacht, die sich sehr früh mit schweren geistigen Störungen verbinden. Die grössten diagnostischen Schwierigkeiten können die freilich sehr seltenen Fälle bereiten, wo die typhöse Erkrankung direct mit den Erscheinungen einer Psychose einsetzt und die charakteristischen Zeichen der Grundkrankheit, Roseola, Milztumor und Durchfälle, um Tage, ja eine Woche später sich einstellen. Es ist Geschmacksache, solche Fälle mit dem Namen cerebraler Typhus auszuzeichnen.

Unter den **Störungen der Athmungsorgane,** die dem Typhusverlauf zuweilen einen ungewöhnlichen Charakter verleihen, spielen die des Kehlkopfes, der Lungen und des Rippenfelles die Hauptrolle.

Am seltensten und wenigsten hervortretend sind unter ihnen die Larynxaffectionen. Fälle, wo durch sehr frühes Eintreten und ungemeine Entwicklung der typhösen Kehlkopfveränderungen das ganze Krankheitsbild beherrscht wird, sind äusserst selten und der Ausdruck Laryngotyphus gekünstelt und überflüssig.

Viel bedeutsamer sind die als **Pneumo-** und **Pleurotyphus** bezeichneten Formen.

Für die Berechtigung der Bezeichnung Pneumotyphus haben Gerhardt, Potain, Lépine, E. Wagner und neuerdings Eggert[1] genügende Belege beigebracht. Es handelt sich hierbei um Typhusfälle, deren erste Tage schon von den Erscheinungen der Pneumonie eingenommen werden, so dass die erste Woche entweder ganz unter dem Bilde der Lungenentzündung verläuft oder zusammen mit anderen ihr fremden, aber zunächst noch unbestimmten Erscheinungen. Solche Fälle können, wie früher schon hervorgehoben, anfangs völlig verkannt und erst Ende der ersten oder gar zu Beginn der zweiten Krankheitswoche, wo die pneumonischen Erscheinungen zurücktreten und die für den Typhus charak-

---

[1] Dissert. Erlangen 1888.

teristischen sich klarer entwickeln, richtig gedeutet werden. Zweifellos ist die Mehrzahl solcher Fälle als die Aeusserung von Mischinfectionen zu ungewöhnlicher Zeit zu betrachten. Unter ihnen ist die mit dem Fränkel-Weichselbaum'schen Diplococcus wohl die relativ häufigste. Die Fälle pflegen ganz wie die genuine fibrinöse Pneumonie mit Schüttelfrost und darauf folgendem brüskem Temperaturanstieg zu beginnen und von rascher Ausbildung derber, lobärer, meist einseitiger Lungeninfiltrationen gefolgt zu sein, oft mit zweifellosem Sputum croceum.

Es ist aber heute wohl sichergestellt, dass auch der Typhusbacillus an sich zuerst und vorzugsweise entzündliche Veränderungen der Lungen hervorrufen kann (Lépine, Chantemesse und Widal), und diese Fälle würden, wie früher bereits hervorgehoben, als Pneumotyphen im strictesten Sinne aufzufassen sein. Sie scheinen sich durch häufigeres Fehlen des initialen Schüttelfrostes, minder rasches Ansteigen der Temperaturcurve, mehr schlaffe Infiltrationen mit verzögerter Rückbildung und Fehlen des charakteristischen Sputum croceum auszuzeichnen.

Von manchen Seiten wird behauptet, dass in solchen Fällen die Darmerscheinungen häufig nur wenig oder gar nicht ausgesprochen wären und die Entwicklung von Roseolen überhaupt vermisst würde. Unsere Erfahrungen auf fraglichem Gebiet scheinen mir noch viel zu gering, um solche allgemeine Behauptungen zu rechtfertigen.

Als Beispiel eines Pneumotyphus führe ich den Fall eines 28jährigen jungen Mannes an, der unter Frösteln und staffelförmigem Temperaturanstieg an einer schlaffen Infiltration des linken Unterlappens erkrankte und dabei nur eine auffällig trockene Zunge, palpabeln Milztumor und geringen Meteorismus ohne Durchfälle und Roseolen aufwies. Am Ende der dritten Krankheitswoche, nach 14tägigem Bestand der pneumonischen Verdichtung, war er fieberfrei. 16 Tage später entwickelten sich bei ihm die Erscheinungen eines Typhusrecidivs mit sehr charakteristischem dreiwöchentlichen Fieberverlauf, Wiederanschwellen der Milz, reichlichen häufigen Erbsensuppenstühlen und einem stark ausgebildeten Roseolaexanthem am Rumpf und den oberen Partien der Extremitäten.

Der Verlauf der Pneumotyphen scheint im Allgemeinen nicht so schlimm zu sein, wie man a priori erwarten sollte. Schon Gerhardt hat dies betont.

Ich sah in einem, bakteriologisch nicht untersuchten, Falle den Tod durch Lungengangrän eintreten; bei einem anderen auf den Diplococcus Fränkel-Weichselbaum zurückzuführenden kam es zur Empyembildung mit Ausgang in Heilung.

So selten auch die als Pneumotyphus zu bezeichnende Verlaufsweise der Krankheit ist, wenn man einen strengen Massstab anlegt, so scheint sie doch zu manchen Zeiten und während einzelner Epidemien häufiger zu erscheinen (Gerhardt, E. Wagner). Ich selbst habe zweimal in Berlin und einmal in Hamburg Pneumotyphus zu einer Zeit gesehen, wo genuine, fibrinöse Pneumonie grassirte.

Pleurotyphus. Ebenso wie Pneumonie im Verlaufe des Typhus ungleich viel häufiger ist als Pleuritis, so scheint auch der Symptomencomplex, den man als Pleurotyphus bezeichnen könnte, noch viel seltener zu sein als der sogenannte Pneumotyphus. Immerhin werden sich erfahrene Aerzte an Fälle erinnern, wo meist unter Frösteln und darauffolgender mehr oder weniger hoher Febris continua remittens sich die Zeichen einer Pleuritis entwickelten, die man zunächst für eine selbstständige sogenannte rheumatische oder ätiologisch anderweitig begründete hielt, bis Kopfschmerz, zunehmende Benommenheit, Milztumor, Durchfälle und Meteorismus, sowie Roseolen das Bestehen eines in so eigenartiger, seltener Weise in die Erscheinung getretenen Unterleibstyphus sicherstellen.

Ich habe selbst viermal derartige Fälle beobachtet. Bei dreien kam es zu rasch steigenden grossen Exsudaten, von denen zwei rein serös waren, während das dritte sich als serös-hämorrhagisch erwies. Der vierte Fall verlief ohne Exsudation. Den letzteren und einen exsudativen Fall möchte ich hier skizziren.

Ein 31 jähriger Assessor, den ich im Jahre 1886 während der Hamburger Typhusepidemie sah, war, nachdem er bis dahin völlig wohl gewesen, während der Sitzung unter Frösteln von heftigen Stichen in der rechten Seite befallen worden. Als ich zwei Tage darauf den Kranken untersuchte, bot er neben den Erscheinungen geringer diffuser Bronchitis über dem rechten unteren Lungenlappen ausgedehntes pleuritisches Reiben. Auffallend war trotz mässiger Temperatursteigerung eine gewisse Benommenheit, Trockenheit der Zunge und ein grosser, palpabler Milztumor. Nach weiteren fünf Tagen (7. Krankheitstag) kamen auf Bauch, Brust und Rücken deutliche Roseolen zum Vorschein. Zusammen mit dem Temperaturverlauf und den übrigen Erscheinungen war nun kein Zweifel mehr, dass man es mit einem Typhus zu thun hatte, dessen erste auffällige Erscheinungen an der Pleura sich abgespielt hatten.

Der Verlauf war günstig. Patient war nach vier Wochen fieberfrei und erholte sich rasch und vollständig. Das pleuritische Reiben hatte bis zum achten Krankheitstage gedauert. Zeichen einer Verwachsung der betroffenen Rippenfellpartien fehlten bei einer ein halbes Jahr später vorgenommenen Untersuchung.

Der andere Fall betraf einen 27 jährigen Kaufmann, der, am fünften Krankheitstage in die Klinik aufgenommen, als erste Erscheinungen seiner Krankheit Husten mit Seitenstechen und Athembeschwerden angab. Bei der Aufnahme liess sich ein grosses rechtsseitiges pleuritisches, serös-hämorrhagisches Exsudat feststellen. Die linke Lunge war bis auf vereinzelte bronchitische Geräusche frei. Kein Milztumor, kein Meteorismus, keine Roseola. Auffallend war nur der für eine einfache seröse Pleuritis ungewöhnliche Temperaturverlauf: eine mittelhohe Febris continua mit nur geringen Tagesschwankungen.

Am achten Tage erfolgten zuerst charakteristische Erbsensuppenstühle. Zugleich liess sich nun ein Milztumor nachweisen, während Roseolen weder jetzt noch während des späteren Krankheitsverlaufes zur Entwicklung kamen. Gesichert wurde unsere Vermuthung, es möge sich um einen „Pleurotyphus" handeln, durch den positiven Ausfall der Gruber-Widal'schen Agglutination. Der Fall ging, nach sehr protrahirtem Verlauf, in Genesung aus. Das Exsudat, das am 28. Tage durch Thoracocentese entleert werden musste, sammelte sich darnach nicht wieder an.

Meine eigenen Fälle sind leider nicht bakteriologisch untersucht. Es ist aber heute schon sicher, dass der Typhusbacillus an sich Pleuritis machen kann[1]. Solche Fälle würden dann die strengsten Bedingungen erfüllen, die man an die Aufstellung des Pleurotyphus als besonderer Verlaufsform knüpfen kann.

Auch des sogenannten **Nephrotyphus** wurde (S. 179 und 180) bereits gedacht. Dort wurde schon erwähnt, dass seine ihm von Gubler und Robin zugewiesene scharfe Sonderstellung und besonders die schematische Auffassung Amat's bei nüchterner Beobachtung sich als unhaltbar erweist.

Immerhin kann man für einzelne Fälle den ihre Verlaufsbesonderheit kurz und gut bezeichnenden Namen Nephrotyphus gebrauchen. Er wird da gestattet sein, wo — ganz wie dies für den Pneumo- und Pleurotyphus bereits festgestellt wurde — der Beginn, sowie die erste, ja zweite Woche des Typhus von dem Bilde der schweren acuten hämorrhagischen Nephritis beherrscht werden. Die Fälle aber noch weiter so zuzuschneiden, dass hier in der That auch klinisch und besonders anatomisch die gewöhnlichen typhösen Organveränderungen erheblich zurückträten, ja theilweise ganz fehlten, scheint mir ungerechtfertigt. Ich habe „Nephrotyphen" gesehen, wo Ende der ersten, beziehungsweise im Beginn der zweiten Woche häufige charakteristische Durchfälle neben zahlreichen Roseolen und Milztumor sich einstellten, und entsinne mich eines anderen Falles, der zwar im Leben frei von Darmerscheinungen schien, bei der Section aber sehr reichliche Infiltration der Peyer'schen Plaques im unteren Drittel des Ileum bis zur Ileocoecalklappe bot. Auch die Behauptung, dass die fraglichen Fälle fast immer letal verliefen, ist nicht zutreffend und wohl auf ein zu geringes Material begründet.

Schon S. 282 habe ich einen abortiv verlaufenen Typhus geschildert, der ganz das Bild eines Nephrotyphus bot. Noch einen zweiten hierher gehörigen Fall sah ich vor Kurzem.

Ein 26 jähriger Kaufmann, in dessen Familie kurz vorher drei mittelschwere, wohl ausgeprägte Typhusfälle vorgekommen waren, erkrankte unter Frösteln mit darauffolgendem staffelförmigem Fieberansteigen. Schon vom zweiten Tage an

---

[1] Vergl. die betreffende französische Literatur S. 239. Ausserdem die Arbeiten von Netter, Bull. de la soc. méd. de Paris 1890, 16 Mai. — Loriga und Pensuti, Riform. med. 1890, No. 206. — Weintraud, Berliner klin. Wochenschr. 1893, Nr. 15. — Spirig, Mitth. aus klin. Instit. der Schweiz 1894, I. Reihe, Heft 9. — Sahli, ebendas. — In allen diesen Fällen hatte der Typhusbacillus zur eitrigen Exsudation geführt. Dass aber auch sero-fibrinöse Ergüsse durch ihn bedingt sein können, lehrt der früher erwähnte Fall von Fernet.

wurde ein blutiger, enorm eiweisshaltiger Harn mit Massen von hyalinen epithelialen und Blutcylindern entleert. Urinmenge sehr verringert, 300—400, spec. Gew. zwischen 1022—1028. Wenn auch in den ersten Tagen beim Fehlen sonstiger auffälliger Erscheinungen nichts Anderes als eine acute hämorrhagische Nephritis angenommen werden konnte, so führten doch der Fortbestand des Fiebers, die trockene Zunge und ein am fünften Tage durch Palpation nachweisbarer Milztumor, zusammengehalten mit den übrigen Erkrankungen im Hause, zu der Frage, ob nicht dem Zustand eine typhöse Infection zu Grunde liegen könne. In der That erhoben vom neunten zum zehnten Krankheitstage zuerst und dann bis zum 14. Tage weiter aufschiessende reichliche Roseolen den Verdacht zur Gewissheit. Der Kranke fieberte noch in Form einer mittleren Continua remittens bis zum 18. Tage weiter, worauf fast in einem Zuge binnen 12 Stunden die Temperatur auf 36·3 sank. Von da an ungestörte Reconvalescenz.

Der Blutgehalt des Urins hatte sich am 11. Tage verloren, Eiweiss und Cylinder waren vom 17. Tage an nicht mehr nachweisbar.

Beide Fälle dürften typische Beispiele des leicht verlaufenden „Nephrotyphus" darstellen. Wenn ich recht unterrichtet bin, so sind gleiche bisher nur selten beschrieben worden. Vielleicht standen die Autoren zu sehr unter dem Banne des für typisch erklärten schweren Verlaufes.

Wie sich die Nephrotyphen ätiologisch verhalten, ist noch unbekannt. Zuverlässige bakteriologische Untersuchungen, die namentlich auf die Betheiligung des Eberth-Bacillus zu richten sein würden, liegen bisher nicht vor.

Zusammentreffen des Unterleibstyphus mit anderen Krankheiten.

Naturgemäss ist hier die Frage von besonderer Bedeutung und allen anderen voranzustellen, **wie die acuten Infectionskrankheiten zum Typhus sich verhalten** oder, bestimmter ausgedrückt, wie der unter dem krankmachenden Einfluss des Bacillus Eberth stehende Organismus sich der Einwirkung ihrer specifischen Erreger gegenüber verhält.

Schon früher (S. 50) wurde im Allgemeinen betont, dass das Bestehen eines Abdominaltyphus, besonders die Periode seiner Fieberhöhe, gegen die Wirkung anderer acuter Infectionskrankheiten einen ziemlich sicheren Schutz gewähre. In der That werden auch die folgenden Ausführungen beweisen, dass dies für einige derselben vollkommen zutrifft, während für andere, wenn auch höchst selten — exceptio firmat regulam — eine Coincidenz mit dem Höhestadium des Typhus sich feststellen lässt.

Weit weniger ausgeschlossen ist die Möglichkeit der Infection im Stadium der Reconvalescenz, und auch während der Incubationszeit scheint sie entschieden häufiger zu sein als auf der Fieberhöhe.

Unterleibstyphus und acute Exantheme.

Die Frage der Coincidenz der acuten Exantheme mit Unterleibstyphus ist noch in sehr vielen Beziehungen unklar. In der älteren Literatur finden sich weit zahlreichere positive Angaben als in der neueren. Ein Theil der ersteren ist mit grosser Vorsicht aufzunehmen, nicht allein wegen der oft sehr unbestimmten Beschreibung der Exantheme, sondern auch wegen der Unsicherheit der Typhusdiagnose selbst. Wurden doch, wie wir früher sahen, bis in die letzten Decennien hinein, namentlich in England, Fleckfieber und Abdominaltyphus nicht gehörig auseinandergehalten.

Ziemlich sicher ist heute. wohl zu sagen, dass einzelne acute Exantheme bestimmt mit Unterleibstyphus zusammen vorkommen können, während dies für andere zurückzuweisen oder jedenfalls noch sehr zweifelhaft ist.

Das Zusammenbestehen von Scharlach und Typhus ist von verschiedenen Beobachtern, Taupin[1], Forget[2], Murchison[3], und neuerdings von Eichhorst[4] und Gläser[5] festgestellt worden.

Murchison kann die stattliche Zahl von acht eigenen Beobachtungen beibringen, sämmtlich Patienten, die sich im London Fever Hospital von Kranken desselben Saales mit Scharlach inficirten.

Als Beispiel mag die folgende Krankengeschichte Murchison's dienen[6]:

„Ein Polizeibeamter, 23 Jahre alt, wurde am 9. November 1857 in das London Fever Hospital aufgenommen, nachdem er 2—3 Wochen krank gewesen war. Er bot alle Symptome des Ileotyphus dar: eine rothe, glasirte und rissige Zunge, Tympanitis, profuse, wässerige Diarrhöen und ein sehr reichliches Roseolaexanthem. Es erschienen fortwährend frische Flecken; 8 Tage nach der Aufnahme waren sie noch sehr zahlreich und die Diarrhöe persistirte. Jetzt erschien ausserdem ein allgemeiner Scharlachausschlag, identisch mit dem bei Scarlatina, zugleich mit einer himbeerrothen Zunge mit stark vergrösserten Papillen, Angina und Röthe der Fauces. Nach zwei Tagen waren die Roseolaflecken noch sehr zahlreich und der Scarlatina-Ausschlag persistirte. Zwei Tage später erblasste letzterer, während das Typhusexanthem noch ein paar Tage länger bestand. Eine Woche nach dem Verschwinden des Scharlachausschlages zeigte sich eine reichliche Desquamation. Der Kranke genas schnell.‟

Unter den Fällen von Gläser ist derjenige besonders lehrreich, der mit dem Tode des Erkrankten endigte. Zu der Typhuserkrankung, die durch Roseolen

---

[1] Journal des conn. med. chir. 1839.

[2] L'entérite follicul., Paris 1840 (beide citirt nach Murchison).

[3] l. c., und Trans. pathol. soc., Bd. 10, 1859.

[4] Lehrbuch.

[5] Deutsche medicin. Wochenschr. 1885, Nr. 11, u. 1886, Nr. 46.

[6] Typhoide Krankheiten, übers. von Zülzer, Berlin 1867, S. 522

und fühlbaren Milztumor genügend charakterisirt war; traten im Beginn der zweiten Woche die Erscheinungen der Scarlatina hinzu. Dem sehr ausgebildeten charakteristischen Exanthem, das fünf Tage währte, war eine Angina mit dunkler Röthung der Schleimhaut unmittelbar vorausgegangen. Der Kranke erlag den Folgen der Scharlachnephritis. Die Untersuchung des Darmes ergab „in der Nähe der Valvul. Bauhin. die Erscheinungen des abgelaufenen, respective verheilten Typhusprocesses von geringer Ausbreitung".

Mir selbst ist das Zusammentreffen beider Zustände bisher nicht vorgekommen, wohl darum, weil ich strenge Trennung auch der Erwachsenen von Scharlachkranken bisher. stets durchgeführt habe.

Was die Zeitfolge des Ergriffenwerdens betrifft, so scheint die Scharlacherkrankung weitaus am häufigsten secundär zu sein. Meist tritt sie dann in den späteren Stadien des Typhus, vielfach erst während der Reconvalescenz zu Tage, aber auch dann noch in nicht wenigen Fällen so zeitig, dass der Termin der Infection noch in die fieberhafte Zeit des Typhus verlegt werden muss.

In diagnostischer Beziehung liegt die fragliche Combination nicht einfach. Es ist sehr wohl denkbar, dass gewisse Fälle von Variola haemorrhagica mit scarlatiniformem Initialexanthem und „typhösem Verlauf" und auch gewisse scharlachähnliche Erytheme, besonders die bei kryptogenetischer Sepsis vorkommenden, zu Verwechslungen Anlass geben können.

Die Coincidenz von Rötheln mit Unterleibstyphus ist von Taupin, Barthez und Rilliet und Anderen erwähnt worden. Bei aller Achtung vor dem Scharfblick dieser Autoren dürfte gerade hier besondere Vorsicht geboten sein, namentlich in Bezug auf Verwechslung mit flüchtigen fleckförmigen Erythemen und besonders mit Arzneiausschlägen.

Ob Masern mit Typhus zusammentreffen können, ist sehr zweifelhaft.

Variola und Typhus scheinen sich nach meiner Erfahrung[1] während der fieberhaften Zeit beider Krankheiten fast auszuschliessen. Ich habe Typhusreconvalescenten wiederholt an Pocken erkranken sehen. Aber jedesmal, wenn ich — selbst eine möglichst lange Incubationsdauer angenommen — vom ersten Beginn der Variolaerkrankung zurückrechnete, liess sich feststellen, dass die Infection schon in der fieberfreien Reconvalescenzzeit des Typhus stattgefunden haben musste.

Unter sechs mit Pocken inficirten Typhusreconvalescenten, die ich im Jahre 1870/71 in dem damals überfüllten Mainzer Krankenhause sah, begann bei zweien das Primärstadium am 19., bei zweien am 17., bei je einem am 16. und 14. Tage, nachdem sie die letzte auf den Typhus zu beziehende febrile Temperatursteigerung gehabt hatten.

---

[1] Vergl. Curschmann, Die Pocken. Ziemssen's Handbuch, 2. Aufl. 1878. — Th. Simon, Berliner klin. Wochenschr. Nr. 11, 1872.

Einen Fall von augenscheinlich wirklicher Coincidenz von Variola und Typhus hat Th. Simon beschrieben, der in der gleichen Arbeit noch hinzufügt, er habe den Eindruck, dass während der damals in Hamburg herrschenden Pockenepidemie die Typhusfälle eine stärkere Entwicklung des Roseolaexanthems geboten hätten.

Vaccinepusteln im Fieberstadium des Unterleibstyphus habe ich selbst vereinzelt gesehen. Es handelte sich hier um Personen, die während der Incubationszeit des Typhus, mehr oder weniger kurz vor dem Ausbruch seiner ersten Erscheinungen, der Schutzpockenimpfung unterworfen worden waren. Diese Fälle beweisen, dass zu einer Zeit, wo der Organismus, wenn auch nur latent, bereits unter dem Einfluss der Typhusinfection steht, die Wirkung der Vaccineerreger nicht aufgehoben ist.

Typhus und andere acute Infectionskrankheiten.

Die septicämische Form. Dieser bisher noch wenig bearbeitete, schwere Krankheitsverlauf scheint das Resultat einer Mischinfection von Typhusbacillus und Streptococcus pyogenes zu sein. Die Fälle zeichnen sich, so weit bisher bekannt, durch hohes Fieber, ungemein schwere Störungen des Allgemeinbefindens, beträchtliche und schon früh auftretende Anschwellung der Milz, der Mesenterial- und Bronchialdrüsen aus, bei angeblich oft nur gering entwickelter, nach einigen Autoren zuweilen sogar ganz fehlender specifischer Darmaffection.

Die pathogenen Mikroorganismen sind vor Allem in der Milz und den Lymphdrüsen nachweisbar. Auch in der Leber, dem Gehirn und den Meningen, den Lungen und im Blute, besonders dem Lungenblut sind sie wiederholt gefunden worden.

In allen bisher beobachteten Fällen scheint die Streptococcen-Invasion die secundäre gewesen zu sein. Meist lassen sich in der Leiche primär und allein durch Streptococcen bedingte eiterige Processe, Angina tonsillaris, Otitis media, Phlegmonen und dergleichen nachweisen, während in anderen Theilen, z. B. der Milz, den Mesenterialdrüsen und der Leber, beide Sorten von pathogenen Mikroorganismen zugleich, und in noch anderen Organen, z. B. den Darmfollikeln, häufig Typhusbacillen allein gefunden werden.

Der Verlauf der fraglichen Fälle scheint sehr bösartig zu sein. Fast alle bisher beobachteten endeten tödtlich. Mit Recht, besonders auch auf experimentelle Erfahrungen gestützt, behaupten die Autoren, dass die vereinte Wirkung der beiden Mikroorganismen besonders gefährlich sei, weit gefährlicher als die jedes einzelnen derselben.

Ich selbst habe über diese Verlaufsweise des Typhus keine Erfahrung. Die ersten und wichtigsten Angaben rühren von französischen

Forschern, Chantemesse und Widal, Vaillard und Vincent[1] und Anderen
her. Sie bezeichnen sie zutreffend als Forme septicémique généralisée.
In Deutschland hat Wassermann[2] gleiche Beobachtungen veröffentlicht.
Er konnte im Blute des Lebenden die Streptococcen nachweisen.

Weitere Untersuchungen werden, was höchst wahrscheinlich, feststellen
müssen, ob nicht eine grössere Zahl von Typhusfällen malignen, foudroyanten, hämorrhagischen oder hyperpyretischen Verlaufes ätiologisch hierher
gehört. Die Fälle dagegen, in welchen die gehäuften und die Solitärfollikel des Darmes ganz ohne specifische Infiltration gefunden, dabei aber
Eberth-Bacillen neben Streptococcen erweisbar gewesen sein sollen, bedürfen
meines Erachtens sorgfältiger Nachprüfung, die vor Allem auf etwaige
Verwechslung des Typhusbacillus mit Bacterium coli zu richten wäre.

Von anderen den septischen nahestehenden Processen ist hier besonders noch des **Erysipelas** zu gedenken.

Es steht, wie wir schon früher sahen, nicht im Ausschlussverhältniss
zum Typhus. Typhöse können im Gegentheil in jedem Stadium von
Rose befallen werden. Wenn dies gegen Ende der Fieberperiode und
während der Reconvalescenz häufiger ist, so liegt der Hauptgrund dafür
wohl darin, dass um diese Zeit Decubitus und andere geschwürige Processe
besonders günstige Eingangspforten bieten.

Gesichtserysipel habe ich auf der Höhe der Krankheit ziemlich
selten entstehen sehen, selten besonders im Verhältniss zur Häufigkeit von
Erosionen am Naseneingang und den Lippen und ihrer Misshandlung durch
die Kranken selbst. Ob dies wenigstens zum Theil darauf sich zurückführen lässt, dass beim Typhösen auf der Höhe des Fiebers die Erysi-
pelasinfection doch etwas erschwerter ist, wie beim Gesunden, mag
dahingestellt bleiben.

Auch Griesinger l. c. hat in Zürich unter 500 Fällen nur bei 2%
Gesichtserysipel beobachtet.

Das Zusammentreffen des Typhus mit **Cholera asiatica** wird besonders von Trousseau und einigen modernen französischen Aerzten erwähnt.
Geht man aber der Sache auf den Grund, so scheint es sich in den meisten
Fällen nur um Infection von Typhusreconvalescenten zu handeln,
oder wohl auch umgekehrt um Typhusinfectionen bei Personen, die kurz
vorher Cholera überstanden hatten. Wahre Coincidenz beider Krankheiten
scheint dagegen, wenn sie überhaupt vorkommt, äusserst selten zu sein.

Ueber gleichzeitiges Bestehen von **Ruhr** und Typhus ist nur durch
ärztliche Berichte aus den Tropen Einiges bekannt geworden. Auch hier

---

[1] Vergl. Chantemesse, Abdominaltyphus. Traité de médic. publ. par Charcot,
Bouchard et Brissaud, Bd. 1. — Brouardel und Thoinot, S. 293 u. 294. — Vincent, Annales de l'instit. Pasteur 1893, Nr. 2.

[2] Charité-Annalen, Bd. 19, 1894.

scheint es wesentlich um das Befallenwerden während der Typhusreconvalescenz sich zu handeln. Fälle, wo auf der Höhe oder in der zweiten Hälfte des Fieberstadiums Ruhranfälle sich geltend gemacht haben sollen, dürften ohne genaues Sectionsresultat mit grosser Vorsicht aufzunehmen sein. Colotyphen mit weit herunter bis zum Rectum sich erstreckender typhöser Darmaffection können, wie ich dies selbst gesehen habe, täuschend ruhrähnliche Erscheinungen machen.

Diphtheritis und Unterleibstyphus werden namentlich von älteren Autoren häufig und besonders während schwerer Epidemien als nebeneinander bestehend genannt. Zweifellos handelt es sich hierbei vorwiegend um Diphtheritis im älteren anatomischen Sinn. Ausreichende neuere, bakteriologische Untersuchungen liegen meines Wissens nicht vor. Ich selbst habe Diphtherie im heutigen ätiologischen Sinne, mit Nachweis des Bacillus Löffler, bisher als Complication des Typhus nicht gesehen. Besonders möchte ich hier noch vor Verwechslungen mit der früher bereits erwähnten specifischen Angina typhosa warnen.

Eine nicht unbedeutende Rolle spielen in den Tropen, in Nordamerika, China und Japan und in Wechselfiebergegenden des europäischen Continents Krankheitsfälle, die man auf Mischinfection von Typhus und **Malaria** bezieht und in Frankreich als fièvre typho-malarienne bezeichnet.

Nach den vorhandenen Beschreibungen (Kelsch und Kiener, Scheube und Andere[1]) bieten die Fälle ein Gemisch von Typhussymptomen — Roseola, Erbsensuppenstühle, Benommenheit, diffuse Bronchitis — mit der der Febris intermittens eigenthümlichen Verlaufsweise des Fiebers. Je nachdem die eine oder andere der beiden Affectionen während des ganzen Krankheitsverlaufes oder zeitweilig vorwiegt oder zurücktritt, sollen die mannigfaltigsten, oft schwer zu deutenden Bilder entstehen. Der Verlauf dieser Krankheitsform scheint sehr schwer, ihre Prognose im Ganzen viel übler als die des einfachen Unterleibstyphus zu sein.

Ohne Zweifel ist — und nicht wenige anatomisch-bakteriologische Untersuchungen erhärten dies — eine nicht geringe Zahl dieser Zustände auf gleichzeitiges Bestehen von Typhus und Malaria zurückzuführen. Sicher werden aber auch Wechselfieberfälle fälschlich hierher gerechnet, die, ohne dass neben den Plasmodien der Eberth-Bacillus den Körper beeinflusste, mit „typhösen" Erscheinungen, Benommenheit, Delirien, Prostration u. s. w., einhergehen, sowie umgekehrt manche in Wechselfiebergegenden practicirende Aerzte Unterleibstyphen mit vor-

---

[1] Maladies des pays chauds, Paris 1889. — Scheube, Krankheiten der warmen Länder, Jena 1896. Vergl. bei beiden Autoren auch die ziemlich umfangreiche Literatur.

wiegend intermittirendem Fiebertypus gerne als von Malaria beeinflusst hinstellen.

Als Forme sudorale des Typhus haben italienische Aerzte und in Frankreich Jaccoud[1] eine besonders in Italien und auf Malta vorkommende Krankheitsform beschrieben, bei der neben fieberhaften und typhösen Erscheinungen intermittirende Schweisse eine hervorragende Rolle spielen. Jaccoud fasst sie mit gutem Grunde als eigenthümliche Form der Fièvre typho-malarienne auf.

Auch die Febris canina — Fièvre des chiens —, die aus Bosnien und der Herzegowina mehrfach beschrieben wurde (Pick, Karlinski), scheint hierher zu gehören. Wahrscheinlich handelt es sich dabei um typhöse Erkrankung solcher Personen, die kurz vorher Malaria überstanden hatten.

Einen interessanten, bakteriologisch genau untersuchten Fall von **Milzbrand**, combinirt mit Typhus, hat Karlinski[2] beschrieben.

Vereinzelt erwähnte Fälle von gleichzeitigem Bestehen von **Polyarthritis rheumatica** mit Abdominaltyphus sind darum vorsichtig anzusehen, weil wir einestheils pathognomische Zeichen jener Krankheit, besonders Kenntnisse über ihren specifischen Erreger nicht besitzen, andererseits uns stets erinnern müssen, dass der Typhus selbst und ihm äusserlich zuweilen sehr ähnliche andere Zustände mit multipler entzündlicher Gelenkaffection einherzugehen pflegen. Unter den letzteren habe man besonders gewisse Fälle von kryptogenetischer Septikopyämie und die infectiöse Osteomyelitis im Auge.

Fälle, die mich von dem Zusammentreffen einer wirklichen Polyarthritis rheumatica mit Typhus überzeugt hätten, habe ich bisher nicht gesehen.

Chronische Krankheiten und Typhus.

Von dem Verhältniss chronischer Krankheiten zum Unterleibstyphus ist schon früher verschiedentlich die Rede gewesen. Ich darf namentlich noch einmal auf die Ausführungen bezüglich der Erkrankungen des Nervensystems, der Kreislaufsorgane und der Lungen, und hier vor Allem der Tuberculose, aufmerksam machen.

Unter den Constitutionskrankheiten hat vor Allem der **Diabetes mellitus** in seiner Combination mit Abdominaltyphus Beachtung gefunden[3].

---

[1] Clinique medicale.

[2] Berliner klin. Wochenschr. 1888.

[3] Griesinger, Archiv d. Heilkunde, 3. Jahrg. 1862. — Bamberger, Würzburger medicin. Zeitschr., Bd. 4, 1863. — Gerhardt, Correspondenzbl. d. ärztl. Vereins

Wie bei der Mehrzahl mit chronischer Emaciation einhergehender Krankheiten verlaufen selbst schwere Typhusfälle bei Diabetikern mit auffallend niedrigen Temperaturen. Ich habe selbst bei einem solchen 43jährigen Kranken, der Anfang der dritten Woche ohne besondere Complicationen dem Typhus erlag, die Temperatur während der ganzen Dauer der Krankheit 39 nicht übersteigen und überhaupt nur an drei Abenden erreichen sehen. Keineswegs ist diesem Verlauf mit niedrigen Temperaturen an sich eine günstige Bedeutung beizumessen. Von sechs Fällen, die Ebstein zusammenstellte, starben vier.

Bemerkenswerth ist, dass die Zuckerausscheidung während des Verlaufes des Typhus wenig verändert ist und erst gegen das tödtliche Ende hin zu sinken pflegt. Dagegen scheint die Gerhardt'sche Eisenchloridreaction mit Beginn des Fiebers meist eine beträchtliche Steigerung zu erfahren (Gerhardt, Ebstein).

Unter den **chronischen Intoxicationszuständen** möchte ich des Morphinismus und des Alkoholismus gedenken.

Auf das Verhalten der **Morphinisten** gegen Unterleibstyphus ist, so weit ich weiss, bisher nicht aufmerksam gemacht worden.

Ich habe zweimal typhös erkrankte Morphinisten näher beobachtet und dabei vor Allem den Eindruck ihrer sehr verminderten Widerstandsfähigkeit gehabt. Beide — eine 32jährige Dame und ein 37jähriger Mann — erlagen der Krankheit am 15., beziehungsweise 18. Krankheitstage. Auffallend und gewiss erklärlich war bei beiden die absolute Schlaflosigkeit von Anfang an, die beständige grosse Unruhe und sehr bald sich einstellendes ungewöhnlich starkes Sehnenhüpfen und Flockenlesen, so dass bei der Dame der Zustand lebhaft an einen choreatischen erinnerte. Die Temperaturen waren, ähnlich wie bei der Combination mit Diabetes, niedrig im Verhältniss zu dem sonstigen schweren Verlauf.

Sehr gefährdet sind **chronische Alkoholisten,** wenn sie von Typhus befallen werden.

Auch bei ihnen pflegt der Temperaturverlauf, wenn nicht Complicationen steigernd einwirken, sich auf durchschnittlich niedrigerer Lage zu halten. Dies ändert jedoch, ganz wie bei Diabetikern und Morphinisten, nichts an der Prognose. Auch die Alkoholisten zeigen eine sehr geringe Widerstandsfähigkeit gegen die Krankheit und erliegen ihr meist schon nach kurzer Zeit. Ich habe für typhuskranke Potatoren in Hamburg eine Mortalität von 34% feststellen können.

f. Thüringen, Bd. 3, 1874. — Ryba und Plumer, Prager Vierteljahrsschr. 1877. — Ebstein, Deutsches Archiv f. klin. Medicin, Bd. 30. (Sehr ausführliche literarische und klinische Behandlung des Gegenstandes.)

Die herabgesetzte Widerstandsfähigkeit macht sich bei diesen Kranken vor Allem am Herzen geltend. Schon von vornherein pflegt der Puls unverhältnissmässig frequent zu sein und häufig schon Mitte oder Ende der ersten oder im Beginne der zweiten Woche deutlich kleiner, schwächer und unregelmässig zu werden. Sehr früh bildet sich auch Herzdilatation aus.

Bezüglich des Gefässsystems ist der besonderen Neigung zu Blutungen zu gedenken. Potatoren bieten weit häufiger als andere Kranke abundantes Nasenbluten und werden oft ungewöhnlich früh von heftigen Darmblutungen befallen, als deren Grundlage sich lediglich Auflockerung, Brüchigkeit und blutige Imbibition der noch nicht verschorften Plaques erweist. Dass jene überaus schweren Fälle von hämorrhagischem Typhus besonders häufig Säufer befallen, wurde schon früher erwähnt.

Als weitere Eigenthümlichkeit des Alkoholistentyphus ist noch das durchweg ungewöhnlich schwere Ergriffensein des Nervensystems zu erwähnen. Schon sehr früh bildet sich hier das Bild der „ataktisch adynamischen" Form aus mit bald eintretender tiefer Bewusstseinsstörung, grosser Unruhe und heftigen Delirien. Zu Erscheinungen des wirklichen Delirium tremens kommt es dagegen — im Verhältniss zu Erysipel, Pneumonie und anderen acuten Infectionskrankheiten — auffallend selten.

Besonders früh und stark tritt bei Trinkern, dies mag hier noch erwähnt werden, Albuminurie, nicht selten auch hämorrhagische Nephritis auf. Unter dem schlimmen Einfluss der frühzeitigen Herzschwäche führt die letztere leicht zu tödtlicher Urämie.

Verlauf nach Geschlecht, Alter und Constitution.

Constitution.

Wenn wir auch über das innere Wesen dessen, was man als Constitution bezeichnet, noch nicht näher unterrichtet sind, so lässt sich doch sagen, dass der Verlauf der Typhuserkrankung zu dem, was wir im Allgemeinen so nennen, in sehr bemerkenswerther Beziehung steht. Wir haben früher schon gesehen, dass jugendliche, kräftige, gut constituirte Individuen besonders häufig an Typhus erkranken, ihn aber auch nach mehr oder weniger langer Dauer am leichtesten schadlos überstehen. Besonders günstig scheinen in dieser Beziehung die „zähen", d. h. die mageren, muskulösen, intacter innerer Organe sich erfreuenden Personen zu sein.

Auffallend gefährdet sind dagegen, wie jedem erfahrenen Arzte geläufig, die Fettleibigen. Nur zu oft hat die Umgebung eines „hünenhaften" jugendlichen Mannes oder einer „blühenden, üppigen" jungen Frau diesem trügerischen Aussehen allzu viel vertraut. Immer und immer wieder sieht der Arzt, so sehr er seine bange Ahnung zurückdrängen möchte, bestätigt, dass sie, an Typhus erkrankt, nichts aushalten. Sie fiebern oft ungemein hoch und ununterbrochen und werden früh von Sopor, Coma und anderen schweren Erscheinungen seitens des Central-nervensystems betroffen. Am übelsten ist bei ihnen das Verhalten des Herzens, das oft schon in der ersten Woche die Zeichen verminderter Leistungsfähigkeit bietet, so dass der Krankheitsverlauf fast von Anfang an unter dem Zeichen der Herzschwäche steht. Mit der Herzschwäche steht es auch in Zusammenhang, dass die Typhusbronchitis der Fett-leibigen sehr früh einen hohen Grad und weite Verbreitung erlangt, und dass eine besondere Neigung zur Bildung von Lungenhypostasen und hypo-statischer Pneumonie besteht.

Geschlecht.

Bezüglich der Neigung zur Erkrankung an Typhus scheint nach allgemeiner Erfahrung, mit der auch meine eigene, auf grosse Zahlen be-gründete sich deckt, ein erheblicher Unterschied beider Geschlechter nicht zu bestehen.

Auch bezüglich der Prognose der Krankheit ist eine durchgreifende Verschiedenheit hier nicht zu finden. Während Liebermeister in Basel bei den Männern 12%, bei den Frauen 14·8% Todesfälle hatte, wurde in der Münchner medicinischen Klinik[1] in den Jahren 1874 bis 1877 umgekehrt eine beträchtlich grössere Sterblichkeit der Männer beob-achtet. Auch Goth berichtet aus der Kieler Klinik von 5·4% Todesfällen bei den Männern und 4·5% bei Frauen.

Ich selbst sah dies Verhältniss an verschiedenen Orten verschieden. So hatten wir in Hamburg 9·9% Sterblichkeit bei Männern und 8·5% bei Frauen, während unsere Leipziger Statistik für die ersteren 14·7%, für die letzteren 15·2% ergab.

An einzelnen Orten und in bestimmten Bevölkerungsclassen scheinen dagegen Verschiedenheiten der Ernährungs-, Lebens- und Beschäftigungs-weise bei beiden Geschlechtern in Bezug auf die Art des Verlaufes und den Ausgang des Typhus merkliche Unterschiede zu bedingen. In dieser Beziehung ist besonders der wichtigen Rolle zu gedenken, die der Alko-holismus für die Männer spielt.

Bei Frauen sind natürlich — wenn dies auch für die Statistik im Grossen nichts ausmacht — die sexuellen Functionen von wesentlichem Einfluss. Wir haben früher schon gesehen, wie sehr Schwangere und im Wochenbett von Typhus ergriffene gefährdet sind. Auch während der ersten Zeit der Lactation scheint mir die Widerstandsfähigkeit etwas herabgesetzt zu sein, während in der späteren Zeit sonst gut constituirte Frauen sich wie andere gegen die Krankheit verhalten.

---

[1] Beetz, Deutsches Archiv f. klin. Medicin, Bd. 16, 17, 18.

Lebensalter.

Weit wichtiger sind die durch das Lebensalter bedingten Unterschiede.

Im Allgemeinen lässt sich sagen, dass Verlauf und Ausgänge sich mit zunehmenden Jahren ungünstiger gestalten, so dass Kinder — von der allerersten Lebenszeit abgesehen — weitaus am besten gestellt sind, während schon mit Beginn oder Mitte der Vierzig die Einflüsse der Jahre sich zunehmend geltend zu machen pflegen.

Die mittlere Verlaufsweise kommt der Zeit zwischen 15 und 35 Jahren zu. Nach ihr ist auch das sogenannte typische Bild der Krankheit gewöhnlich entworfen.

Die Eigenthümlichkeiten des Kindertyphus und die der Erkrankung in höheren Lebensjahren bedürfen einer besonderen Besprechung.

Typhus im Kindesalter.[1]

Von der frühesten Lebenszeit abgesehen, die noch besonders zu besprechen sein wird, sind Kinder zur Erkrankung an Typhus nicht viel weniger geneigt wie Erwachsene. Schon vom 4. bis 5. Jahre an beginnt sich dies langsam geltend zu machen; eine weitere erhebliche und von da an zunehmende Steigerung der Morbidität pflegt um das 9. bis 10. Lebensjahr einzutreten.

Es ist darauf aufmerksam zu machen, dass die Erfahrungen der Privatpraxis und die auf die Gesammtbevölkerung bezüglichen statistischen Angaben hier weit mehr massgebend sind als die den allgemeinen Krankenhäusern entnommenen Zahlen. Naturgemäss werden relativ mehr Kinder zu Hause verpflegt als Erwachsene, und von den Erkrankten geht in grossen Städten eine erhebliche Zahl den Kinderhospitälern zu. Dementsprechend gibt die gewöhnliche Krankenhausstatistik viel zu niedrige Zahlen.

Der Charakter der Krankheit ist bei Kindern im Ganzen milder. Sie sind widerstandsfähiger gegen die Giftwirkung und überwinden leichter und vollständiger ihre Folgen. Dem entspricht die bei Kindern besonders häufige Abkürzung der Krankheit, namentlich ihres Fieberstadiums, und selbst bei länger hingezogenen schwereren Fällen die weit grössere Zahl der Genesungen.

Die Fälle von geringerer Dauer der Krankheit treten in verschiedener Weise in die Erscheinung. Bei einem Theile zeigt sie sich davon abhängig, dass die einzelnen Stadien, wenn· auch typisch zur Aeusserung

---

[1] Die dem Folgenden zu Grunde gelegten eigenen Erfahrungen stützen sich auf eine Statistik von 613 Fällen und auf nähere Beobachtung und Behandlung von 295 Fällen aus der Hospital- und Privatpraxis.

kommend, kürzer verlaufen. Ein noch grösserer Theil gehört den als Typhus abortivus, levis und levissimus bezeichneten, schon oben genügend charakterisirten Formen an.

Seltener sind bei Kindern die Fälle typischen oder stark in die Länge gezogenen Verlaufes.

Was die Fiebererscheinungen und vor Allem das Verhalten der Körperwärme betrifft, so pflegt die Curve durchschnittlich auf etwas niedrigerer Lage abzulaufen. Im Allgemeinen sind die Steigerungen der Körperwärme bei jüngeren Kindern geringer als bei älteren. Nach dem 12. Lebensjahre nähert die Curve in Bezug auf Form und Höhe sich mehr und mehr derjenigen der Erwachsenen.

Bemerkenswerth ist für den Kindertyphus die Neigung zur stark remittirenden Curvenform, die sich schon bei den Fällen abgekürzten und mittleren, besonders aber bei denen protrahirten Verlaufes geltend macht. Fälle aber, wo von Anfang an die Curve sich mit so starken und regelmässigen Schwankungen anlässt, dass man an Malaria erinnert wird, sind bei Kindern entschieden seltener wie bei Erwachsenen. Schon ältere, namentlich englische und französische Aerzte (Abercrombic, Wendt, Chomel u. A.) beschreiben als infantiles remittirendes Fieber einen, wie der Name sagt, vorzugsweise dem Kindesalter zukommenden Symptomencomplex, der, anfangs als besondere Krankheit betrachtet, später durch die Arbeiten von Taupin, Barthez et Rilliet, West, Murchison als Typhus eigenartigen Verlaufes erkannt wurde.

Zu jener Zeit, als die febris remittens infantilis noch nicht hinzugerechnet wurde und auch die abortiven und leichten Formen nur mangelhaft bekannt waren, hielt man den Kindertyphus für selten.

Im Gegensatze zum durchschnittlichen Verhalten der Körperwärme ist der Puls besonders im früheren Kindesalter von Anfang an sehr frequent. Nur bei älteren Kindern nach dem 12. Lebensjahre nähern sich die Pulszahlen wieder denjenigen der Erwachsenen. Bei ihnen kommt im Verlaufe der zweiten oder dritten Woche gelegentlich Dicrotismus zur Beobachtung, während mir bei jüngeren Kindern diese Erscheinung nur äusserst selten begegnet ist.

Das Verhalten des Herzens beweist im Uebrigen von allen Organen am deutlichsten die grössere Widerstandsfähigkeit der Kinder gegen die Einwirkung der Toxine. Herzschwäche tritt viel seltener und nur nach besonders langem und schwerem Verlauf ein, sowie auch Unregelmässigkeit des Pulses, Irregularität und Inäqualität fast nur in den ganz vereinzelten Fällen mit complicirender Endo-, Myo- oder Pericarditis zur Beobachtung kommen.

Was die Erscheinungen von Seiten der Haut, besonders die Roseolen betrifft, so zeigen sie wenig Abweichendes von dem bei Erwachsenen. Ich weiss wohl, dass von den Kinderärzten sehr verschiedene Angaben gemacht werden, dass z. B. Rilliet et Barthez sie für selten, Taupin und Andere sie für fast häufiger als im späteren Lebensalter halten. Wahrscheinlich sind diese Differenzen auf zufällige örtliche und zeitliche Verhältnisse zurückzuführen. Auch mir schienen während einzelner Epi- oder Endemien die Roseolen stark zurückzutreten, während sie zu anderen Zeiten besonders constant und reichlich waren. Ziehe ich aber das Mittel aus jahrelanger Beobachtung, so glaube ich keinen erheblichen Unterschied vom Verhalten der Erwachsenen zu finden.

Vielleicht lässt sich nur das als bemerkenswerth hinstellen, dass die Roseolen bei Kindern im Durchschnitte etwas später auftreten, meist von geringerer oder nur mittlerer Reichlichkeit, im Einzelnen aber öfter stark ausgebildet sind. Besondere Grösse der Roseolen und stärkere Erhebung über die Hautoberfläche mit Neigung zur Confluenz fiel mir mehrfach im Alter von 5 bis 10 Jahren auf.

Fast das Gleiche wie von den Roseolen lässt sich bezüglich der Miliaria crystallina sagen. Namentlich im mittleren Kindesalter, zwischen 5 und 10 Jahren, habe ich nicht selten an Brust, Bauch und bis auf die Oberschenkel ziemlich starke, zum Theil selbst confluente Miliaria gefunden mit darauffolgender Abschuppung der Haut während der Reconvalescenz, in Kleienform, hie und da selbst in grösseren Lamellen.

Decubitus ist bei gut gepflegten Kindern noch viel seltener wie bei Erwachsenen. Noma wurde in früherer Zeit als Complication besonders bei jüngeren Kindern häufiger notirt, während heute kaum mehr davon die Rede ist.

Mit der Neigung typhuskranker Kinder, in der Nase zu bohren und an den Lippen herumzupflücken, hängt es zusammen, dass es hier häufig zu ausgedehnten blutenden Schrunden und mit Borken bedeckten Excoriationen kommt.

Der Leib pflegt bei Kindern öfter meteoristisch aufgetrieben zu sein, meist aber nur in mässigem Grade und selten so stark wie bei Erwachsenen. Häufiger als diese klagen Kinder über Leibschmerzen. Erbrechen und Würgen sind bei jüngeren Kindern nicht gerade seltene Erscheinungen der ersten Krankheitstage. In Bezug auf Zahl und Consistenz der Stuhlgänge bietet das Verhalten der Kinder wenig Abweichendes. Vielleicht sind Durchfälle etwas constanter.

Wesentliche Besonderheiten bestehen dagegen bezüglich der schweren Unterleibserscheinungen der Darmblutung und der Perforationsperitonitis. Beide sind namentlich im frühen und mittleren kindlichen Alter seltener als in späteren Lebensjahren (Taupin, Rocher, Rilliet et Barthez, Henoch, Gerhardt, Biedert). Während ich bei Erwachsenen zuweilen 10% und selbst mehr Blutungen hatte, beobachtete ich bei

Kindern nur 1%. Auch Biedert erwähnt, dass er bei einer Zusammenstellung von 435 Kindertyphen nicht ganz 4% Darmblutungen gesehen habe. Verhältnissmässig noch seltener ist die Perforationsperitonitis.

Diese Eigenthümlichkeit findet ihre befriedigende Erklärung im anatomischen Verhalten des Darmes. Er zeigt bei Kindern durchschnittlich weit weniger tiefgreifende Infiltration der conglobirten und Solitärfollikel. Dementsprechend muss es hier seltener und wenn überhaupt in geringerem Umfange und minderer Tiefe zur Schorf- und Geschwürsbildung kommen, vielmehr geht die markige Schwellung zweifellos häufiger ohne Zerfall auf dem Wege der Resorption zurück. Auch die Mesenterialdrüsen werden durchschnittlich mässig geschwollen und nur äusserst selten im Zustand der Erweichung gefunden.

Das Verhalten der Milz zeigt keine erheblichen Unterschiede von demjenigen in reiferen Jahren. Vielleicht lässt sich sagen, dass Milztumoren seltener als bei letzteren in früherer Zeit, d. h. vor Beginn oder Mitte der zweiten Woche auftreten, und dass sie eine mittlere Grösse nicht leicht überschreiten. Wirkliches dauerndes Fehlen der Milzschwellung, beziehungsweise der Möglichkeit ihres Nachweises ist mir bei Kindern eher seltener wie bei Erwachsenen vorgekommen.

Unter den Erkrankungen der Athmungsorgane ist die typhöse Bronchitis in Bezug auf Häufigkeit und Ausbreitung von derjenigen der späteren Altersclassen nicht verschieden. Sie gehört auch bei Kindern zu den diagnostisch werthvolleren Erscheinungen der Krankheit. Ziemlich häufig, besonders bei schwächlichen Kindern, verknüpft sie sich mit Atelektasen und Lobulärpneumonien. Um so seltener kommt es zu einfachen und entzündlichen Lungenhypostasen, eine Thatsache, die auf die wiederholt hervorgehobenen günstigen Verhältnisse der Herzkraft bei Kindern ein bezeichnendes Licht wirft.

Wirkliche lobäre, fibrinöse Pneumonie habe ich bei Kindern nur ganz vereinzelt gesehen.

Auch Pleuritis und Empyem sind nach den meisten Autoren und meiner eigenen Erfahrung relativ selten. Dasselbe gilt von den Kehlkopfaffectionen, sowohl dem einfachen Schleimhautgeschwür wie der Perichondritis und Knorpelnekrose. Wie dies schon von einer grösseren Zahl anderartiger Zustände hervorgehoben wurde, werden sie übrigens im späteren Kindesalter wieder etwas häufiger.

Die Erscheinungen seitens des Nervensystems richten sich sehr nach der Schwere der Fälle im Allgemeinen. Bei leichterem und selbst mittelschwerem Verlaufe treten sie verhältnissmässig wenig, durchschnittlich weit weniger wie bei Erwachsenen, hervor. In der ersten Zeit verstimmt, reizbar, weinerlich, werden die Kinder später schlaff, theilnahmslos, mehr oder weniger benommen.

Die schweren Fälle setzen dagegen schon manchmal mit Convulsionen ein und bieten auch während ihres Verlaufes, namentlich bei älteren Kindern, oft beängstigende Erscheinungen. Unter ihnen sind heftige Kopfschmerzen mit Nacken- und Rückenstarre und allgemeiner Hyperästhesie, Trägheit, Weite und selbst Ungleichheit der Pupillen, schwere, bis zum tiefen Coma sich steigernde Benommenheit besonders hervorzuheben.

Nervöse Nachkrankheiten, spinale Affectionen, Neuritis, sowie cerebrale Störungen, besonders Psychosen, sind bei Kindern wieder verhältnissmässig selten. Auch neuralgische Beschwerden, z. B. die bei Erwachsenen so häufigen lästigen Schmerzen in den Fersen und Zehen, sind mir hier so gut wie gar nicht begegnet.

Auf die fast nur dem Kindesalter zukommenden, bisher unaufgeklärten vorübergehenden Aphasien (vgl. S. 256 und 257), die, schon von früheren Autoren erwähnt, neuerdings besonders durch Gerhardt (Clarus Diss.) und Kühn wieder besonders hervorgehoben wurden, sei hier nochmals hingewiesen.

Was das Verhalten der Sinnesorgane beim Kindertyphus betrifft, so ist meines Wissens über die Augen wenig bekannt.

Die typhösen Ohraffectionen, sowohl die nervösen als die mit Nasenrachen- und Tubenaffectionen zusammenhängenden, scheinen nicht minder häufig wie bei Erwachsenen zu sein.

Die Nieren sind im Kindesalter verhältnissmässig widerstandsfähig. Febrile Albuminurie ist hier entschieden seltener und, wenn überhaupt, geringfügiger und von kürzerer Dauer. Wirkliche Nephritis scheint nur ganz ausnahmsweise vorzukommen. Ich selbst habe keinen Fall beim Kinde gesehen.

Die Ehrlich'sche Diazoreaction wird nach allen bisherigen Erfahrungen im Kindesalter fast niemals vermisst, eine Thatsache, der, unter Berücksichtigung der früher erörterten Beschränkungen, eine nicht unerhebliche diagnostische Bedeutung beizumessen ist.

Die Dauer des Kindertyphus ist, wie schon vorher angedeutet, im Ganzen kürzer als bei Erwachsenen. Zweifellos sind bei Kindern die leichten und abortiven Formen noch zahlreicher, und auch die ausgebildeten, schwer einsetzenden Fälle sind meist früher als in späteren Lebensjahren beendigt. Die Abkürzung bezieht sich auf alle Stadien der Krankheit, auf die fieberhafte Zeit und die Reconvalescenz. Die fieberhafte Zeit pflegt bei ausgebildeten Fällen bald auf Kosten aller Stadien derselben abgekürzt zu sein, bald ist nur das eine oder andere verkürzt, besonders das des ansteigenden Fiebers oder der Defervescenz.

Sehr interessant ist es, dass die Fieberdauer ausgebildeter Fälle im Ganzen um so geringer zu sein scheint, je jünger die Kinder. Bei Kindern unter 6 Jahren übersteigt sie viel seltener 3 Wochen als bei älteren,

und selbst bei diesen pflegen sich im angedeuteten Sinne Altersunter-
schiede noch deutlich geltend zu machen.

Sehr lehrreich ist in dieser Beziehung die folgende auf das Hamburger
Material von 1886—1887 begründete Tabelle:

Von 443 Kindern zwischen 2 und 14 Jahren hatten:

	2—5 Jahre	6—10 Jahre	10—14 Jahre
eine Fieberdauer bis zu 21 Tagen . .	92%	71·8%	60·8%
„ „ zwischen 22 und 33 Tagen	4%	18·6%	25·7%
„ „ von über 33 Tagen . .	2%	7·7%	11·8%

In der kürzeren Dauer des Fiebers, der grösseren Widerstandsfähigkeit gegen die Toxinwirkung und der geringeren Häufigkeit und Schwere
der Complicationen liegt es auch begründet, dass die Reconvalescenz
bei Kindern sich durchschnittlich schneller vollzieht. Dies erstreckt sich nicht nur auf Wiedererlangung der Integrität der betheiligten
Organe, sondern auch auf Wiederherstellung des Ernährungszustandes,
besonders die Wiedergewinnung, nicht selten selbst die Ueberschreitung
des alten Körpergewichtes.

Bezüglich des letzteren zeigen Kinder ein eigenthümliches Verhalten:
sie nehmen bei schwerem und mittelschwerem Verlauf im Fieberstadium
verhältnissmässig schneller und im Durchschnitte etwas stärker als Erwachsene ab, erreichen aber selbst in schlimmsten Fällen nicht die bei diesen
vorkommenden extremen Gewichtsverluste. Während ich bei schweren
Erkrankungen Erwachsener als höchste Verminderung des Körpergewichtes
einmal 32% feststellen konnte, waren 9% das Maximum, das ich bei
Kindern unter 12 Jahren beobachtete. Dagegen betrug das Minimum
der bei schwer und mittelschwer erkrankten Kindern beobachteten Gewichtsabnahme 2·5% des Körpergewichtes, das geringste Erwachsener
gleicher Kategorie nur 1·5%.

Die allgemeine Erfahrung, dass Rückfälle um so häufiger zu sein
pflegen, je jünger die Kranken, dehnt sich bis auf das Kindesalter aus.
Die Neigung zu Nachschüben und Recidiven ist hier ohne
Zweifel stärker wie in den späteren Lebensjahren. Vereinzelte
entgegengesetzte Angaben stützen sich entweder auf zu kleine Zahlen
oder auf vereinzelte Epidemien und Endemien, die in der That einmal
eine Abweichung von der Regel bieten können.

So zählte ich selbst in Hamburg im Jahre 1887 wenn auch nicht gerade
weniger Kinderrecidive, so doch nur einen verschwindend geringen Procentsatz
mehr als bei den Erwachsenen, während die Zahlen aus dem Jahre 1886 und diejenigen der 14 Leipziger Jahrgänge dem nach meiner Meinung gewöhnlichen Verhalten nahekommen:

In Hamburg hatten wir 1886:

Recidive bei Erwachsenen . . . . . . 13·4 %

„   „   Kindern . . . . 19·5 %

in Leipzig: „   „   Erwachsenen. . . . . . 12·5 %

„   „   Kindern . . . . 19·1 %

Interessant ist es, dass selbst bei Kindern, was bei Erwachsenen fast regelmässig, das überwiegende Befallensein des weiblichen Geschlechtes sich zuweilen
deutlich zeigt, wie die folgenden Hamburger Zahlen darthun:

	Knaben	Mädchen	Gesammt
Recidive 1886 . .	15·5 %	23·8 %	19·1 %
„ 1887 . .	11·9 %	15·0 %	13·4 %

Der tödtliche Ausgang der Krankheit ist, wie sich aus allen
bisherigen Betrachtungen fast von selbst ergibt, im Kindesalter durchschnittlich minder häufig als bei Erwachsenen.

Alle auf grössere Zahlen gestützte Berechnungen bestätigen dies. In Hamburg betrug z. B. im Jahre 1886 die Mortalität der Erwachsenen 11·5, die der
Kinder 7·3 %, im Jahre 1887 bei Kindern 6·8 bei einer durchschnittlichen Sterblichkeit der späteren Altersclassen von 8·8 %.

Tritt man den Verhältnissen noch etwas näher, so ergibt sich die
bemerkenswerthe Thatsache, dass diese geringere Sterblichkeit vorzugsweise die Kinder bis zum 10. Jahre betrifft. Vom 10. bis 14. Jahre lehnen
sie sich schon den nächstfolgenden Altersclassen, denen von 15—20
Jahren, an.

Eine Zusammenstellung der betreffenden Hamburger Zahlen ergibt:

Für das   2. bis   5. Jahr   . . .   4·0 % Sterblichkeit

„   „   6.   „   10.   „   . . .   6·4 %   „

„   „   11.   „   14.   „   . . .   8·1 %   „

„   „   15.   „   20.   „   . . .   8·7 %   „

Bei **Säuglingen** und überhaupt während der beiden ersten Lebensjahre bis zum dritten scheint der Unterleibstyphus entschieden seltener
zu sein als im späteren Kindesalter. Zwar kommen, wie wir früher
bereits sahen, schon intrauterine Uebertragungen vor, doch sind
sie im Verhältniss zur Anzahl der typhuskranken Mütter als grosse und
an ganz bestimmte Bedingungen geknüpfte Ausnahmen zu betrachten.
Säuglinge und 1—2jährige Kinder habe ich vielfach trotz dauernden und
nächsten Zusammenseins mit der typhuskranken Mutter gesund bleiben
sehen.

Eine endgiltige Vorstellung von dem Verhältniss der Häufigkeit der
Krankheit im frühesten und späteren Kindesalter lässt sich freilich aus
den üblichen statistischen Angaben nicht gewinnen. Das Bild der mittleren und der leichten Erkränkung ist bei Säuglingen so ganz besonders
unsicher und verwischt, dass hier gewiss noch mehr Fälle übersehen
werden als im späteren Kindesalter.

Auf grosse Zahlen gestützte Anhaltspunkte geben die Berichte aus den Petersburger Anstalten, dem Elisabeth- und dem Oldenburger Kinderspital.

Im ersteren wurden von 1844—1896 bei 352.370 ambulant behandelten Kindern 3504 Typhusfälle festgestellt. Dem Alter nach vertheilen sie sich:

1—6 Monate	6—12 Monate	1—2 Jahre	2—5 Jahre	über 5 Jahre
9 = 0·26°/₀	35 = 0·99°/₀	173 = 4·94°/₀	1481 = 42·3°/₀	1806 = 51·3°/₀

Im Rauchfuss'schen Ambulatorium im Oldenburger Kinderspital fanden sich unter 77.073 kranken Kindern 647 Abdominaltyphen der folgenden Altersclassen:

1—6 Monate	6—12 Monate	1—2 Jahre	2—6 Jahre	über 6 Jahre
2 = 0·31°/₀	5 = 0·77°/₀	14 = 2·15°/₀	213 = 32·9°/₀	413 = 63·8°/₀

Ollivier[1] hatte unter 611 Typhusfällen bei Kindern nur 3 unter 2 Jahren. Meine eigenen 3 Fälle zählten je 9 und 11 Monate, einer $1^3/_4$ Jahre.

Die bisherigen klinischen Angaben über den Säuglingstyphus stützen sich überwiegend auf schwere ausgebildete Fälle. Auch meine 3 Fälle von Säuglingstyphus, die einzigen, die ich mit Sicherheit sah, verliefen schwer, der eine tödtlich. Nur vereinzelt sind mittelschwere und leichtere beschrieben; zu ihnen zählt die berühmte Gerhardt'sche[2] Beobachtung, sein Typhusfall bei einem dreiwöchentlichen, von der Mutter wahrscheinlich intrauterin angesteckten Kinde.

Der Beginn des Typhus ist auch bei den ausgebildeten Fällen ganz kleiner Kinder nur selten, wohl noch seltener als in den darauffolgenden Lebensjahren festzustellen. Nur sehr vereinzelt scheint hier die Krankheit in brüsquer Weise einzusetzen und das Fieber rasch anzusteigen. Wo man das Initialstadium beobachten konnte, war die Curve meist staffelförmig, wohl etwas abgekürzt wie im Gerhardt'schen Fall.

Auch das Fastigium und mit ihm die ganze Fieberzeit scheinen gewöhnlich von relativ kurzer Dauer zu sein, doch sind auch vereinzelt Fälle beobachtet, die sich bis zu 27, ja 31 Tagen, bis zur Entfieberung hinzogen (Filatow[3]). Bemerkenswerth ist, dass bei schweren Typhen der Säuglinge im Fastigium die Höhe der Temperatur recht bedeutend, durchschnittlich höher als während der nächstfolgenden Jahre und der Curvenverlauf der der Febr. continua remittens gleich zu sein pflegt. In der Zeit des abnehmenden Fiebers macht sich auch beim Säugling nicht selten der Charakter der steilen Curven geltend. Ich gebe

---

[1] Leçons clin. sur les maladies de l'enfance.

[2] Handbuch der Kinderkrankheiten, 2. Bd. Dort findet sich auch die ältere Literatur des Säuglingstyphus sorgfältig zusammengestellt.

[3] Vorlesungen über acute Infectionskrankheiten im Kindesalter. Nach der zweiten russischen Auflage deutsch übersetzt. Wien 1897.

als Beleg eine eigene Curve von einem 1³/₄jährigen Kinde (Fig. 33) und eine solche von Filatow (Fig. 34), dessen kleiner Patient 8 Monate zählte.

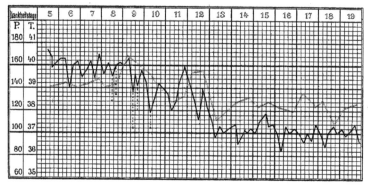

Fig. 33.

Der Puls ist, wie vorauszusehen, beim Säuglingstyphus ungemein frequent und wechselnd, ohne dass jedoch die Pulszahl an sich prognostisch besonders ins Gewicht fiele.

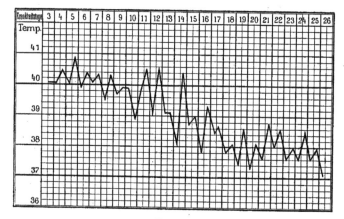

Fig. 34.

Milzschwellung ist meistens, wenn auch nicht regelmässig nachweisbar, aber bei der Häufigkeit ihres Vorkommens bei allen möglichen Zuständen des frühesten Kindesalters an sich noch viel weniger beweisend als in späteren Jahren.

Roseolen scheinen meist spärlich zu sein, ja öfter als bei älteren Kindern ganz zu fehlen. Bei dem einen meiner Fälle (11monatliches Kind), der vom ersten Beginne bis zum tödtlichen Ende klinisch beobachtet und darnach auch anatomisch untersucht wurde, waren zu keiner Zeit Roseolen nachweisbar. Vereinzelt wurden sie aber auch reichlich beobachtet, z. B. im Gerhardt'schen Falle.

Sehr häufig scheinen wässerige, dünne Stuhlgänge zu sein, regelmässiger als bei älteren Kindern. Ihre tägliche Zahl ist dabei verhältnissmässig gering, vielleicht ein Fingerzeig zur Unterscheidung von anderen mit Durchfällen einhergehenden acuten Zuständen des frühen Kindesalters.

Der Meteorismus wird von fast allen Autoren als mässig angegeben. Der eine meiner geheilten Fälle (8monatliches Kind) bot während der ganzen Dauer der Krankheit niemals Auftreibung des Leibes.

Erbrechen ist im Initialstadium und als Einleitung desselben geradezu häufig. Auch während des ferneren Verlaufes wiederholt es sich öfter. Verbunden mit der nicht selten schon von Beginn des Fiebers an sich geltend machenden Nacken- und Rückenstarre, dem Aufschreien und den selbst zu Convulsionen sich steigernden Zuckungen ist es wohl geeignet, den Verdacht auf Meningitis zu lenken, die am häufigsten im frühen Kindesalter mit Typhus verwechselte Krankheit. Bei fortschreitendem Fieber und im Fastigium verlieren sich jedoch diese Erscheinungen meist, um mehr oder weniger starker Benommenheit und Schlafsucht Platz zu machen.

Bronchitis scheint bei Säuglingen durchschnittlich gering zu sein, während lobuläre Pneumonien geradezu häufig sind und zu den gewöhnlichen directen Todesursachen gehören.

Verlauf und Prognose der ausgebildeten Säuglingstyphen sind im Verhältniss zu denjenigen der nächstfolgenden Jahre entschieden ungünstig, um so schlimmer, wie es scheint, je jugendlicher die Individuen sind.

Marfan[1] schätzt die Sterblichkeit im frühen Kindesalter auf 50 %. Als Todesursache sind neben den weitaus häufigsten, der Bronchopneumonie und der Schwere der Intoxication, vereinzelt Darmperforation (Dréwitt) und Larynxverschwärung (Lewy) als Todesursache selbst bei bei kleinsten Kindern festgestellt.

Typhus im späteren Lebensalter.

Schon mit dem 40. Lebensjahre macht sich die geringere Empfänglichkeit für die Krankheit geltend. Weit stärker noch sinkt die Disposition

---

[1] Traité des maladies de l'enfance 1897. Hier auch zahlreiche Literaturangaben, besonders neuere französische Arbeiten.

vom 50. Jahre ab, so dass der Typhus im Greisenalter geradezu als ein seltenes Ereigniss bezeichnet werden kann.

Unter 5306 Typhuskranken aus Leipzig und Hamburg zählte ich im Alter von: 40—50 Jahren 177
50—60   „   41
60—70   „   14
über 70 Jahre   5
Im Alter von 15—25 Jahren standen dagegen 1885.

Um so schlimmer macht sich der Einfluss der späteren Lebenszeit bezüglich des Verlaufes und der Prognose der Krankheit geltend.

Schon in der zweiten Hälfte der Dreissigerjahre pflegt die Erkrankung im Allgemeinen oder in einzelnen ihrer Erscheinungen einen schwereren, selbst bedrohlichen Charakter anzunehmen. Vom 40. Lebensjahre an steigert sich die Mortalität ungemein, so dass sie in den Jahren zwischen 50 und 60 das Drei- bis Fünffache derjenigen zwischen 15 bis 25 erreicht.

In Hamburg war 1886—1887 die Sterblichkeit
in den Altersclassen von 21—25 . . $7 \cdot 7^0/_0$ Sterblichkeit
„ „ „ „ 26—30 . . $12 \cdot 3^0/_0$ „
„ „ „ „ 31—35 . . $11 \cdot 5^0/_0$ „
„ „ „ „ 36—40 . . $14 \cdot 9^0/_0$ „
„ „ „ „ 41—45 . . $18 \cdot 5^0/_0$ „
„ „ „ „ 46—50 . . $26 \cdot 1^0/_0$ „
„ „ „ „ 51—55 . . $23 \cdot 0^0/_0$ „
„ „ „ „ 56—60 . . $37 \cdot 5^0/_0$ „

Die Berechnungen aus der Leipziger Klinik (1880—93) ergeben bei allerdings im Ganzen höherer Sterblichkeit ein ähnliches Verhältniss:
In den Altersclassen von 20—24 . . $13 \cdot 8^0/_0$ Sterblichkeit
„ „ „ „ 24—29 . . $12 \cdot 0^0/_0$ „
„ „ „ „ 30—34 . . $15 \cdot 0^0/_0$ „
„ „ „ „ 35—39 . . $28 \cdot 3^0/_0$ „
„ „ „ „ 40—44 . . $29 \cdot 2^0/_0$ „
„ „ „ „ 45—49 . . $31 \cdot 0^0/_0$ „
„ „ „ „ 50—59 . . $40 \cdot 0^0/_0$

In der Mehrzahl der Fälle ist der Beginn der Erkrankung und das Ansteigen des Fiebers bei senilen Personen ein allmähliches. Wo sich der Anfang der Fieberzeit durch Frosterscheinungen ankündigt, pflegt es sich meist um wiederholtes Frösteln, nur sehr selten und dann auch bei im Uebrigen abnormer Verlaufsweise um einmaligen Schüttelfrost zu handeln.

Die fernere Entwicklung des ganzen Krankheitsbildes steht unter dem Zeichen der verminderten Widerstandsfähigkeit des senilen Körpers gegen die Toxinwirkung. Im starken Gegensatz zum jugendlichen Alter äussert sich dies alsbald im allgemeinen Verhalten und namentlich demjenigen des Nervensystems. Schon von vornherein besteht grosse Prostration. Unter den besonderen nervösen Störungen werden die Reizerscheinungen durch diejenigen depressiven Charakters weit überwogen. Die Kranken werden schon sehr früh benommen; nicht selten sind sie bereits mit Beginn der zweiten Woche stark soporös oder in tiefem Coma. Zugleich oder schon sehr bald stellt sich grosse Schlaffheit mit Zittern, Sehnenhüpfen und Flockenlesen ein. Die Kranken sind dabei unruhig, oft völlig schlaflos, aber meist ohne heftige Delirien. Blass, mit schlaffen Zügen und halboffenen Augen, leise vor sich hinmurmelnd, liegen sie in schlaffer Rückenlage, das Bild des adynamischen Fieberverlaufes der älteren Aerzte.

Dieser Charakter der Schlaffheit, der Adynamie äussert sich ebenso im Verlauf der tödtlichen wie dem der schwereren Fälle, die schliesslich zur Genesung führen. Die letzteren ziehen sich meist ungewöhnlich lange hin, nicht allein in Bezug auf das Fieberstadium, sondern in verhältnissmässig noch höherem Masse bezüglich derjenigen der Reconvalescenz.

Das Fieber erreicht dabei in der Mehrzahl der Fälle nicht die Höhe, die bei schweren Fällen in den Blüthejahren erreicht zu werden pflegt. Man sieht im Gegentheil besonders häufig die Temperaturcurven auf relativ niederer Lage ablaufen, wie denn auch die früher schon erwähnten afebrilen Fälle schwersten Verlaufes vorwiegend bei heruntergekommenen, senilen Individuen zur Beobachtung gelangen. Dazu ist die Form der Curve weit häufiger wie bei allen übrigen Altersclassen unregelmässig, stark remittirend, zeitweilig intermittirend, mit wahren oder Pseudocollapsen. Vielfach sind auch die Stadien der Krankheit im Bild der Curve mangelhaft oder überhaupt nicht ausgeprägt, so dass sich weder staffelförmiges Ansteigen im Beginn, noch Festhalten einer bedeutenderen mittleren Temperaturhöhe in der schwersten Krankheitszeit, noch ein ausgeprägtes Stadium der steilen Curven findet. Nicht wenige Fälle verlaufen im Gegentheil so regellos, dass die Curvenform überhaupt keinen diagnostischen Anhalt, eher Anlass zu irrthümlichen Auffassungen bietet.

Am Puls macht sich die bei jugendlichen, kräftigen Individuen so häufige und charakteristische Verlangsamung äusserst selten und nach meiner Erfahrung fast nur dann geltend, wenn bei älteren Personen auch im Uebrigen der senile Krankheitscharakter weniger ausgeprägt ist. Der Puls ist bei älteren Individuen im Gegentheil von vornherein frequent, durchschnittlich mehr, wie der Höhe der Körperwärme entspricht, und, was besonders auf starke Toxinwirkung aufs Herz und die Vasomotoren deutet, schon früh wenig gespannt, unregelmässig und, wo nicht Arteriosclerose besteht, weich, aber selten dicrot.

21*

Die so bald in den Vordergrund tretende Herzschwäche beherrscht auch in erheblicher Weise das Verhalten der Athmungsorgane. Die Bronchitis typhosa erlangt unter dem Einfluss der mangelhaften Triebkraft des rechten Herzens schon früh eine beträchtliche Intensität und Ausdehnung. Die sehr bald sich anschliessenden und im Verhältnisse zum jugendlichen Alter ungewöhnlich häufigen hypostatischen Verdichtungen entstehen auf gleicher Grundlage. Sie gehören zu den Todesboten des senilen Typhus. Mit der Prävalenz der Bronchitis hängt auch das Auftreten von Bronchopneumonie zusammen, das dem Kindesalter und den späten Jahren in fast gleicher Weise häufig zukommt. Von croupöser Pneumonie werden ältere Typhuskranke nicht seltener als jüngere ergriffen, während Streptococcenpneumonie mir bei ihnen häufiger vorzukommen scheint. Bemerkenswerth ist bei der Pneumonie der Aelteren die stärkere Neigung zur Gangrän- und Abscessbildung.

Dass die so oft schon vor der Typhuserkrankung bestehenden chronischen Bronchial- und Lungenaffectionen ihr ein schweres Gepräge geben, braucht kaum besonders hervorgehoben zu werden.

Die anatomischen und klinischen Erscheinungen seitens des Darmcanals bieten von denen der übrigen Erwachsenen keine durchgreifende Verschiedenheit. Dies gilt vor Allem von der Zahl und Beschaffenheit der Stuhlgänge. Der nicht selten hochgradige Meteorismus beginnt verhältnissmässig früh. Im Gegensatz zum Verhalten des Kindesalters zeigen ältere Individuen — und zwar gilt dies schon vom 35. bis 40. Jahre an — eine etwas grössere Neigung zu Darmblutungen. Dazu erliegen ältere Leute diesem Zufall weit leichter. Selbst geringfügige Blutungen, die auf jüngere Individuen kaum oder nur vorübergehenden Eindruck machen, bilden für sie eine erhebliche Gefahr.

Perforationsperitonitis schien mir im höheren Alter durchaus nicht häufiger, eher seltener als während der Blüthejahre zu sein.

Die schon durch die Variabilität und Unregelmässigkeit der Fiebercurve erhöhte Schwierigkeit der Diagnose des Typhus älterer Personen wird durch das Verhalten der Milz und der Roseolen noch weiter gesteigert.

Anschwellung der Milz ist hier im Ganzen entschieden seltener festzustellen als bei anderen Altersclassen. Bei keiner derselben habe ich annähernd so oft dauerndes Fehlen während der ganzen Krankheit beobachtet. Die Erfahrungen am Leichentisch erklären dies zur Genüge. Die dem höheren Alter zukommende Involution des Organs, vorausgegangene Erkrankungen der Milz und ihrer Kapsel, ausgedehnte oder multiple Infarctnarben und diffuse Bindegewebswucherungen, perisplenitische Verdickungen des Milzüberzuges sind hier vor Allem zu nennen. Verhindern diese in einem Theile der Fälle überhaupt das Zustandekommen einer Milzschwellung, so wird, wo sie besteht, ihr Nachweis durch Verlagerungen und Verwachsungen, die mit Erkrankungen in früherer Lebenszeit zusammenhängen und naturgemäss bei älteren Individuen häufiger sind, noch weiter erschwert.

Auch die seltenen Fälle, wo ich auf der Höhe der Krankheit ein anatomisch nicht zu erklärendes Fehlen der Milzanschwellung fand, betrafen fast nur die Leichen älterer Personen.

Die Roseola typhosa tritt nach meinen Erfahrungen im höheren Alter zwar nicht seltener auf, ihre Eruption ist aber durchschnittlich spärlicher und erstreckt sich vielfach über eine geringere Zeitdauer. Dazu pflegen die einzelnen Roseolen im Ganzen kleiner, weniger lebhaft gefärbt und von kürzerem Bestand zu sein, Eigenthümlichkeiten, die wohl mit den senilen Veränderungen der Haut zwanglos in Zusammenhang zu bringen sind. Ebendamit erklärt sich wohl auch das seltenere Auftreten der Sudamina und umgekehrt die grössere Neigung zum Decubitus.

Was die Veränderungen der Nieren betrifft, so scheint mir Nephritis typhosa entschieden weniger häufig zu sein, während das Auftreten und die Erscheinungsweise der febrilen Albuminurie keinen Unterschied von dem der übrigen Altersclassen zeigt.

In Bezug auf den Verlauf des Greisentyphus im Allgemeinen ist noch zu betonen, dass er im Genesungsfalle unter allen Formen am häufigsten lang hingezogen, schleppend wird. Schwerere Complicationen sind aus dem einfachen Grunde nicht zahlreich und mannigfaltig, weil Greise fast immer schon der zuerst auftretenden erliegen.

Von den früher erwähnten besonderen Formen sind die hyperpyretische und die hämorrhagische im späteren Lebensalter entschieden seltener.

Auch scheint es weniger häufig vorzukommen, dass vorwiegendes frühzeitiges Befallensein einzelner Organe der Krankheit ein besonderes Gepräge verleiht. Fälle, die man als Nephro-, Meningo- oder Pleurotyphus hätte bezeichnen können, sind mir bei älteren Personen kaum vorgekommen. Nur „Pneumotyphen" scheinen mir nicht seltener als während der Blüthejahre zu sein.

Bezüglich der Recidive und Nachschübe ist bemerkenswerth, dass ihre Häufigkeit mit zunehmenden Jahren sich entschieden vermindert, während ihre Prognose sich weit schlimmer wie bei jüngeren Individuen stellt.

Die Todesfälle fallen zum nicht geringen Theil in Folge der verringerten körperlichen Widerstandsfähigkeit in eine verhältnissmässig frühe Zeit. Andererseits erliegen aber auch gerade ältere Individuen öfter nach ungewöhnlich langer Dauer an sich scheinbar nicht schweren Erkrankungen. Man hat den Eindruck, dass sie sich nicht mehr erholen konnten.

Der unvollständige, leichte oder abgekürzte Verlauf, Typhus levis, abortivus u. s. w. kommt zweifellos auch im höheren Alter vor. In welchem Verhältniss seine Häufigkeit zu derjenigen während der früheren Altersperioden steht, ist mir selbst und meines Wissens auch Anderen nicht näher bekannt.

Nachschübe und Recidive.

Bei allen Formen und Verlaufsweisen des Unterleibstyphus kommt es vor, dass vor Eintritt in die definitive Reconvalescenz ohne jede anderweitige Allgemein- oder Organerkrankung noch ein- oder selbst mehrmals Fieberzustände eintreten, deren Ablauf und Begleiterscheinungen denen der ersten Krankheitsperiode mehr oder weniger gleichen.

Man bezeichnet sie, von mehr äusserlichen Gesichtspunkten aus, als Recidive, wenn die erste Krankheitsperiode durch eine völlig fieberlose Zeit von der neuen Fiebererhebung getrennt ist, als Nachschübe, wenn das Wiederansteigen während der Rückbildungsperiode erfolgt, bevor die sinkende Körperwärme völlig zur Norm zurückgegangen war.

Klinisch und anatomisch erweisen sich Recidiv und Nachschub als eine verschieden vollkommene Wiederkehr des typhösen Krankheitsprocesses. Die Frage, ob sie auf neue Infection zu beziehen oder als ein Wiederaufleben des ersten Processes zu betrachten sind, ist heute im letzteren Sinne endgiltig gelöst. Zweifellos ist ihre Entstehung darauf zurückzuführen, dass von der ersten Erkrankung her keimfähig in verschiedenen Körperorganen zurückgebliebene Typhusbacillen wieder in die Circulation gelangen und damit zu einer mehr oder weniger vollständigen Wiederausbildung der örtlichen und allgemeinen typhösen Krankheitsprocesse führen. Die Kranken fiebern dann wieder in oft sehr charakteristischer Weise, zeigen Wiederanschwellungen der Milz, Roseolen, Meteorismus und Durchfälle und bei etwaigen Sectionen neben verheilten neu entstandene specifische Darmveränderungen, besonders frische Infiltrationen der Peyer'schen Plaques.

Bezüglich der Art der Aufspeicherung des Typhusgiftes und der Organe, die hierbei wesentlich in Betracht kommen, ist bisher noch ebenso wenig Bestimmtes bekannt wie darüber, auf welche Weise und unter welchen speciellen Verhältnissen sie wieder ins Blut gelangen.

Wahrscheinlich spielen die Milz, neben ihr Lymphdrüsen und Knochenwerk, vielleicht auch die Gallenblase (vergl. S. 195 und 196), hierbei eine wesentliche Rolle.

Aus dem Verlauf und namentlich der Schwere der ersten Erkrankung ist auf die Wahrscheinlichkeit des Eintrittes eines Rückfalles keinerlei Schluss zu machen. Es scheint im Gegentheil bei den leichteren Fällen hierzu noch grössere Disposition als bei den schweren zu bestehen. Nach meinen Erfahrungen folgen nur 25—35% Recidive auf schwere erste Erkrankungen, während alle übrigen an mittlere und leichte Fälle sich anschliessen. Ja es ist ganz gewöhnlich, dass nach unausgebildeten Typhen, levissimus, abortivus oder ambulatorius, schwere, länger dauernde und so charakteristisch ausgebildete Recidive eintreten, dass aus ihnen erst die bis dahin schwankende Diagnose gesichert wird (vergl. Curve 36).

Unsere Leipziger Statistik ergibt unter 210 Rückfällen 75% nach mittleren und leichten Ersterkrankungen. Auch Ziemssen sah von 108 Recidiven nur 28, also etwa 1/4 bei schweren Fällen eintreten. Zu ähnlichen Ergebnissen kam Goth.

Dass in einzelnen Epidemien dies Verhältniss sich einmal verwischen kann, zeigen meine Hamburger Zahlen. Hier hatten wir 236 Rückfälle nach schweren und 260 nach leichteren ersten Erkrankungen.

Wir sahen schon vorher, dass zur Annahme eines Recidivs im stricten Sinne eine wirklich fieberlose Zeit zwischen der Beendigung der Ersterkrankung und dem Beginn der zweiten Fiebererhebung erforderlich sei. Natürlich ist diese Zwischenzeit nicht nach Tagen begrenzt. Zweifellos genügen schon 12—24 Stunden, und damit ist es schon äusserlich gegeben, dass zwischen dem, was man als Nachschub und was man als Recidiv bezeichnet, ein allmäliger Uebergang und kein principieller Unterschied besteht.

Die Zeit, die zwischen der ersten Krankheit und dem Beginn des Recidivs verläuft, ist ganz ausserordentlich verschieden. Ein Zusammenhang zwischen ihrer Dauer und der Art und Schwere der primären Typhuserkrankung ist nicht zu erweisen.

Nach meinen Erfahrungen, die sich mit denen der meisten Beobachter decken, kommt die grösste Zahl der Recidive bis zum 14. bis 17. Tage nach der ersten Entfieberung vor. Innerhalb dieser Grenzen ist die Dauer der fieberlosen Zeit sehr verschieden. Nur nach den allerersten Tagen pflegt der Beginn der Recidive etwas seltener zu sein, während er vom 3. oder 4. Tage an fast so häufig wie an den späteren Tagen beobachtet wird.

Nach dem 17. Tage beginnen noch etwa 10—12% Recidive, unter ihnen wieder die meisten bis zum 30. Tage. Aber auch nach dieser Frist kann man noch vereinzelt Rückfälle eintreten sehen. Die längste Zeit, die ich bis zu ihrem Beginn verstreichen sah, betrug 53 Tage.

Vor der Besprechung der klinischen Erscheinungen der Rückfälle und Recidive im Einzelnen ist im Allgemeinen zu bemerken, dass sie in Bezug auf Verlauf, Dauer und Schwere fast ebenso variiren wie die primäre Erkrankung.

Wir haben schon früher gesehen, dass die letztere in der grösseren Mehrzahl der Fälle keine oder nur geringfügige Aeusserungen im Incubationsstadium macht. Dem entspricht auch die übliche Ansicht, dass die Zwischenzeit bis zum Beginn des Recidivs gewöhnlich frei von Erscheinungen sei, die auf das bevorstehende Ereigniss deuten könnten. Hiervon kommen jedoch wichtige, diagnostisch beachtenswerthe Ausnahmen vor..

Auf eine Thatsache, die ich voll bestätigen kann, hat vor längerer Zeit schon Gerhardt[1] hingewiesen: es ist das nicht völlige Abschwellen der Milz nach der ersten Entfieberung. So lange der Milztumor nicht zurückgegangen ist, ist der Arzt der Sorge um den Rückfall nicht überhoben. In der überwiegenden Mehrzahl der Fälle wird er ihn vielmehr eintreten sehen.

Ich glaube aber auch, dass man dem Verhalten der Körperwärme und des Pulses während der Reconvalescenz in gleicher Richtung volle Aufmerksamkeit schenken muss. Schon früher habe ich darauf hingewiesen, dass nach allen schweren und mittelschweren, ja nicht selten selbst nach anscheinend leichten Fällen die Temperatur bald nach der Entfieberung nicht nur zur früheren individuellen Norm, sondern auf eine gewisse Zeit noch unter sie zurückgeht. Ausgebildete Fälle, in denen nach der Entfieberung kein subnormaler Verlauf der Curve zu Stande kommt, sind nicht als abgelaufen zu betrachten, vielmehr des bevorstehenden Recidivs dringend verdächtig, umsomehr noch, wenn die Curve auf so niederer Lage unmotivirte, abnorm starke Tagesschwankungen zeigt.

Diesem prämonitorischen Verhalten der Temperatur schliesst sich bei drohendem Recidiv fast immer auch dasjenige des Pulses an. Er pflegt dann trotz völlig ruhigen, vorsichtigen Benehmens des Kranken neben relativ hoher Frequenz häufigere und ungewöhnlich starke Schwankungen zu zeigen.

Geht man eine grosse Zahl von Recidivcurven durch, so bemerkt man, was mir bisher noch nicht genügend betont zu sein scheint, bei der Mehrzahl derselben dieses eigenthümlich prämonitorische, demjenigen der Temperatur an die Seite zu setzende Verhalten der Pulscurve mehr oder weniger deutlich ausgeprägt. Auch in den Fällen, wo trotz subnormal verlaufender Curve nach der ersten Entfieberung Recidive eintreten, geht ihnen das erwähnte diagnostisch wichtige Verhalten des Pulses häufig voraus. Vergleicht man dasselbe mit den allerdings ziemlich seltenen Fällen, wo man schon im Incubationsstadium Pulsbestimmungen machen könnte, so ergibt sich manchmal eine auffallende

---

[1] Deutsches Archiv f. klin. Medicin, Bd. 12.

Uebereinstimmung der
Pulscurve vor dem Be-
ginn der Erstaffection
mit derjenigen vor dem
Recidiv.

Es zeigt sich damit
eine, übrigens auch an
der Temperaturcurve[1]
und noch in vielen an-
deren Punkten sich
äussernde Aehnlichkeit
der Rückfallszeit mit
der ersten Erkrankung.

Ein lehrreiches
Beispiel eines leichten
Recidivs mit dem eben
besprochenen charakte-
ristischen Verhalten von
Puls und Temperatur
gibt Fig. 35.

Was das Ver-
halten der Körper-
wärme während der
fieberhaften Zeit des
Nachschubs und Re-
cidivs betrifft, so ist
hier sowohl die Dauer
ihrer Steigerung wie die
Form der betreffenden
Curve, ganz wie bei der
Ersterkrankung, ausser-
ordentlich verschieden.

Es kommen Rück-
fälle vor von 18 bis
20 tägiger und noch län-
gerer Fieberperiode. Sie
zeigen (Fig. 36) nicht
selten fast genau die Verlaufsweise des mittel-

[1] Vergl. Curve 8, 9
und 13.

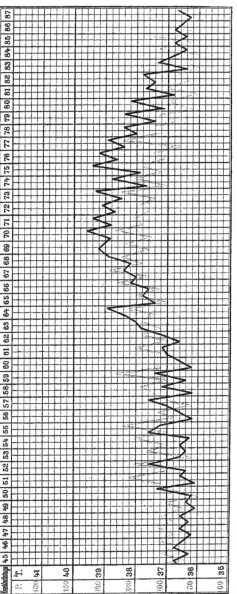

Fig. 35. 28jähriges Dienstmädchen. 26 Tage nach der Entfieberung 20tägiges Recidiv. Prämonitor. Puls- und Temperaturschwankungen.

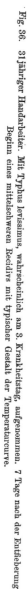
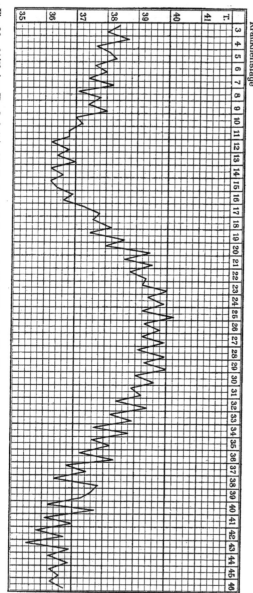

Fig. 36. 31jähriger Handarbeiter. Mit Typhus levissimus, wahrscheinlich am 3. Krankheitstag, aufgenommen. 7 Tage nach der Entfieberung Beginn eines mittelschweren Recidivs mit typischer Gestalt der Temperaturcurve.

schweren oder milden regulären Typhus.[1]

Auch viele kürzer dauernde Recidive lassen (Fig. 37) noch deutlich alle gewöhnlichen Stadien erkennen.

Neben diesen Formen sind im Allgemeinen mild verlaufende, mehr oder weniger lang, oft sehr beträchtlich hingezogene Rückfälle mit unregelmässiger, zuweilen ganz uncharakteristischer Temperaturcurve recht häufig.

Die kurzen und kürzesten Recidive endlich spiegeln in Bezug auf Form und Verlauf alles das wieder, was wir schon früher bezüglich der Verlaufsweise des Typhus levis, levissimus und abortivus kennen lernten. Sehr viele zeigen das Fastigium nur kurz angedeutet, ja manche geradezu einen Wegfall desselben, insofern die Körperwärme nur ganz vor-

[1] Vergl. Curve 11, S. 126.

übergehend, oft nur wenige Stunden auf der höchsten erreichten Höhe bleibt, um alsbald wieder abzusinken. Nicht weniger mannigfach ist bei den leichten und kurzen Recidiven das Verhalten beim An- und Absteigen der Curve.

Besonders interessant ist es, dass Charakter und Eigenthümlichkeiten der Curve der Ersterkrankung sowohl im Nachschub wie im Recidiv sich häufig, zuweilen sogar noch schärfer ausgeprägt wiederholen. Dies gilt besonders von dem stark remittirenden oder intermittirenden Curventypus, wofür Fig. 38 ein Beispiel bietet.

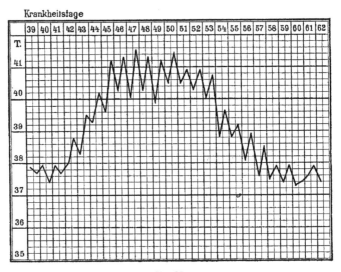

Fig. 37.

19jähriges Dienstmädchen. Mittelschwerer, lang hingezogener Fall. Vom 41. Krankheitstage an Recidiv mit staffelförmigem Ansteigen der Temperaturcurve.

Werfen wir noch einen Blick auf das Verhalten der einzelnen Theile der Recidivcurven, so zeigt sich auch hier Aehnliches wie bei den Ersterkrankungen.

Die Form der ansteigenden Curve ist am häufigsten in der bekannten Weise staffelförmig, meist etwas gekürzt im Verhältniss zum gleichen Stadium der ersten Attaque, seltener gleichlang hingezogen.

Bei anderen Fällen erreicht die Temperatur in einem Zug oder mit nur einer oder zwei kurzen Intermissionen ihre Höhe (Fig. 38, 39 und 46).

Hier ist vorzugsweise das sonst nicht häufige Vorkommen der Einleitung des Recidivs durch einen Schüttelfrost zu verzeichnen.

Noch andere seltene Fälle zeigen das eigenthümliche Verhalten einer oder mehrerer bedeutender Schwankungen der Körperwärme mit beträchtlicher Abendhöhe, bevor das Stadium des definitiven Ansteigens beginnt (Fig. 35 und 40).

Neben diesen Curvenformen kommen besonders im Beginn der unregelmässig verlaufenden Recidive noch mancherlei andere vor, die sich an die gleichen Formen des Fieberansteigens bei der Ersterkrankung deutlich anschliessen. Erwähnt sei in dieser Beziehung nur noch der Beginn mit abnorm grossen Remissionen der Temperaturcurve, der den gleichen oder einen vollständig intermittirenden Charakter aller folgenden Theile vermuthen lässt.

Das Verhalten der Temperatur auf der Fieberhöhe ist bei Rückfällen, wie schon betont, in vieler Beziehung dem beim ersten Anfall gleich. Es finden sich, wenn das Fastigium längere Zeit währt, ganz wie dort die Curventypen der Febris continua remittens oder der stärker remittirenden oder der fast intermittirenden Fieberformen (Fig. 38 und 39). Die Rückbildungsperiode pflegt, ganz wie die der Ersterkrankung, durch staffelförmige oder

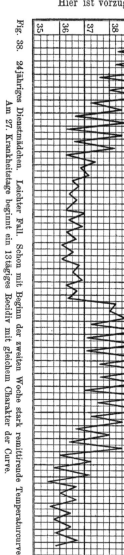

Fig. 38. 24jähriges Dienstmädchen. Leichter Fall. Schon mit Beginn der zweiten Woche stark remittirende Temperaturcurve. Am 27. Krankheitstage beginnt ein 13tägiges Recidiv mit gleichem Charakter der Curve.

charakteristisch steile Curven (Fig. 36 und 37) gekennzeichnet zu sein. Relativ selten ist die Beendigung der Recidive durch kritischen Abfall. Häufiger

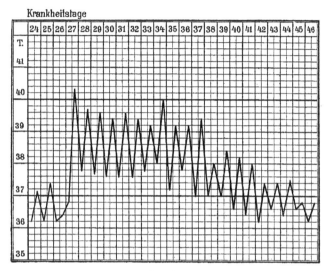

Fig. 39.

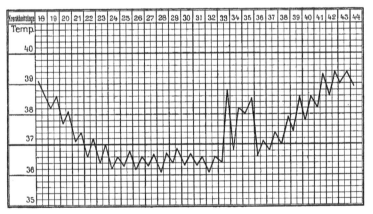

Fig. 40.

noch ist ein allmähliches, ganz uncharakteristisches Sinken unter unregelmässigem, oft sehr verlängertem Verlauf oder ein Niedergehen unter

starken Intermissionen, dies wiederum besonders in den Fällen, wo auch das
vorangegangene Stadium die gleiche Gestalt der Curve zeigte (Fig. 39).

Der Puls ist im Rückfall durchschnittlich frequenter. wie bei der
ersten Erkrankung.

Bei Frauen und Kindern und durch die vorausgegangene Krankheitszeit sehr heruntergekommenen Männern pflegen die Pulszahlen sogar ungewöhnlich hoch zu sein. 120 am Abend gehört dann nicht zu den seltenen
und, wenn der Zustand nicht allzulange dauert, nicht einmal besonders bedenklichen Erscheinungen. Neben der vermehrten Frequenz zeichnet der
Puls im Recidiv sich durch eine grosse Veränderlichkeit aus. Selbst bei
geringfügigen körperlichen oder geistigen Erregungen kann er masslos, bei
Erwachsenen auf 130 bis 140 steigen.

Diese Labilität des Pulses macht sich, wie wir vorher schon sahen,
bereits während der Incubationszeit des Recidivs geltend. Für das Verhalten des Pulses in dieser und während der fieberhaften Periode gibt
Curve 35 ein lehrreiches Beispiel.

Dikrotismus des Pulses wird im Recidiv entschieden nicht so
häufig beobachtet wie während der ersten Erkrankungszeit. Er bleibt
ganz gewöhnlich selbst in denjenigen Fällen aus, wo er vorher · prägnant
ausgebildet gewesen war.

Wo die Erscheinung überhaupt zu Stande kommt, geschieht dies
während schwerer, lang hingezogener Recidive mit besonders prolongirtem
Fastigium. In solchen Fällen machen sich wohl auch Zeichen von Herz- .
schwäche geltend, die sonst nicht gerade häufig sind.

Irregularität des Pulses ist auch verhältnissmässig selten. Sie kommt
wiederum fast nur bei den schwersten Rückfällen vor.

Pulsverlangsamung, wie sie bei kräftigen jugendlichen Männern
während der Ersterkrankung so gewöhnlich ist, habe ich im Recidiv selbst
bei solchen nie beobachtet.

Sehr wichtig, besonders auch in diagnostischer Beziehung, ist das.
Verhalten der Roseola im Rückfall. Ihr Erscheinen kann diagnostisch
geradezu ausschlaggebend sein, besonders Zweifeln gegenüber, ob das
Wiederansteigen des Fiebers auf schwere Complicationen, z. B. septische
Zustände oder Miliartuberculose zurückzuführen sei. ·

Im Allgemeinen ist ihr Auftreten im Recidiv ganz gewöhnlich, nach
meinen Erfahrungen kaum seltener als während der ersten Krankheitsperiode.

Bei 290 auf diesen Punkt geprüften Recidiven fand ich Roseolen
zweifelhaft oder fehlend bei 23·7%. Allerdings ist, wie in Bezug auf so
viele Verhältnisse beim Typhus, auch hier die Eigenheit einzelner Epidemien in Betracht zu. ziehen. Ich habe selbst Zeiten erlebt, wo die Roseolen
noch häufiger als eben gesagt und dazu noch auffallend reichlich waren,
und andere, wo sie entschieden noch seltener und spärlicher sich zeigten.

Ihre Zahl und Ausbildung ist im Einzelfall meist etwas geringer wie bei der Ersterkrankung, dagegen wiederholt sich das während dieser beobachtete Verhältniss auffallend häufig im Recidiv.

Nur bei sehr heruntergekommenen, besonders senilen Individuen können die Roseolen auffallend blass, klein und minder erhaben sein. Bei solchen Kranken werden wohl auch einzelne Roseolen einmal hämorrhagisch oder es treten besonders an der Unterbauchgegend und den benachbarten Theilen der Oberschenkel selbst wirkliche Petechien auf.

Entsprechend dem im Ganzen rascheren Ablauf der Nachschübe und Recidive treten die Roseolen auch etwas früher wie bei der Ersterkrankung auf. Leichte und schwere Fälle bieten in dieser Beziehung wenig Unterschied. Vielleicht, dass den schweren, protrahirten etwas späteres Aufschiessen zukommt.

Am häufigsten habe ich im Recidiv die Roseolen zwischen dem 3. und 5. Tage erscheinen sehen, etwas seltener am 2. oder 6., weit weniger häufig an einem späteren Tage. Nur zweimal sah ich noch am 10., beziehungsweise 14. Tage Roseolen auftreten.

Ich habe gegen 300 Recidive auf den fraglichen Punkt geprüft. Es zeigte sich das erste Auftreten der Roseolen:

$$\begin{array}{llll}
\text{vom} & 1.\text{—}3. \text{ Tage bei} & 8\cdot7^0/_0 \\
\text{„} & 4.\text{—}6. \text{ „ „} & 65\cdot5^0/_0 \\
\text{am} & 7. \text{ „ „} & 14\cdot5^0/_0 \\
\text{nach dem} & 7. \text{ „ „} & 3\cdot0^0/_0
\end{array}$$

Das Bestehen der einzelnen Roseolen war durchschnittlich nicht kürzer wie bei der ersten Erkrankung. Auch kamen neue Eruptionen und Nachschübe des Exanthems bei schwereren und langdauernden Rückfällen nicht seltener vor.

Die Milz schwillt, wie vorher schon erwähnt, bei recidivirenden Typhen nach dem erstmaligen Niedergehen der Temperatur öfter nicht vollkommen ab. Sie kann in der Zwischenzeit selbst palpirbar bleiben und in Verbindung mit dem gleichfalls besprochenen Verhalten von Puls und Temperatur sehr bestimmt auf den drohenden Rückfall hinweisen. Man muss allerdings, bevor man auf das Verhalten der Milz Schlüsse baut, sich vergewissert haben, ob nicht schon vor der Typhuserkrankung ätiologisch anderartige, ältere Vergrösserungen des Organes bestanden haben.

Häufiger freilich als die Persistenz des Tumors ist sein gänzliches Verschwinden zwischen Ersterkrankung und Rückfall. Ihre Anschwellung wird dann während der ersten Tage des Recidivs wieder nachweisbar, durchschnittlich etwas früher wie beim ersten Anfall, nach meiner Schätzung zwischen dem 3. und 6. Tage. Besonders bemerkenswerth und diagnostisch wichtig sind die Fälle, wo während der ersten Fieberperiode der Milztumor fehlte und erst beim Recidiv zweifellos nachweisbar wurde.

Mit Ziemssen,[1] der dafür werthvolle Zahlenbelege bringt, stimme ich darin überein, dass die Milzanschwellung im Nachschub und Recidiv selten stärker als bei der Ersterkrankung ist, meist sogar dahinter zurückbleibt. Doch habe ich auch nicht ganz wenige Fälle gesehen, wo der im ersten Anfall nur percutirbare Milztumor im Rückfall palpabel wurde. Hier mag allerdings die grosse Abmagerung und die Schlaffheit der Bauchdecken, wohl auch eine geringere Ausbildung des Meteorismus etwas ausmachen.

Die Erscheinungen seitens des Darmcanals sind von denen im ersten Anfall nur wenig, höchstens gradweise verschieden. Der Meteorismus erreicht selten höhere Grade. Die Stuhlgänge verhalten sich wie bei der ersten Erkrankung verschieden: bald Durchfälle von charakteristischer Farbe und Beschaffenheit, bald im Gegentheil Verstopfung oder beide mit einander abwechselnd.

Die anatomische Untersuchung — ich stütze mich auf 31 selbst beobachtete Fälle — ergibt ausnahmslos neben mehr oder weniger frischen Narben oder gereinigten, fast verheilten Geschwüren aus der ersten Periode neue markige Schwellungen der Peyer'schen Plaques und Solitärfollikel zum Theil in Verschorfung oder beginnender Verschwärung. Nicht selten sieht man neben vernarbten Theilen eines Peyer'schen Haufens frische Infiltration vorher verschont gewesener Partien desselben. Dazu kommt entsprechende neue Anschwellung der Mesenterialdrüsen.

Ein bestimmtes Verhältniss der Ausbreitung und Intensität der frischen zu den früheren Infiltrationen besteht offenbar nicht. Ich habe sie recht ausgedehnt neben nur vereinzelten Narben gesehen und umgekehrt nach sehr bedeutender primärer Darmaffection nur vereinzelte wieder neu geschwollene Plaques oder Follikel. Im Grossen und Ganzen aber sind die Darmveränderungen im Recidiv entschieden weniger zahlreich, tiefgehend und umfangreich als beim ersten Anfall. Sichere Recidivfälle, die nur frische katarrhalische Schleimhautschwellung und keine Veränderung der Follikel boten, wie sie namentlich französische Forscher (Cornil) beschreiben, sind mir bisher nicht vorgekommen, im Lichte der heutigen Auffassung aber gewiss nicht von der Hand zu weisen.

In der Mehrzahl der Fälle treten die neuen markigen Schwellungen in der auch bei der Ersterkrankung vorzugsweise befallenen Darmgegend zwischen oder häufiger noch etwas entfernt von den Primäraffectionen auf. Es kommt aber auch nicht ganz selten vor, dass gerade minder oder

---

[1] Würzb. Jubil.-Gratul.-Schrift 1882 und Deutsches Archiv für klinische Medicin, Band 34.

vorher überhaupt nicht befallene Darmtheile Sitz der Recidivveränderungen werden. So sah ich z. B. in einem Falle von Colontyphus die frischen Geschwüre und Schwellungen in der Gegend der vorher fast intact geblie- benen Ileocoecalklappe und der angrenzenden Theile des Ileum, andere Male umgekehrt Follikelverschwärung im Dickdarm, wo die Primäraffection augenscheinlich fast nur den unteren Dünndarmabschnitt betroffen hatte.

Mit der durchschnittlich geringeren Ausbildung der anatomischen Veränderungen erklärt es sich auch, dass Blutungen und Perforations- peritonitis im Nachschub und Recidiv weit seltener sind als bei der Ersterkrankung. Während wir z. B. in Hamburg bei 3686 Typhus- kranken überhaupt 153 = 4·16% Darmblutungen hatten, traten solche bei unseren 523 Recidiven nur 4mal = 0·76% auf.

Bezüglich der Athmungswerkzeuge ist wenig zu bemerken. Bei schweren und länger dauernden Recidiven kommt es meist wieder zu Bronchitis, bei älteren und geschwächten Individuen wohl mit besorgniss- erregender Stärke und Ausbreitung, selbst mit consecutiver hypostatischer Verdichtung. Hinzutreten von Pneumonie und Pleuritis ist verhältniss- mässig selten. Dies gilt vor Allem von der eigentlichen fibrinösen Pneu- monie.

Auch vom Nervensystem lässt sich wenig Besonderes sagen. Bei mittleren, kürzeren und leichten Recidiven sind die Kranken in dieser Beziehung oft auffallend frei. Bei schweren prolongirten Fällen, besonders solchen, wie mir scheint, die nach leichter Primäraffection eintraten, deliriren die Kranken zuweilen heftig oder verfallen bald in Sopor und selbst in besorgnisserregendes Coma. Herdaffectionen im Cen- tralnervensystem oder Veränderungen an den peripheren Nerven mit ent- sprechenden Nachkrankheiten sind im Recidiv entschieden seltener.

Verlauf und Ausgänge der Recidive. Während wir bisher in Bezug auf das Fieberverhalten und die Veränderung der Organe erhebliche Unterschiede zwischen Nachschub und Recidiv nicht festzustellen ver- mochten, besteht ein solcher zweifellos bezüglich des allgemeinen Verlaufes und der Ausgänge. Die eigentlichen Nachschübe bieten häufiger wie die Recidive ein schweres Krankheitsbild, selbst bei gleicher Dauer und Art des Fieberverlaufs. Man hat fast den Eindruck, wie wenn der Recidiv- kranke im Gegensatz zu dem vom Nachschub befallenen in der fieber- losen Zwischenzeit schon wieder Gelegenheit gehabt hätte, sich zu erholen und gegen den neuen Anfall zu festigen.

Auch v. Ziemssen betont den schweren Verlauf der Nachschübe. Er hatte bei 50% derselben ernste Erscheinungen zu verzeichnen und sah sogar 15% tödtlich endigen. Meine eigenen Zahlen sind etwas besser: von 110 Nachschüben hatten 40 einen schweren, beängstigenden Verlauf, während 11% tödtlich ausgingen.

hingezogenem V
so ist dies doch
viel geringer als
dürfte sie 5%, k
wöhnliche sein.

In der Ham
mässig hoch. Wir
trug die Verhältni
Unsere Leip
2·8%, auf. Stein
nur 45 Recidivfäll
keiten nicht ausg
Murchison's (l.
wiss mit Unrecht,
erkrankungen.

Uebrigens s
lität, wie so Vieles
Unter allen
schweren, die dur
Wir zählten

Für die A
Höhe und Char
kungen vor All
Eine beso
genen, mit unr
Recidive ein, di
zu ernsten Bed
Eine wich
fälle nach d
Zweifellos ist,
dass der anfä
fälle und Recidi
Typhuserschein

Au ie Art des Ansteigens und des Temperaturniederganges lehnt sich nicl lten an die beim ersten Anfall beobachtete an. Besonders auffällig u dies bei den minder häufigen Formen, z. B. dem Ansteigen in einem 7u oder dem kritischen Abfall. Erst kürzlich sah ich auch bezüglich d harakters auf der Höhe des Fiebers eine auffällige Uebereinstimmung insofern ein genesener hyperpyretischer Typhus auch während des nur weni age dauernden Recidivs Abendtemperaturen von über 41 bot.

Wa gegen Schwere oder Leichtigkeit des Verlaufes der Rückfälle im \eriältniss zu derjenigen der Ersterkrankung betrifft, so muss als fest bad gelten, dass es hier keinerlei Regel gibt. So können namentlich n Gefolge ganz leichter Fälle — Typhus abortivus, ambulatorius od re afebrilis — die schwersten lang dauernden Recidive eintreten. 1 laube sogar mit einer grossen Zahl von Autoren (Ziemssen, Lieberm ster, Jaccoud. Steinthal, Goth u. A.) sagen zu können, dass di ■ radezu häufig ist.

D uer der zwischen der Ersterkrankung und dem Rückfall egenden fieberfreien Zeit scheint auf den Verlauf des letzteren b wesentlichen Einfluss zu sein. Ich habe nur den Eindruck, wie wenn sonders spät eintretende Recidive häufiger einen milden Verlauf näh.

Die l uer der Recidive beträgt in der weitaus grössten Zahl der Fäll -15—21 Tage. 22—25 Tage ist etwas seltener, 26—40 Tage we l nur vereinzelt beobachtet. Recidive von über 40tägiger Dauer. i ne von 43, das andere von 45 Tagen, sind mir nur zweimal vor kmmen.

v. Ziessen sah unter 101 von ihm zusammengestellten Recidiven die Dauer zwischen 4 i 35 Tagen schwanken. Bei der erdrückenden Mehrzahl (96) betrug si zwi ion 5 und 21 Tagen. Ganz ähnlich sind die Ergebnisse von Jaccou l. i r häufigste Zahlen 8—21 Tage bezeichnet, und die unserer Leipziger Statistik B g), wo von 210 Recidiven 182 = 86.6% zwischen 10 und 20 Tagen dauerten D Zusammenstellung der 523 in Hamburg 1886—1887 beobachteten Recidive rgt. dass gleichfalls die weitaus grösste Zahl, nämlich 402 = 76.9%, zwisch n ol 20 Tagen währte.

D ircaus nicht selten sind aber auch Recidive von geringerer D ur, z. B. unter 6 Tagen. Wenn man mit Recht annimmt, dass Reci b und Rückfälle eigentlich nur Wiederholungen der ersten Erkrankung sind, so ist es folgerichtig, ebensogut wie man leichte, unvollstän lge Ersterkrankungen beobachtet, auch abortive, unvollständige Re ive anzunehmen. Ein Theil derselben thut auch seine wahre Natur dad ch kund, dass während nur wenige Tage dauernder Fieberhebung wier Milztumor sich entwickelt und Roseolen aufschiessen. Bei anderen Flen von kurz dauerndem Wiederauftreten des Fiebers nach

22*

Wenn die eigentlichen Recidive bei hoch fieberhaftem und lang hingezogenem Verlauf auch ein schweres Krankheitsbild bieten können, so ist dies doch weit seltener und die Sterblichkeit im Ganzen genommen viel geringer als bei den Nachschüben. Selbst in schwersten Epidemien dürfte sie $5^0/_0$ kaum übersteigen, $2\cdot5$ bis höchstens $4^0/_0$ mag das Gewöhnliche sein.

In der Hamburger Epidemie war die Sterblichkeit im Recidiv verhältnissmässig hoch. Wir verloren $4\cdot9^0/_0$. (Unter allen Typhustodesfällen überhaupt betrug die Verhältnisszahl für die an Recidiv erfolgten $0\cdot7^0/_0$.)

Unsere Leipziger Statistik weist nicht ganz $2^0/_0$, diejenige von Ziemssen $2\cdot8^0/_0$ auf. Steinthal[1] verzeichnet allerdings $8\cdot8^0/_0$. Da dieser Berechnung aber nur 45 Recidivfälle zu Grunde liegen, so sind bei der Kleinheit der Zahl Zufälligkeiten nicht ausgeschlossen. Das Gleiche gilt von den ungünstigen Erfahrungen Murchison's (l. c.), der seinen Angaben nur 10 Fälle zu Grunde legt und, gewiss mit Unrecht, die Rückfälle für in der Regel schwerer erklärt als die Ersterkrankungen.

Uebrigens schwankt die Schwere der Recidive und damit auch ihre Mortalität, wie so Vieles beim Typhus, zweifellos nicht unerheblich je nach Ort und Zeit.

Unter allen Umständen aber sind die leichten Fälle weit häufiger als die schweren, die durchschnittlich mit $10-15^0/_0$ vertreten zu sein pflegen.

Wir zählten in Hamburg unter 496 Recidiven:

> leichte . . . . . 365 $=$ 73·8,
> mittelschwere . 78 $=$ 15·6,
> schwere . . . . 53 $=$ 10·6.

Für die Art des Verlaufes und Ausganges sind natürlich Dauer, Höhe und Charakter des Fiebers, sowie hinzutretende örtliche Erkrankungen vor Allem von bestimmendem Einfluss.

Eine besondere prognostische Stellung nehmen die lang hingezogenen, mit unregelmässigem, stark remittirendem Fieber einhergehenden Recidive ein, die bei Erwachsenen sowohl wie bei Kindern zu keiner Zeit zu ernsten Bedenken Anlass zu geben pflegen.

Eine wichtige Frage ist die, ob die Art und Schwere der Rückfälle nach denjenigen der Anfangserkrankung sich richtet. Zweifellos ist, wie schon früher erwähnt, in vielen Fällen zu beobachten, dass der anfängliche Charakter der Temperaturcurve im Rückfalle und Recidiv sich wiederspiegelt, während dies bezüglich der übrigen Typhuserscheinungen, der Roseolen, des Milztumors und der Durchfälle entschieden weniger hervortritt.

Betreffs der Temperaturcurve haben wir vorher schon erwähnt, dass besonders häufig, wenn bei der Ersterkrankung die Curve einen intermittirenden oder remittirenden Charakter zeigt, dieser im Recidiv sich wiederholt oder selbst noch schärfer ausprägt (vgl. Curve 38).

---

[1] Deutsches Archiv f. klin. Medicin, Bd. 34, 1884.

Auch die Art des Ansteigens und des Temperaturniederganges lehnt sich nicht selten an die beim ersten Anfall beobachtete an. Besonders auffällig wird dies bei den minder häufigen Formen, z. B. dem Ansteigen in einem Zug oder dem kritischen Abfall. Erst kürzlich sah ich auch bezüglich des Charakters auf der Höhe des Fiebers eine auffällige Uebereinstimmung, insofern ein genesener hyperpyretischer Typhus auch während des nur wenige Tage dauernden Recidivs Abendtemperaturen von über 41 bot.

Was dagegen Schwere oder Leichtigkeit des Verlaufes der Rückfälle im Verhältniss zu derjenigen der Ersterkrankung betrifft, so muss als feststehend gelten, dass es hier keinerlei Regel gibt. So können namentlich im Gefolge ganz leichter Fälle — Typhus abortivus, ambulatorius oder fere afebrilis — die schwersten lang dauernden Recidive eintreten. Ich glaube sogar mit einer grossen Zahl von Autoren (Ziemssen, Liebermeister, Jaccond, Steinthal, Goth u. A.) sagen zu können, dass dies geradezu häufig ist.

Die Dauer der zwischen der Ersterkrankung und dem Rückfall liegenden fieberfreien Zeit scheint auf den Verlauf des letzteren ohne wesentlichen Einfluss zu sein. Ich habe nur den Eindruck, wie wenn besonders spät eintretende Recidive häufiger einen milden Verlauf nähmen.

Die Dauer der Recidive beträgt in der weitaus grössten Zahl der Fälle 6—15—21 Tage. 22—25 Tage ist etwas seltener, 26—40 Tage werden nur vereinzelt beobachtet. Recidive von über 40 tägiger Dauer, das eine von 43, das andere von 45 Tagen, sind mir nur zweimal vorgekommen.

v. Ziemssen sah unter 101 von ihm zusammengestellten Recidiven die Dauer zwischen 4 und 35 Tagen schwanken. Bei der erdrückenden Mehrzahl (96) betrug sie zwischen 5 und 21 Tagen. Ganz ähnlich sind die Ergebnisse von Jaccoud, der als häufigste Zahlen 8—21 Tage bezeichnet, und die unserer Leipziger Statistik (Berg), wo von 210 Recidiven 182 = 86·6% zwischen 10 und 20 Tagen dauerten. Die Zusammenstellung der 523 in Hamburg 1886—1887 beobachteten Recidive ergibt, dass gleichfalls die weitaus grösste Zahl, nämlich 402 = 76·9%, zwischen 5 und 20 Tagen währte.

Durchaus nicht selten sind aber auch Recidive von geringerer Dauer, z. B. unter 6 Tagen. Wenn man mit Recht annimmt, dass Recidive und Rückfälle eigentlich nur Wiederholungen der ersten Erkrankung sind, so ist es folgerichtig, ebensogut wie man leichte, unvollständige Ersterkrankungen beobachtet, auch abortive, unvollständige Recidive anzunehmen. Ein Theil derselben thut auch seine wahre Natur dadurch kund, dass während nur wenige Tage dauernder Fieberhebung wieder Milztumor sich entwickelt und Roseolen aufschiessen. Bei anderen Fällen von kurz dauerndem Wiederauftreten des Fiebers nach

22*

mehr oder weniger langer fieberloser Zwischenzeit ist allerdings, wer

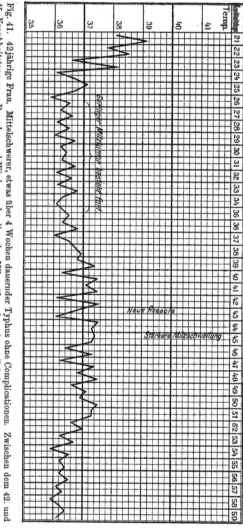

Roseolen und Milztum
ausbleiben, die De
tung als Recidiv nur a
die Möglichkeit des Au
schlusses anderartiger fi
bererregender Proces
zu bauen. Dass man b
der Unvollkommenhe
unserer diagnostische
Hilfsmittel hier vorsicht
sein und im einzelne
Falle lieber einmal d
Diagnose im Zweif
lassen wird, braucht kau
betont zu werden.

Ganz kurze, auf ör
liche Erkrankungen nic
zurückzuführende Fiebe
steigerungen hat ma
nach Biermer's Vorgan
als „Nachfieber" b
zeichnet. Ein Theil de
selben gehört gewiss se
ner Natur und Entstehun
nach den Recidiven a
so dass es mir passende
erscheint, statt des eigen
lich nichtssagenden Bie
mer'schen Ausdrucke
für sie die Bezeichnun
kürzeste oder „abortiv
Recidive" zu wähle

In ganz seltene
Fällen sah ich, nachde
die Patienten entfieber
und tagelang auf sub
normaler Temperatur ge
blieben waren, unte
Kopfschmerz, Abgeschla

genheit, Unruhe und selbst geringer Benommenheit wieder stärker
Schwankungen der Curve und mehrere Tage bis zu einer Woche lan

abendliches Ansteigen, aber nicht höher als bis zu 37·5, eintreten. Das gleichzeitige Auftreten von Roseolen, sowie noch der Umstand, dass der Milztumor nach der Entfieberung nicht völlig geschwunden, ja während der Periode der relativen Temperatursteigerung wieder etwas gewachsen war, berechtigten mich, auch diese Zustände zum Recidiv zu rechnen. Man sieht, dass die Uebereinstimmungen der verschiedenen Verlaufsweisen der Erstaffection mit denen des Recidivs so weit geht, dass man selbst von „afebrilen Recidiven" reden darf.

Die Häufigkeit des Eintrittes von Recidiven scheint, wie schon erwähnt, je nach Zeit, Ort und einzelnen Epidemien erheblich zu schwanken. Wahrscheinlich liegt aber auch den sehr verschiedenen Angaben der Autoren in dieser Beziehung eine Verschiedenheit der Auffassung zu Grunde. Wenn man, was nicht in allen Statistiken geschieht, die Nachschübe von den Recidiven trennt, so stellt sich die Häufigkeit der letzteren durchschnittlich auf 6—12% aller Fälle.

In Leipzig berechneten wir als Durchschnittsverhältniss aus 14 Jahrgängen, die allerdings unter sich sehr variirten, 12% , während in Hamburg 1886—1887 14·2% Recidive gezählt wurden, eine zweifellos sehr hohe Zahl, zu der diejenige der Nachschübe im stricten Sinne mit 1·8% in grossem Missverhältniss steht.

Welche Extreme bei den verschiedenen Autoren je nach Auffassung des Begriffes Recidiv und der Verschiedenheit von Zeit und Ort sich herausbilden können, mag die folgende Tabelle zeigen, die ich zum Theil schon in der Dissertation von Schulz zusammenstellen liess. Es kamen Recidive vor:

nach Lindwurm in München [1] . . . . 1·4%
„ Murchison in London [2] . . . . 3·0%
„ Biermer (Fleischel) [3] . . . . 3·3%
„ Beetz, Heimer (1874—1877) [4] . . . . . 4·0%
„ Ebstein in Breslau [5] . . . . 4·3%
„ Eichhorst in Zürich (Sommer 1884) [6] . . 5·6%
„ Griesinger in Zürich [7] . . . . 6·0%
„ Gerhardt (Zusammenstellung aus Epide-
mieberichten) [8] . . . . 6·3%
„ Steinthal in Leipzig (1877—1881) [9] . . 7·5%
„ Liebermeister in Basel (1867—1874) [10] . 8·6%

---

[1] Aerztl. Intelligenzblatt 1873 und Körber, Diss. München 1874.

[2] l. c.

[3] Diss. Zürich 1873.

[4] Statistik der Typhusbewegung auf der med. Klinik des Herrn Prof. Ziemssen, Deutsches Archiv f. klin. Medicin, Bd. 16, 17 und 23.

[5] Die Recidive des Typhus, Breslau 1869.

[6] Deutsches Archiv f. klin. Medicin, Bd. 39, S. 297.

[7] l. c., S. 240.

[8] Deutsches Archiv f. klin. Medicin 1873, Bd. 12, S. 8.

[9] Deutsches Archiv f. klin. Medicin 1884, Inaug.-Diss., Bd. 34, S. 358.

[10] l. c., S. 198.

nach Goth in Kiel (1871—1885) [1] . . . . . . 8·7 %
   „ Bäumler (deutsches Hospital in London) [2] 10·9 %
   „ Bülau in Hamburg (1875) [3] . . . . 11·4 %
   „ Butz in München (1878—1883) [4] . . . . 12·5 %
   „ Ziemssen in München (1878—1881) [5] . 13·0 %
   „ Freundlich in Freiburg [6] . . . . 14·0 %
   „ Weil in Heidelberg [7] . . . . 17·0 %

Alter und Geschlecht sind auf den Eintritt von Rückfällen nicht ohne Einfluss.

Bezüglich des Alters lässt sich sagen, dass sie zweifellos häufiger bei jugendlichen Personen als in späteren Lebensjahren eintreten. Dies zeigt sich besonders deutlich beim Typhus der Kinder und erstreckt sich bei ihnen, wie wir nachher sehen werden, selbst auf die mehrfachen Recidive.

Die Zusammenstellung von 5302 Krankheitsfällen aus Hamburg und Leipzig ergab 733 Recidiven = 13·8 %.

Unter diesen waren

Erwachsene   4687 mit 630 Recidiven = 13·4 %,
Kinder   615 „   103   „   = 16·8 %.

Noch auffälliger wird der Altersunterschied bei Betrachtung der Leipziger Statistik allein, die für Erwachsene 12·5, für Kinder 19·1 % ergibt.

Geringer sind die Unterschiede, die das Geschlecht bezüglich der Häufigkeit der Rückfälle macht. Mit Griesinger u. A. möchte ich an eine mässige Prädisposition des weiblichen Geschlechtes glauben. Zum Mindesten kann man sagen, dass, wenn während einer Epidemie Ungleichheit zwischen beiden Geschlechtern hervortritt, sie meist zu Ungunsten des letzteren ausfällt.

In Hamburg waren die betreffenden Zahlen:

	männliches	weibliches
	Geschlecht	
1886	11·9	16·3
1887	13·3	15·9

Die Leipziger Zusammenstellung hatte für einige Jahrgänge ähnliche Ergebnisse, ergab aber im Ganzen keinen nennenswerthen Unterschied.

In den meisten Fällen ist es mit einem Nachschub oder einem Recidiv abgethan. Beide können sich aber in verschiedener Weise

---

[1] l. c., S. 146.
[2] l. c., S. 397.
[3] Deutsches Archiv f. klin. Medicin, Bd. 18, S. 107.
[4] Statistik der Typhusbewegung auf der med. Klinik des Herrn Prof. Ziemssen von 1878—1883. Deutsches Archiv f. klin. Medicin, Bd. 38, S. 320.
[5] Ueber die Typhusrecidive. Deutsches Archiv f. klin. Medicin, Bd. 34, S. 376.
[6] l. c., S. 324.
[7] Zur Pathologie und Therapie des Abdominaltyphus, 1885.

wiederholen. Es kann vorkommen, dass bei einem Patienten nur Nachschübe, bis zu drei, auftreten, während ein anderer nur von Recidiven
befallen wird. Nicht
selten ist das Vor-
kommen von Nach-
schub und Recidiv bei
demselben Kranken.
Fast immer tritt dann
der Nachschub im
Verlauf der ersten
Entfieberungsperiode
ein, und darauf nach
verschieden langer
fieberfreier Zeit ein
oder mehrere Reci-
dive (Fig. 42).

Recht selten
und meines Wissens
nirgends erwähnt ist
es, dass an ein
— dann gewöhnlich
mittelschweres oder
schweres — länger
hingezogenes Reci-
div, bevor die Tempe-
raturcurve zur Norm
zurückgegangen ist,
ein Nachschub sich
anschliesst (Fig. 43).

Einen solchen
Patienten verlor ich
auf der Höhe des „Re-
cidivnachschubes"
unter. Erscheinun-
gen schwerster In-
toxication.

Zu den häu-
figsten unter den
erwähnten Möglich-
keiten gehört das wiederholte Recidiv, wobei es sich meist nur um
zwei, selten um drei handelt. Zu den grössten Ausnahmen gehören vier und
fünf Recidive. Hier sollte jedes einzelne besonders kritisch geprüft werden.

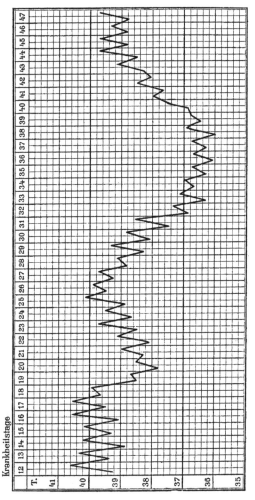

Fig. 42.

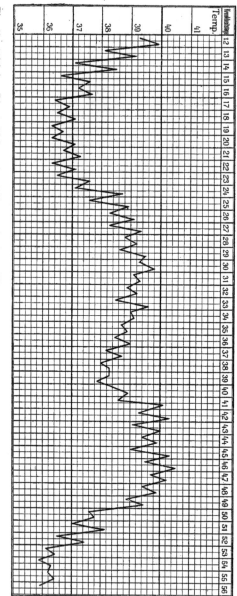

Fig. 43. 16jähriges Dienstmädchen. Am 7. Tage nach einer milden 16tägigen Ersterkrankung ein mittelschweres Recidiv, an das sich vor Eintritt völliger Entfieberung ein unter hohen Temperaturen und schweren Allgemeinerscheinungen verlaufender Nachschub anschliesst.

Ziemssen zähl unter 108 Typhusfällen Recidiv nur sechsmal w derholte. Nur bei eine derselben glaubte er, we auch nicht absolut siche drei Recidive annehmen dürfen.

Unter den 523 P tienten mit Recidiv, die w aus der Hamburger Ep demie von 1886—18 zusammenstellten, hatte 1 Recidiv. 474 = 90·6ᶜ 2 „ . 44 = 8·4ᶜ und nur fünfmal (0·9⁰/ wurden unter dieser gross Zahl 3 Recidive beobacht Ich selbst habe zweim 4 Recidive gesehen u noch kürzlich einen Fall, auf einen schweren Nac schub 3 Recidive folgte von denen das kürzes 3 Wochen währte.

Ich möchte übrige betonen, dass das Verhäl niss von 8·4⁰/₀ zweimalig Recidive, wie es die Ha burger Statistik ergibt, üb das hinausgeht, was m meine früheren und spät ren Beobachtungen ergabe Ich halte ihr Vorkomm durchschnittlich für we seltener. 4⁰/₀ dürften de gewöhnlichen Verhältnis entsprechen.

Was die Schwe der wiederholten R cidive betrifft, so schei sie meist geringer a die des ersten oder d Nachschubes zu sei Aber auch das Umg kehrte ist nicht gar selten. So habe ich im v rigen Jahre . consultati ein zweites, sehr schweres, 26 tägiges Recidiv 9 Tage nach Ablauf des ersten milden, nur 11 tägigen eintreten sehen. Und auch früher sind mir wiederholt Fälle vorgekommen, wo das zweite Recidiv das erste um ein Drittel, ja selbst das Doppelte überdauerte. Ja selbst dritte Rückfälle sah ich erheblich schwerer und protrahirter verlaufen als die beiden vorausgegangenen.

v. Ziemssen hat die folgende lehrreiche Zusammenstellung von 4 Fällen von Doppelrecidiv gemacht:

	Dauer des 1. Recidivs	2. Recidivs
1. Fall	3 Wochen	14 Tage
2. „	3 „	15 „
3. „	11 Tage	17 :
4. „	14 „	23 „

Wie für ihr Auftreten überhaupt, so scheint auch für die Wiederholungen der Recidive und Rückfälle das Lebensalter eine Rolle zu spielen. Auch hier sind die jugendlichen Individuen entschieden stärker betheiligt. So hatten wir in Hamburg unter 44 Fällen von Doppelrecidiv 12 bei Kindern.

Wenn wir zum Schlusse noch einige Bemerkungen über die Entstehungsweise der Recidive und Nachschübe machen, so muss vor Allem daran erinnert werden, dass sie heute wohl allgemein als Wiederholungen des ersten Krankheitsprocesses, abhängig von der ihm zu Grunde liegenden Infection und nicht als die Folge einer neuen Invasion von Typhusbacillen zu betrachten sind.

Auch daran zweifelt Niemand mehr, dass gewisse, früher als die Ursache der Rückfälle hingestellte Vorgänge nur eine ihren Eintritt begünstigende Rolle spielen. Hieran ist aber trotz mancher überkritischer Einwände festzuhalten. Es gilt dies zweifellos für seelische Erregungen, verfrühte geistige Anstrengungen und unter den körperlichen Schädigungen für verfrühtes Aufstehen und vor Allem für Diätfehler. Für sie muss dies, wenn wir auch über den Mechanismus ihrer ungünstigen Wirkung noch nicht unterrichtet sind, selbst der Autorität eines Murchison gegenüber — dem Uhle und Andere sich anschlossen — nachdrücklich betont werden. Es wäre eine grosse Gefahr für unsere Typhuskranken, wenn dieser Grundsatz erschüttert würde.

Auch mancherlei anderen, den Diätfehlern gleichzusetzenden Ereignissen habe ich Recidive auf dem Fusse folgen sehen. So beobachtete ich noch im vorigen Jahre ein solches nach Einleitung einer Bandwurmcur.

Der betreffende Patient, ein 43 jähriger, früher gesunder Hausdiener, war mit unbestimmter Diagnose wegen allgemeiner Mattigkeit und Anämie in die Klinik gebracht worden. Er erschien hier gänzlich fieberfrei, zeigte sogar bei etwas vermehrter Pulsfrequenz zunächst dauernd subnormale Temperaturen (Morgens 36, Abends kaum 36·5). Aus der Zeit vor der Aufnahme liess sich durch das Krankenexamen nicht feststellen, ob Fieber bestanden hatte. Da der blasse, ziemlich heruntergekommene Mann nach 18 tägigem Aufenthalt im Krankenhause trotz sorgfältiger Pflege noch 1 *kg* abgenommen hatte, so wurde der Nachweis einer Taenia mediocanellata als willkommene therapeutische Indication aufgegriffen. Am dritten Tage nach gelungener Bandwurmcur begann die Temperatur zu steigen und es schloss sich ein 17 tägiger fieberhafter Zustand an, der durch die Gestalt der Curve, Milztumor, Roseolen, dünne Stühle und Diazoreaction sich als typhöser erwies.

Zweifellos war also der Kranke während der Reconvalescenz nach Typhus ambulans uns zugeführt und im Anschlusse an die vorgenommene Cur von einer Wiederholung des ersten Zustandes befallen worden.

Eine früher sehr ernst und vielfach erörterte Frage war die, ob die antipyretische Behandlungsweise. des Typhus, besonders die mit kühlen Bädern, eine Vermehrung der Recidive bedinge. Viele Aerzte, selbst die energischesten Vorkämpfer jener Methoden, wollten die Möglichkeit einer ungünstigen Wirkung in diesem Sinne nicht von der Hand weisen (Liebermeister, Biermer, Leyden, Goltdammer), während andere (Leichtenstern, Vogl) die entgegengesetzte Meinung vertraten.

Sieht man die reiche Literatur der antipyretischen Behandlungsweise darauf hin durch, so zeigt sich, dass an einzelnen Orten und zu bestimmten Zeiten bei gleichmässig durchgeführter Bäderbehandlung die Zahl der Recidive die grössten Schwankungen bot. Ich selbst habe, als ich noch consequenter als jetzt mit Fiebermitteln und Bädern vorging, gleichfalls zu verschiedenen Zeiten so wechselnde Resultate gehabt, dass ich mich nicht zu der Annahme einer Rückfall erregenden Wirkung jener Methoden entschliessen kann.

Die Frage steht dazu heute, wo wir wesentlich andere therapeutische Gesichtspunkte gewonnen haben, bei Weitem nicht mehr so sehr im Vordergrunde wie früher.

Die Reconvalescenz.

Eine genaue Kenntniss der Eigenthümlichkeiten der Genesungszeit und ihre entsprechende, sorgfältige Ueberwachung ist nicht weniger wichtig als die der früheren Stadien der Krankheit.

Der ausserordentlichen Verschiedenheit der Schwere, Dauer und Erscheinungsweise der Krankheit gemäss ist auch das Bild der Reconvalescenz ungemein wechselnd. Es wird besonders noch durch Alter, Geschlecht, Constitution, Complicationen und Recidive beeinflusst.

Im Allgemeinen lässt sich sagen, dass der Unterleibstyphus zu denjenigen acuten Infectionskrankheiten gehört, die am häufigsten entweder zum Tode oder nach Beendigung der Reconvalescenz zur vollen Wiederherstellung der Gesundheit führen. Siechthum, Nachkrankheiten und dauernde Defecte sind hier verhältnissmässig seltener wie bei vielen anderen Infectionskrankheiten. Ja es lässt sich nicht leugnen, dass der vielfach zu hörende Ausspruch der Laien, das Allgemeinbefinden werde nach der Genesung oft besser und blühender wie vor der Erkrankung, namentlich für jüngere Personen der Begründung nicht entbehrt.

Mit Eintritt in die Genesungszeit, deren Beginn vom ersten Tage der dauernden Entfieberung an zu rechnen ist, zeigt sich das Befinden der Kranken je nach dem Verlauf der vorausgegangenen Erkrankung und individuellen Verhältnissen ausserordentlich verschieden. Bei Kindern und früher gesunden jugendlichen Erwachsenen hinterlässt natürlich die Krankheit im Allgemeinen geringere und rascher sich ausgleichende Störungen als bei älteren oder bereits vor der Erkrankung geschwächten Individuen.

Unter allen Umständen aber bieten die Patienten, mögen Alter und Constitution sein wie sie wollen, nach schweren Typhusfällen bei Eintritt in die Reconvalescenz eine erhebliche Beeinträchtigung des Allgemeinbefindens. Am augenfälligsten sind Abmagerung und Anämie.

Die oft sehr hochgradigen Erscheinungen der Reconvalescentenanämie sind bei näherer Prüfung besonders auf die Veränderungen der Zahl und Beschaffenheit der rothen Blutkörperchen und ihres Hämoglobingehaltes zurückzuführen, die wie in den früheren Stadien, so auch während der Reconvalescenz im Ganzen einander parallel gehen, nicht selten aber auch in verschiedener Richtung divergiren.

Die Abnahme des Hämoglobins und der rothen Blutkörperchen, die bei Männern und sonst kräftigen Personen im Allgemeinen geringer als bei Frauen und schwächlichen Individuen zu sein pflegt, hat in der Mehrzahl der Fälle nach den auf meiner Klinik gemachten Erfahrungen[1] schon vor Beendigung des Fiebers ihren äussersten Grad erreicht, um darnach wieder langsam anzusteigen. Seltener ist es, dass der tiefste Hämoglobinstand in der ersten fieberfreien Zeit noch eine gewisse Zeit unverändert bleibt oder der Blutfarbstoff gar noch weiter sich vermindert. Es ist interessant, dass gerade im Gegentheil recht blutarm gewordene Kranke sofort wieder ein stetiges und verhältnissmässig rasches Ansteigen des Hämoglobingehaltes bieten. So konnte Kölner bei einer besonders anämisch gewordenen Patientin binnen sechs Wochen eine Hämoglobinzunahme um $31\,^0/_0$ beobachten und bei anderen Kranken nicht ganz selten eine solche von $10—15\,^0/_0$ in der Woche.

Gerade bei solchen Fällen überraschend schneller Reproduction sahen wir aber auch wieder Stillstände oder selbst vorübergehende Rückschritte gelegentlich eintreten.

---

[1] Kölner, Diss. l. c., und Archiv f. klin. Medicin, Bd. 60. Vgl. auch das dort gegebene reiche Literaturverzeichniss.

Die wie erwähnt nicht ganz seltene Divergenz des Verhaltens der rothen Blutscheiben zum Hämoglobin bezieht sich vor Allem auf die Zeit und Umstände der grössten Abnahme ihrer Zahl. Während sie in den meisten Fällen mit dem Gange der Verminderung des Blutfarbstoffes gleich läuft, zeigt sie zuweilen, während der letztere sich schon wieder hebt, eine noch weiter fortschreitende Verminderung bis in die fieberfreie Zeit hinein.

Auch in späterer Zeit tritt manchmal noch ein beträchtliches Sinken ihrer Zahl ein, das wir bis zu $^1/_2$ Million und noch mehr betragen sahen.

In allen Fällen, selbst den mittelschweren und leichteren, vollzieht sich die Wiederherstellung der Blutbeschaffenheit bis zu dem vor der Erkrankung bestandenen Zustande nur sehr langsam. Selbst nach sieben Wochen haben wir noch die normale Zahl der rothen Blutzellen und den entsprechenden Hämoglobingehalt nicht wieder erreicht gefunden. Mehr oder weniger erhebliche Mängel der Blutbildung fanden sich bei fast allen darauf untersuchten Fällen noch zu der Zeit, wo man sie mit gutem Gewissen entlassen und für wieder erwerbsfähig erklären konnte.

Die Abmagerung der Typhuskranken, mit der schon Scharlau, Leyden, Botkin u. A., später besonders eingehend Kohlschütter[1] und Cohin[2] sich beschäftigten, ist im Verhältniss zur Dauer der Krankheit und verglichen mit den Gewichtsverlusten bei anderen acuten Infectionskrankheiten, nicht so bedeutend wie man von vornherein glauben sollte. Am stärksten ist sie natürlich bei den lange dauernden und hoch fiebernden Fällen. Aber auch nach mittleren und leichten Fällen weisen die Gewichtsverluste auf die ernste Natur der überstandenen Infection und ihren deletären Einfluss auf die Gewebe hin.

An der Abmagerung betheiligen sich offenbar alle Bestandtheile des Körpers; in welchem Verhältniss zu einander, ist bisher noch nicht genügend festgestellt.

Am stärksten macht sich die Abnahme des Körpergewichtes während der fieberhaften Zeit geltend. Die Raschheit ihres Fortschreitens erreicht hier bei normal oder länger dauernden Fällen Ende der zweiten, häufiger noch im Verlauf der dritten Woche ihre Höhe, um von da an bis zum völligen Abfall des Fiebers langsamer, nicht selten in zunehmend geringerem Masse weiterzugehen.

---

[1] Volkmann's Sammlung-Innere Medicin, Nr. 103.
[2] Bull. gén. de thérap. 1887, 15. Mai. — Meine eigenen Erfahrungen stützen sich auf wöchentlich einmal durchgeführte Wägungen aller meiner Typhuskranken, die Einzelheiten auf Durcharbeitung von 92 Fällen der Leipziger Klinik, die mein Assistent Herr Dr. Hirsch vornahm.

Nach der Entfieberung steigt das Körpergewicht wieder an, im Durchschnitt weit langsamer wie die Abnahme erfolgte, rascher natürlich, zuweilen sogar auffallend schnell nach leichteren Fällen und besonders bei Kindern und jugendlichen, früher gesunden Personen.

Sehr bemerkenswerth und selbst von sorgsamen Autoren gar nicht oder nicht genügend hervorgehoben ist es, dass in einer grösseren Zahl von Fällen nach völliger Entfieberung während der ersten, ja selbst der zweiten, höchst selten der dritten Woche der Reconvalescenz die Abnahme des Körpergewichtes noch fortschreitet. Am häufigsten ist dies nach schweren langdauernden Erkrankungen, gelegentlich aber auch nach kürzer und leichter verlaufenen Fällen zu beobachten. Ich habe unter solchen Umständen noch 1·5 bis 2·0 kg Gewichtsverluste in der ersten Reconvalescenzwoche festgestellt.

Eine sichere Erklärung für diese Erscheinung vermag ich nicht zu geben. Manches deutet darauf hin, dass ein gesteigerter Wasserverlust der Gewebe dabei eine Rolle spielt. Ich habe mehrmals Polyurie, Erhöhung des specifischen Gewichtes des Blutes und relative Vermehrung der rothen Blutscheiben damit zusammenfallen sehen.

Die Abnahme des Körpergewichtes scheint im Verlauf des Fiebers nicht sprungweise, sondern gleichmässig zu erfolgen, wie Cohin's durch 12 Tage ununterbrochen mit geeigneten Apparaten fortgesetzte Wägung einer Typhuskranken dargethan hat. Den durchschnittlichen Gewichtsverlust für den Tag berechnete derselbe Autor bei einem leichteren uncomplicirten Falle auf 260 gr. Andere Autoren, z. B. Botkin, sahen ihn bei schweren Fällen auf 800 gr und darüber ansteigen.

Die Gesammtgewichtsabnahmen, mit denen man die Patienten in die Reconvalescenz eintreten sieht, sind zuweilen geradezu beängstigend. Ich habe bei einer Erwachsenen nach schwerer, lang hingezogener, mehrfach complicirter Erkrankung eine Abnahme von 41% des ursprünglichen Körpergewichtes festgestellt und sogar bei leichteren und mittelschweren Fällen 10, beziehungsweise 19% als höchste diesbezügliche Werthe gefunden. Bemerkenswerth ist es, dass mir bei Kindern nur 9% als höchste Abnahme vorkam.

Diesen hohen Werthen lassen sich aus einer grossen Beobachtungszahl extrem geringe entgegenstellen. So sah ich bei leichteren Fällen im Ganzen nur 1 bis 1·1% Gewichtsverlust, ja es sind mir selbst schwere zu Gesicht gekommen, wo die Gesammteinbusse nur 1·5—3% betrug.

Von den Verhältnissen der Reconvalescenz im Einzelnen war bereits an verschiedenen Stellen der Arbeit die Rede.

So findet sich S. 127 und 128 das Verhalten der Körperwärme während derselben ausführlich besprochen. Es wurde gezeigt, dass bei

fast allen ausgebildeten Fällen — und meist um so deutlicher und länger
dauernd, je schwerer sie verliefen — die Körperwärme alsbald nach Beendigung des Fiebers unter die Norm herabgeht, um erst nach Tagen oder
Wochen allmählich wieder sich zur früheren individuellen Lage zu erheben. Wir sahen ferner, dass während dieser Periode der subnormalen
Curve, ein vollkommen ruhiges Verhalten des Patienten vorausgesetzt,
die Tagesschwankungen sehr gering, oft minder ausgiebig wie bei ganz
Gesunden sind, dass sie aber ausserordentlich stark werden auf selbst
geringfügige körperliche oder geistige Erregungen hin.

Diese Eigenschaften der Curve pflegen nach gewöhnlichem Verlauf
so regelmässig und geradezu typisch ausgebildet zu sein, dass sie für
die Beurtheilung der Reconvalescenz einen werthvollen Anhaltspunkt bieten.
Ich bin seit Langem daran gewöhnt, nach mittelschweren und
schweren Fällen ohne sie die Genesung nicht für voll anzunehmen; die tägliche Erfahrung lehrt, dass da, wo sie fehlen, Recidive
und Complicationen drohen.

Der Puls ist, wie gleichfalls schon angeführt, im Gegensatze zur
Temperatur im Beginn der Genesungsperiode selten verlangsamt, und dies
wahrscheinlich nur in besonderen Fällen: relativ am häufigsten noch bei
greisenhaften Individuen oder umgekehrt bei besonders kräftigen Männern.
Meist ist er wenig oder mässig voll und gespannt, nach leichteren Fällen
von normaler, nach schwereren und bei reizbaren Individuen von höherer
Frequenz gegen 100 am Abend.   Frauen und Kinder zeigen leicht noch
höhere Zahlen.

Dazu ist die Pulsfrequenz nicht nur im Stadium der subnormalen Temperaturen, sondern oft lange über sie hinaus äusserst labil. Bis zur Zeit des
Aufstehens machen geringfügige geistige Erregungen oder körperliche Störungen bedeutendes, oft wieder rasch sich ausgleichendes Ansteigen der Zahl
der Pulsschläge. Ja es kann diese Erscheinung gerade nachdem man dem
Patienten in Anbetracht seines im Uebrigen vortrefflichen Befindens die Erlaubniss zum Verlassen des Bettes gegeben hat, besonders auffällig und für
den minder erfahrenen Arzt und die Umgebung geradezu beängstigend
werden. Vermehrung der Pulsschläge um durchschnittlich 20—30 und längeres Verweilen der Pulscurve auf dieser hohen Lage — nicht selten bis
zu 14 Tagen und darüber — ist hier ganz gewöhnlich, wobei noch ausdrücklich zu bemerken ist, dass die Untersuchung des Herzens während
der ganzen Dauer des Zustandes keine besondere Veränderung aufweist.

Die beiden folgenden Curven mögen als charakteristische Beispiele für dies
Verhalten von Puls und Temperatur dienen.
Curve 44 zeigt die Reconvalescenzcurve eines 17jährigen Bäckerlehrlings,
der, vom 28. Krankheitstage an fieberfrei, bei alsbald unter die Norm sinkender
Temperaturcurve auch subnormale Pulsfrequenz mit mässiger Labilität bot. Sofort

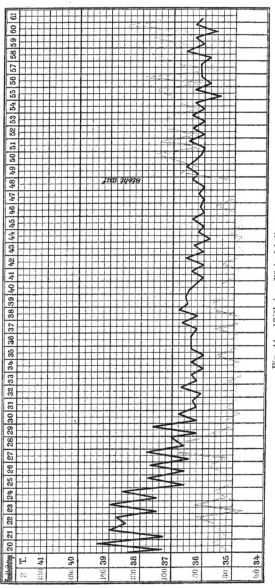

Fig. 44. 17 jähriger Bäckerlehrling.

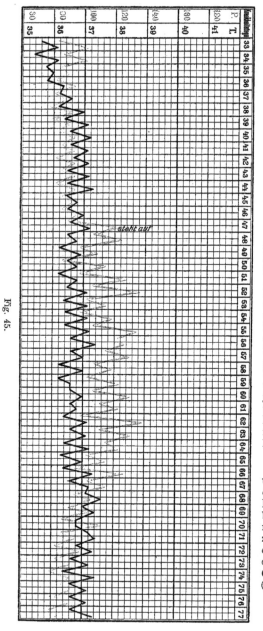

Fig. 45.

nach dem Aufstehen stellte sich, ohne dass die Körperwärme dadurch beeinflusst wurde, eine ungemeine, 16 Tage dauernde Steigerung der Pulszahlen ein. Das Herz blieb dabei in Bezug auf Grösse und Leistungsfähigkeit völlig unberührt.

Beim zweiten Falle (Curve 45) zeigen die ersten Tage der Reconvalescenz noch subnormale Temperatur bei zunächst erhöhter Pulsfrequenz. Mit Wiedererhebung der Körperwärme zur Norm sinken dann die Pulszahlen etwas und schwanken Morgens und Abends zwischen 80 und 85. Das Aufstehen am 47. Krankheitstage hat wiederum eine ungemeine Steigerung der Frequenz des Pulses bei völliger Unregelmässigkeit seiner Curve zur Folge. Dieser Zustand dauert ohne entsprechende Erhöhung der Körperwärme oder sonstige objective Störung am Herzen über 3 Wochen, um dann langsam den früheren normalen Verhältnissen Platz zu machen.

Dass eine solche ungewöhnliche Erhöhung der Pulsfrequenz die Einleitung eines Recidivs bilden kann, mag hier nochmals hauptsächlich zur Einführung einer in dieser Hinsicht besonders charakteristischen Curve angeführt sein (Fig. 46).

Am Herzen selbst kommen während der Reconvalescenz nur ausnahmsweise Veränderungen zu Stande. Hier und da, zweifellos viel seltener
wie während der Fieberzeit, ist Myocarditis mit Dilatation und entspre-

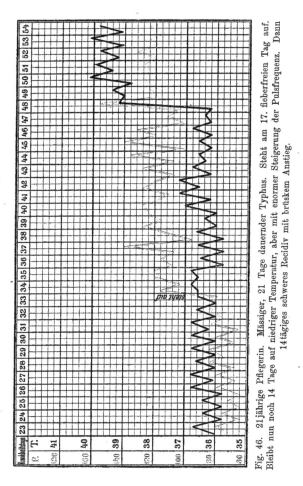

Fig. 46. 21jährige Pflegerin. Mässiger, 21 Tage dauernder Typhus. Steht am 17. fieberfreien Tag auf.
Bleibt nun noch 14 Tage auf niedriger Temperatur, aber mit enormer Steigerung der Pulsfrequenz. Dann
14tägiges schweres Recidiv mit brüskem Anstieg.

chenden Erscheinungen von Herzschwäche, meist aber mit günstigem
Ausgang. Noch grössere Seltenheiten sind Endo- und Pericarditis. Wenn
sie überhaupt vorkommen, sind sie fast nur auf Mischinfection, besonders
complicirende Sepsis zu beziehen.

Curschmann, Unterleibstyphus. 23

Eine Folge gemeinsamer Wirkung von Anämie und Herzschwäche
sind die namentlich bei früher schwächlichen Personen in der ersten Zeit
der Genesung manchmal auftretenden Knöchel- und Unterschenkelödeme.

Sie sind zu trennen von jener seltsamen Form weit über den ganzen Körper
verbreiteter, wassersüchtiger Anschwellung des Unterhautzellgewebes, die selbst
mit Ascites sich verbinden kann. Griesinger (l. c., S. 230) erwähnt besonders
ihres Vorkommens und führt gleiche Beobachtungen von Leudet an. Die
Fälle sollen nur selten mit Albuminurie einhergehen oder ganz ohne diese Störungen bestehen können. Griesinger hat keine rechte Erklärung für sie. Mir
selbst ist ohne gleichzeitige oder kurz vorher abgelaufene Nephritis der fragliche
Symptomencomplex nicht vorgekommen.

Verhältnissmässig häufig finden sich in der Reconvalescenz die schon
früher geschilderten Venenthrombosen besonders an der Schenkel- und
den tiefen Wadenvenen. Sie gehören zu denjenigen Erscheinungen, die
die Genesung oft ungemein in die Länge ziehen. Recht selten, zum Glück,
werden sie die Quelle tödtlicher Embolie.

Der arteriellen Thrombosen mit der äusserst seltenen „Spontangangrän“ ist gleichfalls vorher gedacht (S. 155).

Der Zustand der Verdauungsorgane geht in der grössten Mehrzahl der Fälle schon sehr bald nach der Entfieberung rasch zur Norm
zurück. Lippen und Zunge begannen schon im Stadium der absteigenden
Curve sich zu reinigen, so dass letztere in den ersten Tagen der Reconvalescenz meist nur noch wenig, dann besonders in der Mitte und nach
hinten belegt, an den Rändern und an der Spitze bereits wieder frei von Belag
erscheint. Nach vollkommener Reinigung ist dann die Zunge oft noch auf
einige Zeit scheinbar verdünnt und verschmälert, roth und auffallend glatt.

Allbekannt ist der fast regelmässig mit der Entfieberung, vielfach
schon vorher wiederkehrende Appetit der Reconvalescenten, der der
Umgebung und dem Arzt grösste Schwierigkeiten machen und unfolg-
samen Patienten so leicht Gefahr bringen kann.

Ausbleiben des Appetits ist recht selten und besonderer Beachtung
werth. Abgesehen von schon vorher kranken und heruntergekommenen Individuen, weist die Erscheinung auf latentes Fortbestehen früherer Veränderungen oder drohende Complicationen hin. Wenn damit Erbrechen und Fortdauer oder Wiederauftreten der Durchfälle sich verknüpft, so hat man an
lentescirende Darmprocesse zu denken, als deren Folgen selbst noch in sehr
später Zeit Darmblutungen und Perforationsperitonitis beobachtet wurden.

Manchmal leitet völlige, durch kein Mittel zu hebende Appetitlosigkeit auch auf jene früher beschriebene seltene Form von unaufhaltsam zum Tode führendem typhösem Marasmus hin.

Bei regelmässig und gutartig verlaufenden Fällen pflegen die typhösen Durchfälle schon vor vollendeter Entfieberung auszubleiben. In

der Regel schliesst sich mässige Verstopfung an, die gelegentlich auch sehr hartnäckig und dann selbst mit Temperatursteigerung verbunden sein kann.

In selteneren Fällen machen sich noch in der Genesungszeit Störungen seitens der Leber und der Gallenwege geltend. Sie äussern sich namentlich als Schmerzhaftigkeit des Leberüberzuges und der Gallenblasengegend und sind zum Theil wohl auf entzündliche Zustände zu beziehen, die mit dem fast regelmässigen Vorkommen von Typhusbacillen in der Gallenblase und den grossen Gallenwegen der Erkrankten (Gilbert und Girode[1], Dupré[2], Chiari l. c., Birch-Hirschfeld l. c.) in Zusammenhang stehen.

Im Lichte dieser bakteriologischen Befunde gewinnt auch die neuerdings mehrfach gemachte Beobachtung des Auftretens von Gallensteinkoliken während der Reconvalescenz besondere Bedeutung. Nachdem schon durch Bernheim auf die Wahrscheinlichkeit hingewiesen worden war, haben Gilbert und Girode und Dupré durch beweisende Fälle dargethan, dass die Anwesenheit des Eberth-Bacillus in der Gallenblase direct Anlass zur Steinbildung werden könne. Ihnen schlossen sich besonders Dufourt[3] mit reichlichen klinischen Belegen, sowie Milian[4] und Hanot[5] an.

Nach meinen eigenen Wahrnehmungen kann ich mich der Annahme, dass die Gallensteinbildung ein nicht ganz seltenes Ereigniss in der Genesungsperiode bildet, trotz der jüngsten Angriffe Chauffard's[6] unbedingt anschliessen. Natürlich äussert sich die Gallensteinbildung nicht immer schon während der Reconvalescenzperiode. Auch in späterer Zeit werden oft genug die ersten Kolikanfälle eintreten. Bemerkenswerth ist jedenfalls, dass man bei sorgfältiger Erhebung der Anamnese Gallensteinkranker überraschend häufig auf kürzere oder längere Zeit vorher überstandenen Unterleibstyphus stösst.

Bei 42 in den letzten Jahren wegen Gallensteinleiden in meiner Klinik behandelten Kranken liess sich feststellen, dass 13, also $30 \cdot 9\%$, Typhus überstanden hatten und bestimmt erst darnach von Erscheinungen von Cholelithiasis befallen worden waren.

Von diesen Fällen mögen die beiden folgenden hier skizzirt sein: Eine 36 jährige Frau wird am 21. August 1891 in die Klinik wegen Unterleibstyphus aufgenommen. Als sie fast 4 Wochen fieberfrei und in voller Reconvalescenz war, wurde sie plötzlich von mehrfach in kurzen Zwischenpausen hintereinander sich

---

[1] Compt.-rend. de la soc. de biol. 1890 u. 1893.
[2] Gaz. des hôp. 1891.
[3] Revue de méd. 1893.
[4] Soc. anat., 20. Nov. 1896.
[5] Bullet. méd., 23. Juni 1896.
[6] Revue de méd. 1897.

wiederholenden Gallensteinkolikanfällen betroffen, die die Genesung wesentlich in die Länge zogen.

Der zweite Fall betrifft eine 38jährige Frau, die im Mai 1890 in der Klinik einen fünfwöchentlichen Unterleibstyphus überstanden hatte. Im Beginn des folgenden Jahres zeigte sich bei ihr zum ersten Male Gallensteinkolik, die sich von da an mehrfach wiederholte. Als sie im März 1894 wegen heftiger Schmerzen im Epigastrium, die nach der rechten Brusthälfte und dem Rücken ausstrahlten und mit Gelbsucht verbunden waren, ins Krankenhaus aufgenommen wurde, konnten hier mehrfach grössere Gallensteine und eine Menge von Fragmenten im Stuhle nachgewiesen werden.

Auch die Veränderungen der Athmungsorgane, besonders die der Lungen, gehen gegen Ende des Fieberstadiums oder während der ersten Zeit der Reconvalescenz in den weitaus häufigsten Fällen zum normalen Zustande zurück.

Die Bronchitis überdauert fast nur bei älteren oder heruntergekommenen Personen die Fieberzeit. Hypostatische Verdichtungen sieht man dagegen, wenn die Patienten gesund werden, noch bis in die erste Genesungswoche fortbestehen. Pneumonien sind als Complication der Reconvalescenz recht selten, noch viel seltener Pleuritis. Bei sehr heruntergekommenen Individuen mit Schwäche und Erweiterung des Herzmuskels kommt wohl einmal vereinzelt Lungeninfarct vor.

Beachtenswerth ist das Verhältniss der Tuberculose zur Reconvalescenz. Wir haben gesehen, dass alte, vorher latente oder nur sehr geringfügig sich äussernde tuberculöse Processe während der Genesung plötzlich rascher fortschreiten, auch neue Herderkrankungen in Gestalt von käsiger Pneumonie oder allgemeine Miliartuberculose machen können.

Selten zum Glück trüben die Reste und Nachwirkungen der typhösen Kehlkopfaffection die Reconvalescenz, sei es in Form einfacher Schleimhautgeschwüre, sei es perichondritischer Processe und Knorpelnekrose. Vereinzelt sind Stimmbandlähmungen beobachtet worden. Wie schon angeführt, stammen die meisten der erwähnten Kehlkopfveränderungen aus der zweiten Hälfte der Fieberzeit. Dass sie erst in der Genesungsperiode sich entwickeln, scheint sehr selten zu sein.

Auch die Veränderungen und Erscheinungen seitens des Nervensystems pflegen sich während der Reconvalescenz ihrer grösseren Mehrzahl nach rasch zu bessern. Vorher gesunde, nicht hysterische oder neurasthenische Personen kommen bald nach der Entfieberung in ruhige, fast behagliche Stimmung. Sie quälen sich höchstens mit unerfüllbaren Wünschen in Bezug auf das Essen, überschätzen ihre Leistungsfähigkeit und wollen in Folge dessen zu früh das Bett verlassen und an die Arbeit gehen. Frauen und schwächliche Individuen bleiben in der ersten Zeit noch missgestimmt, reizbar, selbst hypochondrisch; auch Kinder pflegen anfangs noch öfter verstimmt und weinerlich zu sein.

Dass psychische Störungen, besonders vereinzelte Wahnideen längere Zeit und selbst weit über die Genesungsperiode hinaus bleiben können, wurde vorher schon ausgeführt und mit Beispielen belegt. Jedenfalls ist zu merken, dass auch diese Störungen ungemein viel häufiger aus der Fieberzeit fortbestehen, als dass sie während der Reconvalescenz entstünden.

Kopfschmerzen, die in der Anfangsperiode des Typhus eine nicht unbedeutende Rolle spielen, sind während der Reconvalescenz recht selten. Wenn es sich nicht um Personen handelt, die schon lange vor der Erkrankung habituell daran litten, so hat man das Neuauftreten von Kopfschmerzen in der Genesungszeit mit misstrauischen Augen zu betrachten. Nicht selten stecken Complicationen dahinter: vom Mittelohr ausgehende meningitische Reizungen, Sinusthrombose und selbst Hirnabscess. Ganz ausnahmsweise kommt es nach Typhus aber auch zu jahrelangem oder zeitlebens dauerndem Kopfschmerz ohne nachweisbare organische Veränderung.

Dass auch Herderkrankungen des Gehirns aus der Fieberzeit bis in die Reconvalescenz und über sie hinaus dauern können, ist selbstverständlich. Man erinnere sich in dieser Beziehung der Mono- und Hemiplegien, der Aphasiezustände und der multiplen Sklerose. Unter den spinalen Affectionen und peripheren Nervenstörungen wäre der Ataxie und Pseudoataxie und der verhältnissmässig häufigen, quälenden neuralgischen Beschwerden, besonders an Zehen und Fersen, zu gedenken.

Unter den Sinnesorganen spielt fast nur das Ohr eine Rolle. Mittelohraffectionen mit Trommelfellperforationen und Eiterungen können das Bild der Reconvalescenz recht bedenklich gestalten und, wenn das Leben erhalten bleibt, zu dauernden Gehörsbeschränkungen führen.

Wie ernste Augenkrankheiten an sich im Typhus weit seltener als solche der Gehörwerkzeuge sind, so pflegen sie auch nur selten in der Reconvalescenz das Interesse des Arztes in Anspruch zu nehmen. Verhältnissmässig am häufigsten sind noch während der ersten Woche seitens auch im Uebrigen empfindlicher Kranken Klagen über Lichtscheu.

Häufiger fast als nervöse Störungen machen sich während der Genesungszeit Veränderungen der Muskeln, Knochen und Gelenke geltend. Es sei in dieser Beziehung zunächst der Erweichungsprocesse, der Zerreissungen und der Blutungen in die Substanz der Muskeln gedacht. Auf die Knochen und Knochenhaut ist in einer ganzen Anzahl von Arbeiten der jüngsten Zeit, auch von chirurgischer Seite, aufmerksam gemacht worden. Ich habe selbst wiederholt Periostitis mit secundärer Nekrose, sowie Osteomyelitis erst während der Reconvalescenz auftreten und diese ungemein in die Länge ziehen sehen. Sie können schliesslich operative Eingriffe, Sequestrotomien u. dergl. erforderlich machen und selbst zu dauernden Gebrauchsstörungen der befallenen Extremitäten führen. Seltener, aber wegen ihrer Folgen besonders erwähnenswerth, sind während der Reconvalescenz entstehende entzündliche Gelenkerkrankungen. Schon Roser[1] hat auf ein solches Befallenwerden des Hüftgelenkes aufmerksam gemacht.

Von Veränderungen der Harnorgane ist nicht viel mitzutheilen. Der Polyurie der Reconvalescenten, die an sich wenig bedeutet und nur äusserst selten die Einleitung zu einem Diabetes insipidus bildet, ist schon früher Erwähnung geschehen.

Die febrile Albuminurie setzt sich nur selten bis in den Anfang der Reconvalescenz fort, während die durch wirkliche Nephritis typhosa bedingten Veränderungen des Harns noch über die Genesungszeit hinaus dauern können. Zum Glück kommt es nur ausnahmsweise, besonders im Verhältniss zu anderen acuten Infectionskrankheiten, z. B. Scharlach, Diphtherie und Angina necrotica, vor, dass aus der acuten sich chronische Nephritis entwickelt. Wo wirklich einmal die Nierenveränderungen die Genesungszeit überdauern, kann man noch nach Monaten und selbst nach Jahresfrist auf ihr Zurückgehen hoffen und, wo dies nicht der Fall, einen langwierigen, wenig stürmischen Verlauf mit Wahrscheinlichkeit voraussagen.

Bei Frauen sieht man zuweilen gegen Ende der Fieberzeit oder auch wohl erst während der Reconvalescenz wenig bösartige Blasenkatarrhe auftreten. Bei Männern kommen sie sehr selten und fast nur nach unvorsichtiger Anwendung des Katheters vor.

Was die Genitalfunctionen betrifft, so ist zu erwähnen, dass Frauen, nachdem die Schwangerschaft über das Fieberstadium hinaus glücklich fortbestanden hatte, nicht ganz selten noch während der Reconvalescenz Aborte oder Frühgeburten erleiden.

Die Menses treten in sehr verschiedener Weise wieder ein. Bei blühenden, kräftigen, aber leider auch umgekehrt bei vorher schon schwer anämischen Frauen kommen sie zuweilen schon bald nach der Entfieberung wieder, die ersten Male in der Regel schwach, gelegentlich aber auch so stark, dass die Kranken dadurch ernstlich geschädigt und zurückgeworfen werden. In anderen Fällen bleiben im Gegentheile, ohne dass örtlich dafür besondere Ursachen sich nachweisen liessen, die Menses noch lange aus, selbst viele Monate noch über die Reconvalescenz hinaus. Auch früher nicht bemerkbar gewesene Molimina menstrualia werden von den Frauen zuweilen mit Recht als Folgen des Typhus angesehen.

---

[1] Helwig, Dissertation. Marburg 1856. Citirt bei Griesinger.

Der schon von Trousseau beschriebenen Haematocele periuterina und der sehr seltenen Haematometra mit ihren oft langwierigen Folgeerscheinungen habe ich schon (S. 183) gedacht. Manchmal machen Reste von Bartholinitis und Decubitalgeschwüre der Labien und Vulva in der Reconvalescenz noch viele Beschwerden.

Bei Männern in der Blüthezeit kommen schon früh während der Reconvalescenz Erectionen wieder und dazu nicht selten quälende, schwächende Pollutionen. Für einzelne Patienten bilden sie direct eine hemmende Complication der Erholungszeit.

Hoden- und Nebenhodenentzündung ist bekanntlich an sich recht selten und dann meist eine Affection des letzten Fieberstadiums. Unter meinen sechs eigenen Fällen waren aber auch zwei nach der Entfieberung entstanden.

Die Haut pflegt im Anfange der Reconvalescenz meist trocken zu sein und, wo sie schwielig verdickt war, namentlich an Händen und Füssen, in kleineren und grösseren Fetzen sich abzustossen. Am Rumpf und besonders am Unterleib kommt es, wenn während der Fieberzeit ausgedehntere Miliaria bestanden hatte, öfter zu kleienförmiger Abschülferung der Epidermis. Sie wird, namentlich bei Kindern, zuweilen so stark, dass, wenn man sie erst in der Reconvalescenz zur Beobachtung bekommt, geradezu diagnostische Zweifel in Bezug auf die vorausgegangene Krankheit entstehen können. Die multiple Furunculose, die früher so oft eine für Kranke und Arzt gleich qualvolle Störung der Genesungszeit bildete, ist heute zum Glück ungemein viel seltener wie zu der Zeit, wo man noch unnöthig häufige und kalte Bäder anordnete. Auch der Decubitus spielt jetzt nicht entfernt mehr die Rolle wie früher. Bezüglich des Verhaltens der Haare und Nägel während der Reconvalescenz sei auf S. 118 und 119 verwiesen.

Die Dauer der Reconvalescenz, deren Anfang mit Abschluss der Fieberperiode gegeben ist, ist darum nicht genau zu bestimmen, weil scharfe Merkmale für ihre Beendigung sich nicht aufstellen lassen. Im Allgemeinen wird man sie als vollendet ansehen, wenn die Ernährung wieder so weit gehoben ist, dass das Körpergewicht dem früheren nahekommt und die Individuen sich frei von Beschwerden und wieder arbeitsfähig fühlen.

Vergleicht man die so abgegrenzte Genesungszeit einer grossen Zahl von Fällen untereinander, so zeigt sich ihre Dauer ausserordentlich verschieden. Eine wesentliche Rolle spielt in dieser Beziehung selbstverständlich die Schwere der vorausgegangenen Erkrankung, aber auch Alter, Geschlecht, Constitution und Complicationen sind von so grosser Bedeutung, dass ursprünglich leicht verlaufenen Fällen unter ihrem Einfluss eine ausserordentlich lang hingezogene Reconvalescenz sich anschliessen kann. Wir erinnern uns in dieser Beziehung des Typhus der Greise, der afebrilen und der lentescirenden Formen. Ganz unberechenbar ist natürlich die voraussichtliche Dauer bei bestehenden Complicationen und Nachkrankheiten, sowie bei den Fällen, an die Nachschübe und Recidive sich anschliessen.

Auch abgesehen von individuellen Verhältnissen können heute noch schwer zu beurtheilende äussere Umstände während einzelner Epidemien durchschnittlich lang hingezogene Reconvalescenzen bedingen.

Sucht man nach bestimmten Zahlenausdrücken, so dürfte eine Genesungszeit von 14 Tagen bis 3 Wochen nach ausgebildeten, uncomplicirten Fällen als kurz und günstig zu bezeichnen sein. Kaum seltener und nach schwereren Erkrankungen das Gewöhnliche ist eine Dauer von 4 bis zu 5 Wochen. In nicht wenigen Fällen zieht sich die Reconvalescenz auch noch darüber hinaus und geradezu monströs in die Länge, so besonders bei recidivirenden, lentescirenden oder marantischen Formen.

In Leipzig (Berg) betrug die durchschnittliche Dauer der Reconvalescenz:

bis 20 Tage . . . . bei $55 \cdot 0^0/_0$ aller Fälle
„ 40 „ . . . . „ $39 \cdot 0^0/_0$ „ „
„ 60 „ und darüber . . . „ $5 \cdot 8^0/_0$ „ „

Die Berechnung von 3096 Fällen der schweren Hamburger Epidemie von 1886/87 ergab eine Dauer:

bis zu 20 Tagen . . . bei 319 Fällen $= 10 \cdot 3^0/_0$
zwischen 21 und 40 Tagen „ 2447 „ $= 79 \cdot 0^0/_0$
„ 41 „ 60 „ „ 211 „ $= 6 \cdot 8^0/_0$
von 61 Tagen und darüber „ 119 „ $= 3 \cdot 8^0/_0$

Die Gesammtdauer der Krankheit.

Es wird am besten hier am Platze sein, noch Einiges über die Gesammtdauer der Krankheit zu bemerken, die sich natürlich aus derjenigen des Fieberstadiums und der Reconvalescenz zusammensetzt.

Zunächst ist über die Dauer des Fieberstadiums hier noch Einiges nachzutragen. Eine allgemeine Zahl ist für sie ungleich schwieriger festzustellen wie bei den weit mehr cyklisch verlaufenden acuten Infectionskrankheiten, z. B. der fibrinösen Pneumonie, dem Fleckfieber, der Febris recurrens und den acuten Exanthemen. Während diese an eng begrenzte Zeitdauer gebunden sind, ist, wie wir schon früher sahen, das Fieberstadium des Typhus von unendlich verschiedener Verlaufsweise und Dauer, von Fällen, die in wenigen Tagen fieberfrei werden, bis zu solchen von vielen Wochen. Dazu kommt, dass auch das Häufigkeitsverhältniss der leichtesten, mittelschweren, schwersten und der am längsten hingezogenen Formen zu verschiedenen Zeiten und an verschiedenen Orten ausserordentlich variirt. Ganz besonders wechselnd ist in dieser Beziehung die

Häufigkeit der leichten und abortiven Fälle. Sie ist — dies muss noch besonders hervorgehoben werden — nicht einmal der sonstigen Schwere oder Leichtigkeit des Auftretens der einzelnen Epidemien proportional. So habe ich Zeiten erlebt, wo trotz einer verhältnissmässig grossen Zahl der leichten und abgekürzten Formen die Sterblichkeit sehr bedeutend war, weil die schweren ausgebildeten Fälle unter dem bestimmenden Einfluss prädominirender Verlaufsweisen und Complicationen einen besonders ungünstigen Verlauf nahmen.

Lässt man die ganz unberechenbaren leichten und abgekürzten Formen aus dem Spiel und versucht nur die Dauer der ausgebildeten mittelschweren und schweren Fälle zu bestimmen, so ergibt sich für sie eine durchschnittliche Fieberdauer von $2^1/_2$ bis 5 Wochen, die aber selbst ohne wesentliche Complicationen sich bis zu 6 Wochen und sogar darüber hinaus ausdehnen kann.

Für eine einzelne Epidemie kann es natürlich sehr lehrreich sein, ein Bild von der variablen Dauer aller Fälle, der leichten und der schweren, zusammen zu gewinnen. So ergab die Berechnung der Hamburger Fälle aus den Jahren 1886/87 das Folgende:

Eine Fieberdauer bis zu 21 Tagen . . hatten 2040 Fälle = 57·1%
    „   „   von 22—33 Tagen .   „   1118   „   = 31·3%
    „   „   „ 33 und mehr Tagen   „   417   „   = 11·6%
Neunmal sahen wir mehr als 60, als das Höchste 75 Tage.

Ueber die Bedingungen der Fieberdauer sind wir so wenig unterrichtet wie über diejenigen der verschiedenen Formen überhaupt. Selbst die allgemeinen Momente sind nur wenig bekannt. Noch am deutlichsten tritt unter ihnen der Einfluss des Lebensalters hervor. Wir haben schon früher gesehen, dass das Fieberstadium bei Kindern durchschnittlich kürzer als bei Erwachsenen ist, und dass in der Kinderzeit selbst wiederum dies für die früheren Perioden noch mehr wie für die späteren zutrifft. Besonders in die Länge zieht sich der Verlauf nach dem 40. Lebensjahre und beim eigentlichen Greisentyphus.

Eine Untersuchung unseres Hamburger Materials auf die Fieberdauer in den verschiedenen Lebensjahren (berechnet mit Bezug auf die Aufnahmezahlen der betreffenden Altersclassen) ergab das Folgende:

Lebensjahr	Fieberdauer		
	bis 21 Tage	22—33 Tage	33 und mehr Tage
2—5	92·0	4·0	2·0
6—10	71·0	18·6	7·7
11—14	60·8	25·7	11·8
15—20	53·4	32·5	11·5

Lebensjahr	Fieberdauer		
	bis 21 Tage	22—33 Tage	33 und mehr Tage
21—25	57·3	31·2	9·8
26—30	51·8	31·0	12·1
31—35	52·4	31·9	11·9
36—40	44·1	33·3	16·5
41—45	41·9	29·6	23·4

Die Tabelle schliesst mit dem 45. Jahr, da die Aufnahmezahlen der späteren Altersclassen naturgemäss so gering sind, dass sie statistisch nicht mehr verwerthbar erschienen.

Wie schwer es nach alledem ist, einen zahlenmässigen, allgemeinen Begriff von der Gesammtdauer der Krankheit, also von Beginn des Fiebers bis zur Beendigung der Reconvalescenz, zu gewinnen, braucht nicht nochmals hervorgehoben zu werden. Immerhin mögen ein paar orientirende Zahlen von Nutzen sein. Für ausgebildete Typhen möchte ich als durchschnittliche Dauer vom Beginn bis zur Entlassung und Wiedererlangung der Arbeitsfähigkeit 5—10 Wochen annehmen. Nur die unausgebildeten und die leichteren Formen erledigen sich in kürzerer Frist. Nicht wenige Fälle überdauern aber auch um ein Bedeutendes die angegebene mittlere Zeit. Ich habe extreme Fälle, die schliesslich doch noch zu voller Genesung führten, bis zu 20 Wochen, vereinzelte bis zu einem halben Jahre und selbst darüber dauern sehen. Bei den letzteren handelt es sich natürlich um den Einfluss von örtlichen Erkrankungen, Nachschüben und Recidiven.

Von über 3000 genau durchgerechneten Fällen der Hamburger Epidemie hatten 72·5% eine Gesammtdauer von 31—80 Tagen. Die Durchschnittszahl aller zusammengestellten Fälle war 55 Tage.

Der tödtliche Ausgang. Prognose.

Ueber die Prognose der nicht tödtlichen Fälle sind an vielen Stellen dieser Arbeit ausreichende Bemerkungen gemacht worden, so dass der folgende Abschnitt fast ausschliesslich dem tödtlichen Ausgang und den auf ihn bezüglichen prognostischen Betrachtungen zu widmen ist.

Für die Häufigkeit des tödtlichen Endes im Allgemeinen sind bestimmte Zahlenangaben nicht leicht zu gewinnen.

Wenn man eine Sterblichkeit von 5—6% einerseits und eine solche von 30, ja 40% andererseits angegeben findet, so lässt sich schon von vorneherein sagen, dass solche Extreme ganz bestimmten Verhältnissen zuzuschreiben sind. Sieht man hiervon ab und sucht sich bei den älteren klassi-

schen Autoren zu unterrichten, so beziffern diese die allgemeine Sterblichkeit meist zwischen 18 und 20%.

Nach heutigen Erfahrungen ist sie entschieden geringer: 9—12,
höchstens 14%. Fragt man nach den Gründen dieser Verminderung der
Mortalität, so kann ein Theil wohl der Vervollkommnung der speciellen Behandlungsmethoden und der allgemeinen hygienischen Verhältnisse und
vielleicht einer Verminderung der Bösartigkeit der Krankheit zugeschrieben
werden, wofür ja auch für andere Seuchen Erfahrungen vorliegen. Stärker
aber als diese Momente hat auf die Herabminderung der heutigen Mortalitätsziffer die Vervollkommnung unserer Diagnose gewirkt, durch die
eine grosse Menge früher dem Typhus nicht beigezählter leichter, ausnahmslos zur Genesung führender Krankheitsfälle als ihm zugehörig erkannt wurde. Auch bei einzelnen älteren Autoren wird diesem Umstand
insofern schon Rechnung getragen, als sie bei Feststellung der Mortalität
die leichten Fälle von vorneherein ausschlossen.

So zählt Griesinger von 510 Typhuskranken zunächst 40 leichte, febricu-
löse ab und berechnet für die übrigen 470 eine Sterblichkeit von 18·8%.
Zu fast denselben Zahlen kommt Murchison. Er findet bei 2505 Fällen
des London fever hospital aus den Jahren 1848—1862 eine Sterblichkeit von
18·5%. Dass seine und Griesinger's Resultate der Ausdruck der damaligen
allgemeinen prognostischen Verhältnisse des Typhus waren, beweist eine Zusammenstellung, die er von 18.612 Fällen (aus London, Glasgow, Paris, Strassburg und den französischen Provinzen) aus den Vierziger-, Fünfziger- und Anfang
der Sechzigerjahre dieses Jahrhunderts machte, und die ihm gleichfalls eine Sterblichkeitsziffer von 18·52% ergaben.

Auffällig schlechter sind die Wiener Verhältnisse während der gleichen Zeit:
im dortigen allgemeinen Krankenhause kamen 1846—1861 21.189 Typhuskranke mit 4708 = 22·2% Todesfällen zur Beobachtung.

Stellen wir diesen Zahlen einige aus neuerer Zeit gegenüber: Im Leipziger
Jakobsspital wurden 1880—1893 1626 Typhuskranke behandelt, davon 243
= 12·7% mit tödtlichem Ausgang. Eine frühere Statistik Uhle's aus demselben Krankenhause kam bei 600 Kranken zu dem damals fast allgemeinen Sterblichkeitsverhältniss von 18·5%.

Verhältnissmässig recht günstig war während der Epidemie von 1886/87
in Hamburg[1] die Mortalität:

Von 10.823 Kranken aus der ganzen Stadt starben 840 = 8·5%.
Sie vertheilen sich auf die beiden Jahre:

$$1886: 3948 = 364 \dagger = 9·2\%$$
$$1887: 6875 = 476 \dagger = 6·9\%$$

Bei den hiervon im Krankenhaus behandelten 3686 Patienten war die
Sterblichkeit, zweifellos wegen der geringeren Zahl der leichteren Fälle, etwas
höher: 362 = 9·8%. Interessant ist dem gegenüber die Statistik von Thüngel,
der 1858—1861 in derselben Anstalt von 504 Kranken 96 = 19% verlor.

---

[1] Bericht des Hamburger Medicinalbureaus.

Ich möchte endlich noch anführen, dass eine Zusammenstellung von 3600 Fällen, die ich selbst während der Zeit von 1877—1897 an verschiedenen Orten (Berlin, Hamburg, Leipzig) behandelte, eine Gesammtsterblichkeit von 9·3 % ergab.

Wir hoben schon hervor, dass die gegebenen Zahlen nur ganz im Allgemeinen giltig sein können. Sie ändern sich unter verschiedenen Verhältnissen, theils individuellen, theils grossen allgemeinen, ausserhalb der Person stehenden.

In letzterer Beziehung ist es allbekannt, dass die Sterblichkeit während verschiedener Epidemien und Endemien auffallend variirt, wie ja selbst der Charakter und die Eigenthümlichkeiten der Seuche im Einzelnen zu verschiedenen Zeiten grosse Verschiedenheiten zeigen können.

Wie weit hier Klïma und Jahreszeit mitwirken, scheint noch nicht genügend ausgemacht, wenn auch Murchison aus der Statistik des Londoner Fieberspitals eine grössere Typhussterblichkeit im Frühling herauslesen zu können glaubt. Geographische und Rassenunterschiede treten in Bezug auf die Sterblichkeit sehr zurück. Wie der Typhus fast über alle Welttheile und Länder verbreitet ist, so scheint er auch bezüglich seiner Bösartigkeit überall annähernd gleich zu sein. Wo deutliche Unterschiede bezüglich der Mortalität namentlich in schlimmem Sinne sich geltend machen, beruht dies wahrscheinlich mehr auf örtlich begründeten Combinationen mit anderen schweren Krankheitszuständen. Ein Beispiel hierfür geben die Malariagegenden.

Ungleich besser gekannt und wichtiger ist der Einfluss der persönlichen Verhältnisse auf die Sterblichkeit.

Schon aus früheren Ausführungen geht hervor, dass das Lebensalter hierfür von grösster Bedeutung ist. Die Gefährlichkeit der Krankheit wächst rasch mit Zunahme desselben. Schon nach dem 40. und namentlich nach dem 50. Jahre ist die Bösartigkeit des Verlaufes gross, während sie bei Kindern zwischen dem 2. bis 10. Lebensjahre unstreitig am geringsten ist. In den späteren Kinderjahren und bei den darauf folgenden Altersclassen der Erwachsenen bis zur Mitte der Dreissig sind die Unterschiede der Sterblichkeit und die Schnelligkeit ihrer Steigerung weit weniger bedeutend, aber bei Betrachtung eines grösseren Materials immerhin deutlich nachweisbar. So ist für die Zeit vom 25. bis 30. und von da zum 40. Jahre die Prognose entschieden schlechter als in der Zeit zwischen 12 und 25 Jahren.

Die Beziehung des Lebensalters zur Sterblichkeit mag die folgende Hamburger Tabelle aus den Jahren 1886/87 veranschaulichen:

Lebensalter	Zahl der Erkrankten	Gestorben	Procent
1—5 Jahre	50	2	4·0
6—10 „	156	10	6·4
11—14 „	245	20	8·2
15—20 „	1100	96	8·7
21—25 „	992	77	7·7
26—30 „	602	74	12·3
31—35 „	269	31	11·5
36—40 „	127	19	14·9
41—45 „	81	15	18·5
46—50 „	26	7	26·9
51—55 „	13	3	23·0
56—60 „	8	3	37·3

Hiermit stimmen die Angaben der meisten übrigen Autoren überein. So berechnete Liebermeister bei einer Krankenzahl von 1743 aus den Jahren 1865 bis 1870 für die Altersclassen von über 40 Jahren eine Sterblichkeit von 30%, während er bei den jüngeren nur 11·8% hatte. Uhle[1] sah in der Wunderlich-schen Klinik von den Kranken über 40 Jahren mehr als die Hälfte erliegen.

Griesinger benützt diese Thatsachen zu einer interessanten Erklärung gewisser auffälliger Unterschiede der Sterblichkeit in verschiedenen Spitälern. Während er in Zürich 18·8% seiner Patienten verlor, unter denen die Altersclassen über 40 mit 12·9% vertreten waren, hatte Fiedler in Dresden bei nur 3·1% der letzteren eine Sterblichkeit von nur 13·1%.

Besonders belehrend ist die Curve (Fig. 47), in welcher Fiedler das procentuale Verhältniss der Typhustodesfälle zu den Typhuserkrankungen und ihre Beziehung zu den Altersclassen nach dem Material des Dresdener Stadtkrankenhauses während 34 Jahren (1850—1883) zusammenstellt[2].

Die durch das Geschlecht bedingten prognostischen Unterschiede sind, im Gegensatz zu den dem Lebensalter zuzuschreibenden, viel geringer. Das Wenige, was hier hervortritt, liegt bei Männern mehr in äusseren und socialen Verhältnissen (Beruf, Lebensweise, Alkoholismus), während bei Frauen direct die geschlechtlichen Functionen von Einfluss sind, besonders Schwangerschaft, Geburt und Wochenbett. Wenn in einem Krankenhause in Folge äusserer Umstände zufällig besonders viele weibliche Personen aufgenommen werden, so können, zumal sie vorzugsweise in den Blüthejahren erkranken, diese Verhältnisse von merklichem Einfluss auf die Mortalitätsziffer werden.

---

[1] Archiv f. physiolog. Heilkunde 1859.

[2] Separatabdruck aus den Berichten der Gesellschaft für Natur- und Heilkunde zu Dresden 1884. Die werthvolle Arbeit, die ein grosses, besonders sorgsam statistisch bearbeitetes Material enthält, ist viel zu wenig bekannt.

Unter gewöhnlichen Umständen sind die Sterblichkeitsunterschiede beider Geschlechter so gering, dass sie fast ausser Rechnung gelassen werden können. Sehr charakteristisch ist es in dieser Beziehung, dass während einer länger dauernden Typhusepidemie bald die Männer-, bald die Weibersterblichkeit überwiegen kann. So hatten wir in Hamburg 1886

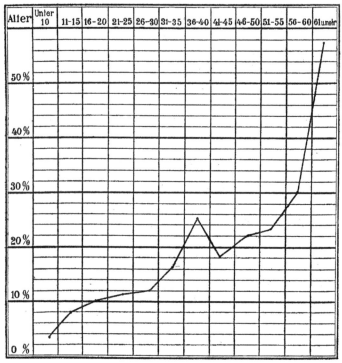

Fig. 47.

eine grössere Sterblichkeit der Männer (8·5% M., 3·5% W.), während 1887 die der Weiber um ein Geringes überwog (9·4% W., 8·8% M.).

Es lohnt nicht, noch viele Angaben anderer Autoren hier anzuführen. Mit wenigen Ausnahmen kommen sie zu gleichen Ergebnissen. Fast ganz gleiche Sterblichkeitsverhältnisse weist z. B. die folgende Tabelle des vielerfahrenen Murchison auf, die 1820 in den Jahren 1848—1857 im London fever hospital behandelte Typhusfälle umfasst:

London fever hospital	Aufgenommen	Gestorben	Procent
Männer	905	160	17·68
Weiber	915	173	18·89
Summe . . .	1820	333	18·29

Dieser Tabelle mag eine solche von Beetz aus der Münchener medicinischen Klinik folgen, welche die Typhusfälle aus den Jahren 1874 bis 1877 umfasst und ein auffälliges Ueberwiegen der Männersterblichkeit zeigt. Wahrscheinlich handelt es sich hier um ein Beispiel für die Wirkung gewisser schädlicher Lebensgewohnheiten der Männer (Alkohol-, namentlich Biermissbrauch).

München	Sterblichkeit in Procenten		
	Männer	Weiber	Gesammt
1874	8·4	4·7	6·7
1875	12·7	8·5	10·5
1877	13·0	7·5	9·9

Auch die Lebensstellung und Beschäftigung ist für die Prognose des Unterleibstyphus nicht von so grosser Bedeutung wie bei anderen Infectionskrankheiten, z. B. dem Fleckfieber. Ich glaube, dass der Unterleibstyphus in Bezug auf Arm und Reich ebensowenig einen wesentlichen Unterschied macht wie in Bezug auf besondere Berufsclassen. Es macht nicht einmal den Eindruck, wie wenn dürftige Lebensweise an sich schädige. Im Gegentheil, fast häufiger noch kommt die Ueppigkeit der Reichen als schädliche Prädisposition in Betracht. Ob die Berufszweige, die etwas mehr die Typhuserkrankung begünstigen (vergl. Aetiologie), auch prognostisch ungünstiger gestellt sind, ist mir sehr zweifelhaft.

In einzelnen äusserlichen Punkten scheinen freilich die vermögenden Classen etwas besser gestellt zu sein: sie geniessen durchschnittlich eine sorgfältigere Ueberwachung und Pflege und treten vor Allem frühzeitig in Behandlung. Die hieraus erwachsenden, dem Privatarzt aus täglicher Erfahrung geläufigen Vortheile machen sich nach meiner Beobachtung auch im Krankenhause insofern geltend, als hier die Prognose der meist aus ungünstigen Verhältnissen sehr spät eingelieferten Fälle weit schlimmer zu sein pflegt als die der schon in frühen Stadien aufgenommenen.

Nicht gering ist der Einfluss, den die Constitution und schon vor der Typhusinfection vorhandene krankhafte Zustände auf die Prognose üben. Was die Constitution betrifft, so sind von vorneherein am wenigsten gefährdet jugendliche, muskelkräftige, hagere Personen, die sogenannten zähen Individuen, während, wie schon früher erwähnt, selbst für jüngere, fettleibige Personen, Männer wie Frauen, die Prognose mit grosser Vorsicht zu stellen ist. Dass neben diesen die Anämischen und Chlorotischen sehr gefährdet sind, dass Alkoholisten, Morphinisten und durch anderartige Excesse Heruntergekommene schlechte Aussichten haben, braucht kaum betont zu werden. Zu den Excessen in diesem Sinne sind übrigens auch körperliche und geistige Ueberanstrengungen zu rechnen, ebenso heftige Gemüthsbewegungen, schwere Sorgen und Kummer.

Unter den chronischen Krankheiten sind Gicht, Diabetes, Herzfehler, Nephritis, chronische Erkrankung der Athmungsorgane, namentlich vorgeschrittene Tuberculose, als besonders ungünstig zu betrachten.

Das frühere oder spätere Eintreten des Todes hängt im Einzelnen vornehmlich von dem Alter und der Constitution des Befallenen, von der besonderen Form der Erkrankung, von der Ausbreitung des typhösen Processes über die verschiedenen Organe, sowie der Zahl und Art der Complicationen ab. Auf einzelne hier besonders wichtige Punkte wird nachher noch einzugehen sein.

Es ist aber nicht ohne Werth, auch allgemeine Zahlen bezüglich der Zeit des tödtlichen Ausganges zu gewinnen: Die grösste Zahl der Todesfälle fällt bei mittleren Epidemien gewöhnlichen Charakters zwischen die zweite Hälfte der zweiten und das Ende der vierten Woche. Früher sind die Todesfälle weit seltener. Sie kommen sogar entschieden häufiger nach dem 30. als vor dem 10. Tage vor. Bemerkenswerth und übereinstimmend mit der relativen Kürze des Krankheitsverlaufes bei Kindern ist es,. dass hier die grösste Zahl der Todesfälle zwischen dem 10. und 21. Tag fällt.

Manche Epidemien äussern ihren besonderen Charakter unter Anderem in einem auffallend frühzeitigen Eintrittstermin [der Todesfälle. Es sind solche, die sich durch Häufigkeit schwerer Intoxication oder besonders frühzeitiger Darmblutungen auszeichnen.

Praktisch wichtig ist es zu bemerken, dass noch lange nach Ablauf des Fieberzustandes, und zwar nicht so ganz selten, Todesfälle vorkommen. Marasmus, lentescirende Processe und Nachkrankheiten spielen hier eine verhängnissvolle Rolle. Ich habe noch bis zum 120. Tag den Tod eintreten sehen.

Unsere Leipziger Tabelle zeigt viermal tödtlichen Ausgang in der 11. Woche, die Hamburger sogar 28 Fälle = 7·7 %, die noch nach dem 50. Tage erlagen. Ich setze beide Tabellen hierher.

In Leipzig trat der Tod ein:

in der 1. Krankheitswoche bei 6 Fällen $= 2\cdot50\,^0/_0$

  „ „ 2.   „   „ 37   „ $= 15\cdot10\,^0/_0$

  „ „ 3.   „   „ 63   „ $= 25\cdot90\,^0/_0$

  „ „ 4.   „   „ 51   „ $= 20\cdot90\,^0/_0$

  „ „ 5.   „   „ 22   „ $= 9\cdot00\,^0/_0$

  „ „ 6.   „   „ 20   „ $= 8\cdot27\,^0/_0$

  „ „ 7.   „   „ 9   „ $= 3\cdot70\,^0/_0$

  „ „ 8.   „   „ 7   „ $= 2\cdot90\,^0/_0$

  „ „ 9.   „   „ 5   „ $= 2\cdot10\,^0/_0$

  „ „ 10.   „   „ 2   „ $= 0\cdot82\,^0/_0$

  „ „ 11.   „   „ 4   „ $= 1\cdot60\,^0/_0$

Es starben also in der 2. bis 4. Woche 151 $= 62\cdot1\,^0/_0$.

In Hamburg starben von 362 Typhusfällen:

zwischen dem 6. bis 10. Tage . . . $11 = 3\cdot0\,^0/_0$

   „   „ 11. „ 15. „ $51 = 14\cdot1\,^0/_0$

   „   „ 16. „ 20. „ . . . $68 = 16\cdot0\,^0/_0$

   „   „ 21. „ 25. „ . . . $46 = 12\cdot4\,^0/_0$

   „   „ 26. „ 30. „ . . . $45 = 12\cdot4\,^0/_0$

   „   „ 31. „ 40. „ . . . $35 = 11\cdot4\,^0/_0$

   „   „ 41. „ 50. „ . . . $21 = 5\cdot8\,^0/_0$

   nach „ 50. Tage . . . . $28 = 7\cdot7\,^0/_0$

Hieraus folgt, dass weit über die Hälfte der Fälle, d. h. 210 $= 58\,^0/_0$, zwischen dem 11. und 30. Tage starben.

Nach der meisten Beobachter und meiner eigenen Erfahrung ist die Prognose der Recidive im Allgemeinen günstiger als die der Ersterkrankungen und der Nachschübe. Von den Typhen mit Recidiv sah ich in Hamburg nur $4\cdot9\,^0/_0$ sterben.

Die Todesursachen im Einzelnen sind schon früher (vergl. die Capitel „Symptomatologie“ und „Verlauf und Ausgänge“) zum Theil besprochen worden. Bezüglich vieler Punkte muss daher auf sie verwiesen werden.

Der Tod erfolgt im Grossen und Ganzen in dreierlei Weise: Zunächst in Folge der Schwere oder besonderen Art der Intoxication, sodann in Anschluss an ungewöhnliche Entwicklung und schlimmen Verlauf der eigenthümlichen Localisationen der Krankheit, besonders im Darm, den Athmungsorganen, dem Nervensystem und den Nieren, endlich in Folge des Sitzes und der Heftigkeit der eigentlichen Complicationen.

Die Schwere der Intoxication ist unter den Todesursachen wohl die weitaus häufigste. 30—50$^0/_0$ der Todesfälle sind ihr nach meiner Erfahrung zuzuschreiben. Im weiteren Sinne können noch die Fälle hier herangezogen werden, die unter dem Bilde der hämorrhagischen Diathese und der Hyperpyrese einen schlimmen Ausgang nehmen.

Die schweren Toxinwirkungen zeigen sich vornehmlich und am augenfälligsten, dazu vielfach zu gleicher Zeit am Centralnervensystem,. dem Herzen und den Gefässen.

Fälle, die schon früh mit heftigen Delirien oder Bewusstseins-störungen einsetzen, bei denen es dann bald zu Coma, Sehnenhüpfen, Flockenlesen, choreaartigen und krampfhaften Zuständen kommt, kenn-zeichnen eine besondere Schwere der Toxinwirkung auf das Central-nervensystem. Hierher gehören oft auch Nacken- und Rückenstarre und Hyperästhesie. Es ist dabei freilich zu merken, dass sie auch in nachher günstig verlaufenden Fällen schon früh und hochgradig ausgesprochen sein können. Andererseits können sie Erscheinungen wirklicher compli-cirender Meningitis sein.

Wenn auch zweifellos Constitution, Geschlecht, Alter und indivi-duelle Verhältnisse eine sehr verschiedene Eindrucksfähigkeit des Central-nervensystems bedingen, so muss doch im Allgemeinen gesagt werden, dass die Prognose um so ungünstiger zu stellen ist, je schwerere Er-scheinungen seitens des Centralnervensystems sich zeigen und je früher sie eintreten.

Liebermeister hat in der Baseler Epidemie von 1865 auf 1868 eine inter-essante Zusammenstellung seiner Kranken mit Rücksicht auf diesen Punkt ge-macht: Von denen, die während des Krankheitsverlaufes keine auffallenden Gehirn-erscheinungen boten, verlor er 3·5 %. 19·8 % derjenigen Patienten gingen schon zu Grunde, bei denen nur leichtere, kurz dauernde oder nur in der Nacht ein-tretende Erregungszustände bestanden hatten. Von den Fällen mit starken, furi-bunden oder auch mussitirenden Delirien erlagen 54%, während die mit Sopor und Coma einhergehenden die enorme Sterblichkeit von 70% zeigten.

Was die Toxinwirkung auf die Circulationsorgane anlangt, so sind auch hier zweifellos Störungen um so ernster zu beurtheilen, je früher und schwerer sie eintreten. Man pflegt sie unter dem Allgemein-begriff der „Herzschwäche" zusammenzufassen. Gewiss spielen aber, wie früher schon dargethan wurde, gerade für den Typhus und andere Infectionskrankheiten Störungen der Vasomotoren eine ebenso bösartige Rolle wie solche der Thätigkeit des Herzmuskels selbst. Wir sind freilich heute noch nicht in der Lage, beide bestimmt auseinander-halten oder in ihren offenbar häufigen Combinationen beurtheilen zu können.

Die wichtigsten Merkmale für den Zustand der Kreislaufsorgane wird nach wie vor die Beobachtung des Pulses geben. Schon seine Frequenz an sich kann von erheblicher Bedeutung sein. Weniger freilich für Frauen, Kinder und sonstige reizbare Individuen als für kräftige Männer oder ältere Personen beiderlei Geschlechts. Während bei den ersteren oft schon früh sich geltend machende hohe Pulszahlen häufig und an sich wenig bedeutsam sind, müssen sie bei kräftigen jugendlichen Männern oder älteren Individuen allein schon prognostisch zu grosser Vorsicht mahnen. Ja, es fordert selbst zum Nachdenken heraus, wenn bei scheinbar kräftigen Männern die in der ersten Hälfte der Fieberzeit so gewöhnliche, fast typische relative Langsamkeit des Pulses ausbleibt.

Schlimmer natürlich noch als die erhöhte Frequenz sind Nachlass der Spannung und Gleichmässigkeit des Pulses zu beurtheilen, wobei, wie früher schon hervorgehoben, die Inäqualität weit höher als die einfache Irregularität anzuschlagen ist.

Selbstredend wiegt dies Alles um so schwerer, je früher die Störungen eintreten, je dauernder sie sind und je sicherer man sagen kann, dass nicht voraussichtlich vorübergehende Complicationen ihnen zu Grunde liegen.

Die ungemeine prognostische Wichtigkeit des Verhaltens der Circulation war besonders den älteren Aerzten geläufig. Mit Einführung der Thermometrie und im ersten durch die neue Methode hervorgerufenen Enthusiasmus trat sie unverdient etwas in den Hintergrund. Heute ist sie wieder in ihre vollen Rechte eingesetzt und Niemand zweifelt, dass für die individuelle Prognose im Grossen und Ganzen das Verhalten des Pulses mehr und sicherere Anhaltspunkte gewährt als dasjenige der Körperwärme.

Die prognostische Beurtheilung des Temperaturverhaltens ist entschieden schwieriger, von den verschiedensten Möglichkeiten und complicirtesten Zuständen abhängig. Wenn man früher auf die absolute Höhe der Körperwärme, ohne entsprechende Rücksicht auf das Allgemeinverhalten, entscheidenden Werth legen wollte, so ist dies heute nur sehr bedingt und für seltene Verhältnisse zuzugeben. Temperaturen von 41⁰ und darüber, besonders bei Erwachsenen, wenn sie sich öfter wiederholen oder bei an sich dauernd hohem Temperaturstand erreicht werden, können zweifellos als bedenklich gelten. Nicht weniger trüben unter Umständen aber auch abnorm niedrige Temperaturen die Prognose. Man erinnere sich nur der früher besprochenen Collapse und Pseudocollapse, sowie der dauernd niedrigen Temperaturen, wie sie bei senilen oder schon vorher heruntergekommenen jugendlichen Individuen vorkommen und ihre extremste Ausbildung in jener gefährlichen afebril oder gar subfebril verlaufenden Typhusform erreichen.

Im Uebrigen sollte man prognostische Schlüsse aus der Körperwärme nicht auf zu kurze Beobachtungszeit bauen oder von den übrigen Verhältnissen unabhängig ziehen. Insbesondere ist das Verhalten der Körperwärme — ganz wie bei manchen anderen Infectionskrankheiten — beim Typhus mindestens ebenso abhängig von individuellen Ver-

hältnissen wie das des Nervensystems und der Kreislauforgane. Jeder
Arzt und am meisten der Hausarzt hat unumstössliche Belege dafür,
dass verschiedene Individuen nicht allein auf gleiche Einflüsse hin sehr
verschieden fieberhaft reagiren, sondern auch von sehr variabler Widerstandsfähigkeit gegen sie sind.

Dies Alles vorausgeschickt, ist es immerhin nützlich, besonders für
die erste Zeit der Krankheit, nach prognostischen Anhaltspunkten aus
dem Verhalten der Körperwärme zu suchen. Höhe und Charakter der
Curve sind hier von gleicher Wichtigkeit. Rasches Ansteigen der Körperwärme im Anfangsstadium ohne oder mit nur angedeuteter Staffelbil-
dung, bald erreichte hohe Temperaturen und längere Dauer derselben
ohne erheblichen Morgennachlass deuten, wie schon Wunderlich und
seine Schule hervorhoben, auf schweren Verlauf. Besonders pflegen die
hyperpyretischen und foudroyanten Formen mit raschem, wenig unter-
brochenem Temperaturanstieg zu beginnen (vgl. Fig. 25, S. 271). Andererseits vergesse man nicht, dass gerade die abortiven, unerwartet rasch
und günstig verlaufenden Fälle zuweilen in fast gleicher Weise einsetzen.

Während dauernde höhere Temperaturen mit geringen Remissionen
im Allgemeinen ungünstig anzusehen sind, lassen selbst sehr beträchtliche abendliche Steigerungen eine günstige Beurtheilung zu, wenn sie
mit starken Morgenremissionen oder gar Intermissionen sich verknüpfen.
Man kann im Ganzen sagen, dass, je früher, stärker und dauernder
die Curve remittirt, ein um so günstigerer Verlauf zu erwarten
ist. Selbstverständlich begrüsst man auch Remissionen nach längerer
Febris continua als Hinweis auf demnächstigen Eintritt des Stadiums der
steilen Curven.

Alle diese Verhältnisse werden aber, es sei dies hier nochmals
hervorgehoben, prognostisch um so werthvoller, je schärfer man dabei
das Verhalten des Körpers im Allgemeinen und besonders dasjenige des
Pulses ins Auge fasst. Wenn der Puls sich einwandfrei hält, so ist selbst
bei anscheinend ungünstigem Temperaturverhalten die Gefahr noch nicht
nahe. Es ist aber keinem, selbst nicht dem scheinbar günstigsten Temperaturverhalten zu trauen bei verdächtigen Pulsverhältnissen.

Ein wichtiges Unterstützungsmittel bei der Beurtheilung von Puls und
Temperatur kann das Verhalten der Lungen sein. Verdächtige Veränderungen beider müssen noch schlimmer erscheinen, wenn bei vorher Gesunden schon früh und ausgedehnt Bronchitis eintritt. Ist doch ihre Schwere,
abgesehen von ihrer Abhängigkeit von dem Masse der Toxinwirkung, besonders auch geknüpft an den Nachlass der Herzthätigkeit. Noch bezeichnender in dieser Richtung und manchmal sogar ehe der Puls eine unzweideutig bedenkliche Beschaffenheit angenommen hat, kann es sein,

wenn rasch zunehmende Bronchitis schon früh vorzugsweise die hinteren, unteren Partien einnimmt. Am schlimmsten gestaltet sich natürlich die Prognose beim Auftreten wirklicher hypostatischer Verdichtungen, einfacher oder entzündlicher.

Von den früher schon vielfach besprochenen örtlichen typhösen Erkrankungen und den Complicationen soll im Folgenden nur das Wichtigste hervorgehoben und im Sinne dieses Abschnittes beleuchtet werden.

Wir gedenken zunächst des Verhaltens des Darmrohres. Die Erscheinung des Meteorismus ist prognostisch von nicht zu unterschätzender Wichtigkeit. Wenn schon sein Erscheinen überhaupt wenig erwünscht ist, so werden hohe Grade und rasche Entwicklung auf der Höhe der Krankheit bei vorher diätetisch nicht vernachlässigten Kranken geradezu ominös. Der Meteorismus ist dann fast der directe Ausdruck für das Mass der Giftwirkung auf das Darmnervensystem und die Muscularis. Ausdrücklich ist hierbei hervorzuheben, dass die Stärke des Meteorismus durchaus nicht in directem Verhältnisse steht zur Heftigkeit der Durchfälle oder gar zur Stärke und Ausdehnung der specifischen typhösen Darmerkrankung. So habe ich den so gewöhnlichen Dickdarmmeteorismus sehr ausgebildet gefunden ohne die geringste Infiltration der Follikel.

Dass die Häufigkeit der Durchfälle für Grad und Ausdehnung der markigen Schwellung der Plaques und Solidärfollikel keinen Massstab gibt, wurde schon früher betont. Trotzdem sind zweifellos Fälle mit früh auftretenden und länger dauernden heftigen Diarrhöen im Allgemeinen als mehr gefährdet zu betrachten.

Hervorragend wichtig für die Prognose und zu den häufigsten Todesarten zu zählen sind zwei andere Erscheinungen seitens des Darmes: die Bauchfellentzündung und die Darmblutung.

Die Peritonitis ist zwar von beiden das seltenere, aber weitaus gefährlichere Ereigniss. Sie ist, wie dies in der Natur der Sache liegt, in der überwiegenden Zahl der Fälle nicht beschränkt, sondern allgemein und darum meist tödtlich.

Unser Leipziger Material ergibt unter den Typhustodesfällen $16 \cdot 5\%$ an Peritonitis erfolgte. In Hamburg, wo wir von 61 Patienten mit Peritonitis 51 = $83 \cdot 6\%$ sterben sahen, betrug das Verhältniss zu den übrigen Todesfällen 14%, und wenn man alle an Typhus überhaupt Erkrankte in Betracht zog, so zeigte sich, dass $1 \cdot 4\%$ derselben diesem Zufall erlagen.

Wenn auch, wie bereits erwähnt, je nach Zeit und Ort die Schwere der typhösen Darmaffection wechselt, so dürfte doch das Verhältniss der Peritonitistodesfälle zu den übrigen Todesfällen beim Typhus nicht leicht unter 8% heruntergehen.

Obschon weit mehr Typhöse von Darmblutungen als von Peritonitis befallen werden — pflegt dieses Ereigniss doch bei 3—5% aller

Fälle und darüber hinaus bis zu 7% einzutreten — so wird dies doch dadurch corrigirt, dass selbst in schwersten Zeiten nicht leicht mehr als 20—30% dem Ereignisse zum Opfer fallen; 40% dürfte das Aeusserste sein. Ja es muss betont werden, dass die Sterblichkeit an Darmblutungen zeitweilig auffallend niedrig ist und dann im Durchschnitt weit unter 20% bleibt.

Wie wechselnd hier die Verhältnisse sein können, zeigen wiederum unsere Hamburger Zahlen aus zwei aufeinanderfolgenden, eigentlich derselben Epidemie zugehörigen Jahren: Während wir 1886 $20 \cdot 9\%$ tödtliche Darmblutungen hatten, waren es 1887 nur $11 \cdot 6\%$.

Trotz der weit geringeren Gefährlichkeit der Darmblutung im Einzelfalle rückt ihre viel grössere Häufigkeit sie doch unter den Todesursachen in die vorderste Reihe. Ich möchte ihre Mortalität auf etwa zwei Drittel der Zahl der Peritonitistodesfälle schätzen.

Kaum minder gefährlich sind die Lungenerkrankungen, vor Allem die verschiedenen Formen der Pneumonie mit ihren Folgezuständen, Abscess, Gangrän u. s. w, Man wird bei schweren Epidemien 10—15% aller Todesfälle ihnen zuschreiben können. Bei der geringen Ausbildung der ätiologischen, besonders der bakteriologischen Grundlage der Pneumonien ist es bisher nicht möglich gewesen, über die prognostische Bedeutung der einzelnen Formen sichere Anschauungen zu gewinnen.

Der Zeit des Auftretens nach scheinen die spät zur Entwicklung kommenden Lungenentzündungen darum besonders ungünstig beurtheilt werden zu müssen, weil hier Hypostasen, schon vorausgehende ausgedehnte Bronchitis, Herzschwäche und Vasomotorenstörungen ungünstig mitspielen. Aber auch die in früherer Zeit entstehenden, besonders die initialen, unter dem Bilde des Pneumotyphus verlaufenden können recht gefährlich werden.

Dass das Alter bei der Typhuspneumonie eine grosse Rolle spielt, bedarf kaum der ausdrücklichen Erwähnung. Während für Typhuskranke über 40—45 Jahre das Eintreten einer Pneumonie ein mit Wahrscheinlichkeit tödtliches Ereigniss ist, ist die Pneumoniesterblichkeit im Kindesalter gering. Die günstigen Verhältnisse des Herzens bedingen hier offenbar eine grosse Widerstandsfähigkeit.

Die weit seltenere Pleuritis ist, von eiterigen und jauchigen Exsudaten abgesehen, prognostisch bei Weitem nicht so ungünstig wie die Pneumonie. Kleine und selbst grössere Exsudate gehen, sogar ohne dass Punction nöthig wurde, häufig ohne nachtheilige Folgen zurück.

Dass vor dem Eintritt des Typhus an chronischer Bronchitis, Emphysem oder Lungentuberculose Erkrankte erheblich gefährdet sind, ist selbstverständlich. Des Verhältnisses der Tuberculose zum Verlauf des Typhus wurde schon früher eingehend gedacht.

Auch das Verhalten der Niere ist prognostisch von grosser Bedeutung. Schon die Fälle mit einfacher „febriler" Albuminurie sind mit Vorsicht zu beurtheilen. Sie deutet jedenfalls auf geringe Widerstandsfähigkeit des Körpers gegen die Giftwirkung und ist im Allgemeinen um so schlimmer anzusehen, je früher sie auftritt. Von besonderer Bedeutung kann die Feststellung der Eiweissausscheidung für die Prognose werden, wenn sie schon zu einer Zeit eintritt, wo die Temperatur noch nicht besonders hoch und auch der Puls frei von bedenklichen Erscheinungen ist.

Einen bemerkenswerthen, wenn auch nicht so hohen Antheil wie die Folgen der Darm- und Lungenerkrankungen hat die Nephritis an der Sterblichkeitsziffer. Steht sie in Bezug auf Häufigkeit ihres Auftretens hinter jenen weit zurück, so fordert sie dafür wohl die Hälfte aller Befallenen als Opfer.

Allbekannt ist die schlimme Prognose des sogenannten Nephrotyphus, die von manchen französischen Forschern allerdings noch weit über das thatsächliche Mass überschätzt wird.

Von 605 Todesfällen in Hamburg und Leipzig waren 27 = 4·5%/0 hinzugetretener Nephritis zuzuschreiben. Bemerkenswerth ist die Gleichmässigkeit des Vorkommens in beiden Statistiken: Während von 243 Leipziger Todesfällen 11 = 4·6%/0 an Nephritis erfolgten, war unter 362 Hamburger 16mal = 4·4%/0 als nächste Ursache Nephritis zu verzeichnen.

Ein Lichtblick in der trüben Nephritisprognose mag der sein, dass sie, wenn der Tod nicht eintritt, meist zu völliger Genesung führt. Länger nachdauernde Albuminurie oder Uebergang in chronische Nephritis sind beim Typhus seltener als bei manchen anderen Infectionskrankheiten.

So sehr wir vorher die Toxinwirkung auf das Herz und die Vasomotoren im Allgemeinen hervorheben mussten, ebenso treten die Einzelerkrankungen des Herzmuskels, des Peri- und Endocards in der Bedeutung als Todesursachen zurück. Besonders wurde die Prognose der Myocarditis typhosa schon früher als nicht so ungünstig hingestellt, wie dies gemäss ihrem Verhalten bei anderen Infectionskrankheiten, z. B. der Diphtherie, scheinen könnte. Einige Bedeutung kommt der typhösen Myocarditis für die Erklärung der plötzlichen Todesfälle immerhin zu.

Es lohnt nicht, die übrigen Organe und Systeme in Bezug auf ihre Theilnahme an der Mortalität und die Prognose einzeln durchzusprechen. Zum Theil handelt es sich um seltene Ereignisse oder um etwas häufigere, die eines besonderen Commentars nicht bedürfen.

Den besten Begriff der hier in Betracht kommenden Verhältnisse wird die folgende tabellarische Zusammenstellung der Haupttodesursachen von 580 Fällen aus Hamburg und Leipzig geben:

Todesursachen	Hamburg		Leipzig	
	Zahl der Fälle	Procent	Zahl der Fälle	Procent
1. Schwere der Infection	186	51·4	89	42·4
2. Darmperforation, Peritonitis. . . .	51	14·1	40	19·0
3. Darmblutungen	24	6·6	19	9·0
4. Pneumonie	56	15·5	24	11·4
5. Nephritis	16	4·3	11	5·2
6. Hämorrhagische Diathese	—	—	5	2·3
7. Pyämie, Septicämie	2	0·5	8	3·8
8. Erysipelas	4	1·1	—	—
9. Decubitus	—	—	2	0·9
10. Multiple Abscesse	—	—	1	0·5
11. Noma	1	0·3	—	—
12. Laryngitis ulcerosa, Knorpelnekrose und Folgezustände	4	1·1	1	0·4
13. Oedema pulmon.	3	0·8	—	—
14. Pleuritis exsudativa serofibrinosa . .	3	0·8	—	—
15. Empyema pleurae	3	0·8	—	—
16. Pyopneumothorax	1	0·3	—	—
17. Tubercul. pulm. und Miliartuberculose	3	0·8	3	1·4
18. Lungenembolie	1	0·3	2	0·9
19. Cor adipos. (Myocarditis?)	2	0·5	1	0·4
20. Endocarditis	1	0·3	1	0·4
21. Delirium tremens	3	0·8	—	—
22. Apoplex. meningeal.	1	0·3	—	—
23. Meningit. purul. caries ossis temp. .	1	0·3	—	—
24. Diphtheritis	1	0·3	1	0·4
25. Abort und Frühgeburt	—	—	4	1·9
26. Pyosalpinx, Perforat.-Peritonitis . .	—	—	1	0·4
Gesammt . . .	367	—	213	—

Ueber die Art des Eintrittes des Todes im Einzelnen zu sprechen, ist wenig lohnend. Aus dem früher Gesagten geht schon hervor, dass ihm am häufigsten die Erscheinungen der schwersten Giftwirkungen mit Erlahmung der Herzkraft und des Nervensystems vorausgehen, die beim Typhus nicht viel anders wie bei anderen acuten Infectionskrankheiten sich gestalten. In späteren Zeiten der Krankheit ist der tödtliche Ausgang meist an die Erscheinungen der Erschöpfung und des Marasmus oder diejenigen von Complicationen geknüpft. Die tödtlichen örtlichen Erkrankungen prägen natürlich der Art des Todeseintrittes jede ihren besonderen Stempel auf.

Zum Schlusse dieses Capitels soll nur noch etwas ausführlicher der plötzlichen Todesfälle im Typhus gedacht werden.

Es handelt sich hier um jene Fälle, die jedem Arzt dauernd im Gedächtniss bleiben, wo meist ganz unerwartet während scheinbar erfreulich fortschreitender Genesung plötzlich, geradezu schlagartig oder nach nur ganz kurzer Dauer die bedrohlichen Erscheinungen eintreten, denen die Kranken erliegen.

Wie so manche frappante Ereignisse am Krankenbette, die darum besonders im Gedächtniss der Aerzte haften und mit Vorliebe casuistisch geschildert werden, hat sich auch für die plötzlichen Todesfälle unwillkürlich die Vorstellung einer weit grösseren als der thatsächlichen Häufigkeit herausgebildet. Ich halte im Gegentheil das Ereigniss für direct selten und glaube dazu noch, dass es vielfach zu verhüten ist, wenn man die letzten Stadien der Krankheit, namentlich auch die Genesungszeit pedantisch überwacht, die Kranken körperlich und geistig ruhig hält und ihnen nicht zu früh das Bett zu verlassen erlaubt.

Hiermit ist schon gesagt, dass die plötzlichen Todesfälle gerade in der Zeit der Abnahme des Fiebers und noch häufiger sogar der Genesung vorzukommen pflegen. Ungleich seltener ist das traurige Ereigniss auf der Höhe der Krankheit und nur vereinzelt in der ersten Woche beobachtet worden.

Es wäre irrthümlich, zu glauben, dass die plötzlichen Todesfälle mit Vorliebe bei Personen eintreten, die durch Constitution, Alter, frühere. Krankheiten, schweren, protrahirten Verlauf des Typhus oder Complicationen schon stark heruntergekommen waren. Im Gegentheil, reichlich so oft, fast noch häufiger, werden kräftige, jugendliche Individuen sogar nach mittelschwerem oder selbst leichtem Verlauf der Krankheit betroffen. Dies beweist, dass hier weit weniger Prädisposition von früher oder die Schwere des Krankheitsverlaufes an sich massgebend ist, als gewisse mehr oder weniger unvorgesehene, im Verlaufe oder nach Beendigung der Krankheit zur Geltung gelangende Veränderungen.

Am häufigsten ereignen sich die plötzlichen Todesfälle unter folgendem Bilde: Die Kranken, die vorher scheinbar wohl, aber noch matt und anämisch waren oder bei vorübergehenden Klagen über Herzklopfen noch etwas kleinen, labilen und frequenten Puls zeigten, werden im oder ausser Bett meist während irgend einer körperlichen Thätigkeit — Aufsetzen zum Essen, zur Untersuchung oder Defäcation, oder auf kurzen Wegen, die sie gegen ärztliche Verordnung machen — plötzlich blass und verfallen, sinken zurück und verenden nach wenigen Minuten. Kommt der Arzt rasch hinzu, so kann er meist noch etwas stertoröses Athmen bemerken, während der Puls schon unfühlbar ist und die Herztöne kaum mehr vernommen werden. Man gewinnt den Eindruck, dass der Kranke einem eigentlichen „Herztod" erlegen ist, bei dem noch Hirnanämie als Theilerscheinung allgemeiner schwerer Blutveränderung eine

wesentliche Rolle spielt. Dem gibt auch der Laie damit Ausdruck, dass
er den Tod an „Herzschlag" eintreten lässt.

Die plötzlichen Todesfälle bei Typhus sind schon seit Langem in
der Literatur hervorgehoben (Chomel, Louis [l. c.], Murchison[1]).
Näher bearbeitet wurden sie in neuerer Zeit durch Hayem, l. c., Bussard[2] und Huchard[3], in Deutschland bald darauf durch Leyden[4] und
seinen Schüler Hiller[5] in einer sehr bemerkenswerthen Arbeit. Eine
weitere Klärung erfuhr die Frage durch die Untersuchungen Romberg's (l. c.) über typhöse Myocarditis aus meiner Klinik.

Diese neueren Arbeiten haben dargethan, dass entzündliche Veränderungen im Herzfleisch hier die Hauptrolle spielen, während die älteren
Forscher nur eine Verfettung mit Schlaffheit, Erweiterung und Brüchigkeit des Herzmuskels annahmen.

Unter den französischen Autoren haben sich neuerdings gewisse
Differenzen in der Richtung geltend gemacht, dass die Einen vorwiegend
oder ausschliesslich an einen Herztod glauben, während Huchard,
Bussard und zum Theil auch Dieulafoy[6] die Hirnanämie als Ursache
des plötzlichen Todes in den Vordergrund stellen. Ich glaube, dass es
sich hier um einen wenig aussichtsvollen Streit handelt, und dass beide
Momente zur völligen Erklärung der fraglichen Fälle unzertrennlich sind.

Ich selbst habe da, wo ich meine Kranken scharf überwachen konnte,
namentlich im Krankenhause, nur ganz wenige plötzliche Todesfälle gehabt, zweifellos darum, weil ich meine Genesenen verhältnissmässig spät
aufstehen lasse und bei Anämischen mit verdächtiger Herzthätigkeit besonders vorsichtig bin.

Von meinen wenigen Fällen seien zwei hier kurz geschildert:

Ein 22jähriger, blühender, kräftiger Kaufmann erkrankte, nachdem er die
ersten 9 Monate seiner einjährigen Militärzeit spielend überwunden hatte, während
der letzten Dienstzeit. Er schleppte sich während der ersten Woche noch im Dienste
fort, war während der folgenden im Lazareth und wurde darnach zu Hause verpflegt. Mitte der vierten Woche war er fieberfrei, bei gutem Appetit und trefflicher
Stimmung, so dass Patient und Angehörige es sogar für pedantisch hielten, dass
ich nach zwölf fieberfreien Tagen das Aufstehen untersagte. Mein Verbot grün-

---

[1] Journ. of med. science 1867, März (citirt bei Hiller). Interessant und für die
Seltenheit der Sache sprechend ist es, dass der so scharf beobachtende Murchison
die plötzlichen Todesfälle in seinem berühmten Hauptwerke überhaupt nicht erwähnt.

[2] Citirt bei Virchow-Hirsch, Jahresbericht 1876, Bd. 2.

[3] Union méd. 1877.

[4] In seiner Arbeit über die Herzaffection bei Diphtherie. Zeitschr. f. klin. Medicin 1883, Bd. 4.

[5] Charité-Annalen, 8. Jahrg. 1883. Hier auch weitere ausführliche Literatur und
Casuistik.

[6] Gaz. hebd. 1877, Nr. 20 u. 22.

dete sich darauf, dass der Kranke trotz subnormaler Temperatur noch immer einen weichen, hie und da aussetzenden Puls von über 80 hatte und dabei bei reinen, aber leisen Herztönen die Zeichen einer geringen Dilatation des Herzmuskels bot. Am 14. Genesungstage fand die auf meine Anordnung beibehaltene Pflegerin, nachdem sie kaum 10 Minuten aus dem Zimmer entfernt gewesen war, den Patienten bewusstlos und ohne Puls vor dem Bette liegend, und ehe sie nach Hilfe gehen konnte, war er bereits verschieden. Offenbar hatte er, um zu uriniren, gegen Verbot das Bett verlassen. Die Section wurde verweigert.

Der zweite Fall ist mir dadurch besonders bemerkenswerth, dass ich während des Todes zugegen war.

Es handelte sich um eine 31 jährige Frau, die nach vierwöchentlichem mittelschwerem Abdominaltyphus ohne Complicationen seit fünf Tagen fieberfrei war. Puls Morgens 90—100, Abends bis 112, mässig gefüllt und gespannt, regulär, aber insofern noch sehr wechselnd, als beim Sprechen, bei geringen Bewegungen nach dem Essen, zuweilen auch ohne äusseren Grund, die Frequenz um 10 bis 30 Schläge stieg. Herzdämpfung anscheinend normal; Töne dumpf, leise; kein Geräusch.

Ich hatte bei der Morgenvisite die Kranke gerade untersucht, sie ohne Besonderheit befunden und auf ihren Wunsch sogar die Diät erhöht. Als ich mich drei Betten weiter entfernt hatte, wurde ich zurückgerufen. Die Kranke hatte sich aufgesetzt und nach einem Abends vorher angekommenen, wie wir nachher erfuhren, aufregenden Brief gelangt, war dabei plötzlich erblasst und bewusstlos in die Kissen zurückgesunken. Es war kaum eine Minute vergangen, bis ich die Kranke wieder sah; aber schon waren die Züge verfallen, die Pupillen weit, starr, der Puls nicht mehr fühlbar, und nach wenigen röchelnden Athemzügen war ohne Klage, ohne Laut der Tod eingetreten.

Die Section ergab im unteren Ileum und den angrenzenden Dickdarmtheilen zahlreiche frische Narben; Gehirn und Lungen ohne Besonderheit; das Herz mässig dilatirt, schlaff; das Herzfleisch gelblichgrau verfärbt, mürbe, brüchig. Die mikroskopische Untersuchung ergab fettige Degeneration und Längszerfall der Muskelfebrillen bei theilweise verwischter Querstreifung. Der Fall stammt aus der Zeit vor der genaueren mikroskopischen Erforschung der typhösen Myocarditis, ich zweifle aber nicht, dass er ihr zuzurechnen ist.

Neben der myocarditischen Herzlähmung und Hirnanämie als Ursache der plötzlichen Todesfälle spielt zweifellos die Lungenembolie noch eine wichtige Rolle. Theils stammen die Emboli aus den Hirnsinus (Griesinger) und den peripheren Venen, namentlich denen der Extremitäten, theils aus dem rechten Herzen. Marvaud[1] geht freilich zu weit, wenn er die Mehrzahl aller plötzlichen Typhustodesfälle der Herzthrombose zuschreibt. Seine eigenen Sectionsberichte zeigen, dass er neben der Thrombose schwere Herzfleischentartung vor sich hatte.

Viel seltener als die Lungenembolie sind Embolien der Hirnarterien als plötzliche Todesursache. Einen eigenen Fall (Arteria basilaris) habe ich schon früher erwähnt. Nicht häufiger sind Blutungen in die

---

[1] Arch. gén. de méd. August u. September 1880.

Hirnsubstanz und die Meningen. Sie kommen bei der hämorrhagischen Form, sowie hier und da bei alkoholistischen Patienten zur Beobachtung.

Die von vereinzelten französischen Forschern vertheidigte Anschauung, der Tod könne durch plötzliche eigenartige Steigerung der Typhustoxinwirkung eintreten, entbehrt vorläufig der festen Grundlage. Auch für anderweitige Vergiftungszustände, z. B. apoplectiform wirkende Urämie, ist nichts Sicheres bisher erwiesen.

Die Meinung Dieulafoy's[1], der Tod könne durch einen vom erkrankten Darm ausgelösten Reflexkrampf in den von der Medulla oblongata innervirten Gebieten, namentlich dem des Pneumogastricus, erfolgen, stützt sich im Wesentlichen darauf, dass in den zu Grunde gelegten klinischen Beobachtungen sich Aufschluss gebende örtliche Veränderungen nicht fanden. Die Theorie ist, so weit ich sehe, ohne Anhänger geblieben und von ihrem eigenen Autor in späteren Arbeiten (l. c.) wieder eingeschränkt und geändert worden.

---

[1] Thèse, Paris 1869. Virchow's Jahresbericht 1869, Bd. 2.

Diagnose.

Dem heutigen Standpunkte unserer Erkenntniss würde es in Bezug auf die Diagnose des Unterleibstyphus am meisten entsprechen, seinen Erreger, den Bacillus Eberth, während jeder Periode der Krankheit möglichst leicht, rasch und sicher nachweisen zu können. Von dieser naturgemässesten Methode sind wir aber noch weit entfernt.

Abgesehen davon, dass neuere Arbeiten wieder manchen Zweifel über die Natur des Bacillus und seine Beziehungen zu anderen ihm morphologisch und biologisch nahestehenden Krankheitserregern (Gruppe des Bact. Coli) haben aufkommen lassen, ist selbst für die Geübtesten die Darstellung direct vom Kranken und seinen Dejectionen durchaus noch nicht leicht, von einer für den Praktiker brauchbaren Methode gar nicht zu reden.

Aussichtsvoller haben sich dagegen schon jetzt die Methoden gestaltet, den Bacillus aus seinen Wirkungen besonders auf das Blut und die Körpersäfte zu erkennen. Wir werden später sehen, wie sehr uns die Arbeiten von Pfeiffer, Gruber und Widal im Bezug auf die Diagnose der Krankheit aus der Beschaffenheit des Serums gefördert haben.

Mögen aber alle diese Verfahrungsweisen in Zukunft noch so günstig sich gestalten, so wird vorläufig und wohl dauernd die Beobachtung am Krankenbett für die Diagnose doch den ersten Rang behaupten. Es wäre geradezu verhängnissvoll für den ferneren klinischen Ausbau der Typhuslehre, wenn jene die sorgsame allgemeine und Organuntersuchung verdrängen sollten.

So wenig wie die Probepunction oder gar die Probelaparotomie die einschlägigen klinischen Untersuchungen beschränken darf, so wenig kann auch die bakteriologische Methode für die Diagnose der Infectionskrankheiten allein bestimmend sein. Sie soll da eintreten, wo die umfassende klinische Beobachtung des Kranken ihre Mittel erschöpft hat, um die letzten Unklarheiten und Zweifel zu beseitigen.

Wir stellen diesem Standpunkte gemäss **die klinische Unter-suchung** der Darstellung der **bakteriologischen Methoden** voraus..

Wenn wir auch bisher am Krankenbett kein einziges an sich diagnostisch ausschlaggebendes Merkmal für den Unterleibstyphus kennen, so gibt es doch eine Anzahl von Erscheinungen, die vereint nach der Art und Zeit ihres Eintretens, ihres Aufeinanderfolgens und ihrer Gruppirung eine fast völlige diagnostische Sicherheit zu gewähren vermögen.

Die Diagnose des Typhus ist durchaus nicht schwer, wenn man von Anfang an einen „regulär" verlaufenden Fall längere Zeit hindurch beobachten kann und dazu noch über die entfernteren und näheren Umstände seiner Entstehung unterrichtet ist. Weit schwieriger wird die Sache, wenn man ohne Kenntniss des Vorausgegangenen sofort oder nach kurzer Beobachtung entscheiden soll, wenn man erst in späteren Stadien die Fälle sieht oder wenn man der abgekürzt oder ganz unregelmässig verlaufenden Krankheit gegenübersteht.

Es ist besonders bemerkenswerth und Allem voranzustellen, dass der sogenannte Status typhosus, jener Symptomencomplex, der früher in Bezug auf die Erkenntniss der Krankheit in erster Reihe stand, mehr und mehr an diagnostischer Bedeutung verloren hat, ja als der Hemmschuh der diagnostischen Fortschritte früherer Zeiten heute erkannt ist.

Wir können heute nur sagen: Ein Individuum mit Status typhosus ist schon eine bestimmte Zeit und schwer den Einwirkungen (Toxinen) einer acuten Infectionskrankheit ausgesetzt. Ob diese aber Unterleibstyphus ist oder eine andere acute Krankheit, z. B. Fleckfieber, Sepsis, Meningitis oder Miliartuberculose, das ist Sache weiterer eingehender Ueberlegung.

Die hierbei speciell für Typhus in Betracht kommenden wichtigsten Erscheinungen sind die Art des Fieberverlaufes, insbesondere die Form der Temperatur und Pulscurve und ihr Verhältniss zu einander, die acute Anschwellung der Milz, das Aufschiessen eines eigenartigen Roseolaausschlages und das Verhalten der Stuhlgänge. In zweiter Linie stehen Bronchitis und Lungenhypo-stasen, das neuerdings festgestellte Verhalten des Blutes (weisse Blutkörperchen) und der Nachweis der Diazoreaction.

Was den Verlauf der Temperaturcurve betrifft, so kann schon die Art ihres Ansteigens in der bekannten Staffelform, wodurch nach 3—4, höchstens 5 Tagen die Fieberhöhe und der Beginn des Fastigiums erreicht wird, differentialdiagnostisch sehr ins Gewicht fallen. Kaum eine andere in Betracht kommende Infectionskrankheit zeigt diese Form des Beginnes. Freilich spricht das Gegentheil, rasche ununterbrochene Erhebung der Körperwärme, wie wir schon früher sahen, nicht gegen Typhus, doch wird sie weit häufiger bei anderartigen Infectionskrankheiten oder unvollständigen abgekürzten Typhusformen beobachtet. Wenn man von der jüngeren Generation Wunderlich's Sätze für schematisch erklären hört, so sollte man ihr zu bedeuten geben, dass ihm weder die afebrilen, noch die unvollständigen Formen der Krankheit nach Verlauf und Häufigkeit so genau wie heute bekannt waren, und dass er nach wie vor Recht behält, wenn man seine Schlüsse auf die mittleren und die schweren vollständigen Fälle bezieht.

Dass das Fastigium mit seinem eigenartigen Temperaturverlauf der Febris continua oder continua remittens und namentlich seiner Dauer diagnostisch bestimmend werden kann, braucht hier, unter Hinweis auf frühere Capitel, nur nochmals angedeutet zu werden. Auch der Art der Entfieberung in Form der charakteristischen steilen Curven mag hier gedacht werden. Daneben ist hervorzuheben, dass bei milderem Verlauf und in bestimmtem Alter, besonders bei Kindern, gerade sehr früh beginnendes Remittiren und Intermittiren der Curve den Verdacht auf Unterleibstyphus lenkt, freilich in Concurrenz mit einigen anderen auch sonst differentialdiagnostisch in Betracht kommenden Krankheiten. Auch der subnormalen Temperaturen, die der Entfieberung fast regelmässig und auf längere Zeit sich anschliessen, ist hier zu gedenken. Wenn sie an sich auch nur auf das Ueberwundensein einer schweren schwächenden Infectionskrankheit deuten, so finden sie doch bei keiner sich so regelmässig ausgebildet und andauernd wie beim Typhus.

Wie regellos mannigfaltig und völlig uncharakteristisch bei den verschiedenen unvollkommenen Formen des Krankheitsverlaufes die Temperaturcurve sich gestalten kann, ist gleichfalls früher schon eingehend dargelegt worden.

Das Verhalten des Pulses ist schon bezüglich seiner Frequenz besonders bei jugendlichen, kräftigen männlichen Individuen beachtenswerth. Seine auffällige Langsamkeit im Vergleich zur Höhe der Temperatur findet sich bei keiner differentialdiagnostisch in Betracht kommenden Infectionskrankheit auch nur annähernd so häufig. Selbst die der Basilarmeningitis zukommende Pulsverlangsamung ist nach Zeit und Art ihres Auftretens leicht von ihr zu unterscheiden.

Diagnostisch wichtig ist auch die Dikrotie des Pulses. An sich beim Typhus viel häufiger als bei allen anderen Infectionskrankheiten zusammengenommen, zeigt sie sich hier besonders bei Personen in den Blüthejahren, im späteren Kindesalter und selbst bei älteren Individuen mit nicht zu sehr veränderter Arterienwand. Kommen beide Erscheinungen, Verlangsamung und Dikrotie, nebeneinander zur Beobachtung, so kann dies schon die Diagnose erheblich stützen, selbst der Basilar-

meningitis gegenüber, bei der neben Verlangsamung Doppelschlägigkeit
kaum beobachtet wird.

Diagnostisch werthvoll wird das Verhalten der Milz, wenn man
ihr acutes Anschwellen gegen Ende der ersten oder mit Beginn der
zweiten Woche nach staffelförmigem Ansteigen der Temperaturcurve erfolgen sieht. Bei keiner anderen acuten Infectionskrankheit ist das
Auftreten eines Milztumors und dazu noch zur angegebenen Zeit auch
nur annähernd so häufig, bei keiner findet sich ein. so langes Fortbestehen bis in die dritte, ja vierte Krankheitswoche und selbst darüber
hinaus.

Verhältnissmässig selten ist es, dass der Milztumor schon vor
Beginn des Fiebers oder während der allerersten Krankheitstage eintritt, was den Unterleibstyphus von den acuten Exanthemen und
dem ihnen nahestehenden Fleckfieber, wenn sie überhaupt mit Milzvergrösserung einhergehen, unterscheidet.

Bemerkenswerth ist auch das Verhalten der Milz beim Recidiv.
Das Bleiben oder Wiedereintreten ihrer Anschwellung nach der ersten
Entfieberung deutet auf das Bevorstehen eines Rückfalls und hilft ihn
eventuell von anderweitig bedingten Fieberzuständen unterscheiden.

Wenn den Typhusstuhlgängen auch keine ihnen allein angehörige Eigenschaft zukommt, so sind doch ihre Farbe, ihre wässerige
Beschaffenheit mit dem davon abhängigen Neigung zum Schichten, der
gelbliche, krümliche Bodensatz, die Krystalle, der stechende Geruch zusammengenommen mit der relativ geringen Häufigkeit der Entleerung
oft sehr bezeichnend. Freilich sind die Durchfälle inconstanter als die
Anschwellung der Milz. Wir sahen früher schon, dass kaum ein Drittel
aller Fälle länger dauernd dünne Stühle zeigt, nicht wenige sogar im
Gegentheil beständige Verstopfung.

Auf das Auftreten von Meteorismus, das aber gleichfalls lange
nicht so häufig ist, wie Manche meinen, ist diagnostisch Werth zu legen.
Freilich steht er wohl kaum in directer Abhängigkeit noch sonst im Verhältnisse zur ulcerösen Darmaffection. Vielmehr ist er, wie schon hervorgehoben, nur die Folge der Toxinwirkung auf die Darmwand. Da er in
gleicher Weise, wenn auch seltener bei anderen acuten Infectionskrankheiten, besonders bei pyämischen Processen und allgemeiner Miliartuberculose zur Ausbildung kommen kann, so bedingt er unter Umständen
selbst eine Erschwerung der Diagnose.

Am bedeutungsvollsten, ja nahezu eine specifische Erscheinung ist
der Roseolaausschlag.

Nur äusserst selten und bei ganz wenigen anderen Krankheiten
kommen Ausschläge vor, die auch für den Geübten kaum von der Roseola typhosa zu unterscheiden sind. Mir selbst ist dies vereinzelt bei

Fällen von acuter Miliartuberculose begegnet, auch bezüglich der Cerebrospinalmeningitis wird es von zuverlässigen Autoren berichtet.

Dazu ist die Roseola unter den Haupterscheinungen des Typhus nahezu die häufigste, entschieden constanter als die Veränderungen des Stuhlganges, vielleicht selbst der Milz und jedenfalls durchschnittlich leichter und sicherer erkennbar als letztere.

Berücksichtigt man hierzu noch die Zeit des ersten Auftretens und die des Verschwindens der Roseolen, ihr schubweises Auftreten, ihre charakteristische Vertheilung über den Körper, die kurze Dauer der Einzelefflorescenz, so wird man sie zu den werthvollsten Typhussymptomen rechnen. Umsomehr noch, als ihr Vorkommen und der Grad ihrer Ausbildung sich nicht nach Schwere oder Leichtigkeit der Fälle richtet, so dass gerade für die unausgebildeten, diagnostisch schwierigen Formen hier ein zuweilen entscheidendes Merkmal gegeben ist.

Die Miliaria crystallina ist, obwohl eine der häufigsten Hautveränderungen beim Typhus, in diagnostischer Beziehung weit weniger wichtig wie die Roseola. Schon der Umstand, dass sie verhältnissmässig viel später als letztere und entschieden häufiger bei schweren, auch sonst klaren Fällen vorkommt, erklärt dies. Dazu ist sie bezüglich ihres Auftretens bei anderen Krankheiten lange nicht so exclusiv. Gerade bei acuten septischen Zuständen, Fleckfieber und Miliartuberculose habe ich sie häufiger gefunden.

Ein Wort der Erwähnung verdient hier noch die negative Rolle, die der Herpesausschlag spielt. Fast alle erfahrenen Autoren sind darin einig, dass Herpes facialis überhaupt und selbst in der ersten Fieberperiode des Abdominaltyphus so selten vorkommt, dass sein Auftreten in der ersten Zeit einer zweifelhaften Infectionskrankheit sehr gegen ihn spricht. Gerade gewisse Krankheiten, die mit Unterleibstyphus in der Anfangszeit so oft in ernste diagnostische Concurrenz treten, Pneumonie, Meningitis cerebrospinalis, Fleckfieber, Malaria u. a., zeichnen sich aber durch Häufigkeit des Herpes aus.

Nicht unwichtig — ich betone dies im Gegensatz zu anderen Autoren — ist die diagnostische Berücksichtigung der typhösen Bronchitis. Wenn sie auch als Einzelsymptom nichts Charakteristisches hat und allen möglichen anderen Infectionskrankheiten, manchen sogar in besonderem Masse zukommt, so kann sie doch in den nicht seltenen Fällen ein werthvolles Zeichen sein, wo man zwar das Bestehen einer fieberhaften Krankheit, aber weder für den Typhus noch eine andere Infectionskrankheit bezeichnende sonstige Symptome festgestellt hat. Hier beweist das Auftreten einer diffusen Bronchitis Ende der ersten oder im Beginn der zweiten Woche trotz des Fehlens sonstiger markanter Erscheinungen, dass man es mit einem schwereren infectiösen Process

zu thun hat, und unter solchen Umständen liegt ja die Wahrscheinlichkeit, dass es sich um Typhus handle, am nächsten.

Unter den Erscheinungen, die man erst in neuerer Zeit als diagnostisch wichtig erkannt hat, wäre hier zunächst der Diazoreaction
zu gedenken. Wir sahen, dass sie beim Kindertyphus fast immer und
auch bei Erwachsenen in der weitaus überwiegenden Mehrzahl der Fälle,
dazu noch meist frühzeitig auftritt und selbst im Recidiv, nachdem sie
bereits verschwunden, sich wieder einzustellen pflegt. Schade, dass die
Reaction aber auch gerade bei acuter Tuberculose, besonders Miliartuberculose, Pneumonie, gewissen acuten Exanthemen und Fleckfieber sich
fast regelmässig findet, so dass sie relativ selten entscheidende Bedeutung
gewinnt.

Wichtiger fast ist das bereits (vgl. S. 160) geschilderte Verhalten
der weissen Blutzellen in Typhus. Schon bald nach Beginn des
Fiebers und von da an weiter zunehmend tritt meist eine oft beträchtliche Verminderung der weissen Blutzellen ein, die bei einer ganzen
Anzahl anderer differentialdiagnostisch wichtiger Krankheiten nicht vorkommt, bei denen im Gegentheil eine mehr oder weniger beträchtliche
Leukocytose die Regel bildet (vgl. S. 160).

Wenn alle vorher besprochenen Erscheinungen, besonders das
charakteristische Verhalten der Fieber- und Pulscurve und der Stuhlgänge, dann Milztumor, Roseolen, Bronchitis nebeneinander bestehen
oder auch nur einige derselben gleichzeitig sich entwickelt finden, so
ist die Diagnose meist leicht und gesichert. Treten aber nur einzelne
dieser Erscheinungen, dazu noch in minder charakteristischer Weise auf,
so ist zur Festigung der Diagnose meist eine längere Beobachtung
und vor Allem eine wiederholte gründliche, auf Ausschluss ander-
weitiger Erkrankungen gerichtete Untersuchung nothwendig. In
nicht wenigen Fällen, wo die Cardinalerscheinungen des Typhus überhaupt nicht oder nur verwischt zu Stande kommen, kann die genaue
allseitige Untersuchung die Grundlage einer verhältnissmässig sicheren
Diagnose per exclusionem werden.

Nicht selten zerreisst bei diagnostisch dunklen Fällen ein plötzliches Ereigniss den Schleier und macht das Bestehen eines Typhus
klar. Dahin gehören vor Allem Darmblutungen, die in einer bestimmten
Zeit der Krankheit auftreten, Perforationsperitonitis und Combinationen beider.

Auch Nasenbluten kann zuweilen im Sinne eines bestehenden
Typhus aufgefasst werden, wenigstens pflegt es bei manchen anderen
Infectionskrankheiten, die besonders in der ersten Zeit differentialdiagno-
stisch in Betracht kommen, weit seltener aufzutreten. Nur möge man

sich merken, dass es bei Miliartuberculose und meningitischen Erkrankungen gleichfalls ziemlich häufig ist.

Auch auf der Höhe des Fiebers entstehende nervöse Schwerhörigkeit oder etwas später entstehende Otitis media, wenn ihr sicher nur katarrhalische oder leicht erosive Rachenaffectionen vorausgingen, sind diagnostisch verwerthbar.

Umgekehrt sprechen manche Einzelereignisse mehr oder weniger stark gegen Typhus: Unter ihnen sind vor Allem Schnupfen und Conjunctivitis zu nennen, sodann Icterus, der trotz der so häufigen anatomischen Betheiligung der grossen Gallenwege nur äusserst selten zur Ausbildung kommt.

Bemerkenswerth ist ferner, dass das Auftreten stärkeren oder nachhaltenden Schweisses auf der Höhe des Fiebers sehr gegen das Bestehen eines Typhus spricht.

Nicht weniger wie das Fehlen charakteristischer Einzelerscheinungen können die mannigfachen Verlaufsweisen des Unterleibstyphus diagnostische Schwierigkeiten machen, umsomehr natürlich noch, je unklarer die Anamnese und je kürzer die Beobachtungszeit.

So werden die zum Glück seltenen rasch tödtlichen, fudroyanten oder hyperpyretischen Formen, besonders wenn die Anamnese nicht auf Typhus weist und ausser Milztumor kein markantes Symptom zur Ausbildung kam, im Leben leicht verkannt.

Bei den eigentlich hyperpyretischen Formen sind zuweilen noch besondere Schwierigkeiten durch die Art des Beginnes mit Schüttelfrost und das (nicht staffelförmige) brüske Ansteigen der Temperatur bis zu einer Höhe gegeben, die man beim Abdominaltyphus überhaupt nicht, am wenigsten während der ersten Woche, erwartet.

In mancher Beziehung hat eine andere, prognostisch gerade entgegengesetzte Verlaufsweise, die abortive, Aehnlichkeit mit der vorigen: gleichfalls Ansteigen der Temperatur in einem Zug, zuweilen nach vorausgegangenem Schüttelfrost, dann kurzer, hoch fieberhafter, freilich unter kritischem Abfall zur Genesung führender Verlauf, nicht selten ohne dass es zu Roseolen, Darmerscheinungen oder selbst nachweisbarem Milztumor kam. Gar mancher Fall der Art wird als centrale Pneumonie oder gar als Ephemera aufgefasst, wenn nicht eine herrschende Typhusepidemie oder daneben vorgekommene ausgesprochene Einzelfälle ihn ins rechte Licht stellen.

Dass auch die anderen unausgebildeten Formen, der eigentliche Typhus levis und levissimus, grosse Schwierigkeiten machen können, ergibt sich aus der früheren Schilderung ihres Verlaufes von selbst. Nicht minder unklar können die lang hingezogenen, sonst leichten Fälle sich

25*

gestalten, besonders wenn sie mit remittirenden, intermittirenden oder ganz unregelmässigen Temperaturcurven verlaufen.

Ueberhaupt kaum erkennbar sind zuweilen der Typhus ambulatorius und afebrilis. Einzelne Fehldiagnosen sind allerdings auch hier darauf zurückzuführen, dass man eine genaue Untersuchung versäumte oder durch äussere Verhältnisse nicht recht auf sie hingeführt wurde. In manchem Falle würden sonst Roseolen und Milztumor, die auch bei der afebrilen Form vorkommen und beim ambulatorius kaum seltener wie bei anderen Formen sind, auf die richtige Fährte geführt haben. Ich habe früher erwähnt, dass man bei scheinbar leicht Kranken, die zu Fuss in die Sprechstunde oder ins Spital kommen, gelegentlich damit überrascht wird.

Im Vergleich zu den erwähnten Formen kommen die ausgebildeten hämorrhagischen Typhen diagnostisch viel weniger in Betracht. An sich zum Glück selten, lassen sie im Beginn meist die ausgebildeten Erscheinungen des Typhus erkennen. Nur wenn man bei unklarer Anamnese erst kurz vor dem tödtlichen Ende zur Beobachtung kommt, wird man gut thun, nicht mehr als eine hämorrhagisch gewordene Infectionskrankheit festzustellen, ihre nähere Deutung aber von dem herrschenden Krankheitsgenius abhängig zu machen.

Nicht zu vergessen ist, dass zuweilen Complicationen des Typhus mit Endocarditis ulcerosa und davon abhängigen multipeln Hautembolien zur Verwechslung mit der eigentlichen hämorrhagischen Form Anlass geben, wie es auch vorgekommen ist, dass essentielle septicämische geschwürige Endocarditis, wenn sie mit schwerer Toxinwirkung auf das Centralnervensystem verlief, mit Unterleibstyphus verwechselt wurde.

Schon früher sahen wir, wie schwierig die Diagnose werden kann, wenn gewisse typhöse Organerkrankungen oder eigentliche Complicationen das Bild der Krankheit von vorneherein beherrschen, wenn sie mit den örtlichen Erscheinungen allein direct einsetzt, während die übrigen für Typhus bezeichnenden Symptome erst später nachkommen. Wir erwähnen hier nur den früher eingehend geschilderten Nephro-, Pneumo- und Pleurotyphus. Entschieden häufiger als diese Formen und schon darum sehr beachtenswerth ist der von mir zuerst näher gewürdigte Meningotyphus. Hier kann die Diagnose umsomehr erschwert werden, als in grossen Städten fast immer vereinzelte Fälle von Typhus und von Cerebrospinalmeningitis nebeneinander vorkommen. Auch das ist beachtenswerth, dass bei Hausendemien von Typhus zuweilen sämmtliche Fälle mit meningitischen Erscheinungen einsetzen.

Zu diagnostischen Irrthümern und schweren Schädigungen des Patienten können auch die früher erwähnten Fälle von Perityphlitis typhosa führen, besonders dann, wenn sie ohne vorausgegangene charakteristische Durchfälle, ja zuweilen nach hartnäckiger Verstopfung eintreten. Fast undiagnosticirbar wird der Zustand, wenn die Appendicitis während eines Typhus levissimus oder ambulatorius entstand und die Kranken, nachdem die Erscheinungen zum grössten Theile abgelaufen, bereits fieberfrei als „Reconvalescenten von Blinddarmentzündung" ins Krankenhaus eingeliefert werden. Dann bringt zuweilen erst das Recidiviren des Typhus in ausgebildeterer Form die wünschenswerthe Klärung.

Bei denjenigen Fällen, wo man schon vor oder beim Eintritt der Perityphlitis die Kranken beobachten konnte, kann die Höhe und Art des begleitenden Fiebers, sowie der Umstand, dass es weit über die Entwicklungszeit des entzündlichen Exsudates hinaus fortwährt, zur richtigen Diagnose führen.

Endlich sei hier noch gewisser Mischinfectionen gedacht, die die Erkenntniss des Typhus als der Grundlage der betreffenden Krankheitszustände sehr erschweren können.

Die wichtigsten sind die septicämische Form des Typhus, sowie die in Europa, den Tropen, China, Japan und Nordamerika nicht seltenen Combinationen mit Malaria.

Auch allgemeine Verhältnisse, persönliche sowohl wie nicht individuelle, haben auf die Diagnose einen bestimmenden Einfluss.

Zweifellos ist in dieser Beziehung die Rolle des Lebensalters. Relativ am günstigsten stehen während der Blüthejahre einschliesslich des späten Kindesalters die Aussichten der Diagnose. Im früheren Kindesalter und besonders in der Säuglingsperiode kann der Verlauf der Krankheit in vielen Beziehungen so ungewöhnlich sein, dass dadurch die Erkenntniss sehr erschwert wird. Man muss ebensogut daran denken, dass die Krankheit bei Kindern häufig einen abgekürzten unregelmässigen, ungewöhnlich milden Verlauf macht, wie man andererseits ihre Neigung zu berücksichtigen hat, auf geringfügige, kaum nachweisbare Zustände überhaupt mit erheblichem Fieber zu reagiren.

Nicht weniger Schwierigkeiten macht oft die Erkenntniss des Typhus im höheren Alter durch den hier so häufigen ganz uncharakteristischen Fieberverlauf und besonders durch die fast oder gänzlich afebrilen Fälle. Dazu kommt, dass Milztumor und Roseolen im Greisenalter entschieden am häufigsten zurücktreten oder ganz fehlen.

Fast in gleicher Weise wie bei Greisen können auch durch chronische Krankheiten und Constitutionsanomalien, sowie durch mangelhafte Lebensweise beeinflusste Fälle leicht verkannt werden.

Dass vereinzelte Typhusfälle an sich bei nicht nachweisbarem Zusammenhang mit vorausgegangenen oder gleichzeitigen, dass besonders die ersten Erkrankungen an einem Orte schwierig für die Beurtheilung sein können, braucht kaum betont zu werden, sowie umgekehrt die Thatsache, dass an einem Platze Typhus herrscht, auf an sich dunkle fieberhafte Erkrankungen Licht wirft.

Von grosser Bedeutung für die Diagnose ist natürlich die Dauer der Beobachtung eines Krankheitsfalles und die Zeit, in der man ihn zuerst sieht.

Die günstigsten Stadien in letzterer Beziehung sind zweifellos das Ende der ersten und die zweite Woche, weil in diese Zeit die Entwicklung und das Zusammentreffen der charakteristischesten Zeichen fällt. Die zweite Woche ist es, wo am häufigsten prima vista die Diagnose gestellt wird.

Recht schwierig ist meist die Diagnose im Beginn der ersten Woche. Hier ist man, bei nahezu regelmässigem Fehlen örtlicher Erscheinungen, fast nur auf die Art des Eintritts und Verlaufs des Fiebers angewiesen. Man erinnere sich jedoch, dass auch jetzt schon zuweilen Milztumor nachweisbar ist, und dass namentlich während einzelner Epidemien nicht selten während der ersten Fiebertage und sogar schon der letzten des Incubationsstadiums anginöse Erscheinungen vorkommen, die dem Typhus eigenthümlich sind und Unerfahrene wohl zu Verwechslungen mit Croup und Diphtheritis verführt haben.

Leichter als während der ersten Tage der Krankheit pflegt die Diagnose in der Zeit der Defervescenz zu sein. Man weiss dann meist, dass ein fieberhafter Zustand vorausgegangen ist oder hat noch einen Theil desselben beobachtet, und findet wohl auch noch Reste von Roseolen, ausgebildete Miliaria crystallina, fortbestehende Milzschwellung, Bronchitis, Hypostasen, und endlich den charakteristischen Fieberverlauf, die allbekannten steilen Curven.

Bei Kranken, die in der ersten Zeit nach Beendigung des Fiebers aufgenommen werden, deuten andauernde subnormale Temperaturen bei relativ hoher Frequenz und Labilität des Pulses auf eine vorausgegangene schwere fieberhafte Krankheit, und bei keiner von allen sind diese Erscheinungen so häufig und dauernd wie beim Typhus.

Wie wichtig gerade noch nach Ablauf der eigentlichen Krankheit mit Rücksicht auf die Diät und die Erlaubniss zum Aufstehen die Diagnose sein kann, braucht hier nur angedeutet zu werden.

An dieser Stelle sei auch nochmals auf die diagnostische Bedeutung der Recidive hingewiesen. Jeder erfahrene Arzt hat Beispiele dafür, dass sie durch ihren regelmässigen typischen Verlauf unvollkommen ausgebildete, unregelmässig verlaufene oder überhaupt nicht direct beobachtete erste Fieberzustände nachträglich diagnostisch aufklären.

Specielle Differentialdiagnose. Nachdem wir in Bezug auf Einzelerscheinungen, Symptomengruppen und allgemeine Verhältnisse orientirende Gesichtspunkte gewonnen haben, mögen noch einige der wichtigsten Krankheiten besprochen werden, die mit Typhus abdominalis verwechselt werden können. Nur selten kommen sie während der ganzen Dauer der Erkrankung differentialdiagnostisch in Betracht; die meisten je nach ihrem Wesen und ihren Aeusserungen nur während einzelner Stadien.

Besonders häufig ist Verwechslung des Typhus mit acuter Miliartuberculose und das Umgekehrte. Die besten Diagnostiker haben hier geirrt oder sind nach wochenlanger Beobachtung nicht zur endgiltigen Entscheidung gekommen, bis endlich die Genesung des Kranken den Typhus oder die Section die Miliartuberculose erwies.

Die Hauptschwierigkeit der Differentialdiagnose liegt darin, dass beide Krankheiten oft längere Zeit ohne hervorstechende örtliche Erscheinungen bestehen, während die durch Toxinwirkung bedingten Störungen des Allgemeinbefindens, der Status typhosus, bei beiden in gleicher Weise ausgebildet sein können. Bei beiden Krankheiten sieht man nach gleicher Krankheitsdauer Benommenheit mit mussitirenden Delirien, Flockenlesen, Sehnenhüpfen und schliesslich Coma, eingeleitet durch Kopfschmerz, Schwindel, Mattigkeit und öfters Nasenbluten.

Man sagt, der Temperaturverlauf sei für beide Krankheiten unterscheidend. Für regelmässige Typhusfälle mag dies von Bedeutung sein. Bei lang hingezogenen, irregulären kann dagegen die Curvenform, besonders der stark remittirende oder intermittirende Typus die Unterscheidung von Miliartuberculose sehr erschweren. Für Miliartuberculose und gegen Typhus spricht während der Fieberzeit, besonders auch bei intermittirender Curve, stärkere, dauernde Schweissproduction.

Wichtiger wie das Verhalten der Körperwärme kann das des Pulses werden, insofern die beim Typhus jugendlicher Individuen so häufige relative Langsamkeit desselben bei Miliartuberculose nicht vorkommt, es handle sich denn um die aus anderen Erscheinungen leicht zu erkennende Combination mit Basilarmeningitis. Ungleich viel seltener kommt es auch bei Miliartuberculose zu ausgesprochener Dikrotie des Pulses.

Schon das Aussehen der Patienten kann für den Geübten von Bedeutung sein. Bei Miliartuberculose besteht auf der Höhe der Krankheit ein eigenthümlicher, leichter, diffuser Livor, der, in Verbindung mit der allgemeinen Blässe, besonders dem Gesicht und den Extremitäten ein charakteristisches Aussehen verleiht.

Beachtenswerth ist auch das Verhalten der Milz, deren gegen Ende der ersten Krankheitswoche beginnendes und von da bis zum Schluss der

zweiten zunehmendes Anschwellen für Typhus spricht, während Milztumor bei Miliartuberculose viel inconstanter ist, ja nicht selten dauernd fehlt.

Dass von Roseolen im Einzelnen nicht zu unterscheidende kleine,
hyperämische, papulöse Flecke auch bei Miliartuberculose, wenn auch
sehr selten und spärlich vorkommen, wurde schon vorher erwähnt.
Typisch entwickelte und vertheilte reichlichere Roseola ist dagegen ausschlaggebend für Typhus.

Der Meinung, dass Fehlen oder Vorhandensein von Meteorismus entscheidend sei, kann ich nicht unbedingt zustimmen. Zwar
kommt Abflachung, ja Eingezogensein des Bauches häufiger bei Miliartuberculose vor, besonders wenn sie die Hirnhäute mit ergriffen hat;
aber, wie früher schon erwähnt, verläuft auch der Typhus ganz gewöhnlich, zeitweilig oder dauernd ohne wesentlichen Meteorismus. Nimmt
man noch dazu, dass auch schwerere Fälle von Miliartuberkulose ganz
wie schwere Typhen mit starker Auftreibung des Bauches sich verknüpfen können, so steigert dies die diagnostische Geringwerthigkeit
der Erscheinung.

Bezüglich der diagnostischen Bedeutung der Durchfälle ist nicht
zu übersehen, dass auch bei Miliartuberculose besonders mit alter Darmverschwärung dünne Stuhlgänge und bei vorwiegend flüssiger und Milchdiät sogar von gelber Farbe vorkommen können. Obstipation oder
Regelmässigkeit der Stuhlgänge sind weder nach der einen noch der
anderen Seite beweisend, während Darmblutungen fast nur bei Typhus
eintreten.

Auch die Erscheinungen seitens der Lungen können namentlich anfangs die Unterscheidung beider Krankheiten mehr erschweren als
erleichtern. Beiden kommt kurzer trockener Husten mit geringem, makroskopisch ganz uncharakteristischem Auswurf zu, in dem auch bei Miliartuberculose nur ganz ausnahmsweise, und dann aus älteren ulcerösen
Herden stammende Tuberkelbacillen gefunden werden. Bei der physikalischen Untersuchung pflegen in beiden Fällen bei normalen Percussions-
verhältnissen zunächst nur trockene Rasselgeräusche, Giemen und Schnurren
nachweisbar zu sein. Kommt es jedoch bei Miliartuberculose zu besonders
dichten frischen Lungeneruptionen, so kann dies zu höchst charakteristischen Erscheinungen führen: subjectiver Dyspnoe mit weit beträchtlicherer
Steigerung der Athmungsfrequenz, wie sie bei Typhus mit gleichem
Fieberstand vorkommen kann, und dabei acuter Lungenblähung, ein
geradezu ausschlaggebendes objectives Zeichen, das bisher viel
zu wenig beachtet wurde und mir in vielen Fällen die besten Dienste
geleistet hat. Als Folge der typhösen Bronchitis kommt diese Lungenblähung nach meiner Erfahrung niemals vor, während sie die fast selbstver-

ständliche, leicht erklärliche Folge der directen oder indirecten Bronchiolen-
verlegung durch eine gleichmässige, dichte und frische Tuberkeleruption ist.

Eine Untersuchung endlich sollte in Zweifelfällen niemals übersehen
werden: die des Augenhintergrundes auf Chorioidealtuberkel.
Freilich kommt dieser ausschlaggebende Befund nach vieler Autoren
und meiner eigenen Erfahrung nur der Minderzahl der Fälle zu und
dabei ist seine Erhebung noch vielfach dadurch erschwert, dass die
Knötchen mit einer gewissen Vorliebe in der Peripherie des Augenhintergrundes sich etabliren.

Stets sollte man übrigens auch noch daran denken, dass zu be-
stehendem Typhus Miliartuberculose hinzutreten kann. Freilich
ist dies meist ein Ereigniss der späteren Stadien der Krankheit, sogar
erst der Reconvalescenz. Im letzteren Falle bleiben selbst gute Beobachter und besonders anfangs vor der Verwechslung mit einem Recidiv
nicht immer bewahrt.

Wenn die acute Miliartuberculose mit vorwiegender Meningitis basilaris einhergeht, so ist dadurch die Diagnose — das Nähere braucht
hier nicht ausgeführt zu werden — meist eher erleichtert als erschwert.
Schon vom Beginn an sprechen dann ungewöhnlich heftiger Kopfschmerz,
hartnäckiges Erbrechen, besonders nach jeder Nahrungsaufnahme weit
mehr für drohende Meningitis als für Typhus.

Dass auch einfache eitrige Meningitis, von Erkrankungen der
Nase oder des Mittelohrs ausgehend, hier und da einmal zu Zweifeln
und Verwechslung Anlass geben kann, mag nur kurz erwähnt werden.
Der gewissenhafte Arzt nimmt ohnedies bei jeden fieberndem soporösen
Kranken eine Untersuchung der Ohren und des Nasenrachenraumes vor.

Bezüglich der Meningitis cerebrospinalis epidemica und der
Möglichkeit ihrer Verwechslung mit Typhus kann ich auf frühere Capitel
(S. 251—255) verweisen.

Recht schwierig kann unter Umständen die Unterscheidung der
kryptogenetischen Septicämie vom Typhus werden. Die auch hier
ganz gewöhnliche Ausbildung eines Status typhosus, der Fieberverlauf,
der ganz wie beim Typhus die Curve einer Continua oder einer Continua
remittens aufweisen kann, der selten fehlende Milztumor sind in dieser
Beziehung besonders verfänglich. Auch diffuse Bronchitis ganz ähnlich
der typhösen ist nicht selten. Durchfälle sind fast ebenso inconstant
wie beim Typhus. Häufig besteht geringer, zuweilen selbst stärkerer
Icterus, der dann sehr für Septicämie spricht.

Schwerer, als man denken sollte, kann unter Umständen die Beantwortung der Frage werden, ob puerperale Sepsis oder Typhus vorliegt. Einerseits kann namentlich bei unklarer Anamnese schwere puerperale Sepsis mit „typhösem" Verlauf für wirklichen Typhus gehalten

werden, und andererseits ist stets daran zu denken, dass an Unterleibstyphus erkrankte Schwangere ganz gewöhnlich von Abort und Frühgeburt befallen werden.

Unter solchen Umständen ist es auch wiederholt vorgekommen, dass
man die Fortsetzung der typhösen Erkrankung für eine Sepsis in Anschluss an vermeintliche primäre Frühgeburt nahm. Ich habe selbst Fälle
gesehen, wo die anamnestischen und klinischen Verhältnisse so verwickelt
lagen, dass erst das Auftreten deutlicher Roseolen oder selbst die Serodiagnostik Klärung brachte.

Auch die den septischen Processen zugehörige, wiederholt erwähnte
Endocarditis ulcerosa geht meist mit den Erscheinungen des Status
typhosus und gar nicht selten mit frischem Milztumor einher. Doch
werden die hier vorkommenden embolischen Hautveränderungen nicht
leicht mit Roseola typhosa verwechselt werden, zumal meist noch andere
unschwer zu erkennende Embolien hinzukommen, in die Retina, das
Gehirn, die Nieren und die Lungen. Natürlich wird auch die acute Entwicklung einer Herzaffection mit Schwäche, Irregularität und Geräuschen
nicht leicht übersehen werden. Sie kann bei vorher intactem Herzen
eintreten oder, was ihre Beurtheilung erschwert, alten Klappenfehlern
sich zugesellen.

Erleichtert wird die Diagnose, wenn man sich erinnert, dass Endocarditis als (nicht septische) Complication des Abdominaltyphus höchst
selten ist, dass auch Myocarditis nicht allzu häufig vorkommt, und dass
beide, wenn überhaupt, meist erst gegen Ende oder auf der Höhe schwerer
Typhen zur Entwicklung gelangen, zu einer Zeit also, wo man die Typhusdiagnose schon meist sicher zu stellen in der Lage war.

Bei jugendlichen Individuen ist die den septischen Processen nahe-
stehende Osteomyelitis infectiosa — von französischen Forschern
(Chassaignac) geradezu als „typhe epiphysaire“ bezeichnet — nicht selten
Anlass zu Fehldiagnosen gewesen. Man sollte bei jugendlichen Individuen mit unklarem, fieberhaftem, typhösem Symptomencomplex sich nie
auf das Fehlen von Klagen über die Extremitäten verlassen, sondern
diese, besonders die Epiphysengegend der grossen Röhrenknochen stets
genau auf Oedem, livide Röthung und umschriebene Schmerzhaftigkeit
untersuchen.

Zweifellos führen auch Vergiftungen durch Genuss verdorbener
organischer Substanzen, Fleisch, Fische, Muscheln und mit Fäulniss-
producten gemischte Flüssigkeiten (Wasser, Milch etc.), zu acuten Darmaffectionen mit „typhösen“ Erscheinungen. Auch Einathmung putrider
Gase scheint Durchfälle mit Milztumor, Fieber und Benommenheit veranlassen zu können, was viele Mittheilungen aus der Literatur, unter
anderen die schon früher (S. 35) erwähnten berühmten Beispiele aus

England beweisen, die zur Zeit ihrer Publication sogar im Sinne der pytogenen Theorie des Typhus (vgl. S. 5) ausgebeutet wurden.

Malaria wird meist nur in den Gegenden, wo sie in Form remittirender oder continuirlicher Fieber sich äussert, diagnostische Schwierigkeiten machen. Es können hier Irrthümer nach beiden Richtungen vorkommen, indem einerseits Malariaprocesse für Typhus und andererseits
fudroyanter Typhus für perniciöse Malaria gehalten werden.

Dass seltene Fälle von Typhus ambulans mit intermittirender Fiebercurve und Schüttelfrösten unter besonderen Umständen Malaria vortäuschen
können, wurde schon früher erwähnt.

Verzeihlich ist zuweilen die Verwechslung von Influenza und
Typhus. Das hohe Fieber, die Hinfälligkeit und Benommenheit der
Kranken und andere schwere nervöse Allgemeinerscheinungen können
dazu führen. Wichtig ist es, hier auf den Beginn der Krankheit zurückzugehen. Man wird bei Influenza den initialen Schnupfen, dem alsbald
Laryngotracheitis und Bronchitis sich hinzugesellen, nicht leicht vermissen.
Beim Typhus ist Schnupfen, wie schon bemerkt, überhaupt eine äusserste Seltenheit, und Kehlkopfaffectionen sowie Bronchialkatarrhe pflegen
erst von der zweiten Woche an oder später sich geltend zu machen.
Ausserdem wird Milztumor bei Influenza meist vermisst, Roseola oder
ein ihr ähnliches Exanthem niemals beobachtet.

Zu den Krankheiten, die auf der Höhe ihrer Ausbildung so gut
wie nie, um so häufiger aber im Initialstadium differentialdiagnostische
Schwierigkeiten machen, gehören die acuten Exantheme.

Namentlich können Scharlach und Variola, bei jugendlichen, reizbaren Individuen auch Masern während des Anfangsfiebers hierzu Anlass
geben. Abgesehen davon, dass man vom Herrschen der einen oder
anderen der fraglichen Krankheiten bereits unterrichtet ist, werden sehr
bald die zu dem unbestimmten allgemeinen fieberhaften Zustand hinzu-
kommenden örtlichen Initialerscheinungen den sorgsamen Beobachter
orientiren. Bezüglich der Masern ist hier auf Conjunctivitis mit Schnupfen
und Katarrh der oberen Luftwege, bei Scharlach auf die so bezeichnende
Angina Werth zu legen, während bei Pocken der charakteristische
Kreuzschmerz sowie die initialen Exantheme, namentlich die schar-
lachähnlichen im Schenkel- und Oberarmdreieck, und der ihnen unmittelbar folgende, zuweilen fast gleichzeitige Beginn der Pockenefflorescenz
auf der Rachenschleimhaut auf den richtigen Weg führen. In späterer
Zeit kann höchstens noch einmal Variolois mit spärlichem, zufällig nur
den Rumpf betreffendem Ausschlag zu Zweifeln Anlass geben. Bedenkt
man aber, dass die Pockenefflorescenzen auch bei Variolois fast ausnahmslos
zuerst im Gesicht aufschiessen, dass mit ihrer Eruption auch bei schwersten

Fällen regelmässig ein Fieberabfall sich geltend macht, so wird man kaum je in ernstliche Verlegenheit kommen.

Weit schwieriger kann die Differentialdiagnose dem Fleckfieber gegenüber werden. Schon geschichtlich zeigt sich dies darin, dass beide Krankheiten bis zur Mitte unseres Jahrhunderts überhaupt nicht recht auseinander gehalten wurden. Nicht leicht liegt auch heute noch die Sache in den Ländern und zu Zeiten, wo beide Krankheiten ständig nebeneinander vorkommen; und wie wichtig ist gerade hier im Interesse der Bevölkerung die frühzeitige richtige Beurtheilung.

Wird man in den ersten Krankheitstagen vor die Entscheidung gestellt, so kann diese fast unmöglich sein, wenn neben dem fieberhaften „typhösen" Zustande die bezeichnenden Erscheinungen auf der Haut noch nicht ausgebildet sind. Man muss dazu stets beachten, was Unerfahrene so leicht übersehen, dass auch bei ganz schweren Fleckfieberfällen der zugehörige Ausschlag überhaupt äusserst mangelhaft zur Ausbildung kommen, ja fast völlig fehlen kann. Den ausgesprochenen Exanthemen beider Krankheiten gegenüber ist für den Geübten die Entscheidung leicht: Die Roseola typhosa erscheint fast von Anfang an leicht erhaben, papulös, während ihrer ganzen Dauer rein hyperämisch, regelmässig rundlich und scharf contourirt. Dem gegenüber zeigen sich die Fleckfieberflecken weniger scharf begrenzt, verwaschen; anfangs blass, werden die meisten bald hämorrhagisch, so dass es sich dann um reine nicht erhabene Flecke von düsterer, nur zum Theil wegdrückbarer Kupferröthe bis zu dunkel livider Färbung handelt, die dann ihre petechiale Natur deutlich kennzeichnet.

Erleichternd für die Diagnose ist es, dass das Fleckfieberexanthem früher wie die Typhusroseola, zwischen dem zweiten und spätestens dem fünften Krankheitstage auftritt und rasch in einem Zug, stets ohne Nachschübe, binnen 2—3 mal 24 Stunden im Einzelnen und der Zahl nach seine definitive Ausbildung erlangt.

Beachtenswerth sind auch die Unterschiede, die aus der Vertheilung der Ausschläge über die Körperoberfläche bei beiden Krankheiten sich ergeben. Während beim Fleckfieber der Rumpf und die Extremitäten ziemlich gleichmässig besetzt werden, sind von letzteren beim Abdominaltyphus stets nur die dem Rumpfe nächsten Partien und die übrigen Theile regelmässig um so geringer befallen, je weiter sie vom Rumpfe entfernt sind. Beim Fleckfieber zeigen sich bei einigermassen ausgebildetem Exanthem gerade die Vorderarme und Unterschenkel bis auf Hand- und Fussrücken vorzugsweise von ihm eingenommen, so dass ich sie bei Verdacht auf diese Krankheit besonders genau zu besichtigen rathe. Für das Gesicht besteht bei beiden Krankheiten insofern eine gewisse Gemeinsamkeit, als es auch bei den weitaus meisten Fleckfieberkranken frei von Exanthem zu bleiben pflegt. Dafür hat aber das Gesicht der letzteren in anderer Beziehung viel Bezeichnendes: Schon vom Beginn an ist es stark diffus geröthet, turgescent, die Augenbindehaut lebhaft injicirt, später oft blutig unterlaufen, dazu der unheimlich wilde Gesichtsausdruck in starkem Gegensatz zu dem gleichgiltigen, stumpfen des Typhuskranken.

Nicht minder wichtig wie die Beobachtung der Haut ist für die Unterscheidung beider Krankheiten die des Fieberverlaufes. Im Gegensatz zu dem bekannten staffelförmigen Ansteigen beim Unterleibstyphus geht beim Fleckfieber die Körperwärme meist nach einem, selten mehreren Schüttelfrösten rasch mit wenig Unterbrechungen in die Höhe, so dass binnen 24—36 Stunden meist 40·5—41 erreicht ist, weit mehr, wie beim Abdominaltyphus um diese Zeit und bei nicht allzuschweren Fällen während des ganzen Fastigiums überhaupt.

Auch der weitere Verlauf des Fiebers bietet wesentliche, hier nicht näher zu besprechende Unterschiede. Seine Gesammtdauer beträgt selbst bei schwersten Fleckfieberfällen nicht über 14—17 Tage. Seine Beendigung erfolgt meist mit kritischem oder raschem staffelförmigem Abfall.

Dem brüsken Beginn und raschen Ansteigen des Fiebers zu beträchtlicher Höhe entspricht beim Fleckfieber auch das weit frühere Eintreten der schweren Allgemeinerscheinungen mit der ungemeinen Hinfälligkeit, die den Kranken schon am ersten oder zweiten Tage das Bett aufzusuchen nöthigt. Viel früher wie beim Abdominaltyphus treten auch die anderen schweren Störungen seitens des Nervensystems auf. Schon in den ersten Tagen kommt es oft zu furibunden Delirien und von Beginn der zweiten Woche an zu tiefem Coma.

Der Puls des Fleckfieberkranken ist von Anfang an ohne Unterschied des Alters und Geschlechtes sehr frequent. Bei Frauen und Kindern zählt er schon in den ersten Tagen Abends 120 und darüber. Aber auch bei vorher gesunden, jugendlichen Männern werden bereits im Beginn Pulszahlen festgestellt, wie sie beim Abdominalis kaum auf der Höhe der Krankheit zur Beobachtung kommen.

Milztumor ist beim Fleckfieber weit inconstanter wie beim Unterleibstyphus. Wo er vorkommt, entwickelt er sich früher und bildet sich rascher wieder zurück. Mitte der zweiten Woche habe ich ihn meist schon schwinden und über die Entfieberungszeit hinaus kaum andauern sehen.

Meteorismus kommt beim Fleckfieber nur ausnahmsweise zur Entwicklung, während man auf der Höhe der Krankheit auf Durchfälle gefasst sein muss, die unter dem Einfluss der gereichten Nahrung sogar ein dem bei Unterleibstyphus ähnliches Aussehen gewinnen.

Bezüglich der Diazoreaction scheint kein Unterschied zwischen beiden Krankheiten zu bestehen. Auch beim Fleckfieber, das sich wie in vielen anderen Beziehungen auch hierin den acuten Exanthemen ausschliesst, ist sie im Beginn und auf der Höhe des Fiebers meist nachweisbar.

Verwechslungen mit Febris recurrens liegen eigentlich für Fleckfieber näher als für Abdominaltyphus. Nur die ersten Fälle einer Epidemie und diese nur während der ersten Tage könnten Zweifel erwecken. Hier und da mag wohl auch eine Verwechslung des zweiten Recurrensanfalles mit einem Typhusrecidiv sich ereignen, besonders dann, wenn der erste Anfall nicht zur klinischen Beobachtung kam. Ist dies jedoch der Fall, so ist er nicht leicht mit Typhus zu verwechseln. Sein Beginn mit Schüttelfrost, die schon in kurzer Zeit erreichte ungewöhnliche Temperaturhöhe bis zu 41 und darüber, der kritische Abfall schon nach sieben Tagen, selten später, schützen hiervor. Natürlich wird, wenn man in den ersten Fällen einer Epidemie daran denkt, der Nachweis der Recurrensspirillen, die bekanntlich während der ganzen Fieberzeit und selbst noch 1—2 Tage darüber hinaus (Birch-Hirschfeld) wahrnehmbar bleiben, alle Zweifel beseitigen.

Näher, als man glauben sollte, liegt manchmal die Verwechslung des Eruptionsstadiums der secundären Syphilis mit Abdominaltyphus. Den besten Untersuchern sind hier Irrthümer begegnet, wenn unter remittirendem Fieber und Milzschwellung, bei reizbaren Individuen selbst unter allgemeinen nervösen Erscheinungen, Benommenheit u. s. w. das Exanthem der secundären Syphilis aufschoss.

Trichinose kann in leichteren Fällen mit vorwiegend gastroenteritischen Erscheinungen mit unregelmässigen, mittelschweren Abdominaltyphusfällen sehr wohl verwechselt werden. Bei schwerer Trichinose werden die schmerzhafte Anschwellung und Härte der Muskeln, die Beugecontracturen der Extremitäten, die Oedeme, besonders im Gesicht unschwer zur Entscheidung führen. Als ultima ratio würde die so einfache Probeexcision angezeigt sein.

Von den übrigen Zoonosen könnte der Milzbrand, wenn er ohne Carbunkel oder Oedem unter der Form der Mycosis intestinalis mit den ihr zugehörigen Erscheinungen von Enteritis, Darmblutung und Status typhosus auftritt, ausnahmsweise diagnostische Schwierigkeiten machen.

Auch der acute Rotz erinnert, wenn die Kranken mit remittirendem Fieber, trockener, rissiger Zunge, fuliginösem Beschlag der Lippen und des Zahnfleisches benommen daliegen, beim ersten Anblick an Abdominaltyphus. Meist werden aber dann die charakteristischen impetiginösen oder ecthymaartigen Ausschläge, multiple Muskelabscesse oder specifische geschwürige Schleimhauterkrankungen zur richtigen Diagnose führen.

Der diagnostischen Verhältnisse der Pneumonie und Pleuritis zum Unterleibstyphus ist schon an verschiedenen Stellen genügend gedacht worden. Hier sei nur noch erwähnt, dass jene seltenen Fälle von centraler oder doch central beginnender Pneumonie zuweilen und namentlich dann zu Verwechslungen Anlass geben, wenn sie mit Benommenheit und Delirien einhergehen nicht zu pleuritischem Schmerz führen und wegen Unbesinnlichkeit oder Schwäche der Kranken auch nicht durch charakteristische Expectoration sich verrathen.

Bakteriologische Diagnostik.

Der Gedanke, dessen Durchführung bald nach Entdeckung des Eberth-Bacillus von Manchen für ziemlich einfach gehalten wurde, die Krankheit durch den Nachweis ihres Erregers festzustellen, hat sich im ursprünglichen Sinne wenig bewährt.

Man kann im Gegentheil sagen, dass die Schwierigkeiten, den Bacillus direct am Kranken oder seinen Dejectionen nachzuweisen, umsomehr gewachsen sind, je mehr man sich in die Aufgabe vertiefte.

Schon die Unterscheidung des aus den Excrementen des Kranken, verdächtigen Flüssigkeiten, Nahrungsmitteln u. s. w. dargestellten Bacillus von anderen, besonders der Gruppe des Bacterium coli angehörigen Mikroorganismen ist noch so schwierig, dass selbst heute noch eine freilich nur kleine Zahl von Forschern die Meinung verficht, beide seien identisch.

Nicht geringe Schwierigkeiten liegen in der That in der grossen morphologischen und biologischen Aehnlichkeit beider Gebilde, besonders bezüglich ihrer Gestalt und Grösse, ihrer an das Vorhandensein von Geisselfäden geknüpften Beweglichkeit, ihres negativen Verhaltens gegen die Gram'sche Färbung und ihrer in gleicher Weise auffälligen Widerstandsfähigkeit gegen Carbolsäure, die, bis zu $1/4\,^0/_0$ den Nährböden zugesetzt, sie in ihrer Fortentwicklung nicht hindert. Dazu kommt noch als allgemeine Schwierigkeit das reichliche Vertretensein der Bacterium coli-Gruppe unter den Mikroorganismen des Stuhlganges und ihre Neigung, nach allen möglichen inneren Organen Invasionen zu machen.

Durch viele hunderte von Arbeiten[1] wurden zahlreiche angeblich sichere Unterschiede festgestellt. Nicht wenige hatten nur ein ephemeres Dasein.

Zu den werthvolleren Kriterien rechnet man heute die folgenden: Die Geiselfäden sollen beim Bacterium typhi reichlicher und länger als bei denen der Coli-Gruppe sein; im hängenden Tropfen unter geeigneten Cautelen beobachtet, sollen die Typhusbacillen ihre Beweglichkeit länger behalten. Während die Wachsthumserscheinungen auf Gelatine und Agar geringere, zuweilen kaum nachweisbare Unterschiede geben, sind die Ergebnisse der in bestimmter Weise angestellten Cultur auf Kartoffeln sehr charakteristische (Gaffky). Impft man die

---

[1] Vergl. Lösener, Arbeiten aus dem Reichs-Gesundheitsamte, Bd. 11, eine der gediegensten, kritischsten Arbeiten auf dem Gebiete der Differenzirung des Bacterium typhi.

eine Hälfte einer gekochten Kartoffelscheibe mit Bacterium typhi, die andere mit
Bacterium coli, so entwickelt sich nach bestimmter Zeit auf der Seite des letzteren ein dicker, deutlich in die Augen springender, anfangs gelblicher, dann
graubräunlicher, feuchtglänzender, schmieriger Rasen, während Bacterium Eberth
auf der anderen Seite nur als äusserst zarter, feuchter, fast durchsichtiger Belag
erscheint, so dünn, dass er zuweilen gar nicht oder nur in Form feinster Fädchen
mit der Nadel emporzuheben ist.

Es darf übrigens nicht unerwähnt bleiben, dass auf alkalisch gemachten
Kartoffeln das Wachsthum des Typhusbacillus und des Bacterium coli zuweilen
zum Verwechseln ähnlich werden.

Als sicherer sind zweifellos einige andere Methoden anzusehen, vor Allem
die Probe mit (sterilisirter) Milch. Im Gegensatze zum Bacterium coli bringt
sie der Typhusbacillus nicht zur Gerinnung. Selbst bei wochenlanger Aufbewahrung im Brutschrank bei Körperwärme kommt es nur zu geringer Säurebildung.

Nicht minder beweisend ist die Traubenzuckerprobe. Beschickt man
von zwei (am besten luftfrei gemachten) Gährungskölbchen mit Traubenzucker-
bouillon das eine mit Bacterium typhi, das andere mit Bacterium coli und setzt sie
24 Stunden einer Temperatur von 27° C. aus, so entsteht in letzterem eine lebhafte Gährung mit Gasentwicklung, während sie im anderen Kölbchen ausbleibt.
Das Bacterium typhi macht hier nur eine Trübung der dazu noch stark sauer
werdenden Flüssigkeit. Sehr anschaulich wird der Gährungsversuch mit festen
Nährböden. Von zwei mit Agar- oder Zuckergelatine angestellten Röhrchen bleibt
das mit Bacterium typhi geimpfte unverändert, während die durch das Bacterium
coli in dem andern bedingte lebhafte Gasbildung die Gelatine vom Boden hochhebt
und schollig auseinandertreibt.

Neben der Milch und der Gährungsprobe scheint noch der Ausfall der
Indolprobe, für die Kitasato[1] uns eine sehr brauchbare einfache Methode angegeben hat, recht zuverlässig zu sein. Während Bacterium coli die Reaction
gibt, fehlt sie für das Bacterium typhi.

Als absolut ausschlaggebend sind aber auch die drei letztgenannten Methoden
nicht zu bezeichnen. Man hat neuerdings Bakterien der Coli-Gruppe gefunden, die
die Milch nicht zur Gerinnung bringen, sowie keine Traubenzuckergährung und
keine Indolreaction zeigen. Es ist also auch hier Vorsicht geboten und die Diagnose nie auf eine einzelne Probe oder gar allein auf den mikroskopischen Befund
hin zu stellen.

Leider sind frühere ziemlich zahlreiche Angaben über Vorkommen des Bacterium typhi an Lebenden und seinen Excreten ohne Berücksichtigung dieser Regel
angestellt und daher unbrauchbar.

Dass bei diesem Stand der Differenzirungsfrage schon wegen der
Schwierigkeit der Methoden wenig Vortheil für die klinische Diagnose
erwachsen konnte, ist klar. Und so hat denn keine der auf den directen
Nachweis des Typhusbacillus begründeten zahlreichen Untersuchungsmethoden sich festen Boden erobern können.

Man hat den Bacillus typhi aus dem kreisenden Blute darzustellen
versucht, aber bald gefunden, dass dies nur theilweise und schwierig gelingt.

---

[1] Centralbl. f. Bakteriologie u. Parasitenkunde, Bd. 14, Nr. 22.

Einzelne lediglich auf mikroskopische Untersuchung begründete hierauf bezügliche Angaben (Meisel, Almquist) sind heute nicht mehr einwandfrei. Die gediegenen Beobachtungen von Stern und seinem Schüler Thiemich[1] haben zwar theoretisch wichtige Resultate gehabt, aber die der praktischen Verwendbarkeit entgegenstehenden Schwierigkeiten des Verfahrens nur bestätigt.

Nicht viel besser haben sich die eine Zeitlang mit grosser Zuversicht empfohlenen Untersuchungen des Roseolablutes bewährt (vergl. S. 161 und 162).

Auch die Milzpunction am Lebenden (Lucatello, Chantemesse und Widal, Redtenbacher, E. Neisser), die zweifellos am häufigsten und sichersten zu positiven Ergebnissen führt (conf. S. 162), hat, da sie den Kranken direct gefährdet, jede Bedeutung als praktisch brauchbare Methode verloren.

Dass in einzelnen Fällen die — öfter sogar therapeutisch angezeigte — Lumbalpunction die Diagnose fördern kann, ist durchaus wahrscheinlich und bereits durch Beispiele belegt.

Besondere Hoffnungen wurden von vornherein an die Untersuchung der Stuhlgänge und des Urins geknüpft.

Schon sehr bald hatte man erkannt, dass die Typhusbacillen (vergl. S. 17) den Körper des Kranken besonders in den Stuhlgängen verlassen, und dass sie in diesen gewöhnlich vom Beginn oder Mitte der zweiten Krankheitswoche an bis zur vierten und selbst fünften, seltener bis in die Zeit nach Aufhören des Fiebers nachweisbar sind. Aber ihrer Darstellung stellten sich wegen der Masse gleichzeitig vorhandener anderartiger Mikroorganismen und besonders solcher der Bacterium coli-Gruppe, von vornherein die grössten Schwierigkeiten entgegen.

Am glücklichsten ist bisher bei der Lösung dieser Frage Elsner[2] gewesen, dessen Methode durch Brieger[3], Lazarus[4] u. A. warm empfohlen, von Anderen (Breuer[5], Haedke[6]) allerdings für nicht ganz sicher erklärt wird. Mag dem sein, wie ihm wolle. Jedenfalls erfordert das Verfahren die grösste Uebung, so dass es in der Hand des Erfahrenen specielle Fragen zu fördern gewiss geeignet ist, während es als klinische Methode in seiner heutigen Gestalt keine Zukunft hat.

---

[1] Diss. Breslau 1894, u. Deutsche medicin. Wochenschr. 1895. Vergl. auch Stern, Volkmann's Sammlung klin. Vorträge, N. F., Nr. 138.

[2] Zeitschr. f. Hygiene u. Infectionskrankheiten, Bd. 21. 1895.

[3] Deutsche medicin. Wochenschr. 1895, Nr. 50.

[4] Berliner klin. Wochenschr. 1895, Nr. 49.

[5] Berliner klin. Wochenschr. 1896, Nr. 47.

[6] Deutsche medicin. Wochenschr. 1897, Nr. 2.

Die Elsner'sche Methode ist kurz folgende: Wenn man sterilisirte Kartoffelgelatine von einem bestimmten Säuregehalt mit 1% Jod versetzt und nun nach Zusatz der zu untersuchenden Fäcalprobe Platten giesst, so gelingt es (durch den Jodzusatz), alle sonstigen Mikroorganismen bis auf Bacterium coli und Bacterium typhi von der Entwicklung auszuschalten. Dazu wächst das letztere noch entschieden langsamer und unvollkommener. Während nach 24 Stunden vom Bacterium typhi mit blossem Auge und bei schwachen Vergrösserungen noch nichts zu sehen ist, hat man es nach 48 Stunden neben Bacterium coli allein und von ihm leicht unterscheidbar auf der Platte. Neben den grossen, viel stärker granulirten, braun gefärbten Colonien des letzteren erscheinen sie als kleine, hell glänzende, wassertropfenähnliche, äusserst fein granulirte Pünktchen.

In Bezug auf den Bacillengehalt des Urins Typhuskranker sind zu den älteren einige beachtenswerthe neuere Arbeiten von Besson[1] und Levy und Gissler[2] gekommen. Diese Autoren fanden vorzugsweise im eiweisshaltigen Harn Typhöser, besonders solcher, die bei sonstigen schweren Intoxicationserscheinungen hoch fieberten, in 40—45% aller untersuchten Fälle Eberth-Bacillen. Die Methode des Nachweises (vergl. die Arbeit von Levy und Gissler) erscheint so einfach, dass sie, ihre Bestätigung bei der höchst wünschenswerthen Nachprüfung vorausgesetzt, auch am Krankenbett nützliche Verwendung finden könnte.

Serumdiagnostische Methoden.

Wenn die Bestrebungen, den Typhusbacillus direct am Lebenden oder seinen Dejectionen nachzuweisen, zu einer klinisch brauchbaren Methode bisher nicht geführt haben, so hat die jüngste Zeit uns dafür indirecte Verfahrungsweisen gebracht, die, heute schon bewährt, noch weitere Fortschritte in sichere Aussicht stellen.

Sie fussen auf den ursprünglich im Interesse der Immunitätslehre unternommenen fundamentalen Untersuchungen R. Pfeiffer's[3] und seiner Schüler, die sich mit den Wirkungen des Blutserums gegen Cholera und gegen Typhus immunisirter Thiere auf die betreffenden pathogenen Mikroorganismen beschäftigten. Sie zeigten insbesondere (Pfeiffer und Kolle[4]), dass — ganz wie bei Cholera — das Serum gegen Typhus immunisirter Thiere mit einer erfahrungsgemäss tödtlichen Menge von Typhusculturen in die Bauchhöhle eines vorher gesunden Versuchsthieres (Meerschweinchens) zusammengebracht, dieses nicht allein gegen die Wirkung der Bacillen

---

[1] Rev. de méd., Juni 1897.
[2] Münchner medicin. Wochenschr. 1897, Nr. 50 u. 51.
[3] Zeitschr. f. Hygiene u. Infectionskrankheiten, Bd. 19.
[4] Ebendaselbst, Bd. 21.

schütze, sondern die letzteren dazu noch zum körnigen Zerfall und schliesslich völliger Auflösung bringe.

Nachdem die Pfeiffer'sche Schule diese „lysogene" Wirkung des Immunserums als eine specifische sicher erwiesen hatte, that sie den entscheidenden Schritt, das Verfahren nicht allein als ein für die Immunitätslehre wichtiges hinzustellen, sondern als eine sehr brauchbare Methode, die durch directe Züchtungsversuche bis dahin schwierig und nicht einmal ganz sicher erreichte Differenzirung von anderen Mikroorganismen, namentlich der Coli-Gruppe, zu erzielen.

Einen weiteren beträchtlichen Fortschritt auf diesem Wege bedeutete der — schon durch frühere Arbeiten Pfeiffer's und seiner Schüler[1], Metschnikoff's[2], Bordet's[3] u. A. inaugurirte — Nachweis, dass die Pfeiffer'sche Reaction, deren Ablauf man zunächst an den lebenden Thierkörper gebunden wähnte, unter bestimmten Bedingungen auch im Reagenzglase sich vollzöge.

Den Uebergang der Methode in die Praxis endlich vermittelten die wichtigen Arbeiten Gruber's und seiner Schüler[4], die den Beweis erbrachten, dass ebenso wie das Blutserum eines immunisirten Thieres das eines Menschen, nach überstandenem Typhus im Reagenzglase mit Typhusbouillonculturen zusammengebracht, die Bacillen alsbald unbeweglich mache, sie zu Häufchen zusammenbacken und in Form eines flockigen Niederschlages zu Boden sinken lasse (Agglutination).

Unabhängig von Gruber waren Pfeiffer und Kolle[5] zu gleichen Ergebnissen gekommen.

Für die historische Beurtheilung der ganzen Frage ist es wichtig, dass Gruber sofort betonte, sein Agglutinationsverfahren erziele nicht allein die Differenzirung des Typhusbacillus von ähnlichen Bacillen, es sei vielmehr dazu angethan, direct aus dem Serum eines Menschen den Nachweis des von ihm überstandenen Typhus zu liefern, also nachträglich die Diagnose zu machen oder doch die klinisch bereits gestellte zu erhärten. Demnach hat Gruber und mit ihm sein Schüler Grünbaum[6] das Verdienst, auf die diagnostische Verwerthbarkeit der Serumuntersuchung zuerst hingewiesen zu haben.

---

[1] Issaeff u. Ivanoff, Zeitschr. f. Hygiene, Bd. 17.

[2] Annales de l'institut Pasteur 1895.

[3] Ibid. 1895.

[4] Wiener klin. Wochenschr. 1896, Nr. 11 u. 12. — (Gruber u.) Durham, Proc. of the Royal Soc., Bd. 59, 3. Januar 1896.

[5] Deutsche medicin. Wochenschr. 1896, Nr. 12.

[6] Sitzungsberichte d. Wiesbadener Congresses f. innere Medicin, April 1896, u. The Lancet 1896, 19. Sept.

War aber Gruber's Methode zunächst nur eine retrospective, so erweiterte sie Widal[1] dahin, dass er den Beweis führte, nicht allein nach überstandenem Typhus, sondern auch im Beginn und auf der Höhe der Krankheit übe das entnommene Serum die gleiche agglutinirende Wirkung. Man könne somit nicht allein nachträglich, sondern noch während des Bestehens der Krankheit diese direct vermittelst der „Serumdiagnose" feststellen.

Nachdem Widal's Ausbau der Gruber'schen Lehre zunächst in Frankreich (Chantemesse, Dieulafoy, Lemoine, Achard, Catrin, Menetier und Sinedey, Widal und seine Schüler) vielfache Bestätigung erfahren hatte, führten seine Angaben auch in Deutschland zu einer Menge von Arbeiten[2]. Mit Abweichungen im Einzelnen schlossen sie sich den Gruber-Widal'schen Ergebnissen an und trugen zur weiteren Ausbildung und Vereinfachung der Methode wesentlich bei.

Die Widal'sche Serumuntersuchung, wie sie jetzt allgemein geübt wird und auch in meiner Klinik bei zahlreichen Untersuchungen sich bewährt hat, wird in folgender Weise ausgeführt:

Die Blutentnahme geschieht entweder direct aus der Vena med. des zu Untersuchenden mit sterilisirter Pravaz'scher Spritze oder durch aufgesetzten Schröpfkopf nach einigen Einschnitten in die Haut. Auch geringere Blutmengen aus der Fingerkuppe oder besser noch dem Ohrläppchen, die man zunächst in einem grösseren sterilen Impfröhrchen nach dem Laboratorium bringt, sind für die Privatpraxis ausreichend. Das gewonnene Blut wird in einem schiefgestellten engen Reagenzrohr zum Absetzen gebracht. Gelingt dies nicht vollständig, so dass das über dem Blutkuchen stehende Serum noch rothe Blutkörperchen enthält, so schadet dies für die weitere Untersuchung nicht, wie ja selbst angetrocknetes Blut seine Agglutinationskraft behält und im Nothfall wohl verwendbar ist[3] (Widal, Stern und Förster, Johnston).

---

[1] Sem. méd. 1896, Nr. 33. — Vergl. auch Widal's histor. Darlegungen, Münchner medicin. Wochenschr. 1897, Nr. 8. — Berichte über die übrigen französischen Arbeiten finden sich Sem. méd. 1896, August bis October.

[2] Breuer, Berliner klin. Wochenschr. 1896, Nr. 47 u. 48. — Stern, Centralbl. f. innere Medicin 1896, Nr. 49, u. 1897, Nr. 11. — Haedke, Deutsche medicin. Wochenschrift 1897, Nr. 2. — C. Fränkel, Deutsche medicin. Wochenschr. 1897, Nr. 3 u. 16. — Jez, Wiener medicin. Wochenschr. 1897, Nr. 3. — Pick, Wiener klin. Wochenschr. 1897, Nr. 4. — Kolle, Deutsche medicin. Wochenschr. 1897, Nr. 9. — Gruber, Münchner medicin. Wochenschr. 1897, Nr. 17. — Levy u. Gissler, Münchner medicin. Wochenschr. 1897, Nr. 50 u. 51. — Du Mesnil de Rochemont, Münchner medicin. Wochenschr. 1898, Nr. 5. — E. Fränkel, in derselben Nummer.

[3] Natürlich muss man, wie aus dem Folgenden noch hervorgehen wird, wenn angetrocknetes Blut zu einer exacten Bestimmung benutzt werden soll, seine Menge vor der Eintrocknung abgemessen haben und es vor der Verwendung mit einer genau bestimmten Menge physiologischer Kochsalzlösung mischen.

Ueberträgt man nun mit der Platinöse etwas von dem gewonnenen Serum auf einige Cubikcentimeter am besten nicht über 12 Stunden alter, in einem engen Reagenzröhrchen angestellter Typhusbouilloncultur und lässt sie bei 37° C. ruhig stehen, so beginnt nach 3 bis 7 Stunden in der vorher gleichmässig getrübten Flüssigkeit die Bildung von Flöckchen und Krümeln, die sich bald zu Boden setzen. Nach 24 Stunden ist diese Abscheidung der Flocken von der Flüssigkeit vollendet, so dass die Bouillon über dem krümlichen gelblichen Sediment vollkommen klar geworden ist und ihre ursprüngliche Farbe wiedergewonnen hat. Das Mikroskop zeigt, dass der Bodensatz allein aus den abgestorbenen zusammengebackenen Bacillen besteht.

Für den Anfänger wird dieser Versuch besonders deutlich, wenn man zusammen mit der geimpften Cultur eine nicht mit Serum beschickte anstellt, die dann in Folge der ungestört fortdauernden lebhaften Beweglichkeit und gleichmässigen Vertheilung der Bacillen ihre anfängliche Trübung beibehält.

Für die erste Orientirung ist schon dieses makroskopische Verfahren brauchbar. Bequemer noch und sicherer ist es, den Agglutinationsprocess unter dem Mikroskop sich vollziehen zu lassen, wobei man in wenigen Minuten den ganzen Vorgang im Einzelnen und direct sich abspielen sieht. Schon Widal hat dieses Verfahren angewandt, das sich unter den Händen späterer Beobachter sehr vervollkommnete.

Am einfachsten führt man es so aus, dass man einer 10- bis höchstens 18 stündigen Bouilloncultur das zu prüfende Serum zusetzt und im hängenden Tropfen beobachtet. Stammt es von einem Typhuskranken, besonders aus der Höhe des Fieberstadiums oder späterer Zeit, und hat man reichlich — etwa gleiche Theile — Serum zugesetzt, so sieht man sofort nach der Mischung die Bacillen unbeweglich werden und sich zu verschieden grossen Häufchen, zweifellos durch Verquellen und Klebrigwerden ihrer Hüllmembranen (Buchner), zusammenballen. Während an einem nicht geimpften Controlpräparat das ganze Gesichtsfeld gleichmässig von den einzeln durcheinander schwärmenden Bacillen eingenommen bleibt, zeigt das mit Immunserum versetzte weite Strecken des Gesichtsfeldes leer und nur an einzelnen Stellen die Agglutinationshäufchen zusammengelagert.

In der Klinik hat das mikroskopische Verfahren das makroskopische völlig verdrängt, besonders noch darum, weil es allein dem alsbald erkannten nothwendigen Erforderniss zu entsprechen vermag: der Bestimmung des äussersten Mengeverhältnisses von Serum und Cultur, das im gegebenen Falle noch zum Eintritt der Agglutination führt.

Schon bei seinen ersten Veröffentlichungen gab Widal an, dass die agglutinirende Wirkung des Serums Typhuskranker bereits Ende der ersten Krankheitswoche sich geltend mache. Leider hat sich dies nicht ganz bewährt. Vielmehr ergab sich mit wachsender Erfahrung, dass das Serum nur in der Minderzahl der Fälle vor Ablauf der ersten Woche, am häufigsten erst in der zweiten (7. bis 10. Tag) jene Eigenschaft gewinnt, während sich dies sehr selten darüber hinaus, selbst bis in spätere Wochen verzögert (Stern[1], Kolle[2], Blumenthal[3]).

Zu den allergrössten Ausnahmen gehört das gänzliche Ausbleiben der Reaction. Ich habe unter einer sehr grossen Zahl nur bei zwei durch die Section als Typhus erwiesenen Fällen eine zweifellose Reaction nicht zu Stande kommen sehen.

Jedenfalls hat man sich zu merken, dass das Fehlen der Agglutination während der ersten, selbst im Anfange der zweiten Woche noch nichts gegen Typhus beweist, und dass man, um zu sicheren Ergebnissen zu kommen, auch während des ferneren Krankheitsverlaufes wiederholt und in bestimmten, nicht zu langen Zwischenpausen untersuchen muss.

Selbstverständlich wandte sich eine besonnene Kritik sehr bald auch der Frage zu, ob nun in der That dem Blutserum Typhöser allein die agglutinirende Wirkung auf den Eberth-Bacillus zukäme oder, wenn dies nicht unbeschränkt der Fall, doch wenigstens dem von anderartigen Kranken stammenden Serum nur ausnahmsweise und in minderem Masse.

Die Antwort fiel in positivem Sinne aus. In der That kommt selbst beim Gesunden (Stern[4]) und bei manchen Krankheiten, wie es scheint besonders bei acuten Infectionskrankheiten, die Reaction zu Stande, so dass hierdurch der diagnostische Werth des Verfahrens vorübergehend bedroht schien. Bei näherem Zusehen ergab sich aber, dass dies nur dann geschieht, wenn man verhältnissmässig grosse Mengen des zu prüfenden Serums der Cultur zusetzt.

Seit Widal's erster Veröffentlichung sind tausende von Untersuchungen auf diesen Punkt gerichtet gewesen und zu annähernd gleichem Ergebnisse gekommen. Es hat sich gezeigt, dass das Eintreten der Agglutination bei 1—1 Serum und Cultur, ja bis 1—10 an sich noch nichts

---

[1] Centralbl. f. innere Medicin 1896, Nr. 49.
[2] Deutsche medicin. Wochenschr. 1897, Nr. 9.
[3] Ebenda 1897, Nr. 15.
[4] Centralbl. f. innere Medicin 1896, Nr. 49.

Sicheres für Typhus beweist, dass auch 1—20, selbst 1—30 und 1—40, auch bei anderen Zuständen noch vorkommen kann, während positive Reactionen bei Verminderung des Serums über 1 zu 40 Bouilloncultur hinaus fast nur bei Typhus sich finden[1].

Unter den ersten haben Gruber-Grünbaum (l. c.) und Stern (l. c.) auf diese entscheidend wichtige Seite der Frage die Aufmerksamkeit gelenkt; nach ihnen besonders noch Breuer, C. Fränkel, Du Mesnil und Förster[2]. Dass insbesondere auch Mischungen über 1—20 bis 1—40 nicht sicher für Typhus sprechen, haben van Ordt[3], Kühnau[4], Ziemke[5], Scheffer[6] u. A. dargethan. Nach meinen eigenen Erfahrungen sind aber so geringe Serumzusätze nur sehr selten beim Vorliegen anderer Infectionskrankheiten wirksam.

Stern (l. c.) hatte schon früher die genauen Resultate der Untersuchung von 70 anderartigen Krankheitsfällen, später mit Sklower[7] von 100 Fällen veröffentlicht.

Unter letzteren fanden sich:

    25 mal . . . . 1—10
    10 „   . . . . 1—20
     2 „   . . . . 1—30
     1 „   . . . . 1—40

Aus alledem ist der wichtige Schluss zu machen, dass der diagnostische Werth der Gruber-Widal'schen Reaction vor Allem an die eingehende Berücksichtigung der quantitativen Verhältnisse geknüpft ist. Je geringer die zur Auslösung der Reaction nothwendige Menge Serum ist, um so sicherer ist die Diagnose. So hat es sich denn bei weiterer Verfolgung des Gegenstandes gezeigt, dass zuweilen fast unglaublich hohe Verdünnungen (1—3000—5000, ja in einem Falle von Widal 1—20.000) ausreichen. Für klinische Zwecke sind auch nur annähernd solche Verdünnungen durchaus unnöthig. Meist beschränke ich mich hier auf 1—60—100 und habe nach reichen Erfahrungen alle Ursache, damit zufrieden zu sein. Doch werden sich, wie ich dies häufig sah, auch ohne die Tendenz, die

---

[1] Die Methoden der exacten Herstellung und quantitativen Bestimmungen der Serumculturgemische können hier nicht ausführlich erörtert, sie müssen praktisch erlernt werden. Die Vorschriften sind bei A. Fränkel (Berliner klin. Wochenschr. 1897, Nr. 11) und bei Stern (Centralbl. f. innere Medicin 1896, Nr. 49) genau gegeben. Der Letztere erzielt besonders feine, für klinische Zwecke nicht einmal mehr nothwendige Resultate mit Hilfe der Gowers'schen Capillarpipette.

[2] Zeitschr. f. Hygiene u. Infectionskrankheiten 1897, Heft 3.

[3] Münchner medicin. Wochenschr. 1897, Nr. 5.

[4] Berliner klin. Wochenschr. 1897, Nr. 12.

[5] Deutsche medicin. Wochenschr. 1897, Nr. 15.

[6] Berliner klin. Wochenschr. 1897, Nr. 11.

[7] Dissertation. Leipzig 1898.

Verdünnung besonders hoch zu treiben, oft genug selbst bei kurzer
Dauer der Reaction hohe Werthe ergeben: 1—400—600 und darüber.

Die eben erwähnte Dauer der Einwirkung des Serums auf
die Typhuscultur ist ein weiteres ebenso wichtiges Moment für die
diagnostische Verwendung der Reaction. Je kürzer die Serumeinwir-
kung und je vollkommener die Reaction, um so sicherer ist die
Diagnose selbst bei niedrigeren Verdünnungsverhältnissen.

Aus dieser Erfahrung hat sich für die klinische Verwendung der
Methode mit der Zeit der Grundsatz entwickelt, auf höhere Agglutina-
tionswerthe in dem Masse der Schnelligkeit des Eintrittes der Reaction zu
verzichten. Erfolgt, wie so häufig, sofort nach dem Serumzusatz blitz-
artig schnell Stillstand der Bewegung und Zusammenbacken in Häufchen,
so kann man bei 1—30, ja öfter schon bei 1—20 mit grösster Wahrscheinlichkeit Typhus diagnosticiren. Bei 1—40—50 wird man nach meiner
Erfahrung äusserst selten fehlgehen. Tritt die Reaction bei solchen Verdünnungen nicht sofort ein, so ist der Versuch längere Zeit und grösserer
Sicherheit wegen bei weiterem Serumzusatz (höheren Verdünnungsgraden)
fortzusetzen.

In seiner ausgezeichneten Arbeit über die Fehlerquellen der Serodiagnostik[1]
schlägt Stern vor, die Beobachtung unter steigender Verdünnung bis zu zwei
Stunden fortzusetzen. Wenn dies den Autor auch zu wichtigen Resultaten geführt
hat, so ist eine solche Beobachtungsdauer doch bei dem heute erreichten Stand
der Methode und in der Hand Geübter nach unserer Erfahrung für klinische
Zwecke nicht mehr nothwendig. Wir gehen in meiner Klinik für gewöhnlich nicht
über 15—30 Minuten hinaus und beobachten dazu, was mir meist völlig ausreichend erscheint, bei Zimmertemperatur. Dass für besonders wichtige Entschei-
dungen das Verfahren im Stern'schen Sinne weiter auszudehnen sein würde, ist
selbstverständlich.

Unter den Fehlerquellen der Serodiagnostik soll zum Schlusse noch
der wichtigen Erfahrung gedacht werden, dass die agglutinirende
Wirkung des Serums nach überstandenem Typhus noch nach
Monaten, ja Jahre lang andauern kann (Lichtheim, C. Fränkel,
Stern). Es könnte hierdurch vorkommen, dass bei einem nicht typhösen,
aus anderen Gründen fiebernden Individuum Gruber-Widal'sche Reaction unzweideutig eintritt auf Kosten eines früher überstandenen
und nicht eines bestehenden Typhus. Der etwaige Einwand, vor
einem solchen Irrthum könne die Anamnese schützen, wird dadurch hinfällig, dass leichte Typhen, die ebensogut wie schwere die Reaction geben,
nicht selten zweifelhaft oder ganz unerkannt bleiben.

---

[1] Berliner klin. Wochenschr. 1897, Nr. 11. Separ.-Abdr.

Man hat endlich schon sehr bald die Bedeutung der Serumwirkung noch über die diagnostische hinaus zu einer prognostischen in die Höhe schrauben wollen, insofern Catrin[1] directe Beziehungen der Raschheit und Stärke der Widal'schen Reaction zur Schwere des einzelnen Falles gefunden zu haben glaubte. Schon Stern hat dem widersprochen. Ich möchte mich ihm nach eigener Erfahrung anschliessen.

---

[1] Semaine médic. 1896, Nr. 62.

Die Verhütung der Krankheit.

Die Massregeln zur Verhütung der Krankheit lassen sich in zwei grosse Gruppen theilen:

1. Allgemeine, die dahin zielen, die Bevölkerung ganzer Bezirke, Orte oder engerer Wohnungscomplexe vor der Krankheit zu bewahren oder, wenn sie entstanden, ihre Verbreitung zu verhüten;

2. besondere, individuelle Massregeln, durch welche die unmittelbare oder mittelbare Uebertragung des Typhus auf die nähere Umgebung des Kranken oder auch auf Entfernung vermieden wird.

Als Grundlage dieser Ausführungen sei auf das Capitel „Aetiologie" und besonders auf die dort (S. 63—65) gegebenen Schlusssätze hingewiesen.

Allgemeine Massregeln.

Bei der Ubiquität des Typhus, der Dauerbarkeit seines Erregers und der Art und Lebhaftigkeit des heutigen Verkehrs ist die Gefahr seiner Verbreitung durch Kranke oder Zwischenträger, besonders inficirte Gegenstände — Getränke, Nahrungsmittel, Wäsche, Kleidungsstücke u. s. w. — überhaupt nicht ganz zu beseitigen. An fast allen grösseren Plätzen, selbst den gesundheitlich best eingerichteten, geht die Krankheit, wenigstens in vereinzelten, zweifellos zum Theil eingeschleppten Fällen nie aus.

Der Unmöglichkeit gegenüber, dies zu verhüten, wird das Hauptstreben der öffentlichen Gesundheitspflege darauf zu richten sein, die Erhaltung und Verbreitung des von den Kranken stammenden Erregers durch zielbewusste, ausgiebige Massnahmen zu verhindern.

Die weitaus wichtigsten derselben sind: entsprechende Regelung der Abfuhrverhältnisse und Sorge für hygienisch einwandfreies, reichliches Wasser.

Dass auch im Uebrigen die öffentliche Fürsorge sich der Erhaltung der möglichsten Salubrität der Wohnungen und ihrer Umgebung, sowie einer gesundheitlichen Unterweisung der Bevölkerung überhaupt zu widmen hat, ist selbstverständlich und wird im Einzelnen noch später zu berühren sein.

Die Entfernung der Abfallstoffe aus bewohnten Orten hat nach heutiger Auffassung bezüglich der Verhütung des Typhus die Tendenz, die von Typhuskranken herrührenden Keime sicher zu beseitigen und sie so der directen oder indirecten Einwirkung auf Gesunde zu entziehen. Neben dem Harn und den Fäcalien sind hier besonders die Abfallwässer zu berücksichtigen. Es ist vor Allem dafür zu sorgen, dass nichts von diesen Dingen in schlecht eingerichteten undichten Senkgruben und Düngerstätten in der Nähe der menschlichen Wohnungen verbleibt, auf das nächst umgebende freie Land geleitet wird oder in die Rinnsteine oder gar in Wasserläufe gelangt, deren Inhalt der Bevölkerung direct als Trink- und Gebrauchswasser dient.

Je nach Umfang und besonderen Verhältnissen der Orte kann die Einrichtung der Abfuhr eine verschiedene sein. Während sie für grosse Städte meist nur durch eine passende Schwemmcanalisation mit Rieselfeldern, seltener mit Einleitung in grosse Wasserläufe zu erzielen sein wird, ist für kleinere und kleinste Plätze die Einrichtung einer Combination von Abfuhr- und Schwemmsystem (Trennung der festen und flüssigen Abfallmassen und Entfernung auf verschiedenen Wegen) oder selbst Tonnen- und Grubensystem (z. B. Lienur) vollkommen genügend.

Noch wichtiger fast ist in Verbindung mit einem den örtlichen Verhältnissen entsprechenden Abfuhrsystem die Sorge für reichliche Zufuhr tadellosen Wassers.

Wir haben früher gesehen, dass das für Verbreitung der Krankheit weitaus am meisten in Betracht kommende Medium das Wasser in den verschiedensten Gebrauchsformen ist, als Trinkwasser an sich, als Zusatz zu Nahrungsmitteln und Getränken, als Spül- und Reinigungswasser im weitesten Umfange.

Wie wenig selbst die beste Canalisation und Abfuhr und die dadurch erzielte vielerwähnte „Assanirung des Bodens" neben unzweckmässiger und direct schädlicher Art der Wasserversorgung zu nützen im Stande ist, hat das früher (S. 27—29) erwähnte Beispiel Hamburgs gezeigt.

Ein Haupterforderniss einer wirklich guten Wasserversorgung ist eine ununterbrochen so reichliche Zufuhr, dass, wenn irgend thunlich, eine Trennung von Trinkwasser und minder zuverlässigem Gebrauchswasser nicht stattzufinden braucht. Abgesehen davon, dass durch die Gebrauchswässer an sich (Reinigen, Spülen, Waschen und Baden) reichlich Gelegenheit zur Infection gegeben

ist, erscheint in praxi die Verhütung ihrer Verwendung als Trinkwasser
vollkommen illusorisch.

Für die Prüfung und Beurtheilung des Wassers in epidemiologischer
Hinsicht ist die biologische Untersuchung von grösster directer, die chemische von mehr indirecter Bedeutung. Die letztere gibt dem Verdacht
auf organische Beimengungen die chemische Unterlage, während durch
die erstere der Keimgehalt des Wassers im Ganzen festgestellt, ja zuweilen der Nachweis der Typhusbacillen direct erzielt wird.

Zur Beschaffung tadellosen Trink- und Gebrauchswassers ist es für den Fall,
dass sie aus Brunnen erfolgen soll, nothwendig, diese hinreichend tief zu bohren
und ihre Wände namentlich in den oberen Partien durch passende Vermauerung
und sicheren Putz gegen das Eindringen von inficirtem Wasser aus den oberen
Erdschichten der Umgebung zu schützen.

Das (aus möglichst tief gefassten) Quellen stammende Wasser ist in gut
gedichteten Röhren, jedenfalls unter thunlichster Vermeidung der Berührung mit der Aussenwelt, direct zur Gebrauchsstätte zu leiten. Auf das sichere
Geschlossensein der Quellwasserleitungen ist von prophylaktischem Standpunkte
und natürlich auch bei epidemiologischen Untersuchungen besonders zu achten.
Das ursprünglich beste Wasser kann, wenn unterwegs nicht hinreichend geschützt, durch Beimischungen aus der Umgebung (Gruben, inficirte oberflächliche Bodenschichten, directen Zufluss aus Aborten, Regen- und Schmelzwasser
und alle möglichen sonstigen Zufälligkeiten) gefährlich werden. Die Geschichte
des Typhus weist eine grosse Zahl auf diesem Wege entstandener kleinerer und
grösserer Epidemien auf (vergl. S. 27).

Wo die Wasserversorgung eines Ortes aus offenen Wasserläufen, Flüssen,
Bächen oder aus Seen und Teichen erfolgen muss, ist das Wasser vor der Einleitung in die Wohnungen in seiner Gesammtmenge einem zuverlässigen, biologisch und chemisch ständig zu controlirenden Filtrationsverfahren zu unterziehen.
Das Wasser unfiltrirt in die Städte einzuführen und sich auf die nachträgliche
Sterilisirung im Hause zu verlassen, ist, wie zahlreiche Beispiele — besonders
wieder dasjenige von Hamburg — gezeigt haben, absolut unzuverlässig. Wir sahen
schon früher, wie unsicher und schlimm es mit der Frage der Hausfilter bestellt ist,
wie sie nicht selten geradezu eine weitere Verunreinigung des Wassers bedingen.

Wenn der Gebrauch verdächtigen Wassers absolut nicht zu vermeiden ist,
muss Abkochung und Aufbewahrung in reinen Gefässen stattfinden. Sie hat
sich, früheren Ausführungen gemäss, nicht blos auf das Trinkwasser, sondern auf das ganze Gebrauchswasser, namentlich auf das zum Spülen, Baden
und Waschen verwendete, zu erstrecken.

Der Gebrauch künstlicher Mineralwässer an verdächtigen Orten und zu Epidemiezeiten hat nur dann Nutzen, wenn ihre Bereitung aus keimfreiem Wasser
und eine vorwurfsfreie Reinigung der Flaschen sichergestellt sind.

Dass Zusatz von Thee, Kaffee oder alkoholischer Getränke in der üblichen
Dosis inficirtes Wasser nicht wesentlich verbessern kann, ist seit Langem bewiesen. Selbst in Eis vermögen sich, wie wir früher sahen, Typhusbacillen noch
eine Zeitlang keimfähig zu erhalten, ein Umstand, der wohl geeignet ist, auch bei
seiner Verwendung zur Vorsicht zu mahnen.

Wie sehr durch geeignete Abfuhr und passende Wasserversorgung auf den Rückgang des Typhus gewirkt werden kann, haben zuerst die Erfahrungen in England gezeigt, denen sich bald Frankreich und Deutschland anschliessen konnten. Aus deutschen Städten, die früher vom Typhus dauernd schwer heimgesucht wurden (z. B. München), ist er heute fast vollständig verschwunden.

Den ungeheuren Einfluss einer guten Wasserversorgung insbesondere haben in Frankreich die Erfahrungen über die Typhusmorbilität in der Armee und Civilbevölkerung dargethan[1]. Das prägnanteste Beispiel in Deutschland hat wiederum Hamburg geliefert (vergl. S. 29).

Dass man neben dem Wasser anderen, besonders zur Ernährung dienenden Flüssigkeiten grösste Aufmerksamkeit schenken muss, geht schon aus früheren Ausführungen hervor.

Allen voran steht in dieser Beziehung die Milch, die, wie zahlreiche exacte Untersuchungen bewiesen haben, durch absichtliche oder zufällige Beimengung inficirten Wassers zur Quelle der Ansteckung wird. Auch den von ihr stammenden Nahrungsmitteln, Butter, Käse, Quark etc., hat man mit Recht neuerdings vom prophylaktischen Standpunkte grosse Aufmerksamkeit gewidmet.

Wie leicht noch zahlreiche andere Nahrungsmittel, besonders auch in rohem Zustande genossene, Obst, Salat etc., durch inficirte Hände der Verkäufer, durch Spülung und Besprengung mit keimhaltigem Wasser und anderen Manipulationen inficirt werden können, bedarf keiner weiteren Ausführung. Die Gesundheitspolizei sollte weit mehr als bisher den zunächst in Betracht kommenden geschäftlichen Betrieben, den Milchwirthschaften, Victualienhandlungen, Obstgeschäften u. a. ihre Aufmerksamkeit zuwenden. Hier zu verhüten und ins Einzelne zu gehen, scheint mir weit wichtiger als die noch vielfach üblichen, recht sterilen Boden- und Grundwasseruntersuchungen.

Verhütung im Einzelnen.

Hier sind diejenigen Massregeln zu besprechen, durch welche die Verbreitung der ausgebrochenen Krankheit vom Patienten auf seine Umgebung und von dieser aus auf weitere Entfernung vermieden werden soll. Als Leitmotiv der betreffenden Ausführungen haben zwei Sätze zu gelten:

---

[1] Vergl. Chantemesse, Abdominaltyphus, S. 737.

1..das einzig Ansteckende sind die vom Kranken reproducirten Typhusbacillen, die besonders in seinen Stuhlgängen
nach aussen entleert werden;

2. der Aufenthalt in der nächsten Umgebung der Kranken,
in demselben Hause oder auf gleichem Grund und Boden ist
an sich auch für Disponirte absolut unschädlich, wenn es ihnen
gelingt, sich vor der weitaus am häufigsten mit der Nahrung
und den Getränken erfolgenden Einverleibung von Bacillen zu
bewahren.

Im Grossen und Ganzen folgt daraus, dass die Kranken so unterzubringen und ihre Dejectionen so zu behandeln sind, dass sie in der
bezeichneten Richtung nicht zu schädigen vermögen. Aus engen Wohnungen und Verhältnissen, die eine genügende Trennung von der Umgebung
nicht zulassen, sind sie thunlichst zu entfernen und den Krankenhäusern
zu überliefern. Bleiben sie in der Privatwohnung, so ist eine Reihe von
Massnahmen streng durchzuführen, die im Krankenhause mit den hier
sich ergebenden Modificationen selbstverständlich sind.

Für die Behandlung im Hause gehört zu den obersten Grundsätzen das Festhalten an einem bestimmten, über die Art der Ansteckung
und ihre Verhütung genügend unterrichteten Pflegepersonal. Nicht
pflegende Personen sind aus der Umgebung des Kranken zu entfernen,
höchstens auf kurze Zeit unter Vermeidung directer Berührung zuzulassen.

Das Pflegepersonal hat streng im Auge zu behalten, dass das den
Dejectionen des Kranken anhaftende Gift an allen möglichen Gegenständen
längere Zeit wirksam haften und von diesen direct übertragen oder auf
weitere Entfernung verschleppt werden kann. Nicht minder wichtig ist
für sie, zu wissen, dass leichte und ambulante Kranke, sowie auch Gesunde unter verschiedenen Verhältnissen Träger und Verbreiter des Giftes
sein können.

Von den wichtigeren Einzelheiten sei vor Allem der Einrichtung
des Krankenzimmers gedacht. Es soll nicht zu klein, gut ventilirbar
und möglichst ruhig gelegen sein. Unnöthige Dinge sind daraus zu entfernen; besonders hat sich dies auf rauhe, wollige Gegenstände, Decken,
Teppiche und Polstermöbel, zu erstrecken.

Neben dem eigentlichen Krankenbett sei, wenn irgend thunlich,
ein zweites zum Wechseln bereit.

Die Dejectionen der Kranken, besonders Stuhlgang und
Urin, sind am besten in (im Krankenhause besonders bezeichneten)
Porzellan-Steckbecken oder Glasgefässen aufzufangen. Vor dem Weg-
giessen in die Aborte hat eine gründliche Desinfection, am besten mit
Kalkmilch, zu erfolgen.

Sie ist in Bezug auf Billigkeit, Sicherheit, Leichtigkeit der Anwendung und Annehmlichkeit für das Pflegepersonal und die ganze Umgebung allen anderen Desinfectionsmitteln weitaus vorzuziehen. Im Einzelnen ist darauf zu achten, dass vor jeder Entleerung der Boden des Steckbeckens mit Kalkmilch bedeckt und nach erfolgtem Stuhlgang dieser mit gleichen Mengen Kalkmilch genau vermengt wird. Im Krankenhause, bei gutem Spül- und Abfuhrsystem, können die so vorbereiteten Dejectionen sofort ins Closet gegossen werden, in der Privatpraxis ist es empfehlenswerther, die Masse vorher noch eine Stunde stehen zu lassen.

Daneben ist eine präcise Ueberwachung und Desinfection der Closets selber nothwendig. Sitzbretter, Trichter und Röhren sind täglich mit Kalkmilch zu behandeln, die gleiche Sorgfalt ist dem Fussboden zu widmen. Wo nicht Schwemmsystem, sondern Tonnen- oder Grubeneinrichtung vorhanden, macht sich auch eine Desinfection ihres Inhalts nothwendig, wobei ein täglicher Zusatz von 100 bis 150 Gramm Kalkmilch für jede benützende Person als genügend zu erachten ist.

Auch Urin und Sputum der Kranken wird man, besonders nach neueren Erfahrungen, durch Zusatz von Kalkmilch desinficiren müssen. Hier können auch Carbol- oder Lysollösungen am Platze sein.

Dass eine gründliche Spülung und Reinigung der Steckbecken und Gläser am besten mit Lysollösung regelmässig zu erfolgen hat, dürfte fast selbstverständlich sein. Besonders sind hierbei auch die Aussenseiten der Gefässe und ihre Griffe zu beachten, durch deren Berührung sonst leicht eine Infection der Hände des Pflegepersonals veranlasst wird.

Neben der Kalkmilch, Carbolsäure und Lysol ist bei dem unverhältnissmässig geringen Schleim- und Eiweissgehalt der Typhusdejectionen auch Sublimat verwendbar.

Die zuverlässige Wirkung der Kalkmilch hängt von ihrer guten Herstellung ab. Sie soll möglichst frisch bereitet zur Anwendung kommen, jedenfalls nicht älter als drei Tage sein. Am besten lässt man seinen Bedarf täglich herstellen, indem man gelöschten Kalk mit der zwei- bis vierfachen Menge Wasser vermischt. Die Aufbewahrung hat in geschlossenen Gefässen zu erfolgen[1].

In Frankreich wird besonders auf die Empfehlung von Vincent hin die Desinfection mit Kupfersulfat vielfach angewandt[2]. Die Vermischung der Fäces geschieht mit einer hinreichenden Menge 5 %iger Lösung, der noch 1 % Schwefelsäure hinzugesetzt ist.

In Deutschland ist die Methode meines Wissens noch nicht in ausgedehnterer Weise angewendet worden; ich habe keine eigene Erfahrung über sie.

Neben den Se- und Excreten des Patienten ist noch vielen anderen mit ihm in Berührung gekommenen Dingen die grösste Aufmerksamkeit zu schenken. So sollten Wasch- und Badewasser und auch Speisereste der Typhuskranken nicht ohne vorherige Desinfection mit Kalkmilch

---

[1] Vergl. das Nähere über Desinfectionsmittel- und Methoden bei E. Pfuhl, Zeitschr. f. Hygiene u. Infectionskrankheiten, Bd. 6, 7 u. 12.

[2] Annales de l'institut Pasteur 1895.

beseitigt werden. Auf eigene Teller, Gläser und Essbestecke wird ein sorgsames Pflegepersonal von selber halten.

Besonders wichtig ist die Desinfection der Bett- und Leibwäsche und etwaiger anderer Bekleidungsgegenstände des Kranken, sowie seiner Servietten und Taschentücher.

Die fraglichen Dinge werden am besten, um unnöthiges Herumgeworfen-werden und wiederholte Berührungen zu vermeiden, in (nicht wasserdichten) Säcken und diese wiederum in verschliessbaren, mit 3 %iger Carbollösung zum Theil gefüllten Porzellan-, Thon- oder Zinkgefässen aufbewahrt. Die hierdurch noch nicht völlig sicher desinficirte Wäsche wird, ehe sie den Wäschern übergeben wird, nun einer Sterilisation in heissem Dampf oder Kochen in Seifenwasser mit Zusatz von etwas Soda oder Petroleum (Gärtner) ausgesetzt und erst dann den übrigen Waschproceduren unterworfen.

Nach Beendigung der Krankheit sind die Betten gründlich zu desinficiren. Hölzerne Bettstellen werden mit 5 %iger Carbol- oder Lysol-lösung ausgiebig gereinigt, eiserne dem Dampfapparat übergeben. In diesem werden auch Matratzen, Decken und Kissen desinficirt. Wo keine Dampfdesinfection ausführbar ist, werden Matratzen und Kissen entleert und Bezüge wie Inhalt durch Kochen desinficirt. Werthlose Bett-bestandtheile, Strohsäcke, Spreukissen u. s. w., sind am besten direct zu verbrennen.

Typhusleichen sind bezüglich der Verbreitung der Krankheit lange nicht so gefährlich, wie man früher unter der Herrschaft der Fäul-nisstheorie glaubte. Reinigung und Bedeckung der Mund-, Nasen-. und Afteröffnung mit Kalkmilch- oder Carbollappen dürfte für gewöhnlich ge-nügen. Will man ganz vorsichtig sein, besonders bei weiterem Transport, so ist die Leiche — ohne vorausgegangenes Waschen — in Carbol- oder Kalkmilchtücher einzuschlagen.

Dass während und nach der Krankheit auch das Krankenzimmer sorgfältige Berücksichtigung verdient, ist selbstverständlich. Hat der Ge-nesene es verlassen, so soll die Wand, an der das Bett stand, mit Brot abgerieben oder, falls ihre Bekleidung Feuchtigkeit verträgt, mit 5 %iger Carbollösung und Seife behandelt werden. In letzterer Weise sind auch von dem Kranken benützte Möbel, besonders Bettschränkchen und Stühle und der Fussboden zu desinficiren. Ist der letztere ungestrichen, so wird man noch besser Kalkmilch zur Anwendung bringen. Besonders zu beachten sind die Ritzen zwischen den Dielen.

Eine Desinfection anderer, von dem Kranken nicht benützter oder mit seinen Dejectionen nicht in Berührung gekommer Wohnräume ist unnöthig.

In der Privatpraxis, besonders unter Verhältnissen, wo man den Reinigungsmethoden nicht hinreichend traut, ist es empfehlenswerth, nach

Ausräumung der Zimmer noch . eine Desinfection mit Formalindämpfen vorzunehmen.

Besonders wichtig auch in prophylaktischer Beziehung ist die Reinhaltung des Kranken selbst, seiner Haut im Allgemeinen, namentlich in der Umgebung von Mund und After, und seiner Hände. Gerade die letzteren sind sehr zu beachten. Geschieht dies nicht, so kann der Kranke leicht infectiöses Material auf Gebrauchsgegenstände, Nahrungsmittel u. s. w. übertragen und so nicht nur seiner Umgebung, sondern selbst auf Entfernung gefährlich werden.

Die peinlichste Sorgfalt muss das Pflegepersonal aus gleichem Grunde den eigenen Händen widmen. Ich bin überzeugt, dass nicht wenige Selbstinfectionen und Verschleppungen Nachlässigkeiten in dieser Beziehung zuzuschreiben sind.

Die Desinfection der Hände hat sich den für die Chirurgen massgebenden Regeln anzuschliessen: Gründliches Abwaschen und Bürsten mit Seifenwasser, darnach längeres Eintauchen in Sublimatlösung, gehörige Berücksichtigung der Nägel und des Unternagelraumes. In Hospitälern kann nicht scharf genug auf Unterweisung der Wärterinnen, namentlich der frisch eintretenden, in dieser Beziehung gehalten werden.

Ferner sollten Aerzte und Wärterinnen während der Beschäftigung mit Typhuskranken mit waschbaren Ueberkleidern versehen sein und nach beendigtem Dienst, ganz besonders ehe sie zu Tische gehen, sich umkleiden. In Krankenhäusern ist es, falls man Typhuskranke mit anderen Patienten in demselben Raume verpflegt, räthlich, immer nur einzelne Wärterinnen mit ihrer Pflege zu befassen und andere, namentlich die mit der Zubringung von Nahrung, Reinigung im Allgemeinen und der Pflege der übrigen Beschäftigten von den Typhösen strengstens fernzuhalten.

Wenn in Pensionaten, Kasernen, Gefängnissen und überhaupt Anstalten, wo besonders jüngere Menschen in grösserer Zahl sich aufhalten, Typhus ausbricht, so ist sofortige Isolirung der Kranken, am besten Entfernung derselben aus dem Hause nothwendig. Prophylaktische Massregeln würden unter jenen Umständen nur schwer und unsicher durchzuführen sein.

Behandlung.

Von einer specifischen Behandlung des Abdominaltyphus, d. h. von einer Methode, seinen Erreger, den Bacillus Eberth, im menschlichen Körper abzutödten und seine Weiterverbreitung zu verhüten oder doch die Wirkung seiner Toxine aufzuheben oder abzuschwächen, sind wir noch weit entfernt, wenn auch manche Erfahrungen der jüngsten Zeit zu eifrigem Forschen in dieser Richtung aufmuntern.

Wenn minder Erfahrene glaubten, dass man nach Behring's genialer Feststellung der Wirkungen des Diphtherieserums bequem und billig auch zur Erzeugung und Anwendung eines „Typhusserums" werde kommen können, so war dies ein naiver Standpunkt. Analogieschlüsse und darauf gebaute Hoffnungen sind auf klinischem und bakteriologischem Gebiete besonders trügerisch, und wie eigenartig und schwierig gerade beim Typhus die Dinge liegen, haben die Forschungen über Agglutination und ihr Verhältniss zur Immunität neuerdings wieder gezeigt.

Gediegene Voruntersuchungen zu einer Serumbehandlung liegen von Chantemesse et Widal[1] und besonders von Stern[2] vor, denen sich Hammerschlag[3] und v. Jaksch[4] mit Untersuchungen über die therapeutische Wirksamkeit des Serums von Typhusreconvalescenten, sowie Beumer und Peiper[5], Klemperer und Levy[6] mit Versuchen anschlossen, den Typhus mit Injectionen von Serum immunisirter Thiere (Hammel, respective Hunde) zu behandeln.

Wenn auch alle diese Untersuchungen eine beschränkende Wirkung des Immunserums auf die experimentelle Typhusintoxication ergeben haben, so ist, was bei der völligen Verschiedenheit der letzteren von der menschlichen Typhuserkrankung kaum anders zu erwarten war, ein therapeutischer Erfolg in Bezug auf diese bisher nicht festgestellt. Es ist kaum mehr als die Unschädlichkeit solcher Versuche erwiesen.

---

[1] Annales de l'institut Pasteur 1892.

[2] Deutsche medicin. Wochenschr. 1892, u. Zeitschr. f. Hygiene u. Infectionskrankheiten, Bd. 16. 1894.

[3] Deutsche medicin. Wochenschr. 1893.

[4] Pollak, Zeitschr. f. Heilkunde 1897, Separat-Abdruck.

[5] Zeitschr. f. klin. Medicin, Bd. 28. 1895, u. Verhandlungen d. XIII. Congresses f. innere Medicin.

[6] Berliner klin. Wochenschr. 1895.

Die auf E. Fränkel's Behandlungsversuche mit abgetödteten Typhusculturen gestützten Bestrebungen Rumpf's[1], den Typhus mit abgetödteten Culturen des Bact. pyocyaneum zu behandeln, haben wenig Nachahmung und ihre Resultate bisher keine Bestätigung[2] gefunden.

Aus früherer Zeit, in der man nur unbestimmte Vorstellungen von der Natur des Typhusgiftes hatte, stammen übrigens schon gewisse Behandlungsweisen, die man den specifischen zurechnen kann.

Dahin könnten schon jene alten Versuche gerechnet werden, durch Abführmittel vermehrte Stuhlentleerungen und damit eine Entfernung des Typhusgiftes aus dem Darm zu erzielen.

Ihnen schliessen sich gewisse Behandlungsweisen an, die, einen Schritt weitergehend, die als das Wesentliche betrachteten krankhaften Zersetzungsvorgänge im Darm zu neutralisiren suchten. Es handelt sich hier um die ersten Ideen einer Darmantisepsis. Hierher gehört zweifellos die früher viel geübte Behandlung mit innerlicher Darreichung von Chlorwasser, die vorübergehende Anwendung von Carbolsäure und benzoesauren Salzen und die von Sauer und Magonty eindringlich empfohlene, noch im Jahre 1866 von Willebrand[3] vertheidigte Jod-Jodkali-Behandlung.

Während diese Methoden heute nicht mehr als geschichtliches Interesse beanspruchen können, hat eine ihnen zweifellos verwandte, die Calomelbehandlung, noch jetzt unter den bedeutendsten lebenden Aerzten warme Fürsprecher (Liebermeister, v. Ziemssen).

Schon Lesser[4] und nach ihm Schönlein, Traube und Wunderlich suchten in dem Mittel zweifellos nicht die einfach abführende, sondern dazu noch eine specifische, örtlich heilende, vielleicht auch giftwidrige Wirkung auf die Schleimhaut des Darmes. Man glaubte, dass diese Wirkungen im Beginn der Krankheit am besten zur Geltung kommen und geradezu eine abortive Beendigung oder doch erhebliche Abschwächung der letzteren veranlassen könne.

Die von den Anhängern des Mittels noch heute empfohlene Anwendungsweise legt den Hauptwerth auf seine Darreichung in möglichst früher Zeit der Krankheit, jedenfalls vor Ablauf des neunten Tages. Nur ganz wenige Aerzte glauben, auch nach der zweiten Krankheitswoche noch Nutzen von dem Mittel gesehen zu haben. Es werden Dosen von 0·5 in ein- bis zweistündlichen Zwischenpausen, meist drei bis vier in 24 Stunden, zum Beginn der Behandlung gereicht (Liebermeister).

---

[1] Deutsche medicin. Wochenschr. 1893, Nr. 41.
[2] Presser, Zeitschr. f. Heilkunde, Bd. 16.
[3] Virchow's Archiv, Bd. 33.
[4] Die Entzündung und Verschwärung der Schleimhaut des Darmcanals etc. Berlin 1830.

Liebermeister glaubt, dass die Calomelbehandlung eine auffällige Verminderung der Intensität der Krankheit bedinge, während v. Ziemssen, etwas weniger weitgehend, eine mildere Gestaltung des ganzen Infectionszustandes und besonders der localen Darmerscheinungen dem Mittel zuschreibt. Ich will der Erfahrung dieser beiden massgebenden Autoren gegenüber von einem Versuch mit der Methode in passenden Fällen nicht abrathen, möchte aber ausdrücklich betonen, dass ich ebensowenig wie Bäumler und Weil mich von der abortiven und abkürzenden Wirkung habe überzeugen können. Was ich sah, war eine Vermehrung und Grünfärbung der Stuhlgänge, oft mit vorübergehender Erniedrigung der Temperatur, die aber sehr wohl als Folge des Durchfalles an sich und nicht als specifisch bedingte aufgefasst werden konnte.

Zweifellos hat man vielfach zu wenig bedacht, dass der abortive Verlauf von Typhen, bei deren Beginn Calomel gereicht wurde, ebensogut der Natur des Falles wie der eingeschlagenen Behandlung zugeschrieben werden kann. Man bedenke, wie gross die Zahl der an sich mild und abgekürzt verlaufenden, selbst schwer einsetzenden Typhen ist, wie sehr diese Zahl zeitweilig ohne nachweisbaren Grund noch steigt, und vergesse vor Allem nicht, dass es in den ersten Tagen der Krankheit unmöglich ist, die Art ihres späteren Verlaufes vorauszusehen. Dass die Calomelbehandlung aber auch, wenn man sie den desinficirenden Methoden zuschreibt, wie alle andern dahin gehörigen der genügenden theoretischen Begründung entbehrt, wird alsbald zu zeigen sein.

Mit modernen Anschauungen und Mitteln sind die älteren Bestrebungen in den Arbeiten von Rossbach[1] und Bouchard[2] über systematische Darmantisepsis neuerdings wieder aufgenommen worden. Sie trachten, mikrobentödtende Mittel in einer Menge und Form in den Darm zu bringen, die den Typhusbacillus hier zu vernichten oder jedenfalls in seiner Weiterentwicklung und Verbreitung zu hemmen genügt.

Rossbach empfahl zu diesem Zwecke vor Allem die Anwendung des Naphthalin, Bouchard wendete eine ganze Reihe von Mitteln nacheinander an: neben Naphthalin α- und β-Naphthol, Jodoform, Salol, Calomel und Combinationen dieser Mittel unter sich oder mit anderen, z. B. Naphthol mit Bismut. salicyl.

Die Methoden haben bisher in Deutschland nur geringe Nachahmung gefunden, während Bouchard in Frankreich zahlreiche, zum Theil begeisterte Anhänger zählt. Ich selbst habe nur wenige Versuche mit dem recht dürftig begründeten Rossbach'schen Verfahren gemacht. Die genaueren Bouchard'schen Vorschriften zu befolgen, habe ich nicht recht

---

[1] Verhandlungen d. Congresses f. innere Medicin 1884.
[2] Leçons sur les autointoxic. Paris 1887, u. Thérapeutique des maladies infect. Antisepsis. Paris 1889.

gewagt. Seine Methode verlangt als Einleitung der Cur 15·0 *gr* Bittersalz alle drei Tage, vier Tage lang Calomel in kleinen Dosen zur „antisepsis générale" und endlich tägliche Dosen von 4·0 Naphthol mit 2·0 Bismut. salicyl.

Es würde zu weit führen, auf die wissenschaftlichen Erörterungen über die fragliche Behandlungsweise hier näher einzugehen. Ich möchte in dieser Beziehung vor Allem auf die treffenden Ausführungen von Stern[1] hinweisen, welche experimentell praktisch und kritisch zu negativen Ergebnissen führten. Auch Für-bringer[2], der mit Recht auf die ungemeinen Schwankungen des Keimgehaltes der Stuhlgänge bei Gesunden aufmerksam macht, konnte sich nicht davon überzeugen, dass Einführung antiseptischer Mittel in den Darm einen grösseren als den physiologischen Unterschied zu bedingen vermöge. Einen besonders schweren Schlag haben endlich die jüngsten Ausführungen Fr. Müller's[3] der Darmantisepsis versetzt, der ihre Unausführbarkeit mit den heutigen Mitteln beim gesunden und kranken Menschen überzeugend darthat.

Aber selbst angenommen, wir besässen ein Verfahren, das die pathogenen Mikroorganismen mehr und nachhaltiger als ihren Träger zu schädigen im Stande wäre, so würde damit bei den Beziehungen des Eberth-Bacillus zum Darm und seinem Inhalt speciell für den Typhus wenig genützt sein. Wissen wir doch, dass die Bacillen schon zu einer Zeit, wo wir an die Behandlung der Krankheit meist noch nicht herantreten, ja oft von ihrem Bestehen noch nicht einmal sicher unterrichtet sind, bereits aus dem Darm in die Follikel, die Mesenterialdrüsen und entferntere Organe, besonders die Milz gelangen, wo sie den antiseptischen Mitteln natürlich nicht mehr erreichbar sind.

Man hat also ein Recht, sich der antiseptischen Methode gegenüber vorläufig ablehnend zu verhalten, und sogar skeptisch bezüglich der Hoffnung, sie könne noch in Zukunft sich erfolgreicher gestalten.

Zunächst und voraussichtlich auf lange Zeit wird die wirksame Typhusbehandlung sich auf anderem Felde bewegen. Ihre Hauptfactoren sind bis jetzt:

1. die allgemeine angemessene Pflege und Regelung des Verhaltens der Patienten, ganz besonders in diätetischer Beziehung;

2. die Behandlung einzelner wichtiger Erscheinungen und Symptomgruppen, der Complicationen und sonstigen gefährlichen Ereignisse, und schliesslich die so wichtige Ueberwachung der Genesungszeit.

Pflege und Diät.

Die Pflege. Der Typhuskranke gehört selbstverständlich für die ganze Dauer des fieberhaften Zustandes und darüber hinaus bis in die Genesungsperiode ins Bett. Wenn man auch hie und da ambulante

---

[1] Volkmann's Sammlung klin. Vorträge, Neue Folge, Nr. 138, u. Zeitschr. f. Hygiene u. Infectionskrankheiten 1892, Bd. 12.

[2] Deutsche medicin. Wochenschr. 1887.

[3] Verhandlungen d. Congresses f. innere Medicin 1898.

Fälle leicht verlaufen sieht, so gehen doch andere unter so schlimmen Erscheinungen einher und sind so häufig von schweren, selbst wiederholten
Recidiven und ungewöhnlich hingezogener Reconvalescenz gefolgt, dass
man sich des Eindruckes einer höchst schädigenden Wirkung des ambulanten Verhaltens nicht erwehren kann.

Patienten, deren Verhältnisse keine Gewähr für ausreichende häusliche Pflege bieten, sind alsbald dem Krankenhause zu überliefern. Die
Verpflegung im Privathause erfordert strenge Regelung der äusseren Verhältnisse. Sorge für grösste körperliche und geistige Ruhe des Patienten,
Ordnung und Disciplin im Krankenzimmer sind unbedingte Erfordernisse. Dies ist meist nicht anders als durch ein gut geschultes Pflegepersonal zu erzielen. Wo die Wartung der Kranken ausnahmsweise den
nächsten Angehörigen überlassen werden muss, dürfen hiermit nur Einzelne betraut werden, die für die Dauer ihrer Thätigkeit von den übrigen
Hausbewohnern und von Beschäftigungen im Haushalte, namentlich in der
Küche, zu trennen sind.

Das Krankenzimmer soll möglichst gross, ruhig gelegen und
leicht zu lüften sein. Das beste Zimmer einer Wohnung ist gerade
gut genug. Die Zimmertemperatur soll nicht über 12—14° betragen. In
der guten Jahreszeit sind Tag und Nacht die Fenster offen zu halten,
auch im Winter soll mehrmals täglich eine gründliche Lüftung stattfinden.
Im Krankenhause und wo irgend thunlich auch in der Privatpraxis lasse
ich im Sommer die Patienten stundenlang, unter passenden Schutzvorrichtungen gegen Sonne und Regen, im Freien liegen.

Grelles Licht ist ebenso wie besondere Verdunkelung des Krankenzimmers zu vermeiden. Sehr auffällige Gegenstände, Decorationen, Figuren, Bilder u. dgl., an die die Phantasien und Delirien der Kranken
leicht anknüpfen, sollten entfernt werden.

Das Krankenbett sei — unter thunlichster Berücksichtigung der
früheren Gewohnheiten des Kranken — jedenfalls nicht zu warm, leicht
abzuziehen und zu reinigen. Schwerkranke sind zeitig auf ein Wasserbett zu bringen. Die Unterlagen, die bei der geringsten Beschmutzung
zu wechseln sind, dürfen wegen der Gefahr des Decubitus nicht zu grob
im Gewebe und niemals faltig sein. Aus demselben Grunde ist die unmittelbare Berührung wasserdichter Unterlagsstoffe mit dem Körper zu
vermeiden.

Während im Beginn der Krankheit ruhige Rückenlage das Naturgemässe und Vortheilhafteste ist, soll man auf der Höhe und gegen Ende
des Fieberzustandes auf Wechsel der Lage halten, besonders zur Verhütung von Lungenhypostasen öfter die Rücken- mit der Seitenlage vertauschen lassen. Stuhl und Urinentleerung müssen bis in die Reconvalescenz hinein ausschliesslich im Liegen erfolgen. Auch während des

Umbettens sollen die Kranken nie sitzen, sondern — am besten im Wechselbett — stets die wagerechte Lage einhalten. Mancher tödtliche Collaps hätte bei Befolgung dieser Vorschriften vermieden werden können.

Dass bei der Sorge für strenge Reinhaltung des Körpers die Berücksichtigung der Rücken-, Steiss- und Aftergegend eine besondere Rolle spielt, ist selbstverständlich. Nachlässigkeiten in dieser Beziehung führen im Verein mit mangelhaften Bettverhältnissen zum Decubitus, der nur selten in der Natur der Krankheit, fast immer in Mängeln der Pflege begründet ist.

Eine besondere Rücksicht ist der Mundhöhle, den Lippen und den Zähnen der Kranken zu widmen. Häufige gründliche Reinigung, besonders nach jeder Nahrungsaufnahme, öfteres Anfeuchten und Darbieten kleiner Flüssigkeitsmengen ist unerlässlich. Ein gut gepflegter Kranker darf nur vorübergehend trockene Zunge und Lippen und niemals fuliginösen Belag bieten.

Bei Frauen sollte von vornherein dem Haar grosse Sorgfalt zugewendet werden, das man ausgekämmt, nach Umständen gekürzt, am besten im Netz tragen lässt.

Diät. Bezüglich weniger Punkte der Typhusfrage besteht heute eine so erfreuliche Uebereinstimmung wie über die diätetische Behandlung. Ihre Grundzüge sind als vollkommen festgestellt zu betrachten. Die Geschick und Ueberlegung erfordernde Aufgabe des Arztes ist es, sie den besonderen Verhältnissen des Einzelfalles anzupassen.

Im Allgemeinen sind die Schwierigkeiten und Eigenthümlichkeiten der Ernährung Typhuskranker in zwei Richtungen zu suchen: in den Verhältnissen des Infections- resp. Fieberzustandes, und in denjenigen der örtlichen, durch den Typhusprocess besonders im Darm gesetzten Veränderungen.

Die Wirkungen der Toxine, namentlich der Fieberzustand haben schwere Stoffwechselstörungen zur Folge, unter denen der lebhafte Zerfall des Körpereiweiss eine wesentliche Rolle spielt. Die vornehmste Aufgabe der diätetischen Behandlung ist es, durch Zufuhr von Kohlehydraten und energiehaltiger Nahrung überhaupt die Albuminate vor diesem Zerfall thunlichst zu schützen. Es muss hiermit umsomehr noch gerechnet werden, als ein directer Ersatz der zerfallenden Eiweissstoffe durch die Nahrung in Folge der fieberhaften Störungen der Verdauungsthätigkeit in nur ganz unzureichender Weise möglich ist.

Natürlich ist die Körperernährung auch in vielen anderen Richtungen, besonders in Bezug auf Kohlehydrate und Fette, wesentlich gestört. Es ist zu bedenken, dass neben der Salzsäurebildung im Magen die Functionen der Speicheldrüsen und wahrscheinlich des Pankreas erheb-

lich herabgesetzt sind, sowie dass auch die Absonderung und Beschaffenheit
der Galle verändert ist, Verhältnisse, die umsomehr noch eine sorgfältige
Auswahl und Bereitung der Nahrung erheischen, als auch Peristaltik und
Resorption stets beeinträchtigt erscheinen.

Eine weitere für die diätetische Behandlung besonders wichtige
Eigenthümlichkeit' des Abdominaltyphus ist seine im Verhältniss zu anderen Infectionskrankheiten lange Dauer. Die durch den Krankheitszustand
gesetzten Ernährungsstörungen erreichen hierdurch einen besonders hohen
Grad; ihre Steigerung wird mit der Dauer der Krankheit eine progressive,
was natürlich die Schwierigkeiten der Behandlung wesentlich erhöht und
den Arzt besonders darauf hinweist, seine Massregeln von ihrem Beginn
an planvoll zu treffen.

Unter den die örtlichen Veränderungen betreffenden Rücksichten
überwiegen die auf die specifischen Veränderungen des Darmes alle
übrigen. Der Arzt kann sich hierbei nicht klar genug machen, dass die
klinischen Darmerscheinungen zu der Ausbreitung und Schwere
der anatomischen Läsion in keinem directen Verhältniss stehen,
und dass jeder, selbst der scheinbar leichteste Fall mit ausgebreiteter
tiefer Darmverschwärung verknüpft sein kann.

Zum Glück ist es heute vollkommen möglich, den örtlichen Verhältnissen vollkommen Rechnung zu tragen, ohne dabei wieder auf
den lange überwundenen Standpunkt der Wassersuppen- und Hunger-
diät zurückzukommen. Dank der Einsicht englischer Aerzte. unter der
Führung von Graves[1], dem besonders Murchison[2] energisch zur Seite
stand, gilt heute der Grundsatz: Wir können und müssen unsere
Typhuskranken von vornherein ausgiebig nähren, wir sollen
ihnen dadurch die zerfallenden Albuminate zu ersetzen oder
den Zerfall wenigstens durch energiehaltige Stoffe, Kohlehydrate, Fette, Leimsubstanzen, eventuell auch Alkohol, zu
beschränken suchen.

Den schon erwähnten allgemeinen und örtlichen Eigenthümlichkeiten
der Krankheit gemäss dürfen jedoch alle Nahrungsmittel während der
ganzen Dauer des Fieberzustandes und noch eine gewisse Zeit über ihn
hinaus nur in flüssiger, leicht verdaulicher und leicht resorbirbarer Form
gegeben werden.

In demselben Sinne hat man darauf zu achten, dass sie häufig und
jedesmal in kleineren Mengen gegeben werden, 2—3 stündlich, bei schweren

---

[1] Clinical lect. on the praktik of med. 2. Aufl., Dublin 1848. Hier findet sich
auch der vielcitirte berühmte Ausspruch: „Wenn ihr wegen eines Epitaphs in Verlegenheit seid, das auf mein Grab zu setzen wäre, so nehmt dies: Er nährte das Fieber."
[2] Die typhoiden Krankheiten. Deutsch v. Zülzer. Berlin 1867, S. 234 ff.

Fällen Tag und Nacht hindurch, und dass auch Somnolente vom Pflegepersonal zu regelmässiger Nahrungsaufnahme angehalten werden.

Man wird auf der anderen Seite, besonders in der Privatpraxis,
vor Ueberfütterung der Kranken zu warnen und den allzu eifrigen
Angehörigen von vornherein klarzumachen haben, dass wir während
des Fieberzustandes den Verlust überhaupt nicht ganz zu
decken vermögen, dass dies aber bei der Bettruhe der Kranken und
den auch sonst sehr herabgesetzten körperlichen und psychischen Aus-
gaben wenig bedeutet und später wieder leicht einzuholen ist.

Bei einzelnen Kranken macht sich schon auf der Höhe des Fieber-
zustandes, bei einer grösseren Zahl während der zweiten Periode der
Krankheit Appetitlosigkeit, ja geradezu Widerwillen gegen die bis dahin
gereichte Nahrung geltend. Der erfahrene Arzt wird diesen krankhaften
Aeusserungen nicht durch unnütze Strenge, sondern durch passende
individuelle Auswahl und Abwechslung Rechnung tragen. Ein fiebernder
Typhuskranker ist kein Object für pedantische Erziehung; hier gibt der
Klügste nach, und dies sollte der Arzt sein.

Oefter noch als über Appetitstörungen wird man während der Fieberzeit Klagen über Durst hören und bei benommenen Kranken seitens der
Angehörigen das Bestreben finden, ihrem „Ausgebranntsein" durch
Flüssigkeitszufuhr zu begegnen. Im Gegensatz zu früheren Anschauungen
kann man diesen Wünschen, natürlich unter Berücksichtigung individueller Eigenthümlichkeiten, unbedingt entsprechen. Besonders sind auch
kalte Getränke, falls sie in gesunden Tagen vertragen wurden, ja selbst
Eiszusatz zu denselben, nicht zu beschränken.

Das beste Getränk für Typhuskranke ist gewöhnliches gutes, klares
Wasser. Auch gewisse natürliche Mineralwässer, Selters, Giesshübler,
Biliner u. a. m., können erlaubt werden, während künstliche wegen ihres
zu starken Kohlensäuregehaltes zu verbieten sind.

Wo die Kranken den besonderen Wunsch haben und die Darmerscheinungen
es nicht contraindiciren, dürfen auch Fruchtsäfte, Syr. rub. Id., Citronen- und
Orangensaft, dem Wasser zugesetzt werden. Manche Aerzte verordnen Mandel-
milch, die jedoch den wenigsten Kranken lange behagt. Besser noch als diese
Dinge werden Zusätze von Roth- oder Weisswein, auch Cognac oder Sherry zum
Wasser vertragen. Für Individuen mit reizbarem Darmcanal hat sich mir dünner
kalter Thee stets trefflich bewährt. Die Verordnung von Eiweiss- oder Gummi-
wasser, Brotaufguss oder schleimigen Getränken liebe ich nicht. Man verlegt dem
Kranken damit den Appetit für die eigentliche Nahrung und erschwert dazu unnöthig die Reinhaltung der Mundhöhle.

Unter den eigentlichen Ernährungsmitteln ist die Milch an
erster Stelle zu nennen. Theoretisch erscheint sie zweifellos als die
rationellste Nahrung Fieberkranker, sofern sie die ideale Combination

von Eiweiss, Fetten, Kohlehydraten und Salzen .in flüssiger Form darstellt. Besonders sind die auch für den Fieberkranken so wichtigen und
so schwer ausnutzbaren Fette in der Milch, aufs Feinste vertheilt, in
Form einer äusserst haltbaren Emulsion und dadurch möglichst leicht
assimilirbar gegeben. Wenn einzelne Aerzte demgemäss einer fast ausschliesslichen Milchdiät beim Typhus das Wort reden, so ist einzuwenden,
dass nicht viele Kranke sie auf die Dauer mögen und eine noch grössere
Zahl sie nicht verträgt.

Die Kranken klagen dann über Druck in der Magengrube, Vollsein oder
Spannung des Leibes, haben Sodbrennen und Aufstossen, und in den Stuhlgängen
bemerkt man direct in unliebsamer Menge wenig veränderte grobe Milchgerinnsel.
Am häufigsten scheitert die Milchdarreichung daran, dass sie im Magen des
Fiebernden zu Bildung derber, klumpiger Gerinnsel führt, die bei der bestehenden
Salzsäureverminderung schwer bewältigt werden können. Man kann dem zuweilen
schon dadurch Rechnung tragen, dass man nur gekochte Milch verabreicht, deren
Gerinnsel weicher und feiner werden. Auch Verdünnung mit gewöhnlichem Wasser,
Mineralwässern oder Kalkwasser kann in diesem Sinne von Nutzen sein. Beson-
ders vortheilhaft ist es oft, die Milch mit schleimigen Substanzen zu versetzen, mit
Hafermehl, Tapioka, Gries, Arrow-root und ähnlichen Dingen.
Manche Personen mögen zur Geschmacksverbesserung der Milch Zusatz von
etwas Salz oder Cognac. Noch andere sind dankbar für die Erlaubniss, die Milch
in Form von Kefyr nehmen zu dürfen. Hierbei ist allerdings mit dem ziemlich
starken Kohlensäuregehalt zu rechnen.
Zuweilen ist die Darreichung von Buttermilch sehr angebracht. Wenn
sie auch durch das Fehlen des Fettes als minderwerthig anzusehen ist, so ist sie
doch dadurch sehr leicht verdaulich, dass sie das Kaseïn in Folge der mechanischen
Procedur beim Buttern in besonders feiner Vertheilung enthält.
Bei Patienten, die die Milch besonders gut vertragen, kann ein Zusatz von
Rahm gestattet werden. Manchen Kranken ist die Darreichung der Milch in gefro-
renem Zustande sehr angenehm. Man bereitet das „Milcheis" in der Weise, dass
man im Vacuum condensirte, nicht besonders gezuckerte, für Liebhaber mit etwas
Zimmt, Vanille oder dergleichen versetzte Milch in einer flachen Schale auf einer
Kältemischung zum Gefrieren bringt.

Eine nicht minder grosse Rolle spielt die Darreichung der Kohlehydrate in Form von schleimigen Suppen, die man an sich oder
mit anderen Nähr- oder Reizmitteln, besonders mit Bouillon oder Eiweiss-
substanzen versetzt, darreichen kann.

Um dem Patienten die so nothwendigen Schleimsuppen auf die Dauer er-
träglich zu machen, muss der Arzt ein grosses Verordnungsrepertoire haben.
Unter allen in Betracht kommenden Substanzen kommt dem Hafermehl
wegen des relativ hohen Fett- und Eiweissgehaltes der grösste Nährwerth zu.
Leider erregt es oft früh den Widerwillen des Kranken. Man muss dann mit
Reis, Graupen, Grünkorn, Maizena, Tapioka, Palmsago u. dgl. wechseln.
Ganz besonders möchte ich noch einen Zusatz von Aleuronatmehl zu den Suppen
empfehlen, das bekanntlich 80% in Wasser löslicher, beim Kochen nicht gerin-
nender Eiweisssubstanz enthält und von fast allen Kranken vorzüglich vertragen

wird. Bei Kindern und kindlichen Erwachsenen hat man zuweilen Glück mit Kinder-mehlsuppen (Nestlé, Kufecke u. A.). Manche Kranke lieben einen Zusatz von Weiss- oder Rothwein statt Bouillon zum Schleim. In späteren Stadien der Krankheit, dem der steilen Curven und der Entfieberung, kann man sehr wohl in den Suppen durchgerührte Hülsenfrüchte oder Hartenstein'sche Leguminose verabreichen.

Unter den Genuss- und Reizmitteln ist die im Haus berei-tete Fleischbrühe das weitaus empfehlenswertheste, wobei man zu merken hat, dass die grössere Menge von Extractivstoffen im Fleisch grosser erwachsener Thiere (Kuh- und Ochsenfleisch), eine geringere im Kalbfleisch und jungem Geflügel enthalten ist.

Bei empfindlichen Kranken muss der Fettgehalt der Bouillon möglichst ver-mieden werden, was schon dadurch genügend geschehen kann, dass man sie kalt werden lässt und vor dem neuen Erwärmen die geronnene Fettschicht abschöpft. Noch empfehlenswerther ist es für solche Fälle, die Fleischbrühe in der Weise her-zustellen, dass man heissem Wasser oder Schleim eine bestimmte Menge „Flaschen-bouillon" zusetzt. Die beste Bereitung derselben, besonders wenn man sie gleichzeitig leimhaltig zu haben wünscht, ist die, dass man gleiche Theile Kalb- und Rindfleisch ohne Wasserzusatz 2—4 Stunden im Wasserbade kocht. Der dar-nach durch ein Tuch ausgepresste, unter Umständen noch geklärte Saft kann in schon erwähnter Weise als Suppenzusatz oder kalt in Gallertform genommen werden.

Die Industrie hat eine grosse Menge künstlicher, zur Bereitung und Ver-stärkung der Bouillon dienender Präparate auf den Markt gebracht. Eine Anzahl derselben sind vorwurfsfrei hergestellt, ein Theil sehr theuer, so dass sie zum Min-desten keinen Vortheil vor der im Haus bereiteten Flaschenbouillon bieten. Wir erwähnen von ihnen das altbewährte, relativ billige Liebig'sche Fleischextract, die Brand'sche Essenz of beef, das Valentin'sche Meat juice. Ihnen stehen die sogenannten Fleischpeptone nahe, bei deren thatsächlich geringem Nährwerth eigentlich auch nur die Wirkung der Extractivstoffe und Salze in Betracht kommt.

Neben den Kohlehydraten sind die in Deutschland namentlich von Senator wieder zu Ehren gebrachten leimigen, gallertigen Sub-stanzen als vortreffliche Eiweisssparmittel zu nennen.

Die Gallerte wird am besten aus Kalbsfüssen hergestellt, kann unter Um-ständen aber auch aus guten Sorten käuflicher Gelatine bereitet werden. Ihre Dar-reichung geschieht als Zusatz zur Suppe, in Form der schon genannten Flaschen-bouillon und, was für viele Patienten besonders erquickend ist, als Wein- oder Fruchtgelée. Besonders Verwöhnte sind dankbar dafür, wenn der Gallertsuppen-zusatz in Form von Schildkröten- oder Austerngallerte geschieht.

Mit der Verabreichung eigentlicher Eiweissnahrung sei man bei Typhuskranken im Fieberstadium zurückhaltend. Feste Fleischnah-rung jeder Art ist zunächst auf das Strengste zu verbieten. Auch Eier sollen nur mit Vorsicht, in besonderer Form gegeben und dem Pa-tienten niemals aufgenöthigt werden. Man lässt sie meist roh und nur den Dotter in Suppen eingerührt nehmen. Daneben kann wohl auch Eigelb mit Bouillon oder Wein, namentlich Portwein oder Sherry, geschlagen verabreicht werden. Der Milch beigemengt sind Eier · entschieden schwerer verdaulich.

v. Ziemssen empfiehlt besonders warm das Fleischeiweiss in Gestalt des auch in die Pharmakopöe aufgenommenen Succ. carnis recens expressus. Er enthält 6 % Trockeneiweiss (Voit und Bauer) und ist offenbar sehr leicht verdaulich. Als Suppenzusatz wird er von vielen Patienten gut genommen, von anderen rein, in flüssigem oder gefrorenem Zustande. Für Empfindliche ist Pfeffermünz ein gutes Corrigens. Wo die Patienten das trübe, blutige Aussehen scheuen, verabreicht man die Flüssigkeit im grünen Glase.

Von künstlichen Eiweissnährmitteln ist neuerdings ein als Puro bezeichneter klarer, durch Blutfarbstoffbeimengungen intensiv rother, dicker Saft empfohlen, der nach des Erfinders Angabe 20 % Eiweiss enthalten soll, aber noch sehr der klinischen Prüfung bedarf.

Zuweilen ist das Leube-Rosenthal'sche Fleischpräparat wohl verwerthbar. Von Fleischpeptonen, von denen ich das Kemmerich'sche und das Denayersche nenne, mache ich, wie schon erwähnt, seltener Gebrauch. Viel gequält wird der Arzt neuerdings von den Angehörigen der Kranken, die vielfach zu den Kräftigungsfanatikern gehören, mit noch anderen modernen Eiweisspräparaten. Nutrose, Somatose und Eukasin sind die am meisten genannten. Die Somatose ist ein aus Fleisch hergestelltes, leicht lösliches Albumosegemisch, fast ohne Peptonbeimengung. Nutrose und Eukasin sind ganz ähnliche, aus Milch hergestellte Präparate. Bei ihrer fast absoluten Geschmacklosigkeit können diese pulverförmigen, leicht löslichen Substanzen, theelöffelweise Suppen und Getränken zugesetzt, sehr dienlich sein, namentlich auch bei solchen Personen, die dem Genuss von Eiern sich widersetzen.

Unentbehrlich für den Praktiker trotz aller theoretischen Einwendungen bleiben die Alcoholica, wie bei der Behandlung acuter Fieberkrankheiten überhaupt, so auch bei derjenigen des Typhus. Es ist heute überflüssig, von den früheren Bedenken bezüglich einer fiebersteigernden Wirkung der Alcoholica zu sprechen. v. Ziemssen, Jürgensen und Liebermeister haben dies Vorurtheil dauernd beseitigt.

Wenn auch die theoretische Erklärung schwer zu geben ist, so ist praktisch die anregende Wirkung der Alcoholica auf Circulation und Athmung zweifellos festgestellt. Daneben sind sie beachtenswerthe Spar- und Energiemittel. Ich möchte Typhuskranke in bestimmten Stadien und Zuständen ohne Alcoholica überhaupt nicht behandeln.

Die Anwendung des Alkohols muss selbstverständlich eine streng individualisirende sein. Bei Kindern ist sie überhaupt zu vermeiden oder nur vorübergehend als ultimum refugium heranzuziehen. Bei schwereren Fällen Erwachsener lasse ich unter Berücksichtigung von Constitution und früheren Gewohnheiten von vornherein, rein oder verdünnt, kleine Portionen geistiger Getränke regelmässig nehmen und sie allmählich mit zunehmendem Fieber steigern. Man hüte sich, von Alkoholisten abgesehen, im Anfange vor grösseren Dosen, um sich für Zeiten der Noth die Möglichkeit wirksamer Steigerung nicht zu verscherzen.

Am besten verwendet man Wein und starke Spirituosen, nur ganz ausnahmsweise Bier, und dann am besten die stark gehopften, gut ausgegohrenen, alkoholreichen Sorten in kleiner Menge.

Unter den Weinen verdienen in Hinsicht auf die Darmveränderungen die rothen Bordeaux-, Burgunder und älteren rheinischen Rothweine (Assmannshäuser und ähnliche) im Allgemeinen den Vorzug. Auch ältere weisse Rheinweine werden meist gut vertragen. Manchen Patienten bekommen Südweine, Sherry, Portweine, Madeira, Tokayer, auch manche italienische und griechische Sorten besser. Man kann sie unverdünnt oder gemischt in natürlichem Selterswasser oder kaltem Thee reichen. Unverdünnt kommen diese Weine, die 12—17 $^0/_0$ Alkohol enthalten, bei zunehmender Schwäche und bei Collapszuständen zur Anwendung, statt ihrer oder abwechselnd damit auch Champagner, wobei man sich nur vor den heute so viel in den Handel kommenden, unsolid hergestellten, minderwerthigen Sorten zu hüten hat. Während die gewöhnlichen Weiss- und Rothweine einen Alkoholgehalt von 7—8 $^0/_0$ aufweisen, beträgt derjenige der guten Champagnermarken 10—10·5 $^0/_0$.

Hat man Anlass, mit noch stärkeren Mitteln vorzugehen, so können Cognac, Rum und Arac in Thee oder schwarzem Kaffee gereicht werden.

Eine sehr angemessene, gut dosirbare Anwendungsweise des Cognacs ist die in der bekannten Stokes'schen Mixtur. Sie ist besonders auch bei Personen verwendbar, welche Alkohol nicht recht mögen. Dazu scheinen die in ihr enthaltenen Eier sehr leicht verdaulich zu sein. Die in meiner Klinik gebräuchliche Formel ist: Cognac. optim. 50·0, Vitell. ov. Nr. 1, Syr. Cinnamom. 20·0, Aq. dest. q. s. ad 150.

Diät während der Zeit der Abnahme des Fiebers und der Reconvalescenz.

Wir sahen schon früher, dass bei vielen Kranken bereits im Stadium der steilen Curven sich der Appetit meldet, fast allgemein und stärker noch nach der Entfieberung.

Den Wünschen der Kranken hat die Rücksicht auf den um diese Zeit noch immer precären Zustand des Darmcanals voranzustehen. Man darf allerdings nicht allzu zaghaft sein, da bei zu lange fortgesetzter Beschränkung der Ernährung die Reconvalescenz und die Wiedererlangung der Arbeitsfähigkeit unverhältnissmässig hinausgeschoben werden.

Ich lasse schon im Stadium der steilen Curven, besonders wenn kein Meteorismus besteht oder vorausgegangene peritonitische Reizung oder Blutung nicht zu besonderer Vorsicht mahnen, die Suppenzusätze reichlicher nehmen oder die kohlehydrathaltigen Nährmittel selbst in dünner Breiform geniessen. Den Suppen kann statt der Eier nun Kalbsmilch oder Hirn durch ein feines Sieb durchgerührt zugesetzt werden. Mit diesen Dingen muss man sich unter thunlichster Abwechslung bis zum Ende der ersten fieberfreien Woche behelfen.

Vom sechsten oder siebenten fieberfreien Tage an gestatte ich die erste feste Nahrung: zunächst etwas Zwieback oder Cakes, besonders auch Aleuronatgebäck, in Milch, Thee oder Cacao wohl eingeweicht. Sodann kann man ganz weich gekochtes Ei gestatten und fein geschabtes rohes Filet oder Lachsschinken oder auch beide vermengt.

Das Fleisch wird mit einem silbernen Löffel auf einer Porzellanplatte geschabt und in den ersten Tagen noch durch ein feines Sieb durchgedrückt.

Wird dies Alles gut vertragen, so kann mit gebratenem jungem Geflügel, Taube, Huhn, Rebhuhn, begonnen werden, zunächst in Form von Purée, das man der Suppe zusetzt, dann fein geschnitten, ohne fette Sauce. Gleichzeitig oder bald darnach ist auch etwas Kartoffelmus oder fein durchgerührter Reis und zum Fleisch etwas Semmelrinde oder Toast zu gestatten. Diesen Dingen kann man bald leichten, in Salzwasser abgekochten Fisch, besonders Forellen, folgen lassen. Hierauf darf geschabtes, leicht übergebratenes Filet verabreicht werden, und Allem dem folgen Ende der zweiten oder mit Beginn der dritten fieberfreien Woche am Rost gebratene magere zarte Fleischstücke, Hammel- oder Kalbscoteletten und Filetbeefsteaks, auch junges Wild, Hase, Reh.

Im Laufe der dritten Woche kann man zu leichten Gemüsen, Spargelspitzen, Spinat, durchgerührten grünen Erbsen, Carotten oder Artischokenpurée u. dgl. übergehen.

Während der zweiten und dritten Reconvalescenzwoche ist täglich mindestens fünfmaliges Verabreichen von Nahrung nothwendig; selbst in der Nacht soll den Patienten, wenn sie erwachen, etwas angeboten werden, Milch, Cakes u. dgl.

Dazu sind den Kranken in dieser Periode zwischen den Hauptmahlzeiten noch allerlei Kleinigkeiten darzubieten, zunächst etwas Wein- oder Fleischgelée, bei sehr Heruntergekommenen Caviar oder Austern, auch für Apfelmus oder anderes (nicht zu süsses) Compot werden die Patienten dankbar sein. Rohe Früchte sind dagegen noch auf lange Zeit hin zu verbieten.

Die bisher erwähnten diätetischen Vorschriften können dem sorgsamen Arzt natürlich nur das allgemeine Material bieten, aus dem er je nach Person, Art und Stadium der Krankheit seine Diätvorschriften zusammensetzt.

Wenn wir von Patienten und Pflegepersonal pünktlichsten Gehorsam bezüglich der Diät fordern müssen, so sollen ihnen aber auch die Vorschriften scharf und klar gegeben sein. Während der kritischen Zeiten der Krankheit empfiehlt es sich, um keine Meinungsverschiedenheit zwischen Patient und Pflegerin und Angehörigen aufkommen zu lassen, die täglichen Diätvorschriften bis ins Einzelne schriftlich zu geben.

Man hört die bis jetzt geschilderte Behandlungsweise oft als die „exspectative" bezeichnen. Sehr mit Unrecht. Wir sahen, wie der Arzt sich hier nichts weniger als zuwartend zu verhalten hat, wie er im Gegentheil mit ihrer Durchführung voll und höchst verantwortlich in Anspruch genommen ist.

Ja man muss weitergehen und sagen, dass für leichtere, mittelschwere und selbst manche schwere uncomplicirte Fälle, namentlich bei früher gesunden Personen, die diätetische Behandlung und im Uebrigen sorgfältige Ueberwachung jedes sonstige Heilverfahren überflüssig machen.

Ein weiteres therapeutisches Eingreifen wird nur erforderlich bei schwerem oder besonderem Verlauf der Krankheit, sowie bei bedrohlichen Zuständen seitens einzelner Systeme oder Organe, sei es, dass sie eigenartige Localisationen des typhösen Processes oder wirkliche Complicationen darstellen.

Ganz besondere Aufmerksamkeit hat man von jeher dem Fieber in dieser Beziehung gewidmet, und gerade die letzten dreissig Jahre liessen praktisch und theoretisch die Behandlungsmethoden in die erste Reihe treten, die man unter der Bezeichnung der antipyretischen zusammenfasst.

Die sogenannten antipyretischen Behandlungsweisen.

Auch heute haben wir noch allen Grund, ihnen besondere Aufmerksamkeit zu widmen, nur von ganz anderem, durch die neueren Ergebnisse der ätiologischen Forschung gegebenem Standpunkte.

Wir betrachten jetzt den als Fieber bezeichneten Symptomencomplex in der Hauptsache als das Ergebniss der Typhustoxinwirkung auf Gewebe und Stoffwechsel. Die einzig rationelle Fieberbehandlung würde demnach in der Bekämpfung der Lebensäusserungen der Bacillen und besonders der von ihnen ausgehenden Giftwirkungen bestehen. Bekanntlich sind wir noch weit von diesem Ziel entfernt.

Wenn man dafür lange Zeit hindurch und zum Theil noch heute eines der hervorstechendsten Symptome des Fiebers, die Steigerung ·der Körperwärme, als das vorwiegend Deletäre und darum Bekämpfenswertheste ansah, so ist diese Ansicht im Lichte der jetzigen Auffassungen des Wesens und Wirkens der infectiösen Processe nicht mehr haltbar. Unsere heutige Behandlung rechnet im Ganzen damit, die Wirkungen der Toxine, die wir, wie bemerkt, direct nicht aufheben können, für den Kranken möglichst unschädlich zu machen und seine Widerstandsfähigkeit so lange zu erhalten, bis der infectiöse Process von selbst abgewirthschaftet hat. Wenn wir hierbei also auch die unmittelbare Bekämpfung der Wärmesteigerung gegen früher stark zurücktreten lassen, so gehen wir doch nicht so weit, sie ganz zu übersehen

oder sogar, wie man heute, ältere Theorien erneuernd, wieder meint, sie
als vis medicatrix naturae zu betrachten und darum ungestört zu erhalten.

Es ist im Gegentheil zuzugeben, dass ungewöhnlich hohe Temperatursteigerungen, besonders wenn sie länger und gleichmässig anhalten, an sich erhebliche Nachtheile bringen können:
Vermehrung der Athmungs- und Pulsfrequenz und wohl auch eine Steigerung des Eiweisszerfalls und der Oxydationsprocesse überhaupt.

Gerade für den Unterleibstyphus kommt dies aber praktisch entschieden weniger wie für manche andere Infectionskrankheiten in Betracht, weil hier selbst in sonst schweren Fällen und sogar während des
Fastigiums die Steigerung der Körperwärme sich durchschnittlich in relativ mässigen Grenzen hält.

Können wir somit den Standpunkt derer nicht theilen, die den
fieberhaften Process hauptsächlich nach dem Stande des Thermometers
beurtheilen und einseitig und schematisch die Wärmesteigerung bekämpfen,
so glauben wir dagegen, dass es vielfach angezeigt ist und oft
einen Haupttheil der Behandlung bildet, dem Symptomencomplex des Fiebers im Ganzen entgegenzutreten. und damit
einer Reihe von Störungen, deren stärkere Ausbildung und längere Dauer dem Kranken verhängnissvoll werden kann. Es
handelt sich hier vor Allem um die Folgen der Toxinwirkungen
auf das Centralnervensystem und die dadurch bedingten Zustände von Sopor, Coma, Delirien und schwerer Beeinträchtigung der lebenswichtigsten cerebralen Centra, besonders der
Athmung und des Kreislaufes, womit auch gewisse Störungen der
Verdauungsorgane, der Harnsecretion und der Muskelfunctionen
innig zusammenhängen. Dass man mit Bekämpfung der Functionsstörungen
der fraglichen Systeme und Organe den Körper auch noch gegen äussere
krankmachende Einflüsse, d. h. gegen Entstehung von Complicationen, widerstandsfähiger macht, mithin, von der Indication des
Augenblicks abgesehen, auch für die Zukunft sorgt, ist ein weiteres Ziel
der antipyretischen Behandlungsmethode.

Aus alledem folgt, dass die Grenzen der antipyretischen Behandlungsmethode heute in vieler Beziehung weiter, in anderer wieder enger
zu ziehen sind: Weiter, insofern wir nicht mehr eine einzelne Erscheinung, sondern eine grosse Reihe von schwereren Folgen der Giftwirkung
zu bekämpfen suchen und dies nicht allein bei höherem Stande
der Temperatur für angezeigt halten, sondern auch dann, wenn
sie, wie so oft, auch bei niedriger, ja kaum gesteigerter Körperwärme aufs Schwerste sich geltend machen, enger, sofern wir
die Anzeige für antipyretische Behandlung nicht mehr schablonenhaft in
jeder Erhebung der Körperwärme über einen bestimmten Grad finden,

sondern vorwiegend in schweren Störungen des Centralnervensystems, der Circulation und der Athmung, wodurch die grössere Zahl der leichten und mittelschweren Fälle für die antipyretische Behandlung wegfällt.

Unter solchen Voraussetzungen sollen nun die antipyretischen Methoden besprochen werden. Als ihre weitaus wirksamste und wichtigste ist die Wasserbehandlung anzusehen, während die Anwendung der sogenannten antipyretischen Arzneimittel weit weniger in Brauch und Ansehen steht.

Die Wasserbehandlung.

Wie die Hauptgrundsätze der diätetischen Behandlungsweise, so verdanken wir auch die hydrotherapeutische hauptsächlich englischen Aerzten.

Der Erste, der sie gegen Ende des vorigen Jahrhunderts bei typhoiden Krankheiten systematisch anwendete, war der Liverpooler Arzt James Currie[1]. Er benutzte das Wasser, schon in früher Periode der Krankheit beginnend, hauptsächlich in Form von kalten Uebergiessungen, die zu 5—10° C. meist zweimal täglich ausgeführt wurden.

Ihm schlossen sich bald viele Aerzte aller Gegenden an, so dass er in der dritten Auflage seines Werkes schon von zahlreichen Bestätigungen seines Verfahrens berichten konnte. Zweifellos beziehen sich Currie's Ergebnisse sowohl auf Fleckfieber wie auf Abdominaltyphus, die man damals noch nicht genügend auseinanderhalten konnte.

Aus den Currie'schen Uebergiessungen, die übrigens in Frankreich noch sehr lange als fast alleinige Methode von den bedeutendsten Aerzten beibehalten wurden (Recambier, Trousseau, Chomel und Guenneau de Mussy), entwickelte sich nach und nach die Methode der Behandlung mit kühlen Bädern. In Combination mit den Uebergiessungen und auch im Uebrigen mannigfach modificirt, wurde sie in Deutschland schon in den ersten beiden Jahrzehnten dieses Jahrhunderts ausgedehnt geübt und bald so sehr geschätzt, dass einer der eifrigsten Verfechter der Wasserbehandlung, E. Horn[2], sie für die allein brauchbare Methode der Typhusbehandlung erklärte.

Trotz alledem vermochte sich das Verfahren nicht allgemein zu halten. Von Einzelnen zwar noch geübt (v. Gietl, Niemeyer, Traube, Armitage, Graves), trat es nach und nach gegen gewisse arzneiliche Methoden — fieber- und fäulnisswidrige — zurück.

In Deutschland lebte sie erst durch E. Brand[3] in Stettin wieder auf. Er hat das grosse Verdienst, das Verfahren methodisch ausgebildet und durchgeführt und damit den Anstoss zu einer neuen, nachhaltigen und ergebnissreichen

---

[1] Medical Reports on the affects of water as a remedy of fever etc. London 1797, deutsch von Michaelis, Leipzig 1801. — Vergl. die geschichtliche Darstellung der Entwicklung der Methode in England und Frankreich bei Murchison, dem die meisten späteren Autoren ihre Angaben entnahmen.

[2] Erfahrungen über die Heilung des ansteckenden Nerven- und Lazarethfiebers. Berlin 1814.

[3] Die Hydrotherapie des Typhus. Stettin 1861. — Zur Hydrotherapie des Typhus. Stettin 1862. — Die Heilung des Typhus. Berlin 1868.

Bewegung gegeben zu haben. Als die Führer derselben, die auf dem Boden der damaligen Auffassung des typhösen Processes und der Rolle der gesteigerten Körperwärme beim Fieber ihre klinischen Versuche und Beobachtungen aufbauten, sind vor Allem Jürgensen[1], Liebermeister und Hagenbach[2], Ziemssen und Immermann[3] zu nennen. In Frankreich brachte darnach (1873) Glénard in Lyon die Methode zur Geltung, und nach ihm besonders Fereol et Reynau, dann Renoy, Tripier et Bouveret[4] u. A. Auch in den übrigen Ländern des europäischen Continents, wie auch in England und Amerika wurde die Methode rasch populär.

Die Anwendungsweise des Wassers ist eine äusserst verschiedene. Vielfach wurden einzelne Arten derselben mit grosser Hartnäckigkeit als allein giltige vertheidigt. Neben den alten Currie'schen Uebergiessungen sind jetzt Waschungen mit kaltem Wasser oder, wie dies in Frankreich und England fast allgemein üblich, mit Essigwasser in Gebrauch, ferner nasse Einpackungen von verschiedener Temperatur und Dauer, partielle Abkühlungen durch kühle Umschläge, Eisblasen und mit kaltem Wasser, Eis oder selbst Kältemischungen gefüllte Wasserkissen, Halbbäder mit Waschungen oder Uebergiessungen (wie sie Brand in seiner ersten Publication empfohlen hatte) und endlich Vollbäder verschiedenster Art.

Die Vollbäder sind heute weitaus am meisten im Gebrauch, während die anderen Methoden meist als Unterstützungsmittel derselben oder als unvollkommener Ersatz da zur Anwendung kommen, wo Bäder individuell oder aus äusseren Gründen nicht durchführbar sind.

Anfangs, unter dem imponirenden Eindruck der Arbeiten Brand's und seiner Nachfolger, und in Ueberschätzung der Bedeutung der febrilen Wärmesteigerung, wendete man vorzugsweise kalte Bäder an bis herunter zu 6—10° C. und redete ihnen noch in Wiesbaden[5] 1882 lebhaft das Wort. Consequenter Weise musste man, um die vermeintlich so deletäre Ueberhitzung des Blutes und der Gewebe thunlich zu vermeiden, jedesmal bei einem bestimmten Thermometerstande, meist über 39—39·5° C., baden, und so kamen für den Kranken nicht selten 10—15 kalte Bäder in 24 Stunden heraus. Man übersah hierbei gänzlich, dass Ruhe und Gleichmässigkeit nicht minder wichtige Heilfactoren sind, die sich nicht ungestraft ignoriren lassen.

---

[1] Klin. Studien über die Behandlung des Abdominaltyphus mittelst des kalten Wassers. Leipzig 1866.

[2] Beobachtungen und Versuche über die Anwendung des kalten Wassers bei fieberhaften Krankheiten. Leipzig 1868.

[3] Die Kaltwasserbehandlung des Typhus abdominalis. Leipzig 1870.

[4] La fièvre typhoïde traitée par les bains froids. Paris 1890. Die sorgfältige Arbeit basirt auf einem reichlichen Material und gibt die beste Orientirung über Entwicklung und Stand der Frage in Frankreich.

[5] Congress f. innere Medicin.

Die meisten Aerzte sind heute auf minder eingreifende Methoden zurückgekommen. Ich selbst benütze nur ganz ausnahmsweise noch sehr kalte Bäder. Durchschnittlich begnüge ich mich mit lauwarmen Bädern und mit besonderer Vorliebe solcher, die allmählich und auch dann meist nur mässig abgekühlt werden, wie sie v. Ziemssen in die Praxis eingeführt hat.

Wenn man die Patienten noch nicht recht in Bezug auf ihre Empfindlichkeit gegen Wasserproceduren kennt, bringt man sie zunächst bei 25—27° R. ins Vollbad. Schon das erste, meist aber schon das zweite Bad kann man dann unter allmählichem Zufliessenlassen kalten Wassers auf 22—20° abkühlen. Weiter herunter als bis zu 18° zu gehen, ist selten angezeigt.

Zunächst lässt man die Bäder nur 10—15 Minuten dauern, darnach bis zu 20, ja 30 Minuten. Letzteres besonders dann, wenn bei kürzerer Dauer nur geringe, wenig nachhaltige Einwirkungen auf das Centralnervensystem, den Puls und die Athmung sich zeigen.

Bei kräftigen, jugendlichen Individuen verbindet man, wenn Stupor und Benommensein schwerer ausgebildet sind, kühle Abwaschungen oder kalte Uebergiessungen des Kopfes und Rückens mit dem Bade. Sie können, je nach der Lage des Falles, mehrmals während desselben Bades oder nur einmal kurz vor seiner Beendigung ausgeführt werden.

Auch in den Fällen, wo man nicht übergiesst, ist es vortheilhaft, den Kopf des Kranken mit einer Eisblase oder einem kalten Tuche zu bedecken. Unnütz und übertrieben ist es dagegen, die Kranken, um sie gleichsam auch von innen abzukühlen, noch dazu im Bade reichlich kaltes Wasser trinken zu lassen.

Für die praktische Ausführung der Bäderbehandlung sind gewisse Einzelheiten streng zu beachten.

Die Kranken dürfen niemals selbst in die Wanne ein- oder heraussteigen, selbst wenn sie neben dem Bette aufgestellt ist. Sie müssen stets vom Pflegepersonal getragen und gehoben werden. Das Badewasser soll bis über die Brust, fast bis zum Halse gehen und der gut unterstützte Kranke selbst sich ruhig halten. Dagegen wird er beständig leicht frottirt und das Wasser dauernd in Bewegung gehalten.

Geschwächte Personen lässt man vor und in dem Bade kleine Mengen von Alkohol (Thee mit Cognac, Portwein oder sehr zweckmässig Mixt. Stokesii) nehmen. Nach dem Bade werden allen Patienten solche Reizmittel gereicht.

Ist das Bad beendigt, so sind die Kranken stets während sie liegen (auf dem Wechselbett) abzutrocknen, empfindliche unter einer wollenen Decke. Sie sind darauf im Bette, gleichmässig, aber nicht zu warm bedeckt, bei grösster äusserer Ruhe zu halten. Manchen Kranken ist es angenehm und zuträglich, wie besonders v. Ziemssen räth, sie zunächst nicht abzutrocknen, sondern ruhig liegen und schlafen zu lassen und erst später nach dem Erwachen umzukleiden.

In der Privatpraxis steht die Wanne beständig im Zimmer neben dem Bett des Kranken, im Krankenhause ist sie meist transportabel, oft wird hier auch der

Kranke im Bett ins Badezimmer geschoben. Das Badewasser tagelang in der Wanne stehen zu lassen und nach Anwärmung mit kleinen Mengen hinzugegossenen heissen Wassers mehrere Tage hintereinander zu benutzen, ist eine scharf zu verurtheilende Unsitte. Es macht die so nöthige Reinlichkeit für den Kranken illusorisch und führt gewiss nicht selten zu infectiösen Erkrankungen der Haut, Furunkulose und Phlegmone. Ausserdem ist die Gefährdung der Umgebung durch solch' inficirtes Wasser keineswegs gering anzuschlagen.

Die Wiederholung der Bäder richtet sich weniger nach dem Stande der Körperwärme als nach den Erscheinungen seitens des Centralnervensystems, des Pulses und der Athmung. Die meisten Aerzte verzichten heute auf extreme Temperaturherabsetzungen durch die Bäder. Bei der geschilderten Form derselben, den einfach lauwarmen oder den Ziemssen'schen allmählich abgekühlten, beträgt sie meist nicht mehr als 1—2°. Durchschnittlich kann dies als völlig genügend erachtet werden. Selbst in schweren Fällen und auf der Höhe der Krankheit kommt man dann meist mit zwei bis höchstens vier Bädern in 24 Stunden aus.

Von Ries ist warm empfohlen worden, das lauwarme Bad (25 bis 30° C.) sehr lange bis zu 24 Stunden fortzusetzen. Seinen Anschauungen haben sich Affanassief und Manassein, sowie Unverricht angeschlossen. Neuerdings werden sie auch von Eichhorst sehr gerühmt, was bei der reichen Erfahrung und Zuverlässigkeit dieses Autors zur Nachprüfung auffordern dürfte.

Schwer einsetzende Fälle mit den Erscheinungen intensiver, nachhaltiger Giftwirkung unterlasse man nicht, von vornherein der Bäderbehandlung zu unterwerfen, die streng individuell einzurichten und mit den früher erwähnten hydriatischen Hilfsproceduren zu verknüpfen ist. Hier ist die Bäderbehandlung durch kein Mittel zu ersetzen und ihre Unterlassung oder mangelhafte Durchführung als schwerer Kunstfehler anzusehen.

Anders ist es mit den leichten und mittelschweren Fällen. Sie bedürfen der Bäderbehandlung zunächst überhaupt nicht. Diät, Ruhe und pünktliche Regelung des übrigen Verhaltens sind hier meist vollkommen ausreichend. Treten Verschlimmerungen ein oder intercurrente schwere Erscheinungen, so sollte auch hier je nach Umständen öfter wiederholt oder vereinzelt gebadet werden.

Bei allen Typhuskranken lasse ich übrigens als erfrischende, das Nervensystem sehr günstig beeinflussende Massnahme täglich eine, eventuell zwei kühle oder laue Abwaschungen machen. Mittlere und schwere Fälle tragen während der Fieberzeit stets eine Eisblase auf dem Kopf. Bei hoher Pulsfrequenz empfiehlt es sich, auch eine solche auf die Herzgegend aufzulegen.

Lebhafte Darmerscheinungen, besonders Meteorismus, machen Priesnitzumschläge auf den Bauch erforderlich. Bei stärkerer Bronchitis sind feuchte, nicht zu häufig zu wechselnde Einwicklungen des Thorax von grossem Vortheil.

Von den übrigen Wasserproceduren, denen übrigens auch die Hauptanhänger des hydriatischen Verfahrens nur geringen antipyretischen Werth beimessen, mache ich selten Gebrauch. Die kalten Einpackungen sind unter ihnen noch das empfehlenswertheste Verfahren. Für viele Kranke sind diese aber lästig und geradezu angreifend, wenn sie, wie es im Interesse ihrer Wirksamkeit empfohlen wird, ein- bis zweistündlich, dazu noch mit kaltem Wasser, wiederholt werden.

Von den Abkühlungen durch Füllen des untergelegten Wasserkissens mit kaltem Wasser, Eis oder gar Kältemischungen sehe ich völlig ab.

Während wir schon vorher mehrfach sehr eingreifenden Badeproceduren, besonders sehr kalten, oft wiederholten Vollbädern gegenüber zur Vorsicht mahnten, bestehen auch gegen mildere Verfahrungsweisen absolute und relative Gegenanzeigen.

Streng verboten ist jede Badebehandlung bei den ersten Zeichen der Darmblutung, ebenso bei selbst geringster peritonitischer Reizung. Nicht minder gefährdet werden Patienten mit Herzschwäche, besonders im Gefolge von frischer Myo-, Endo- oder Pericarditis. Auch Personen mit Arteriosclerose oder älteren, unvollkommen compensirten Klappenfehlern sind von der Bäderbehandlung auszuschliessen.

Grössere pleuritische Exsudate geben gleichfalls eine stricte Contraindication, während dies für Pleuritis sicca und Pneumonien nur dann der Fall ist, wenn sie mit Herzschwäche sich verbinden. Diffuse Bronchitis oder Neigung zu Lungenhypostasen gehören in meiner Klinik sogar zu den besonderen Indicationen der Bäderbehandlung.

Bei schweren typhösen Kehlkopfaffectionen unterlässt man die Bäderbehandlung am besten. Otitis media purulenta mit Trommelfellperforation erheischen sorgfältigen Schutz gegen das Eindringen des Badewassers.

Mit grosser Vorsicht sollte man bei Personen verfahren, die von früher her leidend sind, besonders bei Tuberculösen und Bronchiektatikern mit Neigung zu Blutungen und bei hochgradigem Emphysem.

Auch das Lebensalter kann eine Gegenanzeige bilden. Von älteren Personen über 50 Jahre werden die Bäder meist nicht vertragen. Selbst zwischen 40 und 50 sind nur Wenige günstige Objecte für sie.

Im Kindesalter ist bei dem meist leichten Verlauf der Krankheit, namentlich der grösseren Widerstandsfähigkeit des Nervensystems und des Herzens die Bäderbehandlung überhaupt seltener indicirt. Kinder verträumen meist ohne eingreifende Behandlung ihren Typhus. Sind durch besondere Zustände, namentlich des Nervensystems, Unruhe, Somnolenz, Coma, Wasserproceduren angezeigt, so sind lauwarme Bäder, je nach Umständen mit allmählicher Abkühlung und Uebergiessungen fast allein am Platze. Wirklich kalte Bäder werden von Kindern noch schlechter wie von Erwachsenen vertragen.

Gewisse physiologische Körperzustände, besonders Puerperium, Lactation und Menses bilden keine absolute Contraindication.

Was die Constitution betrifft, so sind chlorotische und überhaupt anämische, schwächliche Individuen vor forcirten Massnahmen zu bewahren. Sehr vorsichtig muss man bei Fettleibigen sein. Sie vertragen die Wasserbehandlung im Allgemeinen schlecht. Selbst bei jugendlichen Personen dieser Art, namentlich bei sogenannten „blühenden, üppigen" jungen Frauen, macht man nicht selten schlechte Erfahrungen. Sie neigen sehr zu Herzschwäche, die besonders nach häufigeren, kühlen Bädern unerwartet und beängstigend zur Geltung kommt. Die grosse Neigung zur Herzschwäche macht auch für Alkoholisten die Bäder oft gefährlich.

Dass es auch vorher scheinbar ganz Gesunde gibt, die im Typhus die Bäder nicht recht vertragen und auffallend matt und hinfällig darnach werden, ist eine beachtenswerthe Thatsache.

Unter den verschiedenen Verlaufsweisen des Typhus fordert eigentlich nur die seltene hämorrhagische Form zur Vorsicht in Bezug auf Wasserproceduren heraus.

Die antipyretischen Arzneimittel.

Die antipyretischen Medicamente, die schon zur Zeit der Blüthe der Bäderbehandlung von den Meisten für minder wichtig als diese gehalten wurden, spielen heute trotz ihrer fast täglich wachsenden Zahl und oft aufdringlichen Anpreisung nur noch eine geringe Rolle. Die Art ihrer Wirkung auf die Steigerung der Körperwärme ist noch sehr umstritten und offenbar bei den verschiedenen Mitteln auch nicht die gleiche[1]. Eine specifische Wirkung auf den Krankheitsprocess und damit ein antipyretischer Effect gleich dem des Chinin bei Malaria kommt offenbar keinem derselben zu. Eine günstige Wirkung auf das Centralnervensystem, den Puls und die Athmung, die wir als eine so besonders wichtige Folge der Bäderbehandlung betrachten, ist bei den antipyretischen

---

[1] Vergl. die Verhandlungen über Antipyrese. Congress f. innere Medicin 1885, u. Internationaler Congress zu Kopenhagen.

Medicamenten bis auf wenige Ausnahmen kaum nachweisbar. Ihre Mehrzahl äussert sogar im Gegentheil bei vollen Gaben stark belästigende oder direct schädigende Nebenwirkungen.

Der einfachen Herabsetzung der Temperatur, die allen diesen Mitteln gemeinsam und grösstentheils in hohem Masse zukommt, wird heute, wie wir schon vorher sahen, bei Weitem nicht mehr die frühere Bedeutung beigelegt. Die noch immer viel zu verbreitete Gewohnheit, schematisch bei bestimmten Temperaturgraden und damit natürlich häufig Antipyretica zu geben, ist verwerflich. Die extremen Bestrebungen gar, die Patienten durch consequente Darreichung von Salicylsäure, Kairin, Thallin u. dgl. durch längere Zeit oder dauernd auf ganz niederen Temperaturen oder, wie man sagte, „afebril" zu halten, sind geradezu gefährlich und zum Glück wohl ganz aufgegeben.

Ich selbst mache von den antipyretischen Arzneimitteln unverhältnissmässig viel seltener Gebrauch wie von den Bädern. Von Jahr zu Jahr bin ich mehr von ihnen zurückgekommen, und die weitaus grösste Zahl meiner Patienten verlässt das Krankenhaus, ohne etwas der Art genommen zu haben. Ich kann dies mit gutem Gewissen unterlassen, denn meine Erfahrungen aus den letzten zehn Jahren, verglichen mit denen aus der Periode, wo ich die Mittel noch reichlicher gab, sind durchaus nicht ungünstiger.

Wenn ich jetzt noch einmal ein antipyretisches Medicament reiche, so geschieht dies vorzugsweise bei den sogenannten hyperpyretischen Formen, und hier besonders dann, wenn aus äusseren oder individuellen Gründen Bäder nicht anwendbar sind. Ich beschränke mich dabei auf einige wenige Mittel, von denen ich weiss, dass sie bei geringster oder ganz ohne schädliche Nebenwirkung mit der Herabsetzung der Temperatur auch auf den Status typhosus einigen Einfluss üben.

Keinen Gebrauch mache ich von der Salicylsäure und dem Natr. salicyl. Wenn sie auch die Körperwärme stark und sicher herabsetzen, so haben sie weder eine abkürzende noch überhaupt günstige Wirkung auf den Verlauf der Krankheit. Ja sie werden nicht ganz selten geradezu gefährlich, insofern sie bei Personen mit nicht ganz sicheren Herzverhältnissen Collaps veranlassen. In Deutschland scheinen demgemäss, so weit ich sehe, die Salicylsäurepräparate von den meisten Aerzten aufgegeben zu sein, während sie in Frankreich unter dem Einflusse von Guenneau de Mussy, Jaccoud und Vulpian noch nicht ausser Gebrauch gekommen sind.

Auch das Kairin ist mit Recht so gut wie verlassen. Zwar ist auch seine Darreichung fast ausnahmslos von einem tiefen Sinken der Körperwärme gefolgt, aber meist unter sehr unangenehmen, oft geradezu beängstigenden Nebenerscheinungen: Cyanose mit kalten Schweissen, Herzschwäche und gelegentlich bedenklichen Störungen der Athmung.

Der Kairinwirkung ähnlich und dazu bei minder bedenklichen Nebenstörungen scheint die Wirkung des Thallin zu sein. Nach competentem Urtheile ist sie aber minder stark und nachhaltig.

Auch vor dem Gebrauch des Antifebrin möchte ich warnen. Zwar schon in geringer Dosis stark temperaturherabsetzend (drei- bis viermal stärker als Antipyrin), hat es doch ganz unberechenbare gefährliche Nebenwirkungen. Zweifellos sind selbst Todesfälle auf seine Darreichung zurückzuführen. Die fraglichen Nebenwirkungen äussern sich in Frösten, Cyanose und besonders Unregelmässigkeit und Schwäche der Herzthätigkeit.

Gewisse ältere Mittel, namentlich Veratrin und Digitalis spielen als Antipyretica heute absolut keine Rolle mehr.

Wie für die meisten Aerzte[1], so kommen auch für mich fast nur noch Chinin, Antipyrin und Phenacetin in Betracht.

Im Gegensatze zu manchen Anderen bevorzuge ich unter ihnen noch immer das Chinin[2]. In passender Weise gereicht — es will dies allerdings gelernt sein — hat es fast ebenso sichere und meist nachhaltigere Wirkung als die beiden letzteren, während etwaige Nebenstörungen weit weniger unangenehm und fast ungefährlich sind. Das von anderen Patienten so lästig empfundene Ohrensausen macht auf die Typhuskranken in ihrer Benommenheit wenig Eindruck. Erbrechen ist lange nicht so häufig, wie man öfter sagen hört, und was das Allerwichtigste ist: auch bei labilem Herzen ist das Mittel unter allen am wenigsten gefährlich.

Die Dosis für Erwachsene ist 1—1·5. Ich gehe seltener bis zu 2·0 und kaum jemals höher. Die Darreichung sollte, wie Liebermeister mit Recht empfiehlt, nicht während der Höhe der Temperatursteigerung erfolgen, sondern einige Zeit vorher, um dieser thunlichst entgegenzuwirken. Da die Wirkung des Chinins meist erst nach 2—3 Stunden deutlich zu werden pflegt, so ist auch mindestens so lange Zeit vor der zu erwartenden Temperaturakme das Mittel zu geben. Das Sinken der Körperwärme pflegt durchschnittlich 8—12 Stunden nach Einnahme des Chinin auf den niedrigsten Stand angelangt zu sein. Wenn die Curve dann auch wieder zu steigen beginnt, so erreicht sie doch in vielen Fällen noch nach weiteren 24 Stunden nicht die frühere Höhe.

Sehr beachtenswerth ist es, das Mittel auf einmal in voller Dosis oder in wenigen kleineren Einzelgaben in höchstens $1/_4$—$1/_2$ Stunde Abstand zu reichen. Ueber längere Zeit vertheilte kleinere Dosen sind in antipyretischer Beziehung unwirksam (Liebermeister).

Innerlich lässt sich das Mittel am besten in Caps. amylac. mit Nachtrinken von 1—2 Esslöffel Mixt. acid. mur. nehmen. Wenn bei Einverleibung vom Magen aus Erbrechen erfolgt, so ist es in Klystierform sehr wohl anwendbar.

---

[1] Vergl. z. B. v. Ziemssen, Behandlung des Typhus. Pentzold u. Stintzing, Handbuch d. Therapie, Bd. 1.

[2] Vergl. Liebermeister, Ueber die antipyretische Wirkung des Chinin. Deutsches Archiv f. klin. Medicin, Bd. 3. 1867. — Antipyretische Heilmethoden. Ziemssen's Handbuch d. Therapie, Bd. 1. — Typhus abdominalis. Ziemssen's Handbuch d. speciellen Pathologie u. Therapie, Bd. 1. — Die berühmten Untersuchungen Liebermeister's sind noch heute für die Anwendung des Mittels massgebend. Schon vor ihm hatten Broca (1840) in Frankreich und W. Vogt (1859) und Wachsmuth (1863) Versuche mit Chinin gemacht, ohne jedoch durchzudringen.

Rascher und wohl energischer noch ist die temperaturerniedrigende Wirkung des Antipyrin. Nach meinen Erfahrungen macht es jedoch häufiger Erbrechen und, was das Schlimmste ist, bei nicht ganz vorsichtiger Darreichung nicht selten Herzschwäche.

Von Knorr zuerst dargestellt und von Filehne in die Therapie eingeführt, ist es jetzt wohl das gebräuchlichste Antipyreticum. Es wird am besten, ganz wie dies Liebermeister zuerst für das Chinin vorschrieb und dann auch für das Antipyrin empfahl, in der fieberniedrigen Zeit verabreicht, um seine Wirkung gegen die Tagesexacerbation auszunutzen. Ebenso wie das Chinin hat es neben der Herabsetzung der Körperwärme nicht selten Besserung der Besinnlichkeit und eine gewisse Euphorie zur Folge. Die Dosis ist 2—5·0.

Bei erstmaliger Anwendung ist es empfehlenswerth, nicht die volle Gabe auf einmal, sondern in zwei Hälften getheilt im Abstand von einer Stunde zu geben. Bei Kranken, denen man bezüglich des Herzens zu misstrauen Ursache hat, wird man gut thun, zunächst nur 1—1½ gr und darnach noch stündlich eine Dosis von 0·75—1·0 gr zu reichen. Das Mittel kann, wenn es vom Magen aus schlecht vertragen wird, im Klystier und bei seiner leichten Löslichkeit selbst subcutan angewendet werden.

Das Phenacetin, das in der Hälfte der Dosis des Antipyrins angewendet wird und in ähnlicher Weise wie dieses wirkt, ist für manche Fälle sehr empfehlenswerth. Einzelne Patienten vertragen es besser als Antipyrin. Aber auch bei seiner Verabreichung ist der Beobachtung des Pulses grosse Sorgfalt zu widmen.

Ueber das von Jaksch[1] empfohlene Lactophenin (dos. 0·5—1·0), von dem dieser Autor und auch Immermann eine besonders günstige Beeinflussung des Allgemeinbefindens bei Fehlen schlimmer Nebenwirkungen rühmen, habe ich bei dem geringen Gebrauch, den ich von antipyretischen Medicamenten mache, bisher noch keine genügende Erfahrung gewinnen können. Neuerdings hat auch Eichhorst[2] das Mittel bezüglich seiner Wirkung auf das Nervensystem, namentlich seine beruhigende Wirkung bei aufgeregten schlaflosen Kranken, sehr hervorgehoben.

Behandlung der Störungen einzelner Organe und Systeme.

Der Behandlung der Störungen der Kreislaufsorgane ist bereits vielfach gedacht worden. Vorwiegend kommen hier die durch Beeinträchtigung der Herzthätigkeit und der Vasomotoren bedingten Erscheinungen

---

[1] Prager medicin. Wochenschr. 1894, Nr. 11.
[2] Lehrbuch, neueste Auflage.

in Betracht. Wie erfolgreich gerade sie durch die Bäderbehandlung bekämpft werden, und wie wenig Günstiges dagegen von den antipyretischen
Arzneimitteln zu erwarten ist, wie sie im Gegentheil oft genug geradezu
schaden können, ist gleichfalls schon genügend betont.

Macht sich trotz angemessener Bäderbehandlung Circulationsschwäche
zunehmend geltend, so kann weiteres planvolles Eingreifen von grossem
Werth, unter Umständen lebensrettend sein. An erste Stelle tritt dann
eine verständige Anwendung der Alcoholica. Mit kleineren Mengen zunächst leichterer alkoholischer Mittel beginnend, steigert man ihre Dosis
und Stärke in dem Masse der Zunahme des Collapses. Man kann hierbei
mit in Rechnung ziehen, dass Fiebernde entschieden mehr Alkohol wie
in gesunden Tagen vertragen.

Am gebräuchlichsten sind stärkere Weine, alter Rheinwein oder
Burgunder, Ungarwein, Portwein, Sherry. Besonders wirksam sind noch
Glühwein und Champagner, auch Cognac in starkem Kaffee oder Thee
oder als Mixt. Stokesii. Bei Patienten, die schlecht schlucken oder Widerwillen gegen Alkohol haben, lasse ich Cognac, unter Umständen mit
Tinct. valer. aether., im Klystier nehmen (Spiritus vini Cognac. 20·0, Tinct.
valer. aether. 5·0, vitell. ov. Nr. 1, Mucilag. gummi arabici 20·0, Aq. q. s.
ad 150; auf zwei- bis dreimal als Klystier zu geben).

Unter den excitirenden Medicamenten verwende ich vorzugsweise das
Coffeïn (innerlich und subcutan) und vor Allem den allgemein am gebräuchlichsten Kampher. Seine innerliche Darreichung ist unangenehm
für die Kranken und zwecklos. Ich wende das Mittel fast nur subcutan
an. Man kann hierzu ohne Weiteres das officinelle (10 %) Ol. camph. oder
auch eine stärkere Lösung benützen. In meiner Klinik ist folgende stärkere Lösung gebräuchlich: Camph. trit. 2·0, Aether. sulf. 3·0, Ol. oliv. 7·0 [1].
Je nach der Gefährlichkeit der Situation kann man ein- bis zweistündlich
und selbst noch häufiger ein bis zwei volle Spritzen dieser Lösung geben.
Schlimme Nebenwirkungen habe ich dabei niemals beobachtet. Wohl aber
hatte die Methode an manchem überaus günstigen Erfolg erheblichen
Antheil.

Von der subcutanen Anwendung des reinen Aethers mache ich
kaum mehr Gebrauch. Seine Wirkung ist entschieden weniger sicher und
nachhaltig als die des Kamphers. Dazu sind die Injectionen recht schmerzhaft und führen nicht selten an der Stichstelle zu Nekrose.

Der Moschus ist sehr ausser Gebrauch gekommen, womit, wie mir
scheint, auch nicht viel verloren ist.

---

[1] Der Aetherzusatz hat eigentlich nur den Zweck, die Mischung dünnflüssiger
und damit für die Injection tauglicher zu machen.

Zuweilen, besonders bei hyperpyretischen Formen, leistet ein eisgefüllter Herzbeutel gute Dienste. Bei manchen älteren oder sonst decrepiden Individuen kann umgekehrt Wärme auf die Herzgegend, am besten vermittelst der Leiter'schen Röhren, angewendet, von Nutzen sein. Werden die Extremitäten kühl, so sind Einwicklungen und Wärmeflasche nicht zu vergessen.

Verdauungsorgane. Der Pflege der Mundhöhle und des Nasenrachenraumes ist schon früher gedacht. Mancher infectiösen Erkrankung des Kehlkopfes, der Bronchien und der Lungen kann dadurch vorgebeugt werden. Dass man für die Dauer der Fieberzeit, ganz besonders bei Schwerbesinnlichen, künstliche Gebisse zu entfernen hat, ist selbstverständlich. Soorbildung ist schon in den ersten Spuren energisch zu bekämpfen.

Bei Parotitis, die nicht ganz selten, ohne dass es zur Eiterung kommt, wieder zurückgeht, sind je nach Umständen Priesnitzumschläge oder Eisbeutel am Platze. Ergibt es sich, dass Eiterung nicht zu vermeiden ist, so ist sie durch Kataplasmen zu begünstigen und dann möglichst früh und ausgiebig zu incidiren.

Gegenstand besonderer Sorge werden meist die Darmerscheinungen. Gegen die Durchfälle, die ja für gewöhnlich beim Typhus nicht sehr zahlreich sind, ist nur dann einzuschreiten, wenn sie sich ungewöhnlich vermehren und mit peristaltischer Unruhe, Kolikschmerzen und Tenesmus (letzteres öfter bei Colotyphus) verknüpfen. Bei manchen Patienten empfiehlt es sich dann, Milch und Eier bei Seite zu lassen und nur kleinere Mengen von Schleimsuppe oder Cacao, dazu noch unter Umständen etwas Portwein oder Rothwein zu geben. Als Getränk ist leichter kalter Thee dem vielfach üblichen Gummi- oder Eiweisswasser weitaus vorzuziehen. Eisblase auf den Leib, die auch hier oft gepriesen wird, wird selten gut vertragen. Am besten lässt man lauwarme Priesnitzumschläge machen. Kataplasmen sind, da sie die Gefahr des Hinzutretens von Darmblutung steigern, nur unter besonderen Umständen erlaubt.

Von Medicamenten wende ich, wenn diätetische Massregeln nicht ausreichen, fast allein Opium in häufigeren kleinen Dosen, theils vom Munde aus, theils in Suppositorien an, letzteres besonders dann, wenn ich an eine vorwiegende Betheiligung des Colon und Coecum zu glauben Grund habe. Von Adstringentien ist wenig Nutzen zu erwarten.

Umgekehrt kann auch die gar nicht so seltene anhaltende Verstopfung zum Eingreifen nöthigen. Im Gegensatze zu manchen anderen Aerzten, die minder streng sind, benütze ich dann niemals Abführmittel, nicht einmal Ricinusöl oder das so beliebte Calomel. Einfache Wassereinläufe genügen in der Regel.

Stärkerer Meteorismus ist bei diätetisch nicht vernachlässigten Patienten fast immer der Ausdruck schwerster Toxinwirkung. Hier sind besonders lauwarme, allmählich abzukühlende Vollbäder indicirt und in der Zwischenzeit feuchte Leibumschläge oder Eisblase. Wo diese Massregeln nicht nützen, ist auf andere nicht viel Verlass. Vom Terpentinöl äusserlich oder innerlich habe ich trotz vielfacher Empfehlung der älteren Praktiker kaum etwas gesehen. Auch die viel gepriesene tiefe Einführung eines Darmrohres hat nur in der Minderzahl der Fälle Erfolg. Am ehesten konnte ich noch bei vorwiegendem Dickdarmmeteorismus durch sie Gase entleeren. Wo der Dünndarm besonders stark aufgetrieben ist, wird man mit der Sonde meist nicht viel erreichen.

Die mehrfach empfohlene directe Punction des Darmes mit einer feinen Nadel ist beim Typhus selten nützlich, meist dagegen gefährlich. Bei der fast immer starken Parese des Darmrohres und dem beträchtlichen Elasticitätsverlust der überausgedehnten Bauchwand treten aus physikalisch begreiflichen Gründen überhaupt keine Gase durch die Nadel aus. Direct gefährlich ist das Verfahren, weil unter obwaltenden Verhältnissen die Wunde sich schlecht schliesst und hierdurch, wie durch Nachulceration der Stichstelle die Gefahr der Peritonitis gegeben ist.

Bei Darmblutungen, und zwar schon bei den geringsten Anzeichen derselben, ist absolute Ruhe in Rückenlage erforderlich und der Bauch mit Eisblase oder Kühlschlange zu bedecken. Zunächst hat sich der Kranke jeder Nahrungsaufnahme zu enthalten. Höchstens werden Eisstückchen oder kinderlöffelweise kalter Thee gereicht. Bei geringeren Blutungen oder Nachlass stärkerer kann zwei- bis dreistündlich ein Löffel kalte Milch oder eine entsprechende Menge Schleimsuppe gegeben werden. Durch Opium in häufiger, selbst dreister Dosis, vom Munde oder vom Rectum aus, ist für Beruhigung der Darmperistaltik zu sorgen. Bei allgemeiner Unruhe scheue man ja nicht, eine subcutane Morphiuminjection zu geben.

Die direct zur Blutstillung empfohlenen Medicamente sind wenig zuverlässig. Einzelne verwenden, angeblich mit gutem Erfolg, subdermale Ergotineinspritzungen.

Von innerlich zu gebenden stiptischen oder adstringirenden Mitteln, besonders dem viel empfohlenen Liqu. ferri sesquichlor., ist nichts zu erwarten. Sie können im Gegentheil dadurch, dass sie zuweilen Erbrechen erregen, direct gefährlich werden.

Wenn die Kranken matter werden, so empfiehlt es sich, nicht allzu früh zu starken Excitantien zu greifen. Die geschickte Benützung eines

mässigen Collapses kann der Thrombosirung des blutenden Gefässes förderlich sein. Bei grösserer Herzschwäche nach beträchtlichen Blutungen weichen
selbstverständlich diese Rücksichten. Hier tritt die .schon geschilderte
Collapsbehandlung in ihr Recht. In einzelnen besonders bedrohlichen
Fällen glaube ich noch von der subcutanen oder intravenösen Kochsalz-
infusion und selbst von der Bluttransfusion guten Erfolg gesehen zu haben.

Bei Erscheinungen von peritonitischer Reizung ist nach bekannten Regeln zu verfahren: absolute Diät und Ruhe, Vermeiden von
Husten, Erbrechen und Drängen, Herabsetzung des Motus peristalticus
durch Opium. Zuweilen ist dann Beschränkung und Abkapselung des
Entzündungsherdes erreichbar.

Die leider überwiegend häufige ausgedehntere Darmperforation mit
Austritt von Darminhalt in die freie Bauchhöhle ist ein so gut wie hoff-
nungsloser Zustand. Neuerdings hat die Chirurgie unternommen, in
solchen Fällen noch rettend einzugreifen. Die ersten Versuche, bei Perforationsperitonitis im Typhus nach Eröffnung der Bauchhöhle die Durch-
bruchsstelle direct aufzusuchen und zu schliessen und nach gründlicher
Toilette des Bauchfells weiter antiseptisch zu behandeln, verdanken wir
Mikulicz[1] und Lücke[2]. Ihnen sind dann eine grosse Zahl von Chirurgen
nachgefolgt, von denen einzelne, besonders muthige sogar die Resection
der perforirten Darmpartie ernstlich empfahlen.

Wenn man in verzweifelten Fällen gewiss auch als letzte Rettungs-
möglichkeit den chirurgischen Eingriff in Erwägung ziehen wird, so darf
man nach bisherigen Erfahrungen doch auch hieran nicht allzugrosse
Hoffnungen knüpfen. Bei Fällen von universeller, septischer Peritonitis
sind die bisherigen Ergebnisse ganz schlecht, so dass die besten Chirurgen,
z. B. Mikulicz, hier von jedem Eingriff überhaupt abrathen. Eine bessere
Prognose scheint die Operation nach Mikulicz' und Anderer Meinung
bei den leider viel selteneren Fällen von fibrinös-eiteriger Peritonitis mit
Neigung zu Verklebungen zu geben.

Interessant scheint es mir, dass eine ganze Anzahl von Heilungen
(Wagner, van Hook, Abbe) Fälle betrafen, wo die Perforation nicht
während der Fieberzeit, sondern später, während der Reconvalescenz erfolgte. Dass solche Patienten bereits wieder ein grösseres Mass von
Widerstandsfähigkeit gegen operative Eingriffe erlangt hatten, ist ein
naheliegender Gedanke.

---

[1] Volkmann's Sammlung klin. Vorträge, Nr. 262.
[2] Deutsche Zeitschr. f. Chirurgie 1887, Bd. 25, u. Verhandlungen d. deutschen
Gesellsch. f. Chirurgie 1889. — Ein vollständiges Literaturverzeichniss über den fraglichen Gegenstand geben Geselewitzsch und Wannack, Mittheilungen aus den
Grenzgebieten der Medicin und Chirurgie, Bd. 2, Heft 1 u. 2, S. 32 ff.

Auch die Erkrankungen der Athmungsorgane erfordern mannig-
faltiges therapeutisches Eingreifen. Höhere Grade von Nasenbluten
sind bei den ohnehin heruntergekommenen Kranken sehr beachtenswerth.
Schon mancher Todesfall ist dadurch eingetreten, dass die unbesinnlichen
oder tief schlafenden Kranken, besonders wenn der Naseneingang tam-
ponirt war, massenhaft Blut in den Nasenrachenraum entleerten und ver-
schluckten, wodurch das Ereigniss nicht rechtzeitig zur Kenntniss der Umgebung kam. Ich habe mir zur Regel gemacht, bei schweren hartnäckigen
Fällen von Nasenbluten nicht blos von vorne, sondern auch von
hinten zu tamponiren.

Die Behandlung der typhösen Kehlkopferkrankungen hat schon
eine sehr ansehliche Literatur[1]. Sie dreht sich hauptsächlich um die
Indicationen und die Ausführung der Tracheotomie, mit der man in
schweren Fällen nicht säumen sollte. Die Operation hat aber auch gerade bei Typhösen ihre Schattenseiten, insofern sie hier weit mehr als
bei nicht Fiebernden die Entstehung von Pneumonie sowohl durch Aspiration als Secretverhaltung begünstigt.

Auf die zum Glück nicht sehr häufigen Schilddrüsenabscesse
muss man wegen ihrer Gefährlichkeit stets gefasst sein. Sie machen
sehr bald Erstickungsanfälle und sind daher möglichst zeitig zu öffnen.

Die weitaus beste Behandlung der Typhusbronchitis ist diejenige
mit Bädern, kühlen Frottirungen und feuchten Umschlägen. Die sogenannten Expectorantien, Ipecacuanha, Senega u. s. w., wende ich kaum
mehr an. Am unschädlichsten ist noch, wo auf Arzneimittel Werth gelegt
wird, die Darreichung von Liq. ammon. anis.

Treten zur Bronchitis die Erscheinungen von Herzschwäche, so ist
besondere Sorge gegen den Eintritt von Lungenhypostase am Platze.
Man achte dann auf häufigen Lagewechsel und suche namentlich die geschwächte Herzthätigkeit zu heben. In manchen Fällen thut die Application
trockener Schröpfköpfe über der Gegend der Unterlappen gute Dienste.

Die Behandlung der Störungen des Nervensystems ist, wie
wir schon sahen, gleichfalls eine Hauptdomäne der Wasserbehandlung.
Auch einige Arzneimittel (Chinin, Antipyrin, Phenacetin und Laktophenin)
scheinen hier beachtenswerthe Dienste zu thun.

Neben der allgemeinen „antipyretischen" Behandlung können aber
auch specielle Massnahmen und Modificationen der Wasserbehandlungs-
methoden nothwendig werden.

Heftige Kopfschmerzen der ersten Krankheitszeit sind durch Eisblase, Leiter'sche Kühler oder Lagerung des Kopfes auf beständig kühl

---

[1] Vergl. die Literatur S. 221 u. ff. dieses Werkes, besonders die dort angeführte
erschöpfende Arbeit von Lüning.

zu haltenden Wasserkissen zu bekämpfen. Hier ist auch eine Dose Anti-pyrin oder Phenacetin oft von bestem ·Erfolg.

In der späteren Periode der Krankheit sind es die Erregungs-zustände des Nervensystems und die Depressionszustände, Coma, Sopor, Stupor mit kataleptischen Erscheinungen, die oft einer besonderen Behandlung bedürfen.

Die Depressionszustände sind, wenn sie höhere Grade erreichen, durch kühle Uebergiessungen im lauwarmen Bade, bei besonders kräftigen Personen und hyperpyretischer Verlaufsweise selbst durch stärker abge-kühlte Vollbäder zu bekämpfen. Ein gutes Unterstützungsmittel sind hier zuweilen die oben erwähnten Valeriana-Cognac-Klystiere.

Bei stärkeren Erregungszuständen, Delirien, Fluchtversuchen und Schlaflosigkeit, sind protrahirte, einfach lauwarme oder allmählich abgekühlte Ziemssen'sche Bäder am Platze. Kalte Uebergiessungen und ähnliche Massnahmen thun dabei selten gut. Sehr geschwächte Indivi-duen lässt man an Stelle der Bäder mit Vortheil mit lauwarmen, feuchten Einpackungen behandeln, die im Interesse der so nothwendigen Ruhe der Kranken nur selten gewechselt werden.

Bei besonders grosser Unruhe scheue man sich ja nicht, mässige Dosen Morphium zu geben. Sie schaden niemals und tragen mit dazu bei, das Gehirn vor Erschöpfung zu bewahren. Bei Potatoren ist neben dem Morphium reichlich Alkohol zu geben.

Von den Sinnesorganen ist besonders das Ohr zu berücksichtigen. Bei schwer besinnlichen Kranken ist auch, ohne dass sie klagen, eine häufigere Untersuchung nothwendig. Tritt Otitis media ein, so rathen die meisten Ohrenärzte zu frühzeitiger Ausführung der Paracentese des Trommelfelles.

Aeussere Bedeckungen. Bei dem heutigen Standpunkt der The-rapie gehört das Auftreten von Decubitus selbst in schweren, protrahirten Fällen zu den Ausnahmen. Schwerkranke sollten vom Beginn der zweiten Woche an auf ein Wasserbett gelagert werden, wie dies Ziemssen und· Immermann zuerst empfahlen. Verbindet man damit die grösste Rein-lichkeit und entsprechende Bäderbehandlung, so ist Decubitus fast sicher zu vermeiden. Selbst Lagerung auf Luftkissen ist meist genügend.

Die Luft- und Wasserkissen sind stets mit einer frei von Falten zu haltenden Unterlage und nicht zu grobem Gewebe zu bedecken. Sie dürfen nie zu stark ge-füllt werden, im Allgemeinen nur so weit, dass sie das Niveau des übrigen Bettes, wenn der Kranke darauf liegt, nicht überragen. Ich lasse die Wasserkissen nur lauwarm füllen; Einfüllung von kaltem Wasser ist unnütz und den meisten Kranken unangenehm.

Uebernimmt man einen Typhuskranken bereits mit Decubitus, oder hat sich dieser trotz aller Sorgfalt nicht vermeiden lassen, so ist er nach allen Regeln der Antisepsis zu behandeln. Das früher übliche Auflegen von Pflastern ist wegen der Gefahr des Verhaltens der Wundsecrete zu verwerfen. Sehr geeignet sind Verbände mit Borlanolin oder ähnlichen antiseptischen Salben.

Die zum Glück äusserst seltenen besonders tiefgehenden, allgemeine Ernährungsstörungen beweisenden Fälle von multiplem, unaufhaltsam fortschreitendem Decubitus können manchmal noch durch Behandlung im permanenten Wasserbade günstig beeinflusst werden.

Die Behandlung von Erysipel, Furunkeln und Phlegmonen hat nach allgemeinen Regeln zu erfolgen.

Bezüglich der typhösen Nierenaffectionen ist nur zu bemerken, dass sie eine milde Bäderbehandlung nicht ausschliessen, während dabei gewisse antipyretische Medicamente, namentlich Salicylsäurepräparate, streng vermieden werden müssen.

Dass bei schwer besinnlichen Typhösen die Blase häufig untersucht und nöthigenfalls katheterisirt wird, kann man der Beachtung jüngerer Aerzte nicht genug empfehlen.

Ueber die Behandlung besonderer Verlaufsweisen des Typhus ist schon vorher Manches gesagt worden. Die hyperpyretische Form erfordert namentlich kühles Verhalten der Patienten, häufigere abgekühlte Bäder und nicht selten Antipyretica, unter denen ich dem Chinin den Vorzug gebe.

Bei den mit septischen Erscheinungen verbundenen Formen habe ich von öfteren grösseren Antipyrindosen zuweilen gute Erfolge gesehen.

Therapeutisch wenig beeinflussbar ist bis jetzt die sogenannte hämorrhagische Form. Die vielgerühmte Anwendung des Secal. cornut. und der Säuren verdient wenig Vertrauen. Es handelt sich hier um tiefe Störungen, denen wir, so lange sie ätiologisch unbekannt sind, therapeutisch überhaupt nicht beikommen werden.

Dass Mischformen von Typhus und Malaria energische Chininbehandlung erheischen, braucht kaum besonders betont zu werden.

Behandlung der Nachschübe und Recidive.

Wir haben schon früher die ernste Prognose der eigentlichen Nachschübe kennen gelernt. Ihre Behandlung ist die des schweren typhösen Zustandes überhaupt, mit besonderer Rücksicht darauf, dass die Patienten durch die vorausgegangene Krankheitszeit schon sehr heruntergekommen sind, zu Herzschwäche, Lungenhypostasen und schweren nervösen Erschöpfungszuständen neigen. Man kann ihnen hydrotherapeutisch nur die mildesten Eingriffe zumuthen. Kalte Vollbäder, Uebergiessungen u. dgl. sind ganz zu vermeiden. Das Wichtigste ist hier passende Ernährung und reichliche Darreichung von Reizmitteln, besonders Alkohol.

Die prognostisch im Gegentheil sehr günstigen Recidive bedürfen nur dann einer Behandlung, wenn sie sich abnorm in die Länge ziehen, oder wenn ein schweres, langdauerndes Recidiv nach leichter, zuweilen ambulatorischer Primärerkrankung eigentlich den Haupttheil der ganzen Krankheit ausmacht. Alsdann gelten natürlich die früher gegebenen Regeln.

Ob man Recidive verhüten kann, deren Bevorstehen man aus der Fortdauer des Milztumors und der Diazoreaction bis in die fieberfreie Zeit, sowie dem früher erwähnten Verhalten von Puls und Temperatur argwöhnen darf, wird vielfach bezweifelt. Ich glaube mit v. Ziemssen, dass es zuweilen durch passende Chininbehandlung gelingt. In solchen Fällen lasse ich jedoch nicht grosse Einzeldosen, sondern kleinere (0·25 bis 0·5) viermal täglich, zuweilen selbst häufiger, nehmen.

Die gleiche Behandlung war mir auch in den Typhusfällen oft von Nutzen, wo mit oder ohne Fortbestehen des Milztumors die Fiebercurve einen ganz unregelmässigen Charakter annimmt und besonders bei normalen oder subnormalen Tagestemperaturen gegen Abend mässige Steigerungen zeigt. Ich glaube manche dieser Fälle, die sich erfahrungsgemäss ganz unberechenbar in die Länge ziehen können, durch Chininbehandlung wesentlich abgekürzt zu haben.

Behandlung der Reconvalescenz.

Ein Hauptpunkt der Reconvalescenzbehandlung, die Ernährung, ist schon früher (S. 429) erörtert worden. Nicht weniger scharf wie diese ist auch das übrige körperliche und geistige Verhalten des Patienten zu überwachen. Man erlaube den Kranken ja nicht zu früh, das Bett zu verlassen, und thut gut, von vornherein den ersehnten Termin ihnen und den Angehörigen gegenüber eher etwas zu weit hinauszuschieben.

Selbst nach leichten Erkrankungen dürfen die Reconvalescenten frühestens 14 Tage nach der definitiven Entfieberung das Bett verlassen. Nach schwerem Verlauf wird dies Ziel kaum vor Ablauf von vier Wochen erreicht. Complicationen bedingen oft noch weit länger dauernde Bettruhe. Man muss den Kranken und der Umgebung sofort bestimmt darlegen, dass der Verlauf der Reconvalescenz nicht minder von strengster Folgsamkeit abhängig ist wie derjenige der früheren Stadien.

Im Bett haben sich die Reconvalescenten möglichst ruhig zu verhalten und längeres Aufsitzen namentlich in der ersten fieberfreien Zeit völlig zu vermeiden (Collaps). Was das psychische Verhalten anlangt, so sollen sie von schwerer, namentlich fachmännischer Lectüre möglichst lange ferngehalten werden, während leichte gleichgiltige Dinge ihnen sehr wohl vorgelesen werden dürfen.

Besuche sind auch während der Reconvalescenz sehr zu beschränken und nur solche Personen zuzulassen, die den Kranken nicht 'erregen und ihn nicht veranlassen, sich lebhaft an der Unterhaltung zu betheiligen. Wie schädlich solche Besuche sein können, zeigen in unseren Krankenhäusern die Fiebercurven der Reconvalescenten an den officiellen Besuchstagen. Sehr nützlich und ein willkommener Ersatz für manches Verbotene ist es, bei günstiger Witterung die Reconvalescenten im Bett ins Freie zu bringen.

Wann nach absolvirter Reconvalescenz die Berufsthätigkeit wieder aufgenommen werden darf, ist nicht im Allgemeinen, sondern nur individuell zu bestimmen. Die Natur der überstandenen Krankheit, die Art der Beschäftigung, die Constitution und sonstige äussere Lebensverhältnisse spielen hier die entscheidende Rolle. Personen in günstigen Vermögensverhältnissen ist, bevor sie wieder an die Arbeit gehen, ein längerer Erholungsaufenthalt sehr zu empfehlen. Man wählt dazu am besten das Mittelgebirge oder milde See. Bedeutende Höhenlage über 1000 m oder eingreifende Seebäder, namentlich Nordseebäder, sind im Allgemeinen zu widerrathen. Im Winter ist ein Aufenthalt im Süden, Südtirol, oberitalienische Seen oder Riviera angemessen. Auch die Isle of Wight ist unter Umständen ein sehr passender Erholungsort.

Minder Bemittelte sollte man, nach schweren Erkrankungen wenigstens, einen Landaufenthalt nehmen lassen. Die mehr und mehr sich geltend machenden Bestrebungen, auch für die geringeren Classen durch die Errichtung von ländlichen Genesungshäusern zu sorgen, sind in dieser Hinsicht mit Freude zu begrüssen.

Sachregister.

B.

Bacillus Friedländer 101, 231.
— typhi, Nachweis 400.
Bacterium coli, Pneumonieerreger 233.
— — Trennung von Typhusbacillen 17.
— pyocyaneum zur Typhusbehandlung 419.
Bäderbehandlung 434.
— und Recidive 346.
Bakteriologie des Blutes 161.
Bakteriologische Diagnostik 399.
Bartholinitis 184.
Bauchfellentzündung, prognostische Bedeutung 373.
Bedingungen der Fieberdauer 361.
Beginn, eigentlicher, des Typhus 68.
Behandlung 418.
— der Recidive und Nachschübe 448.
— nach Bouchard 421.
Benzoësaure Salze zur Behandlung 419.
Berufsthätigkeit, Wiederaufnahme 450.
Beschränkung des Eiweisszerfalles 424.
Bettendesinfection 416.
Bewusstsein, Umnebelung 242.
Bilieuses Fieber 293.
Bindegewebswucherung, diffuse, der Milz 164.
Biologische Wasseruntersuchung 412.
Blasenkatarrh 358.
Blinddarm, congenitale Dislocation 199.
Blut, Bakteriologie 161.
Blutbeschaffenheit 158.
Blut, Dichtigkeitsschwankungen 159.

Blutgefässveränderungen 155.
Blutkörperchen, rothe 158.
— — in der Reconvalescenz 348.
— weisse 160.
Blutserum Genesener, Schutzmittel 55.
— Wirkung auf Mikroorganismen 402.
Blutungen bei Alkoholisten 310.
— des verlängerten Markes 257.
— in den Muskeln 75.
— in die Milz 169.
— meningeale 255.
Blutzellen, weisse, diagnostische Bedeutung 386.
Blutverluste, Abschwellen von Milztumoren durch 164.
Boden, ätiologische Bedeutung 36.
Brand, spontaner 94, 155.
Bronchialaffectionen, putride 229.
Bronchialdrüsenerkrankung 228.
Bronchiolitis typhosa 101, 228.
Bronchitis, diagnostische Bedeutung 386.
— diffusa 228.
— — beim Abortivtyphus 228.
— fibrinöse 227.
— im zweiten Stadium 71.
— in der Reconvalescenz 356.
— typhosa im Greisenalter 324.
— — bei Kindern 315.
Bronchopneumonie beim senilen Typhus 324.
Brunneninfection 25.
Butter, Infectionsträger 30.
Buttermilch 426.

C.

Calomelbehandlung 419.
Campher als Excitans 442.
Carbolsäure zur Desinfection 415.
— -Behandlung 419.
Casuistik abortiver Formen 276.
Cerebraler Typhus 298.
Cerebromalacie 156.
Centralnervensystem, anatomische Veränderungen 103.
— prognostische Bedeutung 370.
Champagner 429.
Chinin 440.
Chloridausscheidung 173.
Chlorwasser zur Behandlung 419.
Chronische Krankheiten und Typhus 308
— typhöse Myocarditis 149.
Cholecystitis typhosa 195.
Cholelithiasis 193.
Cholera asiatica 306.
Choleraähnlicher Zustand 245.
Chorea minor 261.
Chorioidealtuberkel 393.
Chorioiditis 267.
Chorioretinitis 267.
Coffein als Excitans 442.
Cognac 429.
— -Klystire 442.
Collaps 131.
— -Zustände 153.
Colon transversum, Meteorismus des 198.
Complicationen 108.
— -Einfluss auf die Temperatur 131.
Conjunctivitis 267.
— diagnostische Bedeutung 387.
Constitution 47, 310.
— und Typhusmortalität 368.
Contagion, directe 4.

SPECIELLE
PATHOLOGIE UND THERAPIE

herausgegeben von

HOFRATH PROF. DR· HERMANN NOTHNAGEL

unter Mitwirkung von

Geh. San.-R. Dr. **E. Aufrecht** in Magdeburg, Prof. Dr. **V. Babes** in Bukarest, Prof. Dr. **A. Baginsky** in Berlin, Prof. Dr. **M. Bernhardt** in Berlin, Hofr. Prof. Dr. **O. Binswanger** in Jena, Doc. Dr. **F. Blumenthal** in Berlin, Hofr. Prof. Dr. **R. Chrobak** in Wien, Prof. Dr. **G. Cornet** in Berlin, Geh. Med.-R. Prof. Dr. **H. Curschmann** in Leipzig, Dr. **E. Eggebrecht** in Leipzig, Geh. Med.-R. Prof. Dr. **P. Ehrlich** in Frankfurt a. M., Geh. Med.-R. Prof. Dr. **C. A. Ewald** in Berlin, Dr. **E. Flatau** in Warschau, Prof. Dr. **L. v. Frankl-Hochwart** in Wien, Doc. Dr. **S. Freud** in Wien, Reg.-R. Prof. Dr. **A. v. Frisch** in Wien, Med.-R. Prof. Dr. **P. Fürbringer** in Berlin, Doc. Dr. **D. Gerhardt** in Strassburg, Geh. Med.-R. Prof. Dr. **K. Gerhardt** in Berlin, Prof. Dr. **Goldscheider** in Berlin, Doc. Dr. **K. Hirsch** in Leipzig, Geh. Med.-R. Prof. Dr. **E. Hitzig** in Halle a. d. S., Geh. Med.-R. Prof. Dr. **F. A. Hoffmann** in Leipzig, Prof. Dr. **A. Högyes** in Budapest, Prof. Dr. **G. Hoppe-Seyler** in Kiel, Prof. Dr. **R. v. Jaksch** in Prag, Prof. Dr. **A. Jarisch** in Graz, Prof. Dr. **H. Immermann** in Basel (†), Prof. Dr. **Th. v. Jürgensen** in Tübingen, Dr. **Kartulis** in Alexandrien, Prof. Dr. **Th. Kocher** in Bern,· Prof. Dr. **F. v. Korányi** in Budapest, Hofr. Prof. Dr. **R. v. Krafft-Ebing** in Wien, Prof. Dr. **F. Kraus** in Graz, Prof. Dr. **L. Krehl** in Greifswald, Doc. Dr. **A. Lazarus** in Charlottenburg, Geh. San.-R. Prof. Dr. **O. Leichtenstern** in Köln (†), Prof. Dr. **H. Lenhartz** in Hamburg, Geh. Med.-R. Prof. Dr. **E. v. Leyden** in Berlin, Prof. Dr. **K. v. Liebermeister** in Tübingen, Prof. Dr. **M. Litten** in Berlin, Doc. Dr. **H. Lorenz** in Wien, Doc. Dr. **J. Mannaberg** in Wien, Prof. Dr. **O. Minkowski** in Köln, Dr. **P. J. Möbius** in Leipzig, Prof. Dr. **C. v. Monakow** in Zürich, Geh. Med.-R. Prof. Dr. **F. Mosler** in Greifswald, Doc. Dr. **H. F. Müller** in Wien (†), Prof. Dr. **B. Naunyn** in Strassburg, Hofr. Prof. Dr. **I. Neumann** in Wien, Hofr. Prof. Dr. **E. Neusser** in Wien, Prof. Dr. **K. v. Noorden** in Frankfurt a. M., Hofr. Prof. Dr. **H. Nothnagel** in Wien, Prof. Dr. **H. Oppenheim** in Berlin, Reg.-R. Prof. Dr. **L. Oser** in Wien, Prof. Dr. **E. Peiper** in Greifswald, Dr. **F. Pinkus** in Berlin, Dr. **R. Pöch** in Wien, Hofr. Prof. Dr. **A. Přibram** in Prag, Geh. Med.-R. Prof. Dr. **H. Quincke** in Kiel, Prof. Dr. **E. Remak** in Berlin, Geh. Med.-R. Prof. Dr. **F. Riegel** in Giessen, Prof. Dr. **O. Rosenbach** in Berlin, Prof. Dr. **A. v. Rosthorn** in Graz, Geh. Med.-R. Prof. Dr. **H. Schmidt-Rimpler** in Göttingen, Hofr. Prof. Dr. **L. v. Schrötter** in Wien, Prof. Dr. **F. Schultze** in Bonn, Geh. Med.-R. Prof. Dr. **H. Senator** in Berlin, Prof. Dr. **Azévedo Sodré** in Rio Janeiro, Doc. Dr. **M. Sternberg** in Wien, Prof. Dr. **G. Sticker** in Giessen, Prof. Dr. **K. Stoerk** in Wien (†), Prof. Dr. **H. Vierordt** in Tübingen, Prof. Dr. **O. Vierordt** in Heidelberg, Prof. Dr. **R. Wollenberg** in Hamburg, Doc. Dr. **O. Zuckerkandl** in Wien.

III. BAND,
II. THEIL, 1. ABTHEILUNG.

DAS FLECKFIEBER

VON

DR· H. CURSCHMANN,

PROFESSOR DER MEDICINISCHEN KLINIK IN LEIPZIG.

WIEN 1900.

ALFRED HÖLDER

K. U. K. HOF- UND UNIVERSITÄTS-BUCHHÄNDLER

I., ROTHENTHURMSTRASSE 15.

DAS

FLECKFIEBER.

VON

DR H. CURSCHMANN,

PROFESSOR DER MEDICINISCHEN KLINIK IN LEIPZIG.

MIT 25 ABBILDUNGEN UND 2 FARBIGEN TAFELN.

WIEN, 1900.

ALFRED HÖLDER

K. U. K. HOF- UND UNIVERSITÄTS-BUCHHÄNDLER

I., ROTHENTHURMSTRASSE 15.

Druck von Adolf Holzhausen,
k. und k. Hof- und Universitäts-Buchdrucker in Wien.

Inhalt.

Das Fleckfieber[1] ist eine acute Infectionskrankheit, deren bisher nicht sicher bekannter Erreger sich ausschliesslich im Körper der Befallenen wiedererzeugt. Es entsteht und verbreitet sich niemals anders als dadurch, dass das Contagium direct vom Kranken oder indirect durch Mittelspersonen oder mit ihm beladene, leblose Gegenstände auf Disponirte übertragen wird.

Die ausserordentliche Ansteckungsfähigkeit der Krankheit bedingt es, dass sie meist epidemisch, seltener und nur dann endemisch oder vereinzelt auftritt, wenn äussere oder persönliche Verhältnisse der Bevölkerung das Haften des Contagiums erschweren oder rechtzeitig wirksame prophylaktische Massregeln getroffen wurden.

Mit dem Unterleibstyphus hat das Fleckfieber nicht das Geringste zu thun.[2]

Die ausserordentliche directe Ansteckungsfähigkeit von Person zu Person, der scharf cyklische Verlauf der Krankheit bei grosser Seltenheit von Recidiven, das in einem Zug ohne Nachschübe sich vollziehende Hervortreten des charakteristischen Hautausschlages und die Eigenart der Fiebercurve stellen es einer anderen Gruppe von Infectionskrankheiten, den acuten Exanthemen, an die Seite.

Geschichtliches.

Eine ausführliche Darstellung der Geschichte und Geographie des Fleckfiebers liegt nicht im Plane dieser Arbeit.

Sie sind vielfach Gegenstand eingehender Bearbeitung gewesen und namentlich in den Werken von Murchison und Aug. Hirsch in so vollkommener Weise dargestellt, dass spätere Autoren, die wohl alle aus ihnen schöpften, kaum etwas Neues hinzuzufügen vermochten.

---

[1] Anderweitige Bezeichnungen: Flecktyphus, Exanthematischer Typhus, Typhus contagiosus, Febris pestilens, Febris putrida, Febris petechialis, Morbus pulicaris, Typhus carcerum, Febris bellica, Febris castrensis, Febris nautica, Schiffstyphus, Hungertyphus, Febris hungarica.

[2] Die Bezeichnung als „Typhus" und damit die Namen „Flecktyphus", „exanthematischer Typhus", „Petechialtyphus" u. s. w., die aus einer Zeit stammen, wo man die Krankheit noch nicht genügend kannte, sind darum, wie es in dieser Monographie geschieht, am besten ganz zu vermeiden.

Das Fleckfieber gehört zu den wahrscheinlich im Alterthume schon gekannten Krankheiten.

Vielleicht hat bereits Hippokrates[1] die Krankheit gesehen, und auch bei Aëtius, Rhazes und Avicenna glauben Einzelne auf sie zielende Bemerkungen gefunden zu haben.

Die ersten ausführlicheren, unzweideutigen Nachrichten stammen aus dem Mittelalter und werden von manchen Autoren dem Jacobus de Partibus (1463) und dem Deutschen Agricola zugeschrieben. Vorher und auch lange nachher noch wurde die Krankheit von gewissen anderen epidemisch auftretenden Infectionskrankheiten, namentlich der Pest, nicht gehörig unterschieden.

So war die „Pest", die in den Jahren 1505 und 1528, wahrscheinlich von Cypern eingeschleppt, fast ganz Italien heimsuchte, zweifellos Fleckfieber, ebenso wie die Morbus hungaricus genannte Krankheit, die bei der Belagerung von Metz im Jahre 1552 unter der Armee Karls V. wüthete.

Jenes Auftreten der Krankheit in Italien fand in Frascatorius seinen classischen Autor, dem wir die erste klare, die Krankheit von anderen Seuchen, namentlich der Pest, bestimmt unterscheidende Schilderung verdanken. Er bezeichnete sie als Morbus lenticularis.

Auch andere im 16. und 17. Jahrhundert als Pest bezeichnete Seuchen, so die Pest in Ungarn 1566 (die Febris hungarica oder pannonica), die Pest in Meissen 1574, die Pest in Dänemark 1613 und 1652 und die Pest in Leyden 1669 waren nach Hildenbrand ohne Zweifel Fleckfieberepidemien, sowie er auch zahlreiche andere Seuchen späterer Zeit, z. B. das von Hasenöhrl bearbeitete, in den Jahren 1757 und 1759 in und um Wien grassirende „Faulfieber" und das epidemische Faulfieber, das 1771 und 1772 fast alle deutschen Länder überzog, mit Recht als ansteckenden Typhus deutete.

Ganz besonders heftete sich im Laufe der Jahrhunderte das Fleckfieber an die Fersen der Heere. Während des dreissigjährigen Krieges forderte es weit mehr Opfer als die Waffen. Es war das Schreckgespenst der Napoleonischen Feldzüge und decimirte noch die moralisch und körperlich zerrüttete Armee bei ihrer Rückkehr aus Russland.

Nach den Feldzügen von 1793 und 1794 herrschte die Seuche in ganz Deutschland. 1796 und 1797 flammte sie heftig wieder auf, um 1805, im Anschluss an die grossen Heereszüge, über Galizien, Ungarn und die österreichischen Kronländer sich epidemisch zu verbreiten. Die Schriften von Rennebaum, Schäfer, Hecker, Rasori, Larrey, Hufeland, Horn und vor Allem die berühmte Monographie von Hilden-

---

[1] De morb. popul., Lib. II u. III.

brand, noch heute ein Muster epidemiologischer Darstellung, beziehen sich auf die erwähnten Seuchen des Endes des 18. und des Beginnes des 19. Jahrhunderts.

Vom dritten Decennium des 19. Jahrhunderts an trat auf dem europäischen Continente, namentlich in Deutschland die Krankheit zurück, während sie in Irland und England, den von ihr stets bevorzugten Ländern, sich ungeschwächt erhielt und in einzelnen Jahren zu gewaltigen Epidemien anschwoll. So überzog die Krankheit von Ende 1816 an durch die Jahre 1817 und 1818 hindurch ganz England und Irland in heftigster Weise. In Irland allein wurde damals der achte Theil der Bevölkerung, in Dublin sogar ein Drittel der Einwohner von ihr ergriffen. Man zählte über 40.000 Todesfälle.

Schwere Epidemien sind auch aus den Jahren 1826 und 1828 für beide Länder zu verzeichnen. In den Dreissigerjahren war vorzugsweise Irland heimgesucht, zu Anfang des vierten Decenniums besonders Schottland.

Eine ungemein schwere Epidemie trat zusammen mit einer Hungersnoth 1846 in Irland auf, verbreitete sich von da nach England, um 1847 ihren Höhepunkt und erst mit Schluss des Jahres 1848 ihr Ende zu erreichen. Es klingt kaum glaublich, dass in jener Zeit in England über eine Million, in Irland mehr als 300.000 Typhusfälle vorgekommen sein sollen (Murchison).

In Deutschland hatte man sich während der eben erwähnten Jahrzehnte der Anschauung hingegeben, das Fleckfieber habe dem Unterleibstyphus dauernd Platz gemacht. Die Epidemien von 1847 und 1848 zerstörten gründlich diese Illusion. Zunächst und am schwersten wurde 1847 Oberschlesien heimgesucht. Wir verdanken Virchow die classische Schilderung der damaligen epidemiologischen und socialen Verhältnisse.

Wie die Feldzüge des ersten Napoleon, so waren auch die späteren Kriege des 19. Jahrhunderts von der Seuche gefolgt.

Im Krimkriege richtete sie unter den Armeen ihre Verwüstungen an, charakteristischer Weise ungleich mehr im französischen Lager als bei den schon in jener Zeit hygienisch weit besser vorbereiteten und besser gehaltenen Engländern. Aus der Krim wurde damals die Krankheit nach Frankreich verschleppt, wo man sich wie in Deutschland bis dahin für gesichert gehalten hatte.

Auch der italienische Feldzug von 1861 und der russisch-türkische Krieg von 1878 boten der Seuche reiche Beute. Geradezu entsetzlich, weit schlimmer noch als im Krimkriege, müssen nach Michaeli's Schilderungen damals die Zustände in der russischen Armee gewesen sein. Von 200.000 Kranken, meint jener Autor, sei damals gewiss die Hälfte vom Fleckfieber befallen gewesen und von diesen wiederum die Hälfte

1*

erlegen. Die schwersten Opfer hatte die Seuche damals von den Aerzten gefordert, mit einer Mortalität von 60%.

Während des deutsch-französischen Krieges von 1871 dagegen waren die Heere vom Fleckfieber völlig verschont geblieben, ein Beweis wiederum dafür, dass nicht Ansammlung und Bewegung grosser Menschenmassen an sich, sondern ihr Aufenthalt in Gegenden ätiologisch ausschlaggebend ist, wo die Krankheit zufällig oder endemisch herrscht.

In Frankreich, das von der Krankheit immer nur vorübergehend befallen worden war, zerstörte neuerdings wieder ihr Auftreten die Illusion, sie hafte überhaupt nicht leicht auf französischem Boden. Eine nicht unbedeutende Epidemie, die 1893 in Lille ausbrach, führte zur Verschleppung der Krankheit nach den Gefängnissen von Paris, von wo sie sich auf Stadt und Umgebung ausbreitete.

In Deutschland ist seit den Epidemien von 1847 und 1848 das Fleckfieber bis zum Anfang der Achtzigerjahre in einzelnen Gegenden nicht ganz verschwunden. In Oberschlesien ist es seit jener Zeit endemisch geworden, und von 1867 an hatte es auch in Ost- und Westpreussen Wurzel gefasst. Neue Nahrung scheint die Seuche stets von den angrenzenden russisch-polnischen Provinzen zu fassen, um zeitweilig in der Richtung von Osten nach Westen in Deutschland einzubrechen und sich zu verbreiten. Stets ist dabei aber zu beobachten, dass die In- und Extensität der Krankheit sich in gleicher Richtung vermindert, so dass grössere Endemien oder Epidemien zunächst nur in den östlichen Theilen Deutschlands und hier wiederum besonders in den Grenzdistricten zur Entwicklung kamen.

Als in den Jahren 1867—1868 die Krankheit durch vagabundirendes Gesindel nach Ost- und Westpreussen eingeschleppt wurde, flammte sie hier zu gewaltigen Epidemien auf. So hatte damals der Regierungsbezirk Gumbinnen allein 4000 Erkrankungen aufzuweisen (Guttstadt).

Von der Mitte der Siebzigerjahre bis zum Jahre 1882 wurde wiederum das östliche und dann Theile des mittleren Deutschlands vom Fleckfieber schwer heimgesucht, so dass Guttstadt die Zahl von 10.600 in den Jahren 1877—1882 allein in die preussischen Spitäler aufgenommener Kranker feststellen konnte.

Bei stärkerem Hervortreten der Krankheit wurden fast jedesmal Berlin und die grösseren nord- und südöstlichen Städte, Königsberg, Stettin, Danzig, Breslau u. s. w. mehr oder weniger bedeutend mit ergriffen. Stets war hier die Einschleppung von Osten wahrnehmbar, und nie vermochte zum Glück die Seuche dauernd zu haften.

Speciell in Berlin trat von Anfang der Siebzigerjahre die Krankheit fast alljährlich auf. Meist von Ost- und Westpreussen, sowie aus Pommern eingeschleppt, wo sie auf ihrem Zuge von Osten her die nächsten Stationen machte, fand sie hier fast nur unter der Bevölkerungsclasse weitere Verbreitung, durch die sie gebracht worden war: unter vagabundirendem, arbeits- und obdachlosem Volke. Die Asyle, die Gefängnisse und jene als „Pennen" bezeichnete Herbergshäuser niedrigster Sorte waren die Brutstätten der Krankheit. Ihr Uebertreten auf den besseren und sesshaften Theil der Bevölkerung war nur in sehr geringem Masse und fast immer nur da nachweisbar, wo Angehörige derselben geschäfts- oder pflichtgemäss mit den Erkrankten in häufigere, nähere Berührung kamen.

In den Jahren 1876—1879 hatte ich als Leiter des Berliner Epidemienhauses, des Barackenlazarethes zu Moabit, reiche Gelegenheit, die Krankheit zu beobachten. Ich verfüge aus jener Zeit über 677 Fälle. Später in Hamburg und Leipzig habe ich nur noch vereinzelte, durch Auswanderer aus Polen und Russland eingeschleppte Erkrankungen gesehen.

Auf das Studium jener Epidemien und der sporadischen Fälle, namentlich auch einer Anzahl aus der Privatpraxis, die differentialdiagnostisch besonders werthvolle Anregungen boten, begründe ich die folgende Darstellung der Krankheit.

Aetiologie.

Das Fleckfieber ist eine der ansteckendsten Krankheiten, die wir kennen.

Es entsteht und verbreitet sich ausschliesslich dadurch, dass das im Körper eines Fleckfieberkranken erzeugte specifische Contagium direct oder indirect auf Disponirte übertragen wird. Die Uebertragungsweise und die Art des Eindringens des Ansteckungsstoffes in den Körper, die im Einzelnen bisher nicht näher gekannt ist, steht zweifellos der bei den acuten Exanthemen, Pocken, Scharlach, Masern u. s. w. massgebenden am nächsten.

Die Möglichkeit einer Entstehung des Fleckfiebercontagiums ausserhalb und unabhängig vom Organismus des Kranken ist sicher von der Hand zu weisen, ebenso sicher wie etwa die spontane Entstehung des Unterleibstyphus.

Schon früh, als man noch allgemein eine nicht specifische Entwicklung des Fleckfiebers für möglich, ja gewöhnlich hielt, vertheidigten einzelne Aerzte, z. B. der seiner Zeit weit vorausgeeilte Budd, die ausschliessliche Contagiosität der Krankheit im heutigen Sinne.

Aber selbst bis in die neuere Zeit vermochte seine Lehre die Miasmatheorie nicht ganz zu verdrängen. Widmet doch noch Murchison, der die Eigenartigkeit des Giftes und seine Reproduction im Körper des Erkrankten als das Wesentlichste anerkennt, der Möglichkeit einer hiervon unabhängigen, spontanen Entstehung eine eingehende Betrachtung. Ja sogar der scharfsinnige Griesinger wagt sie nicht ganz von der Hand zu weisen; er glaubt, dass man für seltene Fälle, namentlich solche, wo in abgeschlossenen Räumen, auf Schiffen, in Gefängnissen u. dgl. ohne Anwesenheit von Fleckfieberkranken die Seuche ausbrach, „auf das dunkle Gebiet des Miasma recurriren" müsse.

Und lange noch nach Griesinger hat Jaccoud[1] die spontane Entstehung für möglich und nicht selten erklärt. In neuester Zeit nähert auch noch Kelsch sich ihr in eigenthümlicher Weise, indem er meint, dass im gesunden Körper für gewöhnlich vorhandene unschädliche Keime unter bestimmten äusseren Bedingungen eine hohe specifische Virulenz annehmen könnten.

Bei der ausserordentlich leichten Uebertragbarkeit von Person zu Person tritt das Fleckfieber nur selten vereinzelt, vielmehr meist en-

---

[1] Gaz. hebd. 1875 u. Pathol. int. 1877.

demisch oder ausgesprochen epidemisch auf, unter besonders begünstigenden Verhältnissen, zumal da, wo grössere Menschenmengen in socialer oder Kriegsnoth sich zusammendrängen, mit Erkrankungszahlen, wie sie nur von wenigen anderen Infectionskrankheiten erreicht oder übertroffen werden.

Die grössten Epidemien werden dann beobachtet, wenn die Seuche aus Ländern, in denen sie endemisch herrscht, nach solchen verschleppt wird, die gewöhnlich frei von ihr sind und somit keine Immunität der Bevölkerung aufweisen, oder wenn umgekehrt durch Auswanderung oder kriegerische Ereignisse Massenzüge Disponirter aus solchen Gegenden nach durchseuchten Ländern erfolgen.

In Bezug auf endemische Ausbreitung und Dauerbarkeit des Fleckfiebers nehmen von den Ländern Europas Irland und England die erste Stelle ein. Es erlischt dort niemals ganz und ist für diese Länder die vorwiegende „typhöse" Krankheitsform. Von dort aus erfolgen zeitweilig Verschleppungen nach benachbarten oder in besonders lebhaften Verkehrsbeziehungen stehenden Ländern, die für gewöhnlich frei von der Krankheit und auch frei von den Bedingungen für ihre dauernde Haftbarkeit sind. Hier sind die skandinavischen Länder, Belgien und Holland und Nordamerika vor Allem zu nennen, auch Frankreich, das in diesem Jahrhundert freilich auch mehrmals Einschleppungen aus anderen Gegenden, namentlich Russland erfahren musste.

Deutschland ist bis auf wenige Districte im Südosten, namentlich Oberschlesien, für gewöhnlich ganz frei von der Krankheit. Die in unserem Vaterlande auftretenden Epidemien stammen, wie schon hervorgehoben, fast ausnahmslos aus den östlichen Ländern, besonders aus Russland, das in vielen Theilen, und was für uns am schlimmsten, in seinen Ostsee- und polnischen Provinzen die Krankheit endemisch beherbergt.

Auch in Ungarn, der Türkei und den angrenzenden orientalischen Ländern scheint die Seuche nie vollständig zu erlöschen.

In Italien hat sich das Fleckfieber in verschiedenen Provinzen häufig und mit grosser Hartnäckigkeit gezeigt: in Piemont und Toscana, in Neapel nebst Umgebung, sowie in Sicilien und Sardinien. In den beiden letzteren Ländern scheint die Krankheit sogar nie ganz auszugehen.

Spanien und Portugal sind zweifellos infolge ihrer geographischen Lage relativ frei von der Seuche, jedenfalls nur vorübergehend (Portugal zuletzt 1880) befallen.

In Afrika ist die Krankheit wesentlich in den Küstenländern, die mit Europa in lebhafter Beziehung stehen, beobachtet worden. In Algerien, wo sie anfangs der Sechzigerjahre des vorigen Jahrhunderts zuerst sich zeigte, scheint sie seit jener Zeit endemisch zu sein.

Persien und China beherbergen den schlimmen Gast beständig, wo er im Schmutz und Elend der Bevölkerung reiche Nahrung findet.

Indien scheint verhältnissmässig frei zu sein. Murchison vermochte sich nicht davon zu überzeugen, dass die von dort stammenden Berichte sich auf Fleckfieber bezogen, und auch aus neuerer Zeit liegen keine sicheren Angaben vor.

Die eben gemachten geographischen und die früheren historischen Bemerkungen haben schon genügend gezeigt, wie ausserordentlich verschieden Auftreten und Verbreitung des Fleckfiebers gegenüber dem des Abdominaltyphus sich verhalten. Während der Unterleibstyphus in fast allen Ländern der Erde zu finden ist und namentlich nirgends ein deutlich endemisches Vorkommen aufweist, sehen wir dies dem Fleckfieber in ausgesprochenster Weise zukommen. Und während der Unterleibstyphus der Natur und Verbreitungsweise seines Contagiums gemäss, nur unter besonderen Umständen in grossen Epidemien, vielmehr fast nur vereinzelt oder in umschriebenen kleineren oder grösseren Herden sich zeigt, bedingt die Flüchtigkeit des Fleckfiebergiftes, die Leichtigkeit seines Transportes durch die Luft oder mit ihm beladene leblose Gegenstände sofort eine ausserordentliche Verbreitung der Krankheit, wenn sie in Einzelfällen nach einem bis dahin freien, nicht durchseuchten Lande verschleppt wird und dort vielleicht noch eine durch Misswachs, Hunger oder Kriegsnoth besonders disponirte Bevölkerung trifft.

Wenn wir auch, wie schon vorher bemerkt, sicher sind, dass das Fleckfiebercontagium ein specifisches, lediglich im kranken Menschen reproducirtes ist und somit zweifellos auf pathologische Mikroorganismen zurückgeführt werden muss, so sind wir doch über seine Natur trotz vielfacher eifrigster Forschungen noch durchaus nicht aufgeklärt. Keiner der bisher proclamirten verschiedenartigen Mikroorganismen hat sich volle Anerkennung erworben. Es geht mit dem Fleckfiebererreger ganz so wie mit demjenigen der acuten Exantheme, die, wie wir im Folgenden mehr und mehr erkennen werden, ätiologisch und klinisch mit dem Fleckfieber die grösste Aehnlichkeit haben. Auch ihr Contagium hat wie das des Fleckfiebers den heutigen Methoden der bakteriologischen Forschung bisher vollkommen widerstanden und so bilden diese Affectionen eine aus der Zahl der acuten Infectionskrankheiten sich immer schärfer heraushebende Krankheitsgruppe, der ätiologisch vielleicht nur mit ganz neuen Untersuchungsweisen beizukommen sein wird.

Die Theorie von der chemischen Natur des Fleckfiebercontagiums hat nur noch historisches Interesse. Allerdings hatte man gerade auf die Entstehungs- und Verbreitungsweise dieser Krankheit die Anschauungen von der

gasförmigen, ammoniakalischen Natur der „typhösen Contagien" besonders sicher
begründen zu können geglaubt (Liebig u. A.).

Höchst interessant und ein Muster scharfen naturwissenschaftlichen Denkens
ist der Abschnitt in Griesinger's classischem Werke, in dem er auf Grund genauer Analyse aller in Betracht kommender Verhältnisse schon damals die gas-
förmige Natur des Contagiums zurückwies und es für ein staubförmiges, corpus-
culäres erklärte.

Bezüglich der bisher zum Ausdruck gekommenen verschiedenen Anschauungen über die mikroparasitäre Natur des Fleckfiebergiftes soll hier, unter
Weglassung vereinzelter Versuche aus alter Zeit, nur der beachtungswertheren
neueren Mittheilungen gedacht werden, die übrigens die eigenen Autoren nicht
immer als ganz gesichert hinstellen.

Schon 1888 beschrieben Moreau und Cochez[1] ein dem Eberth-Bacillus
ähnliches Stäbchen, das sie aus dem Blute und Harn der Kranken dargestellt hatten
und mit Wahrscheinlichkeit für den Erreger des Fleckfiebers hielten.

Ein Jahr später erschien die mit grosser Aufmerksamkeit begrüsste Arbeit
von Hlava[2] über das Fleckfiebercontagium, für die er das Material während einer
in Prag 1888 herrschenden Epidemie gewonnen hatte.

Bei der Untersuchung von 45 Leichen stellte er aus etwa zwei Drittel derselben einen eigenartigen Streptobacillus dar, den er auch beim Lebenden, freilich
minder regelmässig zu finden vermochte. Der Mikroorganismus liess sich fast nur
aus dem Blute zur Anschauung bringen, während er in den Organen vermisst
wurde. Hlava sprach sich selbst mit Vorsicht über die Specifität seiner Mikroorganismen aus. Sie wurde bald darauf von anderen Forschern (Cornil und Babes u. A.)
direct geleugnet.

Sehr bemerkenswerth ist die 1892 erschienene Arbeit Lewaschew's[3], der
im Blute der Kranken, am leichtesten im Milzblute, schwieriger in der übrigen
Blutbahn, z. B. dem der Fingerkuppe entnommenen Blute, kleinste, stark lichtbrechende, coccenartige Körperchen fand. Ein Theil derselben zeigte sich mit
Geisselfäden versehen, die nach Löffler's Methode, ähnlich wie die Geisselfäden
des Eberth-Bacillus färbbar waren. Daneben zeigten sich auch freie Geisselfäden ohne Zusammenhang mit Coccen. Lewaschew, der diese von ihm als
Spirochaete exanthematicum bezeichneten Gebilde in ihren verschiedenen
Formen als zusammengehörig und als Ausdruck verschiedener Lebens- und Entwicklungsverhältnisse betrachtete, glaubte sie mit grosser Wahrscheinlichkeit für
den Erreger des Fleckfiebers erklären zu sollen.

Thoinot et Calmette[4] suchten bald darnach, indem sie den Hlava'schen
Mikroorganismus für eine secundäre Erscheinung ohne Bedeutung für die Aetiologie
erklärten, einen neuen Erreger der Krankheit aufzustellen. Sie beschrieben ihn in
Gestalt von Flagellaten, beziehungsweise amöbenartiger Gebilde und stützten sich
auf Befunde, die sie bei fünf Lebenden aus dem Milzblut und einmal zugleich
aus dem Lungenblut der Leiche erhoben hatten.

---

[1] Contribut. a l'étude du typh. exanth. Gaz. hebd. 1888, Nr. 28.

[2] Etude sur le typh. exanth. Arch. Bohème de méd. 1889, III, 1. Idem, Centralbl. f. Bakteriologie 1890.

[3] Ueber die Mikroorganismen des Flecktyphus. Deutsche med. Wochenschr. 1892,
Nr. 13. — Derselbe über die Mikroparasiten des Flecktyphus, ebenda Nr. 34.

[4] Note sur quelques examens de sang dans le typh. exanth. Annales de l'inst.
Pasteur 1892 u. Traité de méd. par Charcot, Bouchard et Brissaux, t. II, p. 9.

Wieder einen anderen Erreger beschrieben Dubief et Brühl[1] in Gestalt
kleiner, mit Kapseln versehener Diplococcen, die im Blute und besonders in den
Luftwegen und in Lungenherden, sowie in dem von den Kranken gelieferten Sputum
durch Methylenblaufärbung leicht erkennbar wären. Sie züchteten diese Gebilde
auf verschiedenen der gebräuchlichen Nährböden weiter, z. B. auch auf Agar, wo
sie orangegelbe Culturen gaben, und glaubten, dass sie auch durch ihre experimentelle Uebertragung bei Thieren einen dem Fleckfieber ähnlichen Zustand hätten
erzeugen können.

Nehmen wir hinzu, dass Mott[2] morphologisch an die Lewaschew'schen
erinnernde bewegliche Spirillen im Blute Fleckfieberkranker schon vor langer Zeit
beschrieb, dass ferner Cheesman im Blute von ihm aufgefundene kleine unbewegliche Bacillen mit abgerundeten Enden, die er meist zu zweien oder in kleinen
zusammenhängenden Ketten fand und auf Blutserum, aber nicht auf Gelatine
wachsen lassen konnte, als Bacillus sanguinis typh. exanthem. erklärte, so haben
wir eine wahre Musterkarte von bakteriologischen Befunden zusammengestellt,
der man heute am besten abwartend gegenübersteht.

In der That erheben sich auch neuerdings wieder Stimmen (Mc. Oxney), die
gerade das Blut der Fleckfieberkranken frei von specifischen Mikroorganismen
erklären.

Der Meinung Kelsch's, der Fleckfiebererreger sei ein für gewöhnlich unschädlicher Mikroorganismus, der nur unter besonderen äusserlichen und örtlichen Bedingungen pathogen würde, haben wir früher schon gedacht.

Die natürliche Folge unserer Unkenntniss des Krankheitsgiftes ist
es, dass wir auch darüber, wie und wo es im Körper erzeugt wird, welche
Organe und Gewebetheile hier besonders massgebend sind, bisher ohne
Kenntniss sind.

Ebenso muss die Frage nach der Art und den Wegen, auf
denen das Gift den Körper verlässt, künftiger Entscheidung auf
bakteriologischem Wege vorbehalten bleiben.

Die meisten heutigen Forscher sind der Meinung, dass das Contagium wesentlich in den Exhalationen des Kranken, seiner Ausathmungsluft, der Hautausdünstung u. s. w. enthalten sei, und dass es den staub-
förmigen Theilchen anhafte, die die Luft seiner Umgebung erfüllen. Wenn
auch der letztere Punkt sehr wohl mit allen bisherigen Erfahrungen
stimmt, so dürfte in Bezug auf die ersteren noch grosse Vorsicht geboten sein.

So weisen die neueren Befunde von Eberth-Bacillen in den Typhusroseolen
(Neumann, Neufeld, Curschmann) dringend darauf hin, in künftigen Epidemien und mit verbesserten bakteriologischen Methoden auch das Fleckfieberexanthem nach gleicher Richtung sorgfältig zu untersuchen. Ob mit dem Darminhalt
oder dem Harn wie bei anderen acuten Infectionskrankheiten das Contagium aus-

---

[1] Contribut. à l'étude anatomo-pathologique et baktériologique du typh. exanth.
Arch. de méd. expérim. 1894.

[2] Brit. med. Journ. 1883, Dec.

geschieden wird, ist für das Fleckfieber sehr zweifelhaft, keinesfalls in irgend welcher Weise ausgemacht.

Während der fieberhaften Periode des Fleckfiebers und wahrscheinlich auch kurze Zeit zuvor und etwas längere Zeit nachher scheint das Contagium sich in der Umgebung des Kranken ständig zu erneuern. Zweifellos wird es dann auch, an staubförmige Träger gebunden, am leichtesten auf leblose Gegenstände übertragen, die im Gebrauch oder in der Nähe des Kranken waren, und an ihnen unter günstigen Umständen lange Zeit wirksam erhalten. Beachtenswerth sind in dieser Beziehung besonders Kleider, Wäsche und Bettzeug der Kranken, Gardinen, Teppiche und Polstermöbel, überhaupt Gegenstände mit rauher, wolliger Oberfläche. Die häufigen Erkrankungen von Wäscherinnen, Bettreinigern, Desinfectionsarbeitern und in ähnlicher Weise Beschäftigter während Epidemiezeiten sind, wenn es dessen bedürfte, hierfür noch ein besonderer Beweis.

Wenn die genannten Dinge vor dem Contact mit der Luft, namentlich bewegter Luft, bewahrt werden, so kann sich an ihnen bis zu vielen Monaten lang, unter ganz besonderen Verhältnissen vielleicht noch länger das Contagium wirksam erhalten und so auf weite Entfernungen nach Gegenden verschleppt werden, wo die Krankheit zur Zeit nicht herrscht oder überhaupt nicht endemisch ist.

Eine solche Verschickung des Contagiums gibt auch die natürlichste ätiologische Erklärung jener berühmt gewordenen „spontanen" Epidemien in Gefängnissen, auf Schiffen u. s. w., die man einst so gern als Stütze der nicht specifischen Entstehung des Fleckfiebers betrachtete.

Dass auch in vorher von Kranken benützten Räumen, wenn sie schlecht desinficirt wurden, dass unter gleichen Bedingungen in Droschken, Eisenbahncoupés und Wagen überhaupt, die zum Transport Kranker dienten, das Contagium sich wirksam erhalten kann, ist nach dem Vorhergesagten selbstverständlich.

Besonders zu betonen ist, dass auch gesunde Personen, ohne sich selbst zu inficiren, das Gift in ihren Kleidern oder im Haar verschleppen und auf nicht immune Individuen wirksam übertragen können. In Epidemiezeiten sollten Aerzte, Wärter, Geistliche, die Angehörigen der Patienten und überhaupt Personen, die mit solchen in Berührung kommen, im Interesse der Gesammtheit diesem Punkte besondere Aufmerksamkeit widmen.

Alle diese Verhältnisse gleichen den bei acuten Exanthemen, Masern, Scharlach und Pocken festzustellenden ausserordentlich.

So sind wie für diese Krankheiten, auch für das Fleckfieber Fälle genug bekannt geworden, wo durch den heute so hoch entwickelten Bahn- und Schiffsverkehr Verschleppungen der Krankheit auf Entfernungen stattfanden, für die man dies früher bestimmt ausgeschlossen hätte.

Ich sah in Hamburg einen Kürschner erkranken, 10 Tage nachdem ihm aus einem notorisch inficirten Orte in Russisch-Polen eine Pelzsendung zugekommen war. Er war Monate lang nicht verreist gewesen, vorher nicht mit Fieberkranken in Berührung gekommen, und in Hamburg selbst war mehr als ein Jahr vorher der letzte (sporadische) Fleckfieberfall vorgekommen. Zum Glück blieb, da alsbald für genügende Isolirung gesorgt werden konnte, der Fall in der Familie und näheren Umgebung des Patienten der einzige. Eine gehörige Desinfection der noch nicht in den Geschäftsverkehr gekommenen Objecte, auf die man zeitig genug aufmerksam geworden war, verhütete auch die weitere Verbreitung der Krankheit in der Stadt.

Auch Fleckfieberleichen können unter bestimmten Bedingungen eine Uebertragung der Krankheit vermitteln. Murchison, der selbst seine erste Erkrankung an Fleckfieber im Sectionssaale erworben haben will, scheint allerdings diese Gefahr etwas zu überschätzen.

Eine Reproduction des Giftes an der Leiche halte ich für sehr unwahrscheinlich, glaube vielmehr, dass eine Infection durch sie im Wesentlichen ebenso geschieht wie durch leblose Gegenstände, an denen das Gift noch haftet. Bemerkenswerth scheint mir, dass die Ansteckungsfähigkeit frischer Recurrensleichen entschieden bedeutender ist. Während wir in Moabit bei zahlreichen Sectionen in schlecht ventilirten Räumen weder eine Ansteckung von Aerzten noch Dienern an Fleckfieber beobachteten, erlebte ich, dass einer meiner Assistenten und der Leichenwärter, die eine Recurrensleiche wenige Stunden nach dem Tode secirten, die Krankheit erwarben.

Zu welcher Zeit inficiren die Kranken am stärksten? Zweifellos im Beginn und auf der Höhe des fieberhaften Stadiums der Krankheit. Auch während der Entfieberungszeit scheint die Contagiosität nicht gering zu sein. In der Genesungszeit, wenn die Kranken dauernd entfiebert sind, ist wohl die Wiedererzeugung des Giftes im Körper beendigt und eine Ansteckung wahrscheinlich nur noch in der Weise möglich, dass das aus der eigentlichen Krankheitszeit am Kranken und den Gegenständen seiner Umgebung haftende Gift auf Disponirte übertragen wird.

Wenn Perry und einige Andere gerade die Reconvalescenzzeit als die zur Ansteckung gefährlichste bezeichnen, so scheint mir dies irrthümlich zu sein und zum Theil vielleicht mit falscher Bewerthung der Incubationsperiode (bei den Inficirten) zusammenzuhängen.

Während der Incubationszeit halte ich die Uebertragbarkeit für wahrscheinlich, für sicher während des Initialstadiums. Da während dieser Periode die Patienten wander- und reisefähig sind, so mag hiermit mancher Fall von Verschleppung unter Verhältnissen sich erklären, wo die Befallenen eine Annäherung an Kranke stricte ableugnen.

Ein instructives Beispiel erlebte ich während meiner Studienzeit. Einer meiner Commilitonen inficirte sich während der Fleckfiebervisite in der Klinik.

Drei Studirende einer anderen Facultät waren an einem Tage, wo er notorisch noch nicht fieberte, vielmehr nur über leichtes allgemeines Unwohlsein, Abgeschlagenheit, Kopf- und Kreuzschmerzen klagte, eine Stunde lang und darnach nicht wieder im Zimmer mit ihm zusammen. Erst am folgenden Abend wurde er vom Frost und der daran sich anschliessenden initialen Temperatursteigerung befallen. Acht Tage später erkrankte einer der drei Freunde an Fleckfieber. Es wurde darnach noch einmal ausdrücklich festgestellt, dass derselbe während der letzten Tage nach jenem Besuche weder in das Haus, noch mit irgend einem anderen Kranken in Berührung gekommen war. Andere als der eine Fleckfieberfall waren in der Stadt überhaupt nicht vorgekommen, sondern lediglich gut isolirt in der Klinik behandelt worden.

Ob einzelne Kranke oder bestimmte Formen der Krankheit besonders stark oder umgekehrt minder infectiös sind, lässt sich schwer entscheiden. Nach meiner eigenen Erfahrung bezweifle ich beides. Wenn Griesinger schweren Fällen eine erhöhte Ansteckungsfähigkeit zuschreibt, so ist auch diesem erfahrenen Autor gegenüber der Einwand zu machen, dass man eigentlich nie mit genügender Sicherheit das Mass der Mitwirkung äusserer begünstigender Umstände wird berechnen können.

Die noch weiter zugespitzte Frage, ob schwere oder leichte Fälle wiederum schwere oder leichte Erkrankungen machen, ist meines Erachtens zu verneinen. Für die Intensität der Erkrankung spielen die individuellen Verhältnisse des Befallenen zweifellos die ausschlaggebende Rolle.

Wie und auf welchem Wege geht das Contagium in den Körper des zu Inficirenden über? Die meisten Forscher, denen ich mich anschliesse, glauben, dass weitaus am häufigsten der Uebergang aus der Umgebung des Kranken oder inficirter Gegenstände durch die Luft in die Athmungsorgane statthat. Auch eine Aufnahme des Giftes von der Haut aus ist nicht unwahrscheinlich. Die Verdauungswege, die für den Unterleibstyphus in dieser Beziehung die Hauptrolle spielen, scheinen für den Eintritt des Fleckfiebergiftes kaum in Betracht zu kommen. Nur wenige Autoren (Netter) vertheidigen noch die Nothwendigkeit der directen Berührung des Kranken mit dem zu Inficirenden.

Die oft aufgeworfene Frage, ein wie langer Aufenthalt in der Nähe des Kranken oder wie lange Berührung mit leblosen Infectionsträgern zur Ansteckung nothwendig sei, ist eine recht theoretische. Dass bei gehöriger Concentration des Giftes, bei besonderer Annäherung und erheblicher Disposition des zu Inficirenden ganz kurze Zeit, ja nur Augenblicke genügen, scheint sicher zu sein, wenn auch unzweideutige Belege dafür sich namentlich in Epidemiezeiten nur selten werden gewinnen lassen.

Ich habe einen in dieser Beziehung lehrreichen Fall erlebt. Ein Möbel-
fabrikant, unter dessen Personal vor- und nachher kein Fleckfieberfall vorkam,
und der, wie er sicher behaupten zu können glaubte, weder mit Kranken noch mit
verdächtigen Effecten in Berührung gekommen war, vertröstet eines Tages einen
ihm krank erscheinenden Arbeiter, der um Beschäftigung bat, bis auf die Zeit
nach seiner Gesundung. Die nicht 5 Minuten dauernde Unterredung geschah in
dem engen, schlecht ventilirten Privatcomptoir bei geschlossenen Fenstern. Der
betreffende Arbeiter wurde 2 Tage später mit Fleckfieber von leichtem, regelmässigem Verlauf ins Moabiter Barackenlazareth aufgenommen, während der
Fabrikant, den ich während seiner Erkrankung consultativ mitbehandelte, am
7. Tage nach jenem Ereignisse von einer sehr schweren Form der Krankheit befallen wurde.

Von den meisten Kranken erfährt man, dass sie wiederholt oder
längere Zeit hindurch der Ansteckungsgelegenheit ausgesetzt waren. Der
Moment des wirksamen Eindringens des Giftes in den Körper wird dabei
wohl durch zufällige individuelle oder räumliche Zustände und Bedingungen
begünstigt.

Im Ganzen lässt sich sagen, dass mit der Concentration des
Giftes, die im directen Verhältniss zur Zahl der Kranken und
im umgekehrten zur Grösse und Ventilationsmöglichkeit der
von ihnen besetzten Räume steht, und weiter mit der Häufigkeit und Dauer der Exposition die Gefahr der Ansteckung zunimmt.

Das vom Kranken während der Fieberzeit, wie es scheint, beständig
reproducirte Gift hält sich zweifellos in dessen nächster Umgebung und,
wie schon vorher erwähnt, an staubförmige Träger gebunden, am meisten
wirkungsfähig. Seine Zerstörung mit chemischen Mitteln scheint nicht
leicht zu sein. Die früher üblichen leichteren Desinficientien, Zerstäubung
von Carbolsäurelösung oder Chlorwasser in den Krankenräumen richten an
sich gewiss wenig aus. Neuerdings empfohlene Mittel, z. B. das Formalin,
harren noch der Prüfung. Das Gleiche gilt von der Behandlung der
Betten, Wäsche und anderer Gebrauchsgegenstände mit diesen Dingen.

Physikalische Mittel scheinen für das Krankheitsgift entschieden
deletärer zu sein als die bisher bekannten chemischen. Vor Allem gilt dies
für hohe Hitzegrade. In Moabit, wo wir seinerzeit noch viele Versuche mit
trockener Hitze machten, wurden Kleider und Effecten der Kranken bei
100—120° C. und ein- bis zweistündiger Expositionszeit sicher desinficirt.

Ueber die Wirkung der Kälte ist wenig bekannt, wenn auch
schon Hildenbrandt hohen Graden derselben einen zerstörenden Einfluss auf das Krankheitsgift zuschrieb.

Dass in der kalten Jahreszeit unter dem Einflusse der durch sie begünstigten socialen Missverhältnisse Epidemien sogar häufiger und grösser
sind als im Sommer, ist eine alte Erfahrung.

Das Contagium scheint durch die Luft nicht sehr weit fortgetragen zu werden, entschieden weniger weit nach meinen Erfahrungen wie das der Variola und vielleicht auch der anderen acuten Exantheme.

Während ich bei Pockenepidemien wiederholt beobachtete, dass von einem Hause aus über eine enge Strasse hinweg Insassen einer gegenüberliegenden Wohnung angesteckt wurden, habe ich in Moabit, wo wir wiederholt die eine Baracke voll mit Fleckfieberkranken und die danebenliegende mit anderen, z. B. mit chirurgischen Patienten belegen mussten, nie eine Uebertragung gesehen. Mit dieser nur geringen Fortpflanzungsfähigkeit auf Entfernung hängt es auch zusammen, dass, wenn in Krankenhäusern irrthümlich oder missbräuchlich ein vereinzelter Fleckfieberkranker unter andere kommt, fast immer nur — grosse, luftige Säle vorausgesetzt — die unmittelbaren Nachbarn befallen werden und erst, wenn die Zahl der Fleckfieberkranken im Raume steigt, es zur weiteren Verbreitung kommt.

Einen besonders grossen, prophylaktisch nicht genug zu würdigenden Einfluss hat die bewegte Luft auf das Contagium. In grossen, beständig gut und sorgfältig ventilirten, nicht zu dicht mit Fleckfieberkranken belegten Räumen ist seine Wirksamkeit sehr herabgemindert, noch mehr, wenn man die Patienten im Freien oder bei offenen Thüren und Fenstern liegen lassen kann.

Sehr instructive Wahrnehmungen habe ich in dieser Beziehung im Moabiter Barackenlazareth gemacht. Ich liess in den Sommermonaten — auch therapeutisch mit besonders gutem Erfolge — unsere Kranken fast den ganzen Tag im Freien und im Winter in den Sälen bei starker Heizung, aber offenen Fenstern liegen. Kein Arzt und ganz wenige Leute des Wartepersonals wurden angesteckt, unter den Letzteren charakteristischer Weise diejenigen, die, meiner Verordnung entgegen, die Kranken statt in dem weiten, gut ventilirten Saale, in den engen, sehr schlecht zu lüftenden Badezellen gebadet hatten.

Mit diesen Verhältnissen sind auch die wesentlichsten für Entstehung und Verbreitung der Krankheit im Grossen gegeben. Das Gift erweist sich nach alter Erfahrung immer da am wirksamsten, wo möglichst viele Menschen in unsauberen, schlecht gelüfteten Räumen bei ungünstigen körperlichen Zuständen zusammengehäuft sind. Die Gefängnisse, mangelhaft eingerichtete Kasernen, Herbergen und Logirhäuser niedrigster Sorte, Armenhäuser, Schiffe, schlecht gebaute und eingerichtete Krankenhäuser sind die Hauptbrutstätten der Krankheit. Darauf deuten auch viele Benennungen hin: Lazareth-, Schiffs-, Gefängniss-, Lagertyphus u. s. w.

Persönliche Verhältnisse. Die Disposition zur Erkrankung an Fleckfieber ist eine allgemeine und bei den meisten Menschen sehr stark ausgesprochene. Nicht Viele scheinen von Geburt an völlig immun zu zu sein.

Ob eine Gewöhnung des Körpers an das Contagium und in diesem Sinne ein gewisser Grad von erworbener Unempfänglichkeit gegen die Erkrankung eintreten kann, wie dies ältere Autoren, besonders Hildenbrand von Wärtern, Aerzten und Priestern, die öfter während schwerer Epidemien thätig waren, behaupteten, ist mir sehr zweifelhaft. Neuere Schriftsteller, denen ich mich anschliessen möchte, scheinen in dieser Richtung keine günstigen Erfahrungen gemacht zu haben.

Dagegen ist bei den·allermeisten Menschen insofern.mit einer erworbenen Immunität zu rechnen, als bei ihnen durch einmaliges Ueberstehen der Krankheit auf lange Zeit, meist auf Lebensdauer ein Schutz gegen sie bedingt wird. In dieser Beziehung schliesst sich das Fleckfieber unmittelbar an die acuten Exantheme, namentlich Scharlach, Masern und Variola an. Ob das Mass der Immunität nach überstandenem Fleckfieber ebenso gross ist wie bei diesen Krankheiten, wird von verschiedenen Autoren noch verschieden beantwortet. Griesinger und Murchison führen Fälle von wiederholtem Befallensein an. Der Erstere scheint dies nicht einmal für selten zu halten, und Murchison hat am eigenen Leibe die Erfahrung machen müssen, indem er zweimal von der Krankheit ergriffen wurde.

Man hat sogar zweimaliges Befallensein desselben Individuums während derselben Epidemie mit Sicherheit beobachtet.

Persönlich bin ich trotzdem der Meinung, dass durch Ueberstehen des Fleckfiebers eine fast ebenso sichere Immunität wie nach· den acuten Exanthemen auf Lebensdauer erworben wird.

Es ist daher eine alte, überall befolgte Regel, dass man beim Beginn von Epidemien Wartepersonal einzustellen sucht, das schon vom Fleckfieber befallen war. Murchison's im London Fever Hospital gemachten Erfahrungen beweisen das Praktische dieser Massnahme. Er selbst hat Wärter nie zum zweiten Male erkranken sehen.

Alter und Geschlecht scheinen auf die Empfänglichkeit für das Fleckfieber einen sehr untergeordneten Einfluss zu haben, was sich besonders zeigt, wenn eine ganze Bevölkerung unter gleichen äusseren Verhältnissen den gleichen Ansteckungseinflüssen· ausgesetzt wird.

Thatsächlich kommen freilich grosse, theils leicht, theils überhaupt noch nicht zu erklärende Unterschiede vor.

Während vieler Epidemien sieht man weit mehr Männer als Frauen von der Krankheit befallen werden. Bei näherem Zusehen erklärt sich dies damit, dass die Männer durch äussere Lebensumstände und Beschäftigung sowohl dem·Contagium selbst, als auch den verschiedenen prädisponirenden Momenten häufiger und dauernder ausgesetzt sind wie das weibliche Geschlecht. Dem entsprechend sieht man auch fast immer, dass, wenn in vorher fleckfieberfreie Districte die Seuche eingeschleppt wird, zunächst fast allein die Männer ergriffen werden. Geht die Krankheit bei weiterer Ausbildung und längerer Dauer auf die sesshafte Bevölkerung über, so gleicht sich dies allmälig aus. In Ländern, wo die Krankheit endemisch herrscht, Einschleppung und Verbreitung also nicht durch vagirendes Volk geschieht, pflegt sie auch von vornherein bei beiden Geschlechtern in fast gleichmässiger Weise aufzutreten.

Hierfür liefern England und Irland, die klassischen Heimstätten des Fleckfiebers, die besten Beweise. Im London Fevre Hospital wurden während 14 Jahren 3780 Männer und 3792 Frauen aufgenommen. Während der irischen Epidemie von 1817 und 1819 überwog sogar die Zahl der Frauen etwas die der Männer: Es waren erkrankt 32.144 Männer und 34.398 Weiber.

Halten wir dagegen die von Guttstadt in Preussen gewonnenen Zahlen, wo das Fleckfieber nur beschränkt endemisch ist und wesentlich durch Einschleppung sich verbreitet, so zeigt sich, dass während der Jahre 1881—1885 unter 3928 Erkrankten 2905 Männer und 1023 Frauen waren.

Ein lehrreiches Beispiel für das Verhalten bei minder ausgedehnter endemischer Verbreitung und Anwendung scharfer hygienischer Massregeln, die dafür sorgen, dass aus der vagabundirenden Bevölkerungsclasse die sesshafte nicht inficirt wird, bieten meine Moabiter Zahlen. Wir hatten in den Jahren 1878/79 in Moabit die weitaus überwiegende Zahl aller in Berlin vorgekommenen Fleckfieberfälle zu behandeln, im Ganzen 520. Unter diesen waren 488 Männer und nur 32 Frauen.

Einen Beweis dafür aber, wie sehr bei gleichen Expositionsverhältnissen beide Geschlechter gleich empfänglich sind, liefert eine interessante Mittheilung von Passauer. Er erzählt von einer Hochzeitsgesellschaft, die im Festhause einen Fleckfieberkranken vorfand und ihn wenige Tage später zu Grabe geleitete. Von den Theilnehmern erkrankten 19 Personen, darunter 8 Frauen.

Aehnliches konnte ich selbst beobachten. Ich entsinne mich, dass während der Berliner Epidemie in einem Logirhause niedriger Sorte schon gleich in der ersten Zeit der Wirth, die Frau, zwei Kellnerinnen und ein Hausdiener erkrankten.

Was das Lebensalter betrifft, so darf man hier noch weniger mit blossen Zahlen rechnen. Ausser den im Alter an sich gelegenen körperlichen Verhältnissen sind hier die bei den verschiedenen Altersclassen so sehr verschiedene sociale Lage und Lebensweise, die Erwerbsthätigkeit u. s. w. mit in Betracht zu ziehen. Ueberblickt man aus grossen Epidemien entsprechend grosse Zahlen oder sieht man die Statistiken grosser Krankenhäuser aus Fleckfiebergegenden durch, so zeigt sich, dass die Seuche entschieden viel weniger wie andere acute Infectionskrankheiten, z. B. der Unterleibstyphus, sich an bestimmte Lebensjahre bindet. Man findet unter den Erwachsenen alle Altersclassen vertreten, besonders auch die beim Unterleibstyphus so wenig disponirten über 50 Jahre. Ja man kann während grosser, länger dauernder Epidemien die Beobachtung machen, dass die Procentsätze der in höheren Lebensjahren Befallenen

denen ihres Vorkommens in der Bevölkerung überhaupt nahe kommen
oder sie selbst übertreffen.

Nicht minder wie das höhere Lebensalter sind auch die Kinder
disponirt, hier allerdings die älteren entschieden stärker als die jüngeren.
Mit wirklich stark beschränkter Disposition heben sich aus diesen nur
die Säuglinge hervor.

Am meisten befallen erscheint bei den Kindern regelmässig die
Altersclasse vom 5. bis zum 14. Jahre. Vom 1. bis 5. Jahre ist ganz wie
beim Unterleibstyphus die Disposition eine mindere, aber doch entschieden
stärker wie beim Säugling. Wie stark die Kinder überhaupt disponirt
sind, zeigt sich während des Ausbruches von Epidemien an Orten, wo
die erwachsene sesshafte Bevölkerung schon stark durchseucht ist, also
viele Immune zählt. Die unter gewöhnlichen Verhältnissen 12—16%
betragende Morbiditätszahl des Kindesalters kann dann enorm steigen,
wie die 1866/67 in Dorpat beobachtete Epidemie beweist. Behse konnte
hier 60% Befallensein der Kinder feststellen.

Wenn unter den Erwachsenen die Jahre der Blüthe und Leistungsfähigkeit, das productive Lebensalter, sich durch besonders grosse Zahlen
auszeichnen, so liegt es ausserordentlich nahe, dies aus den äusseren
Verhältnissen zu erklären. Sie sind am Kampfe ums Dasein vorwiegend
betheiligt und damit der Ansteckung sowohl wie den disponirenden Momenten weitaus am meisten ausgesetzt.

Zur näheren Erläuterung mögen die folgenden Tabellen dienen.

Im Jahre 1879 vertheilten sich die 440 ins Moabiter Barackenlazareth
aufgenommenen Personen in folgender Weise auf die verschiedenen Altersclassen:

Lebensjahre	Aufgenommen
Unter 10	3
10—20	40
20—30	182
30—40	105
40—50	68
50—60	33
60—70	8
70—80	1
	440

Hält man diese Tabelle mit einer gleichen Zahl nach den gleichen Gesichtspunkten zusammengestellter Unterleibstyphen zusammen, so fällt das starke Vertretensein auch der höheren Altersclassen ganz besonders auf: Fast ein Drittel
der Patienten über 40 Jahre und zwischen 50 und 70 noch 41 von 440!

Das Gleiche zeigen die folgenden, der Statistik von Guttstadt entnommenen Zahlen:

Alter	Aufgenommen
Unter 15	433
15—40	3064
40—60	699
Ueber 60	89
Unbekannt	72

Nicht minder interessant und darum besonders instructiv, weil sie aus einem Lande stammt, wo das Fleckfieber endemisch, ist die Statistik von Murchison über 3456 im London Fever Hospital behandelte Fälle:

Alter	Summe	Procentsatz
Unter 5 Jahren	17	0·49
Von 5—10 Jahren	183	5·29
„ 10—15 „	363	10·47
„ 15—20 „	546	15·79
„ 20—25 „	495	14·32
„ 25—30 „	343	9·92
„ 30—35 „	323	9·34
„ 35—40 „	270	7·81
„ 40—45 „	292	8·44
„ 45—50 „	212	6 13
„ 50—55 „	150	4·34
„ 55—60 „	100	2·89
„ 60—65 „	88	2·54
„ 65—70 „	42	1·21
„ 70—75 „	24	0·69
„ 75—80 „	6	0·17
Ueber 80 Jahre	2	· 0·06
Summe	3456	

Das Verhältniss der Kindermorbidität mögen die folgenden nach den Angaben von Gräzer und Lebert aus der 1869er Breslauer Epidemie zusammengestellten Zahlen veranschaulichen. Unter 1873 Fleckfieberkranken überhaupt

waren 271 Kinder = $14·57\,^0/_0$. Sie vertheilen sich auf die folgenden Altersclassen:

Lebensalter	Zahl
0—1	0
1—5	35
5—10	77
10—15	159
	271

Die Tabelle zeigt das starke Wachsen der Morbidität mit zunehmendem
Lebensalter und lehrt, dass, im Gegensatze zum Verhalten der Erwachsenen, bei
Kindern die verschiedenen Altersclassen sich ganz wie beim Unterleibstyphus
verhalten. Auch hier sind die Säuglinge ausserordentlich wenig disponirt, ent-
schieden geringer auch noch die Kinder unter 5 Jahren. Von da an steigt die
Disposition mit jedem Jahre.

Gewisse physiologische Zustände der Frauen, Schwangerschaft,
Wochenbett und Lactation scheinen zur Erwerbung des Flecktyphus
nicht besonders zu disponiren und noch viel weniger Immunität gegen
die Krankheit zu gewähren. Es ist dies gegenüber dem Unterleibstyphus
besonders zu bemerken, gegen den ja in gewisser Beziehung diese Zustände einigen Schutz zu bedingen scheinen. Wie der Fötus sich zur
Krankheit verhält, ist heute noch unbekannt.

Das allgemeine körperliche Befinden und die dafür massgebenden individuellen und socialen Lebensverhältnisse sind von grosser
Bedeutung für die Aetiologie. Seit Langem stehen in dieser Beziehung
die Anschauungen fest, die Jahre haben wenig Neues hinzugebracht.

Allem vorauszustellen ist die Erfahrung, dass die an und für sich
schon so allgemeine und starke Disposition zur Erkrankung an Fleckfieber
beim Einzelnen durch diejenigen Einflüsse gesteigert wird, die
eine körperliche und geistige Herabstimmung und Erschöpfung
bedingen; Armuth, Noth, Hunger, Sorgen und andere niederdrückende
Gemüthsaffecte sind von jeher die besten Helfer der Seuche gewesen.

Hiermit sind schlechte Wohnungsverhältnisse, enges Zu-
sammengepferchtsein in unreinen, mangelhaft gelüfteten Räumen, deren wir früher schon gedachten, naturgemäss verknüpft. Wir
sahen schon, wie sie zur Erhaltung und Steigerung der Wirksamkeit des
Contagiums beitragen. Diese schädlichen Momente finden sich naturgemäss am innigsten vereinigt und am stärksten wirksam zu Zeiten von
Misswachs, wirthschaftlichen Niedergangs, Krieg und anderen grossen
Massenbewegungen.

In allen diesen Beziehungen zeigt sich das Fleckfieber wiederum in einem bemerkenswerthen Gegensatze zum Unterleibstyphus, der ja gerade jugendliche, blühende Individuen befällt und mit Raumüberfüllung, mangelhafter Ventilation und Verunreinigung der Luft an und für sich verhältnissmässig wenig zu thun hat.

Einzelne, besonders französische Forscher haben der Meinung Ausdruck gegeben, dass mit Noth und Elend verknüpfte geistige und körperliche Erschöpfung die Prädisposition nicht bedingten, sie sei weit mehr in der davon untrennbaren Anhäufung vieler Menschen in engen schlechten Räumen zu suchen und den damit gegebenen Bedingungen gesteigerter Uebertragbarkeit.

Ein Blick auf die Verhältnisse der besser gestellten Bevölkerung widerlegt diese Anschauung leicht. Trotz günstiger Wohnungs- und Ventilationsverhältnisse sieht man auch hier Ueberanstrengung und Erschöpfung als Ansteckung befördernde Momente sich äussern. Aerzte, Wärter, Beamte und Geistliche erkranken erfahrungsgemäss besonders leicht, sobald sie, bereits körperlich reducirt, mit den Kranken in Berührung kommen, oder erst nach längerer schadloser Thätigkeit auf der Höhe von Epidemien, wenn sie durch überhäufte Arbeit, Sorge und Nachtwachen stark heruntergekommen sind.

Fast aus allen Epidemien lassen sich Einzelfälle anführen, die dies prägnant belegen. So erinnere ich mich eines 32jährigen Arztes, der bei kräftiger Körperbeschaffenheit und gutem Ernährungszustande während einer schweren dreimonatlichen auswärtigen Fleckfieberepidemie ohne zu erkranken thätig war und dabei fast den ganzen Tag und noch manche Nachtstunde in schlechtgelüfteten, mit Fleckfieberkranken gefüllten Räumen verbracht hatte. Als er später in einer grösseren Stadt nur wenige Fleckfieberkranke in sehr günstigen Räumen behandelte, nachdem er durch niederdrückende Erlebnisse, Schlaflosigkeit und nervöse Dyspepsie schon vorher stark heruntergekommen war, wurde er schon nach kaum 14 Tagen von der Krankheit befallen und an den Rand des Grabes gebracht.

Solche Fälle geben gute Beispiele temporär verschiedener Empfänglichkeit desselben Individuums und besonders zeitweiliger erheblicher Steigerung derselben.

Wenn auch nicht in dem Masse wie reducirende körperliche Verhältnisse die Empfänglichkeit vermehren, so lässt sich doch umgekehrt mancher Anhaltspunkt dafür finden, dass ein günstiger Ernährungszustand sie bis zu einem gewissen Grade vermindert.

Ich habe in Hamburg mehrmals Fleckfieberkranke aufgenommen, die, auswärts inficirt und zugereist, bevor sie ins Krankenhaus gebracht wurden, in kleinen und in engen Strassen gelegenen Wohnungen stunden-, ja tagelang sich aufgehalten hatten, ohne dass es in einem Falle zur Ansteckung eines der eingeborenen Bewohner kam. Es liess sich für dieses Verhalten kaum ein anderer Grund als der suchen, dass auch die kleineren Leute in Hamburg bei verhältnissmässig reichlichem Verdienst gute Nahrung haben und sich dementsprechend in günstigen Körperverhältnissen zu befinden pflegen.

Dass schwächende Krankheiten in gleicher Weise wirken werden
wie die „Misère physiologique", ist von vornherein zu erwarten.

So ist zweifellos die Disposition zur Aufnahme und Fortentwicklung
des Giftes bei Reconvalescenten von anderen acuten Infectionskrankheiten gesteigert. In Krankenhäusern, wo von den anderen Patienten die Fleckfieberkranken nicht gehörig abgesperrt sind, sieht man
gerade jene Genesenden besonders leicht wieder befallen werden.

Auch manche noch bestehende chronische oder subacute
Krankheiten bedingen, namentlich wenn sie zu erheblichen Ernährungsstörungen führten, eine vermehrte Disposition. So scheinen besonders
Individuen mit chronischen oder subacuten Magen-Darmkatarrhen und
nervösen Verdauungsstörungen erheblich gefährdet zu sein. Erfahrene
Aerzte wissen davon zu erzählen, dass während grosser Epidemien bis
dahin scheinbar unempfängliche Individuen leicht befallen werden, wenn
sie sich, durch Verdauungsstörungen heruntergekommen, der Gefahr der
Infection aussetzen. Auch chronische Nervenkranke, besonders wenn sie
anämisch und abgemagert sind, scheinen leichter inficirt zu werden.

Wie sich Circulations- und Nierenkranke in dieser Beziehung verhalten, scheint nicht bekannt zu sein. Auch ich selbst habe keine
sicheren Erfahrungen in dieser Beziehung.

Eine sehr verschiedene Beurtheilung hat das Verhalten chronisch
Lungenkranker, besonders Tuberculöser, dem Fleckfiebercontagium
gegenüber erfahren. Es ist mir nicht recht verständlich, wie hervorragende ältere Aerzte, z. B. Hildenbrand, dazu kamen, von einer
wenigstens relativen Immunität dieser Kranken zu sprechen. Ich möchte
mich mit Murchison entschieden dagegen aussprechen. Unter meinen
Kranken hatte ich einen ansehnlichen Procentsatz solcher mit nicht intacten Lungenspitzen. Wenn man dazu noch Tuberculose mit Recht als
nicht seltene Complication oder Nachkrankheit des Fleckfiebers betrachtet,
so ist damit wohl zugegeben, dass wenigstens ein grosser Theil dieser
Patienten, als er schon latent tuberculös war, inficirt wurde.

Gewisse chronische Vergiftungszustände, Bleiintoxication
und besonders Abusus spirituosorum disponiren sehr zur Infection.

Das Verhalten an anderartigen acuten Infectionskrankheiten
Erkrankter, namentlich während des Fieberstadiums, dem Fleckfiebercontagium gegenüber ist noch kaum Gegenstand literarischer Behandlung
geworden.

Von der Variola und dem Unterleibstyphus habe ich mit grosser
Wahrscheinlichkeit dargethan, dass sie während des Fieberstadiums den
Erregern anderer acuter Infectionskrankheiten fast keine Angriffspunkte
bieten, und dass erst nach der Entfieberung und umsomehr, je weiter
man sich vom Beginne derselben entfernt, diese Immunität schwindet.

Vom Fleckfieber weiss man in dieser Beziehung nichts, bis auf sein sehr interessantes Verhalten gegenüber der Febris recurrens. An dieser Krankheit Leidende sind nach meiner und anderer Autoren Erfahrung schon während des Fieberstadiums sehr wohl inficirbar.

Einen instructiven Fall derart sah ich während der 1879er Epidemie im Moabiter Lazareth. Er betraf einen 23jährigen Mann, bei dem am letzten Tage des dritten Recurrensrelapses noch Spirillen im Blute gefunden worden waren. Am folgenden Tage stieg unter heftigem Schüttelfrost das Fieber wieder an, und am vierten Tage des daran sich anschliessenden hoch fieberhaften Zustandes trat das sehr charakteristische und darnach verhältnissmässig reichlich aufschiessende Fleckfieberexanthem zuerst hervor. Der Fall (vergleiche Curve 10) verlief leicht und abgekürzt, so dass schon am 11. Tage die Entfieberung vollendet war.

Dass man auf solche Erfahrungen hin nicht zu Analogieschlüssen in Bezug auf andere Infectionskrankheiten sich verleiten lassen darf, sollte eigentlich selbstverständlich sein.

Die Beschäftigung und Lebensstellung hat mit der Disposition zum Fleckfieber natürlich nur insofern zu thun, als auf ihrem Boden die berührten körperlichen Prädispositionen wachsen oder die Gelegenheit zur Infection in besonderer Weise gegeben wird.

Für die ärmeren Bevölkerungsclassen trifft beides zusammen. Unter den wohlhabenden Ständen sind natürlich die Gelegenheitsmomente mehr massgebend als die meist nur zufällig oder berufsmässig ungünstig gestalteten constitutionellen Verhältnisse.

Von manchen, namentlich englischen Autoren wurden einzelne Beschäftigungen als in gewissem Grade schützend gegen Fleckfieber bezeichnet. Besonders wurden die Gerber, Fettarbeiter, Lichtzieher und die Schlachter in dieser Hinsicht genannt. Wenn Griesinger ihre relative Immunität mit Gewöhnung an putride Stoffe in Verbindung bringt, so nähert er sich damit wieder unwillkürlich der von ihm selbst zurückgewiesenen Auffassung von der miasmatischen Entstehung der Krankheit.

Ich selbst habe Fleischer ebenso gut erkranken sehen wie andere Handwerker. Freilich waren es während unserer Epidemie meist vagabundirende Individuen dieses Standes. Wenn, was mir, wie gesagt, noch nicht bewiesen scheint, doch eine gewisse mindere Disposition der Schlachter sich herausstellen sollte, so wäre ihr Grund am natürlichsten in den zweifellos günstigen Ernährungsbedingungen dieses Standes zu suchen.

Von allgemeinen nicht individuellen Verhältnissen ist der Jahreszeit und Witterung zu gedenken. Im Gegensatze zu anderen Seuchen wird das Fleckfieber auffallend wenig von ihnen beeinflusst. Es hat namentlich den Anschein, als ob die Entwicklung und Invasion des Erregers durch diese äusseren Verhältnisse in keiner Weise modificirt

würden. Wenn man trotzdem beobachtet, dass die Krankheit sich besonders an die kältere Jahreszeit hält, so dass die meisten Epidemien in
den ersten Monaten des Jahres, besonders in der zweiten Hälfte des
Winters oder in der ersten Frühjahrszeit zur Entwicklung und zum Höhepunkt kommen, um im Sommer wieder abzufallen, so ist dies in anderer
Weise leicht erklärlich. In der kalten Jahreszeit sind alle Verhältnisse
der individuellen Disposition und der Begünstigung der Uebertragung
weitaus am grössten: Arbeitslosigkeit, Noth und Elend und Zusammenhäufung der Menschen in mangelhaft gelüfteten Wohnungen. Der Sommer
bringt von selbst die ärmere Bevölkerung weiter auseinander, dazu bessere
Wohnungs-, Verdienst- und Ernährungsverhältnisse.

Man kann in grösseren Städten — in Berlin war dies besonders deutlich —
stets beobachten, dass unter der vagabundirenden, obdachlosen Bevölkerung (Penn-
und Sonnenbrüdern) das Fleckfieber rasch erlischt, wenn sie weniger zahlreich in
Pennen und Asylen und statt dessen im Freien nächtigen.

Aeusserungen der Krankheit im Allgemeinen, Einzelfälle,
Endemien und Epidemien. Die Aetiologie des Fleckfiebers bietet
im Einzelnen so viel Eigenartiges, dass daraus schon auf einen sehr
bestimmt ausgeprägten Charakter der Seuche besonders bezüglich ihres
Auftretens und ihrer Verbreitungsweise geschlossen werden darf. Wir
konnten sehr Vieles anführen, was die Krankheit dem Unterleibstyphus
entgegen und den acuten Exanthemen unmittelbar an die Seite stellt.

Für die Art des Auftretens und der Verbreitung der Krankheit ist
vor Allem wichtig die ganz allgemeine, für beide Geschlechter und fast
jedes Lebensalter gleiche Disposition, die für die meisten Menschen nach
einmaligem Befallensein für das ganze Leben dauernde Immunität, die
ungemein leichte, directe Uebertragbarkeit des Krankheitsgiftes, seine beträchtliche Haltbarkeit, die Steigerung seiner Wirksamkeit bei mangel-
haftem Luftwechsel und endlich die Thatsache, dass die Krankheit nur
in einzelnen Ländern der Erde beständig ist, während sie nach anderen
nur zeitweilig verschleppt wird.

Von diesem Gesichtspunkte erklärt es sich, dass das Fleckfieber in
den Ländern, wo es endemisch herrscht, die Bevölkerung also relativ
durchseucht ist, gewöhnlich nur in einzelnen Fällen oder beschränkteren
Endemien vorkommt, und dass nur zeitweilig, wenn einmal Disponirte
wieder in grösserer Zahl sich angesammelt haben, es auch zu wirklich
epidemischem Auftreten kommt. Zur hellen Flamme aber lodert die
Seuche jedesmal auf, wenn sie nach Gegenden eingeschleppt wird, wo sie
nicht endemisch ist, also die ganze Bevölkerung disponirt findet, oder
wenn umgekehrt aus solchen Gegenden bei Kriegszügen und anderen
grösseren Völkerbewegungen Disponirte massenhaft nach Ländern kommen,
wo das Gift beständig vorhanden ist.

Wie wichtig und allein massgebend unter solchen Umständen das Vorhandensein des Contagiums ist, hat der deutsch-französische Krieg gelehrt. Grössere Massenbewegungen wie damals hat die Welt nicht gesehen, und doch trat kein Fleckfieber auf, während Typhus abdominalis und Ruhr, die ja mit absolut anderen ätiologischen Verhältnissen rechnen, zahllose Opfer forderten. Gerade das Verhalten des Abdominaltyphus in seinem allgemeinen Auftreten steht im grellen Gegensatze zu demjenigen des Fleckfiebers. Dort Einzelfälle, kleine Erkrankungsgruppen oder Endemien, selten nur dann Epidemien, wenn einmal zufällig die Zufuhr des inficirenden Agens (Bäche, Wasserleitungen und Flussläufe) ungewöhnlich und reichlich wird, beim Fleckfieber Beschränkung auf Einzelfälle oder Hausendemien nur ausnahmsweise und unter besonderen Umständen, vielmehr regelmässiges Anschwellen zu gewaltigen Epidemien, wenn das Contagium eine nicht durchseuchte Bevölkerung unter schlechten socialen und hygienischen Verhältnissen trifft.

Die Ergebnisse unserer ätiologischen Betrachtungen mögen in folgenden Schlusssätzen zusammengefasst werden:

Wenn auch die Ursache des Fleckfiebers heute noch nicht bekannt ist, so ist doch sicher, dass es nie spontan entsteht, dass seine Entstehung und Verbreitung vielmehr ausschliesslich an die Wirkung eines eigenartigen Erregers geknüpft sind, der nur im Körper des Fleckfieberkranken sich entwickelt und von ihm direct oder indirect auf Disponirte übertragen wird.

Die Disposition zur Erkrankung ist eine allgemeine. Ausser dem Säugling werden alle Altersclassen und jedes Geschlecht unter sonst gleichen Bedingungen mit gleicher Leichtigkeit befallen.

Individuelle Körperverhältnisse, besonders Herabsetzung der Ernährung und Lebensenergie unter dem Einflusse von Noth, Hunger und Krankheit erhöhen die Disposition ungemein. Das Fleckfieber .ist die Krankheit der Armen und Elenden, die Seuche, die sich an die Fersen von Krieg und Nothstand heftet.

Einmaliges Befallensein macht die Mehrzahl der Menschen auf Lebensdauer immun.

Die Art, wie die im Körper des Kranken reproducirten Keime nach aussen gelangen, ist noch unbekannt, ebenso die Wege, auf denen sie bei der Ansteckung in den Organismus kommen. Wahrscheinlich spielen hier die Athmungsorgane und die äussere Haut eine wesentliche Rolle.

Die Krankheitskeime sind am reichlichsten in der unmittelbaren Nähe des Kranken in der Luft enthalten und an staubförmige Träger gebunden.

Sie haften mit grosser Dauerbarkeit an allen möglichen Gegenständen, die mit dem Kranken in Berührung kamen, oder der ihn umgebenden

Luft ausgesetzt waren. Hierdurch wird die Krankheit noch auf lange
Zeit und nach fernen, von ihr völlig freien Orten verschleppbar, ein
Umstand, der die heute verlassene Ansicht von der spontanen Entstehung
scheinbar stützte.

Reichliche Zufuhr und Wechsel der Luft beeinträchtigen
die Haftbarkeit des Contagiums im höchsten Masse. Umgekehrt
steigert sie sich um so mehr, je mehr Menschen in einem Raume sich
aufhalten, je kleiner dieser und je schlechter seine Ventilation ist.

An flüssige Medien, besonders das Wasser scheinen die Keime
nicht gebunden zu sein. Ein Aufenthalt im Boden oder besondere Beziehungen zu ihm, wie man sie dem Typhuskeime früher fälschlich
imputirte, erscheint gleichfalls ausgeschlossen.

Alle ätiologischen Verhältnisse zusammen erklären die leichte Ver-
breitbarkeit der Krankheit und ihr vorzugsweise epidemisches Auftreten.
Sie lassen es auch natürlich erscheinen, dass die Seuche, nach Orten
eingeschleppt, wo sie nicht epidemisch herrscht, zuerst unter der ärmeren
Bevölkerung ihre Angriffspunkte und die rascheste Verbreitung findet und
erst auf der Höhe grösserer Epidemien oder überhaupt nicht die besser-
gestellte Bevölkerung befällt.

Pathologie.

I. Allgemeines Krankheitsbild.

Incubationsstadium. Wie allen übrigen acuten Infectionskrankheiten, so kommt auch dem Fleckfieber ein Incubationsstadium zu, d. h. die Zeit, die zwischen der wirksamen Aufnahme des Krankheitsgiftes bis zum eigentlichen Beginn der Krankheit liegt.

In der überwiegenden Mehrzahl der Fälle sind die Kranken während dieser Periode völlig frei von krankhaften Erscheinungen. Nur selten werden unbestimmte Beschwerden, Kopfschmerz, Schwindel, Kreuzschmerzen, Appetitlosigkeit, Mattigkeit oder niedergedrückte Stimmung angegeben. Vereinzelt wurde mir von Schnupfen mit Bindehautkatarrh berichtet. Zwei Fälle — Personen, die sich unter meinen Augen im Krankenhause inficirt hatten — boten ganz leichte Fieberzustände bei grösseren als normalen Tagesschwankungen der Curve.

Die Dauer der Incubationszeit ist, aus zunächst noch unbekannten Gründen, sehr verschieden. In Uebereinstimmung mit den meisten Autoren halte ich 8—12, höchstens 14 Tage für die am häufigsten festzustellende Zeit. Auch eine Dauer von zwischen 4—7 Tagen ist öfter mit Sicherheit beobachtet worden, während man Incubationsstadien von angeblich über 3 Wochen sehr kritisch betrachten sollte.

In der Literatur werden einzelne Fälle zuverlässiger Autoren (Murchison, Gerhart) verzeichnet, wo die Incubation nur einen Tag, selbst nur Stunden gewährt haben soll. Die kürzeste Zeit, die ich selbst sicher feststellen konnte, betrug 4 Tage.

Es handelte sich um einen 40jährigen Mann, der, aus absolut unverdächtigen Verhältnissen kommend, in einem ihm bis dahin unbekannten Wirthslocale eine Festlichkeit mitgemacht hatte und 4 Tage später von den ersten Erscheinungen der Krankheit befallen wurde. Unmittelbar nach jener Festlichkeit waren die Wirthsleute mit einem Kinde und verschiedene Stammgäste des Locales, an Fleckfieber erkrankt, ins Barackenlazareth eingeliefert worden.

Wenn ältere Schriftsteller (Hayarth, Barallier und Cheyne, Bankroft) Fälle von $1^{1}/_{2}$—6 monatlicher Incubationsdauer anführen, so liegen hier zweifellos fehlerhafte Beobachtungen oder geradezu diagnostische Irrthümer vor.

Der Schilderung des **weiteren eigentlichen Krankheitsverlaufes**
legt man am besten diejenige eines schweren, wohl ausgebildeten, in
Heilung ausgehenden Falles eines vorher gesunden Erwachsenen zu
Grunde.

Im Gegensatze zum Abdominaltyphus und in Uebereinstimmung mit
dem Verhalten der acuten Exantheme bildet das Fleckfieber eine bemerkenswerthe Gleichmässigkeit bezüglich der Haupterscheinungen, der
Dauer, des Verlaufes und der Beendigungsweise der Krankheit. In allen
Epidemien begegnet man, wo nicht äussere, namentlich sociale Verhältnisse besonders eingreifend mitspielen, in grossen Zügen immer demselben
charakteristischen Krankheitsbilde. Und wenn man das heutige Auftreten
der Seuche mit den Schilderungen früherer guter Autoren vergleicht, so
findet sich, dass sie auch im Laufe der Zeit sich in keinem bedeutenden
Punkte geändert hat.

Der Beginn der Krankheit ist fast immer ein plötzlicher. Mit
einem oder wiederholtem Schüttelfroste, entschieden seltener unter häu-
figerem, über Stunden oder den ersten Tag sich erstreckendem Frösteln
kündigt sich der Beginn des Fiebers an. Hiermit ist für die meisten
Fälle auch der Anfang der eigentlichen Krankheit scharf bestimmt. Ihrem
brüsken, heftigen Eintreten mit dem durch den Schüttelfrost gekenn-
zeichneten raschen Ansteigen des Fiebers entspricht es, dass die Kranken
von vornherein sich ungemein matt und hinfällig fühlen, so dass viele
schon vom ersten, die widerstandsfähigsten vom zweiten oder dritten
Tage an, unfähig zu jeder Thätigkeit, das Bett hüten und weit früher
wie beim Unterleibstyphus in ärztliche Behandlung treten müssen.

Im Bette nehmen die Kranken, die gleichzeitig mit dem Froste oder
unmittelbar darnach häufig von Uebelkeit, Erbrechen, heftigem Druck in
der Oberbauchgegend und Kreuzschmerzen befallen werden, schon bald
die passive Rückenlage ein. Das Gesicht ist fieberhaft geröthet, eigenthümlich gedunsen, die Conjunctiven meist lebhaft injicirt, etwas stärker
absondernd. Die Nasen- und Gaumenschleimhaut ist bei Vielen schon
am Abend des ersten Tages an aufgelockert und geröthet, wobei dann nicht
selten ein Gefühl von Trockenheit, Kratzen oder selbst stärkere Schlingbeschwerden geklagt werden. Während die Patienten zunächst am Tage
frei besinnlich, nur etwas niedergedrückt und apathisch erscheinen, zeigen
sie schon jetzt gegen Abend oder in der Nacht ausgesprochene Störungen
des Sensoriums. Sie folgen weniger gespannt den Vorgängen in ihrer
Umgebung, verlieren im Gespräch den Faden, und es stellen sich, namentlich wenn man sie sich selbst überlässt, Traumvorstellungen mit entsprechenden Aeusserungen ein.

Nach Aufhören der Fröste, der Uebelkeit und des Erbrechens treten
bei steigendem Fieber Klagen über dumpfen, klopfenden, zuweilen heftig

stechenden Kopfschmerz, Schwindel und Ohrensausen in den Vordergrund. Einzelne Kranke werden von heftigen Kreuzschmerzen gequält, so dass sie in keiner Lage Ruhe finden können, noch andere klagen über Reissen und Ziehen längs der grossen Nervenstämme, namentlich der Beine, oder sie werden durch Hyperästhesie der Fingerspitzen, Zehen und Fusssohlen belästigt. Entschieden seltener sind Klagen über Gelenksschmerzen.

Meist schon vor Ablauf der ersten 24—36 Stunden ist die zitternde Zunge schmutzig gelbbraun belegt, zur Trockenheit neigend. Auch die übrige Mundschleimhaut erscheint trockener, die Schwellung der Rachen- und Tonsillengegend nimmt zu, und die Klagen über brennenden Durst machen sich nun besonders quälend geltend.

Der Appetit liegt gänzlich darnieder, der Leib ist weder aufgetrieben noch schmerzhaft, bis auf die epigastrische Gegend, deren Betastung manchen Kranken recht empfindlich ist. Zunächst und während der ganzen ersten Woche ist der Stuhlgang in der Mehrzahl der Fälle angehalten, nur selten bestehen Durchfälle. Schon jetzt lässt sich vielfach durch Percussion und selbst durch Palpation eine Vergrösserung der Milz nachweisen, in charakteristischem und daher diagnostisch nicht unrichtigem Gegensatze zum Verhalten bei Unterleibstyphus.

Die Abgeschlagenheit und der Kräfteverfall nehmen nun rasch zu, so dass schon in den ersten Tagen der ersten Woche die meisten Kranken sich kaum aufrecht zu erhalten vermögen. Trotz ihrer Mattigkeit liegen sie ruhelos, mit hastigen Bewegungen im Bette, ohne bei Tag oder Nacht erquickenden Schlaf finden zu können.

Im Gegensatze zu dem Unterleibstyphus steigt die Fiebercurve während der ersten Tage rasch und mit durchschnittlich geringen, meist nicht mehr als $1/2^0$ betragenden Tagesdifferenzen zu bedeutender Höhe, so dass unter der Form einer Febris continua oder häufiger continua remittens sehr bald am Abend 40^0, in schweren Fällen und bei reizbaren Individuen $40 \cdot 5—41^0$ erreicht werden und am Morgen die Temperatur kaum unter 39^0 sinkt.

Ganz entsprechend der Art des Ansteigens der Körperwärme verhält sich die rasche, ununterbrochene Zunahme der Pulsfrequenz. Selbst bei kräftigen Männern wird schon in den Vormittagsstunden des zweiten Tages eine Pulszahl von 100, in den Abendstunden von 110, ja 120 erreicht, während Frauen und Kinder sich in dieser Beziehung noch viel reizbarer erweisen. Eine im Vergleich zur Höhe der Körperwärme geringe Pulsfrequenz, wie sie beim Abdominaltyphus namentlich jugendlicher männlicher Individuen häufig und diagnostisch sehr bezeichnend ist, habe ich in der ersten Zeit des Fleckfiebers niemals gesehen.

Der Puls ist bei weichem Arterienrohr anfänglich meist von normaler Füllung und Spannung. Die für den Abdominaltyphus so charakteristische Doppelschlägigkeit wird in den ersten Tagen und auch später in der weitaus grössten Zahl der Fälle vermisst.

Nachdem so das Fieber·und die übrigen Störungen des Allgemeinbefindens sich ununterbrochen rasch gesteigert haben, tritt zwischen dem dritten und fünften Tage, weit seltener früher, eine Erscheinung auf, die für die ganze Krankheit sehr charakteristisch und diagnostisch vielfach ausschlaggebend ist: der Roseolaausschlag. Er zeigt sich in Form zunächst stecknadelkopf- bald linsengrosser und noch etwas grösser werdender, blassrother, anfangs rein hyperämischer Flecke von rundlicher oder oblonger Gestalt und etwas verwaschenen Rändern.

In den Fällen von ausgiebiger und gleichmässiger Entwicklung des Exanthems erscheinen sie zunächst an der Unterbauch-, Brust- und Schultergegend, um von da nun in einem Zuge und so rasch sich über den Rücken und die Extremitäten bis herunter auf die Hand- und Fussrückengegend zu verbreiten, dass meist nach zwei- bis dreimal 24 Stunden ihre endgiltige Zahl erreicht ist.

Nur die Handteller und Fusssohlen pflegen von dem Exanthem fast regelmässig verschont zu bleiben, in der überwiegenden Mehrzahl der Fälle auch das Gesicht, das nur stark geröthet und gedunsen erscheint und durch die gleichzeitige Röthung, oft auch blutige Suffusion der Augenbindehäute zuweilen einen geradezu unheimlichen Ausdruck gewinnt.

Mit dem Roseolaausschlag zugleich, bei reizbaren Individuen noch früher, tritt nicht selten ein masernähnliches Exanthem hervor, welches mit Vorliebe die Vorderarme, besonders ihre Streckseite, die Unterschenkel, die Brust- und Bauchgegend einnimmt und früher wie der typische Ausschlag spurlos verschwindet.

Bei den meisten Kranken machen sich in dieser, oft als Stadium exanthematicum bezeichneten Zeit der Krankheit auch schon bei Tage wesentliche Störungen der Besinnlichkeit geltend. Sie werden noch hastiger als früher, abrupt in ihren Bewegungen, mehr und mehr unbekümmert um ihre Umgebung. Die anfangs so mannigfaltigen, lauten Klagen schwinden mehr und mehr. Man hört nichts mehr von Schwindel, Kopf- und Kreuzschmerzen.

Die Zunge ist nun trocken, borkig, rissig geworden und dann leicht blutend. In den Fällen, wo der Belag sich früh abstösst, erscheint sie auffallend dünn und spitz, glänzend, lackroth. Unterdessen sind die katarrhalischen Erscheinungen der Rachengebilde und des Kehlkopfes weiter fortgeschritten. Die Kranken sind heiser, selbst stimmlos, und ein kurzer trockener Husten weist darauf hin, dass auch die Bronchien befallen sind. In der That zeigt hier die Auscultation, über die ganze

Lunge verbreitet, Giemen und Schnurren und anderartige zähe Rasselgeräusche.

· Mit vollendeter Entwicklung des Exanthems ist die Krankheit meist
auf ihrem Höhepunkte angelangt. Die Fiebererscheinungen haben den
höchsten Grad erreicht und bleiben — die Temperaturcurve meist mit
dem Charakter der Febris continua remittens — nun eine verschieden
lange Zeit auf dieser Höhe. Die anfängliche Apathie und Somnolenz
macht jetzt oft heftigen Erregungszuständen Platz. Die nahezu oder
ganz unbesinnlichen Kranken kommen bei Tag und Nacht nicht mehr
zur Ruhe. Die Einen reden, arbeiten und gesticuliren vor sich hin, in
ihren Traumvorstellungen offenbar an frühere Erlebnisse, vielfach an ihren
Beruf und die gewohnte Beschäftigung anknüpfend. Andere werden durch
Gesichts- und Gehörshallucinationen in heftigste Erregung versetzt. Sie
fühlen sich verfolgt und bedroht, toben, schreien, springen aus dem
Bett und suchen durch die Flucht oder Angriffe auf ihre Umgebung
sich aus ihrer peinvollen Lage zu befreien. Wenig anderartige Kranke
sind auch nur annähernd so schwer zu behandeln und zu pflegen als
Fleckfieberpatienten in diesem Stadium, und ein Krankensaal mit einer
grösseren Zahl derselben gehört zu dem Anstrengendsten und Aufregendsten,
was Aerzten und Wärtern in ihrem Berufe vorkommen kann.

Während dieser Zeit, meist schon vom zweiten oder dritten Tage
seines Bestehens an erfährt das anfangs rein hyperämische Roseolaexanthem eine eigenartige Umwandlung. Eine mehr oder weniger grosse,
in den einzelnen Fällen sehr verschiedene Zahl wird petechial. Zunächst in der Mitte der Roseolen und bald auf diese beschränkt, bald
bis zur Peripherie sich fortsetzend und dann die ganze Efflorescenz einnehmend, treten kleine Blutungen auf. Die anfangs blassen, undeutlichen, verwaschenen Roseolen heben sich nun schärfer hervor. Sie werden
kupferfarben mit lividem Centrum oder im Ganzen schmutzig dunkelblau-
roth. In schwersten Fällen erfährt die Mehrzahl der Efflorescenzen diese
Umwandlung, und wenn dann auch noch zwischen ihnen punkt- und strich-
förmige Hautblutungen oder selbst ausgedehntere Hämorrhagien ins Unterhautzellgewebe eintreten, so kann die Haut ein buntes, düsteres, geradezu
erschreckendes Ansehen gewinnen.

In der ersten Hälfte der zweiten Woche, zuweilen etwas früher oder
später, ist die Schwere des gesammten Krankheitsbildes· am meisten ausgebildet. Die Kranken sind jetzt extrem, schwach und hinfällig, vollkommen apathisch, absolut getrennt von jedem Zusammenhange mit der
Aussenwelt. Schwerhörig, mit lallender unverständlicher Sprache, stieren
Blickes, mit offenem Munde und schlaffem Unterkiefer, beständig zitternd,
an der Bettdecke zupfend, mit Sehnenhüpfen und Flockenlesen liegen sie
da. Die lebhaften Gesticulationen, das Schreien und Toben haben auf-

gehört und einem förmlichen Stupor, in extremsten Fällen dem Zustande
des Coma vigilans Platz gemacht. Von Verlangen nach Nahrung oder
Getränken ist keine Rede mehr, das Schlucken ist erschwert, Urin und
der nun nicht seltene diarrhöische Stuhl werden ins Bett gelassen.

Das Fieber hat sich bis dahin meist auf der früheren Höhe gehalten.
Der Puls ist noch frequenter, dabei entschieden kleiner und schwächer
geworden. Zuweilen ist er aussetzend, inäqual. Die Athmung erscheint,
entsprechend der Dauer des hohen Fieberzustandes und der weiteren
Ausbreitung der Bronchitis, schneller, oberflächlicher und mühsamer, und
die Untersuchung ergibt jetzt bei fast allen schweren Fällen einfache
Hypostasen, lobuläre Pneumonien oder ausgedehnte entzündlich hypostatische
Verdichtungen eines oder beider Unterlappen.

Alles stimmt zu einem Krankheitsbilde zusammen, wie es schwerer
bei acuten Infectionskrankheiten kaum gedacht werden kann. Und doch
erholen sich selbst von diesen extremen Zuständen nicht ganz wenige
der Patienten. Ihr Glück ist, dass es sich um eine cyklisch verlaufende,
zeitlich ziemlich scharf begrenzte Krankheit handelt, von der auch der
Schwerstbefallene sich noch erholen kann, wenn es dem Arzte gelingt,
ihn die meist wenigen Tage von der Zeit der schwersten Intoxication bis
zu derjenigen der Krise über Wasser zu halten.

Bei mittelschweren und schweren Fällen pflegt, wenn sie bis dahin
uncomplicirt verliefen und zur Genesung führen, zwischen dem 10. bis
12., höchstens 14. Krankheitstage, sehr selten noch später der Abfall des
Fiebers und damit auch der Nachlass der meisten übrigen Krankheitserscheinungen zu beginnen, nachdem bis dahin die Temperaturcurve den
Charakter der continua remittens beibehalten oder in einzelnen Fällen
einen oder zwei Tage vorher stärkere, zuweilen sehr stürmische Schwankungen (Perturbatio critica) aufgewiesen hatte, deren Art und Wesen später
eingehend zu besprechen sein werden.

In der überwiegenden Zahl der Fälle vollzieht sich die Defervis-
cenz nicht rein kritisch mit raschem continuirlichen Abfall, sondern lytisch
mit staffelförmiger Curve, dabei allerdings so rasch, dass nach ein- bis
zwei-, höchstens dreimal 24 Stunden dauernd die normale Körperwärme
wieder erreicht zu sein pflegt. Eine längere Dauer der Defervescenzzeit
bis zu 5 Tagen und darüber, wobei die Curve eine stark intermittirende
oder ganz unregelmässige Form zeigen kann, ist verhältnissmässig selten.
Sie fordert zu genauer Untersuchung des Kranken, besonders auf bestehende Complicationen auf.

Mit dem Beginne der Entfieberung bessert sich auch die Pulsbeschaffenheit. Der Puls, zunächst noch weich, klein und wenig gespannt,
pflegt mit dem Sinken der Temperatur und meist im Verhältniss zur
Art desselben mehr und mehr an Frequenz abzunehmen, so dass er

während der ersten fieberfreien Tage zwar noch nicht die physiologische Zahl, sondern eine noch etwas höhere, 80—100, aufweist.

Nur allmälig geht er zur physiologischen Frequenz zurück, aber noch 8—14 Tage, nach schwersten Fällen selbst weit darüber hinaus, zeigt er eine beträchtliche Labilität: bedeutende Schwankungen der Pulszahlen auf geringfügigste körperliche und psychische Wirkungen hin, die unter normalen Verhältnissen sich überhaupt nicht geltend machen würden. Wie bei anderen acuten Infectionskrankheiten, macht sich bei manchen Fällen nach der Defervescenz, fast niemals während derselben, einige Tage und selbst über eine Woche dauernde Bradycardie geltend, über deren Wesen und Entstehung wir noch im Unklaren sind.

Die nicht einmal anfangs in allen Fällen nachweisbare Milzanschwellung pflegt mit Beginn oder Mitte der zweiten Woche schon nicht mehr durch Palpation nachweisbar zu sein. Bis in die Zeit der Defervescenz ist ihr Fortbestand so selten, dass man dann an Complicationen oder einen schon vor der Fleckfiebererkrankung aus anderer Ursache entstandenen und sie überdauernden Milztumor denken muss.

Von den charakteristischen Hautveränderungen überdauern nur diejenigen die Höhe der Krankheit bis in die Defervescenz hinein, die eine petechiale Veränderung erfahren hatten. Noch nach der Entfieberung hinterlassen sie neben einem recht häufigen kleienförmigen, selten fetzigen Abschuppen der Haut ihre Spuren in Form schmutzigbräunlicher, livider oder gelbgrünlicher Flecken von verschiedener, nur in wenigen Fällen sehr grosser Zahl.

Was das allgemeine Verhalten der Haut betrifft, so pflegt sie auf der Höhe des Fieberstadiums heiss und trocken, mit beginnender Entfieberung feucht zu werden, in manchen Fällen, besonders solchen mit kritischem oder beschleunigt lytischem Abfall, sehr lebhafte, selbst profuse Schweissabsonderung zu zeigen.

Mit Nachlass der Fiebererscheinungen wird auch die vordem trockene Zunge wieder feucht, wo sie belegt geblieben war, reinigt sie sich, Schrunden und Risse kommen zur Ausheilung. Die Stimme wird wieder stärker und klarer, und etwaige Heiserkeit, falls sie auf lediglich katarrhalische oder einfach erosive Affectionen zurückgeführt werden konnte, schwindet, während die nicht ganz seltenen schwereren Kehlkopfaffectionen fortbestehen als lange dauernde, selbst unheilbare Nachkrankheiten.

Etwaige Störungen der Verdauungswerkzeuge, besonders die während der zweiten Woche nicht ganz seltenen Durchfälle, schwinden mit Abfall der Fiebercurve, und sehr bald meldet sich bei den meisten Patienten ein sehr lebhafter Appetit, der, wie wir später sehen werden, auch alsbald in verhältnissmässig reichlicher Weise befriedigt werden kann.

Wenn hierzu noch, wie bei uncomplicirten Fällen die Regel, selbst vor völliger Entfieberung bei geringer abendlicher Temperatursteigerung wieder ruhiger, wenig unterbrochener Schlaf sich einstellt, so führt dies oft zu überraschend schneller Erholung von einer Krankheit, die noch kurz vorher die Umgebung in schwerste Sorge, ja hoffnungslose Stimmung versetzt hatte.

Im Ganzen ist, wenn nicht Complicationen und Nachkrankheiten unberechenbare Verlängerung bedingen, in der überwiegenden Zahl der Fälle nach durchschnittlich 12—17 Tagen die Entfieberung vollendet. Der Kranke tritt in die Genesungszeit ein.

Bei nicht wenigen mittelschweren leichteren und abortiven Formen der Krankheit ist die Fieberzeit noch weit früher beendet. Selbst schwer einsetzende Fälle können so in 6—10 Tagen entfiebert sein, ganz abgesehen von den leichten und abortiven, die noch früher, nach 3 bis 5 Tagen, zum glücklichen Ausgange kommen.

Wenn der Tod lediglich durch die Schwere der Krankheit, d. h. die Toxinwirkung auf die lebenswichtigsten Organe eintritt, so pflegt das Ereigniss meist in die Mitte oder zweite Hälfte der zweiten Woche zu fallen. Nur die schwerst Erkrankten oder besonders wenig Widerstandsfähigen erliegen schon früher, vor dem 9., selbst dem 5. oder 6. Tage. Ueber die zweite Woche hinaus dauern die wenigsten tödtlichen, uncomplicirten Fälle.

Complicationen und Nachkrankheiten können wie bei allen acuten Infectionskrankheiten den Process bis zum letalen Ausgange erheblich, oft ungemein in die Länge ziehen.

Uebersicht des Leichenbefundes.

Wenn man von den nicht sehr zahlreichen Fällen absieht, wo auf der Haut der Leiche ausgesprochene Spuren des charakteristischen Exanthems zu sehen sind, so bietet die Section wenig Eigenartiges. Die Hauptbefunde sind solche, wie man sie bei acuten Infectionskrankheiten überhaupt beobachtet, so dass es am Leichentische allein höchstens per exclusionem gelingen dürfte, die Diagnose zu stellen.

Entsprechend der kurzen Krankheitsdauer pflegen Fleckfieberleichen nur wenig abgemagert zu sein. Die Leichenstarre ist oft gering ausgesprochen und kurz dauernd. Die Leichenflecken erscheinen bald und reichlich, und wie bei manchen anderen Infectionskrankheiten (septischen. Processen, Unterleibstyphus) beginnen selbst in der kühlen Jahreszeit sehr früh die Verwesungsvorgänge.

Auf der Haut zeigen sich, wo das Exanthem bis zum Tode bestanden hatte, seine Reste in Form gelbgrünlicher oder livider verwaschener Flecke, zwischen denen Petechien und grössere Blutflecke zuweilen noch sichtbar sind. Auch kleienförmige Abschülferung der Epidermis wird, besonders wenn die so häufige Miliaria crystallina bestanden hatte, beobachtet.

Decubitus fehlt meist. Er kommt nur da vor, wo die Patienten länger dauernden Complicationen und Nachkrankheiten erlagen. In einzelnen Fällen finden sich phlegmonöse Processe oder umschriebene Hautgangräne besonders an den Fingern, Zehen, der Ohrmuschel und der Nasenspitze.

Die gleich dem Fettpolster.in ihrem Volum meist unveränderte Musculatur erscheint roth, trocken, oft matt glänzend: Zuweilen zeigen sich an einzelnen Stellen, besonders in den musc. sect. abdom. und wohl auch den Oberschenkelmuskeln Zerreissungen, die ihre Entstehung im Leben dadurch documentiren, dass sie von Blutergüssen begleitet sind. Mikroskopisch bieten die Muskeln die von Zenker beim Abdominaltyphus beschriebenen Veränderungen: einfache Atrophie der Bündel, körnigen und fettigen Zerfall, seltener und minder ausgedehnt wachsartige Degene-

3*

ration, womit es auch zusammenhängen mag, dass man die bei Typhusleichen so häufigen streifigen, fleckigen, Fischfleisch-ähnlichen Veränderungen beim Fleckfieber fast immer vermisst.

Die Knochen und Gelenke sind beim Fleckfieber bisher, wie es
scheint, wenig untersucht. Mir selbst fehlen eigene Erfahrungen in dieser
Beziehung.

Die Athmungsorgane zeigen in allen ihren Theilen theils regelmässige, theils häufige und sehr verschiedenartige Veränderungen.

Schon beim allgemeinen Krankheitsbilde wurde der so häufigen,
während mancher Epidemien tief gehenden Veränderungen der Anfangstheile der Luftwege gedacht.

Schwellung, Lockerung und Injection der Nasen-, Rachen- und
Kehlkopfschleimhaut gehören zu den fast typischen Befunden. Oefter
kommen dazu oberflächliche Erosionen der Schleimhaut und mässige entzündliche Vergrösserung der Mandeln. Weit seltener sind diphtheritische
Veränderungen der Rachengebilde und aus ihnen hervorgegangene tiefere
Geschwüre. Vereinzelt sah ich ausgedehnten croupösen Belag im Kehlkopf, der sich selbst bis in die Luftröhre und den Bronchialbaum erstreckte.

Während mancher Epidemien wurden relativ häufig tief gehende
Vereiterungen der Rachengebilde und schwere Kehlkopfaffectionen notirt,
die zu anderen Zeiten (Griesinger, Murchison) fast vermisst wurden.
Ich selbst hatte mit sehr ungünstigen Verhältnissen zu rechnen. In fast
4 % der Fälle kamen mir am Leichentische intensivere Kehlkopfaffectionen vor: starke Röthung und Schwellung der Schleimhaut mit
Oedem oder Erosionen und Schrunden, letztere besonders an der hinteren
Wand, dem Kehldeckel und den falschen Stimmbändern. Mit ihnen schien
die Ausbildung von Perichondritis in Zusammenhang, die ich mehrfach,
und ausschliesslich die Giesbeckenknorpel betreffend, beobachtete. Die Affection pflegt fast nur einseitig zu sein und oft zur Nekrose des betreffenden
Knorpels zu führen, der, der Unterlage fest aufsitzend, in dem von der
Schleimhaut gebildeten kleinen Sack von Eiter umspült, lange liegen
bleibt. Ganz ähnliche Erfahrungen in Bezug auf eiterige Veränderungen
der Rachentheile und des Kehlkopfs hat Weichselbaum gemacht.

Vergleiche ich diese Veränderungen mit den an denselben Theilen
beim Abdominaltyphus beobachteten, so fällt mir eine ausserordentliche
Aehnlichkeit auf, die auf Gleichheit der, zweifellos nicht specifischen,
Grundlage der Processe schliessen lässt.

Was die tieferen Athmungswege betrifft, so ist vor Allem des constanten Befundes von Katarrh der Trachea und Bronchien meist
bis in ihre feinsten Verzweigungen zu gedenken, der zweifellos nicht als
Complication, sondern als der Krankheit zugehörig zu betrachten ist. In
der fast immer stark gerötheten Schleimhaut, die nur mässig mit zähem

Secret bedeckt ist, zeigen sich gelegentlich kleine, selten ausgedehntere Blutungen, hauptsächlich in denjenigen Fällen, wo auch andere Schleim- und seröse Häute solche aufweisen. Bei vier Leichen, bei denen auf der Kehlkopfschleimhaut croupöse Ausschwitzung stattgefunden hatte, sah ich diese über den ganzen Bronchialbaum bis in seine feinsten Verzweigungen sich fortsetzen.

In nahem Zusammenhange mit der diffusen Bronchitis stehen die recht häufigen Atelectasen und lobulären Pneumonien. Hypostatische Verdichtungen der Unterlappen finden sich in fast allen Leichen. Zuweilen sind sie mit Infarcten vergesellschaftet.

Lobäre Pneumonie scheint je nach Epidemien und Oertlichkeit verschieden häufig zu sein. Während Murchison und die älteren Engländer sie für selten halten und hervorragende jüngere französische Kliniker (Thoinot, Netter) sie überhaupt nicht beschreiben, hatten wir in Berlin bei 15% aller Fleckfieberleichen lobäre Pneumonie eines oder mehrerer Lungenlappen als unmittelbare Todesursache zu verzeichnen. Es handelte sich um sehr derbe Infiltrationen mit graugelber, oft auffallend heller Farbe der Schnittfläche, fast ganz so wie man dies bei der fibrinösen Pneumonie zu sehen gewohnt ist. Ob sich diese Zustände mit ihr auch ätiologisch decken und dann als wahre Complicationen aufzufassen sein würden, bleibt späteren bakteriologischen Untersuchungen vorbehalten.

Es mag noch bemerkt werden, dass in neuerer Zeit auch an anderen Orten (Krukenberg—Braunschweig, Hampelen—Riga) offenbar gleiche Pneumonien beobachtet worden sind.

Während einzelne Schriftsteller den Uebergang von Pneumonie in Lungengangrän verzeichnen, ist mir dies als Folge der eben beschriebenen Form nicht zu Gesicht gekommen. Auch Murchison, Griesinger u. A. scheinen nur selten Lungenbrand beobachtet zu haben. Wenn ich selbst trotzdem fünfmal Gangrän sah, so steht dies mit der in der 79er-Epidemie so häufigen Perichondritis laryngis im Zusammenhange, die wir in keinem der fraglichen Fälle vermissten. In allen Fällen fand sich der nekrotische Knorpel von jauchigem Eiter umspült und der umgebende Sack nach dem Kehlkopfinneren hin perforirt, so dass Aspiration der putriden Stoffe unvermeidlich gewesen sein musste.

Die Pleura zeigt sich, von den bei Pneumonie regelmässigen fibrinösen Beschlägen abgesehen, verhältnissmässig selten verändert. Am häufigsten sind noch Ecchymosen oder leichte umschriebene fibrinöse Beschläge. Seröse Exsudate sind selten, während Empyeme und jauchige Ergüsse, in Verbindung mit putriden Lungenveränderungen, etwas häufiger gefunden werden.

Kreislaufsorgane. Das Herz erscheint fast immer in beiden Hälften erweitert, schlaff, das Herzfleisch mürbe, brüchig, fahl, gelbroth, in Fällen, wo relativ früh der Tod eintrat, mit röthlichen Strichen und Punkten. Zweifellos handelt es sich hier um dieselbe Form der infectiösen Myocarditis, wie sie mit den Mitteln der modernen mikroskopischen Technik uns bei Unterleibstyphus, Scharlach, Diphtherie u. s. w. neuerdings genau bekannt geworden ist.

Das Endocardium wird in älteren Sectionsberichten oft als dunkelroth oder livid gefärbt bezeichnet. Zweifellos handelt es sich hier um postmortale Imbibition. Wirkliche entzündliche Vorgänge am Endocard und besonders den Klappen scheinen nach übereinstimmendem Urtheil beim Fleckfieber zu den grössten Seltenheiten zu gehören.

Nicht häufiger scheint Pericarditis zu sein. Ich habe sie überhaupt nicht beobachtet.

Das Verhalten des Gefässsystems ist beim Fleckfieber wenig erforscht. In der Aorta und den grossen Arterienstämmen fand ich vereinzelt scheinbar frische opake, gelbliche Flecke. Ob und welche Gefässveränderungen der oben erwähnten umschriebenen Hautgangrän zu Grunde liegen, ist vorläufig ganz unbekannt.

Das Blut ist in den Fleckfieberleichen dunkler und flüssiger als gewöhnlich. Es kommt entschieden weniger zur Gerinnselbildung, die in den Herzhöhlen in der Mehrzahl der Fälle überhaupt vermisst wird.

Diese Befunde decken sich mit den Angaben der älteren Autoren über die Beschaffenheit des dem Lebenden entnommenen Blutes. Auch hier wird die verminderte Gerinnbarkeit und die Weichheit und Zerfliesslichkeit des Blutkuchens freilich mit Schlussfolgerungen hervorgehoben, die uns heute fremd sind.

Verdauungsorgane. Abgesehen von den schon erwähnten Veränderungen der Rachengebilde sind am Eingang der Verdauungswege nur gelegentlich Schrunden und Risse der Zunge, Auflockerung, blutige Suffusion und selbst Verschwärung des Zahnfleisches zu sehen. Von älteren Autoren wird Noma-artiger Zerfall der Mund- und Wangenschleimhaut notirt. Aus neueren Epidemien ist nichts der Art bekannt geworden.

Der Schlund ist fast immer intact. Auch der Magen weist keine charakteristischen Veränderungen auf. Hier und da finden sich kleine Schleimhautblutungen, ganz selten Einrisse (Virchow), die schon im Leben zu Blutbeimengung zum Mageninhalt geführt hatten.

Auch auf der Darmschleimhaut werden neben Katarrherscheinungen nicht ganz selten Ecchymosen beobachtet. Im Uebrigen erscheint der Darmcanal fast immer normal, namentlich werden Infiltrationen oder gar Zerfall der Peyer'schen Plaques und der Solitärfollikel regelmässig vermisst und dem entsprechend auch die Mesenterialdrüsen meist unverändert gefunden. Nur ganz vereinzelt sah ich leichte Prominenz und Auflockerung der Follikel im unteren Theile des Dünndarmes. Wenn in der älteren Literatur mehrfach Angaben von Darmgeschwüren, namentlich im Dünndarm, vorkommen, so beruht dies auf Verwechslung mit Ileotyphus, den man ja, als theoretisch seine Grundverschiedenheit vom Flecktyphus schon feststand, doch praktisch noch lange nicht gehörig von ihm auseinanderhalten konnte.

Wo Ecchymosen der Magen- und Darmschleimhaut vorhanden sind, werden sie auch meist im Bauchfell gefunden, das sich im Uebrigen fast immer unverändert erweist.

Die Leber pflegt keine anderen als die bei acuten Infectionskrankheiten überhaupt gewöhnlichen Veränderungen zu zeigen: mässige Vergrösserung, derbere Consistenz, vermehrten Blutreichthum oder die ausgesprochenen Erscheinungen der trüben Schwellung. Den häufigen Befund von Fettleber (Krukenberg) habe ich nicht erheben können.

Das Verhalten der Milz ist nicht ganz so regelmässig wie beim Unterleibstyphus. Bei Individuen, die später als gewöhnlich der Krankheit erlagen, wird Milzanschwellung nicht selten vermisst, während sie da, wo der Tod zwischen dem 8. bis 12. Tage oder früher eintritt, nur ausnahmsweise fehlt. Die Milz ist dann auf dem Durchschnitte meist von fahl bordeaux-rother, zuweilen schwarzrother Farbe mit völlig verwischter Zeichnung, weich, manchmal breiig, fast zerfliessend. Vereinzelt finden sich Infarcte, die in äusserst seltenen Fällen selbst zur Ruptur führen können (Jaquot).

Die — verglichen mit dem Unterleibstyphus — entschieden grössere Inconstanz des Auftretens und der Grösse des Milztumors findet sich bei älteren und jüngeren Autoren übereinstimmend verzeichnet. Eine der extremsten Angaben rührt von Barallier (Epidemie im Bagno zu Toulon) her, der nur bei einem Drittel von 166 Fällen Milzvergrösserung fand. Auch Gerhard fand nur bei einem Drittel, Murchison dagegen bei zwei Drittel der Sectionen Milztumor.

Wir selbst haben in den Jahren 1878/79 bei 72 Fleckfiebersectionen die Milz bestimmt. Rechnet man 250 *gr* als obere Grenze der Norm (Henle), so erwies sich die Milz:

nicht vergrössert bei 22 Fällen
250—300 *gr* „ 15 „
300—400 „ „ 16 „
400—500 „ „ 10 „
500—600 „ „ 2 „
600—700 „ „ 3 „
über 700 „ nur 1 mal.

Man sieht, dass da, wo Vergrösserungen vorkamen, die mässigen weit überwiegen. Das Verhältniss der Milzgrösse zur Dauer der Krankheit bis zum tödtlichen Ausgange, dessen ich vorher schon gedachte, wird durch die folgende tabellarische Zusammenstellung meines Assistenten Salomon von 63 der obigen Fälle beleuchtet:

Nach einer Krank-heitsdauer von	Die Milz hatte ein Gewicht von						
	normal	bis 300	bis 400	bis 500	bis 600	bis 700	bis 800
7 Tagen	1	—	—	—	1	1	—
8 „	—	1	—	—	—	—	—
9 „	1	1	1	—	—	—	—
10 „	1	—	1	—	1	1	1
11 „	2	1	—	1	—	—	—
12 „	—	1	3	1	—	—	—
13 „	2	—	—	—	—	—	—
14 „	—	—	—	—	—	—	—
mehr als 14 Tagen	12	4	4	3	—	—	—

Harn- und Geschlechtsorgane. Die Nieren pflegen mässig vergrössert, blutreich, häufig im Zustande ausgesprochener trüber Schwellung
zu sein. Acute Nephritis — ähnlich der Scharlachnephritis — wird von
den meisten Beobachtern als nicht seltener Befund bezeichnet.

Unter 80 Sectionen hatten wir 1878/79 in Moabit fünfmal ausgesprochene
frische parenchymatöse Nephritis. Drei dieser Fälle mussten als hämorrhagische
Nephritis bezeichnet werden. Sie boten Blutungen in die Nierensubstanz und in
die Schleimhaut der Nierenbecken und des Anfanges der Ureteren.

An den übrigen Theilen der Harnwerkzeuge und an den Genitalien ist keine dem Fleckfieber eigene Besonderheit zu verzeichnen.

Hier und da beobachtete auf Frühgeburt oder Abort· deutende
Veränderungen der Gebärmutter weisen darauf hin, dass auch das Fleckfieber, wie die meisten anderen Infectionskrankheiten, leicht eine Unterbrechung der Schwangerschaft bedingt.

Das Nervensystem ist beim Fleckfieber trotz seiner hervorragenden
Betheiligung an dem Krankheitsbilde bisher sehr wenig studirt.

Als fast regelmässigen Befund lässt sich Hyperämie der Hirnober-
fläche, ödematöse Durchtränkung und Trübung der weichen Hirnhäute
und Vermehrung der meist klaren, selten hämorrhagisch verfärbten Ventrikelflüssigkeit anführen.

Eigentliche Meningitis scheint selten zu sein, zum mindesten nur
während einzelner Epidemien vorzukommen. Ich selbst habe keinen Fall
am Leichentisch gesehen. Dagegen erwähnt Hampelen aus der von
ihm beobachteten Epidemie vier Fälle von eiteriger Hirnhautentzündung.

Meningeale Blutungen kommen entschieden häufiger vor. Fast alle
anatomisch Erfahrenen wissen von einzelnen Fällen von umschriebener,
wohl auch einmal über eine ganze Hemisphäre sich ausbreitender me-
ningealer Blutung zu berichten.

Blutungen in die Hirnsubstanz, die sonst meist weich, serös, durchfeuchtet gefunden wird, scheinen dagegen zu den grossen Seltenheiten zu gehören.

Verdickung und weissliche Trübung der weichen Hirnhäute und der mit dem Schädeldach stark verwachsenen Dura, sowie Vermehrung der Pacchionischen Granulationen deuten auf den beim Fleckfieberpublicum so häufigen chronischen Alkoholismus.

Vom Rückenmark notiren einige Autoren Vermehrung des liquor spinalis. Ueber Veränderungen des peripheren Nervensystems ist anatomisch nichts Näheres bekannt.

Analyse der einzelnen Erscheinungen.

Während die anatomischen Veränderungen beim Fleckfieber so unbestimmte, wenig charakteristische sind, dass wir es als sehr schwer bezeichnen mussten, am Leichentische ohne nähere Nachricht über den Zustand des Lebenden zu einer Diagnose zu kommen, ist der klinische Verlauf der Krankheit, wenigstens in den ausgebildeten schweren oder mittelschweren Fällen, ein so eigenartiger, man darf wohl sagen gesetzmässiger, wie er nur bei wenigen anderen Krankheiten, besonders bei den acuten Exanthemen, wieder gefunden wird. Wenn wir auch, ganz wie bezüglich der letzteren, über die Natur des Fleckfiebererregers noch völlig im Dunkeln sind, so können wir doch sagen, dass es um ein Lebewesen sich handeln muss, dessen Entwicklungs- und Lebensthätigkeit so bestimmt und energisch an dem befallenen Körper sich äussert, dass dessen Constitution oder erworbene Eigenthümlichkeiten dagegen merklich zurücktreten, weit mehr wie bei manchen anderen Infectionskrankheiten, z. B. dem Unterleibstyphus. In diesem Sinne sehen wir die so regelmässige Art des Beginnes und der Beendigung der Krankheit an, ihre so fest umschriebene Dauer, das zeitlich so bestimmte Auftreten und Ablaufen einzelner Symptome, besonders des Exanthems, und die eigenartige Form der Temperaturcurve. Gerade sie ist für die Erkenntniss und Beurtheilung der Krankheit so wichtig, dass wir ihre Betrachtung an erste Stelle setzen.

Die Veränderungen der Körperwärme.[1]

Nachdem der Beginn des Fiebers durch einen oder wiederholten Schüttelfrost, seltener durch Frösteln, sich angekündigt hat, steigt die Körperwärme rasch und energisch, so dass am Abend des ersten Krank-

---

[1] Sie sind von Wunderlich (Arch. f. physiol. Heilkunde, B. I, S. 177 und „Das Verhalten der Eigenwärme in Krankheiten“, Leipzig 1870, II. Aufl.) zuerst näher studirt und seine Ergebnisse durch Griesinger, Moers u. A. bestätigt worden. In ihren Grundzügen sind Wunderlich's Ergebnisse noch heute als feststehend zu betrachten.

heitstages schon 39 überschritten und nicht selten 40 erreicht werden. Nach nur mässiger, meist nicht mehr als einen halben Grad betragender Remission am folgenden Morgen geht die Körperwärme energisch weiter in die Höhe, am Abend weit über die am vorhergehenden erlangte, auf 40·5 und darüber, um nach weiteren 24 Stunden unter nur geringem Morgennachlass nahe an 41 und selbst höher zu kommen. Meist wird am 4. Abend noch eine weitere Steigerung beobachtet (vgl. Fig. 1).

Dieses schnelle Ansteigen der Curve unterscheidet das Fleckfieber sehr von dem Unterleibstyphus. Eine so langsam sich vollziehende Erhebung wie hier, dürfte zu den grössten Ausnahmen gehören. Häufiger sind beim Fleckfieber entschieden die Fälle, wo schon nach 36, ja 24 und weniger Stunden in einem Zuge die Höhe erreicht wird (vgl. Fig. 10).

Während der zweiten Hälfte der ersten Woche hält sich die Curve mit mässigen, meist nicht mehr als 0·5 betragenden Morgenremissionen auf der erlangten Höhe oder sie steigt noch langsam bis zum 8. Tage, so dass um diese Zeit das Thermometer in schweren Fällen gegen 41 und darüber zeigt. Dieses Verhalten der Curve in der

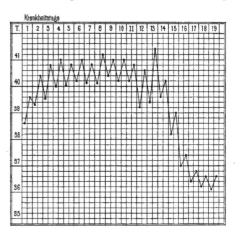

Fig. 1.
Schweres Fleckfieber. Typische Form der Curve.
(Halbschematisch.)

ersten Krankheitswoche ist ein so eigenartiges, dass es an sich schon vom grössten diagnostischen Werthe sein kann. Spricht es schon sehr gegen die Annahme eines Unterleibstyphus, so wird auch bei keinem der acuten Exantheme, die dem Fleckfieber sonst so nahe stehen, eine solche Höhe und Gleichmässigkeit des Temperaturverlaufes während der Dauer der ganzen ersten Krankheitswoche erreicht (Fig. 1).

Die meisten neueren Autoren berichten — offenbar auf Wunderlich's Autorität hin — von einem nicht seltenen und charakteristischen vorübergehenden Sinken der Körperwärme am Ende der ersten Woche, meist am Abend des 7. Tages. Sie messen ihm sogar eine gewisse diagnostische Bedeutung bei. An der Thatsache ist bei der Zahl und Dignität der Beobachter nicht zu zweifeln. Wahrscheinlich kommt die

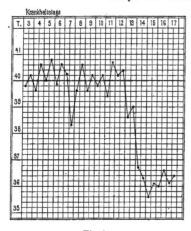

Fig. 2.

18jähriger Händler. Mittelschweres Fleckfieber. Remission der Curve am Abend des
7. Krankheitstages.

Erscheinung aber nicht bei allen
Epidemien gleich häufig vor. Unter
den von Salomon zusammengestellten 440 Fällen meines Krankenhauses hatten wir nur dreimal
den fraglichen Temperaturabfall zu
verzeichnen (Fig. 2).

Einzelne Kliniker (Lebert)
legen Werth auf die Beobachtung,
dass selbst in schweren Fällen schon
in den letzten Tagen der ersten
Woche die Curve grössere Unregelmässigkeit und besonders bedeutendere Schwankungen der Ta-
gesdifferenz zeigte. Bei leichteren
Fällen halte ich dies für zutreffend;
die nicht abgekürzt, schwer verlaufenden zeigen nach meiner Erfahrung selten dies Verhalten.

Hier pflegt im Gegentheile
die hohe Febris continua remittens bis in die ersten Tage der zweiten
Woche sich unverändert fortzusetzen, oder es wird nur in den Morgenstunden eine merkliche Erniedrigung
bei gleichbleibenden hohen Abendtemperaturen erreicht.

Vom 10. und 11., wohl auch
schon vom 9. Krankheitstage an
sinkt auch am Abend der Stand der
Körperwärme merklich (vgl. Curve 1
u. 14), die Curve wird dabei unregelmässiger, zuweilen mit starken Intermissionen. Nur in den schwersten,
prognostisch dann sehr übeln Fällen
bleibt die hohe Febris continua auch
während der letzten Wochentage, ja
sie erreicht gelegentlich excessive
Höhen, wobei die ominöse Erscheinung des calor mordax besonders
ausgeprägt zu sein pflegt.

In den Schluss der zweiten,
seltener die ersten Tage der dritten
Woche fällt bei schweren und mittel-

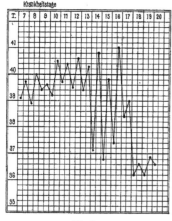

Fig. 3.

17jähriger Lehrling. Mittelschwerer Verlauf. Grosse, präkritische Schwankungen
der Curve.

schweren, zur Genesung
führenden Fällen der Be-
ginn der definitiven Tem-
peraturerniedrigung. Am
häufigsten sah ich ihn
auf den 12. bis 15. Tag
fallen, ausnahmsweise auf
den 16., selbst 17. Krankheitstag.

Dem dauernden Nie-
dergange der Temperatur,
der in der Mehrzahl der
Fälle ohne Weiteres be-
ginnt, gehen zuweilen
24—36 Stunden (vgl.
Curve 3) während hef-
tige Schwankungen der
Curve mit schweren be-
ängstigenden Störungen
des Allgemeinbefindens

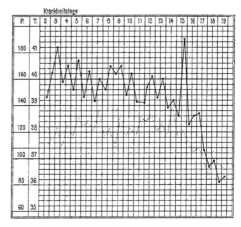

Fig. 4.

33jährige Frau. Sehr schwerer uncomplicirter Fall mit
beträchtlicher Herzschwäche. Sehr bedeutende präkritische Temperaturerhebung.

voraus. Vor Allem ist hier des nicht selten stürmischen Ansteigens der
Körperwärme auf ganz ungewöhnliche Höhe über 41, ja bis zu 42 zu
gedenken, mit bald — meist vor Ablauf
von 12—18 Stunden — sich vollziehen-
dem Abfall unter die vorausgegangene
Morgentemperatur (vgl. Curve 1 u. 14),
an die sich dann der definitive kritische
oder lytische Niedergang ungestört anschliesst. Die älteren Aerzte sprechen
hier sehr bezeichnend von einer Perturbatio critica (Fig. 4).

Minder häufig ist das umgekehrte
präcritische Verhalten der Curve: Unmittelbar vor dem dauernden Abfalle
sinkt dann die Temperatur plötzlich
auf oder unter die Norm, um sich nach
12 Stunden oder früher wieder annähernd zur früheren Höhe oder darüber hinaus zu erheben. Unmittelbar
schliesst sich dann dieser „Pseudokrise" der endgiltige Abfall der Curve
an (Fig. 5).

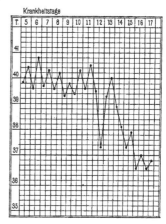

Fig. 5.

31jähriger Mann. Schweres Fleckfieber. Pseudokrise am 12. Krankheitstag.

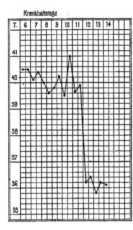

Fig. 6.

19 jähr. Mann. Mittelschwerer abgekürzter Verlauf. Ausgesprochener kritischer Abfall nach vorausgegangenem präkritischen Ansteigen.

Das Verhalten der Körperwärm im Stadium der Entfieberung erinner sehr an dasjenige während des Initialstadiums. Wie dort das rasche Ansteigen, sc ist hier der schnell in wenigen Stunden odei Tagen sich vollziehende Niedergang zur odei unter die Norm das Gewöhnliche. Gar nichl ungewöhnlich ist es, dass die Körperwärme — häufiger über Nacht als während des Tages — in einem Zuge von einer bedeutenden Höhe, 40 und weit darüber, auf 37 oder noch viel tiefer abfällt (Fig. 6). Noch häufiger wird dieser Abfall durch ein vorübergehendes Wiederansteigen der Curve unterbrochen, indem die Temperatur zunächst nicht ganz zur Norm, sondern nur auf 38·5—38 sinkt, sich dann, meist gegen Abend, nochmals um $1—1\frac{1}{2}\%$ wieder erhebt, um nun ohne oder fast ohne Unterbrechung dauernd zur normalen Lage herunterzugehen.

Fast ebenso häufig wie diese einmalige Unterbrechung beim Abfall der Temperatur ist ein mehr staffelförmiger Niedergang, der sich über 3—4 Tage erstrecken kann (vgl. Fig. 14). Weit seltener ist eine noch langsamer sich vollziehende, ausgesprochen lytische Beendigung der Curve (Fig. 7).

Die beim Abdominaltyphus fast typische Neigung zu starken Intermissionen während der Defervescenzperiode ist beim Fleckfieber äusserst gering. Nur vereinzelt finden sich hier, wie schon angedeutet, Fälle (vgl. Curve 3), wo der dauernden Entfieberung 2—3 Tage lang bedeutende Schwankungen der Curve mit niedrigen Morgen- und sehr hohen

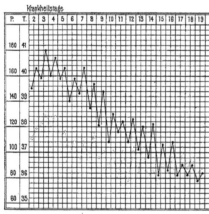

Fig. 7.

28 jähriger Aufseher. Schwer einsetzender, dann abgekürzt und leicht verlaufender Fall mit sehr in die Länge gezogener Defervescenz.

Abendtemperaturen voraus-
gehen. Rosenstein, dem
dies Verhalten häufiger vorgekommen zu sein scheint,
hat besonders darauf auf-
merksam gemacht.

In schweren und mit-
telschweren Fällen ist, wie
schon erwähnt, die Fieberperiode meist am 15.—20.
Tag vollendet. Uncompli-
cirte Fälle pflegen nicht
leicht bis in die vierte Woche
hinein oder gar bis gegen
ihr Ende zu fiebern.

Die schon vor Ablauf
der zweiten Woche in die Genesung eintretenden Fälle
gehören den leichteren Formen an. Diese Abkürzung
des Krankheitsverlaufs be-
trifft besonders das Fastigium, während
dessen die Höhe der Temperatur übrigens
keineswegs gering zu sein braucht. Fälle,
wo bis zum Ende der ersten Woche am
Abend stets über 40, selbst 41 erreicht
wird und in den Morgenstunden die
Körperwärme nicht viel unter 40 sinkt,
sind durchaus nicht selten (Fig. 8).

In anderen Fällen läuft eine Febris
continua remittens in regelmässiger Curve
auf etwas niedrigerer Lage ab (Fig. 9).
Noch andere zeigen von den ersten Tagen
an stärkere Remissionen und Intermissionen der Curve, aber auch hier werden
am Abend oft hohe Temperaturgrade erreicht, wie sie in der ersten Woche des
Abdominaltyphus ungewöhnlich sind.

Auch das Initialstadium ist bei
den leicht verlaufenden Fällen oft ab-
gekürzt· häufiger vielleicht, als bei den
schweren. In 24—36 Stunden, in einem

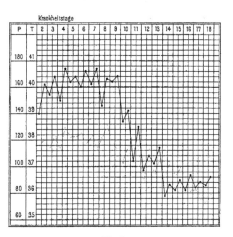

Fig. 8.

27jährige Frau. In der ersten Woche schwer verlaufender, sehr abgekürzter Fall mit Beginn der
Entfieberung am 9. Krankheitstag.

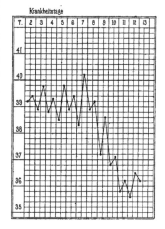

Fig. 9.

18jähriger Kellner. Leicht mit relativ niedriger Temperatur verlaufender Fall. Präkritischer Temperaturanstieg.

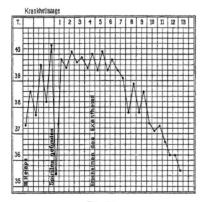

Fig. 10.

23jähriger Mann. Leichtes Fleckfieber in un-
mittelbarem Anschluss an Febr. recurrens.
Raschestes Ansteigen der Temperatur in einem
Zuge. Langsames, staffelförmiges Absinken.

Zuge oder mit nur einer Unterbrechung, ist dann die Curven-
höhe erreicht. Eine protrahirte
Form des Ansteigens bei abortivem Verlauf habe ich unter
den mir zu Gebote stehenden,
die ersten Tage mit umfassenden
Curven nicht beobachtet. Nicht
selten dagegen und häufiger
wie bei schwerem nicht abgekürztem Verlaufe scheint
bei den leichten Fällen die
Defervescenz sich in die Länge
zu ziehen. Ich habe hier häufiger gesehen, dass die Temperatur langsam staffelförmig im
Verlaufe von 5 bis 8 Tagen
zur oder unter die Norm sank
(Fig. 10). Die Tagesdifferenzen
pflegen dabei verhältnissmässig
gering zu sein. Kritische Beendigung des Fieberstadiums durch
einen innerhalb 12—18 Stunden in einem Zuge sich vollziehenden Abfall

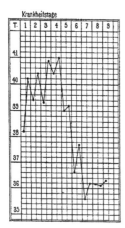

Fig. 11.

31jährige Frau. Abortiv verlaufenes, schwer einsetzendes
Fleckfieber.

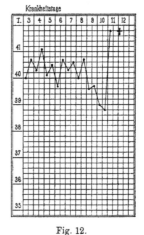

Fig. 12.

42jähriger Arbeiter. Tod bei
excessiver Endtemperatur.

scheint dagegen bei den leichten Fällen nicht häufiger zu sein, wie bei den schweren.

Die ganz leichten und die eigentlich abortiven Formen des Fleckfiebers sind bisher wenig studirt. Auch ich habe, namentlich bezüglich des Temperaturverlaufes, nicht sehr zahlreiche Erfahrungen über sie. Die nebenstehende Curve — des zugehörigen Falles wird später gedacht werden — beweist, dass es auch hier zu sehr hohen Temperaturen unter raschem Anstiege der Curve kommen kann (Fig. 11). Fälle mit niedrigen Temperaturen oder fast afebrile, wie sie dem Kenner des Abdominaltyphus geläufig sind, sind mir beim Fleckfieber selten zur Beobachtung gekommen. Ob sie wirklich seltener sind, wage ich zunächst nicht zu entscheiden.

Die Curve der tödtlichen Fälle, d. h. derjenigen, wo die Patienten der Schwere der Toxinwirkung, nicht Complicationen erliegen, pflegt meist kürzer zu sein, als diejenige der schweren, zur Genesung führenden.

Ihre überwiegende Mehrzahl zeichnet sich durch heftiges Einsetzen unter Schüttelfrost und vom Anfang an besonders hohe Temperaturen mit geringen Morgenremissionen aus. Der Tod tritt meist zwischen dem 9.—12. Tage, seltener später bis zum 16. Krankheitstage ein. Ganz gewöhnlich ist hierbei ein beträchtliches, präagonales Ansteigen der Körperwärme (Fig. 12). In einem meiner Fälle wurde 42·2, von Wunderlich 43 gemessen. Auch nach dem Tode steigt die Rectum-Temperatur, wie wir uns durch mehrfache Messungen überzeugen konnten, oft noch um ein Bedeutendes.

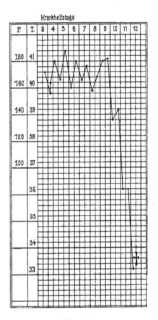

Fig. 13.
23jähriger stark alkoholistischer Vagabund.

Ueber die Ursache der präagonalen Temperatursteigerung sind wir ebensowenig unterrichtet, wie über die näheren Verhältnisse derjenigen Fälle, wo der Tod umgekehrt bei rapidem Absinken bis weit unter die Norm erfolgt. Die beistehende Curve (Fig. 13) zeigt 33⁰ als Endtemperatur.

Vereinzelt, vorzüglich wie es scheint bei vorher durch Entbehrung und Krankheit heruntergekommenen Individuen, vollzieht sich der ominöse

Temperaturabfall langsam während mehrerer Tage. Unter Verminderung
der Spannung und ständiger Erhöhung der Pulsfrequenz bis zur Unzähl-
barkeit geht dann die Körperwärme der cyanotischen Kranken unaufhaltsam herunter, bis das Leben allmälig, zuweilen fast unmerkbar
erlischt.

Sehr starke intermittensartige Schwankungen der Curve vor dem
tödtlichen Ausgange, von denen Wunderlich ein Beispiel abbildet, sind
mir nicht vorgekommen.

Den Erörterungen über das Verhalten der Körperwärme schliessen
sich am besten einige Bemerkungen über Schweisse beim Fleckfieber
an, die bei den älteren humoralpathologisch denkenden Autoren eine weit
grössere Rolle spielten, wie ihnen zukommt.

Im Beginne und während der hochfebrilen Zeit der Krankheit ist
bei leichten und schweren Fällen die Haut fast immer heiss und trocken.
Nur in den sehr seltenen Fällen, wo dem ersten Ansteigen der Temperatur
eine mehrstündige starke Remission folgt, wird gelegentlich Schweissausbruch beobachtet.

Der kritische Abfall der Temperatur erfolgt meist bei mehr oder
weniger feuchter Haut selten unter profusem Schweisse. Dieser begleitet
entschieden häufiger die letalen Fälle um die Zeit des verdächtigen Abfalles der Körperwärme.

Von einem besonders übeln oder gar specifischen Geruche
des Schweisses ist mir im Gegensatze zu älteren Autoren bisher nichts
aufgefallen, vielleicht darum, weil wir in den Moabiter Baracken so
ausgiebig und peinlich auf Ventilation halten konnten, wie dies unter
anderen Verhältnissen selten möglich ist.

Veränderungen der Kreislaufsorgane.

Die Veränderungen der Kreislaufsorgane, namentlich diejenigen des Herzens bei acuten Infectionskrankheiten sind in
jüngster Zeit, besonders von meinen Schülern Krehl, Romberg und
Pässler, mit so viel Erfolg studirt, dass es dringend nöthig ist, bei den
nächsten Epidemien auch für das Fleckfieber das bisher Bekannte zu
prüfen und zu ergänzen.

So wie man in der Leiche (vgl. den pathol.-anat. Abschnitt) gewöhnlich schwere Veränderungen des Herzmuskels, öfter mit Dilatation
feststellen kann, so sieht man auch klinisch so früh und heftig das Herz
und höchst wahrscheinlich auch die Vasomotoren durch die
Toxine geschädigt, wie bei nur wenigen anderen acuten Infectionskrankheiten.

Prognostisch steht darum das Verhalten des Pulses vom Anfang der Krankheit an neben und meist über demjenigen der Körperwärme, ja selbst des Nervensystems.

Der Puls pflegt bei schweren und mittelschweren Fällen regelmässig, bei leichteren ganz gewöhnlich, schon während des Initialstadiums, eine erhebliche Frequenz zu erreichen. Nicht allein Frauen, Kinder und ältere Individuen, selbst kräftige jüngere Männer, zeigen diese Erscheinung (vgl. Fig. 14).

Bei Frauen wird oft schon nach 36 Stunden eine abendliche Zahl von 110 erreicht, mit geringen Morgenremissionen, geringeren, wie wir dies z. B. beim Abdominalis zu finden gewohnt sind. Bei Kindern sind die Pulszahlen noch viel bedeutender und selbst bei kräftigen Männern werden schon am Abend des 3. Krankheitstages 110 bis 120, morgens selten unter 90—100 beobachtet.

Bei schweren Fällen günstigen Verlaufes hält sich die Pulsfrequenz während der ersten Woche auf der erreichten Höhe mit oft noch geringeren als den anfänglichen Ta-

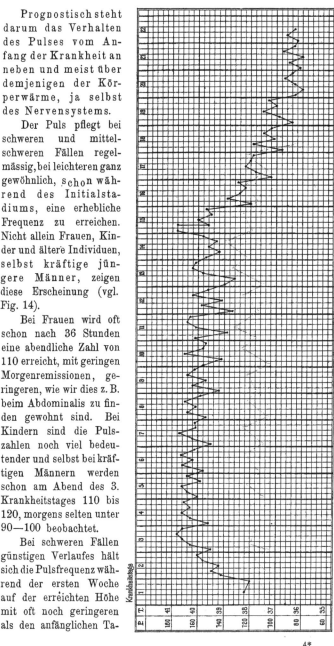

Fig. 14. 34jähr. vorher völlig gesunder Mann. Typisches Verhalten des Pulses und der Körperwärme bei schwerem, uncomplicirten Verlauf der Krankheit.

4*

gesremissionen. Meist sind sogar am Ende der ersten Woche die Pulszahlen noch wesentlich vermehrt.

Der Puls pflegt, prognostisch besonders üble Fälle abgerechnet,
während der ersten Woche meist regelmässig voll und gespannt zu
sein. Gegen Ende derselben wird er oft weicher, leichter wegdrückbar.
Die beim Unterleibstyphus so häufige Dicrotie des Pulses ist nach
dem Urtheile zuverlässiger Autoren (Griesinger, Murchison u. A.),
denen ich mich aus eigener Erfahrung anschliessen kann, durchaus nicht
häufig. Sie wurde bei 5·9 % meiner Fälle festgestellt, auf der Höhe der
Krankheit und länger dauernd bei der grösseren Hälfte derselben, vorübergehend nur 2—3 Tage anhaltend, und dies hauptsächlich während
der Defervescenz, bei der kleineren Hälfte. Im Initialstadium und während
der ersten Hälfte der ersten Krankheitswoche erinnere ich mich überhaupt nicht, die Erscheinung beobachtet zu haben.

Während der zweiten Woche wird bei schweren Fällen, auch den
mit Genesung endigenden, der Puls bei fortdauernd hoher Frequenz fast
immer kleiner und schwächer, zuweilen aussetzend und oft Tage lang
schwer fühl- und zählbar. Unfühlbarwerden des Spitzenstosses, Verbreiterung der Herzdämpfung nach rechts und links bei dumpfen leisen
Herztönen weisen dann auf acute Dilatation infolge schwerer infectiöser
Veränderungen des Herzfleisches hin. Ein schlimmes Zeichen ist es,
wenn um diese Zeit eine beträchtliche Cyanose des Gesichtes, der Hände
und Füsse eintritt. Fast alle diese Patienten — meist Alkoholisten,
vorher chronisch Kranke oder Reconvalescenten von acuten Zuständen
— erliegen. Kräftige, gut genährte Individuen, habe ich trotz dieses
só überaus schweren Krankheitsbildes doch vereinzelt noch zur Genesung
kommen sehen.

Ob mit der extremen Herzschwäche an sich die bei schwersten
Fällen zu beobachtende Gangräne der Nasenspitze, Ohren, Zehen und
Finger zusammenhängt, ist eine bisher nicht gelöste Frage. Es ist wahrscheinlicher, dass dabei noch specifische Veränderungen der Gefässwand
mit Thrombenbildung u. s. w., wie sie beim Abdominaltyphus erwiesenermassen eine Rolle spielen, in Betracht zu ziehen sind.

Verlangsamung des Pulses, beziehungsweise jene im Verhältniss
zur Temperaturhöhe geringe Frequenz, wie sie beim Abdominaltyphus
vorher gesunder jüngerer Männer so häufig und charakteristisch ist, habe
ich im Verlauf des Fleckfiebers nur ganz ausnahmsweise und dann bei
leichten Fällen gesehen. Bei schweren Fällen (Griesinger) ist sie mir
nie vorgekommen.

Mit beginnender und fortschreitender Entfieberung pflegt der bei
schwer Kranken bis dahin kleine schwache, oft irreguläre Puls sich wieder
zu heben und seine Frequenz nun mehr oder weniger schnell wieder abzu-

nehmen (vgl. Fig. 14). Wo bedeutendere Herzschwäche mit Dilatation bestand, bleibt auch, nachdem normale oder subnormale Temperaturen erreicht sind, der Puls zunächst noch um 80—90 am Morgen und bis zu 100 am Abend, dabei ausserordentlich labil, so dass selbst kleine körperliche oder geistige Erregungen vorübergehend zu sehr hohen Zahlen führen.

Bei anderen, meist mittelschweren und leichteren Fällen hält das Sinken der Pulsfrequenz mit dem Temperaturabfalle gleichen Schritt, so dass schon nach 24—36 Stunden bei den kritisch endigenden, nach 3 bis 5 Tagen bei den lytisch zum Abschlusse kommenden Fällen die physiologische Zahl erreicht wird.

Erneutes Steigen der Pulsfrequenz kommt in der Reconvalescenz nur dann vor, wenn vordem schwer Kranke mit erheblichen Herzerscheinungen zu früh das Bett verlassen, oder als Hinweis auf eine Nachkrankheit.

Nicht ganz selten macht sich während der Reconvalescenz, zuweilen auf 8—14 Tage hinaus, ein Sinken der Pulszahlen unter die Norm bis zu 50, 48 und noch darunter geltend. Diese Bradycardie, deren Grundursache bisher nicht genügend geklärt ist, die aber auch noch bei anderen acuten Infectionskrankheiten, Diphtherie, Unterleibstyphus und Scharlach vorzukommen pflegt, ist ohne schlimme Bedeutung. Sie war schon älteren Autoren (Barallier, Kennedy, Murchison und Griesinger) bekannt.

Die Myocarditis scheint sich beim Fleckfieber ganz wie beim Unterleibstyphus in der überwiegenden Mehrzahl der Fälle vollständig zurückzubilden. Mir selbst ist kein Fall erinnerlich, wo bei vor der Erkrankung sicher erwiesener Integrität des Organes die Erscheinungen chronischer Insufficienz des Herzmuskels zurückgeblieben wären.

Auch Herzklappenfehler als Nachkrankheiten des Fleckfiebers sind weder von anderen Autoren erwähnt, noch von mir beobachtet. Dem entsprechend muss acute Endocarditis sehr selten sein. Das Gleiche gilt von der Pericarditis. Ich habe bei Sectionen nie entzündliche Auflagerungen oder Exsudate gesehen und auch nur ein- oder zweimal bald vorübergehendes pericarditisches Reiben gehört.

Ueber Veränderungen der Blutgefässe, der Arterien und Venen ist wenig bekannt. Wie nach allen acuten Infectionskrankheiten kommen auch in der Reconvalescenz von Fleckfieber sogenannte maranthische Thrombosen der Venen, besonders der Cruralvenen vor. Sie betreffen besonders die Fälle, wo schon vor der schwer verlaufenden Erkrankung die Patienten durch Entbehrung oder chronische Leiden stark heruntergekommen waren.

Der Untersuchung des Blutes der Fleckfieberkranken wurde vorher (Pathol. Anatomie und Aetiologie) wiederholt gedacht. Die über

Farbe und Gerinnungsfähigkeit aus früherer Zeit uns überlieferten Beobachtungen entbehren heute der ihnen früher zugelegten Bedeutung. Die
mikroskopische Prüfung hat, wenn sie auch bezüglich des Krankheitserregers bisher ergebnisslos war, doch bezüglich der Blutkörperchen einzelnes Bemerkenswerthe gebracht. Die Zahl der nach Form und Aussehen im Ganzen unveränderten rothen Blutscheiben ist bei ausgebildeten Fällen auf der Höhe der Krankheit und bis in die Reconvalescenz
hinein erheblich vermindert. Dementsprechend fand sich auch in den
letzten Tagen der ersten und während der zweiten Woche eine Reduction
des Hämoglobingehaltes, deren Grad Mey in sechs von ihm untersuchten
Fällen auf 10—15% bestimmte.

Im Gegensatze zu den rothen scheinen die weissen Blutkörperchen vermehrt zu sein (Combemale). Wenn umfangreichere Nachprüfungen dargethan haben werden, dass dies Verhalten nicht auf Complicationen beruht, sondern der Krankheit selbst zukommt, so wäre damit
ein wichtiges differential-diagnostisches Moment gegenüber dem Unterleibstyphus gegeben, der ja an sich keine Vermehrung, eher eine Verminderung der Leukocythen bedingt.

Auch die Untersuchung des Blutserums wird in Zukunft bei verdächtigen Einzelfällen oder im Beginne von Epidemien von Bedeutung
sein. Bei der absoluten Verschiedenheit von Unterleibstyphus und Fleckfieber ist bestimmt darauf zu rechnen, dass bei Bestehen des letzteren
das entnommene Serum auf den Eberth-Bacillus ohne agglutinirende
Wirkung sein wird.

Milz und Lymphdrüsen.

Vergleicht man die Angaben der Autoren über das Verhalten der
Milz beim Fleckfieber, so finden sich zu allen Zeiten sehr auffällige Ver-
schiedenheiten, in merkwürdigem Gegensatz zu den stets gleichartigen
Ergebnissen über den Zustand des Organs während des Unterleibstyphus.

Den Angaben vereinzelter Autoren, die Milz finde sich stets geschwollen, stehen die Berichte Anderer (Oesterlen-Dorpat, englische
Autoren) gegenüber, die Milztumor beim Fleckfieber für selten, ja häufig
überhaupt fehlend bezeichnen. Die Verschiedenheiten der Angaben sind hier
so gross, dass nicht einmal der so oft herangezogene örtliche und zeitliche Charakter der Krankheit als ausreichende Erklärung betrachtet
werden kann.

Nach meinen eigenen Erfahrungen kommt Milzanschwellung beim
Fleckfieber bei der überwiegenden Zahl der schweren und mittelschweren
Fälle und auch bei vielen leichteren klinisch zur Beobachtung, wenn

man rechtzeitig zu untersuchen Gelegenheit hat, viel häufiger wie am Leichentische. Dieser Unterschied des klinischen und anatomischen Ergebnisses weist auch auf den Hauptgrund der mangelhaften Uebereinstimmung der Schriftsteller hin: auf die Untersuchung während verschiedener Krankheitsstadien. Der Milztumor kommt meinen Beobachtungen nach sehr früh, entschieden früher wie beim Unterleibstyphus, schon während der ersten fieberhaften Tage, ja selbst vor Beginn des Initialstadiums zur Entwicklung, hält sich meist nicht bis zum Beginn der Defervescenz und ist daher auch bei den letalen Fällen zur Zeit der Section vielfach schon vollkommen oder nahezu zurückgebildet. Klinisch haben wir das anfangs erheblich vergrösserte Organ häufig schon im Beginn oder Mitte der zweiten Woche nicht mehr mit Sicherheit nachweisen können. Viel seltener sind sicher die Fälle, wo beträchtliche Milzschwellung über die Entfieberung hinaus besteht.

Zuweilen habe ich Milzvergrösserung von Anfang an und während der ganzen Krankheit vermisst, dies namentlich unter Verhältnissen, wo auch bei anderen acuten Infectionskrankheiten diese Beobachtung zu machen ist: bei schon vorher stark heruntergekommenen, namentlich älteren Individuen.

Bei der Untersuchung Fleckfieberkranker auf Milztumor ist die allein sichere Methode, der palpatorische Nachweis, dadurch etwas erschwert, dass seine Grösse ein mittleres Mass selten überschreitet und seine Consistenz durchschnittlich geringer wie bei anderen Infectionskrankheiten ist. Auch spontane oder bei der Betastung hervortretende Schmerzhaftigkeit ist mir verhältnissmässig selten vorgekommen.

Bei 70 während der ersten Krankheitswoche aufgenommenen Patienten konnten wir 17mal eine Milzvergrösserung palpatorisch überhaupt nicht, durch Percussion nur unsicher nachweisen, während sie bei den übrigen am häufigsten zwischen dem 3.—5. Tage zuerst festgestellt wurde. Ein im Krankenhause angesteckter Wächter wies schon bei der Untersuchung unmittelbar nach dem ersten Schüttelfroste einen grossen weichen palpabelen Milztumor auf.

Während des Incubationsstadiums habe ich nie zu untersuchen Gelegenheit gehabt. Wahrscheinlich würde man öfter schon um diese Zeit zu einem positiven Ergebnisse kommen.

Wie die Mesenterial- und Bronchialdrüsen (vgl. Pathol. Anat.), so verhalten sich auch die äusserlichen Lymphdrüsen, von Complicationen abgesehen, so weit ich beobachten konnte, fast immer normal. Während einzelner grosser Epidemien, z. B. denen des Krimkrieges und des russisch-türkischen Feldzuges, scheinen allerdings häufiger entzündliche Lymphdrüsenanschwellungen vorzüglich der Achselhöhle, seltener der Inguinaldrüsen, vorgekommen zu sein, gelegentlich mit Ausgang in Vereiterung.

Veränderungen der Haut.

Die Wichtigkeit, welche die Aerzte von jeher, von der frühesten Zeit, als man das Fleckfieber noch für eine Abart des Unterleibstyphus hielt, bis zur definitiven Sonderung von ihm, den eigenartigen Hautveränderungen beilegten, äussert sich schon in der Nomenclatur (Typh. exanthematicus, Typh. petechialis, Fleckenfieber, Spotted fever, Febris purpurea epidemica, Morbus pulicaris, Morbus puncticularis, Febris peticularis u. s. w.[1]).

In der That gehört das Exanthem der Art seines Auftretens und seiner Fortentwicklung, seiner Beschaffenheit und Verbreitung über den Körper gemäss zu den wenigen specifischen und differentialdiagnostisch besonders wichtigsten Erscheinungen der Krankheit.

Wir sahen schon vorher, dass der Roseolaausschlag am häufigsten am 4.—5. Tage der Krankheit aufzutreten pflegt. Auch noch am 6. und 7. und schon vor dem 4., vom 2. Tage an kommt dies vor.

Es macht den Eindruck, wie wenn in dieser Beziehung örtliche und zeitliche Verschiedenheiten mitspielten. So hatte ich in Berlin im Jahre 1878 entschieden frühes Auftreten des Exanthems am 2. und 3., bis zum 4. Tage zu verzeichnen, während in der Epidemie von 1879 der Ausbruch später vorwiegend am 4. und 5. bis zum 7. Tage begann. Ich setze eine tabellarische Zusammenstellung aus der Arbeit meines Assistenten Salomon hierher:

Unter 39 Fällen, bei denen während der Epidemie von 1879 eine genaue Feststellung möglich war, zeigte sich der Ausschlag zuerst am:

2. Krankheitstage bei	2	Fällen	
3.	„	„ 4	„
4.	„	„ 11	„
5.		„ 13	
6.	„	—	
7.	„	„ 5	„
8.	∴	„ 2	„
9.	„	„ 1	Fall
10.	„	„ —	„
11.	„	„ 1	„
		39 Fälle	

Murchison setzt das Erscheinen des Exanthems durchschnittlich auf den 4. Tag und bemerkt ausdrücklich, dass er es selten später als am 5. habe auftreten sehen.

Fälle, wo das Hervorbrechen des Exanthems bis zum Beginne der zweiten Woche oder selbst bis nach dem 12.—14. Tage sich verzögert haben soll, müssen mit grosser Vorsicht aufgenommen werden. Dass ein sehr verspätetes Vorkommen

---

[1] Vgl. Murchison, der allein 19 Benennungen der Krankheit anführt, die sich auf die Hauteruption beziehen.

möglich ist, beweist der Fall unserer Tabelle, der, ohne im sonstigen Verlaufe etwas Eigenartiges zu bieten, durch das Hervorbrechen-der Roseolen am 11. Tage sich auszeichnete.

Von ihrem ersten Erscheinen an vollendet sich das Aufschiessen der Efflorescenzen ununterbrochen in einem Zuge, so dass ihre definitive Zahl meist nach ein- bis zweimal 24 Stunden erreicht ist. Eine längere Dauer der Eruptionszeit ist nach meinen Erfahrungen recht selten. Nachschübe des Ausschlages, Verschwinden der frühesten Roseolen und Ersatz derselben durch neue kommt so gut wie nicht vor, eine Thatsache, die dem gerade entgegengesetzten Verhalten der Abdominaltyphus-Roseolen gegenüber besonders bezeichnend und diagnostisch werthvoll ist.

Was die Topographie des Ausschlages anlangt, so traten in den Fällen, wo ich vom Anfange an beobachten könnte, die ersten Flecke in der Regel an der Unterbauch- und Schultergegend, sowie auf dem Rücken auf, fast gleichzeitig, aber zunächst meist minder dicht erscheinen sie auf der Brust und Oberbauchgegend. Sehr bald, während sie am Stamme sich stetig noch vermehren, verbreiten sich nun die Roseolen auf die Extremitäten; nicht selten werden diese sogar gleichzeitig mit dem Rumpfe befallen. Mit Vorliebe bedecken sich die Beugeseiten der Vorderarme, dann auch die Streckseiten bis auf den Handrücken mit dem Ausschlage. An den Beinen erscheint er bis herunter auf die Fussrücken, wo er oft gerade eine sehr deutliche Entwicklung zeigt. Eigenthümlich ist es, dass die Oberschenkel, besonders ihre Vorderseite, meist am schwächsten vom Ausschlage besetzt sind.

Schon in dieser ganzen Art der Verbreitung des Exanthems liegt ein wesentlicher Unterschied von derjenigen beim Unterleibstyphus, wo die Roseolen um so spärlicher gesehen zu werden pflegen, je weiter die betreffenden Hautstellen vom Rumpfe entfernt sind. Roseolen auf den Vorderarmen gehören hier zu den grössten Seltenheiten, und bis zu den Fussrücken herunter habe ich sie überhaupt nicht gesehen.

Das Gesicht pflegt vom Fleckfieberexanthem nicht häufig und dann nur sehr spärlich befallen zu sein. Am ehesten werden noch bei Frauen und Kindern, sowie überhaupt bei Individuen mit heller zarter Haut einzelne Flecke gefunden. Dagegen ist das Gesicht namentlich im Anfange fast immer diffus geröthet, zuweilen deutlich gedünsen.

Wenn man oft der Behauptung begegnet, das Fleckfieberexanthem zeichne sich von demjenigen des Abdominaltyphus durch besondere Reichlichkeit aus, so ist dies nur im Allgemeinen richtig. Sicher wird beim Abdominaltyphus — wenige Fälle von besonders dichter Eruption auf dem Rumpfe abgerechnet — auch nicht annähernd die Zahl der Efflorescenzen wie bei vielen Fällen vom Fleckfieber erreicht, wo Rumpf

und Extremitäten so dicht besäet sein können, dass der Name Fleckfieber
wohl berechtigt erscheint. Diesen stehen aber wieder nicht wenige Fälle
gegenüber, wo der Ausschlag nur spärlich ausgebildet, seine Spuren nur
nach mühsamem Suchen nachweisbar sind, und dazwischen liegen alle
möglichen Stufen und Mannigfaltigkeiten von Zahl und Verbreitung des
Ausschlages.

Dass es auch Fälle gibt, die man nach Analogie des gleichen Verhaltens bei den acuten Exanthemen als „Febris exanthematica sine exanthemate" zu bezeichnen berechtigt wäre, unterliegt keinem Zweifel.
Man muss sie allerdings von den Fällen trennen, wo auf der arg vernachlässigten, stark pigmentirten, mit parasitären Ausschlägen, Kratz-
effecten u. dgl. dicht bedeckten Haut ein an sich nicht reichliches Fleckfieberexanthem bis zur Unkenntlichkeit verdeckt wird.

Bezüglich der Entwicklung und näheren Beschaffenheit des
specifischen Ausschlages kann man bei vollständigster Ausbildung
sehr wohl drei aufeinander folgende Stufen unterscheiden: das Stadium
der rein hyperämischen Natur der Flecke, das des Beginnes der hämorrhagischen Umwandlung und dasjenige der ausgebildet petechialen Beschaffenheit.

Die frisch aufgeschossenen Fleckfieberroseolen zeigen sich als blass-
rothe, meist verwaschene contourirte, stecknadelkopf- bis linsengrosse, selten
grössere Flecke (Taf. I 1), die, wovon man am besten mit dem Glasplessimeter sich überzeugt, auf Druck spurlos verschwinden, zunächst also eine
rein hyperämische Beschaffenheit haben. Besonders bei jugendlichen
Patienten mit zarter Haut zeigen sich einzelne oder die Mehrzahl der
Efflorescenzen anfangs leicht erhaben. Im Gegensatze zum Verhalten der
Roseola des Unterleibstyphus, die immer mehr oder weniger ausgesprochen
papulös ist und es bis zum Verschwinden bleibt, ist aber beim Fleckfieber diese (seröse) Infiltration, wenn überhaupt vorhanden, stets geringfügig und rasch vorübergehend.

Die meist nur fleckförmige Beschaffenheit, die Unregelmässigkeit
und Verwaschenheit der Ränder und die durchschnittlich blasse Farbe
erschweren den Nachweis des Exanthems im ersten rein hyperämischen
Stadium ungemein. Abgesehen von an sich dunklerer Färbung der Haut,
wo man zunächst oft vergeblich sucht, ist es bei allen Fällen bei ungünstiger Beleuchtung, namentlich bei Lampenlicht, recht schwierig, den
Ausschlag sicher zu erkennen, ein Umstand, der den Krankenhausärzten
bei Abendaufnahmen manche Sorgen verursacht.

Zuweilen hebt sich der Ausschlag aus geringer Entfernung noch
deutlicher, wie in unmittelbarer Nähe betrachtet, von der Umgebung ab.

Bei einer nicht geringen Zahl von Kranken kommt die Entwicklung
des Exanthems über den geschilderten Zustand nicht hinaus. Nach mehr-

tägigem, wohl auch längerem Bestande verschwindet es dann vollständig, ohne beim Reconvalescenten oder bei tödtlichen Fällen an der Leiche Spuren zu hinterlassen.

In der grösseren Mehrzahl der Fälle aber werden nach kurzem Bestande des reinen Hyperämiestadiums die Flecken dunkler, schmutzigroth, kupferig und dann nicht mehr vollkommen wegdrückbar. Sie erblassen zwar etwas beim Plessimeterdruck, aber es bleibt namentlich ihre mittlere Partie düster röthlich oder bläulich verfärbt sichtbar, als Ausdruck nunmehr hier abgelagerten Blutpigments (Taf. I 2). Diese Ablagerung geht — vom Centrum nach der Peripherie fortschreitend — vielfach weiter, so dass die Flecken schliesslich im Ganzen eine livide, dunkelblaurothe Verfärbung, eine wirklich petechiale Umwandlung erfahren und, wenn sie dicht gestellt und weit verbreitet sind, dem Kranken ein geradezu unheimliches, abstossendes Aussehen verleihen können.

Die letzteren Fälle sind freilich nicht häufig. Im Gegentheil betrifft bei den meisten Kranken die beginnende oder ausgebildete petechiale Umwandlung durchaus nicht alle Flecke. Das Zahlenverhältniss der Efflorescenzen verschiedener Entwicklung und ihre Vertheilung über den Körper geben jedem Falle sein eigenes äusseres Gepräge.

Im Allgemeinen entstehen die hämorrhagischen Flecke zahlreicher an den Stellen der grossen Hautfalten (Inguinal- und Weichengegend) und an der Rückseite des Körpers, die daher bei zweifelhafter Exanthemausbildung eine besonders eingehende Besichtigung verdienen.

Von den hämorrhagisch umgewandelten Roseolen sind kleine umschriebene blaurothe Flecke zu trennen, die ohne hyperämisches Vorstadium durch direct in die Haut erfolgende Blutungen sich bilden — Petechien im stricten dermatologischen Sinne. Sie pflegen auf der Höhe oder am Ende der Entwicklung des Exanthems aufzutreten, sind aber nach meinen Erfahrungen nicht besonders häufig. In geringerer Zahl entwickelt sind sie ohne Bedeutung. Prognostisch übel ist es, wenn sie reichlich auftreten, und besonders schlimm, wenn sie mit ausgedehnteren Blutungen in die Haut und das Unterhautzellgewebe, sowie mit Cyanose des Gesichtes und der Extremitäten sich verknüpfen. Solche Patienten, die noch dadurch ein geradezu erschreckendes Aussehen bieten, dass auch die Conjunctiven blutunterlaufen und die Roseolen dunkel livid erscheinen, habe ich fast niemals genesen sehen.

Zuweilen, namentlich bei vorher schon sehr heruntergekommenen, alkoholistischen Männern sieht man die Unterschenkel und Fussrücken allein mit reichlichen Petechien besetzt, die die Gegend der Haarbälge oder diese selbst einnehmen. Die Erscheinung ist von keiner schlimmeren

prognostischen Bedeutung wie die des zu Grunde liegenden cachectischen
Zustandes.

Dass in Epidemiezeiten alle möglichen fiebernde Kranke, wenn
sie kleine umschriebene Hautblutungen zeigen (pyämische Hautembolien,
Purpura, Flohstiche), von minder erfahrenen Aerzten als Fleckfieberkranke den Epidemienhäusern überwiesen wurden, ist eine bekannte
Thatsache.

Wie bei anderen acuten Exanthemen, z. B. Variola vera, aber
lange nicht so häufig kommt auch bei Fleckfieber vor Ausbruch des
Exanthems, wohl auch zugleich mit ihm eine diffuse oder fleckige,
rein·hyperämische Röthe der Haut, besonders derjenigen des Rückens,
der Brust und Halsgegend vor. Dieser Ausschlag ist äusserst flüchtig
und schon am Ende des ersten Eruptionstages meist verschwunden.

In einzelnen Fällen, besonders bei Personen mit weisser zarter Haut,
sahen wir neben dem eigentlichen Exanthem, und kurz vor oder mit ihm
hervorbrechend, einen eigenthümlichen grossfleckigen, masernähnlichen
Ausschlag, der besonders die Vorderarme und Handrücken einnahm,
rasch wieder verschwand, um dann ein- oder mehrmals an der gleichen
Stelle ebenso flüchtig wieder zu erscheinen.

Die Dauerbarkeit des eigentlichen Fleckfieberausschlages
und der Bestand seiner einzelnen Entwicklungsstufen scheint
je nach Zeit und Oertlichkeit und besonders auch individuell ausserordentlich verschieden zu sein. Man wird nicht fehlgehen, wenn man
im Allgemeinen für schwere und mittelschwere Fälle eine Dauer von
7—10 Tagen annimmt. Aber auch über diese Zeit hinaus bis in die
Reconvalescenz bleiben vom hämorrhagischen Exanthem noch die Spuren
in Form bräunlicher oder gelbgrünlicher, blasser Flecke.

Die primären, rein hyperämischen Roseolen sind von sehr kurzem
Bestande. Wo sie keine hämorrhagische Umwandlung erfahren, pflegen
sie nach 1—2, höchstens 3 Tagen schon wieder verschwunden zu sein.
Ist diese Umwandlung nur eine geringe, so ist auch dann oft genug
nach 5 bis 6 Tagen die Efflorescenz nicht mehr sichtbar.

Wie nicht wenige andere Erscheinungen der Krankheit, so ist auch
die Reichlichkeit und das Mass der Ausbildung des Exanthems
unter Anderem vom Charakter der einzelnen Epidemien abhängig. Zuverlässige Autoren berichten von solchen, wo es ausserordentlich zurück-
trat, und umgekehrt finden sich Schilderungen von Epidemien, die auf
eine ungewöhnliche Reichlichkeit und Ausbildung der Hautveränderungen
hinweisen. Unterschiede des Alters bezüglich der Eruptionsdichtigkeit
sind mir nicht aufgefallen. So habe ich im Gegensatze zu Murchison,
Griesinger, Ebstein, Bese und Wyss bei Kindern ebenso reichlichen

Ausschlag gesehen wie bei Erwachsenen, und auch Filatow[1] scheint kein anderes Ergebniss gehabt zu haben.

Ein Verhältniss der Ausbildung des Exanthems zur Schwere der Krankheit im Allgemeinen besteht nach meinen Erfahrungen nicht. Ich habe namentlich die schwersten und zum Tode führenden Fälle mit spärlichem, ja fast ohne Exanthem verlaufen sehen und umgekehrt bei leichtem Verlaufe dasselbe reichlich beobachtet. Ich weiss wohl, dass ich mich in dieser Beziehung in einem gewissen Gegensatze zu Murchison, Griesinger und manchen älteren Autoren (Rasori, Henderson, Stuart) befinde.

Neben den bis jetzt beschriebenen specifischen Veränderungen der Haut zeigt diese noch manches Bemerkenswerthe.

Vor Allem ist des Auftretens von Miliaria crystallina zu gedenken, die man meist Mitte oder Ende der zweiten Woche, 1—3 Tage vor Eintritt der Defervescenz aufschiessen sieht. Häufiger bei jüngeren als bei älteren Personen und geradezu selten nach dem 45. Lebensjahre, ist der Ausschlag auf Brust und Bauch oft ausserordentlich dicht gestellt. Der Inhalt der Bläschen war in keinem der von mir untersuchten Fälle alkalisch, meist sauer oder von neutraler Reaction.

Reichliche Miliaria crystallina habe ich bei 6—8% meiner Fälle in den Jahren 1878/79 beobachtet. Andere Autoren geben ein viel höheres Procentverhältniss an, während z. B. Murchison sie für selten erklärt.

Wo sie stark entwickelt waren, hinterlassen die Sudamina eine deutliche kleienförmige Abschuppung der Haut.

Diese Abschuppung ist aber auch ohne sie, zweifellos als Folge der specifischen Hautaffection, in der Fleckfieberreconvalescenz etwas ganz Gewöhnliches. Sie erstreckt sich über die ganze Haut, auch über Theile derselben, die wenig oder gar nicht von dem Roseolaexanthem eingenommen waren, z. B. das Gesicht. In zwei Fällen sahen wir sogar die Epidermis während der Reconvalescenz in grossen Fetzen sich abstossen, wie man es nach Scharlach gewöhnlich beobachtet.

Ueber das Vorkommen von Herpes facialis gehen die Angaben der Autoren weit auseinander. Während Jaquot ihn bei einem Fünftel seiner Patienten gesehen hat, fehlte er während anderer Epidemien (Hermann, Petersburg 1874/75) gänzlich. Ich halte dieses Fehlen für die Ausnahme und eine mittlere, jedenfalls weit grössere Häufigkeit wie beim Unterleibstyphus für die Regel. Wir hatten im Jahre 1879 bei 5·4% der Kranken Herpes facialis, öfter im Beginne der Krankheit als während der Defervescenz.

---

[1] Vorlesungen über acute Infectionskrankheiten im Kindesalter. Wien 1897.

Einige Male sah ich in der zweiten Krankheitswoche mittelstarken Icterus ohne erhebliche Entfärbung der Stuhlgänge eintreten. Die Fälle verliefen sehr schwer, die Mehrzahl (4 von 6) tödtlich. Die Section ergab keine Veränderungen der grossen Gallenwege und des Duodenums, nur hochgradige trübe Schwellung der Leber.

Hautabscesse und Furunkel sind nicht gerade häufig. Nur einige Male, besonders reichlich an den Nates entwickelt, bildeten sie eine quälende, die Reconvalescenz verzögernde Nachkrankheit.

Decubitus sah ich in etwas mehr als 3% meiner Fälle auftreten. Abgesehen von den durch Complicationen und Nachkrankheiten sehr in die Länge gezogenen kam er während des eigentlichen Krankheitsverlaufes nur bei den schwersten Fällen zu Stande, hier aber auch so rapid und ausgedehnt, dass man neben der Druckwirkung noch das Vorhandensein schwerer trophischer Störungen zur Erklärung heranziehen musste. Damit verknüpften sich zuweilen jauchige Abscesse mit tiefen, weitgehenden Unterminirungen des Unterhautzellgewebes ja mehr oder weniger umfangreichen Abstossungen nekrotischer Knochenpartien, des Kreuz- und Steissbeines und selbst der Schulterblätter.

Bei den schwersten Kranken, besonders denen mit ausgedehnter hämorrhagischer Umwandlung des Exanthems genügten schon geringe Unebenheiten der Unterlage, Falten im Bettlaken u. dgl., um nach kurzer Zeit entsprechend geformte blauschwarze Flecke und Striemen an der Rücken- und Gesässhaut zu erzeugen, die nicht selten die Grundlage von ausgedehnten jauchigen Zellgewebsnekrosen wurden.

Auch an Stellen der Haut, die nicht unter Druckwirkung stehen, aber vom Centrum der Circulation am weitesten entfernt sind, wird beim Fleckfieber, natürlich ausschliesslich den schwersten Formen, Gangrän beobachtet. Ich habe Gangrän der Nasenspitze und der Ohrmuschel, am häufigsten aber der Zehenhaut gesehen. Selbst Absterben ganzer Zehen, so dass ihre Exarticulation nothwendig wird, kommt vor. Seliger beobachtete, was mir selbst nicht vorkam und auch bei anderen Autoren seltener sich verzeichnet findet, mehrfach Gangrän der Finger.

Erysipel, das in älteren Schriften noch als häufige Complication des Fleckfiebers vorkommt, ist unter den heutigen günstigen Verhältnissen der Krankenhäuser selten geworden.

Auch die in der Literatur niedergelegten Nachrichten über Noma und Hospitalbrand haben jetzt wenig mehr als historische Bedeutung.

Wie bei anderen acuten, namentlich exanthematischen Infectionskrankheiten, so wollen zuverlässige Beobachter (Murchison, Lind, Gerhard) einen eigenartigen Hautgeruch der Fleckfieberkranken bemerkt haben. Er wird als moderig, als „Mäusegeruch“ beschrieben und soll, wie nicht anders zu erwarten, bei dichter Anhäufung Kranker in schlecht ventilirten Räumen besonders deutlich werden. Ich habe, vielleicht infolge der tadellosen Ventilation des Moabiter Barackenlazarethes, nie etwas von einer specifischen Ausdünstung der Kranken bemerkt.

Nervensystem und Sinnesorgane.

Die von vornherein stark hervortretenden und darnach das ganze Krankheitsbild beherrschenden Störungen des Nervensystems haben besonders dazu geführt, die Krankheit bis über die Mitte des vorigen Jahrhunderts hinaus mit dem Unterleibstyphus, „dem Nervenfieber", zu identificiren oder wenigstens als eine Abart desselben aufzufassen.

Von ganz leichten, abgekürzt verlaufenden Fällen abgesehen, sind die Erscheinungen seitens des Nervensystems während der ganzen fieberhaften Zeit und bei schwereren Fällen bis in die Reconvalescenzperiode in der That so bedeutend und nachhaltig wie bei kaum einer anderen acuten Infectionskrankheit, den Unterleibstyphus nicht ausgenommen.

Wie wenig diese Störungen mit heute nachweisbaren organischen Veränderungen des Centralnervensystems sich decken, ist schon früher hervorgehoben worden. Zweifellos sind sie zum grössten Theile auf Toxinwirkung und viel weniger, als man lange Zeit glaubte, auf die Steigerung der Körperwärme an sich zurückzuführen. Trotz so raschen Ansteigens der letzteren sieht man im Beginne der Krankheit durchaus nicht ihr entsprechende nervöse Störungen. Oft treten sie gerade während und nach der Defervescenz mit besonderer Heftigkeit auf, und jeder Erfahrene kennt Fälle, wo während des ganzes Verlaufes niedrige Temperatur mit schweren Delirien oder Coma vigile bestand.

Schon vom ersten Tage an zeigen die schweren und mittelschweren Kranken eine ganz auffallende Mattigkeit und ein so schweres allgemeines Krankheitsgefühl, dass sie alsbald das Bett aufsuchen müssen. Nur sehr leichte Fälle können zunächst, ganz ausnahmsweise selbst dauernd „ambulant" verlaufen.

Fast alle Kranke klagen schon im Beginn über Kopfschmerzen, die während der Initialperiode bis zum Ausbruche des Exanthems andauern und sich oft zu einer Heftigkeit steigern, dass alle anderen Klagen dagegen zurücktreten. Meist werden sie in der Scheitel- und Stirngegend bis in die Augen hinein verlegt, in der Minderzahl der Fälle mehr ins Hinterhaupt, ausstrahlend in die Nacken- und Schultergegend. Mit dem Kopfschmerze verbinden sich häufig Schwindel, Kreuz- und Gliederschmerzen und, was für manche Patienten besonders quälend ist, Hyperästhesie der Fingerspitzen, Zehen und Fusssohlen.

Selbst die schwereren Kranken bieten während der ersten Tage noch keine oder meist nur geringfügige Störungen der Besinnlichkeit. Schlaff, schwerfällig und dabei doch unruhig nehmen sie die passive Rückenlage ein. Trotz des Gefühles grösster Hinfälligkeit können die Meisten Tag und Nacht keinen Schlaf finden. Sie kommen überhaupt nicht dazu oder werden durch lebhafte beängstigende Traumbilder immer wieder aus dem Schlummer aufgeschreckt. Zuweilen sind es eigenartige, gleichmässig sich wiederholende Empfindungen, das Gefühl des Schwebens, Fliegens, Fallens u. dgl., die den eben eingetretenen Schlaf jäh verscheuchen.

Die geistigen Fähigkeiten sind auch bei den schwersten Kranken jetzt noch meist leidlich. Zwar stumpf und unlustig zu psychischen und körperlichen Aeusserungen, sind sie sich doch der Vorgänge in ihrer Umgebung bewusst. Sie antworten, wenn auch zögernd und abgebrochen, doch im Ganzen richtig.

Immerhin haben sie Mühe, ihre Gedanken zusammenzuhalten. Längere und complicirtere Fragen fassen sie schwer, und wenn sie wirklich darauf einzugehen suchen, so fallen sie bald ab, gerathen mit ihren Gedanken in falsche Gleise oder büssen schliesslich mit heftiger Steigerung ihrer Kopf- und Augenschmerzen.

Gegen Abend und in der Nacht können sie sich selbst bei offenen Augen, von Traum- und Wahnvorstellungen schon jetzt nicht mehr ganz frei machen. Einzelne deliriren sogar bereits in heftigster Weise.

Nur bei leichteren und mittelschweren Fällen abgekürzten Verlaufes halten sich während der ganzen Dauer der Krankheit die psychischen Störungen innerhalb der eben gezeichneten Grenzen.

Die meisten Kranken werden in der zweiten Hälfte der ersten Woche auch bei Tage zusehends stumpfer und verwirrter. In demselben Masse schwinden ihre subjectiven Klagen, besonders die über Kopf- und Kreuzschmerzen, und am Ende der ersten oder am Anfang der zweiten Woche ist gewöhnlich dauernde Bewusstlosigkeit eingetreten.

Mit halb offenen Augen, völlig abgetrennt vom Aussenleben, liegen die Kranken nun da, bald gänzlich apathisch, bewegungslos vor sich hinmurmelnd oder mit zitternden Händen an der Bettdecke zupfend, bald heftig gesticulirend abwehrend, wild aufschreiend.

Das Verhalten der einzelnen Kranken in diesem Stadium hängt von sehr verschiedenen, sowohl äusseren wie individuellen Umständen ab. Die Einen zeigen mehr depressive Zustände, bei den Anderen wiegen die Delirien vor, die, Abends einsetzend, die ganze Nacht hindurch dauern, oft aber auch am Tage kaum nachlassen. Bei jüngeren kräftigen Personen haben die Delirien vielfach den Charakter höchster Excitation: sie toben und schreien, springen aus dem Bette, suchen, von beängstigenden Wahnvorstellungen gehetzt, zu entfliehen, werden gegen die Umgebung in heftigster Weise aggressiv oder gefährden sich selber bei Fluchtversuchen durchs Fenster u. s. w. Sogar Selbstmordversuche zum Theil mit unglücklichem Ausgange sind beobachtet worden.

Schon vor Beginn der Erkrankung körperlich heruntergekommene, decrepide und ältere Personen haben von vornherein und während des ganzen Fieberstadiums mehr leise, mussitirende Delirien.

Den meisten Delirien liegen einzelne oder nur eine quälende Vorstellung zu Grunde, in anderen Fällen handelt es sich um eine wahre Ideenflucht, durch die die Kranken bis zur Erschöpfung abgehetzt werden.

Die Wahnvorstellungen sind meist niederdrückender, trauriger, ängstlicher Natur: Vorstellungen von Verlusten oder Erkrankung nahestehender Personen, von Verfolgungen und eigener Gefahr zum Theil unter ganz ungewöhnlichen Verhältnissen, Fliegen im Luftballon, Fahrt im Nachen auf hoher See u. s. w. Andere Male knüpfen die Delirien an Personen oder Gegenstände der Umgebung an, die die abenteuerlichsten, schreckhaftesten Gestalten annehmen, oder sie beziehen sich, was besonders häufig, auf markante Erlebnisse früherer oder der letzten Zeit, auf die Beschäftigung, bestimmte Gewohnheiten, Laster und Leidenschaften. Bei einer nicht geringen Zahl der Kranken finden sich Zustände, die auf eine, auch anamnestisch nur zu häufig gerechtfertigte, Verquickung febriler und alkoholistischer Delirien deuten.

Ein grösserer mit schweren Fleckfieberkranken belegter Saal bietet die denkbar schärfsten Contraste, eine Unruhe und ein so buntes Nebeneinander der verschiedensten Krankheitsbilder, dass anfangs auch der ruhigste und besonnenste Arzt tief ergriffen, das minder pflichtbewusste Personal gar oft zur Fahnenflucht gebracht wird.

Bei fast allen Autoren finden sich Schilderungen eigenartiger, oft sehr seltsamer Delirien. Murchison, Hildenbrand und Guneau de Mussy schilderte die höchst interessanten psychischen Zustände während der eigenen Erkrankung, deren Erinnerung ihnen zum grossen Theile nach der Genesung geblieben war.

Einer meiner Patienten, ein lebhaft angelegter Jurist, hatte während der Fieberzeit gegen seinen Wärter eine so wild sich äussernde Antipathie, dass er ihn direct gefährdete. Nach seiner Genesung wusste er sich deutlich der unheimlichen Vorstellung zu erinnern, dass jener bald ungeheuer lange Arme oder Beine bekam, ins Ungemessene sich aufblies oder ohne Kopf an seinem Lager sass. Eine solche Vorstellung zwang ihn einmal, wie er sich nachher lebhaft entsann, mit einem Messer dem Ungethüm zu Leibe zu gehen.

Ein anderer meiner Kranken, ein früherer Matrose, wähnte sich Tage lang bei heftigem Sturme im Mastkorb, von gewaltigen schwarzen Vögeln umflattert.

Bei manchen Patienten haben die Delirien etwas ungemein Monotones, Tag und Nacht sich Wiederholendes. So hatten wir einen Scheerenschleifer auf der Ab-

theilung, der Tage lang sein gewohntes „Haben Sie nichts zu schleifen?" wiederholte, einen Kutscher, der beständig seine Pferde antrieb und mit dem offenbar
recht unvollkommenen Gefährte sich zu schaffen machte.

Ein anderer meiner Patienten, ein, wie sich nach der Genesung herausstellte, onanistisch-hysterischer Schreiber, hielt sich für verstorben und in
höhere Regionen versetzt, aus denen er tief unten seine Leiche und die Vorbe-
reitungen zu seinem Begräbnisse sah. Er bot während dieser Zeit mussitirende
Delirien, wechselnd mit kataleptischer Starre.

Die Vorstellungen vom Sterben, Todsein, lebendig Begraben werden sind
übrigens auch von anderen Schriftstellern als Inhalt der Delirien geschildert.

Der Beginn und die Dauer der Delirien sind ebenso wie ihre
Aeusserungen ganz ausserordentlich verschieden.

Verhältnissmässig sehr selten, wie wir schon sahen, aber um so
ominöser ist ihr Auftreten schon während der ersten Krankheitstage. So
erinnere ich mich eines Falles, wo schon während des raschen Ansteigens
der Körperwärme vor Ablauf der ersten 24 Stunden furibunde Delirien
auftraten, in denen der Kranke am 8. Tage zu Grunde ging.

Entschieden häufiger ist verspätetes Eintreten der Delirien, in der
Mitte oder zweiten Hälfte der zweiten Woche oder, was freilich wieder
seltener, aber mir auch vereinzelt vorkam, ein oder zwei Tage vor Beginn
der Defervescenz.

Im Durchschnitte erreicht die Unruhe der Kranken Ende der ersten
und im Beginne der zweiten Woche ihren Höhepunkt. Von da an werden
sie wieder ruhiger, die fast dauernde Schlaflosigkeit beginnt zu weichen,
und eines der erfreulichsten, auf Wendung zum Besseren deutenden Ereignisse ist ein ruhiger längerer Schlummer.

Die schwersten Kranken dagegen werden ruhig, weil sie in ein an-
dauerndes tiefes Coma versinken, ein Zustand, der in der Mehrzahl
der Fälle nach wenigen Tagen, zuweilen schon nach 24 Stunden, zum
Tode führt, manchmal aber auch, wofür ich eigene Beispiele anführen
kann, selbst nach mehrtägigem Bestehen noch mit Genesung endigen kann.

Prognostisch am übelsten ist die als Coma vigile bezeichnete
Form. Blass, cyanotisch mit verfallenen Zügen, schlaff herunterhängendem
Unterkiefer und offenen Augen ins Leere starrend, völlig unzugänglich
gegen äussere Eindrücke, trotz zuweilen nur mässig umflorten Bewusstseins, liegen die Kranken da. Bei theils noch sehr hohen, theils schon
subnormalen Mastdarmtemperaturen ist die äussere Haut kühl und mit
kaltem Schweisse bedeckt. Die bläulichen, eiskalten Extremitäten mit
der oft runzeligen Finger- und Zehenhaut sind schlaff oder in leb-
haftester, dem Sehnenhüpfen und Flockenlesen gleicher Zitterbewegung.
Den Tremor sieht man in einzelnen Fällen so hohe Grade erreichen, dass
er fast ans Convulsivische grenzt. Ob das bei Sectionen nicht selten
festzustellende Piaödem damit in Zusammenhang gebracht werden kann,

ist eine berechtigte, aber noch nicht spruchreife Frage. Kommt zu Allem dem noch hinzu, dass die Athmung oft Tage lang nicht mehr sichtbar, der Puls unfühlbar und die Herztöne kaum hörbar sind, so ist es, besonders wenn auch die Extremitäten frei von Tremor bleiben, erklärlich, dass der Uebergang einer solchen vita minima zum Tode sich manchmal kaum bemerkbar vollzieht.

Ueber Sensibilitätsstörungen während der Krankheit, namentlich während des Fieberstadiums, ist aus naheliegenden Gründen nichts Näheres bekannt.

Die schon vorher als sehr quälende Erscheinungen der ersten Zeit erwähnten Schmerzen in den Fingern, Zehen und Oberschenkeln mit Ausstrahlen nach den Kniekehlen, die während der Zeit des Sopor und Coma zurücktreten, werden mit Rückkehr des Bewusstseins nicht selten wieder manifest und peinigen manche Kranke bis in die Genesungszeit hinein.

Heftige neuralgische Schmerzen in bestimmten Nervenbahnen treten hier und da schon während der Defervescenz auf. In der Genesungsperiode gehören sie zu den geradezu häufigen Erscheinungen, die zum Glücke fast immer ohne besonderes Zuthun und meist nach verhältnissmässig kurzer Zeit vorübergehen. Vorzugsweise ergriffen werden die Nerven der unteren Extremitäten, besonders die des Fusses und der Zehen, aber auch Ischias habe ich mehrmals beobachtet. Etwas seltener betheiligt sich das Gebiet des Plexus brachialis. Von Neuralgien im Bereiche des Trigeminus kamen mir — ich weiss nicht ob zufällig — nur Supraorbitalneuralgien, und zwar unter meinem Moabiter Material (1878/79) sechsmal vor.

Auch Anästhesien werden, freilich seltener, aber in annähernd gleichen Bezirken wie die Neuralgien, beobachtet. Sie dauern oft länger an wie diese. So habe ich Anästhesie einer Handteller grossen Hautstelle am Oberschenkel über ein Vierteljahr und eine solche im Gebiete des Ulnaris noch zwei Monate nach völliger Genesung fortbestehen sehen.

Von den motorischen Störungen sei zunächst den allgemeinen noch eine Betrachtung gewidmet.

Auf der Höhe der Krankheit wird bei mittelschweren und schweren Fällen ein mehr oder weniger verbreiteter Tremor fast nie vermisst. Bald und am häufigsten betrifft er nur die Vorderarme und Hände, bald den Rumpf und die vier Extremitäten gleichmässig und so stark, dass der Beobachter an wirklich krampfhafte oder auch choreaartige Zuckungen erinnert wird. Vielleicht hängt es damit zusammen, dass einzelne Autoren allgemeine Convulsionen und Veitstanz als nicht seltene Complicationen des Fleckfiebers bezeichnen.

Bemerkenswerth ist, dass bei bewussten und halbbewussten Individuen jede äussere Erregung, bei tief Komatösen Aenderungen ihrer Traumzustände die Zitterbewegungen lebhaft steigern, ähnlich dem eigentlichen Intentionstremor.

Bei sehr vielen Kranken nimmt die Muskelunruhe den Charakter des Sehnenhüpfens und Flockenlesens an. Alle diese Zuckungserscheinungen sind auf der Höhe des Fleckfiebers viel häufiger und heftiger wie beim Unterleibstyphus.

Wirkliche allgemeine Convulsionen und partielle Krämpfe habe ich verhältnissmässig selten gesehen. Sie betreffen, wo sie vorkommen, jugendliche reizbare Individuen oder Alkoholisten, meist Mitte oder Ende der zweiten Krankheitswoche und geben durchschnittlich eine sehr üble Prognose. Die Kranken können im Krampfanfalle direct bleiben oder ihn noch wenige Tage, dann meist im tiefen Coma, bald mit bald ohne Wiederkehr der Zuckungen überleben. Wenn diese Anfälle auch das allgemeine Bild der Eklampsie bieten und häufig bei gleichzeitiger Albuminurie und Nephritis beobachtet wurden, so ist noch keineswegs ausgemacht, ob sie alle als urämische aufzufassen sind. Ich habe selbst in zwei Fällen heftige Krämpfe gesehen, von denen der eine ganz frei von Albuminurie war, der andere nur geringe Mengen von Eiweiss im Harne aufwies.

Seltener noch sind partielle Krämpfe. Besonders ausgesprochen habe ich sie einmal in der rechten unteren Gesichtshälfte und dem rechten Oberarme bei einem 19jährigen Kellner beobachtet, dessen Krankheit günstig verlief.

Tetanus- und trismusartige Zustände werden in der Literatur nur ganz vereinzelt erwähnt. Ich selbst habe nichts davon gesehen.

Manchmal dagegen kamen mir tonische Contracturen in einzelnen Muskelgruppen vor, z. B. in den Beugern des Vorderarmes, so dass die Hand Tage lang krampfhaft geballt blieb, einmal in Form schwer löslicher Zusammenziehung des linken M. biceps mit Anpressung des Vorderarmes an den Oberarm.

Aeusserst quälend waren bei einigen Kranken meiner Beobachtung während der Reconvalescenz täglich wiederholt auftretende, durch raschere Bewegungen ausgelöste schmerzhafte Crampi verschiedener Muskeln und Muskelgruppen, vor Allem der Wadenmuskulatur, einzelner Rücken- oder Bauchmuskeln oder derjenigen des Vorderarmes. Bei einem Kranken wurden die Crampi an mehreren Stellen zugleich und so leicht ausgelöst, dass er Tage lang sich nicht zu bewegen wagte.

Prognostisch waren diese Zustände ohne Bedeutung. Sie verloren sich spurlos nach vollendeter Genesung.

Kataleptische Zustände, deren hier am besten gedacht werden dürfte, sind in ausgebildeter Form nicht häufig. Mehr oder weniger

starke Andeutungen von kataleptischer Starre sind dagegen durchaus
nicht selten. Sie kommen meist auf der Höhe oder in der zweiten Hälfte
des Fieberstadiums, weniger häufig früher vor und pflegen mit Zuständen von Stupor oder Coma vigile verbunden zu sein. Es ist wichtig,
mit diesen Zuständen genau bekannt zu sein, weil sie manchmal das
Krankheitsbild weit über das wirkliche Mass hinaus schwer erscheinen
lassen.

Auf anatomische Veränderungen zurückführbare Lähmungen
sind selten und jedenfalls nicht häufiger wie bei Unterleibstyphus oder
Pocken und anderen acuten Exanthemen.

Halbseitige Lähmungen sind aus verschiedenen Epidemien
(Gourvier, Hampeln) beschrieben worden. Auch unter den Kranken
unserer 79er Epidemie hatten wir einen solchen Fall. Sie beziehen sich,
wie einzelne Sectionsbefunde lehren, auf Blutungen in die Meningen oder
die Hirnsubstanz, seltener auf Embolie oder Thrombose grösserer Hirnarterien. Einen Fall von Thrombose der Art. Foss. Sylvii sin. hat Hampeln
beschrieben.

Neben diesen Zuständen werden Lähmungen einzelner Glieder, öfter
zugleich mit Sensibilitätsstörungen, Anästhesien, Parästhesien u. dgl. gefunden. Einen in der Epidemie von 1878 von mir beobachteten Fall
von unvollkommener Lähmung des ganzen rechten Beines, anfangs mit
Hyperästhesie, später mit Formicationen, die sich in der Reconvalescenzperiode ausbildete, möchte ich heute umsomehr auf Neuritis beziehen,
als in meinen Aufzeichnungen noch von später eingetretenem erheblichem
Muskelschwund die Rede ist. Es wäre interessant und gewiss erspriesslich,
während der nächsten Epidemien solche Monoplegien mit heutigen besseren
Methoden besonders auch darauf zu prüfen, ob nicht ihre Mehrzahl auf
Neuritis zurückzuführen ist.

Zu den während verschiedener Zeiten und Epidemien sehr verschieden
häufigen Affectionen scheinen Entzündungen der Hirn- und Rückenmarkshäute zu gehören. Während die erfahrensten Aerzte (Murchison,
Peacock, Jenner, Jaquot, Barallier) das Vorkommen von Meningitis
beim Fleckfieber überhaupt leugnen und auch Möering[1] während der
Epidemie in der Krim selbst bei mikroskopischer Untersuchung von
200 Fällen keine Entzündung und Eiterung an den Hirnhäuten entdecken
konnte, berichtet Hampeln aus der Rigaer Epidemie von vier tödtlich
verlaufenen Fällen von eiteriger Meningitis unter im Ganzen 726 von
ihm behandelten Kranken.

_____

[1] Citirt bei Murchison.

Störungen seitens der Sinnesorgane.

Die Augen sind in leichter Weise, wie wir vorher schon sahen, fest regelmässig betheiligt in Gestalt lebhafter Injection und vermehrter Absonderung der Bindehaut. Dieser dem bei Masern zu beobachtenden sehr ähnliche Conjunctivalkatarrh ist in einzelnen Fällen schon im Incubationsstadium, mit Schnupfen vergesellschaftet, vorhanden. Mit Beginn der Fieberperiode pflegt er in der Mehrzahl der Fälle so deutlich zu werden, dass er in diesem zunächst noch so wenig charakteristischen Stadium erhebliche diagnostische Bedeutung haben kann. Bei schwer Kranken, die mit offenen oder halb offenen Augen und sehr herabgesetzten Conjunctivalreflexen daliegen, begünstigt er nicht ganz selten die Ausbildung oberflächlicher Hornhautgeschwüre. Tiefer gehende Cornealerkrankungen sind selten. Ich habe selbst in einem Falle ausgedehnte Keratitis parenchymatosa beobachtet, und aus sehr schweren Epidemien wird, was mir zum Glück nicht vorkam, von nekrotisirender Keratitis mit Hornhautperforation und selbst Panophthalmitis berichtet. Solche Zustände scheinen vorzugsweise der Erkrankungsform zuzukommen, bei der das Coma vigile im Vordergrunde der Erscheinungen steht.

Blutungen in die Conjunctiva, die bei schwer Kranken, namentlich Alkoholisten recht häufig sind und, wenn beiderseitig und ausgedehnt, ihnen ein geradezu unheimliches Aussehen geben, sind für das Auge an sich selbstverständlich ohne besondere Bedeutung.

Die Pupillen, im Beginne der Krankheit meist ohne Besonderheit, sind später namentlich in schweren Fällen oft stark verengert, so stark zuweilen, dass dies bei Personen mit hell gefärbter Iris der Physiognomie einen ganz eigenartigen Ausdruck verleiht. Wie diese zweifellos nicht zufällige Erscheinung zu Stande kommt, ist bisher nicht klar.

Ueber Veränderungen der brechenden Medien und des Augenhintergrundes ist wenig Sicheres bekannt. In den specialistischen Handbüchern wird zwar von Glaskörpertrübungen, Chorioiditis, Neuritis und Sehnervenatrophie als seltenen Vorkommnissen gesprochen, dabei aber Abdominal- und „Flecktyphus" nicht genügend aneinander gehalten.

Auch die Muskeln des Bulbus sind selten in Mitleidenschaft gezogen.

Zweimal sah ich Strabismus im Verlaufe des Fieberstadiums auftreten, der mit beendeter Reconvalescenz wieder schwand. Von anderen Autoren sind vereinzelt Krämpfe in einzelnen Augenmuskeln und im Levator palpebr. mit nachfolgender Ptosis erwähnt worden.

Störungen des Gehörs. Im Gegensatze zum Verhalten beim Unterleibstyphus scheinen Fleckfieberkranke viel seltener von centraler, durch Toxinwirkung auf die betreffenden Hirnabschnitte oder den Acusticus bedingter Schwerhörigkeit befallen zu werden. Wenn Lebert der Meinung Ausdruck gibt, dass gegen Ende der ersten oder am Anfang der zweiten Woche sich meist Schwerhörigkeit einstelle, so ist dem nach unseren Erfahrungen zu widersprechen.

Meist treten Gehörstörungen erst während der Genesungszeit und dann ziemlich häufig hervor. Sie beziehen sich meist auf Schwellungen der Tubenschleimhaut und Katarrh der Paukenhöhle, zuweilen mit Ausgang in Mittelohreiterung mit Perforation des Trommelfells und selbst in entzündliche Labyrintherkrankungen. Hier und da kommt es selbst zu eiterigen Infiltrationen der Zellen des Warzenfortsatzes mit periostitischen Abscessen, die operative Eingriffe nothwendig machen.

Alle diese Affectionen gehen von der dem Fleckfieber eigenthümlichen, schon in den ersten Tagen sich ausbildenden Hyperämie und Schwellung der Schleimhaut der Nase und des Nasenrachenraumes aus. Sie nehmen nach den in Moabit gemachten Erfahrungen durchschnittlich einen günstigen Verlauf. Die meisten Kranken waren bei ihrer Entlassung wieder frei von Hörstörungen.

Meine Bemerkungen über Ohrerkrankungen stützen sich hauptsächlich auf die von Hartmann[1] 1879 an meinen Moabiter Kranken vorgenommenen Untersuchungen, die bisher, wie es scheint, die vollständigsten und sorgfältigsten über diesen Punkt geblieben sind.

Hartmann fand bei der Untersuchung von 130 Männern in der Genesungszeit bei 42 (32·3 %) Ohrenerkrankungen. Ich gebe hier seine Zusammenstellung:

Cerumenansammlung im äusseren Gehörgange 6
Tubenschwellung mit Katarrh der Trommelhöhle 14
Acute Entzündung der Trommelhöhle ohne Perforation des Trommelfells . . 4
Acute Entzündung mit Perforation des Trommelfells (sechsmal einseitig, dreimal beiderseitig, bei zwei Fällen Complication mit Periostitis des Warzenfortsatzes, einmal mit Granulationswucherung im äusseren Gehörgange) 9
Früher vorhandenes Sausen und Schwerhörigkeit verstärkt 3
Früher vorhanden gewesene Otorrhoe wieder aufgetreten 1
Sausen ohne Befund 2
Labyrintherkrankung 3
                                                              ‾‾‾
                                                              42

Ob in der Nase neben der schon erwähnten typischen katarrhalischen Erkrankung noch tiefer gehende Veränderungen vorkommen, ist nicht näher bekannt.

Erwähnenswerth ist während der ersten Krankheitszeit, selbst vor Beginn des Fiebers nicht seltenes Nasenbluten.

---

[1] Zeitschr. f. Ohrenheilkunde, VIII. Bd., Heft 3.

Veränderungen der Athmungswerkzeuge.

Sie betheiligen sich in allen Abschnitten und in der verschiedensten Weise an der Fleckfiebererkrankung.

Der eben schon erwähnte Katarrh der Nase und des Nasenrachenraumes setzt sich ununterbrochen auf den Kehlkopf, die Luftröhre und ihre gröberen bis in die feineren und feinsten Verzweigungen fort.

Dieser Katarrh der Athmungswege, besonders auch die Bronchitis sind nicht als Complicationen, sondern als dem Fleckfieber zugehörige eigenartige Erscheinungen zu betrachten. Sie sind fast immer schon während der ersten Tage wahrnehmbar, erreichen auf der Höhe der Krankheit ihre grösste Intensität und weiteste Ausdehnung über den Bronchialbaum und bilden sich mit Beginn der Entfieberung wieder zurück.

Die Tracheobronchitis ist schon in den ersten Tagen mit häufigem Husten mit (während der ganzen Krankheit) sehr geringer Expectoration verknüpft. Besonders in der ersten Zeit ist dieser Reizhusten für die Kranken noch darum quälend, weil er die Schmerzen im Kopfe „zum Zerspringen" steigert.

Hier und da sah ich, ohne dass tuberculöse Lungenaffectionen vorhanden oder später nachweisbar waren, nach sehr heftigen Hustenanfällen in dem spärlichen glasigen Auswurf Blutstreifen. Sie werden erklärlich, wenn man sich vom Leichentisch her der oft ausserordentlichen Schwellung, Auflockerung und tiefen Röthung der Schleimhaut der Luftwege erinnert.

Mit dem Katarrh der feineren Bronchialverzweigungen und der allen schweren Fällen zukommenden Herzschwäche hängen die so gewöhnlichen Atelectasen, lobulären Pneumonien und hypostatischen Verdichtungen der Unterlappen zusammen. Die letzteren pflegen zwischen dem 10. bis 14. Krankheitstage, zur Zeit der grössten Hinfälligkeit, seltener früher oder später zu beginnen und wie bei allen acuten Infectionskrankheiten von sehr böser Vorbedeutung zu sein. Man vermisst sie, wie schon früher erwähnt, in keiner Fleckfieberleiche.

Von älteren Autoren vielfach hervorgehoben und namentlich aus schweren ausgedehnten Epidemien beschrieben sind diphtherische Affectionen der Luftwege von der Nase und dem Nasenrachenraume abwärts, selbst bis in ihre feineren Verzweigungen.

Wir haben sie 1878 und 1879 fünfmal gesehen, stets mit tödtlichem Ausgange. Der bei dreien ausgeführte Luftröhrenschnitt konnte keine Rettung bringen, da der Process von den gröberen bis in die feinsten Luftwege sich ausgebreitet hatte.

Ob diese Diphtherieprocesse lediglich im anatomischen oder auch im ätiologischen Sinne als solche aufzufassen sind, bleibt weiteren Untersuchungen vorbehalten.

Von den übrigen schweren und wichtigen Erkrankungen der Luftwege ist vor Allem derjenigen des Kehlkopfes zu gedenken. Sie geben einen der merkwürdigsten Belege für die wechselnde Häufigkeit gewisser Krankheitserscheinungen während verschiedener Zeiten und Epidemien.

Der vielerfahrene Murchison scheint selbst und in der von ihm benützten umfangreichen Literatur in dieser Beziehung nur geringe Ausbeute gemacht zu haben. Er spricht nur vorübergehend von einer „erysipelatösen" Erkrankung des Kehlkopfes. Nach meinen eigenen Erfahrungen spielt der Charakter der einzelnen Epidemien hier eine grosse Rolle. Während wir 1878 kaum schwerere Kehlkopferkrankungen hatten, häuften sie sich 1879 in erschreckender Weise.

Die aus begreiflichen Gründen schwer und nicht oft auszuführenden Untersuchungen mit dem Kehlkopfspiegel ergeben als Grundlage der während der ersten Woche nicht ganz seltenen Heiserkeit einfach katarrhalische Erscheinungen: Röthung und Auflockerung der falschen Stimmbänder mit Verfärbung der wahren und besonders Schwellung der Schleimhaut über den Aryknorpeln. Auch leichte Erosionen sind dabei wohl wahrnehmbar.

Diese Veränderungen gehen meist spurlos vorüber, so dass die Stimme der Reconvalescenten zwar schwach aber klar, höchstens leicht belegt erscheint.

Bei einer gewissen Zahl von Fällen entwickeln sich dagegen im Anschluss an diese Affectionen tiefere Kehlkopfveränderungen, die an sich und durch ihre Folgen für die übrigen Theile der Athmungswerkzeuge verhängnissvoll werden können.

Sie machen sich erst auf der Höhe oder gegen Ende der Fieberzeit geltend und scheinen ihren Ausgang meist von Erosionen und Schrunden der hinteren Kehlkopfwand zu nehmen, die sich bei den schweren, unbesinnlichen, mit offenem Munde athmenden Kranken hauptsächlich wohl infolge der Austrocknung der in ihrem Gefüge schon stark gelockerten Schleimhaut entwickeln.

Aus diesen Rhagaden entstehen, vorzugsweise an der hinteren, dem Kehlkopfinneren zugekehrten Wand, ausgedehntere Geschwüre, die von da, meist nach einer Seite, in die Tiefe dringen und nun die Kehlkopfknorpel, vorwiegend einen der Giessbeckenknorpel in Mitleidenschaft ziehen. Die ihn überziehende Schleimhaut schwillt dann zu einer glatten, rundlichen blaurothen, zuweilen weisslich beschlagenen Geschwulst an, die in Gestalt von Oedem auch auf die Nachbartheile, selbst den ganzen Kehl-

kopfeingang sich fortsetzen und grösste Erstickungsgefahr bedingen kann.
Diese Gefahr ist um so bedeutender, und es ist um so wichtiger, sich ihrer
stets zu erinnern, als es sich meist um heruntergekommene, unbesinnliche,
aller Selbstcontrole baare Individuen handelt, deren schwaches Lebens-
licht schon bei geringeren Graden der Athmungsbehinderung erlischt.

Man soll daher bei Schwerkranken auf jede rasch eintretende cyanotische Verfärbung und auf die geringsten sonstigen Zeichen von Athmungs-
erschwerung achten und die Tracheotomie ja nicht zu lange hinaus-
schieben.

In nicht wenigen Fällen führt die Perichondritis zur Knorpelnekrose
und nicht selten zur vollkommenen Auslösung des Knorpels aus seinen
Verbindungen. Er liegt dann frei in der kleinen Eiterhöhle und kann
wenn diese perforirt, wie ich dies selbst beobachtet habe, im Ganzen
ausgehustet werden.

Auch dann, wenn durch rechtzeitiges Eingreifen in solchen Fällen
der tödtliche Ausgang vermieden wird, zieht sich die Genesung doch
ausserordentlich in die Länge. Meist bleiben die Befallenen zeitlebens
stimmlos und behalten dazu oft Kehlkopfstenosen, die eine lange, schwierige Nachbehandlung oder dauerndes Tragen der Canüle erforderlich
machen.

Wir hatten 1879 im Moabiter Lazareth 16 mal, mithin bei fast 4 % der
Aufgenommenen, schwerste Larynxaffectionen. Dazu kommt noch eine grössere
Zahl von Kranken, die auf der Höhe der Krankheit Heiserkeit und völlige Aphonie,
jedoch mit Wiederherstellung der Stimme nach der Genesung boten.

Bei vier Kranken erforderten Perichondritis des einen Giessbeckenknorpels
und consecutives Glottisödem den Luftröhrenschnitt. Drei derselben wurden am
Leben erhalten, konnten aber, so lange wir sie beobachteten, die Canüle nicht ablegen, während bei dem vierten der operative Eingriff zu spät kam.

Mit den perichondritischen Abscessen hängen zweifellos manche
schwere Lungen- und Pleuraerkrankungen unmittelbar zusammen,
vor Allem gewisse lobuläre und lobäre Pneumonien mit Ausgang in
Gangrän und eiterige oder jauchige Pleuritis. Sie beruhen auf Aspiration
septischer Massen aus jenen Abscessen, die ja, wie wir sahen, nach
einer gewissen Zeit nach dem Kehlkopfinneren hin sich zu öffnen
pflegen.

Hiermit soll durchaus nicht gesagt sein, dass alle Fälle von Lungen-
brand und Empyem auf eiterige Kehlkopfaffectionen zurückzuführen sind.
Zweifellos können auch auf anderen Wegen und nicht einmal allein durch
Aspiration putride Lungenentzündungen entstehen. Doch spielt die
Infection vom Kehlkopfe aus eine viel grössere Rolle, wie man
bisher annahm und literarisch zum Ausdruck brachte.

Wir haben während der 79er Epidemie sechsmal neben perichondritischem
Abscess gangränöse Lungenaffection, und zwar fünfmal im rechten Unterlappen,

beobachtet, der ja nach Form und Verlauf des zugehörigen Hauptbronchus aspirirtem Material leichter zugänglich zu sein scheint wie der linke.

Fünf dieser Fälle endigten tödtlich — unter 93 Todesfällen überhaupt — während ein sechster mit einem umschriebenen kleinen Brandherde im rechten unteren Lungenlappen nach langem Siechthume zur Heilung dieser und der Kehlkopfaffection kam.

Zu den häufigsten Lungenerkrankungen beim Fleckfieber gehören neben den schon erwähnten Atelectasen und Hypostasen derbe fibrinöse Pneumonien, die sich grobanatomisch — bakteriologisch sind sie bisher nicht untersucht — von den gewöhnlichen nicht unterscheiden.

Sie entwickeln sich in der zweiten Krankheitswoche, selten früher, und machen bei den um diese Zeit schon soporösen oder comatösen Kranken meist keine besonderen Erscheinungen. Durchaus nicht immer weisen vermehrte Athmungsfrequenz oder Steigerung der Körperwärme auf ihren Eintritt hin, wie denn selbst Sputum croceum oder Auswurf überhaupt nicht selten vermisst werden. Man ist daher, will man sie nicht übersehen, auf häufige sorgsame Untersuchung der Kranken angewiesen. Ob das marmorirte, öfter fast weissliche Aussehen der infiltrirten Lungenpartien, das Salomon hervorhebt, auf eine eigenartige Veränderung hinweist, möchte ich dahingestellt sein lassen. Es liegt näher, es mit der meist vorhandenen allgemeinen Anämie in Zusammenhang zu bringen.

Auch die fibrinösen Pneumonien variiren bezüglich ihrer Häufigkeit beim Fleckfieber je nach Zeit und Ort. Im Ganzen scheinen sie mir aber wesentlich häufiger wie beim Unterleibstyphus zu sein und entschieden schwerer zu verlaufen. Wir hatten im Jahre 1879 bei 14 Fällen, mithin 15 $\%$ aller Gestorbenen, fibrinöse Pneumonie als unmittelbare Todesursache zu verzeichnen. Nur 3 Fälle, bei denen wir dieselbe Diagnose stellen durften, genasen.

Auch Rippenfellentzündung ist entschieden häufiger wie beim Unterleibstyphus. Sie schliesst sich an lobuläre und lobäre, besonders auch an jauchige Pneumonien an und führt sehr leicht zu eiterigen oder putriden Ergüssen, so dass Empyemoperationen nicht selten nothwendig werden.

Ebenso wie die Pneumonien können die pleuritischen Affectionen leicht übersehen werden, weil Seitenstiche öfter fehlen oder nicht geklagt werden und pleuritisches Reiben, theils wohl wegen der eigenartigen weichen Consistenz der Fibrinbeschläge, theils wegen der meist sehr wenig ausgiebigen Athembewegungen oft nicht zur Wahrnehmung kommt.

Von fast allen Schriftstellern wird, wenn auch als nicht gerade häufige Complication des Fleckfiebers, Lungentuberculose oder allgemeine Miliartuberculose bezeichnet. Ihre Erscheinungen können sich schon auf der Höhe der Krankheit oder erst während der Reconvalescenz, selbst in späteren Stadien derselben geltend machen.

Nach. unserer heutigen Kenntniss handelt es sich hier ausnahmslos um früher latente Tuberculose, die durch die Fleckfiebererkrankung wieder „aufgewühlt" wurde.

Unter meinen Fällen von 1878/79 kam einmal allgemeine Miliartuberculose, viermal floride Lungenphthise vor und einmal eine chronische ulceröse Infiltration des linken Unterlappens, in unmittelbarem Anschluss an eine acute, lobäre, fibrinöse Verdichtung desselben.

Veränderungen der Verdauungswerkzeuge.

Sie sind beim Fleckfieber nicht entfernt von der Bedeutung wie beim Unterleibstyphus.

Wir betonten schon im anatomischen Theile, dass specifische, regelmässig wiederkehrende Veränderungen des Darmcanals beim Fleckfieber durchaus vermisst werden. Dem entsprechend fehlt auch Schmerzhaftigkeit der Dünndarmgegend fast immer, wie auch nennenswerther Meteorismus nur selten beobachtet wird. Ich glaube, dass er mir höchstens in $1^0/_0$ meiner Fälle vorgekommen ist.

Umschriebene Schmerzhaftigkeit der rechten Ileocoecalgegend mit Gurren kommt beim Fleckfieber niemals vor.

Entsprechend dem anatomischen Verhalten des Darmcanals ist das der Stuhlgänge regellos und uncharakteristisch.

Während der ersten Woche und nicht selten während der ganzen Erkrankungszeit pflegt Verstopfung zu bestehen. Später, besonders auf der Höhe der Krankheit und während der Defervescenz kommen auch Durchfälle vor. Ich habe den Eindruck, dass Potatoren häufiger davon befallen werden.

Das Aussehen der Stühle, besonders auch der breiigen und ganz dünnen, hat durchaus nichts Eigenartiges. Wenn einzelne Aerzte ihnen eine Aehnlichkeit mit den charakteristischen Erbsensuppenstühlen beim Unterleibstyphus zuschreiben, so beruht dies auf oberflächlicher Beobachtung. Sie können bei vorwiegender Milch- und Suppenernährung zwar eine hellgelbe Farbe haben, aber es fehlt ihnen die wässerige schleimlose Beschaffenheit, die Neigung zum Schichten, das krümliche Sediment und der beim Unterleibstyphus oft so auffällige stechende, ammoniakalische Geruch.

Entsprechend den anatomisch bei schwersten Fällen hier und da festgestellten Blutungen in die Magen- und Darmschleimhaut kann wohl auch einmal Blut im Stuhl erscheinen (Barallier, Tweedie, Frerichs u. A.). Solche Fälle gehören aber zu den allergrössten Ausnahmen und sind mit Vorsicht aufzunehmen. Man hat zu erwägen, ob

nicht Theilerscheinung einer hämorrhagischen Diathese oder örtliche
Blutungen (Rectum, Hämorrhoidalknoten etc.) vorliegen. Die Angaben
einzelner älterer Autoren über häufiger vorgekommene Darmblutung beruhen wahrscheinlich darauf, das Fleckfieber und Abdominalis, die ja
nicht selten, z. B. in England und Irland, nebeneinander bestehen, verwechselt wurden.

Wie vorsichtig man mit der Auffassung solcher Blutungen sein muss, lehrte
uns ein Fall, der 1879 in Moabit zur Beobachtung kam.

Ein jüngerer Mann, aus dessen Familie schon einige Personen an Fleckfieber im Barackenlazareth behandelt wurden und der selbst mit den typischen
Erscheinungen der schwer verlaufenden Krankheit zur Aufnahme kam, wurde
am neunten Krankheitstage von einer ausgiebigen, offenbar aus einem höher gelegenen Darmtheile stammenden Blutung befallen. Als ihre Quelle erwies sich bei
der Section ein zweifellos altes Duodenalgeschwür.

Im Uebrigen ist von den Verdauungswerkzeugen wenig Wichtiges
zu sagen.

Die Zunge, in den ersten Tagen weisslich oder gelbbraun dick
belegt, wird schon sehr bald mit zunehmender Apathie und Schwerbesinnlichkeit lederartig trocken, zitternd, borkig, rissig, zuweilen glatt
lackroth (Obermeier). Zahnfleisch und Lippen sind fuliginös beschlagen
und gleichfalls trocken. Selbst bei bester Pflege ist auf der Höhe der
Krankheit diese Trockenheit manchmal nicht ganz zu vermeiden.

In selteneren Fällen kommt es zu scorbutischer Auflockerung des
Zahnfleisches und anderer Theile der Mundschleimhaut mit Neigung zu
Blutungen.

Der weiche Gaumen und die Mandeln sind anfangs meist lebhaft
geröthet, aufgelockert, später schmutziggelb, trocken, mit zähem Schleim
überzogen oder von ihm herrührenden Fäden und trockenen Borken bedeckt.

Seltener und namentlich während einzelner Epidemien kommen
diphtheritische Affectionen der Rachengebilde mit Hinterlassung oberflächlicher, selbst tiefer Geschwüre vor. Ich selbst habe nur drei Fälle
dieser Art gesehen, von denen zwei tödtlich verliefen, der dritte nach sehr
protrahirter Reconvalescenz mit Genesung endigte.

Veränderungen der Harn- und Geschlechtswerkzeuge.

Die Nieren und ihr Secret verhalten sich, soweit bisher bekannt[1],
nicht viel anders wie bei anderen acuten Infectionskrankheiten, namentlich
acuten Exanthemen schweren Verlaufes.

---

[1] Am eingehendsten haben sich bisher Pribram und Robischek, Wyss,
Rosenstein und Lanceraux den betreffenden Fragen gewidmet.

Schon von den ersten Krankheitstagen an und über die Höhe der Fieberzeit hinaus ist der Urin sparsam (seine 24stündige Menge selten über 1000—1200 *ccm*), hochgestellt und stark sauer, mit meist reichlichem Sediment aus Harnsäure und harnsauren Salzen.

Mit beginnender Defervescenz und in der Genesungsperiode wird der Harn wieder heller, klar und nicht selten auffallend reichlich.

Griesinger, der noch Jenner und Finger als Gewährsmänner anführt, sah mehrfach auf der Fieberhöhe vorübergehende Ausscheidung grosser Mengen blassen klaren Urins. Auch ich habe dies einige Male namentlich kurz vor Beginn der Entfieberung beobachtet. Eine Erklärung dieser Erscheinung, die mir beim Abdominaltyphus nicht vorkam, ist schwer zu geben.

Auf der Höhe der Krankheit scheint die Harnstoffausscheidung oft nicht wesentlich gesteigert, ja zuweilen verringert zu sein (Rosenstein, Lanceraux), während die Harnsäureausscheidung stets wesentlich vermehrt ist.

Lanceraux konnte trotz reichlichen Milchgenusses nur Harnstoffmengen von 11·5—24 *gr* in 24 Stunden nachweisen.

Rosenstein stellte zunächst meist erhebliche Vermehrung des Harnstoffes, im weiteren Verlaufe des Fiebers starkes Sinken unter die physiologische Tagesmenge und während der Reconvalescenz wieder allmäliges Ansteigen der Ausscheidung fest. Seine Angaben stehen mit den von Barallier schon 1861 gemachten in merkwürdigem Einklange.

Andere ältere Autoren (Parkes, Buchanan) sprechen von einer dauernden erheblichen Vermehrung der Harnstoffproduction auf der Höhe der Krankheit. Diese Widersprüche fordern sehr zu eingehenden Nachprüfungen mit den heutigen verbesserten Methoden während der nächsten Epidemien auf.

Die Chloride sind während der Fieberzeit regelmässig sehr stark, oft auf ein Minimum vermindert, im Beginn der zweiten Woche zuweilen überhaupt nicht nachweisbar.

Gemäss der auf der Höhe der Krankheit so häufig anatomisch festzustellenden trüben Schwellung der Niere findet sich im Fieberstadium schwerer und mittelschwerer Fälle ganz gewöhnlich mässige ("febrile") Albuminurie. Sie tritt gelegentlich schon Mitte der ersten Woche auf, häufiger am Ende derselben oder im Anfang der zweiten, um mit Beginn der Defervescenz, gelegentlich schon mehrere Tage vor derselben wieder zu verschwinden. Die mikroskopische Untersuchung des Harnes lässt in solchen Fällen neben dem krystallinischen Sedimente nur spärliche Nieren- und Nierenbeckenepithelien und hyaline Cylinder in mässiger Menge erkennen.

Stärkere, bis in die Reconvalescenz sich hinziehende oder sie lang überdauernde Eiweissausscheidung mit Blutbeimengung zum Harn und dem Befunde reichlicher Nierenepithelien und epithelialer neben den hyalinen Cylindern deuten auf parenchymatöse Nephritis, eine zum

Glück seltenere, prognostisch recht üble Complication. In einzelnen Fällen führt sie unter Erscheinungen von Urämie zum Tode, aber durchaus nicht in allen. Fünf Fälle, wo wir bei der Section parenchymatöse Nephritis nachweisen konnten, waren klinisch frei von urämischen Erscheinungen gewesen.

Bei jugendlichen Individuen, besonders bei Kindern, ist schon vor Ausbruch des Exanthems am 4.—5. Krankheitstage Albuminurie mit reichlicher Blutbeimengung zum Harn beobachtet worden (Wyss). Die Prognose solcher Fälle, die meist noch mit Pneumonie einhergehen, ist ebenso schlecht wie der gleiche Zustand bei Erwachsenen.

Wenn die Patienten der Nephritis nicht erliegen, so scheint nach mehr oder weniger langer Zeit in der Mehrzahl der Fälle wieder völlige Heilung einzutreten, weit häufiger jedenfalls wie bei den nach Angina simplex, Diphtherie und Scharlach vorkommenden Nierenentzündungen.

Bemerkenswerth ist es, dass neuere Beobachter (Vierordt u. A.) ziemlich regelmässig bei Untersuchung Fleckfieberkranker auf Diazoreaction ein positives Ergebniss hatten. Das Fleckfieber wird hiermit dem Unterleibstyphus und manchen acuten Exanthemen an die Seite gestellt.

Nicht selten gibt der Harn auch Gerhardt'sche Eisenchloridreaction. Die Beobachtung Buchanan's, der einige Male Zucker im Harn auftreten sah, ist meines Wissens von anderer Seite bisher nicht bestätigt worden.

Seitens der Blase sind schwerere Störungen nicht häufig. Blutungen in ihre Schleimhaut, die wir bei der Section mehrfach fanden, hatten im Leben keine Erscheinungen gemacht.

Behinderung der Harnentleerung ist bei Männern sehr selten, bei Frauen, besonders während des Fieberstadiums, dagegen gewöhnlich. Während wir während der 79er Epidemie nur zweimal bei Männern vom Katheter Gebrauch machen mussten, war dies bei fast dem vierten Theile aller Frauen tagelang oder nur vorübergehend nothwendig.

Ueber Veränderungen der Geschlechtsorgane bei Fleckfieberkranken ist nicht viel bekannt.

Hodenentzündung scheint beim Fleckfieber noch viel seltener zu sein wie beim Unterleibstyphus. Ich habe nur einmal bei einem jüngeren Manne eine einseitige Orchitis kurz vor dem kritischen Fieberabfalle eintreten und ohne Eiterung nach zehntägigem Bestande wieder zurückgehen sehen. Von den meisten Autoren wird der Orchitis überhaupt nicht Erwähnung gethan.

Entschieden stärker und mannigfaltiger ist der Einfluss der Krankheit auf die weiblichen Geschlechtsorgane.

Das Verhalten der Menstruation ist dem bei anderen acuten Infectionskrankheiten ähnlich. Sehr häufig fällt mit dem Beginne der
Krankheit eine verfrühte menstruale Blutung zusammen. Vielfach ist
sie stärker als die in gesunden Tagen, zuweilen so profus, dass eine
den späteren Verlauf der Krankheit beeinträchtigende Hinfälligkeit die
Folge ist. Wenn die Menses kurz vor dem Ausbruche der Krankheit
abgelaufen waren, so bleiben sie während ihres Bestehens fast immer aus.
Bei leichten Fällen tritt die Periode sehr bald nach der Entfieberung,
nicht selten sogar verstärkt wieder ein, während sie nach schweren Fällen
noch mehrmals ausbleiben kann.

Die Schwangerschaft scheint weder eine besondere Disposition,
noch einen Schutz gegen die Krankheit zu bedingen.

Ihre Wirkung auf die Gravidität ist vielfach überschätzt worden.
Ganz wie beim Abdominaltyphus sind an Fleckfieber erkrankte Schwangere
auch nicht entfernt so sehr gefährdet wie Pockenkranke. Ein grosser
Procentsatz, wohl die Hälfte und mehr aller Schwangeren übersteht die
Krankheit ohne Abort oder Frühgeburt. Es gilt dies namentlich für die
Fälle, wo in den späteren Monaten der Gravidität die Erkrankung eintrat.
Aber auch in früheren Monaten gehört der Nichteintritt von Abortus nicht
zu den Seltenheiten.

Die englischen Aerzte, denen in dieser Hinsicht wohl die grösste
Erfahrung zur Seite steht, halten das Fleckfieber überhaupt unter allen
acuten Infectionskrankheiten für diejenige, der der geringste Einfluss auf
den Ablauf der Schwangerschaft zukommt. Die Angabe Wardell's, dass
er im Verlaufe des Fleckfiebers überhaupt nie eine Unterbrechung derselben beobachtet habe, könnte allerdings erst von Bedeutung sein, wenn
sie sich auf grössere Zahlen stützte.

Aber wenn die Schwangerschaft auch durch die Krankheit unterbrochen wird, so hat dies durchaus nicht immer schlimme Folgen. Am
meisten werden die Kranken durch starke Blutungen gefährdet. Bei einer
Anzahl solcher Fälle gewinnt man aber den Eindruck, dass die Metror-
rhagie weniger Folge der Ausstossung der Frucht ist, sondern dass diese
umgekehrt darum erfolgte, weil die Krankheit einen „hämorrhagischen
Charakter" angenommen hatte.

Verschiedenheiten des Verlaufes und der Erscheinungsweise.

Mit beendigter Entfieberung ist der Fleckfieberprocess fast ausnahmslos abgelaufen.

Recidive und Nachschübe, wie sie beim Unterleibstyphus so häufig sind, gehören beim Fleckfieber zu den grössten Seltenheiten, ein Verhalten, das die Krankheit wiederum wie in so vielen anderen Beziehungen den acuten Exanthemen nahe bringt. Wenn einzelne Autoren z. B. Barallier, Rückfälle häufiger beobachtet haben wollen, so sind sie den stricten Beweis dafür schuldig geblieben, der nur dann als geführt betrachtet werden kann, wenn Complicationen und Nachkrankheiten als Ursachen erneuten Fiebers sicher auszuschliessen sind und dem Ansteigen der Körperwärme alsbald ein wiederholtes Auftreten des charakteristischen Exanthems erfolgt.

Murchison hat selbst nie mit Sicherheit ein Recidiv oder einen Nachschub beobachtet, und Griesinger stellt ihr Vorkommen überhaupt in Abrede. Jenner, Stewart und neuerdings Thoinot haben je einen Fall gesehen und auch Buchanan (vgl. Murchison) weiss unter 5000 Fällen des London Fever Hospital nicht mehr als einen sicher festgestellten Rückfall zu verzeichnen.

Ich selbst verfüge über zwei Beobachtungen, denen ich mit Bestimmtheit diese Deutung geben möchte. Doch will ich nicht hinzuzufügen unterlassen, dass ich hierin einen Zufall sehe, was schon daraus hervorgeht, dass beide Fälle 1878 unter einer sehr kleinen Krankenzahl vorkamen, während wir 1879 nichts beobachten, was an Rückfall oder Nachschub erinnern konnte.

Der erste Fall betraf einen 26jährigen Handarbeiter, der nach schwerem uncomplicirtem Verlaufe seines Fleckfiebers unter lytischem Abfall der Temperatur am 17. Tage in die Reconvalescenz eintrat. Er war darnach fieberfrei, meist bei subnormalem Stand der Körperwärme. Nach 11 Tagen — der Kranke hatte, weil er sehr elend und abgemagert war, noch das Bett gehütet — ging unter wiederholtem Froste die Temperatur rasch wieder in die Höhe. Einen Tag später war die vorher nicht vergrösserte Milz deutlich palpirbar und empfindlich. Am 3. Krankheitstage traten, wenn auch sparsam, doch ausgesprochene Roseolen am Bauch und der Brust, vereinzelt auch auf den Extremitäten, sogar den Fussrücken auf, die später zum Theil eine petechiale Umwandelung erfuhren. Am 5. Tage fiel die Temperatur in einem Zuge kritisch ab

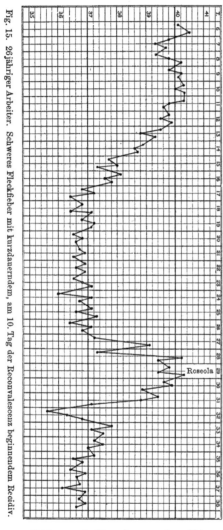

Fig. 15. 26jähriger Arbeiter. Schweres Fleckfieber mit kurzdauerndem, am 10. Tag der Reconvalescenz beginnendem Recidiv.

(Fig. 15), und der Patient trat in die darnach nicht mehr unterbrochene, etwas in die Länge gezogene Genesungszeit ein.

Der zweite Fall zeichnet sich durch die grosse Kürze der fieberfreien Zeit zwischen der Beendigung der Haupterkrankung und dem Beginne des Recidivs aus, so dass er dem, was man als „Nachschub". bezeichnet, nahe steht.

Es handelte sich um einen 25jährigen Tischler, der nach hochfieberhaftem Verlaufe seines Fleckfiebers am 11. Tage unter lytischem Abfall der Curve fieberfrei wurde (Fig. 16). Das Fleckfieberexanthem war bis auf wenige schmutzigbräunlich und gelbgrünliche Flecke verschwunden. Ausser einer starken katarrhalischen Kehlkopfaffection hatte keine schwerere Organerkrankung sich entwickelt, im Harn hatte sich nicht einmal Eiweiss gezeigt.

In der Nacht vom 2. auf den 3. Tag nach der Entfieberung stieg unter Frösteln die Temperatur wiederum an, so dass sie am Abend 39⁰ erreichte. Die Curve hielt sich darauf 5 Tage auf mässiger Höhe, um dann langsam, exquisit lytisch wieder abzusinken, so dass am 9. Tage die Defervescenz beendet war.

Schon am 1. Tage des erneuten Fiebers war Eiweiss und Blut mit hyalinen, epithelialen und Blutkörperchen-Cylindern im Harn aufgetreten und am 3. Tage ein sehr charakteristisches Roseolaexanthem von mittlerer Reichlichkeit. Milztumor kam nicht zur Wahrnehmung.

Der Fall verlief darnach glatt. Die Erscheinungen der Nephritis waren nach 4 1/2 Wochen vollkommen verschwunden.

Die so überaus grossen **Verschiedenheiten des Verlaufes** des Fleckfiebers hat man zu verschiedenen Zeiten und unter dem Einflusse der Beobachtung sehr verschiedenartiger Epidemien in der mannigfachsten Weise zu bezeichnen gesucht.

So war es namentlich früher Sitte, die Krankheit nach dem Hervortreten von Störungen seitens bestimmter Organgruppen oder einzelner Organe zu benennen.

Wenn man von einem Typhus nervosus s. ataxicus sprach, so waren damit Fälle mit besonders schweren Erscheinungen seitens des Nervensystems, Delirien, Coma, Sehnenhüpfen und Flockenlesen gemeint.

Gesellte sich hierzu schon sehr früh Verfall der Kräfte mit Herzschwäche und Neigung zu Collapsen, so bezeichnete man dies wohl als Typhus ataxo-adynamicus. Einen Typhus dysentericus diagnosticirte man, wenn Durchfälle oder wirkliche Ruhrerscheinungen in den Vordergrund traten, und von einem Typhus

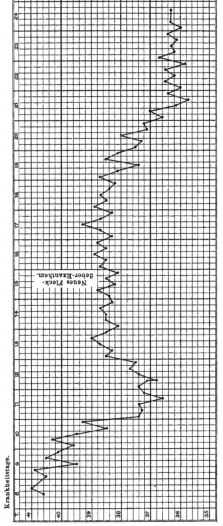

Fig. 16. 25jähr. Mann. Abgekürzt aber schwer verlaufenes Fleckfieber. Recidiv (mit hämorrhag. Nephritis) nach kaum 2 Tagen.

6*

catarrhalis sprachen besonders die älteren englischen und irischen Aerzte, wenn die Schleimhäute der Luftwege von vornherein und vorwiegend betheiligt erschienen.

Alle diese Bezeichnungen, denen noch eine grosse Zahl in analoger Weise entstandener beigefügt werden könnte, haben heute nicht viel mehr als geschichtlichen Werth. Die Erscheinungen und Aeusserungsweisen der Krankheit sind so zahlloser Combinationen fähig, es ergeben sich daraus so viele und wechselnde Bilder, dass es weder gerechtfertigt noch nützlich sein kann, einzelne durch besondere Namen hervorzuheben.

Weit lohnender, ja für das Verständniss der Krankheit geradezu nothwendig ist es, die Verschiedenheiten ihres Verlaufes nach Schwere und Dauer ins Auge zu fassen und zu bezeichnen.

In dieser Beziehung sind vor Allem die leicht verlaufenden, die abgekürzten und die abortiven Fälle zu betrachten, die wie bei allen acuten Infectionskrankheiten auch beim Fleckfieber eine grosse Rolle spielen.

Die Erscheinungen und Verlaufsweisen dieser Formen sind ausserordentlich verschieden und die Bedingungen, an die ihre Entstehung geknüpft ist, im Einzelnen heute noch so gut wie unbekannt. Ihre Häufigkeit ist je nach Zeit und Art der Epidemien, ja während verschiedener Perioden derselben Epidemie verschieden. So konnte man oft gegen ihr Erlöschen hin eine auffällige Vermehrung der leichten Formen feststellen.

Es ist billig, zur Erklärung dieses Verhaltens eine nach längerer Dauer der Epidemie eintretende Schwächung des Krankheitserregers heranzuziehen oder daran zu denken, dass die Krankheit, nachdem die stark Disponirten zunächst und grossentheils ergriffen wurden, nun auch die minder Disponirten befalle. Ein wirkliches Verständniss dieser Dinge wird uns überhaupt erst aufgehen, wenn uns die Natur des Fleckfiebercontagiums näher bekannt und die grossen allgemeinen Fragen der Dispositions- und Immunitätslehre weiter geklärt sein werden.

Geht man an die Betrachtung der abgekürzten und der leichten Fälle näher heran, so zeigt sich, dass Abkürzung und Leichtigkeit des Verlaufes sich in keiner Weise decken. Von Anfang bis zu Ende leicht verlaufende Fälle brauchen durchaus nicht abgekürzt zu sein, und abgekürzte Fälle, oft gerade die am raschesten sich abspielenden bieten nicht selten zeitweise oder fast bis zum Beginn der Entfieberung ein schweres Krankheitsbild.

Die leicht verlaufenden, ausgebildeten und die abge-kürzten Fälle.

Verglichen mit der Häufigkeit der bei relativ niederen Temperaturen milde verlaufenden, als „gastrisches Fieber" oder „Schleimfieber" bezeichneten Formen des Unterleibstyphus treten beim Fleckfieber die analogen Fälle erheblich zurück. Auch die rasch ohne bemerkenswerthen Zwischenfall und ohne Nachtheil für die Zukunft in Genesung ausgehenden Fälle gehen hier wenigstens zeitweilig mit hohem Fieber und entsprechend schweren Störungen des Allgemeinbefindens einher.

Immerhin finden sich während jeder Epidemie Fälle, wo die Krankheit die gewöhnliche Zeit von 14—17 Tagen einhält, ja sie überdauert, ohne dass auch nur einmal besonders hohe Temperaturgrade erreicht worden wären. Diese Formen beginnen meist ohne Schüttelfrost nur mit Frösteln, die Körperwärme steigt langsam, staffelförmig, so dass sie gelegentlich erst am 4. Krankheitstage die definitive Höhe erreicht. Dem entsprechend pflegen auch die Initialerscheinungen, Kopf- und Kreuzschmerzen, Erbre-

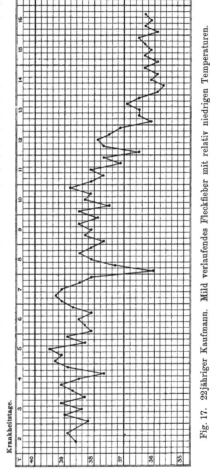

Fig. 17. 22jähriger Kaufmann. Mild verlaufendes Fleckfieber mit relativ niedrigen Temperaturen.

chen u. s. w. weniger stürmisch zu sein, und manche Kranke bleiben selbst am Abend und in der Nacht besinnlich. Der weitere Fieberverlauf ist oft unregelmässig, mit starken Remissionen und selbst Intermissionen (Fig. 17), das Stadium der Defervescenz häufig in die Länge gezogen. Der Puls ist besonders bei Männern viel weniger frequent wie bei den schweren Fällen, und bei Frauen pflegt er wenigstens gut gefüllt und gespannt zu bleiben.

Ich habe den Eindruck, wie wenn in derartigen Fällen Milztumoren seltener beobachtet würden und auch das Exanthem meist spärlicher zur Entwicklung käme. Wiederholt fiel mir bei solchem Verlaufe eine frühzeitige Entwicklung und starkes Hervortreten der katarrhalischen Laryngitis und Tracheobronchitis auf, so dass sie das ganze Krankheitsbild beherrschte.

Neben diesen Fällen von „katarrhalischem Fleckfieber" kamen mir zwei Fälle vor, wo bei relativ niedrigem, lange, bei dem einen bis zu

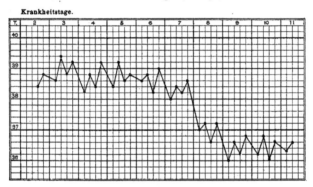

Fig. 18.

47jähriger, vagabundirender Schauspieler. Abgekürzter milder
Verlauf des Fleckfiebers.

22 Tagen, sich hinziehendem Fieber die Erscheinungen einer hämorrhagischen Nephritis in den Vordergrund traten, um bald nach Beendigung der Defervescenz spurlos zu verschwinden. Bei dem eben erwähnten 22tägigen Falle war das Exanthem so gering und flüchtig, dass man bei nur vorübergehender Beobachtung an der Diagnose hätte zweifeln können.

Den erwähnten schliessen sich die abgekürzten Formen leichten Verlaufes unmittelbar an. Die Erscheinungen sind hier vielfach noch milder. Milztumor und Exanthem treten oft noch mehr zurück, und die Krankheit endet nach 5—8tägigem Bestehen. Ein Beispiel dieses Verlaufes möge Fig. 18 bieten. (Vgl. auch Fig. 9.)

Solche Fälle sind es, bei denen das Krankheitsbild oft bis zur Unkenntlichkeit verwischt ist. Als erste einer Epidemie sind sie überhaupt kaum zu diagnosticiren, und auch auf der Höhe oder gegen Ende einer solchen muss die Anamnese, die Feststellung häufiger oder intimer Berührung mit ausgesprochen Kranken hierzu sehr mithelfen. Wenn einzelne Autoren, z. B. Griesinger, behaupten, bei diesen Fällen, die von den älteren Autoren vorzugsweise als Febricula bezeichnet werden, fehle das Exanthem, wenigstens die Roseola immer, so kann ich dem nicht beistimmen. Ich habe hierhergehörige Kranke mit sehr charakteristisch entwickeltem Ausschlage gesehen, so dass dieser bei besonders kurzer Fieberzeit sie einige Male überdauerte.

Hauptsächlich aus äusseren Gründen thut man gut, von den bisher besprochenen Fällen von „Febris exanthem. levis und levissima" diejenigen zu trennen, bei denen nach schwerem Beginne und Verlaufe unerwartet früh und rasch die Defervescenz eintritt, und sie als „abortives Fleckfieber" zu bezeichnen.

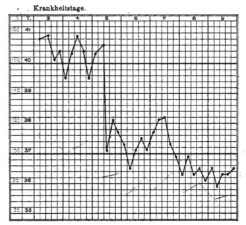

Fig. 19.
21jähriger Bäcker. Febr. exanth. abortiv.
mit kritischem Abfall.

Häufiger wie bei der Febris exanthem. levissima, aber durchaus nicht immer wird hier nach heftigem Schüttelfroste in einem Zuge binnen 24—36 Stunden, zuweilen noch früher, die Fieberhöhe erreicht. Das Fieber bleibt dann meist unter der Form der continua oder continua remittens, minder häufig bei ganz unregelmässigem Verlaufe der Curve wenige Tage auf der erreichten oft sehr hohen Stufe und sinkt dann nicht selten exquisit kritisch (Fig. 19) in wenigen Stunden dauernd ab.

Diese Formen bieten nicht selten tagelang, oft bis unmittelbar vor Beginn der Defervescenz ein sehr schweres, beängstigendes Krankheitsbild: nach heftigen Initialerscheinungen alsbald schwere Benommenheit, auffällige Prostration und selbst furibunde Delirien. Das Verhalten der Milz ist dabei sehr verschieden. Ich habe sie einige Male besonders stark vergrössert, andere Male überhaupt nicht geschwollen gefunden. Die Roseolen sind auch bei den abortiven Formen durchschnittlich spärlicher und flüchtiger, doch erfahren zuweilen ziemlich viele von ihnen die petechiale

Umwandlung, wie auch das Auftreten selbstständiger Petechien dazwischen vorzukommen pflegt. Häufiger fast wie bei den ausgebildeten schien mir bei den abortiven Fällen der früher schon erwähnte grossfleckige Rash zu sein, und für bemerkenswerth halte ich es endlich, dass besonders während ausgesprochen kritischem Abfall des Fiebers nicht ganz selten ein Herpes facialis aufschoss.

Schwere Lungenerscheinungen, besonders Pneumonien sind beim abortiven Fleckfieber selten, doch treten manchmal ganz wie bei einzelnen Fällen von Febris exanthem. levissima die Laryngitis und Bronchitis von Anfang an dominirend in den Vordergrund.

Einige Male fand ich den zugleich vollen, gut gespannten Puls ungewöhnlich langsam, 80—100 am Abend nicht übersteigend, ein Umstand, der an sich eine gute Prognose, sogar die Hoffnung auf abortiven Verlauf gestattete (Fig. 19 und 20).

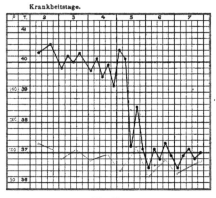

Die Nieren halten sich bei den abortiven Formen durchschnittlich gut. Geringe Albuminurie kommt wohl vor; reichliche Eiweissausscheidung zugleich mit Blut habe ich dagegen nur einmal gesehen, und zwar in einem Falle, der sich etwas mehr in die Länge zog, so dass er nicht eigentlich mehr abortiv genannt werden konnte. Ich gebe seine Curve (Fig. 21), weil sie nicht allein in Bezug auf den Temperaturverlauf, sondern auch als weiterer Beleg für das Vorkommen und die Bedeutung der relativ geringen Pulsfrequenz wichtig ist.

Fig. 20.
19 jähriger Schneider. Abortiver Verlauf.
Geringe Pulsfrequenz auch während der Fieberzeit.

Dass Fälle wie dieser wieder die Brücke schlagen helfen zu den wenig oder überhaupt kaum abgekürzten, mittelschwer verlaufenden, genesenden bedarf kaum eines besonderen Hinweises.

Die bisher erwähnten Formen waren, wie wir sahen, namentlich bei genügender Beobachtungszeit immer noch sicher oder doch mit Wahrscheinlichkeit diagnosticirbar. Ihnen reihen sich während jeder Epidemie, besonders auf ihrer Höhe und gegen ihr Ende, Fälle an, die überhaupt nicht mehr sicher und je nach der Auffassung des Beobachters verschieden zu deuten sind, jene Fälle, wo die Untersuchung bei kurzdauernden Fieber-

zuständen positive Zeichen des Fleckfiebers, besonders das Exanthem vermissen lässt, anderartige Krankheiten aber von der Hand zu weisen und
nahe Beziehungen zu Fleckfieberkranken festzustellen sind.

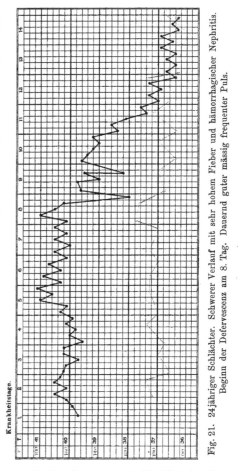

Ein Theil dieser
Fälle würde, analog dem
gleichen Verhältnisse bei
Variola und Scharlach,
mit Recht als Febris
exanthem. sine exan-
themate bezeichnet wer-
den können.

Auch andere, beson-
ders neuere Autoren, ich
nenne Rosenstein und
Naunyn, gedenken dieser
Form, die der Erstere so-
gar nicht ganz selten be-
obachtet haben will.

Noch unsicherer und
diagnostischer Willkür Thor
und Thür offen lassend
sind jene Zustände all-
gemeiner Abgeschlagen-
heit, Appetit- und Schlaflosigkeit mit Kopf- und
Gliederschmerzen, Ohren-
sausen, Nasenbluten und
unregelmässigen Fieber-
regungen, die tage-, ja
wochenlang, ohne dass es
zu ausgesprochenen Er-
scheinungen der Krankheit
käme, bei Personen sich
finden, die den Einflüssen
des Fleckfiebercontagiums
fortdauernd ausgesetzt waren. Besonders Aerzte,
Wärter und andere Personen, die berufsmässig mit Fleckfieberkranken
zu thun haben, erkranken in dieser Weise und gesunden, was sehr bezeichnend, häufig sehr schnell, wenn sie von ihnen getrennt werden.
Auch Jaquot beschrieb solche Zustände unter dem seine Auffassung genügend kennzeichnenden Namen „Typhisation à petite dose“.

Fig. 21. 24jähriger Schlächter. Schwerer Verlauf mit sehr hohem Fieber und hämorrhagischer Nephritis.
Beginn der Defervescenz am 8. Tag. Dauernd guter mässig frequenter Puls.

An dieser Stelle mag auch die Frage berührt werden, ob es ebenso wie beim Typhus, ambulante Fleckfieberfälle gibt. Ich glaube Beobachtungen gemacht zu haben, die, wenn natürlich auch nicht sicher, so doch mit Wahrscheinlichkeit in diesem Sinne zu deuten waren, und möchte von anderen Autoren Becher und Passauer[1] erwähnen, aus deren Mittheilungen das Gleiche hervorgeht.

Auch die Häufigkeit der leichten und leichtesten Fälle scheint je nach Zeiten und Epidemien verschieden zu sein. Wenn einzelne Autoren ihrer überhaupt nicht Erwähnung thun, so deutet dies wohl nicht auf ihr Fehlen, sondern auf eigenartige Verhältnisse, unter denen das Material beobachtet wurde.

Bezeichnend ist es, dass Kinder augenscheinlich häufiger als Erwachsene von diesen Formen der Krankheit befallen werden (Griesinger, Wyss), und dass sie unter Erwachsenen oft erst gegen Ende der Epidemien zahlreicher auftreten und hier wieder vorzugsweise bei solchen, bei denen günstige äussere und Körperverhältnisse eine grössere Widerstandsfähigkeit gegen das Contagium annehmen lassen.

Zahlengemäss lässt sich über die Häufigkeit der abgekürzten Formen bis jetzt nicht viel sagen. Unter 347 Fällen aus Moabit, die mein Assistent Salomon zusammenstellte, waren 24 am 7.—9. Tage entfiebert. Man sieht, es fehlten uns gerade die leichtesten, kürzesten Fälle; sie kommen eben seltener ins Krankenhaus und werden fast nur in der Privatpraxis beobachtet.

Es ist sehr interessant, dass Murchison in seiner so eingehenden Schilderung der Krankheit der fraglichen Verlaufsweisen überhaupt nicht Erwähnung thut. Seine Statistik über die Dauer der Krankheit beginnt erst mit der zweiten Woche. Unter 53 Kranken hatte er drei mit Beendigung derselben am 8., beziehungsweise 9. Tage.

Beziehungen zu anderen Krankheiten und Zusammentreffen mit ihnen.

In erster Reihe müssen hier natürlich die Beziehungen zu den so nahe verwandten acuten Exanthemen interessiren. Man kann behaupten, dass gleichzeitiges Ablaufen von Fleckfieber und acuten Exanthemen wahrscheinlich nicht vorkommt, und wenn in der Literatur auch vereinzelte Fälle vom Gegentheil angeführt werden, so sind diese bisher so wenig überzeugend dargelegt, dass neue, beweiskräftigere abgewartet werden müssen.

Murchison, der selbst nie Beispiele des in Rede stehenden Zusammentreffens beobachtet zu haben scheint, ruft Barallier und Buchanan als

---

[1] Berliner klin. Wochenschr. 1868.

Zeugen für das gleichzeitige Bestehen von Pocken und Fleckfieber an. Die Barallier'schen Angaben sind schwer controlirbar, und der Fall von Buchanan, dessen Krankengeschichte Murchison ausführlich wiedergibt, ist durchaus nicht eindeutig.

Auch vom Zusammentreffen des Fleckfiebers mit Scharlach besitzen wir keine zuverlässigen Berichte, und das, was hier und da vom gleichzeitigen Vorkommen mit Masern angegeben wird, ist darum mehr als unsicher, weil, wie wir sahen, der initiale Conjunctival- und Bronchialkatarrh beiden Krankheiten zukommt und der morbilliforme Rash des Fleckfiebers von flüchtigem Masernexanthem oft kaum zu unterscheiden sein dürfte.

Vom gleichzeitigen Bestehen muss man sehr wohl das rasche, beziehungsweise unmittelbare Aufeinanderfolgen von Fleckfieber und acuten Exanthemen unterscheiden. Dass in der Reconvalescenz, vielleicht schon gegen Ende der Defervescenz vom Fleckfieber Ansteckung mit acuten Exanthemen erfolgen kann und umgekehrt von Scharlach, Masern und Pocken Genesende durch besonders ungünstige Zufälligkeiten sofort wieder Fleckfieber erwerben können, ist gewiss nicht von der Hand zu weisen.

Ich habe einen 18jährigen jungen Mann mit schwerem, in Heilung ausgegangenem Fleckfieber gesehen, bei dem das sehr ausgesprochene, zum grössten Theile alsbald petechial sich umwandelnde Exanthem auf der noch im Zustande lamellöser Scharlachabschuppung sich befindenden Haut entwickelt war. Auch Murchison, der im Ganzen 7mal Fleckfieber an Scharlach sich anschliessen sah, beobachtete dies 2mal noch während der Desquamation.

Ganz anders verhält es sich mit den übrigen acuten Infectionskrankheiten. Eine Anzahl derselben combinirt sich mit dem Fleckfieber sowohl während der Höhe des Fieberstadiums, als auch gegen Ende derselben und in der ersten Genesungszeit.

Vor Allem wäre hier der pyämischen und septischen, auf Strepto- und Staphylococcen zurückzuführenden Processe, namentlich auch des Erysipelas zu gedenken.

Dass auch die auf den Fränkel-Weichselbaum'schen Erreger zurückzuführende fibrinöse Pneumonie während der Fieberzeit des Fleckfiebers geradezu häufig eine schwere Complication bildet, ist schon früher dargethan worden.

Von allen Seiten wird in dieser Beziehung auch der acuten Tuberculose, besonders der acuten Miliartuberculose Erwähnung gethan, die während der verschiedensten Stadien des Fleckfiebers, am häufigsten freilich gegen Ende seiner Fieberperiode und während der Reconvalescenz zur Entwicklung kommt. Ich habe fünfmal diese Verknüpfung gesehen. Ein bei einer 23jährigen Arbeiterin beobachteter Fall war ge-

radezu unter dem Bilde der acuten Basilarmeningitis verlaufen, deren
erste Erscheinungen Ende der zweiten Woche eines zunächst. nicht all-
zuschwer einsetzenden Fleckfiebers auftraten.

Sehr interessant und praktisch wichtig ist das Verhalten zum Rückfallfieber, das zweifellos mit Fleckfieber sich verknüpfen kann. Hauptsächlich wohl in der Weise, dass das Incubationsstadium des Fleckfiebers noch in die Zeit einer bestehenden Febris recurrens
fällt, während umgekehrt der Erreger des Rückfallfiebers im Körper
eines vom Fleckfieber Befallenen wahrscheinlich überhaupt nicht oder
nur äusserst selten pathogen zu werden vermag.

Die kurze Krankengeschichte und Curve eines an Recurrens unmittelbar sich
anschliessenden Fleckfieberfalles (Fig. 10), den wir 1879 in Moabit beobachteten,
sind bereits vorher mitgetheilt worden.

Auch früher wurden solche Verknüpfungen von Fleckfieber mit Recurrens
wiederholt festgestellt. Vielleicht sind sie bei gleichzeitigem epidemischem Vorkommen beider Krankheiten nicht einmal ganz selten. Schon Griesinger war
die Combination bekannt, und Hermann[1] erwähnt nicht nur mehrfachen Auftretens des Fleckfiebers nach 1—3 wöchentlichem Ablaufe der Febris recurrens,
sondern auch seines unmittelbaren Hervorgehens aus letzterer.

Spitz[2] theilt mit, dass 1879 in Breslau während der dort herrschenden
Epidemie mehrere Recurrenskranke, nachdem sie 3—4 Wochen im Hospital gewesen, ohne dort mit Fleckfieber in Berührung gewesen zu sein, von der Krankheit
ergriffen wurden. Einer der Fälle schloss sich ganz wie der unserige ohne jede
Pause an die eben abgelaufene Recurrenserkrankung an.

Auch Seeliger[3] berichtet, dass er 4mal während des Bestehens von Recurrens Fleckfieberinfection beobachtet habe und bei 19 Fällen Ausbruch der
Krankheit, nachdem Recurrens nicht lange vorher abgeheilt war.

Ob Fleckfieber und Unterleibstyphus gleichzeitig bestehen
können, halte ich für sehr unwahrscheinlich, zum Mindesten für eine
offene Frage. Vielen früheren Angaben ist in dieser Beziehung kein
Werth beizumessen. Ein Theil. stammt aus einer Zeit, in der man beide
Krankheiten überhaupt noch nicht scharf· auseinanderhielt, ein anderer
jedenfalls aus derjenigen vor Entdeckung und näherem Studium des
Eberth-Bacillus.

Nicht weniger Bedenken habe ich gegen die zahlreichen Angaben von
Verknüpfung des Fleckfiebers mit Diphtheritis. Diphtheritische Veränderungen im einfachen anatomischen Sinne sind jedem erfahrenen
Beobachter vorgekommen. Die bakteriologische Untersuchung während
künftiger Epidemien wird aber lehren müssen, ob überhaupt und wie

---

[1] Petersburger med. Wochenschr. 1876.
[2] Deutsches Archiv f. klin. Medicin, Bd.·XXVI.
[3] Berliner klin. Wochenschr. 1888, Nr. 51 u. 52.

häufig sie sich auf den Bacillus Löffler zurückführen und damit auch als Diphtherie im aetiologischen Sinne deuten lassen.

Für sehr wahrscheinlich halte ich die Coexistenz von Ruhr und Fleckfieber. Ich habe selbst zweimal Fälle gesehen, bei denen Dysenterieerscheinungen mit schleimigblutigen Stühlen und fetziger Abstossung der Dickdarmschleimhaut im Vordergrunde des Krankheitsbildes standen.

Murchison erklärt Ruhr für eine seltene Complication, die nur während mancher Epidemien sich häufe. So herrschten im Krimkriege beide Krankheiten nebeneinander, und unter den hygienisch wenig günstig situirten französischen Soldaten wurden auch Fälle beobachtet, wo sie gleichzeitig dasselbe Individuum befielen.

Acuter Gelenkrheumatismus und Fleckfieber schliessen sich nicht aus, insofern das letztere sehr wohl während des Bestehens einer Polyarthritis erworben werden kann. Besonders bezeichnend war in dieser Beziehung der Fall eines 30jährigen Mannes, der in der Charité während des fieberhaften Stadiums eines acuten Gelenkrheumatismus inficirt worden war und mit schwerem Fleckfieber mit complicirender hämorrhagischer Nephritis ins Moabiter Barackenlazareth eingeliefert wurde.

Der Beziehungen des Fleckfiebers zu anderartigen, namentlich chronischen Krankheitszuständen ist schon früher mehrfach gedacht worden.

Ich glaube nicht, dass es solche gibt, die gegen die Seuche einen Schutz gewähren. Im Gegentheil scheinen nicht wenige mit Rückgang der Ernährung und der Körperkräfte verbundene chronische Uebel die Empfänglichkeit zu erhöhen.

Ich möchte in dieser Beziehung besonders an den chronischen Alkoholismus erinnern. Nicht allein, dass unter der von der Seuche stets besonders heimgesuchten Bevölkerungsschichte eine verhältnissmässig grosse Zahl von Potatoren sich findet, sie werden in der That noch besonders leicht befallen.

Auch dem Verlaufe der Krankheit prägt der Alkoholismus seinen Stempel auf. Er ist wesentlich schwerer und führt weit häufiger wie bei den nicht dem Laster Ergebenen zum Tode. Zweifellos ist darauf auch die an grossen Zahlen festgestellte wesentlich geringere Sterblichkeit der Frauen nicht zum Wenigsten zurückzuführen.

Besonders früh und stark äussert sich der Alkoholismus in Bezug auf das Nervensystem, das Herz und die Nieren der Kranken. Schon gleich in den ersten Tagen treten schwere Bewusstseinsstörungen auf, heftige, selbst furibunde Delirien, oft mit raschem Uebergang in Coma, besonders die ominöse Form des Coma vigilans. Wo die Krankheit sich mehr in die Länge zieht, entwickelt sich vorwiegend jene als „atactisch-adynamische" bezeichnete Verlaufsweise.

Sehr früh zeigt sich bei den chronisch alkoholistischen Fleckfieberkranken beängstigende Kleinheit und Spannungsverminderung des Pulses
bei ungemein erhöhter Frequenz. Nicht Weniges spricht dafür, dass
neben der Schwäche des Herzmuskels Vasomotorenlähmung hier eine verhängnissvolle Rolle spielt.

Die Nieren werden bei den Alkoholisten fast regelmässig und schon·
früh ergriffen. Bei einem Theile der Kranken hat es mit Auftreten starker
Albuminurie und Erscheinen einfacher hyaliner Cylinder im Harn sein
Bewenden, ein anderer nicht geringer Theil bietet die Erscheinungen oft
schwerster hämorrhagischer Nephritis, die schon Ende der ersten oder im
Beginne der zweiten Woche unter dem ausgesprochenen Bilde der Urämie
zum Tode führen kann.

Dass Potatoren besonders leicht und früh von hypostatischen Verdichtungen der Lungen befallen werden, ist nach dem über das Verhalten
ihres Herzens Gesagten selbstverständlich.

Verhältnissmässig stark waren unter meinem Beobachtungsmaterial
auch Kranke mit alten, chronisch verlaufenden tuberculösen Lungenaffectionen vertreten. Man kann bestimmt sagen, dass das Fleckfieber
ihnen nicht aus dem Wege geht.

Der Ausbildung allgemeiner Miliartuberculose oder acuter örtlicher
Ausbreitung des tuberculösen Processes im Anschlusse an solche Zustände
ist früher bereits gedacht. Wo dies nicht der Fall und wo die örtlichen
und allgemeinen Veränderungen vorher auf mässiger Stufe sich gehalten
hatten, wird der Verlauf des Fleckfiebers von der Erkrankung oft auffallend
wenig beeinflusst.

Verlauf nach Constitution, Geschlecht und Lebensalter.

Das Verhalten der Constitution, beziehungsweise der zur Zeit der
Infection bestehenden allgemeinen Körperbeschaffenheit zum Verlauf der
Krankheit ist schon an verschiedenen Stellen dieser Arbeit gestreift worden. Es wurde bereits erwähnt, dass schwächliche, schlecht genährte,
heruntergekommene Individuen besonders leicht befallen werden, und es
ist hinzuzufügen, dass sie sich durchschnittlich minder widerstandsfähig
zeigen. Kräftige, gut genährte Individuen mit normalen Herzen halten
wie bei allen acuten Processen auch beim Fleckfieber weit mehr aus.

Stark fettleibige Personen, auch nichtalkoholistische, sind dagegen,
ganz wie beim Abdominaltyphus, entschieden mehr gefährdet. Vorzüglich
seitens des Herzens und der Vasomotoren sind sie gegen die Toxinwirkungen weniger widerstandsfähig.

Das Geschlecht an sich scheint keine wesentlichen Verlaufsunterschiede zu bedingen. Wenn sie dennoch während aller Epidemien in der Weise stark zur Geltung kommen, dass die Schwere der Erkrankung und die Sterblichkeit bei den Männern wesentlich überwiegt, so liegt dies daran, dass diese den sie bedingenden Schädlichkeiten weit mehr als die Frauen ausgesetzt sind, nicht allein den social, durch den Kampf ums Dasein bedingten, sondern auch gewissen Lastern, vor Allem dem Alkoholismus.

Bezüglich des Lebensalters treten die Unterschiede im Verlaufe des Fleckfiebers entschieden weniger scharf hervor wie beim Unterleibstyphus. Einzelnes wird nachher bei Besprechung der Prognose noch hervorzuheben sein. Hier nur einige Bemerkungen über die Aeusserungen der Krankheit im Kindes- und Greisenalter.

Der **Einfluss des höheren Alters** macht sich schon bald nach dem 40. Lebensjahre sehr entschieden geltend. Vom 50. Jahre an ist er so stark, dass fast die Hälfte der Befallenen der Krankheit erliegt.

Ein allgemeines Krankheitsbild, wie es für den senilen Unterleibstyphus sich gewinnen lässt, ist für das Fleckfieber der Greise nicht zu zeichnen. Vor Allem participiren bei der grossen Zahl körperlich reducirter jugendlicher Individuen, die der Seuche anheimfallen, auch diese stark an der Zahl der von vornherein mit verhältnissmässig niedrigem, unregelmässigem Fieber verlaufenden Fälle. Dazu sind sehr hohe Temperaturen auch bei älteren Personen nach meinen Erfahrungen durchaus häufig. Vielleicht lässt sich nur sagen, dass eine länger dauernde hohe continua oder continua remittens ihnen seltener zukommt, häufiger entschieden eine unregelmässige Curvenform mit starken Steigungen und Abfällen.

Regelmässig sehr früh und bezeichnend macht sich dagegen die Krankheit an den Kreislaufs- und Athmungswerkzeugen geltend. Bereits in der ersten Krankheitswoche, ja in den ersten Tagen sind bei greisenhaften Personen die Erscheinungen der Circulationsschwäche, Kleinheit, geringe Spannung und beträchtliche Frequenz zu beobachten. 120 am Morgen und 140 am Abend sind hier ganz gewöhnlich.

Mit der Herzschwäche und dem bei Greisen fast immer von Anfang an besonders starken, bis in die feineren Luftröhrenzweige sich erstreckenden Katarrh hängt es zusammen, dass sie sehr früh und häufig lobuläre Pneumonien und einfache oder entzündliche Lungenhypostasen bekommen. Die entzündlichen Lungenerkrankungen drücken dem senilen Fleckfieber vielfach ihren Stempel auf.

Auch das Centralnervensystem älterer Personen wird früh und schwer ergriffen. Während die Delirien seltener einen lebhaften, wilden, meist vielmehr einen mussitirenden Charakter haben, macht sich bei Greisen durchschnittlich schon viel früher und stärker schwere Benommenheit, oft schon Mitte oder Ende der ersten Woche tiefes Coma mit Sehnenhüpfen und Flockenlesen geltend. Bei älteren, auch nicht alkoholistischen Personen ist die „ataktisch-adynamische" Verlaufsweise besonders häufig.

Was die Nieren betrifft, so sah ich Nephritis bei Greisen nicht häufiger und stärker als im jugendlichen und kräftigen Mannesalter.

Durchfälle und selbst ruhrartige Dickdarmaffectionen kamen mir dagegen im höheren Alter entschieden öfter vor als im jugendlichen.

Das Fleckfieberexanthem schien mir, dem regressiven Zustande der Haut gemäss, bei Greisen vielfach etwas später aufzutreten und langsamer zur vollen Entwicklung zu kommen. Dagegen wird es bei ihnen vielfach früher und ausgedehnter hämorrhagisch. Rein quantitativ tritt, wie ich glaube, im Greisenalter kein durchschlagender Unterschied den anderen Altersclassen gegenüber hervor.

Fleckfieber im Kindesalter. Wenn auch — mit Ausnahme der Säuglingsperiode — die Disposition zum Fleckfieber im Kindesalter nicht geringer ist wie in späteren Lebensjahren, so ist doch die wirkliche Zahl der Kindererkrankungen verhältnissmässig kleiner wie die der Erwachsenen. Es hängt dies damit zusammen, dass das Fleckfieber fast nur oder vorwiegend an die vagirende und die mit ihr unmittelbar in Berührung kommende sesshafte Bevölkerung sich zu halten pflegt und somit die Gelegenheit zur Berührung der Kinder mit Erkrankten meist sehr gering ist im Verhältniss zu ihrem Antheile an der Bevölkerungszahl.

Ueber den Verlauf des Fleckfiebers im Kindesalter ist bisher wenig bekannt. Selbst die besseren Lehrbücher der Pädiatrie bringen nicht viel mehr als Beschreibungen, die sich eng an das Krankheitsbild bei Erwachsenen anschliessen, ja der viel erfahrene Henoch glaubt überhaupt einen wesentlichen Unterschied bei Kindern gegenüber dem Verlaufe in späteren Lebensjahren nicht gefunden zu haben.

Nur das lässt sich bestimmt sagen, dass der Verlauf bei Kindern meist rascher und weit günstiger ist wie bei Erwachsenen. In der grössten Zahl der Fälle ist bei ihnen die Krankheit schon am 8.—12. Tage beendigt. Die bei mittleren und schweren Fällen Erwachsener durchschnittliche Dauer von 15—17 Tagen gehört im Kindesalter zu den Seltenheiten.

Den durchschnittlich leichteren Verlauf kennzeichnet die allgemeine Sterblichkeitszahl. Sie ist für das Fleckfieber der Kinder auf 5—7 % zu beziffern, während sie bei Erwachsenen mindestens das $2\frac{1}{2}$ bis 3fache beträgt und in den höheren Altersclassen bis zum 10fachen sich steigert.

Bemerkenswerth ist übrigens, dass die Schwere des Verlaufes bei den verschiedenen Altersclassen der Kinder sehr auffällig variirt. Am schwersten werden die jüngsten Kinder, die bis zum 5. Lebensjahre, befallen, am leichtesten überstehen diejenigen vom 10. bis 15. Jahre die Krankheit, während die Kinder vom 5. bis 10. Lebensjahre auch in Bezug auf den Verlauf in der Mitte stehen.

Der leichtere Verlauf im mittleren und späteren Kindesalter hängt einerseits mit der grösseren Widerstandsfähigkeit der lebenswichtigsten Organe, besonders des Kreislaufes und des Centralnervensystems gegen die Toxine zusammen, andererseits mit der verhältnissmässig kurzen Dauer der Krankheit und der grösseren Seltenheit der Complicationen.

Für die niedrige Sterblichkeitsziffer spielt dazu noch eine wesentliche Rolle die im Kindesalter vorherrschende Zahl der besonders abgekürzt und geradezu abortiv verlaufenden Fälle. Dazu gehören die vom Erwachsenen gekannten schwersten Verlaufsformen, besonders die sogenannten foudroyanten und die mit Coma vigilans einhergehenden bei Kindern zu den allergrössten Seltenheiten.

Beginn, Verlauf und Abfall des Fiebers scheinen bei ausgebildeten Fällen sich von dem bei Erwachsenen zu Beobachtenden kaum zu unterscheiden. Auch bei Kindern erreicht die Curve oft eine beträchtliche Höhe, 41 und darüber, um dann während des Fastigiums die Form der continua oder continua remittens anzunehmen.

Der Puls ist fast immer äusserst frequent, bleibt aber meist von guter Spannung. Beängstigende Herzschwäche kommt fast nur bei Kindern vor, die schon vor der Infection durch andere Krankheiten oder sociales Elend heruntergekommen waren.

Während lähmungsartige, todbringende Erscheinungen seitens des Centralnervensystems verhältnissmässig sehr selten sind, treten Reizerscheinungen bei Kindern heftiger und häufiger wie bei vorher gesunden Erwachsenen auf. Häufiger als sie sieht man schon während der Zeit des Ansteigens und auf der Höhe des Fiebers Kinder von Convulsionen befallen werden, und in Bezug auf Schwere der Delirien, Unruhe und Aufschreien geben die ausgebildeten Fälle bei Kindern denen bei Erwachsenen nichts nach.

Conjunctivitis, Laryngitis und Bronchitis catarrhalis sind auch beim Fleckfieber der Kinder regelmässig und oft schwer ausgebildet. Lobuläre und lobäre Pneumonien sind entschieden nicht seltener wie bei Erwachsenen, viel weniger häufig dagegen hypostatische Verdichtungen.

Das Verhalten des Fleckfieberexanthems unterscheidet sich nicht wesentlich von dem im jugendlichen und mittleren Alter der Erwachsenen. Ganz wie bei diesen ist auch bei Kindern seine Reichlichkeit während verschiedener Epidemien zweifellos sehr verschieden. So erklärt es sich wohl, wenn einzelne Autoren (Griesinger) bei Kindern

das Fehlen oder geringe Ausbildung des Ausschlages für besonders häufig
halten. Auch in Bezug auf petechiale Umwandlung der Roseolen variiren
für Kinder wie für Erwachsene die einzelnen Epidemien ausserordentlich.
Die an sich sehr seltene Umwandlung des rein fleckförmigen Exanthems
zu kleinen Papeln und selbst Quaddeln scheint dagegen bei Kindern etwas
häufiger vorzukommen wie bei Erwachsenen.

Die Noma, von der während mancher Epidemie vergangener Zeiten
besonders Kinder heimgesucht wurden, ist heute so selten geworden, dass
sie überhaupt nicht mehr in Betracht kommt.

Decubitus ist bei Kindern entschieden viel weniger häufig wie bei
Erwachsenen.

Die Dauer der Krankheit und die Genesungszeit.

Nachdem vorher schon der abgekürzten und abortiven Formen genügend gedacht worden ist, soll hier zunächst noch der Dauer der genesenden, ausgebildeten Fälle ein Wort gewidmet werden, d. h. der Zeit
vom Beginne des Fiebers bis zur vollendeten Defervescenz.

Wenn bei älteren Autoren die betreffenden Zahlen viel mehr wie
bei den neueren schwanken, so erklärt sich dies gewiss damit, dass sie
manche andere Infectionskrankheiten, besonders Unterleibstyphus und
Recurrens vom Fleckfieber nicht genügend schieden.

Bei den neueren Autoren herrscht grosse Uebereinstimmung. Fast
alle stellen die schon vorher erwähnte durchschnittlich kürzere Dauer des
Fleckfiebers fest. Für die ausgebildeten Fälle der Erwachsenen sind als
Durchschnittsdauer 12—17 Tage anzunehmen, und will man noch weiter
einschränken, so ergibt sich nach meinen Erfahrungen als häufigster
Termin der Beendigung der Entfieberung der 14. Tag.

Verhältnissmässig gering ist die Zahl der Fälle, die über den 18. Tag
hinaus fiebern, und zu den grössten Ausnahmen möchte ich es rechnen,
wenn ohne bestehende Complicationen die Beendigung der Defervescenz
über den 21. Tag sich verzögert.

In dieser scharfen Beschränkung und dem streng cyklischen Verlaufe
drückt sich der principielle Unterschied des Fleckfiebers vom Unterleibstyphus besonders aus.

Auch Murchison berechnete, dass bei fast der Hälfte der Fälle die Reconvalescenz am 13. oder 14., in mehr als $^3/_4$ der Fälle zwischen dem 13. und 16. Tage
begänne. Diese Zahlen sind aus einer Zusammenstellung von 53 uncomplicirten
Fällen gewonnen.

Wir haben 1879 in Moabit für 296 Fälle die Krankheitsdauer feststellen
können und die folgende instructive Tabelle gewonnen:

Die Genesungszeit begann nach

7 Tagen bei	1	Kranken	
8 „ „	7	„	
9 „ „	16	„	
10 „ „	25	„	
11 „ „	25	„	
12 „ „	35	„	
13 „ „	41	„	
14 „ „	42	„	
15 „ „	33	„	
16 „ „	28	„	
17 „ „	16	„	
18 „ „	14	„	
19 „ „	9	„	
20 „ „	4	„	
Summe . . .	296		

Auch Griesinger stellt die Dauer der leichteren Fälle auf 12—14, die der Mehrzahl auf 16—20 Tage fest. Jenner nimmt an, dass uncomplicirte Fälle in 14 bis höchstens 22 Tagen verlaufen, und Barallier berechnete aus 698 Fällen die Krankheitsdauer auf 10—22 Tage.

Die Genesung uncomplicirter Fälle erfolgt, wenn nicht noch Nachkrankheiten sie hinausziehen, glatter und rascher, wie man nach dem vorausgegangenen schweren Krankheitsbilde und nach dem Zustande erwarten sollte, den die Patienten unmittelbar nach beendigter Entfieberung bieten.

Nach schwerem und mittlerem Verlaufe erscheinen fast alle Patienten, die sich subjectiv schon bald sehr wohl zu fühlen pflegen, noch blass, hinfällig und meist stark abgemagert. Gewichtsverluste von 4 bis 6 *kg* gehören nicht zu den Seltenheiten, was nach einer nur 14 Tage bis 3 Wochen dauernden Krankheit gewiss etwas heissen will. Aber auch während der ersten Woche nach der Entfieberung findet bei schweren Fällen nach meiner und anderer Autoren[1] Beobachtung ganz gewöhnlich noch eine weitere Abnahme von 1—2 *kg* statt, über deren Ursache wir vorläufig nur Vermuthungen hegen können.

Der grösste Gewichtsverlust findet, wie erklärlich, auf der Höhe der Krankheit statt. Rosenstein sah in einem Falle vom 7.—15. Krankheitstage 4 *kg*, bei einem anderen sogar während 4 Tagen 4 *kg* Gewichtsabnahme. Ich selbst habe während 5—7 Tagen Abnahmen von 3—5 *kg* nicht ganz selten, einmal zwischen dem 8.—13. Krankheitstage eine solche von 6·5 *kg* beobachtet.

Sehr selten und nur nach schwerstem, längerem Krankheitsverlaufe bei vorher schon stark heruntergekommenen Personen sah ich es bei eiweissfreiem Harn zu hydrämischen Zuständen mit Knöchelödem kommen.

---

[1] Vgl. Herrmann, Petersburger med. Wochenschr. 1876, Nr. 16.

Schon während der ersten Woche nach der Entfieberung, zuweilen bereits am 3.—4. und gewöhnlich vor dem 10. Tage pflegten meine Kranken das Bett zu verlassen, und bei ungestörter Reconvalescenz waren die meisten nach 3—4 Wochen entlassungs- und wieder erwerbsfähig.

Zweifellos hängt diese günstige Gestaltung — abgesehen von der Kürze der Krankheitsdauer bei aller Heftigkeit — damit zusammen, dass die Verdauungsorgane in so geringem Masse in Mitleidenschaft gezogen werden. In glücklichem Gegensatze zum Typhusreconvalescenten sind unsere Genesenden daher in der Lage, dem schon kurz vor oder mit der Entfieberung wiederkehrenden Appetit alsbald in ausgiebigster Weise zu entsprechen.

Nach schwereren Erkrankungen bleibt, auch wenn die Patienten sich wohl fühlen, der Puls in der ersten, oft auch der zweiten Woche noch verhältnissmässig klein, weich und rasch, dazu so ausserordentlich erregbar, dass seine Frequenz auf die geringfügigsten Anlässe hin vorübergehend beträchtliche Steigerungen erfährt. Bei einigen sehr heruntergekommenen Kranken sah ich umgekehrt neben ausgesprochener Tardität eine auffallende Verlangsamung des Pulses, einmal bis zu 40 Schlägen. Wie diese auch bei anderen Infectionskrankheiten — ich erinnere an Unterleibstyphus und Diphtherie — zu beobachtende Bradykardie zu Stande kommt, ist trotz mancher Erklärungsversuche nicht sicher festgestellt.

Die Körperwärme, die meist schon am ersten fieberfreien Tage unter die physiologische Höhe sinkt, pflegt sich während der ersten, oft bis in die zweite Genesungswoche hinein subnormal zuweilen auf sehr niedriger Stufe zu erhalten, so dass zwischen 35 und 36° am Morgen und am Abend wenig mehr ganz gewöhnlich beobachtet werden. Von der zweiten Woche an erhebt sich die Curve langsam wieder zur früheren individuellen Höhe.

Ganz wie der Puls, so zeigt auch die Temperatur während der ersten Zeit der Genesungsperiode eine bedeutende Labilität. Durch sehr geringfügige, dem Gesunden oft kaum zum Bewusstsein kommende körperliche und geistige Störungen pflegen plötzliche, kurz dauernde, nicht unerhebliche Steigerungen der Körperwärme einzutreten, so dass man kleine Erregungen, Diätfehler u. dgl. leicht aus der Curve herauslesen kann.

Im Verhältniss zu dem so regelmässigen, überaus schweren Ergriffensein des Nervensystems im Verlaufe der ausgebildeten Fälle gleichen sich die so mannigfachen Störungen meist auffallend rasch wieder vollkommen aus.

Am häufigsten ist noch eine Fortdauer der Delirien, besonders in den Abendstunden über die Zeit der Entfieberung hinaus. Ich habe sie

3—4 Tage, ja bis zum Ende der ersten Genesungswoche fortbestehen sehen.

Bei der grössten Mehrzahl der Genesenden stellen sich aber die Gehirnfunctionen schon in den ersten Tagen, oft unmittelbar nach der Entfieberung wieder her. Bei den Fällen, die an den ersten Abenden noch deliriren, pflegt bei Tage noch eine gewisse Schwäche der geistigen Thätigkeit und besonders des Gedächtnisses für frühere Dinge sich zu äussern. Besonders ist die Erinnerung an das überstandene Fleckfieber bei fast allen mittel oder schwer erkrankt Gewesenen beschränkt. Nur an das Initialstadium, d. h. die Tage des Beginnes und Ansteigens des Fiebers erinnern sich die Meisten. Sie haben von den Qualen jener Zeit die lebhafteste Vorstellung, und die Reconvalescenten, die früher Recurrens oder Unterleibstyphus überstanden haben, schildern die Anfangsbeschwerden dieser Krankheiten als auch nicht annähernd so schlimm wie die des Fleckfiebers. Sie scheinen nach dem, was ich von Genesenden, die früher auch Pocken überstanden hatten, erfuhr, nur mit den Initialbeschwerden dieser Krankheit vergleichbar zu sein.

Von der Zeit der Fieberhöhe und grössten Intensität der Krankheit dagegen hat die Mehrzahl der Reconvalescenten von schweren Formen keine Vorstellung mehr. Nur manche erinnern sich einzelner besonders eindrucksvoller Ereignisse, der Bäder, der ärztlichen Besuche und Untersuchungen, der Fluchtversuche, die sie machten, und der Massregeln, die gegen ihre Wiederholung getroffen wurden. Anderen haftet nur der eigenartige Inhalt ihrer früheren Delirien und Wahnvorstellungen im Gedächtniss, so lebhaft zuweilen, dass sie dadurch im Träumen und Wachen beunruhigt werden oder bei vollem Bewusstsein den Gedanken nicht los werden können, dass ihnen doch etwas Wahres zu Grunde liege. Bedenkt man, dass jene Phantasien vielfach höchst beängstigende, ungewöhnliche Lagen und Handlungen betreffen, so begreift es sich, dass sie für manche Kranke eine Qual und erhebliche Störung ihrer Genesung bilden können.

Wirkliche Psychosen scheinen während der Genesungszeit selten zu sein. Am häufigsten sind noch leichtere melancholische Zustände und Hallucinationen. Doch sind auch Manien beobachtet worden.

1878 und 1879 kamen unter den Reconvalescenten in Moabit vier Fälle von Geistesstörungen während der Reconvalescenz vor. Zweimal, in dem einen Falle von 1878 und bei einem der drei 1879 vorgekommenen Fälle, schlossen sich die Störungen unmittelbar an die Beendigung der Defervescenz an. Ein Fall, der eines jungen Mädchens mit Verfolgungswahn, führte schon nach 8 Tagen zur Genesung. Bei zwei Männern trat die Psychose später ein, bei dem einen gegen das Ende der Reconvalescenz, bei dem anderen sogar erst nach der Entlassung aus dem Krankenhause. Der Erstere, der heftiger maniakalischer Zustände wegen der Irrenanstalt zugeführt werden musste, zeichnete sich noch durch starke, offenbar darauf zurückzuführende Gehörshallucinationen aus, dass er auf der Höhe der Krankheit doppelseitige Otitis media mit Trommelfellperforation durchgemacht hatte.

Schwerere organische Läsionen des Centralnervensystems, die wir schon früher als nicht häufig bezeichneten, lassen dem entsprechend selten bis in die Reconvalescenz und lange darüber hinaus dauernde Störungen zürück. Doch werden in jeder Epidemie vereinzelte Fälle von Paraplegie und Hemiplegie beobachtet. Die ersteren sind bisher weder klinisch noch anatomisch genau untersucht, so dass man nicht einmal weiss, welche von ihnen auf spinale und welche auf neuritische Störungen zurückzuführen sind. Weit besser sind die halbseitigen Lähmungen gekannt, als deren Grundlagen sich theils Blutungen in die Hirnsubstanz oder die Meningen, theils Embolien und Thrombosen ergeben haben.

Nicht häufiger wie die halbseitigen sind Lähmungen einzelner Muskeln, Muskelgruppen oder einer einzelnen ganzen Extremität. An der oberen scheint der Deltamuskel öfter befallen zu werden, am Rumpf der Serratus, an den Beinen die Streckmuskeln des Oberschenkels. Während die halbseitigen Lähmungen ihrer Ursache gemäss meist sehr lange sich hinziehen und selbst unheilbar bleiben, scheinen die Einzellähmungen durchschnittlich weit rascher zu verschwinden, ein Beleg für ihre wohl meist neuritische Natur.

Viel häufiger als die Lähmungen sind während der Reconvalescenz die oft sehr qualvollen Neuralgien, unter ihnen vor Allem die schon früher erwähnten Schmerzen in den Zehen und Fusssohlen. Zuweilen schon in der späteren Fieberperiode auftretend, sind sie während der Genesungszeit von verschiedener Dauer. Ich sah sie schon am Ende der ersten Woche verschwinden, andere Male zogen sie sich 14 Tage bis drei Wochen hin.

Unter den selteneren Neuralgien erwähne ich die des N. supraorbitalis, die meist hartnäckiger wie die vorher genannten zu sein scheint. Einen unserer Fälle mussten wir ungeheilt entlassen. Auch der zum Glück noch weniger häufigen, aber desto heftigeren Neuralgien im Gebiete des Plexus brachialis sei hier gedacht.

Die nervöse Form der Schwerhörigkeit überdauert die Defervescenz meist nicht lange, während die auf das Mittelohr und andere schwere Veränderungen zurückzuführenden Gehörstörungen sich mehr oder weniger lang hinziehen oder selbst in dauernde Taubheit ausgehen.

Der Veränderungen der Athmungswerkzeuge, welche die Genesungszeit so häufig und erheblich trüben und verlängern, ist vorher schon gedacht worden.

Wir erinnern uns hier nochmals der während mancher Epidemien geradezu häufig vorkommenden schweren Kehlkopfveränderungen. Sie erfordern nach Beendigung des Fiebers sehr sorgsame, meist lange Nachbehandlung, durch die dauernde Stimmlosigkeit und Kehlkopfverengerung doch zuweilen nicht vermieden werden kann.

Sehr schwere Complicationen der Reconvalescenz bilden die mit der eiterigen und jauchigen Perichondritis zusammenhängenden eiterigen und brandigen Lungenveränderungen, die dazu noch, wie wir früher sahen, öfter zu eiteriger Pleuritis führen und die Empyemoperation mit ihren mannigfachen Schwierigkeiten und Gefahren nothwendig machen.

Entsprechend der geringen Betheiligung der Verdauungswerkzeuge auf der Höhe der Krankheit bieten sie auch wenig Grund zur Störung der Reconvalescenz. Aus einzelnen Epidemien — ich selbst erinnere mich keiner einschlägigen Beobachtung — wird von heftigem nach jeder Nahrungsaufnahme erfolgenden Erbrechen während der ersten Woche nach der Entfieberung berichtet. Da bei einer Anzahl dieser Fälle noch Erscheinungen seitens des Centralnervensystems bestanden, so liegt der Gedanke an eine centrale Begründung der Erscheinung nahe.

Bei einzelnen Reconvalescenten machten sich schmerzhafte Auflockerungen des Zahnfleisches mit Blutungen unangenehm geltend.

Aus der Fieberzeit in die Genesungsperiode sich hinziehende oder auch nach der Defervescenz erst auftretende Entzündung der Speicheldrüsen ist während verschiedener Zeiten und Epidemien verschieden häufig. Fast immer handelt es sich dann um Parotitis, diese meist einseitig, äusserst selten — ich habe sie nur einmal gesehen — um Entzündungen der Sublingualdrüsen. Bei sehr heruntergekommenen Reconvalescenten ist mir Vereiterung einer ganzen Speicheldrüse mit Nekrose ihres Bindegewebegerüstes vorgekommen.

Besonders zahlreiche Störungen der Reconvalescenz beruhen auf Veränderungen der Haut.

Manche Patienten haben an der in der Fieberzeit aufgetretenen Gangrän der Ohrmuscheln, Finger, Zehen, Nasenspitze, der Haut des Penis und des Scrotum auch nach der Defervescenz noch lange zu leiden. Wir sahen uns 1879 zweimal zur Exarticulation gangränöser Zehen veranlasst.

Noma und Hospitalbrand sind jetzt so selten geworden, dass man während der Reconvalescenz kaum mehr mit ihnen zu rechnen hat.

Decubitus kommt wegen der relativen Kürze der Krankheit verhältnissmässig nicht häufig und nur nach den schwersten Fällen zur Ausbildung.

Er kann dann aber auch so hohe Grade erreichen, dass man zur Erklärung seiner Entstehung nicht Druck und Beschmutzung der betreffenden Theile allein, sondern sicher noch trophische Störungen mit heranziehen muss. Ganz so wie ich dies für manche Fälle von Unterleibstyphus geschildert habe[1], so kommt auch beim Fleckfieber und

---

[1] Vgl. dieses Werk Bd. III, Th. 1, S. 117.

hier verhältnissmässig häufiger jene Form vor, die man am besten als **subcutanen, phlegmonösen Decubitus** bezeichnet. Ohne besondere Schmerzhaftigkeit, ja .fast ohne jede abnorme Empfindung entwickelt sich dann über den Nates, in der unteren Kreuzbeingegend oder selbst in der Tiefe der Afterfalte eine fleckförmige rothgelbe oder blaurothe Verfärbung der Haut mit mehr oder weniger ausgedehnter derber Infiltration des Unterhautzellgewebes. Nach einigen Tagen entstehen inmitten der verfärbten Stelle eine oder einige kleine Oeffnungen, aus denen dünner missfarbiger Eiter aussickert. Erweitert man durch einen Schnitt oder stösst sich, was nicht selten, die veränderte Hautstelle im Ganzen brandig ab, so entleert sich dann eine ungeahnt grosse Menge Eiter mit Fetzen abgestorbenen Zellgewebes. Man kommt nun in eine buchtige, weit unter die gesunden Hautpartien sich erstreckende Höhle, die selten tiefer wie das Zellgewebe geht, aber lange Zeit zur Ausheilung bedarf.

Die gewöhnliche Form des Decubitus sieht man öfter tiefgehende Zerstörungen machen, bis zur Nekrose und Abstossung von Knochen, besonders am Kreuz- und Steissbein, selbst am Schulterblatte und den Trochanteren.

Dem eigentlichen Decubitus steht die nicht seltene Furunkulose der Glutäalgegend und der angrenzenden Rückenpartien nahe, die eine recht qualvolle und die Genesungszeit erheblich verlängernde Complication bildet. Vereinzelt sah ich auch an anderen Stellen oder über den ganzen Körper verbreitete Furunkel.

Einige Male kamen mir, was auch andere Autoren erwähnen, im Anschluss an Decubitus, Furunkel und Abscesse Erysipele vor, ohne dass ich das Unglück hatte, einen der Patienten zu verlieren.

Bei einigen wenigen Reconvalescenten machten uns diffuse, noch aus der Fieberzeit stammende Phlegmonen viel zu schaffen. Ich sah sie an den Oberarmen und an der Bauchhaut und glaube, dass sie traumatischen Ursprunges waren, namentlich mit Verletzungen während der Delirien zusammenhingen. Einer dieser Kranken ging in der vierten Woche der Reconvalescenz an Septicopyämie zu Grunde.

Die schwersten und tödtlichen Fälle.   Prognose und Mortalität.

Den mittelschweren und schweren Verlauf im gewöhnlichen Sinne hatten wir schon der Darstellung des allgemeinen Krankheitsbildes zu Grunde gelegt. Es wird bei Schilderung der Prognose und Mortalität nur kurz darauf zurückzukommen sein.

Hier soll nur noch etwas eingehender derjenigen Fälle gedacht werden, die eine ungewöhnliche und so schwere Verlaufsweise bieten, dass sie eine sehr schlechte oder absolut tödtliche Prognose geben.

Hierher gehören vor Allem gewisse bald abgekürzte, bald ausgebildete, ja selbst abnorm lang dauernde Formen, die durch ungewöhnlich hohes Fieber sich auszeichnen, die sogenannten hyperpyretischen Fälle. Bei den meisten derselben steigt die Temperatur nach einmaligem heftigem Schüttelfroste in kurzer Zeit, in einem Zuge oder mit nur geringen Remissionen zu ungemeiner Höhe. 41°, selbst 42° werden unter solchen Umständen oft schon am zweiten oder dritten Abend erreicht, und meist bleibt, zum Theil mit grösseren Morgenremissionen, zum Theil aber auch unter geringeren als den physiologischen Tagesschwankungen, die

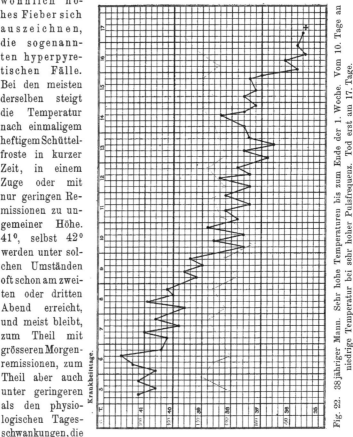

Fig. 22. 38jähriger Mann. Sehr hohe Temperaturen bis zum Ende der 1. Woche. Vom 10. Tage an niedrige Temperatur bei sehr hoher Pulsfrequenz. Tod erst am 17. Tage.

Körperwärme tagelang und bis in die zweite Woche auf so hoher Stufe. Schon sehr früh zeigen solche Fälle starke Anschwellungen der Milz, zuweilen kann sie schon beim Beginne der fieberhaften Erscheinungen palpabel sein. Von Anfang an besteht meist starke Bronchitis. Den ungewöhnlich hohen Temperaturen entspricht eine oft excessive Pulsbeschleunigung mit schon bald sich geltend machender beängstigender Verminderung der Spannung.

In fast allen Fällen zeigt sich auch schon ungewöhnlich früh das Centralnervensystem ergriffen: heftige Delirien schon am ersten Abend, sehr bald eintretende Schwerbesinnlichkeit mit Sehnenhüpfen und Flockenlesen bis zum tiefsten Coma, in dem die grössere Zahl der Patienten zwischen dem 9. und 11. Tage, oft noch unter excessiver präagonaler Steigerung der Körperwärme zu Grunde geht (Curve 12). Seltener erfolgt bei hyperpyretischen Fällen der Tod unter ungewöhnlich starkem Absinken der Temperatur, wofür Curve 13 ein bezeichnendes Beispiel liefert.

Ausgang in Genesung ist unter solchen Umständen die grösste Seltenheit.

Viel weniger häufig als die angeführten sind die gleichfalls hyperpyretisch einsetzenden, bis zum tödtlichen Ende ungewöhnlich lang sich hinziehenden Formen. Die Gestalt der Curve pflegt sich hier während des Verlaufes oft auffällig zu ändern: Zunächst excessiv hohe Temperaturen, dann Abfallen zur Norm, zuweilen weit darunter. Ich habe hierher gehörige Fälle gesehen (Curve 22), die erst nach der zweiten, selbst Mitte der dritten Woche zum Tode führten, und bei denen schon tage-, ja eine Woche lang vorher die Körperwärme auf äusserst niedriger Stufe sich hielt.

An diese Fälle reihen sich am besten jene ungemein schweren, meist tödtlichen Formen an, bei denen während des ganzen Krankheitsverlaufes verhältnissmässig niedrige Temperaturen sich geltend machen.

Wirklich afebrile Fälle, wie sie beim Abdominaltyphus vorkommen, scheinen beim Fleckfieber ungemein selten zu sein. Mir ist kein einziger ausgesprochener Fall derart vorgekommen, und ich finde auch bei den erfahrensten Autoren nichts derart erwähnt. Dagegen ist es bei den Formen, die ich hier im Auge habe, ganz gewöhnlich, dass während der ganzen Krankheitsdauer 40 nicht erreicht, ja 39 kaum überschritten wird. Man sieht diese Verlaufsweise besonders bei älteren Individuen, oder jüngeren, wenn sie durch Entbehrungen und Laster oder chronische Krankheiten schon vor der Infection stark heruntergekommen waren.

An Stelle einer allgemeinen Schilderung dieser wenig beschriebenen Verlaufsform will ich drei ihr angehörige Curven mit kurzen Notizen aus den Krankengeschichten bringen.

Der erste Fall (Curve 23) betrifft einen 63 jährigen decrepiden Mann, der monatelang vor der Erkrankung in den schlechtesten Verhältnissen gelebt hatte. Er erkrankte unter wiederholtem Frösteln und darnach langsam ansteigender Körperwärme, die überhaupt nur an 2 Tagen, und zwar am 4. und 5. Krankheitstage, 39° überschritt. Mit Beginn der zweiten Woche langsamer, stetiger Abfall

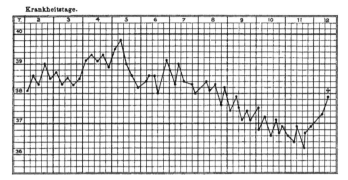

'Fig. 23.
63jähriger Mann. Tödtlicher Ausgang bei relativ niedrigem Fieber.

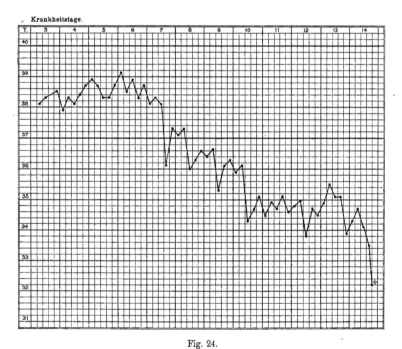

Fig. 24.
30jähriger Mann. Schon vom Anfang an relativ niedrige, während der letzten Woche
subnormale Temperaturen.

der Temperatur bis auf die physiologische Norm und geringe Wiedererhebung kurz
vor dem Tode. Milztumor fehlte während des ganzen Krankheitsverlaufes, Roseolen
kamen spärlich und nur sehr verwaschen zur Entwicklung, dagegen traten zwischen
ihnen früh und reichlich Petechien auf. Vom 3. Tage bis zum Tode war im Harn
sehr viel Eiweiss nachweisbar. Schon am 2. Tage hatte sich Coma eingestellt, das
mit Erscheinungen von Sehnenhüpfen, Flockenlesen und mussitirenden Delirien
bis zum Tode fortdauerte.

Noch auffälliger ist der Verlauf des zweiten Falles, der einen 30jährigen
Arbeiter betraf (Curve 24). Die höchste, während des ganzen Verlaufes nur einmal
erreichte Temperatur war 39·1⁰, und vom 7. Tage an bis zum 14., an dem der Tod
eintrat, fiel die Temperatur mehr und mehr ab, so stark, dass sie während der
letzten 4 Tage zwischen 34 und 35⁰ schwankte, schliesslich auf 33·3⁰ und unmittelbar vor dem Tode auf 32·2⁰ abfiel. Trotz dieses Verlaufes bei ungewöhnlich
niedriger Temperatur hatte der Kranke bis 2 Tage vor dem Tode unter dauernder
völliger Unbesinnlichkeit die heftigsten Delirien. Zu schwach, das Bett zu verlassen, lag er in beständiger Unruhe, oft schreiend, ja laut brüllend im Bette, und
erst während der letzten 48 Stunden vor dem Tode trat Stille und Uebergang in
ausgesprochenes Coma vigile ein. Der Kranke hatte $^1/_4$ Jahr vor der Aufnahme
keine Wohnung mehr gehabt, kaum gegessen und überreichlich Schnaps getrunken.

Zwei ganz ähnliche Fälle mit sehr bedeutendem Abfalle der Temperatur in
den letzten Tagen bis auf 33·7⁰, beziehungsweise 33·2⁰, theilt Combemale mit.
Sonst wird ihrer in der neueren Literatur kaum Erwähnung gethan und auch in der älteren, z. B. bei Hildenbrandt, nur
in sehr unbestimmter Weise.

Ein dritter Fall, den ich hier anreihen möchte, betrifft
einen 35jährigen, am 9. Krank-
heitstage verstorbenen Mann
(Curve 25), bei dem die Körperwärme einen auffallend regelmässigen, stetigen Verlauf
auf verhältnissmässig niedriger
Stufe zwischen 38 und 39⁰ aufwies und nur die vom Anfang
an ungewöhnliche Schwäche
und Frequenz des Pulses den
tödtlichen Ausgang fürchten
liess.

Der Kranke hatte bei der
Aufnahme ein sehr deutliches,
dicht gestelltes Roseolaexanthem, das schon vom 5. Krankheitstage an rasch und fast

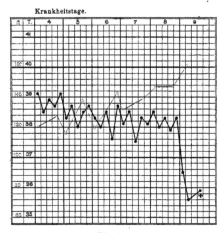

Fig. 25.
35jähriger Mann. Tödtlicher Fall
bei sehr niedriger Temperatur. Febr. exanth. renal.

ganz eine hämorrhagische Umwandlung erfuhr. Dazu bot er schon bei der Aufnahme am 4. Krankheitstage die Erscheinungen der schweren hämorrhagischen
Nephritis, die auch in der Folge das Krankheitsbild beherrschten. Man könnte
diesen und ähnliche, allerdings recht seltene Fälle nach Analogie der betreffenden
Abdominaltyphusformen sehr wohl als „renales Fleckfieber" bezeichnen.

Verschieden häufig während der verschiedenen Epidemien sind jene tödtlichen Fälle kurzen oder kürzeren Verlaufes, die man bei den älteren Autoren unter der Bezeichnung Typhus siderans beschrieben findet.

Sie scheinen besonders im Beginne und auf der Höhe auch sonst bösartiger Epidemien vorzukommen, besonders solcher, die auf Schiffen, in Gefängnissen, in belagerten Städten und bei schlecht verpflegten Armeen ausbrechen. Von den älteren Autoren haben Hildenbrandt, Murchison, Graves u. A. ihr Vorkommen auf Grund reicher Erfahrung geschildert. Besonders während der Napoleonischen Feldzüge und im Krimkriege, hier namentlich unter den Franzosen und Russen, die gesundheitlich vernachlässigt und weit mangelhafter verpflegt waren wie die Engländer, forderte die Krankheitsform nicht wenige Opfer.

Es handelt sich hier um Fälle, die schon wenige Tage nach dem Beginne der ersten Erscheinungen, meist zwischen dem 3. und 5. Tage und selbst noch früher tödtlich endigen. Die meisten setzen mit heftigem Schüttelfroste ein und zeigen schon gleichzeitig damit gelegentlich starken Milztumor. Während des gewöhnlichen ununterbrochenen raschen Ansteigens der Temperatur haben die Patienten die schwersten Initialerscheinungen: ungemein heftige Kopf-, Kreuz- und Gliederschmerzen und nicht selten namentlich unstillbares Erbrechen und Würgen. Die Körperwärme erreicht meist eine bedeutende, zuweilen excessive Höhe, der Puls ist schon am ersten Tage auffallend klein und frequent, schon am zweiten kann er irregulär und inäqual sein. Bereits am Abend des ersten Tages sieht man die Patienten unbesinnlich werden, theils mit heftigen, bis zum Tode dauernden Delirien, theils unter dem Bilde des Coma vigile.

Der Tod tritt unter den Erscheinungen extremster Herzschwäche meist bei ungewöhnlich hohen Temperaturen ein. Ich sah in einem Falle ein Ansteigen bis zu 42·6°. Das specifische Exanthem fehlt in solchen Fällen nicht selten, oder es ist unentwickelt, wie die älteren Aerzte sich ausdrücken, „unter der Haut stecken" geblieben. Die Diagnose ist dann natürlich besonders schwierig, um so schwieriger, je kürzer der Verlauf, und nur während des Bestehens grösserer Epidemien durch Ausschluss und Feststellung längeren und näheren Contactes mit ausgesprochen Fleckfieberkranken festzustellen. In diesem Sinne sind von zuverlässigen Autoren beschriebene Fälle von ein- bis zweitägigem, ja nur wenige Stunden währendem Verlaufe wohl begreiflich. Ich selbst habe so stark abgekürzte Formen nicht gesehen. Der am raschesten tödtlich verlaufene Fall, den ich beobachtete, endigte in der Nacht zwischen dem 3. und 4. Krankheitstage.

Ich will nicht zu erwähnen unterlassen, dass die grosse Mehrzahl dieser Fälle von Anfang an starke Albuminurie aufweist, und dass

„diphtheritische" Anginen hier entschieden häufiger wie bei den übrigen
Formen gefunden werden.

Zu den fast immer tödtlichen Verlaufsweisen des Fleckfiebers gehören die hämorrhagischen Formen.

Während sie bei den Schilderungen der acuten Exantheme fast
immer eingehende Würdigung erfahren, sind sie selbst in umfangreicheren
Epidemiebeschreibungen und Monographien des Fleckfiebers wenig berücksichtigt. Wie bei den acuten Exanthemen kann man sie in verschiedener Weise auftreten und verlaufen sehen, unter denen man aus
mehr äusserlichen Gründen am besten die foudroyanten und die länger
dauernden unterscheidet.

Die foudroyanten hämorrhagischen Formen des Fleck-
fiebers sind, wenn auch ausserordentlich viel seltener wie die als Purpura variolosa bezeichneten Pockenfälle, doch diesen an die Seite zu setzen.
Nach rasch angestiegenem hohem Fieber und schwersten sonstigen Initialerscheinungen zeigen sich schon mit dem ersten Beginne des Exanthems,
bei den schwersten Fällen bereits am Ende des 2. oder Beginn des
3. Krankheitstages, ehe es überhaupt zu einem solchen kommt,
zahlreiche Petechien, zu denen sich alsbald am Rumpfe und den Extremitäten ausgedehnte Blutungen in die Haut und das Unterhautzellgewebe
gesellen. Gleichzeitig damit treten Blutunterlaufungen der Conjunctiven,
Blutungen aus den Lippen, Zunge, Zahnfleisch und Nase auf.   Dazu
kommen blutige Suffusionen und Auflockerungen der Rachengebilde mit
diphtheritischem Belag oder brandigem Zerfall der Schleimhaut. Ihnen
gesellt sich Hämaturie bei, renale sowohl mit den Zeichen der schweren
Nephritis, als auch Blutergüsse aus dem Nierenbecken und der Blase.
Nicht wenige Kranke entleeren bald serösblutiges Sputum bei schlaffen
Verdichtungen des Lungengewebes, die zuweilen zu Lungengangrän führen.
Darmblutungen und bei Frauen nicht selten abundante Metrorhagien voll-
enden das entsetzliche Krankheitsbild, das die älteren Autoren als „Faulfieber" zu bezeichnen pflegten. .

Bei der Mehrzahl dieser Kranken fällt mit dem Auftreten und
Fortschreiten der erwähnten Blutungen die Temperatur rasch ab, so dass
das Ende oft bei ganz ungewöhnlich niedrigen Graden erfolgt. Der
Puls ist oft tagelang vor dem Tode schon nicht mehr fühlbar, und zum
Theil wenigstens ist dieser extreme Circulationsschwäche die Gangrän
der Finger, Zehen, der Nasenspitze und der Ohrmuscheln zuzuschreiben,
die man zuweilen schon in den ersten 34—36 Stunden in verdächtiger
Weise blass, livid und kalt werden sieht.

Ich habe selbst nur wenige Fälle dieser Form gesehen, die einem
aber um so nachdrücklicher im Gedächtniss haften. Magenblutungen sind

unter meinen Fällen nicht vorgekommen. Sie scheinen selten zu sein. Erwähnenswerth dünkt mir darum eine Krankengeschichte von Christie (Glasgow Journ., Dec. 1888), der ein 9jähriges Kind mit anfangs typischem, dann stark hämorrhagischem Exanthem am 9. Krankheitstage an einer enormen Magenblutung zu Grunde gehen sah, als deren Quelle nach dem Ergebniss der Section kein grösseres Gefäss, sondern eine weit verbreitete capillare Blutung angenommen werden musste.

Die bösartigsten Fälle dieser Verlaufsweise, die schon in den allerersten Krankheitstagen, bevor das eigentliche Fleckfieberexanthem zum Vorschein kam, tödtlich endigen, können, wie schon angedeutet, der als Purpura variolosa bezeichneten Pockenform direct an die Seite gestellt werden. Ganz, wie ich für diese nachwies,[1] kann man auch hier behaupten, dass es sich um die schon im Initialstadium hämorrhagisch gewordene Krankheit handelt.

Natürlich kann während aller anderen Stadien der Krankheit der hämorrhagische Process, der ja innerhalb engster Grenzen und besonders bezüglich der Hautveränderungen auch dem typischen Verlaufe der Krankheit zugehört, in den Vordergrund treten. Auch dann ist die Prognose übel genug, aber nicht ganz so schlimm wie bei der erst erwähnten Form, im Ganzen um so günstiger, in je späteren Stadien die Veränderung eintritt.

Neben ungewöhnlich frühzeitiger ausgedehnter hämorrhagischer Umwandlung des specifischen Roseolaausschlages treten auch hier alsbald zahlreiche selbstständige Petechien, sowie die vorher erwähnten ausgedehnten Hautblutungen dazwischen auf.

Der Temperaturverlauf ist bei diesen Fällen ganz verschieden. Es kommen hyperpyretische und solche mit unregelmässigem Fieberverlaufe vor, besonders mit starken Remissionen, ja collapsartigen Intermissionen, auch Fälle, bei denen mit Beginn der stärkeren Blutungen die Körperwärme rasch absinkt und bis zum Tode subnormal, oft auf recht niederer Stufe bleibt.

Auch diese Kranken zeichnen sich von vornherein durch hochgradige Circulationsschwäche aus, kleinen, sehr frequenten unregelmässigen Puls, Lungeninfarcte und Hypostasen. Zweimal habe ich dazu noch intracranielle Blutungen, einmal eine solche in die Hirnsubstanz in der Gegend der grossen Ganglien, einmal eine meningeale beobachtet. Albuminurie ist bei diesen Fällen regelmässig früh und stark vorhanden, beträchtlichere Blutung aus den Harnwegen gewöhnlich.

---

[1] Vgl. Curschmann, Die Pocken. Ziemssen's Handb., Bd. I, 2. Aufl.

Schon früh beginnt bei den Kranken ein rasch fortschreitender Kräfteverfall. Sie werden sehr bald unbesinnlich, manche deliriren in heftigster Weise, die meisten zeigen dagegen die als ataxo-adynamische bezeichnete Verlaufsform.

Prognose. Mortalität.

Schon die einfache Frage nach dem Sterblichkeitsverhältniss des Fleckfiebers im Grossen und Ganzen ist nicht leicht zu beantworten.

Die grossen statistischen Zusammenstellungen aus früherer Zeit sind nicht verwerthbar, da sie Unterleibstyphus und Febr. recurrens vom Fleckfieber nicht genügend trennten und daher meist zu niedrige Zahlen ergaben.

Aber auch in neuerer Zeit, wo diese Scheidung besser durchgeführt ist, finden sich Unterschiede in den Angaben, die nicht dem variablen Verhalten der Seuche, sondern Fehlern der Beobachtung und Beurtheilung zuzuschreiben sind.

Meist äussert sich dies umgekehrt in zu hoher Schätzung der Sterblichkeit, hauptsächlich in Gegenden und zu Zeiten, wo die Aerzte noch nicht genügend auf das Erkennen der Krankheit in allen ihren Formen, besonders den leichteren und unvollkommenen, eingeübt sind und daher wesentlich die ausgebildeten und schwereren Fälle ihrer Rechnung zu Grunde legen.

Auch die Versuche, durch grosse, verschiedenen Epidemien und Zeiten entstammende Zahlen die naturgemässen Fehler kleiner Statistiken zu vermeiden, sind darum vergeblich, weil die Bösartigkeit der Seuche nicht allein an verschiedenen Orten und zu verschiedenen Zeiten, sondern sogar während verschiedener Perioden derselben Epidemie den erheblichsten Schwankungen unterliegt.

Sucht man unter thunlichster Berücksichtigung aller Schwierigkeiten zu einem Ausdruck für die Fleckfiebersterblichkeit im Allgemeinen zu gelangen, so wird eine solche von 15—20%, am meisten zutreffend sein. Das Fleckfieber gehört mithin zu den schwersten Infectionskrankheiten, es ist weit gefährlicher wie der Unterleibstyphus.

Ein trübes Licht auf die Verhältnisse des Unterleibstyphus noch zu Griesinger's Zeit wirft die Bemerkung jenes Autors, das Fleckfieber, dessen allgemeine Sterblichkeit auch er auf 15—20% schätzte, sei „um ein Ziemliches" weniger gefährlich als der Typhus.

Die ausführlichsten und auf grösste Zahlen gestützten Zusammenstellungen über die allgemeine Sterblichkeit verdanken wir Murchison, der aus 4787 von

1848 bis Mitte 1862 im London Fever Hospital behandelten Fällen eine solche von 20·89 $^0/_0$ berechnete.

Von 9485 während eines 11jährigen Zeitraumes in die Infirmary zu Glasgow aufgenommenen Fällen berichtet er eine Mortalität von 18 $^0/_0$, und von 1370 in einem anderen Krankenhause zu Glasgow behandelten Kranken starben 236 = 17·23 $^0/_0$.

Aus einer Zusammenstellung der enormen, eigener und fremder Beobachtung entstammenden Zahl von 18.592 Fällen berechnete Murchison schliesslich 18·78 $^0/_0$ Sterblichkeit.

Wenn ich die 676 Fälle zusammenstelle, die ich 1876, 1878 und 1879 in Moabit beobachtete, so ergibt sich, entsprechend dem Umstande, dass fast alle Kranke aus den elendesten Verhältnissen kamen, die erschreckende Gesammtsterblichkeit von 23·4 $^0/_0$. Auf die einzelnen Jahre vertheilte sie sich:

1876 aufgenommen 148 . . . gestorben 40 = 27·0 $^0/_0$
1878   „   87 . . .   „   22 = 25·3 $^0/_0$
1879   „   441 . . .   „   97 = 21·8 $^0/_0$

Eine Sterblichkeit von unter 15 $^0/_0$ bis zu 12, ja 10 $^0/_0$. und weniger ist nur bei vereinzelten, besonders kleineren Epidemien, für die besonders günstige Umstände in Betracht kamen, festgestellt worden. Weit häufiger ist ein grösseres Ansteigen der Mortalität auf über 20 $^0/_0$ bis zu 30 $^0/_0$. Es betrifft Epidemien, bei denen ungünstige sociale und damit innig zusammenhängende individuelle Verhältnisse vorlagen, vor Allem das Auftreten der Seuche in Kriegs- und Hungerszeiten, auf Schiffen, in Gefängnissen und unter anderen besonders gesundheitswidrigen Verhältnissen. Hier sah man sogar — ich erinnere nochmals an den Krimkrieg und die Napoleonischen Feldzüge — die Sterblichkeit bis zur Hälfte aller Befallenen steigen. Auch in neuester Zeit wurde wieder aus einzelnen Gegenden von schwerstem Auftreten der Seuche berichtet. So berechnete Dardignac (Depart. Oise 1893) die Mortalität auf 36·3 $^0/_0$.

Dass in den Krankenhäusern die Sterblichkeit oft grösser ist wie während der gleichen Epidemie unter der Gesammtbevölkerung und ganz gewöhnlich auf 22—25 $^0/_0$ steigt, erklärt sich damit, dass hier unverhältnissmässig viel schwere Fälle eingeliefert werden. Die hohe Mortalität von 21·14 $^0/_0$, die wir 1879 in Moabit hatten, liess sich auf 18·18 $^0/_0$ verringern, wenn wir die sterbend eingelieferten und die schon vor Ablauf der ersten 48 Stunden Verschiedenen in Abzug brachten. Auch Murchison erwähnte bereits, dass seine aus 4787 Fällen berechnete Mortalität, wenn er die gleiche Reduction vornahm, von 20·89 $^0/_0$ auf 17·9 $^0/_0$ sich verringern liesse.

Die Verhältnisse, die den Charakter der Seuche, besonders ihre Bösartigkeit bestimmen, sind äusserst zahlreich und verschieden.

Die sicher sehr wichtigen, mit den Lebenseigenthümlichkeiten des Krankheitserregers und der Reaction des Körpers auf ihn zusammenhängenden Momente werden uns erst klar werden, wenn wir den Mikroorganismus kennen werden.

Relativ gut dagegen sind wir über viele massgebende allgemeine, äussere und persönliche Verhältnisse unterrichtet.

Unter den allgemeinen und äusseren Verhältnissen spielten die geographischen, sowie die Witterung und Jahreszeit früher eine weit grössere Rolle wie heute. Während ältere Autoren in besonderen Ländern und bei gewisser Witterung und Jahreszeit eine Steigerung der Bösartigkeit des Fleckfiebers bestimmt beobachtet haben wollen, wissen wir heute, dass sie nur indirect und insofern in Betracht kommen, als sie sociale und persönliche Schäden zu steigern geeignet sind.

Dass grosse allgemeine Nothstände, Hungersnöthe, Kriege und Belagerungen der Seuche die besten Angriffspunkte gewähren und ihre Malignität wesentlich erhöhen, wurde schon mehrfach berührt.

Unter den persönlichen Verhältnissen wäre vor Allem des Lebensalters zu gedenken, dem sicher der durchgreifendste Einfluss auf die Sterblichkeit zuzuschreiben ist.

Bei Kindern und jugendlichen Individuen ist — ganz wie beim Unterleibstyphus — die Fleckfiebersterblichkeit gering, bis zum 20. Lebensjahre nur 2—5%. Schon vom 20.—30. Jahre vergrössert sie sich erheblich, in schweren Epidemien bis zum Doppelten und selbst darüber. Zwischen dem 30. und 40. Jahre pflegt sie das 3—4fache derjenigen der Individuen unter 20 zu betragen, um vom 40. Jahre an rasch zu einer enormen Höhe anzusteigen. Bezeichnend ist in dieser Beziehung, dass 1879 in Moabit — und dies Verhältniss kehrt auch bei anderen Epidemien annähernd wieder — fast $2/_3$ aller Todesfälle auf die Altersstufen über 40 fielen, die dazu noch zusammen nur den vierten Theil der Gesammtzahl aller Aufgenommenen ausmachten.

Interessant sind die Sterblichkeitsunterschiede, die sich in den verschiedenen Classen des jugendlichen Alters scharf und regelmässig geltend machen, ohne bisher genügend erklärt zu sein.

Am meisten im Kindesalter gefährdet sind die ersten 5 Lebensjahre, während die Zeit vom 10.—15. Jahre die günstigste Mortalitätsziffer gibt. Während hier die Sterblichkeit zwischen 0·5—4% schwankt, beträgt sie bei Kindern unter 5 Jahren 6—12%. Die zwischen beiden liegende Classe von 5—10 Jahren steht auch bezüglich der Sterblichkeit mit 4—7% in der Mitte zwischen beiden.

Zum Belege mögen zwei Statistiken von Murchison und Grätzer dienen. Der Erstere machte aus den Journalen des London Fever Hospital folgende Zusammenstellung:

Von 563 Kindern waren

	Aufgenommen	Gestorben	Procent
unter 5 Jahren . .	17	3	17·65
zwischen 5 und 10 „ . .	183	14	7·65
„ 10 „ 15 „ . .	363	18	4·95

Grätzer legte seiner Berechnung 158 Kindererkrankungen aus der Breslauer Epidemie von 1869 zu Grunde.

Es waren

	Aufgenommen	Gestorben	Procent
unter 5 Jahren . . .	15	1	6·66
zwischen 5 und 10 „ . . .	42	2	4·76
„ 10 „ 15 „ . . .	101	1	0·99

Für die Sterblichkeitsverhältnisse aller Altersclassen führe ich zunächst zwei durch sehr grosse Zahlen ausgezeichnete Tabellen an, eine von Murchison über 3506 während 10 Jahren ins London Fever Hospital aufgenommene Kranke und die neuerdings von Guttstadt bearbeitete, die sich auf 5545 in den Jahren 1878—1880 in den preussischen Hospitälern behandelte Fälle stützt.

Hier zunächst die Statistik von Murchison:

Alter	Zahl der Aufgenommenen	Gestorben	Procent
Unter 5 Jahren	17	3	17·65
Von 5—10 „	183	14	7·65
„ 10—15 „	363	18	4·95
„ 15—20 „	546	26	4·76
„ 20—25 „	495	47	9·05
„ 25—30 „	343	52	15·15
„ 30—35 „	323	55	17·02
„ 35—40 „	270	89	32·96
„ 40—45 „	292	87	29·79
„ 45—50 „	212	83	39·15
„ 50—55 „	150	78	52·0
„ 55—60 „	100	51	51·0
„ 60—65 „	88	49	55·68
„ 65—70 „	42	28	66·66
„ 70—75 „	24	17	70·83
„ 75—80 „	6	5	83·33
Ueber 80 Jahre	2	2	100·0
Unbekanntes Alter	50	11	22·0
Summe	3506	715	

Nach Guttstadt's Statistik starben im Alter von:

	Männer	Frauen
unter 10 Jahren . . .	2·2 %	3·3 %
über 10—15 „ . . .	3·0 %	1·5 %
„ 15—20 „ . . .	5·2 %	4·5 %
„ 20—30 „ . . .	8·2 %	10·1 %
„ 30—40 „ . . .	16·0 %	11·2 %
„ 40—50 „ . . .	31·9 %	20·2 %
„ 50—60 „ . . .	43·7 %	35·5 %
„ 60 „ . . .	57·1 %	45·2 %

8*

Mein eigenes Material von 410 Fällen, die 1879 im Krankenhause zu Moabit behandelt wurden, ergab nach der Berechnung meines damaligen Assistenten Salomon in den verschiedenen Altersclassen die folgende Mortalität:

im Alter von 10—20 Jahren . . . $2\cdot50\%$

„ „ „ 20—30 „   . . . $5\cdot49\%$

„ „ „ 30—40 „   . . . $20\cdot0\ \%$

„ „ „ 40—50 „   . . . $48\cdot53\%$

„ „ „ 50—60 „   . . . $63\cdot63\%$

„ „ „ 60—70 „   . . . $62\cdot50\%$

„ „ „ 70—80 „   . . . $100\cdot0\ \%$

Wenn man immer wieder sagen hört, der Einfluss des Lebensalters auf die Prognose sei der mit den Jahren abnehmenden Widerstandsfähigkeit gegen den Krankheitserreger und seine Toxine zuzuschreiben, wie dies ja auch für die übrigen acuten Infectionskrankheiten feststehe, so ist dies nicht viel mehr wie eine allgemeine Redensart.

Ein greifbarer Grund für das geradezu rapide Ansteigen der Sterblichkeit nach dem 40. bis zum 50. und den späteren Jahren liegt in der hier stark sich geltend machenden Herzschwäche und den damit im Zusammenhange stehenden Lungencomplicationen, besonders den hypostatischen Entzündungen.

Die im Verhältniss zu anderen acuten Infectionskrankheiten schon so auffällige Mortalität im 30.—40. Jahre ist wohl darauf zurückzuführen, dass die Seuche, die sich vornehmlich an die ärmere Bevölkerung hält, in dieser Altersclasse die im härtesten Kampfe ums Dasein stehenden, durch Sorgen, Laster und Elend besonders Heruntergekommenen trifft.

Für die Erklärung der auffallenden Sterblichkeitsunterschiede während der drei Quinquennien des Kindesalters fehlen uns bis jetzt genügende Anhaltspunkte.

Während für die Zeit vom 10.—15. Jahre sich wohl behaupten liesse, dass es sich hier um gesiebtes Material handelt, insofern nur die besser constituirten widerstandsfähigen Kinder dies Alter erreichen, könnte man vom ersten Quinquennium sagen, dass hier die gesundheitlich noch nicht bewährten, durch Schwierigkeiten der ersten Ernährung und Pflege, durch Erblichkeit u. s. w. ungünstig beeinflussten Kinder die Sterblichkeitsziffer erheblich belasten.

Nächst dem Lebensalter fallen Beschäftigung und Lebensweise besonders schwer ins Gewicht.

Wenn man früher Lebensstellung und Beschäftigung insofern prognostisch eine Rolle spielen liess, als man manchen in ihrer speciellen Art eine günstige oder ungünstige Wirkung zuschrieb, so ist dies nach neueren Erfahrungen von der Hand zu weisen. Ihre Wirkung ist eine indirecte, insofern sie körperliche und geistige Ueberanstrengungen, mangelhafte oder schädliche Nahrung und Lebensweise und Entbehrungen mit sich bringen oder chronische Krankheiten und Siechthum, Leidenschaften und Laster, unter den letzteren besonders den Alkoholismus begünstigen.

Wie sehr sich Noth, Siechthum und Laster auch im Grossen und Ganzen in der Mortalitätsstatistik ausprägen, lehrt eine Berechnung Murchison's, der 3506 ins London Fever Hospital aufgenommene Fleckfieberkranke in drei Classen: 1. die Gutsituirten, 2. die Mittelgestellten und 3. die Armen theilte und ihre Sterblichkeit gesondert berechnete.

Sie stellte sich bei den drei Classen wie folgt:

	Aufgenommen	Gestorben	Procent
Erste Classe (Gutsituirte) . .	94	15	14·89
Zweite „	2674	497	18·6
Dritte „ (Arme)	738	204	27·64

Unter den verschiedenen Ständen und Beschäftigungen ist da die Sterblichkeit am grössten, wo dauernd oder zeitweise die schon vorher genannten Momente körperliche und geistige Ueberanstrengung mit Sorge, Kummer und mangelhaften Existenzverhältnissen zusammentreffen. So sieht man Taglöhner und Handwerker, wenn sie, arbeits- und wohnungslos, auf der Wanderung begriffen oder in Asylen, Pennen und überfüllten Massenwohnungen untergebracht, erkranken, in besonders grosser Zahl erliegen. Aehnliche und noch gefährlichere Verhältnisse entwickeln sich in Gefängnissen, auf Schiffen, in Kriegslagern und lange eingeschlossenen Städten. Schon seit Langem sind die „Febris castrensis petechialis", der „Typhus carcerum", die „Febris nautica" gefürchtete Erscheinungsweisen des Fleckfiebers.

Die Constitution anlangend, so sind die schwächlich Veranlagten oder durch unregelmässige, ausschweifende Lebensweise und schädliche Gewohnheiten Heruntergekommenen, auch abgesehen von ihrem Lebensalter, unverhältnissmässig gefährdet. Die unheilvollste Rolle spielt in letzterer Hinsicht wieder der Alkoholismus. Es ist sicher nicht zu hoch gegriffen, wenn man die Sterblichkeit der Säufer auch in den Jahren zwischen 25 und 40 auf 50% anschlägt.

Dass bestehende chronische Krankheiten, Tuberculose, Syphilis, Malariacachexie, chronische Magen- und Darmaffectionen und ebenso die Reconvalescenz von schweren acuten Infectionskrankheiten die Gefährlichkeit des Fleckfiebers erheblich steigert, bedarf kaum der besonderen Betonung.

Wie schwer selbst bei sonst guter Constitution, guter Ernährung und günstigem Lebensalter körperliche und geistige Ueberanstrengungen an sich prognostisch in die Waage fallen, hat während aller ausgedehnten Epidemien die ungewöhnlich grosse Zahl

der Opfer gezeigt, die die Seuche von den Aerzten, dem Pflegepersonal,
den Geistlichen und den Anstaltsbeamten forderte.

Ob geistiges Niedergedrücktsein, Sorgen und Aufregungen allein
ohne entsprechende körperliche Störungen die Gefahr der Krankheit
steigern, wie namentlich ältere Autoren versichern, ist darum nicht bestimmt zu entscheiden, weil man sie von den vorher erwähnten Momenten
fast nie gesondert abzuschätzen in der Lage ist.

Ausser dem Zustande vor der Erkrankung ist auch das Verhalten
während derselben für die Sterblichkeit von grossem Einflusse. Sie
ist zweifellos geringer bei geordneter zweckmässiger Behandlung. Bei
erfahrenen Hospitalärzten gilt es als feststehend, dass verspätete Ueber-
führung der Kranken aus elenden socialen Verhältnissen in die günstigen
des Hospitals schon an sich die Prognose erheblich trübt.

Wenn wir erst am Schlusse unserer prognostischen Betrachtungen auf
die Beziehungen des Geschlechtes zur Fleckfiebersterblichkeit kommen,
so geschieht dies darum, weil ein directer Einfluss auf sie demselben offenbar nicht zukommt. Die dennoch fast immer deutlich
geringere Sterblichkeit der Frauen erklärt sich damit, dass für gewöhnlich das weibliche Geschlecht weit weniger den Schädigungen ausgesetzt ist, die den Lebensverhältnissen der Männer naturgemäss anhaften. In Nothstandszeiten, bei Hungersnöthen und Belagerungen, wenn
beide Geschlechter Entbehrung und Elend theilen und die Seuche auch
auf die sesshafte Bevölkerung übergeht, gleichen sich die Unterschiede
wesentlich aus.

Die vorher (S. 115) abgedruckte Guttstadt'sche Tabelle zeigt den Sterb-
lichkeitsunterschied der beiden Geschlechter, besonders auch in den höheren Altersclassen sehr deutlich.

In der Edinburger Infirmary verlor Peakock[1] von 748 Kranken (377
Männer und 371 Frauen) 114; davon starben 69 Männer $=$ 18·3 $^0/_0$ und
45 Frauen $=$ 12·12 $^0/_0$. 1847 während einer schweren Epidemie in Glasgow erlagen
von den Männern 32·4 $^0/_0$ und nur 20·7 $^0/_0$ Frauen.

Die Berechnung der Mortalität der schon vorher von anderen Gesichtspunkten
betrachteten 3506 Kranken Murchison's, unter denen fast gleich viel Männer
und Frauen waren, ergab für die ersteren 21·18 $^0/_0$, für die letzteren 19·61 $^0/_0$
Sterblichkeit.

Ob bestimmte Menschenracen minder widerstandsfähig gegen die
Krankheit sind, ist eine ebenso wenig sicher zu beantwortende Frage
wie die nach der Morbidität unter gleichen Gesichtspunkten. Wenn man
in überseeischen Ländern, wo Farbige und Weisse neben einander erkranken, die ersteren zahlreicher erliegen sah, so rührt dies wohl daher,

---

[1] Cit. bei Murchison.

dass sie im Allgemeinen unter weit ungünstigeren äusseren und socialen Verhältnissen leben.

Nicht minder wichtig wie die auf die allgemeinen Sterblichkeitsverhältnisse bezüglichen Momente sind die Erscheinungen und Verlaufsweisen der Krankheit, die beim einzelnen Kranken für die Vorausbeurtheilung ihres Verlaufes und Ausganges in Betracht kommen.

Die Frage, ob man aus der Art und der Schwere des Invasionsstadiums auf den folgenden Verlauf der Krankheit schliessen könne, wird von den Aerzten verschieden beantwortet. Hohes Fieber und schwere Allgemeinerscheinungen in dieser Zeit lassen eine Voraussage zweifellos nicht zu. Sie können ebenso gut eine schwere, wie eine abgekürzt, ja eine ganz abortiv verlaufende Krankheit einleiten. Dagegen darf man sagen, dass ein leichtes Invasionsstadium fast immer auch auf einen leichten späteren Verlauf der Krankheit hinweist. Nur ganz selten, besonders bei den senilen Formen, kommt es vor, dass ein nach meist protrahirtem Verlauf letaler Fall eine wenig stürmische, scheinbar milde sich anlassende Anfangszeit aufwies.

Während des folgenden Krankheitsverlaufes sind gewisse allgemeine Krankheitserscheinungen, sowie das Verhalten einzelner Organe und Systeme für die Prognose von einschneidender Bedeutung.

Was vor Allem die auffälligste Aeusserung des Fiebers, die Temperatursteigerung, betrifft, ist sie prognostisch gewiss von grosser Wichtigkeit, aber man hat doch ihre Bedeutung in mancher Beziehung übertrieben.

So ist es gewiss nicht gerechtfertigt, aus sehr hohen Temperaturen im Initialstadium oder während der ersten Woche überhaupt auf einen sehr schweren Verlauf oder gar ein tödtliches Ende auch nur mit einiger Sicherheit zu schliessen. Trübe sind dagegen zweifellos die Aussichten, wenn auch bis in die zweite Woche hinein eine continua oder continua remittens mit sehr hohen Durchschnittstemperaturen besteht. Aus einem Sinken der Curve nach dieser Zeit an sich auf bessere Aussichten zu schliessen, ist wiederum nicht gerechtfertigt. Man sieht gerade, wie wir oben schon durch Beispiele belegten (Curve 22 und 24), dass lang sich hinziehende, schliesslich tödtliche Fälle in den letzten Tagen, ja über eine Woche lang bei Fortbestand der übrigen ominösen Erscheinungen auf niedriger Temperaturlage sich halten können.

Ob die von Wunderlich als typisch hervorgehobene Temperaturremission am 7. Tage prognostisch im günstigen Sinne zu verwerthen ist, wie dieser Autor anzunehmen neigt, will ich nicht entscheiden. Die Erscheinung ist mir überhaupt sehr selten begegnet. Entschieden von guter Vorbedeutung sind dagegen starke, schon früh auftretende häufige Remissionen und Intermissionen der Körperwärme.

Zweifellos wichtiger für die Prognose und sicherer verwerthbar ist das Verhalten der Kreislaufsorgane.

Es wurde schon darauf aufmerksam gemacht, dass entsprechend der heftigen Invasionsweise des Fleckfiebers, und in einem gewissen Gegensatze zum Unterleibstyphus, nicht allein bei Frauen, Kindern und Greisen, sondern auch bei jugendlichen kräftigen Männern der Puls oft schon früh und während der ganzen Fieberzeit eine verhältnissmässig sehr bedeutende Frequenz zeigt. Wenn die Höhe der Pulszahl an sich schon auf eine frühe starke Betheiligung des Herzens hinweist, so ist sie doch weniger wichtig wie die übrigen Eigenschaften des Pulses, besonders seine Füllung, Spannung und Schlagfolge. Je früher der Puls weich und leicht wegdrückbar wird oder dazu noch inäqual und irregulär sich zeigt, um so ungünstiger ist die Prognose. Besonders auf früh eintretende Unregelmässigkeit des Pulses ist in diesem Sinne nach meiner Erfahrung Werth zu legen. Stets aber sollte man sich erinnern, dass selbst in Fällen, wo Tage lang der Puls fast unzählbar und kaum fühlbar ist, man schliesslich doch noch Genesung eintreten sah.

Dem Verhalten der Kreislaufsorgane steht das des Nervensystems in prognostischer Hinsicht am nächsten. Es ist klar, dass schwere Störungen seitens des Centralnervensystems auf besonders heftige Toxinwirkung oder sehr herabgesetzte Widerstandsfähigkeit gegen sie deuten, und dass sie wiederum um so trüber zu beurtheilen sind, je früher sie einsetzen.

Besonders zurückhaltend sollte man mit dem prognostischen Urtheil sein, wenn schon sehr früh Zustände von Sopor und Coma eintreten. Solche Fälle sind meist schlimmer wie die bei minderer Bewusstseinsstörung mit selbst heftigen Abend- und Nachtdelirien einhergehenden.

Sehr verdächtig war schon den älteren Aerzten mit Recht eine schon in den ersten Tagen hervortretende völlige Schlaflosigkeit. Sie ist zuweilen der Vorläufer jener nahezu hoffnungslosen Erscheinungsweise der Krankheit, die man so bezeichnend Coma vigile genannt hat.

Wenn manche Aerzte auch das Sehnenhüpfen und Flockenlesen und das nicht seltene choreatische Zucken und Zittern zu den besonders bösartigen Zeichen rechnen, so kann man gewiss so weit mit ihnen gehen, als sie in der That fast nur bei schweren Fällen vorkommen. Prognostisch so schlimm wie beim Unterleibstyphus sind hier diese Erscheinungen jedoch nicht. Bei dem relativ kurzen cyklischen Verlaufe des Fleckfiebers werden bis zum Eintritt der Krisis Krankheitszustände noch ertragen, die bei längerer Dauer fast sicher zum Tode führen.

Ein sehr übles Zeichen sind allgemeine Convulsionen. Die weitaus meisten Erwachsenen, die von ihnen befallen werden, erliegen, während Kinder, die ja auch bei allen möglichen minder schweren Zuständen von Krämpfen befallen werden, öfter genesen.

Wenn wir auch über die Ursachen mancher Veränderungen der Pupillen im Fleckfieber nicht klar sind, so haben einzelne doch erfahrungsgemäss für die Prognose eine gewisse Wichtigkeit. So sieht man bei schwer verlaufenden Fällen auf der Höhe der Krankheit und, was noch schlimmer, gelegentlich schon in der ersten Woche auffallende Trägheit der Pupillenreaction auf Lichteinfall. Trifft damit noch ein hoher Grad von Myosis zusammen, so dass die Pupille oft nur noch punktförmig erscheint, so ist dies von sehr schlimmer Vorbedeutung. Ich habe diese, schon von Graves und den älteren englischen Autoren als „Pin-hole pupil" bezeichnete Erscheinung besonders bei solchen Fällen gesehen, die im Coma vigile endigten.

Grosse Aufmerksamkeit ist in prognostischer Beziehung auch den Athmungsorganen zu widmen. Der schweren Folgen, deren man sich für Zukunft und Leben der von tiefgehenden Kehlkopfaffectionen Befallenen zu gewärtigen hat, haben wir bereits gedacht.

Von sehr verschiedener Bedeutung sind die katarrhalischen und pneumonischen Affectionen. Den grössten Unterschied bedingt hier das Alter der Befallenen. Während ausgedehnteste Bronchitis und Pneumonie von Kindern und jugendlichen, vorher gesunden Personen unter 25 Jahren meist ohne grossen Schaden ertragen werden, sind ältere Individuen hiervon besonders bedroht.

Man kann wohl sagen, dass in den Altersclassen über 40 die Mehrzahl der Todesfälle direct oder indirect ausgedehnter Bronchitis mit lobulärer Pneumonie oder Hypostasen oder den so häufig complicirenden lobären Lungenentzündungen zuzuschreiben ist.

Wie in allgemein klinischer, so sind auch in prognostischer Beziehung die Zustände der Verdauungsorgane von untergeordneter Bedeutung. Die nicht häufigen Durchfälle habe ich bei leichten und schweren Fällen gesehen. Complicationen mit ruhrähnlichen Erscheinungen, die während der jüngsten Epidemien selten zur Beobachtung kamen, werden von älteren Autoren (Barallier, Peacock u. A.) mit Recht sehr übel angesehen.

Stärkerer, zum Glück ziemlich selten eintretender Meteorismus, zweifellos eine Folge schwerster Toxinwirkung auf das Unterleibsnervensystem, beziehungsweise die Darmmusculatur, ist auch nach meinen Erfahrungen von schlimmster Vorbedeutung.

Das Verhalten der Nieren kann in physikalischer wie chemischer Hinsicht sehr wichtige Fingerzeige geben.

Wesentliche Verminderung der Harnmenge oder Tage lange völlige Anurie sind die Folgeerscheinungen eines Grades von Herzschwäche, die vielen Patienten, den älteren fast ausnahmslos, verhängnissvoll wird.

Prognostisch wichtig ist auch die Beachtung der Albuminurie. Frühzeitiges Auftreten und beträchtlichere Mengen von Eiweiss werden nur bei schweren Fällen beobachtet. Tritt noch Blutausscheidung hinzu mit den mikroskopischen Zeichen der Nephritis, so ist damit eine äusserst schwere Complication sichergestellt.

Schon zwischen 30 und 40 Jahren stirbt die Mehrzahl aller Fälle daran, in späteren Altersclassen gehört die Genesung überhaupt zu den Ausnahmen.

Im Allgemeinen scheint mir bemerkenswerth, dass ich bei fast allen, nicht gerade durch besondere Ereignisse letalen Fällen dauernd starken Eiweissgehalt des Harnes feststellen konnte.

Sehr viel machen sich die Autoren — die älteren zum Theil unter dem Einflusse humoralpathologischer Anschauungen — mit dem Verhalten der Haut in prognostischer Hinsicht zu schaffen. Ich glaube, dass man sich hier mancher Uebertreibung schuldig gemacht hat.

So kann ich mich denen durchaus nicht anschliessen, die die Reichlichkeit des Roseolaexanthems der Schwere des Falles proportional setzen. Man kann wohl sagen, dass sparsame, blasse, bald verschwindende Roseolen häufiger bei leichten Fällen sich finden, aber in jeder Epidemie kommen auch sehr schwere und tödtliche Erkrankungen vor, bei denen das typische Roseolaexanthem nur undeutlich zögernd oder überhaupt nicht zur Ausbildung gelangte. Erinnert man sich dazu noch der schwer einsetzend, abortiv verlaufenden Fälle mit oft früh und sehr stark entwickeltem ausgebreiteten Exanthem, so ist zur Genüge gezeigt, wie geringe Anhaltspunkte der Ausschlag an sich zu geben vermag.

Anders steht es mit den hämorrhagischen Erscheinungen. Frühes und ausgedehntes Blutigwerden der Roseolen und besonders das Auftreten von Petechien und ausgedehnten Blutungen unter die Haut und das Unterhautzellgewebe sind, wie wir schon früher sahen, immer von schlimmer Vorbedeutung. Fast sicher tödtlich sind die Fälle mit hinzutretender Gangrän der Haut, der Nasenspitze, Ohrmuscheln, Finger oder Zehen.

Neben dem Fleckfieberexanthem und seinen Veränderungen sei noch der diffusen Cyanose des Gesichtes und der Hände gedacht, die, auf Herzschwäche hindeutend, ein besonders übles Zeichen ist. Ich habe kaum einen dieser Patienten genesen sehen. Vereinzelte, die sich zunächst zu erholen schienen, erlagen schliesslich doch noch schweren Complicationen.

Unter den bis jetzt erwähnten mannigfaltigen System- und Organerkrankungen, die dem Patienten verhängnissvoll werden können, finden sich solche, die man als Localisationen der Krankheit, und andere, die man als Complicationen im stricten Sinne bezeichnen könnte. Eine scharfe Grenze zwischen beiden ist natürlich nicht zu ziehen. Jedenfalls aber lässt sich sagen, dass die eigentlichen Complicationen für den schlimmen Ausgang der Krankheit noch in besonderer Beziehung von Bedeutung sind, insofern sie nach Erlöschen der Grundkrankheit durch langwierige Nachkrankheiten zahlreiche Opfer fordern. Wir wollen in dieser Beziehung nur an die tiefgreifenden Hals- und Kehlkopferkrankungen, an die Lungenabscesse, die eiterige und jauchige Pleuritis, die Nephritis, die Hautphlegmonen und die bösartigen Formen des Decubitus erinnern. Die wiederholt citirte Guttstadt'sche Statistik aus den preussischen Krankenhäusern stellt fest, dass von 796 Todesfällen der sechste Theil nach dem 15. Krankheitstage und von diesen wieder die Hälfte sogar nach dem 30. Tage eingetreten war.

Wenn wir im vorstehenden Abschnitte die Prognose des Fleckfiebers im Allgemeinen als recht trübe erkannten und sehen mussten, wie das Leben des einzelnen Kranken in allen Stadien und von den verschiedensten Seiten bedroht ist, so mag zum Schlusse noch eine tröstliche Betrachtung folgen.

Das Fleckfieber gehört wie die Pneumonie und einige andere acute Infectionskrankheiten zu den Krankheiten mit relativ kurzem Verlaufe und kritischer Beendigung des Processes, deren äusserster Zeitpunkt fast in jedem Falle sich im Voraus feststellen lässt. So kann man bei den schwersten, scheinbar verzweifelten Fällen noch immer auf Eintritt der Krise und damit auf Genesung hoffen. Einer sorgfältigen Pflege und geschickten Behandlung des Collapses kann oft genug die Erreichung dieses Zieles direct zuzuschreiben sein.

Der regelmässige cyclische Verlauf der Krankheit ist der beste Ausgleich ihrer Schwere und Gefährlichkeit.

Diagnose.

Wenn der ganze Verlauf oder ein grösserer Theil eines ausgebildeten, regelmässig sich abspielenden Fleckfieberfalles gut beobachtet vorliegt, so hat die Diagnose wenig Schwierigkeiten. Auch im Beginne der Erkrankung oder bei nur kurzer Beobachtungszeit in späteren Stadien gelingt es, selbst ohne Kenntniss des Vorausgegangenen häufig leicht, die Krankheit zu erkennen, wenn man mitten in einer Epidemie steht oder doch von nahen Beziehungen des zu Beurtheilenden zu sicher Fleckfieberkranken oder ihren Aufenthaltsräumen und Gebrauchsgegenständen Kenntniss hat.

Ganz anders, wenn es sich um einen einzelnen, vielleicht den ersten verdächtigen Fall an einem Orte oder um ungewöhnliche Erscheinungen und Verlaufsweisen der Krankheit handelt.

Im ersteren Falle wird man fast nie auf die erste oder zweite Untersuchung hin sich bestimmt aussprechen können, sondern auf längere Beobachtung hingewiesen und nachdrücklich daran erinnert werden, dass dem Fleckfieber eigentlich nicht eine einzige pathognomonische Erscheinung zukommt, vielmehr die Art des Eintrittes und des Nachlasses der verschiedenen Symptome, ihr Zusammentreffen und ihre Dauer erst zu dem charakteristischen Bilde sich vereinigen.

Ungewöhnliche Erscheinungen und Verlaufsweisen werden sogar in Epidemiezeiten grosse diagnostische Schwierigkeiten machen, ja ein sicheres Erkennen der Krankheit überhaupt vereiteln können.

Wie wichtig aber eine möglichst schnelle sichere klinische Diagnose nicht allein für den Befallenen, sondern in weit höherem Grade für seine Umgebung, ja die ganze Bevölkerung eines Ortes oder einer Gegend ist, ergibt sich aus der früher dargelegten ungemeinen Ansteckungsfähigkeit der Krankheit und der fast uneingeschränkten Empfänglichkeit für sie in allen Altersclassen und unter allen möglichen äusseren Verhältnissen.

Kann uns doch selbst die pathologische Anatomie, die so oft bei klinisch zweifelhaften infectiösen Krankheiten Ausschlag gibt, beim Fleckfieber volle Klarheit allein nicht bringen. Wir haben früher gesehen, dass auch in der Leiche specifische, der Krankheit allein zukommende Veränderungen fehlen und die Section an sich meist kaum mehr als den Schluss erlaubt, dass der Tod in Folge einer acuten Infectionskrankheit eingetreten ist.

Die Hoffnung, durch Darstellung des pathogenen Mikroorganismus der Diagnose der Krankheit näher zu kommen, stiess bisher auf unüberwindliche Schwierigkeiten. Die vorher gegebene Uebersicht über den heutigen Stand der Frage zeigt, wie weit wir selbst von den ersten sicheren Anhaltspunkten noch entfernt sind.

Noch lange werden wir auf die klinische Beobachtung allein hingewiesen sein, und in dieser Hinsicht fragt es sich zunächst: Lassen sich schon im Initialstadium des Fleckfiebers Anhaltspunkte für seine Diagnose gewinnen? Aus den objectiven Erscheinungen an sich, ohne Kenntniss von einer am Orte bestehenden Epidemie oder anderen Ansteckungsmöglichkeiten wird man höchstens zu einer Wahrscheinlichkeitsdiagnose, meistens. aber überhaupt nicht weiter als bis zu der Erkenntniss kommen, dass eine schwere acute Infectionskrankheit sich vorbereitet.

Es kommen hier vor Allem die acuten Exantheme, besonders Pocken und Scharlach, das Rückfallfieber, die Cerebrospinalmeningitis, die kryptogenetische Septicopyämie, weit seltener der Unterleibstyphus differentialdiagnostisch in Betracht.

Am meisten Gemeinsames hat das Initialstadium des Fleckfiebers mit demjenigen der Pocken: Ganz wie hier das plötzlich meist mit Schüttelfrost einsetzende, rasch und in einem Zuge oder doch mit relativ geringen Remissionen ansteigende Fieber zu bedeutender Höhe, die frühzeitige schwere Prostration, die heftigen Kopf- und Gliederschmerzen und der meist schon im Beginne der ersten Krankheitswoche nachweisbare Milztumor.

Dass Kreuzschmerzen bei Variola im Anfangsstadium weit häufiger und stärker als beim Fleckfieber hervortreten, ist bei der Indifferenz dieser Erscheinung an sich und dem Umstande, dass sie bei leichteren Pockenformen auch nicht selten fehlt, diagnostisch von nur geringer Bedeutung.

Sehr wichtig dagegen und für Pocken ausschlaggebend ist das namentlich ihren schweren Formen zukommende scharlachartige Initialexanthem[1] im Schenkel- und Oberarmdreieck, das weder bei Fleckfieber noch anderen acuten Infectionskrankheiten beobachtet wird. Von geringerer Bedeutung sind in dieser Hinsicht die masernähnlichen Initialausschläge. Ihnen sehr gleichende, vielleicht etwas

---

[1] Vgl. Curschmann, Die Pocken, v. Ziemssen's Handb., I. Bd., 2. Aufl.

flüchtigere Exantheme kommen, wie wir früher sahen, auch kurz vor oder
mit dem ersten Hervortreten der specifischen Fleckfieberroseolen zum
Vorschein. Sehr bald aber werden diese oder das Hervorbrechen der
schon' gleich im Beginne durch ihre Beschaffenheit und Localisation sehr
bezeichnenden Pockenefflorescenzen ausschlaggebend. Es sei in letzterer
Hinsicht daran erinnert, wie gering im Vergleiche zu anderen Körpertheilen das Gesicht bei Fleckfieber befallen wird, und wie früh und ausgesprochen das charakteristische Exanthem gerade hier bei Pocken erscheint.

Besonders wichtig ist das Verhalten der Körperwärme am
Schlusse des Initialstadiums ·beider Krankheiten und bei beginnender Eruption. Während bei Fleckfieber hier die bedeutende
Erhöhung der Temperatur fortbesteht, ja nicht selten sich noch steigert,
macht sich bei Variola stets ein Abfall derselben geltend, bei mittleren
und leichten Fällen bis zur Norm und unter sie.

Fast unüberwindlich können die diagnostischen Schwierigkeiten
werden, wenn es sich darum handelt, die foudroyante, hämorrhagische
Form des Fleckfiebers von der analogen Form der Pocken, der sogenannten Purpura variolosa, zu unterscheiden. Beide stellen bekanntlich das hämorrhagisch gewordene Initialstadium der betreffenden
Krankheit dar und endigen tödtlich schon bevor es zur Ausbildung ihrer
typischen Erscheinungen, besonders des Exanthems kommt. Es kann
hier sehr wohl geschehen, dass man sich selbst nach der Section nur mit
Wahrscheinlichkeit und vorzugsweise darauf hin entscheiden kann, dass
eine der beiden Krankheiten am Orte herrscht und ihre Erwerbung für
den Patienten nahe lag.

Nicht viel besser steht es übrigens, wie gleich hier bemerkt sein
mag, mit der Differentialdiagnostik dem schwersten hämorrhagischen Verlaufe anderer acuter Infectionskrankheiten gegenüber. Ich erinnere an die
entsprechenden Formen der Scarlatina und selbst des Unterleibstyphus.

Auch beim ersten Anfalle der Febris recurrens oder dem zweiten,
wenn der erste ärztlich ungenügend beobachtet war, ist die Differentialdiagnose äusserst schwierig, um so mehr als das Auftreten der Krankheit
häufig, wie wir dies 1879 auch in Berlin sahen, mit dem epidemischen
Erscheinen des Fleckfiebers zusammenfällt. Besonders das Fieberverhalten,
die Art seines Einsetzens, Ansteigens und seiner Höhe bieten vielfach
nichts sicher Unterscheidendes. Wichtiger und für die Diagnose Recurrens
ausnutzbar ist das Aussehen und allgemeine Verhalten der Kranken. Die
meisten pflegen in ihrem Allgemeinbefinden auffallend wenig im Vergleiche
zur Fieberhöhe ergriffen zu sein. Ihr Sensorium namentlich ist frei, und
viele klagen nur über schmerzhaftes Ziehen in den Waden. Wenn dieses
Verhalten auch die Entscheidung für Rückfallfieber sehr begünstigen mag,
so sprechen doch schwerere Initialerscheinungen, besonders heftige Kopf-

und Gliederschmerzen mit tiefer Prostration und selbst Petechien — wir erinnern an das bekannte „Flohstichexanthem" der Recurrenskranken — nicht unbedingt dagegen.

Schon im Beginne der Febris recurrens zeigen viele Kranke eine sehr eigenartige Hautfarbe, die wir während der Berliner Epidemie schon gleich bei der Aufnahme und der Entscheidung über die Unterbringung neu Aufgenommener nicht selten glücklich verwertheten. Es handelt sich um eine fahl-gelblichgraue Verfärbung, die ich mit derjenigen am meisten vergleichen möchte, die anämische Individuen bieten, wenn sie länger und stark der Sonne ausgesetzt waren.

Von einem differentiell ausschlaggebenden Verhalten der Milz im Beginne beider Krankheiten habe ich mich im Gegensatze zu manchen anderen Autoren nicht überzeugen können.

Völlig sicher wird aber die Diagnose durch den Spirillenbefund im Blute gestellt, der ja bei jedem Recurrensfalle schon kurz vor oder nach dem ersten und jedem folgenden Anfalle leicht zu erheben ist.

Im weiteren Verlaufe zeigen beide Krankheiten so ausgeprägte Verschiedenheiten, dass diagnostische Zweifel nur unter besonderen Umständen und ganz vorübergehend erwachsen können.

Eigenartige diagnostische Schwierigkeiten können da entstehen, wo unmittelbar nach Ablauf einer Febris recurrens der Reconvalescent vom Fleckfieber befallen wird. Auf dies häufiger vorkommende Ereigniss wurde vorher aufmerksam gemacht (vgl. Fig. 10). Es braucht kaum hervorgehoben zu werden, dass das Fehlen der Spirillen während des Fieberanstieges und die nach einigen Tagen hervortretenden Roseolen die Zweifel beseitigen werden.

Sehr nahe liegt es, im Anschlusse an das recurrirende Fieber der Malariazustände zu gedenken.

Es ist ohne Weiteres klar, dass die ersten Anfälle dieser Erkrankungen namentlich in Ländern, wo sie neben dem Fleckfieber endemisch sind, zu Irrthümern Anlass geben können. Besondere diagnostische Schwierigkeiten können jene in den Tropen, aber auch schon in Holland, Ungarn und Italien vorkommenden schweren, sofort mit Benommenheit und Prostration einhergehenden Formen bieten.

Wie der Febris recurrens gegenüber, so wird auch hier die so nahe liegende Blutuntersuchung mit dem eventuellen Plasmodienbefund alsbald Klarheit bringen, ohne dass man noch auf den charakteristischen Fieberabfall zu warten hätte.

Recht schwierig, besonders während epidemischen Bestehens von Fleckfieber kann es werden, einzelne Fälle von kryptogenetischer Septicopyämie in ihrem Beginne vom Initial- oder Eruptionsstadium

des Fleckfiebers zu unterscheiden. Initialer Schüttelfrost und rapides Ansteigen der Temperatur zu bedeutender Höhe, frühzeitiges sehr schweres
Ergriffensein des Allgemeinbefindens, besonders des Nervensystems, sind
beiden Krankheiten gemeinsam, und auch die Art des Auftretens und
die Vertheilung des embolischen Hautexanthems kann namentlich im
Beginne desselben bestehende Zweifel noch steigern.

Erst kürzlich erlebte ich einen in dieser Hinsicht interessanten Fall. Ein
noch nicht lange aus Schlesien zugereister junger Mann wurde, nachdem er unter
heftigem Schüttelfrost, Kopfschmerz, Würgen und Erbrechen erkrankt war, hoch
fiebernd und schwer benommen mit grossem Milztumor in meine Klinik aufgenommen. Die Fiebercurve behielt zunächst den Charakter einer hohen continua remittens. Schon zwischen dem 3. und 4. Tage trat nach leichtem, ganz
flüchtigem, morbilliformem Rash an den Armen und Oberschenkeln ein zunächst
verwaschenes, livides, kleinfleckiges Exanthem auf, das sehr bald eine petechiale
Umwandlung erfuhr und auch eine verdächtige Vertheilung insofern aufwies, als
es an den Händen und Füssen, besonders den Fussrücken, sehr reichlich, viel
sparsamer am Rumpfe, zu beobachten war. Der Kranke wurde zunächst auf einige
Tage isolirt.

Bald vermehrte sich aber das Exanthem schubweise, unter wiederholten
Schüttelfrösten, und es traten blutige Fleckchen besonders auch an den Fusssohlen, der Innenseite der Finger, der Plantarfläche der Zehen und besonders unter
den Nägeln auf. Am 6. Krankheitstage bestätigte ein frisch auftretendes lautes,
sausendes, endocarditisches Geräusch die schon nach den Veränderungen des
Exanthems und den Schüttelfrösten gestellte Diagnose Septicopyämie mit Endocarditis mitralis verrucosa. Die Section bestätigte dies, konnte aber auch die Quelle
des Zustandes nicht feststellen.

Wenn man sich des Bildes der typisch verlaufenden Cerebrospinalmeningitis erinnert, so sollte man ihre Verwechslung mit Fleckfieber
für fernliegend halten. Und doch bieten in minder „regelmässigen" Fällen
die Anfangsstadien beider Krankheiten zuweilen nicht geringe diagnostische
Schwierigkeiten. Erinnern wir uns nur jener nicht ganz seltenen Fälle
von Cerebrospinalmeningitis, die, mit Schüttelfrost und rasch hoch ansteigendem Fieber beginnend, sehr bald zu Bewusstseinstörungen, selbst
Coma führen. Gedenkt man dazu noch der heftigen Kopfschmerzen solcher
Patienten, der durchaus nicht immer in Form der charakteristischen
Nackenstarre sich äussernden Schmerzen in der Wirbelsäule, des nicht
ganz seltenen, zuweilen schon in den ersten Tagen, selbst vor Eintritt
der Genickstarre erscheinenden roseolaartigen Exanthems, so sind vorübergehende Zweifel vollauf begründet.

Auch nach Beendigung des Initialstadiums und selbst mit
dem Auftreten und der Weiterentwicklung des Fleckfieberexanthems sind die differentialdiagnostischen Schwierigkeiten noch nicht
beendigt. Wie unsicher und schwankend sind noch bei den Aerzten und
selbst in besseren Lehrbüchern die Anschauungen über Form, Vertheilung

und Entwicklungsverhältnisse des Ausschlages. Man halte vor Allem fest, dass die specifischen Roseolen ausnahmslos im Beginne rein hyperämisch, oft ungemein blass und verwaschen sind und stets erst im weiteren Verlaufe, dazu durchaus nicht alle, mehr oder weniger stark hämorrhagisch werden. Es ist ein häufiger, in der schlechten Bezeichnung „Petechialtyphus" verewigter Irrthum, das Fleckfieberexanthem trete schon gleich in Form kleiner Hautblutungen hervor. Man kann im Gegentheile mit aller Bestimmtheit sagen: Eine fieberhafte Krankheit, bei der die Hautveränderungen ohne Vorstadium sofort in Form kleiner oder grösserer Blutungen auftreten, ist kein Fleckfieber.

Und noch eines anderen allgemein wichtigen Umstandes ist hier zu gedenken: der grossen Verschiedenartigkeit des Exanthems in Bezug auf seine Menge und Ausbreitung. Neben den selteneren Fällen mit reichlichem, den Rumpf und die Extremitäten dicht bedeckendem Ausschlage zeigen sich alle möglichen Abstufungen bis zu den Fällen, wo es vom Anfang der Erkrankung und während ihrer ganzen Dauer überhaupt kaum gelingt, charakteristische Hautveränderungen nachzuweisen. Selbst die Fälle von „Febr. exanth. sine exanthemate" sind, wenn auch selten, doch nicht von der Hand zu weisen. In dieser Inconstanz des Exanthems, die sich sowohl während verschiedener Epidemien in der Art ihres Auftretens im Allgemeinen äussert, wie auch während derselben Epidemie bei den einzelnen Befallenen, sind diagnostische Schwierigkeiten gegeben, die sich nur zu oft denjenigen Infectionskrankheiten gegenüber fühlbar machen, die mit hohem Fieber und ohne oder mit meist nur geringfügigen Hautveränderungen ablaufen.

Dies wird nicht selten auch da bemerkbar, wo es sich um Unterscheidung des Fleckfiebers vom Unterleibstyphus handelt, der Krankheit, die in allen Stadien und den verschiedensten Beziehungen mit ihm diagnostisch in Concurrenz tritt und in dieser Hinsicht gewiss auch die grössten Schwierigkeiten bietet.

Was gerade das so oft für entscheidend gehaltene Roseolaexanthem betrifft, so kann dieses bei beiden Krankheiten gleich reichlich oder sparsam sein. Schon früher haben wir gesehen, dass ungemein schwer einsetzende und verlaufende Fleckfieberfälle vorkommen mit sehr dünn gesäten Roseolaflecken, wie so oft beim Unterleibstyphus, und dass umgekehrt letzterer gelegentlich mit so dichtem Exanthem sich verknüpft, dass es selbst beim Fleckfieber als reichlich bezeichnet werden würde.

Wenn also die Menge der Roseolen keineswegs ausschlaggebend sein kann, so ist es umsomehr die sorgsame Abwägung ihrer Entwicklungsweise, Vertheilung und Beschaffenheit im Einzelnen.

In ersterer Beziehung ist zu beachten, dass das Fleckfieber-exanthem wesentlich früher wie das des Unterleibstyphus, schon vom Ende des 2. bis spätestens 5. Krankheitstages, und nicht wie hier schubweise auftritt, sondern ununterbrochen in einem Zuge binnen weniger Tage seine endgiltige Ausbildung und Menge erreicht.

Sehr bezeichnend ist ferner auch die Vertheilung der Roseolen über die Körperoberfläche. Während beim Unterleibstyphus stets der Rumpf am dichtesten und die Extremitäten überhaupt nicht oder um so sparsamer befallen werden, je weiter ihre Theile von ihm entfernt sind, verbreitet sich das Exanthem beim Fleckfieber ziemlich gleichmässig über den Rumpf, die Arme und Beine.

Roseolen an den Vorderarmen und Unterschenkeln oder gar den Händen und Füssen gehören beim Typhus zu den grössten Ausnahmen, während das Befallensein der Hand- und Fussrücken beim Fleckfieber so häufig, ja fast typisch ist, dass ich bei darauf verdächtigen Kranken stets besonders sorgsam diese Stellen untersuche.

Wenn auch das Verhalten des Gesichtes bei beiden Krankheiten insofern annähernd übereinstimmt, als es beim Typhus nie, beim Fleck-fieber nur selten und spärlich von Roseolen besetzt wird, contrastirt doch das stark gedunsene, lebhaft geröthete, wild blickende Gesicht der Fleckfieberkranken mit den stark gerötheten, selbst blutunterlaufenen Bindehäuten lebhaft gegen Blässe, Verfall und Stupor in dem der Ty-phösen.

Erhebliche und sehr bestimmte Unterschiede zeigt bei beiden Krank-heiten auch die Beschaffenheit des Ausschlages im Einzelnen. Im Gegensatze zur Roseola typhosa, die vom Anfang an erhaben, papulös, dauernd rein hyperämisch, rundlich und scharf contourirt erscheint, handelt es sich beim Fleckfieberausschlage um anfangs blasse, verwaschene, hyperämische Flecke mit unregelmässigen, nicht scharf umgrenzten Rän-dern, die darnach allmälig etwas dunkler und schliesslich in verschieden grosser Zahl hämorrhagisch werden (vgl. Taf. I u. II). Die nicht papu-löse Beschaffenheit des Exanthems auf der Höhe ihrer Ent-wicklung und während ihres Fortbestandes muss als besonders bezeichnend hervorgehoben werden. Nur in den ersten Stunden zeigen die blassen Roseolen manchmal eine ganz leichte, bei weitem nicht so deutliche Erhabenheit wie die typhösen.

Nicht minder wichtig wie das der Haut ist das Verhalten des Fiebers, vor Allem das der Körperwärme für die Unterscheidung beider Krank-heiten. Im Gegensatze zu dem langsamen, staffelförmigen Ansteigen der Temperaturcurve beim Unterleibstyphus sahen wir sie beim Fleckfieber nach einleitendem Schüttelfroste rasch in einem Zuge oder doch mit weit ge-ringeren Morgenremissionen schon nach 24—48 Stunden zu einer Höhe ansteigen, die dort selten erreicht wird. Temperaturen von 40·5, ja bis 41 gehören, wie wir sahen, schon um diese Zeit nicht zu den Seltenheiten und halten oder steigern sich selbst noch unter relativ geringen Morgenremissionen bis zum Ende der ersten Woche. Ein solches Verhalten der Curve während der ersten Woche unterscheidet das Fleckfieber durchaus vom Ileotyphus. Erinnern wir uns dazu noch, dass selbst die schwersten Fälle von Fleckfieber kaum über 14 bis 17, sehr selten 20 Tage bis zur Defervescenz währen, und dass diese häufig mit kritischem Abfalle oder doch raschem, staffelförmigem Temperaturniedergange erfolgt, so sind damit auch für die spätere Krankheitsperiode wichtige Unterscheidungsmerkmale vom Typhus gegeben.

Dem so raschen Ansteigen und der bedeutenden Intensität der Fiebererscheinungen schon in den ersten Tagen entsprechen auch die im Verhältnisse zum Typhus ungewöhnlich frühzeitigen, schweren Störungen des Allgemeinbefindens.

Während Ileotyphuskranke nicht selten die erste Woche und länger ausserhalb des Bettes, selbst arbeitend verbringen, ist die Hinfälligkeit der Fleckfieberkranken vom Anfang an so gross, dass sie schon am ersten oder zweiten Tage sich niederlegen müssen. Bereits in der ersten Woche machen sich Delirien, Sopor und Coma geltend, die beim Ileotyphus weit länger auf sich warten lassen oder, wenn sie ausnahmsweise so früh erscheinen, nur durch schwere complicirende Hirnerkrankungen veranlasst sein können.

In mancher Beziehung unterscheidet sich auch das Pulsverhalten wesentlich von dem beim Typhus gewöhnlichen. Die für letzteren so bezeichnende relativ geringe Frequenz des Pulses bei jugendlichen, besonders männlichen Individuen kommt beim Fleckfieber nicht vor. Bei beiden Geschlechtern und in allen Altersclassen sind hier vom Anfang an verhältnissmässig sehr hohe Pulszahlen festzustellen. 110 und mehr in den Abendstunden gehören während der ersten Woche selbst bei vorher kräftigen Männern nicht zu den Seltenheiten. Die beim Abdominaltyphus so gewöhnliche, diagnostisch bedeutsame Dicrotie des Pulses wird beim Fleckfieber nur ausnahmsweise beobachtet.

Anschwellung der Milz ist beim Ileotyphus regelmässiger und dauernder wie beim Fleckfieber. Auch in Bezug auf das zeitliche Auftreten des Milztumors unterscheiden sich beide Krankheiten, insofern er beim Fleckfieber, wenn überhaupt, schon sehr früh nachweisbar wird und schon zu einer Zeit wieder verschwindet, wo er beim Ileotyphus meist noch unverändert fortbesteht.

Viel unsicherer sind die oft für Ileotyphus und gegen Fleckfieber herangezogenen Erscheinungen seitens des Unterleibes.

9*

Meteorismus, meist freilich geringeren Grades, kann in schweren
Fleckfieberfällen sehr wohl zur Ausbildung kommen. Beim Ileotyphus
fehlt er nicht selten während der ganzen Dauer, geradezu häufig während
der ersten Zeit. Auch die Durchfälle[1] sind beim Ileotyphus lange nicht
so˙zahlreich und regelmässig wie gewöhnlich angenommen wird, während
beim Fleckfieber dünne Stühle, sogar von hellgelber Farbe nicht gerade
zu den Seltenheiten gehören.

Einige neuere Untersuchungsmethoden werden in zukünftigen
Epidemien sich voraussichtlich sehr nützlich erweisen und in manchem
zweifelhaften Falle differentiell ausschlaggebend werden.

Vor Allem sei in dieser Beziehung des Nachweises der Typhusbacillen und des Verhaltens ihrer Culturen zum Blutserum der zu Untersuchenden gedacht.

Wir werden in Zukunft mit den heute schon leicht und zuverlässig
auszuführenden Methoden den Nachweis des Eberth-Bacillus im
Harn und den Roseolen der Kranken zu führen suchen und hoffentlich
auch bald so weit sein, dass dies aus dem Blute und den Stuhlgängen
leicht gelingt.

Auch durch das Gruber-Widal'sche Agglutinationsverfahren werden
sich häufig beide Krankheiten, freilich meist in etwas späterer Periode,
leicht unterscheiden lassen.

Ob die Zählung der weissen Blutkörperchen, insbesondere ihre
Verminderung oder doch fehlende Vermehrung beim Ileotyphus, diesen
vom Fleckfieber ebenso scheiden wird wie von einigen anderen acuten
Infectionskrankheiten, z. B. der Pneumonie und den septischen Zuständen,
die bekanntlich regelmässig eine sehr erhebliche Leukocytose zeigen, bleibt
künftigen Untersuchungen vorbehalten. Erwähnt muss jedoch heute schon
werden, dass Combemale einer mässigen Vermehrung der weissen Blutzellen im Blute Fleckfieberkranker gedenkt.

Die Diazoreaction wird voraussichtlich differentialdiagnostisch nicht
verwendbar sein. Einzelne Autoren (Eichhorst, Vierordt) haben sie
auch beim Fleckfieber häufig positiv gefunden.

Während, wie wir sahen, die Pocken namentlich im Initialstadium
diagnostische Irrthümer und Schwierigkeiten machen, können unter den
acuten Exanthemen vor Allem die Masern, besonders während der Eruptionszeit solche veranlassen.

Das Masernexanthem kann, namentlich während seines Hervortretens
und in den ersten Stunden seines Bestehens, dem Fleckfieberexanthem
unter Umständen sehr gleichen, und dieses˙ist wiederum, wenn es dicht
aufschiesst, an einzelnen Stellen confluent wird und dazu noch von dem

---

[1] Vgl. das betreffende Capitel in meiner Bearbeitung des Ileotyphus.

früher beschriebenen fleckigen Rash begleitet ist, vor Beginn der hämorrhagischen Umwandlung leichter als man glaubt mit Masernexanthem zu verwechseln.

Schon die weitere Beobachtung der Haut an sich wird meist zur richtigen Diagnose führen. Man wird zu beachten haben, dass bei Morbillen das Gesicht zuerst und stark befallen wird, während es bei Fleckfieber frei bleibt oder in selteneren Fällen wenige, und wenn sie dann vereinzelt stehen, charakteristische Roseolen aufweist. Auch am übrigen Körper der Fleckfieberkranken werden immer, selbst bei besonders reichlichem Exanthem, Stellen aufzufinden sein, wo es sparsamer und distinct sich zeigt und richtig deuten lässt.

Dazu ist das beim Fleckfieber so gewöhnliche Blutigwerden wenigstens eines Theils der Roseolen diagnostisch werthvoll. Hämorrhagische Masern sind so selten, dass sie differentialdiagnostisch überhaupt kaum in Betracht kommen.

Das Verhalten der Bindehaut-, Nasenrachen- und Bronchialschleimhaut kann dagegen nicht entscheidend werden. Beiden Krankheiten kommt Katarrh dieser Theile zu und beiden in so wechselnder Intensität und Verbreitung, dass daraus besondere Schlüsse zu ziehen unzulässig ist.

Wenn man die Kranken schon vor der Eruption im Beginne des Fiebers beobachten oder gute Angaben in dieser Beziehung erlangen konnte, so erleichtert dies die Entscheidung ausserordentlich. Die Art des Ansteigens und die bald erreichte ungewöhnliche Höhe der Körperwärme das Bleiben auf derselben, ja selbst das weitere Ansteigen nach der Eruption und während der ganzen ersten Krankheitswoche kommen bei Masern niemals vor.

Neben den angeführten Krankheiten treten andere, die wohl hier und da in dieser Hinsicht genannt werden, differentialdiagnostisch ganz erheblich zurück. Selten wird eine centrale Pneumonie Anlass zu Verwechslungen geben. Noch viel seltener und nur unter ganz bestimmten Umständen wird dies bezüglich der Scarlatina, gewisser infectiöser Erytheme oder schwerer Purpurafälle vorkommen.

Von den Zoonosen könnten Milzbrand und vielleicht Rotz vorübergehend Zweifel veranlassen, ersterer nur in den äusserst seltenen Fällen von cerebralem oder intestinalem Milzbrand ohne Oedem oder Furunkel, letzterer da, wo die Erscheinungen seitens der Schleimhaut der Nase, Trachea und Bronchien zurücktreten und die Veränderungen der Haut wenig oder noch nicht deutlich entwickelt sind.

Für Milzbrand wird zudem die bakteriologische Untersuchung alsbald entscheidend sein, während sie bei Malleus zuweilen schwieriger ist.

Die Verhütung der Krankheit.

Wenn wir auch über die Beschaffenheit und Entwicklungsweise des Fleckfieberkeimes noch nicht näher unterrichtet sind, so sind uns doch seine Wirkungen, so weit sie auf Entstehung und Verbreitung der Krankheit sich beziehen, so genau bekannt, dass sich daraus scharf bestimmte und, wenn ihre genügende Durchführung gesichert ist, sehr wirksame Massregeln gegen die Uebertragung im Einzelnen und Ausbreitung der Seuche im Grossen herleiten lassen.

Die in dieser Hinsicht wichtigsten Punkte sind früher (vgl. Aetiologie) ausführlich dargelegt und am Schlusse des Capitels in einigen Leitsätzen zusammengefasst worden.

Die auf sie zu stützenden Massregeln lassen sich in solche gruppiren, die durch Besserung der allgemeinen und örtlichen gesundheitlichen Verhältnisse der Seuche den Boden entziehen, und in solche, die die Weiterverbreitung der Krankheit vom einzelnen Kranken oder von ihm gebrauchten Gegenständen auf andere Personen oder die Verschleppung von einzelnen Orten nach benachbarten oder entfernteren Gegenden und Ländern zu verhüten geeignet sind.

Von den für die Prophylaxe der Krankheit wichtigen Anschauungen finden sich schon viele bei älteren Autoren, bei keinem klarer und bestimmter dargestellt als bei Hildenbrand. Aber er und selbst noch Murchison und Griesinger haben sich nicht ganz frei machen können von der Möglichkeit der autochthonen Entstehung der Krankheit, die heute dauernd widerlegt ist.

Wollte man aber damit, wie Einzelne versucht haben, alle die Entwicklung und Verbreitung des specifischen Contagiums nicht direct betreffenden Momente für belanglos erklären, so hiesse dies die wichtigsten allgemeinen Gesichtspunkte für die Verhütung der Krankheit übersehen. Wir wissen, dass Hunger und Elend, mangelhafte Nahrung, Zusammenhäufung von Menschen in engen, schlecht gelüfteten Räumen, dass Schmutz und Ansammlung fauliger Substanzen an sich den Fleckfieberkeim nicht zu erzeugen vermögen, aber wir sind klarer als je darüber, dass sie dem Krankheitsgift den Boden abgeben und die Wege ebenen.

Daher im wahren Sinne die Bezeichnung Hungertyphus, daher die eminent sociale Natur der Krankheit, die den Einzelnen umsomehr bedroht, je mehr Hunger, Elend und Laster den Körper durchwühlt und für das Haften und Gedeihen des Keimes vorbereitet haben.

Staat und Gesellschaft graben der Seuche um so sicherer den Boden ab, je mehr sie das Wohlergehen und die sanitären Verhältnisse der minder begüterten Classen zu heben suchen, ganz besonders in den Gegenden und während solcher Zeiten, wo die Gefahr einer Einschleppung des Krankheitsgiftes besteht.

In grossen Städten werden neben den Wohnungen der ärmeren Bevölkerung in normalen und noch mehr während Epidemiezeiten die von ihnen besuchten Herbergen und Wirthshäuser (im Berliner Volksmund „die Pennen"), die Asyle für Obdachlose, die Arbeits- und Armenhäuser, sowie die Gefängnisse von den Gesundheitsbehörden genau zu überwachen sein. Die gleiche Aufmerksamkeit ist dem Schiffsverkehre, besonders den Auswandererschiffen zu widmen.

Werden Kriege in fleckfieberverdächtigen Ländern geführt, so ist der Unterbringung der Truppen, den Lagereinrichtungen, der Ernährung und allgemeinen Pflege des Körpers grösste Aufmerksamkeit zuzuwenden.

Was hier geleistet werden kann, hat 1856 im Krimkriege, namentlich bei der Belagerung von Sebastopol, der verschiedene Zustand der Schulter an Schulter kämpfenden englischen und französischen Armee gezeigt. Während das Fleckfieber bei den gesundheitlich sorgfältig gehaltenen, rationell ernährten Engländern nur wenige Opfer forderte, rächte sich bei den Franzosen die Vernachlässigung auch der einfachsten hygienischen Massregeln dadurch, dass die Krankheit ihr Heer geradezu decimirte, dass sie mehr Opfer forderte als die Waffen.

Beim Herannahen der Seuche ist in den Grenzbezirken dem Personenverkehre und auch dem Güterverkehre, so weit es sich um Dinge handelt, an denen das Contagium leicht haftet, die grösste Aufmerksamkeit zu widmen. Kleider, Wäsche und Waaren, die in dieser Hinsicht verdächtig sind, sollten überhaupt nicht oder, wenn dies unthunlich, nur nach sachverständig ausgeführter Desinfection eingelassen werden.

Der Personenverkehr kann heute nicht mehr in Form der überlebten Landquarantänen unterbrochen, sehr wohl aber sanitätspolizeilich überwacht werden. Die Ueberwachung hat sich besonders dem wandernden und vagabundirenden Volke und seinen Unterkunftsstellen, den Herbergen, Asylen und Gefängnissen, Bahnhöfen u. s. w. zu widmen. Jeder verdächtige Krankheitsfall ist womöglich am Ort seines Vorkommens oder im nächsten geeigneten Krankenhause alsbald zu isoliren.

Auch die Niederlassungen gesunder Einwanderer aus inficirten Gegenden, die Strassen und Viertel in grossen Städten, wo sie Wohnung zu nehmen und zu verkehren pflegen, seien fortgesetzt genauer sanitätspolizeilicher Ueberwachung unterstellt, damit von der Krankheit Ergriffene und am besten gleich mit ihnen zur Beobachtung die noch gesunde Umgebung dem nächsten Hospital überwiesen werden können.

Sehr nützlich und ergiebig kann bei Herannahen der Seuche die regelmässige abendliche Untersuchung der zum Nächtigen Versammelten in Asylen und Herbergen werden. Ich habe im Jahre 1877 bei einem Besuche der Berliner Asyle und verdächtigen Pennen in einer Nacht 5 Fleckfieberkranke mitten unter den Gesunden herausfinden und sofort dem Moabiter Barackenlazareth zuweisen können.

Dass bei drohenden Epidemien auch ein guter Nachrichtendienst über den Stand der Krankheit in den von ihr heimgesuchten Nachbarländern, sowie über den Gesundheitszustand in den Grenzdistricten einzurichten ist, braucht kaum betont zu werden.

Ist trotz aller Vorbeugungsmassregeln die Krankheit wirklich an einem Orte eingeschleppt, so kann auf frühzeitiges Erkennen der ersten Fälle und energischste Massnahmen ihnen gegenüber Alles ankommen. Gelingt es, durch rasche Absonderung die nächste Umgebung und die übrige Bevölkerung vor ihrem Einflusse zu bewahren, neue Krankheitsfälle zu verhüten oder doch auch diese alsbald zu isoliren, so ist es zuweilen möglich, die Seuche in engen Grenzen zu halten, ja selbst im Keime zu ersticken.

Die Behandlung Erkrankter in prophylaktischer Hinsicht hat umsichtig und sorgsam mit der Erfahrung zu rechnen, dass der Fleckfiebererreger lediglich vom Kranken, seiner nächsten Umgebung und seinen Gebrauchsgegenständen ausgeht, und dass, gleiche Disposition vorausgesetzt, seine Wirkung um so sicherer ist, je kleiner der Raum und je geringer der Luftwechsel, in dem Erzeuger und Träger des Giftes mit dem zu Inficirenden in Beziehung treten.

Schon beim Transport der Kranken sollten diese Grundsätze zur Geltung kommen. Ist Fleckfieber an einem Orte, so darf zur Verbringung ausgesprochen Erkrankter und Verdächtiger, am besten aller unbestimmt Fiebernder, kein öffentliches Fuhrwerk benützt werden.

In grossen Städten ist für geeignete Transportmittel heutzutage vollkommen gesorgt und der entsprechende Dienst gehörig geregelt. An kleineren Orten lässt sich alles Nöthige leicht und schnell improvisiren.

Neben den in grossen Städten stets bereitstehenden eigenen Fuhrwerken sollten nur gut geschulte, mit den besonderen Gefahren der Krankheit vertraute Wärter zur Leitung der Transporte verwendet werden, nicht Polizeibeamte, Gefängnissaufseher und selbst noch ungenügender unterrichtete Leute.

Die Kutscher solcher Fuhrwerke dürfen nicht wechseln und sind wie die Wagen und die Wärter am besten direct von den Spitälern zu stellen, in denen sie auch wohnen und gesundheitlich überwacht werden.

Die Art der Unterbringung und Isolirung der Kranken, die Wahl und Einrichtung der Krankenräume im Privathause wie in den Spitälern, die Lage und Bauart der letzteren werden zusammen mit den Grundsätzen der Pflege im Abschnitte „Behandlung“ zu besprechen sein. Dort sollen auch die nöthigen Bemerkungen über das Verhalten der nächsten Umgebung der Kranken, der Aerzte, des Wartepersonals und der zuständigen Beamten ihre Stelle finden.

Nach Einlieferung der Kranken in die Hospitäler sind sie zu baden und sorgfältig zu reinigen. Ihre Kleider und Wäsche sind gehörig zu desinficiren und bis zur Entlassung in grossen luftigen Räumen, fern von den Krankenabtheilungen, aufzubewahren. Die Patienten erhalten ausnahmslos Hospitalkleidung, eigene Stücke zu benutzen ist ihnen streng verboten.

Alles, was von Kleidern und Effecten der Kranken nicht leicht desinficirt werden kann, abgebraucht, zerrissen und werthlos ist, sollte dem Feuer überliefert werden. Ein geringer Schadenersatz belohnt sich reichlich gegenüber dem Unglück, das durch laxes Verhalten in dieser Hinsicht über eine ganze Gegend hereinbrechen kann.

Selbst an kleinen Orten, wenn sie durch die ersten Fälle unvorbereitet getroffen werden, lässt sich die Verbrennung durch offenes Feuer auf freiem Felde bewirken. Sollte auch dies nicht thunlich sein, so sind die zu beseitigenden Dinge durch Vergraben ($1^1/_2$—2 Meter tief) sicher unschädlich zu machen.

Für die Behandlung der Hospitalwäsche und -Kleidung sind die genauesten Vorschriften zu geben, verschärft noch, wenn anderartige Kranke in derselben Anstalt verpflegt werden.

Schmutzige Kleidungsstücke, Leib- und Bettwäsche müssen sofort aus den Krankenräumen entfernt und, mit $3^0/_0$ Carbolsäure oder noch besser mit Lysollösung besprengt, in offenen oder mit durchbrochenem Deckel versehenen Thon- oder Blechkübeln aufbewahrt werden, bis zur gleichfalls möglichst bald zu bewerkstelligenden Abholung.

Die Fleckfieberwäsche zunächst in wasser- und luftdichten Beuteln zu verwahren, wie dies besonders für Unterleibstyphus, Cholera und Ruhr empfehlenswerth ist, möchte ich darum nicht rathen, weil ich auf den desinficirenden Einfluss ihrer Berührung mit der atmosphärischen Luft grossen Werth lege und von ihr abgesperrte Effecten für doppelt gefährlich halte.

Im Interesse des Wäschepersonals ist es rathsam und, wenn in derselben Anstalt auch die Wäsche anderer Kranker besorgt wird, dringend nothwendig, die von Fleckfieberkranken herrührende, bevor sie in weitere Behandlung genommen wird, durch Kochen oder heissen Dampf zu desinficiren. Um beim Kochen schmutziger Wäsche das Fleckigwerden zu vermeiden, empfiehlt es sich, schwaches Seifenwasser mit Zusatz von etwas Soda oder Petroleum (Gärtner) anzuwenden. Mit Koth, Blut oder Eiter stark besudelte Stoffe werden allerdings auch durch dieses Verfahren vor dem Fleckigwerden nicht bewahrt. Aber selbst die Krankenhausverwaltungen werden sich darüber zu trösten wissen, wenn der grosse prophylaktische Werth der Massregel klargemacht wird.

Bei Verpflegung Fleckfieberkranker in Privathäusern liegt die Wäschefrage ausserordentlich schwierig. Hier muss den örtlichen Verhältnissen gemäss Rath geschafft werden. Bei gutem Willen seitens der Bevölkerung und der Behörden wird sich wohl immer die Heranziehung der öffentlichen Desinfectionsanstalten erzielen lassen und bei der meist geringen Zahl der in Betracht kommenden Fälle wohl auch der Krankenhauswäschereien.

Eine ganz sichere Desinfection von Wäsche, Bettzeug und Kleidungsstücken wird durch heissen strömenden Dampf in den bekannten überall eingeführten Apparaten bewirkt. Nur Pelzwaaren und lederne Bekleidungsgegenstände können dem Verfahren, durch das sie völlig zerstört werden würden, nicht unterworfen werden. Man muss sie mit 5% Carbolsäurelösung gründlich behandeln und dann tagelang der freien Luft aussetzen.

Ich möchte nicht unerwähnt lassen, dass wir seinerzeit in Moabit — die Dampfsterilisation ist erst später von Koch empfohlen worden — Kleider und Wäsche dadurch vollkommen sicher desinficirten, dass wir sie 1—2 Stunden einer Temperatur von 112—120° C. in besonders construirten Apparaten aussetzten. Selbstverständlich wurden sie nicht in Bündeln zusammengeschnürt, sondern frei hängend oder locker gelagert der Hitze ausgesetzt, ein Verfahren, das jetzt auch bei der Behandlung in strömendem Dampfe allgemein eingehalten wird.

Die Desinfection der Betten hat wie die der Leibwäsche in strömendem heissem Dampfe zu geschehen. Decken, Kissen und Matratzen jeder Art können ihm ohne Schaden ausgesetzt werden. Auch eiserne Bettstellen, die man für Epidemienhäuser am besten von vornherein mit Einrichtungen zum Zusammenklappen versehen lässt, kann man ohne Weiteres den heissen Dämpfen aussetzen. Hölzerne Bettstellen sind mit Carbol- oder Lysollösung, nachdem sie vorher auseinandergenommen, gründlich zu reinigen und dann noch tagelang im Freien zu belassen.

Unter kleineren Verhältnissen und bei der Einrichtung von Nothspitälern, wo nicht alsbald grosse ausreichende Desinfectionsapparate zu Gebote stehen, thut man gut, die Betten mit Strohmatratzen zu versehen, deren Härte durch aufgelegte Wolldecken gemildert wird. Das minderwerthige Füllmaterial solcher Matratzen kann durch Verbrennen beseitigt werden, während man Decken, Bezüge und Aehnliches durch Kochen desinficiren lässt. Wolldecken werden schon dadurch sicher unschädlich, dass man sie tagelang im Freien in der Sonne aufhängt.

Die Behandlung der übrigen Gebrauchsgegenstände der Kranken ist beim Fleckfieber von minderer Wichtigkeit wie bei manchen anderen acuten Infectionskrankheiten. Teller, Gläser, Löffel und Gabeln genügt es, nach dem Gebrauche heiss abzuspülen, da an ihnen wie an allen Gegenständen mit glatter, nicht poröser Oberfläche das Contagium wenig haftet. Wenn man Stechbecken, Uringläser und Closets natürlich auch peinlich sauber halten und mit Lysollösung oder Kalkmilch desinficiren lässt, so ist doch zweifellos die durch sie vermittelte Gefahr viel geringer wie beim Unterleibstyphus, dessen Erreger ja gerade durch den Stuhlgang und den Urin besonders reichlich den Körper verlassen. Wie diese sowie die übrigen Excrete sich zu dem Fleckfiebergifte verhalten, ist nicht genügend bekannt. Für am wenigsten gefährlich halte ich die Stuhlgänge, beachtenswerther hinsichtlich der Desinfection scheinen mir der Harn, der Auswurf und der Schweiss der Kranken zu sein. Zur Waschung der Kranken nach starker Transpiration lasse ich daher stets dem Wasser ein desinficirendes Mittel zusetzen, wohl auch Abreibungen mit Branntwein machen.

Fleckfieberleichen scheinen wenig ansteckend zu sein, nicht mehr als andere leblose Gegenstände, an denen das Contagium noch eine Weile mechanisch haftet. Ich liess die Leichen mit 5% Carbollösung waschen und in damit getränkte Tücher einschlagen und glaube, dass dies vollkommen genügt. Wenigstens hatte ich trotz zahlreicher Sectionen, die wir in einem ziemlich mangelhaften Raume ausführen mussten, weder bei den Aerzten, noch bei den Leichendienern eine Infection zu beklagen.

Der Desinfection der Krankenräume muss im Krankenhause wie in der Privatwohnung nach Genesung oder Ableben der Kranken die peinlichste Aufmerksamkeit gewidmet werden.

Die Eigenart des Fleckfiebercontagiums macht hier mancherlei Abweichungen von dem sonst üblichen Verfahren nothwendig.

Ich empfehle als Erstes, nicht, wie sonst vielfach üblich, die Räume eine Weile geschlossen, sondern im Gegentheile zunächst tagelang offen zu halten und durch weit geöffnete Fenster, Thüren und Ofenklappen, beziehungsweise Dachreiter der Luft freiesten Zutritt zu gestatten. Schon im Abschnitte „Aetiologie" wurde betont, dass wir in der bewegten Luft das mächtigste Agens gegen den Krankheitserreger besitzen.

Ist die Lüftung beendet, so werden nach Abrückung der Möbel und Entfernung des Wandschmuckes zunächst die Zimmerwände und, was beim Fleckfieber viel nothwendiger wie bei vielen anderen acuten Infectionskrankheiten, die Decke besonders behandelt. Wenn Wände und Decke Tapetenbekleidung haben, so sind sie in bekannter Weise mit Brot abzureiben, das darnach sorgfältig gesammelt und verbrannt wird. Oelfarbanstriche werden mit Carbol- oder Lysollösung abgebürstet, getünchte Flächen abgekratzt, mit Kalkmilch desinficirt und mit neuer Leimfarbe überstrichen. Der Fussboden wird mit Schmierseife und Carbolsäure tüchtig gescheuert, unter besonderer Beachtung der Fugen, und darnach neu gebohnt, geölt oder gestrichen.

Von den Möbeln werden die nicht angestrichenen oder die mit Oelfarbe überzogenen mit 3—5% Carbollösung abgewaschen, gebohnte und polirte am besten mit Brot abgerieben. Letzteres geschieht auch mit verglasten Bildern, Spiegeln, Oelgemälden und ihren Rahmen.

Von Polstermöbeln müssen die Bezüge entfernt, die Rosshaare durch Kochen desinficirt, minderwerthige Füllmaterialien verbrannt werden. Vor einfachem Abwaschen oder Besprengen der Polster mit Carbollösungen, wie sie nach Beendigung mancher anderer Infectionskrankheiten, falls nicht directe Beschmutzung stattgefunden hatte, genügen mag, warne ich dringend. Bei der Natur des Fleckfiebercontagiums reicht dies bestimmt nicht aus.

Gerade wegen der Schwierigkeit, welche die Desinfection von wolligen und Polstersachen verursacht, ist es empfehlenswerth, von vorneherein überhaupt nur das Allernothwendigste von ihnen im Krankenzimmer und den mitbenutzten Nachbarräumen zu belassen.

Für die Desinfection von Schiffsräumen, Eisenbahnwagen und Fuhrwerken, die von Fleckfieberkranken benutzt wurden, genügen mit entsprechenden Modificationen die für Wohnungen und Möbel gegebenen Vorschriften.

Die neuerdings sehr empfohlene Formaldehyd-Desinfection der Krankenräume und ihres Inhalts harrt für das Fleckfieber noch der Erprobung. Nach den bisher bekannten Eigenschaften seines Erregers ist ihre Brauchbarkeit nicht unwahrscheinlich. Einschlägige Versuche während der nächsten Epidemien sind umsomehr zu empfehlen, als durch ihren positiven Ausfall eine grosse Vereinfachung und Erleichterung der bis jetzt ziemlich umständlichen Massnahmen zu erzielen wäre.

Sicherheit für den Erfolg der Desinfection in Privathäusern ist nur dann gegeben, wenn sie von Sachverständigen ausgeführt wurde. Ungeübte, selbst intelligente Personen mit guter Instruction, erweisen sich praktisch fast immer unzureichend.

In grösseren Städten sind jetzt allgemein besondere, von der Sanitäts-Polizeibehörde oder den Spitälern zu requirirende Desinfectionsbeamte in Thätigkeit. An kleineren Orten sollten wenigstens die Heildiener und die Krankenpflegerinnen in den fraglichen Methoden unterrichtet und geübt sein.

Bevor man die Genesenen wieder in die Familie und ins Privatleben zurückkehren lässt, erinnere man sich, dass sie bei mangelnder Vorsicht das Contagium verschleppen können, ganz wie andere Gesunde, die mit Kranken oder inficirten Räumen in Berührung waren.

Die zu Entlassenden müssen in den letzten Tagen vor ihrem Abgange mehrmals warme Bäder mit Abseifung mit Carbolseife nehmen, wobei auf gründliche Reinigung und Desinfection der Kopfhaare, des Bartes und der übrigen behaarten Körpertheile besonders zu halten ist. Das letzte Bad soll, wenn irgend thunlich, nicht im oder in der Nähe des Krankenraumes, sondern entfernt von ihm in Räumen genommen werden, die von Kranken oder ihren Effecten nicht in Anspruch genommen waren. Hier hat auch die Einkleidung der Abgehenden zu erfolgen mit neuen oder den alten, gründlich desinficirten und darnach vor Berührung mit dem Contagium gesicherten Kleidern.

Behandlung.

Bemerkenswerthe Versuche einer specifischen Behandlung des Fleckfiebers im modernen Sinne liegen bis jetzt nicht vor.

Selbst das epidemische Auftreten der Krankheit im Jahre 1893 in Frankreich scheint bei den dortigen Aerzten, so sehr ein Theil von ihnen dazu vorbereitet und competent war, zu ausgedehnteren einschlägigen Versuchen nicht angeregt zu haben.

Einer so überaus gefährlichen Krankheit gegenüber, die gewiss dreimal mehr Opfer fordert wie der Unterleibstyphus, muss aber entschieden auf neue Heilweisen gesonnen werden, die mehr leisten als die heute übliche Behandlung.

Trotz der offenbar besonders grossen Schwierigkeiten über die Natur und Lebenseigenthümlichkeiten des Fleckfiebererregers klar zu werden, ja selbst ohne sichere Kenntniss von ihm sollte man sich bei künftigen Epidemien nicht abhalten lassen von Immunisirungs- und serotherapeutischen Versuchen. Die in Bezug auf die Pockenimpfung vorliegenden Erfahrungen und die berühmten Ergebnisse Pasteur's bei Lyssa sind wohl geeignet, uns in dieser Beziehung zu ermuthigen. Ob und welche Erfolge solche Versuche haben werden, ist heute freilich nicht zu sagen. Schon gelegentlich der Behandlung des Unterleibstyphus habe ich davor gewarnt, auf Analogieschlüsse zu bauen; ich kann dies hier nur eindringlich wiederholen.

Je nach dem Wechsel der Anschauungen über das Wesen des Fleckfiebers sind schon früher die verschiedensten Versuche gemacht worden, durch Aderlass, Brechmittel und mancherlei specifische Arzneimittel, Chinin u. dgl. seinen Verlauf zu kürzen oder die Krankheit im Beginne zu unterdrücken. Sie sind heute sämmtlich verlassen, und es lohnt nicht, ihnen ein Wort zu widmen.

Sehr interessant ist der Abschnitt, den schon im Anfange dieses Jahrhunderts Hildenbrand in seiner berühmten Monographie diesen Dingen widmet. Ich kann mir nicht versagen, einige seiner prägnantesten Sätze[1] hier anzuführen:

„Wenn man nun alle diese hypothetischen Heilarten mit kaltem Gemüth überblickt; so bemerkt man leicht, wie kurz und hinfällig ihre Dauer, wie

---

[1] L. c., S. 178.

eitel also ihr Werth, wie unzulänglich ihre Anwendung in der Praxis ist. Wir hätten auch in der Zukunft noch eben so viele solche Lehren und Heilsysteme zu erwarten, als es feurige Köpfe und Dichter in unserer Kunst noch geben wird.

Schlagen wir aber im Gegentheile den Weg der Beobachtungen und der glücklichen analogischen Erfahrungen, also den Weg einer mit Vernunft geleiteten Empirie ein; dann entstehen unter einem freyen und unbefangenen Blicke ganz neue, und andere bessere Ansichten, als welche ein durch Hypothesen fixirtes Auge gewährt."

Die heute massgebende empirische Behandlungsweise widmet sich vor Allem der entsprechenden Wartung und Pflege der Kranken im weitesten Sinne, einer allen Stadien der Krankheit und der Individualität genau angepassten Ernährung, der Behandlung des fieberhaften Zustandes und seiner einzelnen Begleiterscheinungen, sowie der besonderen Localisationen und Complicationen der Krankheit mit physikalischen und arzneilichen Mitteln.

Allgemeines Verhalten, Pflege und Diät.

Bei der Schwere und Heftigkeit der Initialerscheinungen der Krankheit, selbst bei später leicht verlaufenen Fällen ist eine besondere Verordnung, das Bett aufzusuchen, selten nothwendig. Fast alle Kranke sind von Anfang an so schwer ergriffen, dass sie sich nicht aufrecht halten können und von selbst sich niederlegen.

Dass absolute Bettruhe während des ganzen Krankheitsverlaufes bis zur vollendeten Entfieberung und eine Woche, ja selbst länger darüber hinaus, eingehalten werden muss, ist wie bei jeder schweren Infectionskrankheit selbstverständlich.

Auch beim Wechseln des Bettes dürfen die Kranken niemals sitzen. Stuhl und Urin sollen nie ausserhalb des Bettes entleert werden, vielmehr sind Stechbecken und Urinflasche von vornherein und ausnahmslos zu benutzen.

Das Bett soll, den früheren Gewohnheiten des Kranken Rechnung tragend, kühl und leicht zu reinigen und zu lüften sein. Wo irgend thunlich, ist von vornherein ein zweites Bett (Wechselbett) für den Kranken bereitzuhalten. Lässt sich ein schwererer und längerer Verlauf der Krankheit voraussehen, so empfiehlt es sich, von vornherein das Bett mit einem Wasserkissen zu versehen.

Das Krankenzimmer soll möglichst gross und luftig sein, dem Kranken grösste Ruhe gewähren und seine strenge Absperrung von Gesunden ermöglichen.

Verdunkelung des Zimmers, wie man sie früher wohl empfahl, ist ebenso schädlich wie grelle Beleuchtung. Es genügt vollkommen, wenn man ·den Kranken so lagert, dass sein Gesicht vom nicht weiter verhängten Fenster abgewandt ist.

Das Wartepersonal wähle man, wenn irgend möglich, aus bereits durchseuchten Individuen. Aber wenn solche Personen auch vor einer zweiten Erkrankung meistens geschützt zu sein pflegen, so sind sie doch von Gesunden streng zu trennen, weil sie durch das in ihren Kleidern und Effecten haftende Contagium die Krankheit weiter verbreiten können.

Während grösserer Epidemien und an Orten, wo die Seuche nicht endemisch ist, ist es schwierig, meist überhaupt nicht möglich, immunes Pflegepersonal anzustellen. Hier muss man der Empfänglichkeit für die Krankheit und im Falle der Ansteckung einem schweren Verlaufe derselben damit thunlichst zu begegnen suchen, dass man das Personal vor Ueberanstrengung schützt, besonders gut ernährt, auf grösste Reinlichkeit hält und nachdrücklich auf den prophylaktischen Nutzen ausgiebigster Ventilation der Krankenräume hinweist.

Bevor man das Pflegepersonal nach beendigter Thätigkeit wieder mit der übrigen Bevölkerung in Berührung kommen lässt, soll es eine strenge, die mittlere Incubationszeit reichlich überdauernde Quarantaine einhalten.

Wo eine strenge Absperrung der Kranken nicht sicher gewährleistet ist, sollte auf sofortige Aufnahme ins Krankenhaus energisch gedrungen werden. Auf Einzelheiten in letzterer Beziehung werden wir nachher zurückkommen.

Kann der Kranke zu Hause verpflegt werden, so fragt es sich zunächst: welche Einrichtungen sind zu seinem eigenen Wohle zu treffen und welche bezüglich der Gefahr der Weiterverbreitung?

Der Krankenraum soll vor Allem nur das für die Pflege Nothwendige enthalten. Spiegel, auffällige Bilder und Tapetenmuster müssen verhängt oder entfernt werden, gleich anderen Gegenständen von auffälliger Form oder Farbe. Es ist dies noch viel nöthiger wie beim Unterleibstyphus. Jeder erfahrene Arzt weiss, wie leicht und hartnäckig die Traumvorstellungen der Kranken an solche Dinge anknüpfen, wie sie ihre Delirien bis zur Raserei steigern und unberechenbaren Schaden stiften können.

Ich erinnere mich eines Patienten, der den seinem Bette gegenüberhängenden Spiegel zertrümmerte, weil er sein eigenes Bild für einen ihn bedrohenden Gegner hielt, und weiss von einem anderen Kranken, der durchs Fenster sprang aus Angst vor einem in den Porzellanofen eingesetzten bemalten Kopf, der ihm lebendig zu werden und einen fürchterlichen Ausdruck anzunehmen schien.

Auch wollige Gegenstände, Bett- und Fenstervorhänge, Teppiche, Polstermöbel u. dgl., an denen das Contagium erfahrungsgemäss lange und zähe haftet, sind von vornherein aus dem Krankenzimmer zu entfernen. Die Teppiche sind, wo die Verhältnisse es gestatten, durch das leicht zu reinigende und desinficirende Linoleum zu ersetzen.

In guten Krankenhäusern ist den in der Privatpraxis oft nur mit Mühe zu erfüllenden Vorschriften selbstverständlich entsprochen. Doch ist hier bezüglich der Unterbringung der Kranken Manches zu· bemerken. Wenn irgend thunlich, so sollte man Fleckfieberkranke in allgemeine Krankenhäuser überhaupt nicht aufnehmen, wo dies nicht angeht aber jedenfalls streng im Auge halten, dass eine Absperrung in besonderen, denen der übrigen Kranken nahe gelegenen Zimmern durchaus nicht genügt. Diese Isolirung kann nur dann als ausreichend betrachtet werden, wenn die Kranken, fern von allen Uebrigen, in einem besonderen, am besten dem obersten Stockwerke mit eigenem Zugange untergebracht werden.

Weitaus· am räthlichsten ist immer die Verpflegung in eigenen Epidemielazarethen oder Absonderungsgebäuden der Krankenhäuser, wie sie in grossen Städten längst bestehen.

Für Pocken- und Fleckfieberkranke ist für solche Anstalten das Barackensystem allen anderen Bauarten weitaus vorzuziehen. Wo nicht ständige Seuchenhäuser bestehen, sind geeignete Räume nach diesem Systeme leicht und schnell herzustellen, und manche noch heute die besten Dienste leistende Epidemielazarethe — ich erinnere nur an das Moabiter Barackenlazareth — sind als Kinder der Noth entstanden.

Die Barackenbehandlung des Fleckfiebers gestattet· am einfachsten die für die Kranken und das Pflegepersonal gleich nothwendige ausgiebigste Ventilation.

Am besten lässt man die Kranken Tag und Nacht bei offenem Fenster liegen, im Winter bei entsprechend starker Heizung. Während der besseren Jahreszeit habe ich meine Patienten tagüber direct im Freien liegen lassen, selbstverständlich genügend geschützt gegen Sonne und Regen.

Ich kann diese Freiluftbehandlung nicht dringend genug empfehlen. Wenn meine anfangs gehegte Hoffnung, eine Herabsetzung des Fiebers, bzw. der Körperwärme dadurch zu erzielen, auch nicht in Erfüllung ging, so zeigte sich doch eine ungemein günstige Wirkung des Verfahrens auf das beim Fleckfieber stets so besonders schwer ergriffene Nervensystem. Die Kranken werden durchwegs ruhiger, und besonders die Beschwerden des Initialstadiums, die heftigen Kopfschmerzen und die Schlaflosigkeit werden durch keine Methode so günstig beeinflusst wie durch die Freiluftbehandlung. Auch die Delirien verlieren fast immer ihre Lebhaftigkeit, und bei Soporösen und Comatösen schien mir die Benommenheit nicht selten wesentlich vermindert zu werden.

Hiermit ist aber nicht allein eine wichtige symptomatische, sondern eine direct curative Behandlungsweise gegeben. Wissen wir doch,

dass gerade von excessiven Reiz- und Depressionszuständen des Centralnervensystems den Kranken die grössten Gefahren drohen.

Aber ganz abgesehen von dem Nutzen für den Patienten, gehören
ausgiebigste Ventilation und Freiluftbehandlung zu den wirksamsten Massregeln, die man gegen die Weiterverbreitung der Krankheit treffen kann.

Ich darf es gewiss ihrer strengen Durchführung zuschreiben, dass während
der drei Jahre (1876—1878), wo wir in Moabit die in Berlin vorkommenden
Fleckfieberfälle aufnahmen und der Freiluftbehandlung unterwarfen, kein Arzt
inficirt wurde und auch vom Wartepersonal ein, verglichen mit anderen
Orten, auffallend geringer Procentsatz. Selbst von diesen Infectionen hätte noch
die Mehrzahl vermieden werden können, wenn die Betroffenen meine Vorschriften
nicht leichtfertig ignorirt hätten. Ich hatte strengen Befehl gegeben, dass die bei
den Kranken nothwendigen Bäder ausschliesslich im grossen Barackenraume und
nicht in den engen, schlecht ventilirten Badezellen verabfolgt würden. Unter
den erkrankten Pflegern hatten die meisten gerade dieser Vorschrift wiederholt aus Trägheit nicht entsprochen.

Ich möchte betonen, dass ich mit diesen Anschauungen nicht
allein stehe. Schon die älteren Aerzte, besonders wiederum Hildenbrand,
haben der Behandlung mit frischer, kühler Luft das Wort geredet, und
zu meiner grossen Befriedigung haben auch nach mir einige Aerzte
die Freiluftbehandlung als höchst wirksames Antipyreticum empfohlen.
Ich erwähne vor Allem die 1878 und 1879 erschienenen schönen
Arbeiten von Kaczerowski, sowie die während der Lille-Pariser Epidemie von 1893 von Barrault gesammelten Erfahrungen. Der letztere
Autor will durch seine energische Luftbehandlung sogar die Sterblichkeit
direct herabgesetzt haben.

Die Diät der Fleckfieberkranken ist ganz so wie die der so nahestehenden acuten Exantheme und von vollkommen anderen Gesichtspunkten wie die des Unterleibstyphus und aller Infectionskrankheiten zu
betrachten, mit denen vorwiegend Darmlocalisationen sich verknüpfen.

Man ist beim Fleckfieber bezüglich der Ernährung fast nur insoweit
beschränkt, als die verschiedenen, der Verdauung dienenden Secrete und
Mechanismen unter dem Einflusse der Toxinwirkung eine Beeinträchtigung
erfahren.

Im Initialstadium der Krankheit, während dessen die Patienten fast
alle völlig appetitlos sind, ja Ekel vor jeder Nahrungsaufnahme haben
und nicht selten von häufigem Brechreiz gequält werden, sowie auch
während des ganzen Fieberstadiums, ist fast ausnahmslos flüssige Diät
am Platze.

Allen Bedürfnissen der Kranken in Bezug auf Eiweiss, Kohlehydrate
und Fett entspricht die Milch am meisten. Schade, dass sie von einer
ziemlichen Zahl von Kranken, besonders während der Fieberzeit, überhaupt
nicht oder doch nicht ohne Weiteres vertragen wird. Man lasse sich

hier aber nicht zu leicht abschrecken. Bei dem Einen macht einfache Verdünnung der Milch mit Selters oder Kalkwasser sie leichter geniessbar, bei Anderen ist ein Zusatz von Cognac oder Kochsalz nützlich. Besonders günstig, weil dadurch die der Verdauung so nachtheilige klumpige Gerinnung im Magen am besten verhindert wird, ist eine Vermischung mit schleimigen Flüssigkeiten (Sago, Reis, Gries, Arrowroot, Kindermehl u. s. w.). Eine feinflockige Vertheilung des Casein ist auch in der Buttermilch gegeben, die von manchen Kranken besonders gern genommen wird. Sehr oft erwirbt man sich durch Darreichung der Milch in Form von Kefyr ihren Dank. Sein Kohlensäuregehalt hat bei Fleckfieber begreiflicherweise bei Weitem nicht die Nachtheile, die man beim Abdominaltyphus gelegentlich bemerkt.

Bei einigen Kranken habe ich auch kühle oder lauwarme Molke nehmen lassen und namentlich bei heftigen Katarrhen der Luftwege davon günstige Wirkungen gesehen.

Wo die Milch gut vertragen wird, kann sie sehr wohl noch einen Zusatz von Rahm erhalten.

Neben der Milch spielen die Kohlehydrate in flüssiger Darreichungsform, besonders die Schleimsuppen, eine grosse Rolle. Wie ich schon bei der Typhusbehandlung hervorhob (l. c., S. 426), ist, um diese Krankenkost auf längere Dauer geniessbar zu machen, grosse Abwechslung bezüglich der Zusätze nothwendig. Man sollte mit Hafergrütze, Reis, Gries, Sago, Grünkorn, Tapioka und Aleuronatmehl wechseln. Schon auf der Höhe des Fieberzustandes kann man aber auch Suppen mit durchgerührten Hülsenfrüchten, oder noch besser mit Hartenstein'scher Leguminose gestatten.

Die Suppen können mit Wasser oder Bouillon hergestellt werden. Abwechselnd mit den Schleimzusätzen empfiehlt es sich, klare Fleischsuppe mit Ei zu reichen oder ihnen, was während aller Stadien des Fleckfiebers ohne Weiteres geschehen kann, Leube-Rosenthal'sche Fleischsolution, Kalbsmilch, Hirn, Hühner- oder Taubenfleisch in fein durchgerührtem Zustande zuzusetzen.

Eier werden, es soll dies hier ausdrücklich gesagt sein, von Fleckfieberkranken durchschnittlich besser als von Typhuskranken vertragen. Sie können zu 3—4 Stück und selbst mehr in 24 Stunden genommen werden, am besten in die Suppen eingerührt, weich gekocht oder mit kleinen Mengen Bouillon, Süsswein oder Cognac geschlagen.

Es ist heute nur allzu sehr Sitte, den Suppen noch allerlei künstliche Eiweissnährmittel und Reizmittel zuzusetzen: Somatose, Nutrose, Encasin, Fleischpepton und verschiedenartige Fleischextracte, unter denen das Liebig'sche und das sehr wenig Eiweiss enthaltende Valentine'sche Meat juice genannt sein mögen.

Im Ganzen ziehe ich den künstlichen Fleischextracten den im Hause bereiteten Beeftea vor und glaube, dass man bei den schwer besinnlichen Fleckfieberkranken, die von dem unangenehmen Aussehen des Succus carnis recens
expressus und seinem faden Geruch nicht abgestossen werden, auch von diesem
Eiweiss in leicht. verdaulicher Form und zugleich die Extractivstoffe des Fleisches
enthaltenden Präparate ausgedehnteren Gebrauch machen sollte. Der Succus carnis
ist mittelst der Klein'schen Fleischpresse im Spital wie in jedem Haushalte leicht
herstellbar. Auch viele besinnliche Kranke nehmen ihn nicht ungern, wenn man
ihn mit Wein oder Bouillon vermischt oder, um die Blutfarbe zu verdecken, im
grünen Glase verabfolgt.

Patienten mit klarem Bewusstsein, die gut kauen und schlucken,
kann man während aller Stadien der Krankheit, selbst auf der Höhe des
Fiebers, neben den flüssigen einzelne feste Nahrungsmittel gestatten, besonders Semmel, Zwieback, Cakes, wohl auch etwas geschabtes rohes Fleisch oder junges Geflügel.

Als allgemeine Regel für die Ernährung der Kranken hat es zu
gelten, dass man sie alle 2—3 Stunden regelmässig und in kleinen
Mengen essen lässt und schwer Besinnliche dazu auffordert. Auch
während der Nacht sollte den Patienten 2—3mal etwas gereicht werden,
Milch, Bouillon mit Ei u. dgl. Zwischen den Mahlzeiten ist es gut, den
Kranken noch Kleinigkeiten anzubieten, theelöffelweise Wein- oder
Fleischgelée oder die dem letzteren gleichwerthige Brand'sche
Essence of beef.

Auch Getränke müssen den Patienten regelmässig gereicht und
selbst aufgenöthigt werden. Am besten ist einfaches Wasser oder auch
Selterwasser, Giesshübler und Biliner. Künstliche Mineralwässer sind
nur abgebraust zu empfehlen.

Ein Zusatz von Fruchtsaft, Citronen oder Himbeer ist zu gestatten, doch
sollten sie besser mit Saccharin als Zucker gesüsst sein. Wo Alkohol geboten
oder erlaubt ist, kann das Wasser mit Cognac oder Wein vermischt werden. Abwechselnd mit diesen Flüssigkeiten oder an ihrer Stelle wird man mit Vortheil
kalten Thee, Kaffee oder Bouillon reichen.

Alle Getränke sollen kühl gegeben werden, zuweilen selbst geeist, wo nicht
besondere Magen- oder Darmveränderungen entgegenstehen. Bei guter Pflege
dürfen Mund und Gaumen des Kranken, die selbstverständlich peinlich rein zu
halten sind, nicht trocken werden.

Ueber den Werth der Darreichung der Alcoholica haben sich die
Meinungen im Laufe der Jahre wesentlich geändert. Von ihrer regelmässigen und reichlichen Anwendung ist man bei Fieberkrankheiten
überhaupt fast allgemein zurückgekommen.

So kann auch beim Fleckfieber bei gut geregelter, nährender Diät auf
ihre regelmässige Darreichung vielfach verzichtet werden. Man verspart
sie für Zeiten der Noth und wird, wenn man sie dann besonders bei
drohender Herzschwäche dreist und energisch anwendet, doppelten Erfolg

sehen. Bei allen collapsartigen Zuständen sind sie dringend indicirt, oft geradezu lebensrettend.

Ausgesprochenen Alkoholisten und auch Personen, die an regelmässigen Genuss mittlerer Mengen geistiger Getränke gewöhnt sind, dürfen sie während der Krankheit natürlich nicht ganz entzogen werden. Hier sind sie bei Unruhe und Schlaflosigkeit oft von auffällig guter Wirkung, während Entziehung sich oft mit heftigen Delirien und anderen Abstinenzerscheinungen rächt. Man kann solchen Patienten leichte Rhein- oder Moselweine geben, auch gut gehopfte und vergohrene Biere, besonders Pilsner.

Schon mit beginnender, fast regelmässig nach vollendeter Entfieberung pflegt sich der Appetit der Patienten bedeutend zu heben. Da die beim Abdominaltyphus so wichtigen Contraindicationen seitens des Darmes wegfallen, kann man ihrem Begehren reichlich entsprechen und sofort neben Milch und Suppen breiige und feste Substanzen reichen: zunächst gebratenes Fleisch vom Kalb, Rind und Hammel, Wild und Geflügel, dazu Reis, Gries, Kartoffelmus oder etwas grünes Gemüse. Sehr bald darf dann, natürlich mit passenden Uebergängen und unter Ausschluss besonders schwer verdaulicher Dinge, zur gewohnten Nahrung übergegangen werden, was sich namentlich Personen des geringeren Standes gegenüber empfiehlt, die bald zur Arbeit und in die früheren Verhältnisse zurückkehren müssen.

Unter den besonderen Behandlungsweisen nehmen seit Langem die auf den fieberhaften Zustand und seine Folgen gerichteten, **die sogenannten antipyretischen Methoden** die erste Stelle ein.

Wenn sie in Bezug auf das Fleckfieber fast nirgends eine eingehende Darstellung gefunden haben, so mag dies daran liegen, dass bei grossen Epidemien im Drange der Geschäfte und der Massenansprüche an den Arzt meist Gelegenheit und Musse zu exacten Beobachtungen fehlen. Im Allgemeinen begegnet man jedoch überall grossem Vertrauen zu den fraglichen Methoden, den physikalischen, besonders der Anwendung der Wasserbehandlung und den antipyretischen Arzneimitteln.

Von dem Werthe der kühlen, bewegten Luft und ihrer unbestreitbaren antipyretischen Bedeutung ist vorher schon die Rede gewesen. Es ist zu hoffen, dass in künftigen Epidemien die Freiluftbehandlung ausgedehntere Anwendung finden wird. Ich selbst würde sie in Zukunft so weit ausdehnen, dass ich geeignete Kranke selbst in der Nacht, gehörig geschützt, im Freien liesse.

Unter den verschiedenen hydriatischen Methoden sind die einfachsten und in jedem Falle unentbehrlichen: die Waschungen, die örtliche Kälteapplication und der Gebrauch des Wasserkissens.

Es wurde schon erwähnt, dass man die schweren Fälle am besten sofort aufs Wasserkissen lagert. Neben der mechanischen kann man ihm eine gelinde abkühlende Wirkung noch dadurch verleihen, dass man mehrmals täglich das Wasser wechselt, was auch ohne Lageveränderung des Kranken leicht bewerkstelligt werden kann. Ich lasse übrigens das einzufüllende Wasser nie kälter als 18 bis 20⁰ sein. Niederere Temperaturen, ja selbst Eiswasser anzuwenden, wie dies von mancher Seite empfohlen wurde, dürfte keine Vortheile, sicher aber eine Beunruhigung des Kranken zur Folge haben.

Allen schweren Kranken thut man gut, von vorneherein und während der ganzen Fieberzeit eine Eisblase auf den Kopf zu legen. Bei reizbaren Individuen ist die Anwendung der Leiter'schen Kühlkappe noch vorzuziehen, da sie die Beunruhigung, die das öftere Füllen und Wechseln der Eisblase mit sich bringt, vermeidet.

Gegen heftige, besonders die initialen Kopfschmerzen leistet dazu noch ein kleines, mit Eiswasser gefülltes Kopfkissen gute Dienste. Ebenso sind bei quälender Schlaflosigkeit Eisblase und Wasserkissen zuverlässige Mittel.

Häufig wird man auch von der Application der Eisblase auf die Herzgegend Gebrauch machen, besonders bei hoher Frequenz oder Irregularität des Pulses und drohender Herzschwäche.

Jeden Kranken lasse man täglich 2—3mal kühl über den ganzen Körper abwaschen, eventuell nach Art der französischen Aerzte mit Essigzusatz zum Wasser, wofür manche besonders dankbar sind. Unter Umständen können diesen Waschungen verschieden lang dauernde partielle oder totale feuchte Einpackungen folgen. Bei manchen Kranken werden sie mit Vortheil überhaupt an die Stelle der Waschungen gesetzt. Sie sind nach Temperatur, Ausdehnung und Dauer jedoch streng den Verhältnissen des Einzelfalles anzupassen.

Bei manchen Personen haben kühle oder lauwarme Einpackungen der Rumpfes und der unteren Extremitäten während der ersten Hälfte der Nacht eine sehr beruhigende, schlafbefördernde Wirkung.

Vor allzu kalten und zu häufig gewechselten Einpackungen ist im Ganzen zu warnen; viele Kranke werden dadurch stark erregt.

Mögen die Aerzte auch über das Mass und die Art der Wirksamkeit der kühlen und lauen Vollbäder verschiedener Meinung sein, so werden sie doch gerade beim Fleckfieber reichlichen Gebrauch von ihnen machen.

Seit Langem habe ich die Meinung vertreten und weiss mich heute darin mit der Mehrzahl der Aerzte in Uebereinstimmung, dass nicht in der Herabsetzung der Körperwärme an sich das Hauptziel und der Nutzen der Badebehandlung liegt, sondern in der günstigen Beeinflussung des Symptomencomplexes des Fiebers im Ganzen und namentlich gewisser, besonders bedrohter lebenswichtiger Centra, derjenigen der Athmung und des Kreislaufes. Bei keiner fieberhaften Erkrankung zeigt sich dies deutlicher wie beim Fleckfieber. Während ich hier oft einen merkwürdig geringen und nur kurz dauernden Einfluss der Bäder auf den Stand der Körperwärme beobachtete, war die Wirkung auf die Gehirnfunctionen, die Athmungs- und Kreislaufsorgane durchweg so ausgesprochen und nachhaltig, dass mir eine Fleckfieberbehandlung ohne häufige, regelmässige Bäder unmöglich erscheint.

Ueber die Methode der Bäderbehandlung, die vor Allem eine streng individuelle sein soll, habe ich mich früher ausführlich ausgesprochen (vergl. Abdominaltyphus, S. 433 ff.). Ich darf auf die dort gegebenen Einzelheiten verweisen und möchte hier nur anführen, dass ich auch beim Fleckfieber ganz kalte Bäder nur unter besonderen Umständen, fast durchschnittlich vielmehr die Ziemssen'schen, allmälig abzukühlenden, lauen Bäder anwende. Ich lasse den Kranken zunächst meist in ein Bad von 24—26⁰ bringen und dann das Wasser allmälig auf 20—18, selten mehr abkühlen. Auf dem Kopfe tragen die Patienten während des Bades ein feuchtes, kaltes Tuch oder die Eisblase.

Wenn nicht der Kräftezustand oder besondere örtliche Affectionen eine Gegenanzeige bieten, so macht man bei soporösen und comatösen Patienten mit Vortheil kalte Uebergiessungen über Kopf und Oberkörper, je nach Umständen mehrmals während des Bades oder nur am Schlusse desselben. Auch hier wende ich nur in besonderen Fällen, was Andere auf Currie's Empfehlung hin als Regel aufstellten, ganz kaltes oder gar Eiswasser an, begnüge mich vielmehr meist mit Wasser von 18 bis herunter zu 10⁰.

Ueber die Häufigkeit der Bäder entscheidet, es muss dies hier nochmals betont werden, weder allein noch vorwiegend der Stand der Körperwärme, sondern der Allgemeinzustand und namentlich das Verhalten des Centralnervensystems, des Pulses und der Athmung. Entsprechend der beim Fleckfieber so besonderen Hartnäckigkeit und Schwere der fraglichen Störungen wird man durchschnittlich zu einer grösseren Zahl von Bädern kommen wie beim Abdominaltyphus.

Unter beschränkten Verhältnissen, wie in der Privatpraxis, kann es wohl geboten sein, an Stelle der nicht durchführbaren Vollbäder laue oder kühle Halbbäder mit Waschungen oder Uebergiessungen zu setzen. Ueber ihre Wirksamkeit habe ich keine grosse Erfahrung. Ich glaube sie aber von vorneherein geringer anschlagen zu sollen wie die der regelrecht angewandten Vollbäder.

Kalte Uebergiessungen der Kranken ohne Bad in der leeren Wanne, wie sie Currie zuerst empfohlen und nach ihm viele Aerzte, zum Theile mit grossen Uebertreibungen, angewandt haben, setze ich als allgemeine Methode weit hinter die Vollbäder. Ich verwende sie fast nur bei tiefem Coma und Stupor, gelegentlich wohl auch bei schweren cataleptischen Zuständen vorausgesetzt, dass sie nicht mit subnormalen Temperaturen verknüpft sind. Vor ihrer Anwendung bei starken Excitationszuständen ist nach meinen Erfahrungen zu warnen.

An Stelle der kühlen Proceduren hat Hermann, gestützt auf seine Erfahrungen während der Petersburger Epidemien von 1874 und 1875, der Anwendung lauwarmer, protrahirter Bäder das Wort geredet. Seine Endergebnisse — er hatte eine Mortalität von 16·6% — sind nicht gerade ermuthigend.

In einzelnen Fällen habe ich selbst von solchen Bädern, in Verbindung mit kalten Umschlägen oder Eisblase auf den Kopf, eine günstige, besonders sehr beruhigende Wirkung beobachtet. Ich halte eine Nachprüfung der Methode während künftiger Epidemien für geboten, zumal neuere Autoren, in Deutschland besonders Riess, Unverricht und Eichhorst, sie für die Behandlung des Unterleibstyphus warm empfohlen haben.

Von **antipyretischen Arzneimitteln** habe ich in den Jahren 1876—1878, der damaligen Richtung der Therapie gemäss, noch ausgedehnten Gebrauch gemacht, schon damals ohne sehr wesentlichen Erfolg.

Heute, wo die Ansichten über die Fieberbehandlung sich wesentlich geändert haben und, wie wiederholt betont, der Werth der Temperaturherabsetzung an sich weit geringer als früher angeschlagen wird, würde ich ·beim Fleckfieber von den Mitteln nur noch beschränkten Gebrauch machen und vor Allem bei ihrer Wahl sehr vorsichtig sein. Der Umstand, dass Fleckfieberkranke noch weit mehr und oft unerwarteter wie von Unterleibstyphus Befallene durch Herzschwäche bedroht sind, macht diese Vorsicht doppelt nöthig.

So würde ich die Salicylsäure und das Natr. salicylic., Kairin, Thallin und Antifebrin, da sie an sich nicht selten bedrohliche Nebenwirkungen auf das Herz äussern, überhaupt nicht mehr verwenden und gegebenen Falles nur noch vom Chinin, Antipyrin, Phenacetin und Lactophenin nach den für den Typhus dargelegten Grundsätzen (vergl. Abdomtyphus, S. 440 ff.) Gebrauch machen.

Unter diesen Mitteln möchte ich noch besonders dem Lactophenin, über das ich in der letzten Zeit ziemlich reichliche Erfahrungen gesammelt habe, das Wort reden. Es hat so gut wie keine ungünstige Nebenwirkung auf Herz und Athmung und bei starker antipyretischer Wirkung einen besonders guten Einfluss auf erregte, delirirende, schlaflose Fieberkranke.

Von anderartigen Medicamenten kann im gewöhnlichen Verlauf des Fleckfiebers meist abgesehen werden. In der Privatpraxis und im Krankenhause mag man arzneiliebenden Patienten die übliche Salzsäuremixtur oder ein Chinadecoct mit Acid. mur. reichen.

Unter den Ereignissen und Zuständen, die im Verlaufe der Krankheit eines besonderen therapeutischen Eingreifens bedürfen, sei vor Allem der Circulationsschwäche, der Herz- und Vasomotorenlähmung und des Collaps im Ganzen gedacht.

Bei einer verhältnissmässig so kurz und schwer verlaufenden Erkrankung mit bestimmt vorauszusehender Zeit der Krisis kann eine rechtzeitig begonnene und rationell gesteigerte Collapsbehandlung geradezu lebensrettend wirken. Bei der cyklischen Art des Krankheitsverlaufes kommt zuweilen Alles darauf an, den Kranken bis zum 15. oder 17. Tage hinzuhalten, wo dann die Krisis und damit die natürliche günstige Wendung zu erwarten steht.

So sehr man bei ungestörtem Verlaufe der Krankheit mit Reizmitteln zurückhalten soll, ebenso energisch und zielbewusst sind sie bei drohender Circulationsschwäche heranzuziehen.

An erste Stelle unter den Reizmitteln sind, wenn man auch theoretisch die Art ihrer Wirkung immer noch nicht genau kennt, die Alcoholica zu setzen. Man reiche, sowie die ersten Schwächezustände sich zeigen, je nach individuellen Umständen alten Rheinwein, Bordeaux oder Burgunder und steige, wenn stärkere Reizmittel nothwendig werden, zu Portwein, schwerem Ungarwein, Sherry oder Champagner. Für Kranke der geringeren Classe kann Branntwein, verdünnt oder unverdünnt, am Platze sein. Bei Cyanose, kühlen Extremitäten und subnormalen Callapstemperaturen sind Grog, Glühwein, Cognac in starkem schwarzen Kaffee oder Thee mit Vortheil zu verwenden.

Besonders gern verordne ich den Alkohol wegen der Genauigkeit der Dosirung und weil man ihn so auch bei Widerwillen der Patienten in Medicamentform reichen kann, in der bekannten Stokes'schen Mixtur. Die in meiner Klinik gebräuchliche Formel ist: Spir. vin. Cognac. 50,0 Vitell. ov. Nr. 1, Syr. Cinnamom. 25,0, Aq. dest. 150. M. D. S. zweistündl. 1 bis 2 Essl. voll zu nehmen. Unter Umständen lasse ich als Nervinum noch Tinct. valer. aether. 3 bis 5,0 zusetzen.

Wenn die Kranken nicht schlucken oder den Genuss von Alkohol absolut verweigern, so empfiehlt sich seine Darreichung im Clysma am besten nach folgender Formel: Spir. vin. Cognac. 40,0, Tinct. valer. aether. 5,0, Vitell. ov. Nr. 1, Muc. gumm. arab. 20,0. Aq. q. s. ad 180. D. S. auf 3mal als Klystier zu geben.

Unter den collapswidrigen Arzneimitteln bevorzuge ich den Campher und das Coffeïn. Beide werden ausschliesslich in Form subcutaner Injectionen angewandt, das Coffeïn der leichten Löslichkeit wegen als Coffeïn. natr. salicylic.

Von subcutanen Aetherinjectionen, die nicht so schnell und nachhaltig wie der Campher wirken, sehr schmerzhaft sind und häufig Fett-
gewebsnekrose und Abscesse veranlassen, mache ich keinen Gebrauch.

Es empfiehlt sich, zur subcutanen Camphereinspritzung nicht das in der
Apotheke vorräthige officinelle Campheröl, sondern frisch bereitete Lösungen
zu benutzen. Ich wende eine schwächere und eine stärkere an nach folgenden
Formeln: Camph. trit. 1,0, Aeth. sulf. 2,0, Ol. oliv. puriss. 8,0, oder als Sol.
camph. fortius: Camph. trit. 1,0, Ol. oliv. puriss. 5,0.

Wenn man sich zur Anwendung des Camphers entschlossen hat, so sei man
nicht zaghaft bezüglich der Dosirung. Von der schwächeren Lösung und je nach
Umständen von der stärkeren kann man sehr wohl 1—3 stündlich 1—2 Spritzen
geben. Man wird davon niemals Nachtheile, oft genug aber vortreffliche Wirkung
beobachten.

Dem Campher steht das Coffeïn nicht nach. Da für das Zustandekommen
des Collapses wie bei anderen Infectionskrankheiten auch beim Fleckfieber Vaso-
motorenparese wahrscheinlich eine erhebliche Rolle spielt, so ist dieses in der
fraglichen Richtung besonders wirksame Mittel oft sehr am Platze.

Bei hoher Pulsfrequenz, Nachlass der Spannung und Irregularität
kann ein Versuch mit Digitalis gerechtfertigt und erfolgreich sein. Bei
zunehmendem Collaps ist es besser, das Coffeïn an seine Stelle zu setzen.

Dass neben diesen Verfahrungsweisen noch andere, besonders physikalische Proceduren, kühlende und vor Allem Wärme zuführende heranzuziehen sind, ist selbstverständlich.

Unter ersteren ist der Eisblase auf Kopf und Herzgegend, des Wasserkissens mit und ohne Wasserwechsel und der Waschungen zu gedenken.
Mit kalten und selbst lauen Vollbädern sei man bei drohender oder ausgesprochener Herzschwäche vorsichtig. Nur einseitige Wasserfanatiker
können ihre unter Umständen collapsbefördernde Wirkung leugnen.

Bei fadenförmigem Puls, subnormaler Temperatur und Cyanose des
Gesichtes und der Extremitäten kann Füllung des Wasserkissens mit
warmem Wasser, Wärmflasche, Einwicklung der Extremitäten mit Flanell-
binden und Anwendung (von warmem Wasser durchströmter) Leiter'scher
Röhren auf die Herzgegend von grossem Nutzen sein.

Von anderen Krankheitserscheinungen und Complicationen
nehmen diejenigen von Seiten des Nervensystems die erste Stelle ein.

Schon im Anfange der Krankheit erfordert der so häufige uner-
trägliche Kopfschmerz energisches Eingreifen. Man wird hier zuerst
ein Kopfwasserkissen und die Eisblase verordnen und bei manchen
Kranken zu kalten Uebergiessungen des Kopfes übergehen, die man
fast ohne Lageveränderung des Patienten so ausführen kann, dass
man seinen Kopf über den Bettrand und ein untergestelltes Ablaufgefäss
halten lässt.

Manche Kranke loben Kaltwasserumschläge mit Zusatz von Essig
oder Alkohol (Eau de Cologne). Seltener sind umgekehrt warme, feuchte

Umschläge von wohlthätiger Wirkung, dies hauptsächlich bei älteren, anämischen, sehr heruntergekommenen Personen.

Bei jugendlichen, plethorischen Individuen scheue man sich nicht, einen künstlichen Blutegel hinter jedes Ohr, beziehungsweise in der Schläfengegend anzusetzen.

Kommt man mit allen diesen Dingen nicht recht weiter, so würden Antipyrin, Phenacetin und Lactophenin heranzuziehen sein. Selbst Opiate und besonders subcutane Morphiuminjectionen (bei Erwachsenen 0,01 — 0,015 pr. dos.) können ohne jedes Bedenken und oft mit grösstem Nutzen zur Anwendung. kommen.

Eine therapeutisch nicht weniger zu beachtende Erscheinung ist die Schlaflosigkeit. Bei mehrtägiger, ununterbrochener Dauer kann sie den Kranken direct gefährden, während andererseits in allen Stadien der Krankheit die Erzielung eines normalen, nicht zu kurzen Schlafes äusserst fördend auf die Erholung der oft so schwer beeinträchtigten cerebralen Centra und damit auf den Gesammtverlauf wirkt.

Wie wichtig und vielfach allein hinreichend hier die Freiluft- und Wasserbehandlungsweisen sind, ist schon früher betont. .

Sind die Patienten an den Genuss von Alkohol gewöhnt, so empfiehlt es sich, ihnen am Abend eine kleine Menge Bier, am besten dunkle Sorten oder Porter zu geben. Einzelnen, freilich nicht vielen Kranken ist mit Darreichung von Brom, Valeriana oder beiden Mitteln in Combination genützt. Wie dies für den Kopfschmerz betont wurde, so soll man auch bei der Schlaflosigkeit vor Opium oder Morphium sich nicht scheuen. Chloral zu reichen widerrathe ich dringend wegen seiner die Circulation so gefährdenden Eigenschaften. Einige in der Neuzeit aufgekommene, vielfach bewährte Schlafmittel werden während zukünftiger Epidemien auch für das Fleckfieber zu erproben sein.

Dass auch bei Behandlung der Delirien die hydriatischen Proceduren die wirksamsten sind, und dass ihre geschickte, individualisirende Anwendung heftigeren Erregungszuständen überhaupt vorbeugen kann, ist von vornherein klar.

Kommt es dennoch zu heftigen Exitationszuständen und Delirien, so sind neben der Eisblase oder kalten Umschlägen auf den Kopf laue Einpackungen oder prolongirte lauwarme Bäder zunächst am Platze. Sie sind kalten Uebergiessungen oder Vollbädern von niedriger Temperatur weitaus vorzuziehen.

Von Medicamenten würden auch hier das Brom, die Valeriana und die Opiate und selbst Morphium heranzuziehen sein. Brom und Opium zusammen pflege ich nach folgender Formel zu reichen: Natr. brom. 10,0, Tinct. opii simpl. gutt. 30, Spir. vin. Cognac, 10,0, Aq. menth. q. s. ad 200.

Von grösster Bedeutung ist auch die psychische Behandlung heftig Delirirender. Auf das Verhalten des Arztes und des Pflegepersonals kann hier Vieles ankommen. Man sorge für absolute Ruhe im Zimmer und seiner Umgebung, für Entfernung aller nicht streng zur Pflege gehöriger Personen, rede dem Kranken nicht unnöthig viel zu und gebrauche nur im äussersten Falle Gewalt. Sichere Ruhe und Festigkeit der Umgebung geben dem Kranken den besten Halt.

Erscheinungen von tiefem Coma und Stupor erfordern unter Umständen die Anwendung von Exitantien. Hier können auch kalte Uebergiessungen im lauen Bade oder in der leeren Wanne sehr am Platze sein.

Dass man bei solchen Zuständen besonders eingehend auf die Harnsecretion und Entleerung achtet und der so häufigen Ischurie und Ueberfüllung der Blase mit dem Katheter begegnet, ist wie bei allen schwer besinnlichen Kranken nicht genug zu betonen.

Das so oft den Kopfschmerz begleitende, offenbar cerebral bedingte Erbrechen ist zunächst nach den für jenen Zustand massgebenden Regeln zu behandeln. Nützlich ist es, dazu noch Eisstückchen schlucken zu lassen und eine Eisblase auf die Magengegend zu legen. Nicht selten leistete mir auch die Anwendung der Aq. amygd. amar. gute Dienste.

Gegen die besonders im Initialstadium und dann wieder während der Entfieberungszeit so qualvollen Hyperästhesien der Haut und Muskeln, sowie die oft so hartnäckigen Schmerzen in den Fingern, Fusssohlen und Zehen versuche man zunächst die Anwendung kühler oder lauwarmer Priesnitz'scher Einpackungen. Von arzneilichen Mitteln könnten Chloroformlinimente oder das Menthol herangezogen werden, das letztere entweder in Ol. oliv. gelöst oder, was ich für besonders vortheilhaft halte, in Form einer Paste angewandt. (Menthol. Amyl. āā 15,0, Vaselin. puriss. 50. M. D. S. dick auf Lint aufgestrichen umzulegen.)

Die Athmungsorgane können in verschiedenster Richtung Gegenstand der Behandlung werden.

Grosse Beachtung ist den Zuständen der Nase, des Nasenrachenraumes und des Kehlkopfes zu schenken.

Das Pflegepersonal muss angehalten werden, auf ebenso sorgsame Reinhaltung der Nasen- wie der Mundhöhle zu achten. Unter Umständen sind Eingiessungen mit schwacher Kochsalzlösung oder desinficirenden Lösungen in die Nase nothwendig.

Bei leichteren Rachen- und Kehlkopfaffectionen sind die üblichen Gurgelwässer am Platze. Verändert sich die Stimme oder tritt gar Heiserkeit ein, so ist die grösste Aufmerksamkeit geboten. Man erinnere sich der beim Fleckfieber oft so rasch fortschreitenden, tiefgreifenden Kehlkopfveränderungen und des zuweilen rapid sich steigernden, zur Erstickung führenden Glottisödems. Solche Kranke, namentlich wenn sie benommen sind, sollten Tag und Nacht nicht ohne zuverlässige Bewachung sein, damit der rechte Moment zur Tracheotomie nicht versäumt wird.

Die zu den gewöhnlichen Krankheitsäusserungen gehörige Tracheobronchitis bedarf keiner besonderen Behandlung. Den an sie sich anschliessenden Lungenhypostasen kann durch Förderung der Herzthätigkeit und Lagewechsel des Patienten zuweilen vorgebeugt werden.

Die Verdauungsorgane kommen relativ selten therapeutisch in Betracht. Auf der Höhe der Krankheit und während der Reconvalescenz macht sich gelegentlich hartnäckige Verstopfung geltend, die mit Klystieren, gelinder Bauchmassage und — im Gegensatze zum Unterleibstyphus — auch mit internen Abführmitteln behandelt werden kann.

Durchfälle und Meteorismus machen selten besonderes Eingreifen nöthig. Bei der ominösen Bedeutung des letzteren ist meist auch jede Mühe umsonst.

Die während der Genesungszeit ziemlich häufigen Veränderungen der Haut sind ganz so wie beim Unterleibstyphus zu behandeln.

Bezüglich des Decubitus ist bei den von vornehrein so schwer darniederliegenden, benommenen Kranken grösste Achtsamkeit erforderlich, nicht allein in Bezug auf Glättung und Reinhaltung der Unterlagen, sondern auch tägliche genaue Untersuchung der in Betracht kommenden Körpertheile. Es ist schon früher erwähnt worden, wie rasch und äusserlich zunächst wenig auffällig sich die ausgedehntesten subcutanen Zerstörungen (subcutaner Decubitus) entwickeln können.

Die Behandlung während der Genesungszeit ist, wenn sie nicht durch Complicationen getrübt wird, so einfach wie bei wenigen anderen acuten Infectionskrankheiten.

Die Kranken erholen sich nach beendeter Entfieberung durchschnittlich rasch und ungestört, und meist besteht die Aufgabe des Arztes mehr darin, zu mahnen und zu hemmen, als zu ermuthigen.

Es ist bereits dargelegt worden, dass man ohne erhebliche Beschränkung dem alsbald wiederkehrenden Appetit entsprechen kann. Wir verweisen auf die dort gegebenen Diätvorschriften.

Mehr Vorsicht als bezüglich der Verdauungsorgane ist in Bezug auf das Nervensystem und das Herz geboten.

Bei einem nicht geringen Theile der Genesenden bleibt zunächst noch eine erhebliche nervöse Reizbarkeit oder umgekehrt ein Depressionszustand mit Intelligenz- oder Gedächtnissschwäche. Diese Zustände erfordern grosse Ruhe und Schonung. Verfrühte geistige Anstrengungen und Aufregungen, sei es trüber oder heiterer Art, können den Kranken sehr zurückwerfen.

Consequente Ruhe ist namentlich bei denjenigen Reconvalescenten geboten, die nach der Defervescenz noch erhebliche Verlangsamung und Tardität des Pulses zeigen. Man lasse sie ja bis zur Besserung dieser Erscheinung ganz das Bett hüten und darnach nur stundenweise aufstehen. Wird der Zustand zu leicht genommen, so rächt sich dies mit zuweilen direct gefährlichen Ohnmachtszuständen.

Nach überstandenen schweren Fleckfieberformen sollte der Wiederaufnahme der vollen Thätigkeit eine individuell zu bemessende Erholungszeit vorausgehen, für besser Situirte im Süden, im Mittelgebirge oder an der See, für die minder Begüterten im Krankenhause selbst oder in Reconvalescentenhäusern auf dem Lande.

Literaturverzeichniss.

Jacobus de Partibus, Commentar. ad Avicenn. 1498.

Frascatori, Opera omnia. De contagionibus et morbis contagiosis. Venet. 1555.

Massa, De febr. pestil. cum petechiis. Venet. 1556. Haller's Bibl. med. pract. I.

Andr. Gratioli, Commentar. de Peste. Venet. 1556.

Lebenwald, Chronik aller denkwürdigen Pesten. Nürnberg 1615.

Huxham, Observ. de aere et morbis epidemicis. London 1752.

— Essay on fevers, 2. Aufl. London 1757.

Hasenöhrl, Histor. medic. morbi epidemici etc. Vindob. 1763.

Strack, Observ. med. de morbo cum petechiis. Carlsruhe 1786.

Rennebaum, Histor. morb. contag. anni 1793 et 1794 a Francogallis captivis Culmbacium delati. Erlangen 1796.

Schäfer, Ueber das in und um Regensburg 1793 herrschende Nervenfieber. Erlangen 1796.

Currie, Medical reports on the effects of water as a remedy in fever. London 1797.

J. Hartmann, Der ansteckende Typhus. Med. chirurg. Zeitung, Nr. 45, 1807.

A. Fr. Hecker, Ueber die Nervenfieber, welche in Berlin 1807 herrschten. Erfurt 1809.

v. Hildenbrand, Ueber den ansteckenden Typhus, nebst einigen Winken zur Beschränkung oder gänzlichen Tilgung der Kriegspest und mehrerer anderer Menschenseuchen. Wien 1810. (Ein für seine Zeit merkwürdig objectives, noch heute sehr lesenswerthes Buch.)

Wedemeyer, De febr. petechial. Göttingen 1812.

Hartmann, Theorie des ansteckenden Typhus. Wien 1812.

Rasori, Storia della febr. petech. de Genova 1799—1800. Milano 1813.

Hufeland, Ueber die Kriegspest. Berlin 1814.

Ackermann, Von der Natur des ansteckenden Typhus. Heidelberg 1814.

Horn, Erfahrungen über die ansteckenden Nerven- und Lazarethfieber. 2. Aufl. Berlin 1814.

Wolff, Bemerkungen über die Krankheiten, welche im Jahre 1813 in Warschau herrschten, besonders über den ansteckenden Typhus. Hufel. Journ. 1814.

Renard, Beiträge zur Geschichte der Hirnentzündung und des ansteckenden Typhus. Hufel. Journ. 1815.

Reuss, Identität des Fleckfiebers mit der oriental. Pest. Nürnberg 1815.

Armstrong, A pract. illustr. of typhus fever. London 1819.

R. Jacson, A sketch of the history of contagious fever. London 1819.

Barker and Cheyne, An account of the fever letly epidemical in Ireland. London 1821.

Marsh, Observ. on the origin and latent periode of fevers. Dublin hosp. Rep. 1827, Bd. 4.

Corrigan, On the epidemic fever of Ireland. Lancet 1829 u. 1830.

Gaultier de Glaubry, De l'identité du typhus et de la fièvre typhoide. Mém. de
    l'Acad. de méd., Bd. VII, 1835.
Pfeuffer, Beiträge zur Geschichte des Petechialtyphus. Bamberg 1831.
Perry, Letter on typhus fever. Dublin Journ. of med. sc. 1836.
Gerhard and Pennok, On the typhus fever, wich occured at Philadelphia in 1836.
    Amer. Journ. of med. science, Bd. 19 u. 20, 1837.
Thomson, A statistical inquiry into fever. Edinb. Journ., Vol. 50, 1838.
Graves, On the state of the pupil in Typhus and the use of belladonna in cert. cases
    of fever. Dubl. Journ. 1838.
Valleix, Du „Typhus fever" et de la fièvre typhoide d'Angleterre. Arch. gén. de méd.
    1839.
Roupell, Treatise on typhus fever. London 1839.
Anderson, Observ. on Typhus. Glasgow 1840.
Christison, Art. continued fever in Twedie, Syst. of pract. med., Vol. I. London 1840.
Landouzy, Sur l'epidémie de typhus carcéral qui a regné a Reims en 1839—1840.
    Arch. gén. de méd. 1842.
Kennedy, On the connex. between famine and fever in Ireland etc. Dublin 1847.
Stokes and Cusak, On the mortality of med. practitioners in Ireland. Dublin. Journ.
    of med. sc. 1847/48.
Omerod, Clin. observ. on continued fever at Bartholomew's hosp. London 1848.
Graves, Clin. lect. on the practice of medicine. II. ed. Dublin 1848.
Virchow, Mittheilungen über die in'Oberschlesien herrschende Typhusepidemie. Virch.
    u. Reinh. Archiv, Bd. II, 1849.
Stich, Zur patholog. Anatomie des oberschles. Typhus. Ebenda, S. 323.
v. Bärensprung, Ueber den Typhus in Oberschlesien. Haesers Arch. X, 4, 1849.
Virchow, Kritisches über den oberschles. Typhus. Virch. Arch., Bd. III, 1849.
Suchanek, Mittheil. über die Typhusepidemie im Teschener Kreise. Prager Viertel-
    jahrschr., Bd. 21, 1849.
Schütz, Ueber Typhus exanthematicus, beobachtet in den Wintermonaten des Jahres
    1847/48.
— Ebenda, Bd. 22, 1849.
Finger, Die während der Jahre 1846—1848 im Prager allg. Krankenhause beobach-
    teten Epidemien, 1846—1848.
— Ebenda, Bd. 23, 1849.
Jenner, Typhus and Typhoïd. Edinb. monthly journ. of med. science, Bd. IX u. X,
    1849—1850.
Christioson, On the distribution of fever patients in an hospital. Monthly med.
    journ. 1850.
Flint, Clinical rapports on continued fevers based on an analysis of 164 cases. Buf-
    falo 1852.
Lindwurm, Der Typhus in Irland, beobachtet im Sommer 1852. Erlangen 1853.
Forget, Preuves cliniques de la non-identité du typhus et de la fièvre typhoïde. Gaz.
    méd. de Paris 1854.
Virchow, Die Noth im Spessart. Würzburger Verhandl., Bd. III, S. 105.
— Die Hungerepidemie in Unterfranken etc. Ebenda, S. 161. (Beide Abhandl. auch
    in ges. Abhandl. aus d. Geb. d. öffentl. Med. u. Seuchenlehre)
Bartlett, The fevers of the United States, 4th Ed. Philadelphia 1856.
Jaquot, Du typhus de l'armée d'Orient. Paris 1856.
Peacock, On the varieties of continued fever and their discrimination. Med. times
    1856.

Godelier, Résumé d'une mémoire sur le typhus, observé en Val-de-Grâce etc. Gaz. des hôp., Juli 1856.

Mayer, Das Typhusexanthem etc. Wochenblatt der Wiener Aerzte 1856.

Merentie, Rech. clin. et anatom. sur quelques points de l'hist. du typhus. Thèse Paris 1857.

Murchison, History of the distinction of typhus and typhoid fever. Med. Times 1857.

Bryce, England and France before Sebastopol etc. London 1857.

Theuerkauf, Typh. exanthemat. in Göttingen 1856/57. Virch. Arch., Bd. 43.

Wunderlich, Ueber den Normalverlauf einiger typischer Krankheitsformen. Arch. f. physiolog. Heilkunde 1858.

Rühle, Anatom. Mittheil. über Typh. exanthemat. Günsb. med. Zeitsch. 1858 u. Greifswald. med. Beitr., Bd. II.

Murchison, On the classification and nomenclature of continued fevers. Edinb. med. Journ., Oct. 1858.

Barallier, Du typhus épidémique à Toulon. Paris 1861.

Schnepp, Des fièvres typhiques et de l'apparition du typh. exanthemat. en Égypte. Un. méd., Oct. 1861.

Cazalas, Examen théorique et pratique de la question relative à la doctrine de l'identité ou de la non-identité du typhus de la fièvre typhoide. Un. méd. 1861.

Rühle, Differentielle Diagnose des exanthem. vom Abdominaltyphus. Ber. d. 36. Naturforsch.-Vers. 1861.

Griesinger, Ueber Fleckfieber etc. Arch. d. Heilkunde, Bd. II, 1861.

— Acute Infectionskrankheiten: Abschn. Fleckfieber. Virch. Handb. d. spec. Pathol. u. Therap., 2. Aufl. 1864.

Wunderlich, Beiträge zur Beurtheil. der typhös. Kranken mit Hilfe der Wärmemessung. Arch. für phys. Heilk. 1861.

Duncan, On the introduction of fever into Liverpool etc. Med. Times 1862.

Gourrier, Relat. d'une épidém. du typhus observé à Toulon 1864. Thèse Montpellier 1866.

Murchison, Die typhoiden Krankheiten. Uebers. von Zülzer. Berlin 1867. (Sehr vollständige Literaturangaben, besonders auch in Bezug auf ältere englische und französische Arbeiten.)

Rosenstein, Mittheilungen über das Fleckfieber. Virch. Arch., Bd. 43, 1868.

v. Treskow, Vorl. Mittheil. über Vork. d. Typh. exanthem. etc. Berl. klin. Wochenschr., Nr. 7 u. 8, 1868.

Naunyn, Bericht über den exanthem. Typhus in Ostpreussen. Berl. klin. Wochenschr., Nr. 22, 1868.

Schieferdecker, Verhandl. der Berl. med. Ges. Berl. klin. Wochenschr., Nr. 28, 1868.

Becher, Mittheilungen aus der Typhusepidemie in Ostpreussen. Berl. klin. Wochenschr., Nr. 49, 50 u. 51, 1868.

Mosler, Erfahrungen über die Behandlung des Typh. exanthemat. etc. Greifswald 1868.

Varrentrapp, Die Fleckfieberepidemie in Frankfurt a. M. Correspondenzblatt für die mittelrhein. Aerzte, Nr. 10 u. 11, 1868.

Virchow, Ueber den Hungertyphus und einige verwandte Krankheitsformen. Berlin 1868. (Virch. ges. Abhandl. aus d. Geb. d. öffentl. Med. u. Seuchenlehre, S. 433.)

Wegener, Zur Pathol. u. Therap. des Typh. exanthemat. Jahrb. f. Kinderheilk. 1868.

Vital, Le typhus dans la prov. de Constantine en 1866. Rec. des mém. de méd. milit. 1869.

Kanzow, Der exanthemat. Typhus im ostpreuss. Reg.-Bez. Gumbinnen während des Nothstandes im Jahre 1868. Potsdam 1869.

Grätzer, Statistik der Epidemie von Typh. exanthemat. in Breslau i. d. Jahren 1868 u. 1869. Deutsch. Arch. f. klin. Med., Bd. VII.

Lebert, Aetiologie und Statistik des Rückfallfiebers und des Flecktyphus in Breslau i. d. Jahren 1868 und 1869. Deutsch. Arch. f. klin. Med., H. 3, 4 u. 5, Bd. VII.

v. Pastau, Statist. Bericht über das Allerheiligenhospital Breslau 1870. (S. 105 ff.)

Passauer, Ueber den exanthemat. Typhus in klin. und sanitätspoliz. Beziehung. Nach Beobachtungen während der ostpreuss. Typhusepidemie i. d. Jahren 1868 u. 1869. Erlangen 1870.

Perrier, Effets de la misère et typhus dans la province d'Alger. Rec. des mém. de méd. milit. 1870.

Wunderlich, Ueber die Diagnose des Flecktyphus. Volkm. Samml. klin. Vorträge, Nr. 21, 1871.

Murchison, On the period of incubat. of typhus, relapsing fever etc. St. Thomas hosp. rep., Bd. III, 1871.

Obermeier, Die ersten Fälle der Berliner Flecktyphusepidemie von 1873. Berl. klin. Wochenschr., Nr. 30 u. 31, 1873.

— Zur Contagion des wiederkehrenden und des Flecktyphus. Centralbl. f. d. med. Wissensch., Nr. 36, 1873.

Zülzer, Zur Aetiologie des Flecktyphus. Nach Beobachtungen aus der Berliner Epidemie von 1873. Vierteljahrschr. f. gerichtl. Med., Jan. S. 183, und Zeitschr. f. prakt. Med., Nr. 4, 1874.

Behse, Beobachtungen über Typh. exanthemat. und Febricula. Dorpat. med. Zeitschr., Bd. V, 1874.

Heitler, Bericht über die im Jahre 1875 auf der Klinik und Abth. des Prof. Löbel beobachteten Fälle von Flecktyphus. Wiener med. Jahrb. 1875.

Lebert, Flecktyphus. v. Ziemssen's Handb. d. spec. Path. u. Therap., 2. Aufl., Bd. II, 1876.

Wyss, Fleckfieber. Gerhart's Handb. der Kinderkrankh., Bd. II, 1876.

F. Herrmann, Die Flecktyphusepidemie von 1874 und 1875. Petersb. med. Wochenschr., Nr. 16, 1876.

Martin, Etude sur l'endémicité du typhus dans le départ. du Finistère. Thèse Paris 1876.

Kaczorowski, Ueber die Epidemie des Typhus exanthemat. im Spital der barmherz. Schwestern in Posen. Deutsche med. Wochenschr. 1877.

— Die kalte Luft als Antipyreticum. Ebenda 1879.

Oser, Ueber den Typhus exanthemat. in Wien. Med. Jahrb., H. 4, 1877.

Dangy des Deserts, Relations de l'épidém. de typh. pétéchial de l'île Molène. Arch. de méd. navale 1877.

v. Scheven, Ueber die gegen den exanthemat. Typhus in der Armee zu ergreifenden sanitätspoliz. Massregeln. Vierteljahrschr. f. gerichtl. Med. 1877.

Gestin, Rapport sur les épidémies de 1877. Mém. de l'acad. de méd., Bd. 32, 1878.

Benary, Kurzer Bericht über die während des Jahres 1878 im Berl. städt. Barackenlazareth vorgekomm. Fälle von Typhus exanthemat. Deutsche med. Wochenschr., Nr. 46, 1878.

Hartmann, Die bei Typhus exanthemat. auftretenden Erkrankungen der Hörorgane. Arch. der Ohrenheilk. 1879.

Salomon, Bericht über die Berliner Flecktyphusepidemie im Jahre 1879. Inaug.-Diss. Berlin 1880 und Deutsch. Arch. f. klin. Med. 1880. (Die Arbeiten von Benary, Hartmann und Salomon beziehen sich auf das Material des damals von mir geleiteten Berl. städt. Barackenlazareths zu Moabit.)

Pistor, Die Flecktyphusepidemie in Oberschlesien 1876—1877. Vierteljahrschr. f. gerichtl. Med., Bd. 29, 1, 1880.

Goltdammer, Ueber die Kost- und Logirhäuser für die ärmeren Volksclassen. Vierteljahrschr. f. gerichtl. Med., Bd. 29, 2, 1880.

Krukenberg, Zur Pathologie und Therapie des Typh. exanthemat. Deutsche med. Wochenschr., Nr. 49—51, 1880.

Hampeln, Ueber Flecktyphus. Deutsch. Arch. f. klin. Med., 1880.

Moritz, Kurzer Bericht über den Flecktyphus im weibl. Obuchowspital 1879—1880. Petersb. med. Wochenschr., Nr. 17, 1881.

Herrmann, Beitrag zur Anwendung warmer, prolongirter Bäder im Flecktyphus. Petersb. med. Wochenschr., Nr. 26, 1881.

Janeway, Typh. fever in New-York. Bost. med and surg. Journ. 1881.

Guttstadt, Fleck- und Rückfallfieber in Preussen. 11. Ergänz.-Heft zur Zeitschr. d. königl. preuss. statist. Bureaux. Berlin 1882.

Michaelis, Der exanthemat. Typhus in der russischen Armee auf der Balkanhalbinsel 1877/78. Oesterr. militärärztl. Zeitschr., 1882.

Mott, Mikroben des Fleckfiebers. Brit. med. journ., Dec. 1883.

Weichselbaum, Ueber einige seltene Complicationen des Typh. exanthemat. in anatom. u. aetiolog. Beziehung. Allgem. Wiener med. Zeit., Nr. 22—23, 1883.

Curschmann, Fleckfieber. Ziemssen's Handb., Bd. 2, 3. Aufl., 1886.

Mantzel, Ueber die Verbreitung des Flecktyphus in Preussen (bis 1885). Diss. Berlin 1887. (Unter Guttstadt's Leitung bearbeitet.)

Janowsky, Ueber das Exanthem des Flecktyphus. Internat. klin. Rundschau 1888.

Seeliger, Die Flecktyphusepidemie in der städt. Krankenanstalt zu Königsberg 1880 bis 1882. Berl. klin. Wochenschr., Nr. 51 u. 52, 1888.

Reichsgesundheitsamt, Veröffentlichungen des, Ueber eine Flecktyphusepidemie in Magdeburg 1888.

Christie, A case of typhus fever complic. with haematemesis. Glasgow med. journ., Dec. 1888.

Moreau et Cochez, Contribut. à l'étude du typh. exanthemat. Gaz. hebd., Nr. 28, 1888.

Hlawa, Etude sur le typh. exanthemat. Arch. Bohême de méd. III, 1, 1889.

Thoinot, Le typh. exanthemat. de l'île Tudy. Ann. de hyg. publ. et de méd. légale 1891.

Mey, Zur Kenntniss des Hämoglobingehaltes des Blutes beim Typh. exanthemat. Diss. Dorpat 1891.

Thoinot et Calmette, Note sur quelques examens de sang dans le typh. exanthemat. Ann. de l'Institut Pasteur 1892.

Thoinot, Art. Fleckfieber. Traité de méd. 1892.

Lewaschew, Ueber die Mikroorganismen des Flecktyphus. Deutsche med. Wochenschr., Nr. 13, 1892.

— Ueber die Mikroparasiten des Flecktyphus. Ebenda, Nr. 34, 1892.

Erismann, Flecktyphus und Cholera. Morbidität des ärztl. Standes. Petersb. med. Wochenschr. 1892.

Brannan and Cheesman, A study of typhus fever etc. Med. record 1892.

Netter, Etiologie et prophylaxe du typh. exanthémat. Union méd. 1893.

— Origine brettonne de l'épidémie typhique de 1892/93 en France. Semaine méd., Juni 1893.

— Un cas de typhus méconnu. Soc. méd. des hôpit., Juni 1893.

— Étiologie et prophylaxie du typh. exanthémat. Ebenda, Juli 1893.

De Brun, Note sur le typhe exanthémat. observé à Beyrouth dans les premiers mois d'année 1893. Bull. de l'Acad. 1893.

Combemale, Deux cas de typh. exanthémat. avec hypothermie. Gaz. hebd., Nr. 30, 1893.
— Soc. méd. des hôpit. 1893.
Lanceraux, Sur l'épidémie de typh. exanthémat. Bull. de l'acad. de méd. 1893.
Proust, Note sur le typh. exanthémat. en France 1893 etc. Bull. de l'acad. de méd. 1894.
— Typh. exanthémat. au Hâvre en 1893 etc. Paris 1893.
Barrault, Gaz. hebd., Nr. 35 u. 36, 1893. — Chantemesse, Société méd. des hôpit. 1893. — Dubief et Brühl, Semaine méd. 1893. (Arbeiten, die sich auf eine 1893 in Lille ausgebrochene und von da in die Gefängnisse von Paris und Umgebung verschleppte Epidemie beziehen.)
Kelsch, Traité des maladies épidémiques. Paris 1894.
Dubief et Brühl, Contribut. à l'étude anatom.-pathol. et bactériolog. du typh. exanthémat. Arch. de méd. expér., Nr. 2, 1894.
Combemale, Le typh. exanthémat. chez les vieillards. Bull. gén. de thérap. 1894.
— Des complications pulmon. graves dans le typh. exanthémat. Ebenda 1894.
Dardignac, Le typhus dans l'Oise en 1893, Gaz. hebd., Nr. 39—42, 1895.
Richter, Ueber Flecktyphus. Deutsche med. Wochenschr., Nr. 34, 1895.
Mosler, Flecktyphus. Eulenburg's Encyklopädie, 3. Aufl., 1895.
Spillmann, Contribut. à l'histoire du typh. exanthémat. Rév. de méd., Nr. 8, 1895.
Pietrusky, Ueber das Auftreten des Fleckfiebers in Schlesien und die zu dessen Verhütung geeigneten Massregeln. Vierteljahrschr. f. öffentl. Gesundheitspfl. 1895.
Leonhardt, Ueber das Vorkommen von Fleckfieber und Recurrens in Breslau. Zeitschr. für Hygiene und Infect.-Krankh., Bd. 24, 1897.
Filatow, Vorlesungen über acute Infectionskrankheiten im Kindesalter. Aus dem Russischen. Wien 1897.
Netter, Flecktyphus. Traité de méd. par Brouadel 1898.
Mac Weeney, Note on the etiologie of typhus fever. Brit. med. journ., Apr. 1898.
Balfour u. Porter, A research into the bacteriology of typhus fever. Prelimin. notice Edinb. med. journ. Nr. 2, 1899.
Pelc, Verbreitung des Flecktyphus in Böhmen. Prag. med. Wochenschr. Nr. 18, 1899.
Littlejohn and Ker, An ontbreak of typhus fever. Edinb. med. Journ., 1899.

Das vorstehende Literaturverzeichniss erhebt durchaus nicht den Anspruch auf Vollständigkeit. Im Wesentlichen gibt es diejenigen Arbeiten an, die im Allgemeinen, besonders epidemiologisch, von Bedeutung sind, oder im Einzelnen Bemerkenswerthes bringen.

In Bezug auf die ältere, besonders die englische und französische Literatur bis zum Jahre 1865 sei auf Murchison's classisches Werk verwiesen. Aus demselben Buche, sowie aus Hirsch's Handbuch der histor.-geograph. Pathologie ist eingehende Belehrung über Geschichte und Geographie des Fleckfiebers zu schöpfen.

Sachregister.

Fleckfiebercontagium 8, 11.
Fleckfieberepidemien 2.
Fleckfieberexanthem, diagnostische Bedeutung 129.
— —, prognostische. Bedeutung 122.
Fleckfieberleichen, Desinfection 139.
— Infection durch 12.
Fleckfiebersterblichkeit 112.
Flecktyphus 1.
Fleisch in Suppe zur Nahrung 147.
Fleischextracte 147.
Fleischgelée 148.
Fleischsolution, Leube-Rosenthal'sche 147.
Fleischsuppe 147.
Flockenlesen 68.
Foudroyante, hämorrhagische Formen 110.
Freiluftbehandlung 145.
Fuhrwerke, Desinfection der 140.
Furunculose 104.
Furunkel 62.
Fussrücken, Exanthem auf dem 57.

G.

Gangrän in der Reconvalescenz 103.
Gedächtnis in der Reconvalescenz 101.
Gefässsystem 38.
Gehörstörungen 71, 102.
Gelenksrheumatismus, acuter 93.
Genesene, Entlassung derselben 140.
Genesungszeit 98.
—, Behandlung während der 157.
Geographisches 7.
Gerhardt'sche Eisenchloridreaction 79.
Gesammtcharakter 24.
Geschichtliches 1.

Geschlecht und Disposition 16.
— und Mortalität 118.
Geschwüre im Kehlkopf 73.
Gesicht, Verhalten desselben 130.
Getränke. zur Diät 148.
Gewöhnung an das Contagium 16.
Gravidität 80.
Greisenalter, Verlauf im 95.
Gruber-Widal'sches Verfahren zur Differentialdiagnose 132.
Güterverkehr, Ueberwachung 135.

H.

Hämaturie 110.
Hämoglobingehalt 54.
Hämorrhagische Erscheinungen, prognostische Bedeutung 122.
— Formen 110.
— Umwandlung der Ròseolen 59.
Häufigkeit der Bäder 151.
Harnentleerung, Behinderung der 79.
Harnorgane, anatomische Veränderungen 40.
Harn- und Geschlechtswerkzeuge, Veränderungen 77.
Harn, Verhalten 78.
Haut, Infection durch die 13.
— Verhalten der 122.
Hautabscesse 62.
Hautblutungen 31.
— bei hämorrhagischem Fleckfieber 111.
Hautfarbe bei Febris recurrens 127.
Hautgeruch 62.
Hautveränderungen 33, 56.
— in der Reconvalescenz 103.
Hemiplegie in der Reconvalescenz 102.

Herbergen, Ueberwachung der 135.
Herpes facialis 61.
— bei abortivem Fleckfieber 88.
Herz, Verhalten 38.
Herz- und Vasomotorenlähmung, Therapie 153.
Herzschwäche, Ursache der hohen Mortalität 116.
Hirnblutung bei hämorrhagischem Fleckfieber 111.
Hitze, trockene, zur Zerstörung des Contagiums 14.
Höhe des Fleckfiebers 32.
Hülsenfrüchte zur Suppe 147.
Hungertyphus 1, 135.
Hydriatische Behandlung der Delirien 155.
— Methoden 149.
Hyperämie der Haut vor Ausbruch des Exanthems 60.
Hyperämische Beschaffenheit des Exanthems 58.
Hyperästhesien 29.
— Behandlung 156.
— der Finger- und Zehenspitzen 63.
Hyperpyretische Fälle 105.

I., J.

Jahreszeit und Disposition 23.
Icterus 62.
Immunität 16.
Incubation, Uebertragung während der 12.
Incubationsstadium 27.
Infection 12.
Infectionskrankheiten, acute, und Fleckfieberinfection 21, 91.
Infectiosität, Grad der 13.
Initialstadium, Uebertragbarkeit während des 12.

12*

Erklärung der Tafeln.

Tafel I.

1. Frische, kaum 24 Stunden bestehende, noch rein hyperämische Fleckfieber-roseolen, von der Bauchhaut eines 27jährigen, äusserst schwer erkrankten, schliesslich geheilten Mannes. Die Eruption begann am vierten Krankheitstage.

2. Von der Bauchhaut desselben Kranken. Beginn des neunten Krankheitstages. Die Roseolen sind zum grösseren Theile düster-livid, einzelne mehr kupferfarben geworden, in Folge hämorrhagischer Umwandlung.

Zwischen den Roseolen einige frisch entstandene Petechien und an einer Stelle (rechts unten) eine ausgedehntere fleckförmige Hautblutung.

Tafel II.

3. Zum Vergleich: Roseolaausschlag von der Bauchhaut einer 31jährigen, an Unterleibstyphus erkrankten Frau. Zwölfter Krankheitstag. Exanthem sehr reichlich und im Einzelnen stark entwickelt.

Alle drei Abbildungen sind von mir direct am Krankenbette gefertigt und im Druck sehr getreu wiedergegeben.

itäts-Buchhändler in Wien.

SPECIELLE
PATHOLOGIE UND THERAPIE

herausgegeben von

HOFRATH PROF. D^R. HERMANN NOTHNAGEL

unter Mitwirkung von

Geh. San.-R. Dr. **E. Aufrecht** in Magdeburg, Prof. Dr. **V. Babes** in Bukarest, Prof. Dr.
A. Baginsky in Berlin, Prof. Dr. **M. Bernhardt** in Berlin, Hofr. Prof. Dr. **O. Binswanger**
in Jena, Doc. Dr. **F. Blumenthal** in Berlin, Dr. **L. Bruns** in Hannover, Hofr. Prof. Dr.
R. Chrobak in Wien, Prof. Dr. **G. Cornet** in Berlin, Prof. Dr. **M. Couto** in Rio Janeiro, Geh.
Med.-R. Prof. Dr. **H. Curschmann** in Leipzig, Dr. **E. Eggebrecht** in Leipzig, Geh. Med.-R.
Prof. Dr. **P. Ehrlich** in Frankfurt a. M., Geh. Med.-R. Prof. Dr. **C. A. Ewald** in Berlin, Dr.
E. Flatau in Warschau, Prof. Dr. **L. v. Frankl-Hochwart** in Wien, Prof. Dr. **S. Freud** in
Wien, Reg.-R. Prof. Dr. **A. v. Frisch** in Wien, Geh. Med.-R. Prof. Dr. **P. Fürbringer** in Berlin,
Doc. Dr. **D. Gerhardt** in Strassburg, Geh. Med.-R. Prof. Dr. **K. Gerhardt** in Berlin, Prof.
Dr. **Goldscheider** in Berlin, Doc. Dr. **K. Hirsch** in Leipzig. Geh. Med.-R. Prof. Dr. **E. Hitzig**
in Halle a. d. S., Geh. Med.-R. Prof. Dr. **F. A. Hoffmann** in Leipzig, Prof. Dr. **A. Högyes**
in Budapest, Prof. Dr. **G. Hoppe-Seyler** in Kiel, Prof. Dr. **R. v. Jaksch** in Prag, Prof. Dr.
A. Jarisch in Graz (†), Prof. Dr. **H. Immermann** in Basel (†), Prof. Dr. **Th. v. Jürgensen** in
Tübingen, Dr. **Kartulis** in Alexandrien, Prof. Dr. **Th. Kocher** in Bern, Prof. Dr. **F. v. Korányi**
in Budapest, Hofr. Prof. Dr. **R. v. Krafft-Ebing** in Graz, Prof. Dr. **F. Kraus** in Graz, Prof.
Dr. **L. Krehl** in Greifswald, Doc. Dr. **A. Lazarus** in Charlottenburg, Geh. San.-R. Prof. Dr.
O. Leichtenstern in Köln (†), Prof. Dr. **H. Lenhartz** in Hamburg, Geh. Med.-R. Prof. Dr.
E. v. Leyden in Berlin, Prof. Dr. **K. v. Liebermeister** in Tübingen (†), Prof. Dr. **M. Litten** in
Berlin, Prof. Dr. **H. Lorenz** in Wien, Doc. Dr. **J. Mannaberg** in Wien, Prof. Dr. **O. Minkowski**
in Köln, Dr. **P. J. Möbius** in Leipzig, Prof. Dr. **C. v. Monakow** in Zürich, Geh. Med.-R.
Prof. Dr. **F. Mosler** in Greifswald, Doc. Dr. **H. F. Müller** in Wien (†), Prof. Dr. **B. Naunyn** in
Strassburg, Hofr. Prof. Dr. **I. Neumann** in Wien, Hofr. Prof. Dr. **E. Neusser** in Wien, Prof.
Dr. **K. v. Noorden** in Frankfurt a. M., Hofr. Prof. Dr. **H. Nothnagel** in Wien, Prof. Dr.
H. Oppenheim in Berlin, Reg.-R. Prof. Dr. **L. Oser** in Wien, Prof. Dr. **E. Peiper** in Greifs-
wald, Dr. **F. Pinkus** in Berlin, Dr. **R. Pöch** in Wien, Hofr. Prof. Dr. **A. Pŕibram** in Prag,
Geh. Med.-R. Prof. Dr. **H. Quincke** in Kiel, Prof. Dr. **E. Remak** in Berlin, Geh. Med.-R.
Prof. Dr. **F. Riegel** in Giessen, Prof. Dr. **O. Rosenbach** in Berlin, Prof. Dr. **A. v. Rost-
horn** in Graz, Geh. Med.-R. Prof. Dr. **H. Schmidt-Rimpler** in Göttingen, Hofr. Prof. Dr.
L. v. Schrötter in Wien, Geh. Med.-R. Prof. Dr. **F. Schultze** in Bonn, Geh. Med.-R. Prof.
Dr. **H. Senator** in Berlin, Prof. Dr. **V. Sion** in Jassy, Prof. **Azevedo Sodré** in Rio Janeiro,
Doc. Dr. **M. Sternberg** in Wien, Prof. Dr. **G. Sticker** in Giessen, Prof. Dr. **K. Stoerk** in
Wien (†), Prof. Dr. **H. Vierordt** in Tübingen, Prof. Dr. **O. Vierordt** in Heidelberg,
Prof. Dr. **R. Wollenberg** in Tübingen, Doc. Dr. **O. Zuckerkandl** in Wien.

III. BAND, I. THEIL.

DER UNTERLEIBSTYPHUS.
DAS FLECKFIEBER.

Von Prof. Dr. **H. Curschmann** in Leipzig.

FEBRIS RECURRENS.

Von Dr. **E. Eggebrecht** in Leipzig.

FEBRIS HERPETICA.

(LEICHTES ERKÄLTUNGSFIEBER, FEBRIS EPHEMERA, FEBRICULA.)

Von Doc. Dr. **Carl Hirsch** in Leipzig.

WIEN 1902.
ALFRED HÖLDER
K. U. K. HOF- UND UNIVERSITÄTS-BUCHHÄNDLER
I., ROTHENTHURMSTRASSE 15.

DER

UNTERLEIBSTYPHUS.

DAS FLECKFIEBER.

VON

DR. H. CURSCHMANN

PROFESSOR DER MEDICINISCHEN KLINIK IN LEIPZIG.

FEBRIS RECURRENS.

VON

DR. E. EGGEBRECHT

EHEM. ASSISTENTEN DER MEDICINISCHEN KLINIK IN LEIPZIG.

FEBRIS HERPETICA.

(LEICHTES ERKÄLTUNGSFIEBER, FEBRIS EPHEMERA, FEBRICULA.)

VON

DR. CARL HIRSCH

PRIVATDOCENT AN DER UNIVERSITÄT LEIPZIG.

WIEN 1902.

ALFRED HÖLDER

K. U. K. HOF- UND UNIVERSITÄTS-BUCHHÄNDLER

I., ROTHENTHURMSTRASSE 13.

SPECIELLE
PATHOLOGIE UND THERAPIE

herausgegeben von

HOFRATH PROF. Dᴿ· HERMANN NOTHNAGEL

unter Mitwirkung von

Geh. San.-R. Dr. **E. Aufrecht** in Magdeburg, Prof. Dr. **V. Babes** in Bukarest, Prof. Dr.
A. Baginsky in Berlin, Prof. Dr **M. Bernhardt** in Berlin, Hofr. Prof. Dr. **O. Binswanger**
in Jena, Doc. Dr. **F. Blumenthal** in Berlin, Dr. **L. Bruns** in Hannover, Hofr. Prof. Dr.
R. Chrobak in Wien, Prof. Dr. **G. Cornet** in Berlin, Prof. Dr. **M. Couto** in Rio Janeiro,
Geh. Med.-R. Prof. Dr. **H. Curschmann** in Leipzig, Dr. **E. Eggebrecht** in Leipzig, Geh.
Med.-R. Prof. Dr. **P. Ehrlich** in Frankfurt a. M., Geh. Med.-R. Prof. Dr. **C. A. Ewald** in
Berlin, Dr. **E. Flatau** in Warschau, Prof. Dr. **L. v. Frankl-Hochwart** in Wien, Prof.
Dr. **S. Freud** in Wien, Reg.-R. Prof. Dr. **A. v. Frisch** in Wien, Geh. Med.-R. Prof. Dr. **P.
Fürbringer** in Berlin, Doc. Dr. **D. Gerhardt** in Strassburg, Geh. Med.-R. Prof. Dr. **K.
Gerhardt** in Berlin, Prof. Dr. **Goldscheider** in Berlin, Doc. Dr. **K. Hirsch** in Leipzig,
Geh. Med.-R. Prof. Dr. **E. Hitzig** in Halle a. d. S., Geh. Med.-R. Prof. Dr. **F. A. Hoffmann**
in Leipzig, Prof. Dr. **A. Högyes** in Budapest, Prof. Dr. **G. Hoppe-Seyler** in Kiel, Prof.
Dr. **R. v. Jaksch** in Prag, Prof. Dr **A. Jarisch** in Graz (†), Prof. Dr. **H. Immermann** in
Basel (†), Prof. Dr. **Th. v. Jürgensen** in Tübingen, Dr. **Kartulis** in Alexandrien, Prof.
Dr. **Th. Kocher** in Bern, Prof. Dr. **F. v. Korányi** in Budapest, Hofr. Prof. Dr. **R. v.
Krafft-Ebing** in Graz, Prof. Dr. **F. Kraus** in Graz, Prof. Dr. **L. Krehl** in Greifswald,
Doc. Dr. **A. Lazarus** in Charlottenburg, Geh. San.-R. Prof. Dr. **O. Leichtenstern** in
Köln (†), Prof. Dr. **H. Lenhartz** in Hamburg, Geh. Med.-R. Prof. Dr. **E. v. Leyden** in
Berlin, Prof. Dr. **K. v. Liebermeister** in Tübingen (†), Prof. Dr. **M. Litten** in Berlin, Prof.
Dr. **H. Lorenz** in Wien, Doc. Dr. **J. Mannaberg** in Wien, Prof. Dr. **O. Minkowski** in
Köln, Dr. **P. J. Möbius** in Leipzig, Prof. Dr. **C. v. Monakow** in Zürich, Geh. Med.-R.
Prof. Dr. **F. Mosler** in Greifswald, Doc. Dr. **H. F. Müller** in Wien (†), Prof. Dr. **B.
Naunyn** in Strassburg, Hofr. Prof. Dr. **I. Neumann** in Wien, Hofr. Prof. Dr. **E. Neusser**
in Wien, Prof. Dr **K. v. Noorden** in Frankfurt a. M., Hofr. Prof. Dr. **H. Nothnagel** in
Wien, Prof. Dr. **H. Oppenheim** in Berlin, Reg.-R. Prof. Dr. **L. Oser** in Wien, Prof. Dr.
E. Peiper in Greifswald, Prof. Dr. **F. Pinkus** in Berlin, Dr. **R. Pöch** in Wien, Hofr. Prof.
Dr. **A. Přibram** in Prag, Geh. Med.-R. Prof. Dr. **H. Quincke** in Kiel, Prof. Dr. **E. Remak**
in Berlin, Geh. Med.-R. Prof. Dr **F. Riegel** in Giessen, Prof. Dr. **O. Rosenbach** in Berlin,
Prof. Dr. **A. v. Rosthorn** in Graz, Geh. Med.-R. Prof. Dr. **H. Schmidt-Rimpler** in
Göttingen, Hofr. Prof. Dr. **L. v. Schrötter** in Wien, Geh. Med.-R. Prof. Dr. **F. Schultze**
in Bonn, Geh. Med.-R. Prof. Dr. **H. Senator** in Berlin, Prof. Dr. **V. Sion** in Jassy, Prof.
Azevedo Sodré in Rio Janeiro, Doc. Dr **M. Sternberg** in Wien, Prof. Dr. **G. Sticker**
in Giessen, Prof. Dr. **K. Stoerk** in Wien (†), Prof. Dr. **H. Vierordt** in Tübingen, Prof.
Dr. **O. Vierordt** in Heidelberg, Prof. Dr. **R. Wollenberg** in Tübingen, Doc. Dr. **O.
Zuckerkandl** in Wien.

III. BAND,
II. THEIL, II. ABTHEILUNG.

FEBRIS RECURRENS

VON

Dᴿ· E. EGGEBRECHT.

WIEN 1902.

ALFRED HÖLDER
K. U. K. HOF- UND UNIVERSITÄTS-BUCHHÄNDLER
I. ROTHENTHURMSTRASSE 13.

FEBRIS RECURRENS

VON

DR E. EGGEBRECHT,

EHEMALIGEM ASSISTENTEN DER MEDIZINISCHEN KLINIK IN LEIPZIG.

MIT 28 CURVEN UND 1 TAFEL.

WIEN 1902.

ALFRED HÖLDER

K. U. K. HOF- UND UNIVERSITÄTS-BUCHHÄNDLER

I, ROTHENTHURMSTRASSE 13.

Druck von Adolf Holzhausen,
k. und k. Hof- und Universitäts-Buchdrucker in Wien

Inhalt.

Febris recurrens.

I. Definition der Krankheit; Geschichtliches zu ihrer Erkennung. Namen.

Das Rückfallfieber ist eine acute Infectionskrankheit, welche durch einen im Blute des Kranken nachweisbaren, eigenartigen, bei ihr allein vorkommenden Parasiten verursacht wird.

Dieser Mikroorganismus ist das von Otto Obermeier 1873 zuerst beschriebene Spirillum febris recurrentis. Die durch die Spirille verursachte Krankheit ist in ihrem Verlaufe meist typisch und vornehmlich durch das Bild der Temperaturcurve gut erkennbar.

Der klinische Verlauf der Krankheit ist ausgezeichnet durch das wechselnde Eintreten fieberhafter und fieberfreier Perioden, beide von mehrtägiger Dauer, jene durch Schüttelfrost, raschen Temperaturanstieg, schweres Krankheitsgefühl, heftige Muskelschmerzen und beträchtliche Milzschwellung eingeleitet, diese beginnend mit starkem Schweiss, kritischem Temperaturabfall und dem Gefühl des Wohlbefindens.

Da die Krankheit zweifellos contagiöser Natur ist, so tritt sie meist epidemisch auf. Trotz dieser meist beträchtlichen Morbidität ist die Mortalität fast immer eine geringe.

Als eine der Recurrens zugehörige Erkrankungsform ist das biliöse Typhoid Griesinger's zu erwähnen, gleichfalls verursacht durch die Obermeier'sche Spirochaete, aber von wesentlich malignerem Verlaufe. Es wird unten über diese Modification der Recurrens, wie über die anderen abgehandelt werden.

Strittig ist, wie weit die Kenntniss der Recurrens als einer besonderen Krankheit zurückzuverfolgen ist, wann man gelernt hatte, sie als eine Krankheit sui generis zu betrachten.

Während Murchison nach Spittal annimmt, dass die Beschreibung eines auf Thasos herrschenden Fiebers bei Hippokrates im I. Buche der Epidemia (Sect. I § 3, II § 4, III § 9) auf Recurrens bezogen werden kann, lehnten Haeser und andere Autoren diese Annahme als falsch ab. Es handle sich um Fälle der in warmen Klimaten häufigen, remittirenden, ihrer Grundlage nach den Malariaformen angehörenden Fieber.

Aus mittelalterlichen Beschreibungen von Volksseuchen geht nicht
mit Deutlichkeit hervor, ob Recurrens als solche den Aerzten bekannt
war. Haeser (l. c. S. 366, 969) will eine Stelle bei Trevisius (1588)
„vielleicht" auf „Hungertyphus" beziehen, obgleich hier schon der Ausdruck „relapsi" für Rückfall vorkommt.

Auch die Schilderungen fieberhafter Erkrankungen bis in das 18. Jahrhundert hinein bleiben bezüglich des Recurrens dunkel und unsicher, und
man thut gut, sich dem Urtheile Hirsch'[1] anzuschliessen, welcher sagt:
„Ich habe mich vergeblich bemüht, in den Beschreibungen, welche die
Aerzte des 16. und 17. Jahrhunderts von den von ihnen beobachteten
Fieberepidemien gegeben haben, einigermassen bestimmte Andeutungen
über Rückfallfieber zu entdecken. Allerdings ist in denselben und noch
häufiger in den Schilderungen, welche die Aerzte des 18. Jahrhunderts
von den Gallen-, Schleim-, Faulfiebern u. s. w. entworfen haben, von
,Rückfällen, welche die Kranken erlitten', die Rede, allein offenbar hat
es sich hier nicht um Relapse, sondern um Typhus- oder Typhoidrecidive
gehandelt."

Erst J. Rutty hat 1741 die Recurrens gut unterschieden und aus
den anderen ähnlich verlaufenden Krankheiten herausgehoben. In seiner
trefflichen Schilderung nennt er sie a five day's fever with relapses.
„A fever ... of six or seven day's duration, terminating in a critical
sweat ...; here the patients were subject to a relaps even to a third or
fourth time and yet recovered" (Murchison, Ewald etc.).

Es hatten schon kurz vor ihm Strother und Lind 1729 in einer
Londoner Epidemiebeschreibung Andeutungen über Recurrens als einer
besonderen Erkrankung berichtet (Haeser, Murchison etc.).

Ein tiefes, eindringendes Verständniss für die Eigenart der Febris
recurrens haben die Autoren des 19. Jahrhunderts, vor Allen Craigie
und Henderson (1843), Jenner und viele andere englische Autoren,
unter denen besonders Murchison zu nennen ist. Die Beziehungen
zwischen Recurrens und biliösem Typhoid deckte Griesinger 1853 auf.

Wenn auch durch die Beobachtungen und vortrefflichen Beschreibungen dieser und vieler anderen Autoren das Dunkel, welches über den
typhoiden Erkrankungen lag, wesentlich gelichtet war, besonders auch mit
Hilfe der Thermometrie (Wunderlich 1868), so wurde völlige Klarheit
erst durch die Entdeckung des Erregers der Recurrens geschaffen. Otto
Obermeier machte sie im Jahre 1868 und beschrieb die Spirillen zuerst
1873; es war das eine That, gleich wichtig für die Geschichte der Medicin, wie auch grundlegend für die Auffassung von Krankheiten überhaupt und die Infectionskrankheiten im Besonderen.

---

[1] Histor.-geograph. Pathologie, Bd. 1, S. 417.

Mit dem Nachweise der Recurrensspirillen zerfielen die Hypothesen von der Gleichartigkeit der Febris recurrens und Febris exanthematicus, dem Typhus abdominalis und der Malaria, deren Identität noch kurz vorher betont worden war. Aber auch viele andere hier nicht zu erörternde Theorien über Krankheiten mehr allgemein medicinischer Art mussten aufgegeben werden.

Nomenclatur.

Zur Vermeidung von Unklarheiten wird die Recurrenserkrankung Febris recurrens oder Rückfallfieber genannt und die Abart, das biliöse Typhoid Griesinger's, Febris recurrens septica oder biliosa. Der Name Typhus recurrens ist nicht mehr anzuwenden.

In der englischen Literatur ist die am häufigsten gebrauchte Bezeichnung Relapsing fever (eventuell mit Zusatz von bilious), in der französischen Fièvre récurrente oder Fièvre à rechute.

Anmerkung.

Ich gebe hier die von Murchison zusammengestellte ältere Nomenclatur wieder aus seinem für die Diagnostik der „typhoiden Krankheiten" überaus wichtigen Werke „A treatise on the continued fevers of Great-Britain", deutsch von Zuelzer. Braunschweig 1867.

a) Nach der Dauer und dem besonderen Verlaufe:

A five day's fever with relapses (Rutty 1770); Short fever, Five day's fever (verschiedene, 1817—1819); Five or seven day's fever (Wardell etc. 1843; irische Autoren 1847); Remittent fever (Craigie 1843; Purefoy 1853); Relapsing fever (Paterson, Steele etc. 1847; Jenner 1849; Lyons und Anderson 1861); Typhus recurrens (Hirsch 1859); Das recurrirende Fieber (deutsche Autoren); Fièvre à rechute (französische Autoren).

b) Nach dem epidemischen Charakter:

The epidemic fever (verschiedene); Epidemic fever of Edinbourgh 1817 (Welsh 1819); Epidemic fever of Ireland pro parte (Barker und Cheyne 1821); Scoth epidemic of 1843 (Alison, Wardell, R. Cormack, Jackson, Henderson, H. Douglas, D. Smith, Craigie etc.); Epidemic remittent fever (Mackenzie 1843); The silesian fever of 1847 (Brit. and for. med.-chir. rev., Juli 1851).

c) Nach dem angenommenen „inflammatorischen" Charakter:

Dynamic or inflammatory fever (Stoker 1835; Dublin journ. 1848); Synocha (Cullen 1769; Christison 1840, 1858); Relapsing synocha (Seaton Reid 1848).

d) Nach der gewöhnlich symptomatischen Gelbsucht:

Yellow fever (Graves und Stoker 1826; Arrott 1843); Bilious relapsing fever (Steele 1848); Gastro-hepatic fever (Ritchie 1855). Ebenso: Bilious relapsing fever; Remitting icteric. fever; Biliary fever und Bilious typhoid fever.

e) Nach dem Zusammenhang mit Hungersnoth:

Famine fever (Stoker 1826 und die meisten irischen Autoren); Armentyphus (deutsche Autoren 1848); Hungerpest (Graevell's Notizen 1840).

f) Andere Synonyma:

Fever of the new constitution (O'Brien 1828); Auliary fever (Ormerod 1848; Waston 1848); Typhinia (Farr. 1858).

Nach Hirsch und anderen Autoren sind unter den nach gewissen Gegenden genannten Epidemien (wie Smyrna-, Cypern-, Bukowina-, Levante-, Mediterraneumfieber) zum Theil reine Recurrens, zum Theil Mischkrankheiten beschrieben worden.

II. Aetiologie.

Morphologie und Biologie des Spirillum Obermeieri.

Der Recurrenserreger ist ein gleichmässig feines, structurloses, scharf umrandetes, glänzendes Fädchen in Korkzieherform mit lebhafter Eigenbewegung. Die leicht zugespitzten Fadenenden sind gerade fortlaufend oder umgebogen. Die Länge des Fädchens schwankt zwischen 10—40 μ, die Dicke zwischen 0·3—0·5 μ (s. die Abbildung).

Diese Spirillen finden sich während der Fieberanfälle im Blute, und zwar so, dass sie am zahlreichsten auf der Höhe des Anfalles, dagegen spärlicher im Beginn und gegen Ende derselben vorkommen. Der Regel nach sind sie in den Intervallen nicht im Blute aufzufinden, höchstens noch kurz vor und nach den Anfällen.

Sie finden sich stets zwischen den rothen Blutkörperchen, nie in ihnen; es gelingt leicht, sie in ungefärbtem frischen Blut bei mässiger Vergrösserung zu entdecken. Gleich hier muss hervorgehoben werden, dass sie sich nicht in anderen Krankheitszuständen des Menschen nachweisen und dass sie sich nur auf einige Affenarten übertragen lassen.

Andere Wuchsformen als die der Spirille haben sich mit Sicherheit bislang nicht entdecken lassen; insbesondere ist Sporenbildung nicht mit Sicherheit nachgewiesen.

Nur innerhalb des menschlichen Blutes ist die Recurrensspirille gefunden worden und scheint in dieser Form, wie sie im Körperblute vorkommt, ausserhalb des Menschen nicht zu existiren. Die Lebensbedingungen ausserhalb des Körpers sind noch völlig unbekannt. Beim Menschen ist die Mikrobe nur bei dem Febris recurrens im Blute gefunden.

Die Untersuchung des Blutes auf Spirillen; Technik der Blutentnahme; Färbemethoden.

Die Entnahme eines Blutstropfens erfolgt in der üblichen Weise unter den Cautelen der Asepsis.

Man achte auf so geringe Grösse des Tröpfchens, dass nach dem Auflegen des Deckglases nichts unter dem Rande hervortritt und im Sehfelde nur vereinzelte, nicht dichtgelagerte Blutkörperchen sichtbar sind.

Da nach Gerinnung des Blutes häufig die Spirillen nicht oder doch viel schwieriger zu sehen sind, empfiehlt sich der Zusatz von Müllerscher Flüssigkeit in gleicher Quantität wie der Blutstropfen. Auch ist das Verkleben des Randes mit Wachs etc. zur Vermeidung der Verdunstung empfehlenswerth.

Man sorge für ein nicht zu helles Gesichtsfeld bei starker Vergrösserung. Die Untersuchung kann sowohl am ungefärbten, wie am gefärbten Präparate vorgenommen werden. Die Färbung erleichtert die Auffindung einzelner Spirillen, während grössere Massen von Spirillen, wie sie vielfach vorkommen, leicht auch ungefärbt gesehen werden.

Die Farbstoffe, besonders Fuchsin, Alkohol, Methylenblau und Bismarckbraun, werden ziemlich leicht von den Spirillen angenommen.

Die Form der Spirillen wird besonders gut in Osmiumsäure conservirt; aber auch in starker Kochsalzlösung und in Müller'scher Lösung. Alkohol eignet sich nicht, weil er Gerinnsel bildet und so die Spirillen verdeckt.

Die Färbungsmethoden für die Spirillen sind gut zusammengestellt von Honl (Ergebnisse der allgemeinen Pathologie von Lubarsch-Ostertag, Referat, 3. Jahrg. 1896, S. 397, nach Arbeiten referirend von C. Günther, Fortschritte der Medicin 1885, Nr. 23, S. 755).

Methode 1, die älteste

Das trockene Präparat: 10 Secunden mit dünner (1—5%iger) wässeriger Essigsäurelösung behandeln (dadurch Befreien von einem Theile des Eiweisskörpers, Extrahiren des Hämoglobins aus den Blutkörperchen); Abwaschen eines grossen Theiles des Plasmas aus dem Präparate, ohne dass das Fixiren der Bacterien leidet. Darnach Trocknen des Präparates. Färben mit Anilinwassergentiana violett wie gewöhnlich, wodurch ziemlich isolirte Färbung der Spirillen erzielt wird; sie werden nicht verdeckt durch die im gewöhnlichen Präparate blaugefärbten Erythrocyten (diese sollen nur wie Schemen aussehen). Die anhaftende Essigsäure ist vorher sorgfältig durch Abblasen zu entfernen; Luft trocken werden lassen und einige Secunden über einer geöffneten Flasche mit Ammoniak halten (bestrichene Seite nach unten). In einfachen Trockenpräparaten, mit Fuchsin behandelt und in Canada aufbewahrt, blassen die Spirillen leicht ab.

Methode 2:

Gelingt Methode 1 nicht — und zwar dann, wenn die Blutschicht lange Zeit am Deckglase angetrocknet war und das Präparat zu lange so aufbewahrt wurde — und kann durch die Essigsäure das Plasma nicht abgespült werden, so gibt Günther folgendes Verfahren an: Behandlung der angetrockneten Schicht mit 2—3°/₀iger wässeriger Peptonlösung (Peptonisirung des Plasmas in kurzer Zeit). Dabei bleiben die Spirillen gut erhalten und sind gut färbbar. Die mit Essigsäure oder Peptonlösung behandelten Präparate sind sehr rasch mit Weigert's Anilingentianalösung färbbar. Saure Farblösungen tingiren die Spirillen nicht. Nach Gram werden sie entfärbt.

Methode 3 (Nikikorow nach Honl. Wratsch 1887, Nr. 8; Referat Baumgarten, Jahresbericht 1888, S. 279):

Nikikorow empfiehlt sehr dünne Blutschichten und erreicht dies durch Aufstreichen des Blutstropfens mit einem zweiten Deckgläschen (unter 45° zum ersten), Trocknenlassen, Fixiren in Alkoholäther (einige Stunden bis einen Tag). Färbung mit gewöhnlichen wässerigen verdünnten Anilinlösungen (Contouren der rothen Blutkörperchen treten deutlich hervor).

Methode 4 (Baschenew nach Honl). Russisch Gazeta Botkeina 1892; Referat Baumgarten, Jahresbericht 1892:

Baschenew färbt mit Dahlia (und zwar ein Tropfen der gesättigten alkoholischen Lösung desselben auf 30 ccm Wasser) einige Minuten in der erwärmten, circa drei Stunden in der kalten Flüssigkeit. Präparat in Wasser waschen; trocknen; Balsam). Die Spirochaeten sind ebenso intensiv gefärbt wie der Kern der Leukocyten.

Methode 5 (Mamurowski nach Honl). Russisch: Medicinskoe Obozrence 1893, Nr. 37; Referat Baumgarten, Jahresbericht 1892.

Mamurowski färbt das lufttrockene und fixirte Präparat ein bis zwei Stunden in concentrirter alkoholischer Eosinlösung und behandelt es nach unter Erwärmung in einer concentrirten wässerigen Methylenblaulösung (20—30 Minuten). Dann Abspülen in Wasser, Trocknen. — Canadabalsam. Die Spirillen sind blau; die Blutkörperchen rosa.

Methode 6:

Eine gute Methode, um Spirillen ohne Färbung gut sichtbar zu machen, hat Albrecht angegeben (Centralbl. f. klin. Medicin 1893, S. 241): Präparat 15—20 Minuten in Eisessig legen, waschen in Alkohol und Wasser. Trocknen.

Herrichtung der Organe zur Untersuchung nach Nikikorow (l. c.).
Aufbewahrung von Blut.

a) Conservirung der Organe in einem Gemisch von Foà zur Fixation des Hämoglobin (5°/₀ige wässerige Lösung von Kal. bichromic. und gesättigter Sublimatlösung zu gleichen Theilen; dann in physiologischer Kochsalzlösung zusammengegossen). Kleine Stückchen werden in 24 Stunden gut fixirt. Dann Alkoholbehandlung — Paraffineinbettung.

b) Färbung der Spirillen mit Mischung von Nikikorow:

5 Theile concentrirte 1°/₀ige spirituöse Tropaeolinlösung,
10 „ „ wässerige Methylenblaulösung,
10 „ Wasser.

Mischen unter beständigem Umschütteln. Dann zu 25 *ccm* der Mischung 2—5 Tropfen einer schwachen Aetzkalilösung (1 : 1000). Die Färbung kann mehrere Stunden dauern. Die Spirillen werden blassblau und ziemlich klar unterscheidbar. Die Spirillen sind schwer zu färben in Schnitten; am besten noch durch Methylenblau. Man darf zur Differenzirung keine Säuren verwenden (Hüppe 1891, Bacterienforschung, S. 181).

Kleinste Blutmengen untersucht man unter dem Deckglase auf dem Objectträger; wenn man die Spirochaeten im Blut längere Zeit aufbewahren will, ohne dass letzteres verdunstet, so fängt man es in ausgeglühten Capillarröhrchen mit möglichster Schnelligkeit in der von Heydenreich beschriebenen Weise auf:

Das Blut wird mittelst eines kleinen Schröpfkopfes entnommen, dessen Luft durch einen Glasansatz mit einer Spritze verdünnt wird. „Ein auf solche Art erhaltenes Blut wurde in geschlossenem Gefässe mittelst eines zuvor geglühten Glasstabes durch langsames Rotiren desselben defibrinirt und diente dann zur Füllung der Capillarröhrchen. Das Füllen ging sehr schnell und ganz von selbst vor sich. Bei den zuvor geglühten (etwa 1 Stunde bei circa 160° C.) Haarröhrchen nämlich wurden die zugeschmolzenen Spitzen abgebrochen und mit einem Ende in das Blut gestellt, welches dieselben durch die Capillarität in 3--10 Secunden vollständig anfüllte. Darauf wurden die Enden der Röhrchen mit Siegellack verklebt und in diesem Zustande aufbewahrt. Wenn es nachher aus dem so bewahrten Blute nöthig war, ein mikroskopisches Präparat zu machen, so würde von beiden Enden ein möglichst grosses Stück abgeschnitten und ein Theil des Blutes mittelst eines Strohhalmes langsam auf das Objectglas ausgeblasen."

Form und Anordnung der Recurrensspirochaete.

Die Spirochaete stellt sich als ein feiner gleichartiger Faden dar, der in enger Spirale aufgewunden ist und beständige, sehr. lebhafte Bewegung zeigt. Dass die Anordnung der Windungen keine scheinbare, sondern wirklich korkzieherartig, spiralförmig ist, geht auch aus dem Bilde hervor, das gelegentlich mehrere ineinandergeschobene Fädchen bieten.

Heydenreich macht darauf aufmerksam, dass diese Ineinanderschiebung besonders dann sichtbar wird, wenn die Spirillenbewegungen langsamer werden. Besonders deutlich erscheint sie, wenn der Blick senkrecht von oben in die Längsachse zweier ineinandergeschobener Fädchen fällt.

Im unbehandelten Blutstropfen, ohne Anwendung künstlicher Färbemittel, erscheint die Spirille je nach der Einstellung der Linse als schwachheller oder dunkler dünner Faden, etwa von der Dicke und dem unbestimmten Eindrucke feinster Blutfibrinfädchen. Die Verwechslung mit diesen ist möglich, sobald die Mikroorganismen ruhig liegen oder abgestorben sind. So lange sie beweglich sind, ist die Art ihrer Bewegung zu charakteristisch, als dass sie verkannt werden könnten. Gelegentlich liegen sie zwischen den geldrollenförmig angeordneten Blutkörperchen so versteckt, dass sie ausserordentlich schwer gefunden werden können.

Zur leichteren Durchsicht soll man deshalb das Blut durch leichten Druck auf das Deckglas fein auseinandertreiben, die Blutbestandtheile so isoliren und dann färben.

Heydenreich, dem wir eine Anzahl schöner Beobachtungen verdanken, schiebt die Schwierigkeit, die Spirochaeten zu sehen, nicht nur auf deren dünne und zarte Bildung, sondern mit Recht zum Theil auf die lichtbrechenden Eigenschaften des Blutserums. Sie erscheinen im Serum durchsichtiger und werden dadurch schwerer unterscheidbar. „In weniger stark lichtbrechenden Flüssigkeiten, wie z. B. Speichel, Chlornatriumlösungen, erscheinen die Fäden deutlicher contourirt und in Folge dessen scheinbar etwas dicker."

Derselbe Autor hebt hervor, dass die Spirochaeten „leichter zu bemerken sind, wenn die Stellen, in denen sie sich bewegen, von rothen Blutkörperchen oder anderen Gebilden umgeben sind, gleichsam wie von einem Rahmen. Sind aber die Spirochaeten im Sehfelde allein ohne andere Formelemente, so ist ihre Untersuchung bedeutend schwerer". Letzteres findet z. B. statt, wenn durch Erfrieren und Aufthauen des Blutes das Hämoglobin im nun hellröthlichen Serum gelöst ist und die Blutkörperchen zu Schemen geworden sind. „Unter solchen Umständen sind die Spirochaeten nur mit grosser Mühe zu sehen. Am bequemsten ist ihre Untersuchung im defibrinirten Blut, zur Zeit, wenn ihre Bewegungen anfangen sich zu verlangsamen oder auch ganz aufgehört haben."

Die Parasiten sind oft zuerst an den passiven Bewegungen der Blutkörperchen zu erkennen. Sie legen sich nämlich mit Vorliebe mit dem einen Ende an ein rothes oder weisses Blutkörperchen, während sich das andere frei bewegt. Bei den Bewegungen des freien Endes wird nicht selten ein rothes Blutkörperchen in der Nähe mit fortgerissen. An diesen ungewöhnlichen Bewegungen der rothen Blutkörperchen ist das Vorhandensein der Spirillen oft am besten zu erkennen.

Die Länge und Dicke der Parasiten schwankt in gewissen Grenzen.

Die Verschiedenheiten der Länge erklären sich aus dem Vermögen des Spirillum, die 8—20 gleich grossen und weiten Windungen seines Körpers enger und weiter zu strecken. Dadurch wechseln Zahl und Grösse der schraubenartigen Windungen so, dass die gestreckteren Individuen das 3—4fache der zusammengezogenen ausmachen.

So erklären sich die wechselnden Angaben über die Grössenverhältnisse der Spirillen:

Cornil und Babes 36—40 μ (das 5—6fache eines Erythrocytendurchm.),
Netter . . . . 12—43 μ,
Heydenreich . . . 10—30 μ („ 2—6 „ „ „),
Engel . . . . das 26fache eines Erythrocytendurchmessers,
Obermeier . . . . „ 1½—6fache eines Erythrocytendurchmessers,
Bliesener . . . . . „ 2—6fache „ „

. Im absterbenden und getrockneten Zustande sieht man die Windungen einer und derselben Spirochaete nicht selten verschieden weit.

Einige Autoren (Spitz etc.) meinen, dass die Spirillen um so länger und grösser werden, je zahlreicher sie werden. Dass aber ein festes Wechselverhältniss zwischen Grösse und Zahl bestehe, kann nicht behauptet werden. Der Dickendurchmesser der unbeweglichen Spirille erscheint grösser und die Contour schärfer als bei der beweglichen. Stets sind sie aber wesentlich dünner als Choleravibrionen.

Neben der ausgesprochen spiraligen Form kommen nicht selten peitschenschnurähnlich gekrümmte Fäden vor, ja einige Autoren, Moczutkowsky, Spitz u. A. bemerken, dass sie nie eine Recurrensbacterie von spiraliger Form sahen. Sicher ist, dass zuweilen, besonders wenn ihre Beweglichkeit nachlässt, die Spirille die Spiralform aufgibt und eine S- oder auch kreisförmige und achterförmige Figur bildet. Diese Formen werden aber viel seltener als die gewöhnliche beobachtet.

Karlinski sah im Blute malariakachectischer Recurrenskranker die Spirillen als gekrümmte Stäbchen oder kleine Spirillen von zwei bis drei

Windungen. Dass es sich um Obermeier'sche Spirillen handelte, bewies er dadurch, dass sie ihre gewöhnliche normale Form unter für ihre Entwicklung günstigen Bedingungen annahmen.

Diese Veränderlichkeit des Aussehens fällt bei ein und demselben Kranken an verschiedenen Untersuchungstagen, ja Stunden, sogar auch in verschiedenen Präparaten derselben Zeit auf; die Aenderungen finden sich nicht regelmässig. Ferner ist zu erwähnen, dass die Spirillen, auch wenn sie am ersten Tage normale Form und Structur gezeigt haben, später auffällig gross und sehr gross erscheinen können; oder sie erschienen zuerst schön ausgebildet und dann wieder dünn, zart, sehr zart. Bald fällt die lebhafte, bald die träge Beweglichkeit auf; bald erscheinen sie gestreckter, bald gekrümmter. Die Ursachen dieser Veränderungen oder die begleitenden Nebenumstände sind nicht bekannt.

Auch das Verhalten der Spirochaeten zu einander wechselt. Meist sieht man sie einzeln für sich liegen. Seltener lagern sie sich zu mehreren zusammen oder auch zu grossen Knäuelhaufen oder zu Büscheln ineinander gewickelt und verfilzt. In der Mitte dieser Nester oder Sterne sind die einzelnen Exemplare kaum oder nicht mehr gesondert zu unterscheiden, aus dem Rande ragen aber meistens einzelne heraus. Diese letzteren zeigen meist noch stärkere oder trägere Beweglichkeit, die in der Mitte kaum noch zu bemerken ist. Zuweilen geht eine zuckende Bewegung durch den ganzen Haufen. Vergrössert wird er noch durch eingeschlossene Blutelemente, die sich auch den einzelnen Fäden wie angeklebt oder ineinander verflochten anhaften. Diese Haufen finden sich vor Allem im stagnirenden Blute (Heydenreich) bei Anwesenheit zahlreicher Spirillen. Sie werden entweder als Folge der Klebrigkeit der Spirillen (Heydenreich) oder als Product der Spiralform angesehen (Rossbach); doch sind diese beiden Erklärungen nicht annehmbar.

Klebs sieht in dieser Knäuelbildung nicht Beweise von Klebrigkeit, er erklärt sie durch Einbohren der Enden in weiche Körper, wie die Substanz rother Blutkörperchen auch deutlich von ihnen in einen Faden ausgezogen wird.

Zuweilen legen sich zwei und mehr Exemplare so aneinander, dass das eine in der Fortsetzung des anderen liegt, wodurch sie länger erscheinen; oder man sieht korkzieherartiges Ineinandergewundensein zweier Spirillen: eine Aneinanderlagerung in der Länge, wodurch sie dicker erscheinen. Gelegentlich sieht man sie dann auch im Gesichtsfelde in die sie zusammensetzenden Fäden auseinanderfallen (ein Vorgang, den Laskowsky als Theilung im Sinne einer Vermehrung fälschlich deutete).

Alle diese genannten Erscheinungen finden sich seltener im Blute innerhalb des Organismus als ausserhalb. Heydenreich berichtet, dass die Bildung manchmal bereits innerhalb einer Stunde nach der Entnahme, öfter später (3—4 Stunden) beginnt; ist jedoch das Fibrinnetz sehr dicht, so kann ihre Bildung auch ganz unterbleiben. Er sagt: „Nur zweimal sahen wir im Blute, welches soeben dem Kranken entnommen war, schon fertige Sternchen und kleine Nester, so dass zu glauben ist, sie seien im Organismus selbst entstanden. Der erste Kranke, bei welchem wir zwei Tage hinter der Reihe diese fertigen Verfilzungen fanden, hatte einen sehr schwachen und häufigen Puls, während die Extremitäten beständig kühl waren und eine leichte cyanotische Färbung besassen. Es war die biliöse Form der Recurrens. Beim zweiten Kranken, welcher auch an Typhus biliosus litt, war die periphere Blutcirculation gleichfalls eine sehr träge. Der Puls war 100, schwach und weich, die Extremitäten kühl, während die Temperatur in recto $= 40 \cdot 3^0$ C. zeigte. Es ist hier nicht der Platz, in ausführlichere Erörterungen betreffs dieses interessanten Fundes näher einzugehen; wir wollen nur auf die Möglichkeit der Bildung von Sternen, Nestern und Conglomeraten der Spirochaeten noch zu Lebzeiten des Kranken in Gegenden aufmerksam machen, in denen die Circulation zu Zeiten bedeutend langsamer fliesst, wie z. B. in der Milz, im Knochenmark, im Labyrinthe der Nase, in der Haut u. s. w., und folglich auch auf die Möglichkeit der Bildung von Thromben, Infarcten, Abscessen, Blutungen, Petechien u. s. w. hindeuten. Solche Hämorrhagien in Folge von Gefässverstopfungen werden um so leichter stattfinden, je mehr die Intima leidet, deren Endothelium, wie wir oben gesehen haben, fettig entartet, sich ablöst und frei im Blutstrome circulirt. Dass diese Bildungen in der Milz der Leiche an Stellen von Infarcten umsonst gesucht worden sind, kann noch nicht als Gegenbeweis ihrer Existenz angesehen werden, da neben der Möglichkeit einer anderweitigen Entwicklungsart der Infarcte und der Schwierigkeit dieser Untersuchung überhaupt die todten Spirochaeten dieser Pfropfen nach einiger Zeit ebensogut im Blute verschwinden, sich auflösen, verdaut werden könnten, wie es am Ende eines jeden Recurrensfalles mit den Spirochaetenfäden stattfindet."

Die Bewegung der Spirochaeten. Art und Dauer derselben.

Die Spirochaeten sind in fast immerwährender Bewegung; sie drehen und bewegen sich nach allen möglichen Richtungen und verschwinden allaugenblicklich aus der Entfernung des deutlichen Sehens, so dass es schwer hält, sie längere Zeit zu verfolgen (Heydenreich).

Die äusserst lebhaften und schnellen, fast immerwährenden Bewegungen der Spirille sind nicht passive, durch die Blutplasmaströmung bedingte, sondern active. Sie sind wahrscheinlich durch Geisseln hervorgerufen und vielfach genau beschrieben worden.

Wie bei anderen Spirochaetenarten beobachtet man folgende Bewegungen, bei deren Beschreibung ich Heydenreich zum Theil wörtlich folge:

a) rotirende um die Längsachse ihres Körpers (Dreh- oder Schrauben-bewegung);

b) vor- und rückwärtsschreitende (Undulationen) und

c) eine nach den Seiten in allen möglichen Ebenen erfolgende.

Die rotirende Bewegung kann bald nach rechts, bald nach links erfolgen. Beim Uebergang der einen Bewegung in die andere findet eine mehr oder weniger grössere Pause statt. Beim Wiederbeginn der Bewegung kann diese entweder von dem einen oder dem anderen Ende des Fadens anfangen und sich von hier aus auf den übrigen Theil verbreiten (was gewöhnlich statthat, wenn der Faden längere Zeit aufbewahrt wird). Am häufigsten jedoch, wenn das Präparat frisch ist, be-ginnt die Bewegung in allen Theilen des Fadens zugleich (Heydenreich). Je frischer das Präparat, desto länger dauern die drehenden Bewegungen und desto kürzer sind die Pausen. Im frischen Präparate dauern die Bewegungen gewöhnlich mehrere Secunden, während die Pausen Theile von Secunden währen. Die ein-zelnen Spiralwindungen entfernen sich etwas von einander während der Bewegung, so dass der Faden einer geraden Linie sich nähert, in der Pause aber nähern sich die Windungen einander; deshalb erscheint der Faden während der Bewegung etwas verlängert, während der Pause etwas verkürzt.

Die Erklärungen für die Ursache des Eintretens der Ruhepause befriedigen nicht.

Minch spricht vom tetanischen Zustande, Heydenreich und Enke von Ermüdung der Spirochaeten.

„Indem der spirale Faden sich bald von rechts nach links, bald von links nach rechts bewegt, bewältigt er gewisse Hindernisse, welche ihm seitens des Blut-stromes geboten werden, und schiebt sich so bald vor-, bald rückwärts, gleichwie die Schraube an einem Dampfschiffe. Je frischer das Präparat, desto rascher sind die drehenden und folglich auch die vorschreitenden Bewegungen. Doch auch ab-gesehen von dem frischen Zustande des Präparates kann man bemerken, dass ein und derselbe Faden sich manchmal mit bedeutend grösserer Heftigkeit vor- und rückwärts bewegt als zu anderen Zeiten. Dieselbe Erscheinung wird auch bei an-deren Bacterien, z. B. Vibrio serpens, Spirillum tenue etc., beobachtet. Es ist sehr wahrscheinlich, dass dank der Biegsamkeit der Spirochaeten dieselben bei den drehenden Bewegungen in ihren Windungen einmal mehr als das anderemal aus-einandergehen. Dieses Auseinandergehen wird bedeutend mehr stattfinden, wenn die drehende Bewegung in einer ·dem Gewinde entgegengesetzten Richtung aus-geführt wird, als umgekehrt. Deshalb ist es erklärlich, warum die Fäden manch-mal eine Strecke in irgend einer Richtung durchlaufen, ungeachtet dass die drehen-den Bewegungen derselben nach beiden Richtungen hin augenscheinlich gleich lange und schnell dauerten. Indem die Spirochaete die beiden genannten Bewe-gungen ausführt (die drehende und vorschreitende), bleibt ihre Längsachse mehr oder weniger geradlinig ausgestreckt, und wenn dieselbe in die eine oder die andere Richtung hin und wieder nach abweicht, so kehrt sie sogleich wieder zur früheren Form zurück." Solche „Seitenbewegungen" werden vorzüglich dann beobachtet, wenn auf den Faden verschiedene Reizmittel einzuwirken beginnen, wie z. B. der Uebergang aus einer Temperatur in eine andere oder der Zusatz verschiedener Reactive. Wirken aber auf den Faden dieselben Reizmittel längere Zeit ein, so gehen die Seitenbewegungen allmälig wieder in die obengenannten über. So sieht man nicht selten diese Seitenbewegungen in Präparaten, welche unmittelbar vom

fiebernden Kranken entnommen worden sind und bei Zimmertemperatur untersucht wurden. Dieser Umstand war die Ursache, dass Einige glaubten, die Bewegungen der Spirochaeten würden zum Ende der Anfälle unregelmässig, während
sie im Anfange derselben sich durch geradlinige Richtung kennzeichneten. Diese
Seitenbewegungen können sehr verschiedenartig sein. Bald biegt sich der Faden
in irgend einer Stelle unter einem spitzen, rechten oder stumpfen Winkel und
schlägt mit einem Ende bald hier-, bald dorthin in der Art eines Pendels, bald
biegt er sich zu einem Bogen oder zu einer Schlinge, bald endlich sieht man am
Faden neben den gewöhnlichen kleinen Wellen grössere hinauf- und hinabspielen.
Alle diese verschiedenen Bewegungen scheinen unter dem Mikroskope gleichsam
eine gewisse Selbstständigkeit zu besitzen, in Wirklichkeit jedoch können sie
alle, ausgenommen die drehende (um die Längsachse), als auf vollkommen passivem
Wege entstandene erklärt werden. Wenn wir uns vorstellen, dass die drehenden
Bewegungen bei der Spirochaete in Folge eines Impulses dazu aller einzelnen
Theilchen des Protoplasmas entstehen (wie bei den anderen Bacterien), so ist es
begreiflich, dass die Bewegungen bald von dem einen, bald von dem anderen Ende,
bald im ganzen Faden zugleich entstehen werden, je nachdem, ob einzelne Abschnitte sich früher als andere oder ob die Contraction im ganzen Faden zugleich
stattfindet. Indem wir zugeben, dass die drehende Bewegung der Spirochaete in
Folge eines Impulses zu derselben der einzelnen Theilchen des Fadens entsteht, so
man sich leicht vorstellen, dass eine Verzögerung dieser Bewegung in irgend einem
Punkte hier eine Biegung des Fadens unter einem mehr oder weniger spitzen oder
stumpfen Winkel geben wird. Wenn hierbei ein Theil des Fadens seine Drehung
noch fortsetzt, so wird der andere gebogene Theil, indem er diesen Bewegungen
folgt, unter dem Mikroskope das Bild eines schwingenden Pendels darstellen. Ist
der mittlere Theil des Fadens mehr ermüdet als die Enden, so wird er in seinen
Bewegungen nachbleiben und dem Faden die Form eines Bogens geben. Bei fortgesetzter Entwicklung dieses Zustandes berühren sich die .Enden, und der Faden
nimmt die Gestalt eines sich drehenden Kreises an. Aus einem Kreise wird ferner
eine Schlinge u. s. w. Die Bildung von Schlingen und Schleifen kann man manchmal besonders gut in eben angefertigten Präparaten beobachten oder in solchen,
auf welche eben irgend ein reizendes Reactiv einwirkte. Wenn sich an dem Faden
zwei oder drei Bogen bilden, so verwandeln sich diese während der drehenden Bewegung und dank der Biegsamkeit des Fadens in grosse Spiralen, so dass dem
Beobachter zwei Systeme von Spiralen erscheinen, welche sich unter dem Mikroskope als kleinere und grössere Wellen projiciren. Es wird nach dem Gesagten
begreiflich sein, wie alle jene hundert und tausend andere Figuren sammt allen
ihren Combinationen, die von unseren Spirochaeten angenommen werden können,
entstehen werden. Doch gäbe es dieser Seitenbewegungen viel weniger, und sie
hätten einen viel weniger unregelmässigen, gleichsam selbstständigen Charakter,
wenn die Fäden der Spirochaeten nicht eine so grosse Biegsamkeit besässen; sie
würden sogar dann fortsetzen, sich normalerweise (ohne Seitenbewegungen), nur
etwas langsamer, zu bewegen, wenn schon der grösste Theil des Fadens unfähig
geworden ist, sich zu bewegen, und sich blos noch ein kleiner Abschnitt desselben dreht. Es ist dies gerade, was wir so schön bei Spirillum tenue verfolgen
können. Diese Erklärung der Seitenbewegung der Spirochaeten wird noch durch die
Beobachtung derselben in einer Periode bestätigt, wo die drehenden Bewegungen
allmälig in den Zustand dauernder Ruhe übergehen. Dann gelingt es nicht selten,
unter Anderem zu sehen, wie bei langsamer, drehender Bewegung irgend eines
Fadens an einer bestimmten Stelle jedesmal eine Biegung oder verschiedene an-

dere Figuren hervorgerufen werden. Aus dem Angeführten ist ersichtlich, dass den Spirochaeten eigentlich nur eine selbstständige Bewegung zukommt: „die drehende"; die beiden anderen, die vorschreitende und Seitenbewegung, entstehen aus der ersten ganz passiv, maschinenmässig, gleichwie die schwingende Bewegung des Pendels die drehende der Zeiger einer Uhr hervorruft oder die Bewegungen des Stempels der Locomotive einen ganzen Zug zum Vorwärtsrollen bringen. Von der Kraft, mit der die Spirochaeten sich vorwärts bewegen, können wir uns nur einen Begriff machen, indem wir die Schnelligkeit, mit welcher dieselben rothe Blutkörperchen nach sich ziehen oder solche aus ganzen Haufen derselben herausholen, beobachten. Was die Schnelligkeit der vorschreitenden Bewegung anlangt, so ist dieselbe ziemlich schwer mit Genauigkeit zu bestimmen. Noch schwerer ist es, die Schnelligkeit der drehenden Bewegung zu messen. Es möchte scheinen, dass diese Eigenschaften ohne Interesse seien, allein würden wir sie kennen, so könnten wir auch mit grösserer Wahrscheinlichkeit von der Möglichkeit des Durchganges der Spirochaeten durch die Gefässwände der Capillaren in das umliegende Parenchym sprechen. Diese Möglichkeit des Durchganges, dessen directer Beobachtung noch viel grössere Schwierigkeiten entgegenstehen als der Beobachtung des Durchganges der weissen Blutkörperchen, muss dennoch zugegeben werden, wenn wir die beinahe unmessbare Feinheit der Fäden, ihre spirale Form und schraubenförmigen Bewegung, die mit einer gewissen Kraft vorwärts streben, in Betracht ziehen. Wenn wir uns vorstellen, dass das Ende eines Fadens in irgend eines von den Stomata hineingerathen ist, so werden dessen schraubenförmige Bewegungen ihn vorwärts hindurchtreiben, wie ein Pfropfenzieher vorgetrieben wird durch den Pfropfen einer Flasche. Aber ungeachtet dieser Möglichkeit ist es uns nicht gelungen, die Spirochaeten in den Flüssigkeiten und Ausscheidungen des Körpers zu finden, wohin sie nicht aus der äusseren Luft zufällig hineingerathen konnten. Freilich kann eine Section, bei welcher diese Untersuchungen gemacht wurden, in Anbetracht des negativen Resultates noch nicht diese Frage endgiltig entscheiden. Im Gegentheile ist es sehr wahrscheinlich, dass wir sowohl in der Leiche als am Lebenden (während des Anfalles) die Spirochaeten ebenso auffinden werden können, wie solches für andere Blutparasiten geschehen ist. Alle drei Bewegungen sind miteinander combinirt und können gleichzeitig erfolgen, meist unter Vorherrschen der erstgenannten. Dabei kann die Spirille an ein und derselben Stelle liegen bleiben oder sich auch von ihrem Orte fortbewegen. Gewöhnlich sieht man einen derartigen Wechsel von Bewegungslosigkeit und Locomotion in kürzeren oder längeren Pausen eintreten. Auch die Locomotion kann in verschiedener Schnelligkeit erfolgen. Die Bewegungen nach der Seite hin, die Schlängelbewegungen, geschehen in allen Ebenen entweder vom ganzen Spirillenkörper oder von einem einzelnen Theile des Fädchens ausgehend, während der andere Theil des Parasiten in Ruhe verharrt (pendelartige Bewegung)."

Die grösste Beweglichkeit zeigen die Spirillen in der Höhe eines Fieberanfalles, und man thut wohl keinen Fehlschluss in der Annahme, dass die Bewegungen von Anfang bis Mitte eines Anfalles zunehmen, dann wieder bis zu seinem Ende abnehmen. Gegen die Zeit der Krise vermindert sich die Beweglichkeit erheblich; es finden sich immer mehr ohne Bewegung, andere mit verminderter, wenige mit voller Beweglichkeit. Es nimmt die Eigenbewegung also mit der Virulenz der Spirille ab, denn zur Zeit der Fieberhöhe gelingen Impfungen leicht, in der Apyrexie nicht.

Engel beobachtete schon 6—12 Stunden vor dem Ende des Fieberanfalles unbewegliche Spirillen (in zwei Fällen in eben ausgelassenem Blute).

Uebrigens ist das Einstellen der Bewegungen nicht gleichbedeutend
mit Tod der Spirillen (cf. unten).

Die Art des Aufhörens der Beweglichkeit ist vielfach genau beschrieben worden. Nach Enke hört erst die Vorwärtsbewegung auf, dann
erst die spiralige. Auch nach Weigert werden zuerst die geradlinig
schlängelnden Bewegungen eingestellt, die Fäden biegen sich und bewegen sich weniger energisch, stehen dann zeitweise still; endlich lässt
die Bewegung gänzlich nach. Die Spirillenform schwindet und macht der
einfachen weiten Biegung Platz. So sieht man gegen Ende des Anfalles
immer mehr gebogene Exemplare. Dann verschwinden die unbeweglich
gewordenen zur Zeit des Schweisses, und schliesslich kann man Spirillen
überhaupt nicht mehr nachweisen.

Beim Absterben, sowohl im Körper bei ihrem natürlichen Verschwinden zur Zeit des Schweisses, als auch im Präparate, das verschiedenen Beeinflussungen ausgesetzt wird, kommen die Spirillen in einen
Zustand der Starre; sie können aus diesem, wenn er künstlich eingetreten
ist, wieder beweglich gemacht werden.

Die abgetödtete Spirochaete ist nicht gerade gestreckt, sondern
bleibt spiralig; doch sind die Windungen flacher. Im Blute verschwinden
sie spurlos, wenn der Krankheitsverlauf sie vernichtet.

Auftreten und Verschwinden der Spirillen. Zahl.

Die Spirillen werden zweifellos mit einer gewissen Beständigkeit,
wenn nicht Regelmässigkeit im Blute Recurrenskranker gefunden. Das
Fehlen oder richtiger wohl die Nichtnachweisbarkeit im Recurrensblute
ist viel seltener als das Gegentheil. Meist erscheinen sie im Anfalle und
fehlen in den Apyrexien. Wenn dieser Satz im Ganzen auch sicher richtig
ist, so wird er doch durch manche Ausnahme eingeschränkt. Bei genaueren und häufigeren Untersuchungen hat sich gezeigt, dass sowohl das
Auftreten und Verschwinden als auch die Zahl der Spirillen Schwankungen
unterliegt.

Was den Fundort der Spirillen im Körper anlangt, so wurde
schon gesagt, dass sie nur im Blute nachgewiesen worden sind. Man hat
sie aber weder zur Fieberzeit, noch zur Apyrexie in den Körpersecreten
und -Excreten der Kranken vorgefunden, also nicht in Schweiss, Speichel,
Harn, Milch, Fäces, Conjunctival-, Hydrocelen-, Pleuraflüssigkeit, Darm-
und Bronchialschleim, auch nicht in Herpes- und Vesicatorenbläschen-
inhalt, noch im Eiter. Auch fehlt der Nachweis in den Utensilien Kranker,
in Kleidern, Wäsche etc.

Dass Spirillen in bluthaltigen Abscheidungen zur Zeit der Anfälle gefunden sind, ist nicht verwunderlich, so bei Hämaturie (Kannenberg), im Menstrualblute (doch wird ihr Vorkommen hierin auch angezweifelt), bei Epistaxis, im hämorrhagischen Sputum (Enke). Ueber Vorkommen von Spirillen im Blute von Föten recurrenskranker Mütter siehe unten.

Ob die Vertheilung der Spirillen im Körperblute gleichmässig ist, steht noch dahin; nach Mosczutkowski's Beobachtungen erscheint das Blut aus verschiedenen Gegenden des Körpers auch verschieden reich an Spirillen. In zwei Präparaten aus verschiedenen Körperregionen desselben Menschen finden sich gewöhnlich von einander abweichende Zahlen von Parasiten. Nach Metschnikoff sammeln sie sich kurz vor und während der Krise in der Milz an und gehen in ihr zu Grunde.

Ueber die Zeit des Auftretens und Verschwindens der Spirillen im Blute ist viel geschrieben worden. Oben ist bereits erwähnt, dass das Blut der Recurrenskranken nicht zu jeder Zeit spirillenhaltig gefunden wird. Vielmehr bestehen deutliche Beziehungen des Spirillenvorkommens mit den verschiedenen Krankheitsphasen. Es steht aber ihr Auftreten und Verschwinden nur zum Theil mit den Krankheitsäusserungen im directen Zusammenhange, zum Theil mit unbekannten Factoren. Der Regel nach ist nur während eines Fieberparoxysmus das Blut spirillenhaltig. Gegen die Krise hin, beim Eintritt des kritischen Schweisses und in der Apyrexie ist es frei von den Parasiten in Spirillenform. Diese tritt erst mit dem neuen Fieberanfalle wieder im Blute auf (Obermeier, Fritz, Brieger, Lebert, Ewald, Leube etc.). Auch muss zugegeben werden, dass, wenn nur wenige Exemplare im Blute vorhanden sind, ihr Nachweis ungemein schwierig sein kann und grosse Geduld und Sorgfalt erfordert.

Die Schnelligkeit des Auftretens, d. h. der Vermehrung bis zur Nachweisbarkeit, und die des Verschwindens, ist beträchtlich. Beim Niedergang der Temperatur ist z. B. bei einer Temperatur von über $38\cdot2^0$ C. noch der Nachweis positiv, dann kurz darnach bei 38^0 C. negativ.

Die Zahl der nachweisbaren Spirillen in den verschiedenen Krankheitsphasen unterliegt jedenfalls ungemeinen Schwankungen. Mosczutkowski meint, dass die Vermehrung der Zahl von Beginn des Anfalles an fortschreitet bis zur Höhe der Krankheit; von da an nehmen sie an Zahl ab und verschwinden schliesslich kurz vor der Krise. Er gibt folgende Zahlen:

Stunden seit Beginn des ersten Anfalles					
8—14	auf 16—20 Gesichtsfeld	1 Spirille
24 . . (2. Tag Anfang)	„ 3—4	„	1	„
48 . . (2. Tag Ende)	„ 1	„	2	„
72	„ 1	„	$4^1/_2$ „ [1]

[1] Auch 20—30 Spirillen in einem Felde.

Stunden vor dem
kritischen Schweiss

20	. . . .	auf 1 Gesichtsfeld	12 Spirillen[1]	
8	. . . .	„ 1	„ $8^1/_2$ „	[2]
5	. . . .	„ 1	„ 6 „	
3	. . . .	„ 1	„ $5^1/_4$ „	
2	. . . .	„ 1	„ $3^1/_2$ „	
1	. . . .	„ 1	„ $3^1/_2$ „	

$^1/_2$ keine Spirillen mehr.

Diese Zahlen wiederholen sich relativ gemeint im zweiten und dritten Rückfalle. Doch meint Mosczutkowski, im dritten Rückfalle fände sich die grösste absolute Zahl, wie überhaupt die Rückfälle grössere Zahlen von Spirillen aufweisen; z. B. fänden sich hier am letzten Tage des dritten Anfalles 20—30 Spirillen auf einem Gesichtsfelde, während am letzten Tage des zweiten Anfalles 5—12 Spirillen und des ersten Anfalles 4 bis 9 Spirillen kämen.

Nach Mosczutkowski und der Mehrzahl der Beobachter kommen Spirillen anfänglich im Anfalle vereinzelt, später reichlicher vor, so dass sie 12—14 Stunden nach dem Initialfrost „unschwer" (Ewald), weil reichlich vorhanden, nachgewiesen werden können. Am reichlichsten sind sie auf der Anfallshöhe, gegen das Anfallsende geht ihre Zahl zurück, und circa sechs Stunden vor der Krise sind sie verschwunden.

Gegen die Behauptung regelmässiger Zu- und Abnahme wenden sich zahlreiche Beobachter und betonen die Unregelmässigkeit des Erscheinens und Verschwindens (Enke in 50 Fällen); sie sehen nur das spärliche Vorkommen im Anfang und Ende der Anfälle als regelmässiges Vorkommniss an. Die Abhängigkeit des Spirochaetenauftretens und ihrer Zahl ist nur in einem gewissen Grade von der Temperaturhöhe erwiesen. Nur allgemein kann für die fieberhafte Periode die Zunahme der Parasiten zugegeben werden, wie die Abnahme gegen das Ende und das Verschwinden in den fieberfreien Zeiten. Der Wechsel in der Menge geht schnell vor sich. Oft ist am Morgen kaum eine Spirille nachzuweisen und am Nachmittag desselben Tages dagegen grosse Mengen. So kann innerhalb weniger Stunden ihre Zahl ganz „enorm" (Enke) wechseln.

Absolute Zahlen der auftretenden Spirochaeten, etwa wie der rothen und weissen Blutkörperchen, zu geben, ist deshalb nicht möglich.

Einen gewissen Massstab gibt die Mosczutkowski'sche Tabelle. Es werden auch 20—30 in einem Gesichtsfelde bemerkt; selten werden noch mehr, geradezu enorme Mengen beobachtet (Engel). Heydenreich nennt es einen hohen Gehalt an Spirochaeten, wenn im Gesichtsfelde 40

---

[1] Grösste Menge.
[2] Anfang der Abnahme.

und darüber, und einen niedrigen, wenn es 20 und darunter sind. Wenn
auch die Mosczutkowski'sche Tabelle Mittelzahlen für Auftreten und
Verschwinden der Spirillen angibt, und einen dirécten Zusammenhang
zwischen Spirillenzahl und Krankheitsphase postulirt, so finden sich doch
auch recht viele Ausnahmen.

Sicher sind Spirillen auch vor dem initialen Schüttelfrost gesehen;
meist finden sie sich nur vereinzelt. Es constatirte sie Carter schon
1—2 Tage, Thomsen 24 Stunden, Heydenreich 21 Stunden vor dem
Fieberbeginn (Temperatur noch unter 38°), Dela Camp 1 Stunde nach dem
Schüttelfrost, desgleichen Weigert unmittelbar nach dem Beginne des Anfalles. Andere Autoren sprechen von gleichzeitigem Erscheinen der Spirillen

Positiver Befund an Spirillen, in Procenten ausgerechnet.

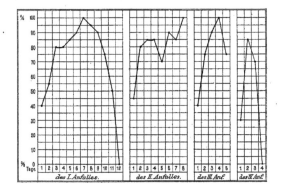

im Blute mit der Temperaturerhöhung (Laskowsky, 32 Kranke). Engel
constatirte Spirochaeten im Blute (18 Kranke) nur während der Anfälle,
„wobei sie mindestens 24 Stunden nach dem Anfange des Fiebers erschienen und 24 Stunden vor der Krise verschwanden“. Nach Bliesener
treten sie im Blute „gewöhnlich nicht vor dem zweiten oder dritten Tage
des Anfalles auf“. Litten schreibt, dass sie „meistens einen, zwei und
drei Tage nach dem Beginne des Fiebers erscheinen und einen Tag vor
der Krise verschwinden, ausgenommen, wenn letztere sich als Pseudokrise
erweist, in welchem Falle die Parasiten während oder noch nach derselben zu sehen sind“. Gegen Ende des Anfalles nimmt die Menge der
Spirillen ab. Nach Cornil hat auch Cohn einen bis zwei Tage vor und
nach dem Anfalle Spirillen in kleiner Zahl gefunden.

Auch nach dem kritischen Schweiss in den Apyrexien sind Spirillen ausnahmsweise nachgewiesen worden. So von Obermeier am Tage

nach der Krise, einmal sogar drei Tage nachher, von Spitz 2—4 Stunden
nachher, von Bliesner am Tage nach dem Temperaturabfall bei 36·1°,
Laskowsky (unter 32 Kranken zweimal) am zweiten und dritten Tage
nach der Krise. Birch-Hirschfeld fand sie im Laufe der ersten drei
Tage der zweiten Apyrexie, Winzer am dritten Tage. Ja Naunyn
konnte sie während der ganzen Dauer einer Apyrexie, 14 Tage nach dem
Fieberabfall, nachweisen. Andere Forscher haben sie dagegen nie in den
Apyrexien gesehen (Heydenreich), auch nicht nach dem Temperaturabfall, sondern zuletzt kurz vor dem Temperaturniedergang. Es berichtet
Heydenreich als Ausnahme, dass er in acht Fällen Spirillen $1/_2$—1 bis
$8^1/_2$—21 Stunden vor der Temperatursteigerung in der Apyrexie fand.

Nebenstehend gebe ich eine Tabelle über den Spirillenbefund aus
den Recurrenskrankengeschichten der Leipziger Klinik.

Beim Vergleich dieser Befunde an verschiedenen Anfallstagen ergibt
sich, dass mit der Dauer des Fiebers die Wahrscheinlichkeit eines positiven Blutbefundes zunimmt. Diese Zunahme geht beim ersten und
zweiten Anfalle bis etwa zum siebenten, respective achten Tage, um sich
dann wieder zu verringern, beim dritten Anfalle bis zum vierten Tage,
beim vierten Anfalle bis zum dritten Tage.

Einzelheiten bezüglich der Spirillenmenge gibt folgende Tabelle, in
der an den verschiedenen Tagen diese als sehr reichlich, reichlich, mässig
reichlich, einzeln, spärlich oder unsicher und keine angegeben wird.

Erster Anfall (129 Fälle).

Tag des Anfalles	1.	2.	3.	4.	5.	6.	7.	8.	9.	10.	11.	12.
					in Procenten							
Keine oder unsichere Spirillen .	62	46	25	21	16	13	—	7	13	25	—	100
Einzelne, spärliche Spirillen . .	8	8	22	18	20	13	—	27	25	—	—	—
Mässig reichliche Spirillen . .	—	13	11	16	9	17	36	13	12	25	50	—
Reichliche Spirillen	15	17	22	23	33	23	29	47	50	25	—	—
Sehr reichliche Spirillen . . .	15	17	20	22	22	33	35	6	—	25	50	—
Summe der Fälle . . .	13	24	36	56	45	30	17	15	8	4	2	1

Zweiter Anfall (97 Fälle).

Tag des Anfalles	1.	2.	3.	4.	5.	6.	7.	8.
			in Procenten					
Keine, unsichere Spirillen . . .	55	19	15	16	32	11	14	—
Spärliche, vereinzelte Spirillen . .	39	45	36	20	16	—	14	50
Mässig reichliche Spirillen . . .	2	20	21	29	20	22	29	—
Reichliche Spirillen	3	14	22	24	24	44	14	—
Sehr reichliche Spirillen	1	2	6	11	8	22	29	50
Summe der Fälle	97	113	97	55	25	9	7	2

Dritter Anfall (82 Fälle).

Tag des Anfalles	1.	2.	3.	4.	5.
		in Procenten			
Ohne Angabe	—	1	4	—	—
Keine Spirillen	62	24	10	—	25
Spärliche Spirillen	23	39	34	13	—
Mässig reichliche Spirillen	9	24	24	27	50
Reichliche Spirillen	4	5	7	40	—
Sehr reichliche Spirillen	2	7	21	20	25
Summe der Fälle	68	62	29	15	4

Vierter Anfall (14 Fälle).

Tag des Anfalles	1.	2.	3.	4.
		in Procenten		
Keine Spirillen	70	17	33	100
Spärliche Spirillen	30	67	—	—
Mässig reichliche Spirillen	—	16	—	—
Reichliche Spirillen	—	—	67	—
Sehr reichliche Spirillen	—	—	—	—
Summe der Fälle	10	6	3	1

Die Krise bezeichnet der Regel nach die Zeit des Verschwunden-seins der Spirillen. Doch auch hier sind wieder Ausnahmefälle zu finden, in denen das Mikroskop während der Krise Spirillen nachweist. Meist handelt es sich um ein spärliches Vorhandensein derselben.

Aus dem Leipziger Material ergeben sich (nach Häubler's Disser-tation) folgende Zahlen für das Vorkommen von Spirillen am Krisentage. Am Vormittag derselben erfolgten die Untersuchungen unmittelbar vor der Krise:

Erste Krise: 119 Krisen.

Negativer Befund . . . . . . 72% der Fälle,

positiver　　„　　. . . . . 28% „　　„

und zwar:

deutlich vorhandene Spirillen 2%

spärliche　　　　　„　　. . . . . 5%

mässig reichliche　　„　　. . . . . 8%

reichliche　　　　　„　　. . . . . 11%

sehr reichliche　　　„　　. . . . . 2%

Zweite Krise: 114 zweite Krisen.

Negativer Befund . . . . . . 69% der Fälle,

positiver　　„　　. . . . . 31% „　　„

und zwar:

ohne nähere Angabe Spirillen . . . . . 1 %

spärliche „ . . . . 16 %

mässig reichliche „ . . . . 7 %

reichliche „ . . . . 6 %

sehr reichliche „ . . . . 1 %

Dritte Krise: 74 dritte Krisen.

Negativer Befund . . . . . 69 % der Fälle,

positiver „ . . . . . 31 % „ „

und zwar:

ohne weitere Angaben Spirillen . . . . 1 %

spärliche „ . . . . 11 %

mässig reichliche „ . . . . 10 %

reichliche „ . . . . 4 %

sehr reichliche • „ . . . . 5 %

Vierte Krise: 11 vierte Krisen.

Negativer Befund . . . . . 91 % der Fälle,

positiver „ . . . . . 9 % „ „

und zwar spärliche Spirillen.

Fünfte Krise: Angaben fehlen.

Nach diesen Beobachtungen ist die Wahrscheinlichkeit, während der Krise Spirillen vorzufinden, in den ersten drei Krisen ziemlich gleich gross, und zwar gleich circa 30 %. In der vierten Krise wächst die Unwahrscheinlichkeit auf 90 %.

In den pseudokritischen Temperaturabfällen bleiben der Regel nach Spirillen im Blute sichtbar und nachweisbar, eben als Charakteristicum einer Pseudokrise. Für eine Anzahl von Pseudokrisen der Leipziger Fälle habe ich hierüber Zahlen zusammenstellen können.

So fanden sich bei Pseudokrisen:

a) des ersten Anfalles: 5 verwerthbare Angaben, davon

Spirillenbefund negativ . . . . . . 3 = 60 %

„ positiv . . . . . 2 = 40 %

b) des zweiten Anfalles: 30 verwerthbare Angaben, davon

Spirillenbefund negativ . . . . . . 15 = 50 %

„ positiv . . . . . 15 = 50 %

c) des dritten Anfalles: 1 Angabe:

Spirillenbefund negativ . . . . . 0 = 0 %

„ positiv . . . . . 1 = 100 %

d) des vierten Anfalles: 2 Angaben:

Spirillenbefund negativ . . . . . . 2 = 100 %

„ positiv . . . . . 0 = 0 %

Bei den Fiebervorschlägen und Nachschlägen, Temperaturerhebungen vorübergehender Art in den Intermissionen zeigen sich nur ausnahmsweise Spirillen.

Bemerkenswerth und therapeutisch wichtig ist die Beobachtung, dass künstliche Schweisserregung die Spirillen nicht verschwinden lässt; auch wird ihre Zahl durch therapeutische Mittel in keiner Weise beeinflusst (Riess). Ferner hängt die Spirillenmenge nicht von Complicationen ab. Endlich ist die Spirillenmenge kein Gradmesser oder ein bestimmender Factor für die Fiebererscheinungen: zwei scheinbar gleich schwere Fälle gleichen sich nicht in der Zahl der im Blute nachweisbaren Parasiten, wenn die Blutentnahme auch zu gleicher Zeit erfolgt. Constante Zahlenverhältnisse können hier nicht nachgewiesen werden. Andererseits ist die Vermuthung kaum von der Hand zu weisen, dass der Beginn und das Ende des Fiebers, kurz alle Erscheinungen der Krankheit, von den Spirillenmengen irgendwie abhängig sein müssen.

So viel geht aus allem Angeführten hervor, dass die Schwankungsgrenzen der Spirochaetenzahl sehr weite sind (Flügge, Filatow etc.), nicht nur bei einem und demselben Krankheitsprocess, sondern auch bei verschiedenen Kranken.

Da sich ein so starker Wechsel in den Zahlen zeigt, haben einige Autoren — allerdings unbewiesen — die Annahme verfochten, dass dieser Wechsel ein fortwährender sei. Mit dieser Annahme würde gut erklärt, dass das Fieberblut auch nach Abtödtung der sichtbaren Spirillen doch infectiös bleibt; es seien eben immer noch Spirillengenerationen mit verschiedenen Reifezeiten vorhanden.

Die Menge der — nachweisbaren — Spirillen geht nicht parallel der Höhe des Fiebers (Laskowsky) und der anderen, theils objectiven, theils subjectiven Krankheitserscheinungen. Während sie in leichten Anfällen so zahlreich vorkommen können, dass ein Blutstropfen unzählbare Mengen einschliesst, finden sich in anderen schweren Erkrankungen nur vereinzelte Exemplare; so z. B. fanden sich in den Leipziger Epidemien nur spärliche Spirillen bei Temperaturen von 40·2⁰, 40·8⁰, 41·2⁰ (zweimal), 41·4⁰, ja sogar 42⁰; einmal waren ebenfalls bei spärlichen Spirillen die subjectiven Beschwerden ganz besonders heftige; bei Temperaturen von 40⁰, 42·2⁰, 41⁰ wurden gar keine Spirillen nachgewiesen, während im Gegensatze dazu die Spirochaeten einmal bei 35·4⁰ in mässig reichlicher Menge vorhanden waren. Unterschiede im Aussehen, in Grösse und Beweglichkeit während der verschiedenen Krankheitsphasen werden nicht angegeben.

In jeder Recurrensepidemie scheinen Erkrankungsfälle vorzukommen, bei denen trotz typischen klinischen Verlaufes im Blute keine Spirillen nachgewiesen sind. Riess hat wohl zuerst derartige Fälle beschrieben, die er trotz des negativen Blutbefundes als Recurrensfälle gelten lassen will. Laptschinsky machte auch schon 1875 auf dies Factum aufmerksam, dass Spirillen nicht immer bei Recurrens „vorhanden" seien. Bei einem Theile der Kranken können sie in den Anfällen nicht nachgewiesen werden trotz der Ausgeprägtheit der Fälle (Litten, Senetz, Loeventhal). Vielleicht sind in diesen Fällen die Spirillen so wenig zahlreich, dass sie sich dadurch dem Nachweise entziehen, oder man muss eine abnorme Vertheilung der Spirillen annehmen, wobei sich dieselben an unzugänglichen Stellen — etwa Milz — aufhielten. Irgendwelche Momente unbekannter Art müssen hier im Spiele sein. Jedenfalls sind diese ausnahmsweise vorkommenden negativen Untersuchungsergebnisse nicht im Stande, die Bedeutung des Parasiten als Krankheitserregers aus der Welt zu schaffen. Frühere Autoren, Manassein, Leptschinsky, gingen in Folge solcher negativen Befunde zu weit, indem sie behaupteten, die Recurrensspirille steht in keinem ätiologischen Verhältnisse zum Recurrensfieber. Andererseits gilt der Satz: Das Fehlen der Spirillen widerspricht der Diagnose Recurrens nicht absolut. Es gibt das Nichtantreffen von Spirillen noch kein Recht, die Diagnose der Febris recurrens auszuschliessen (Ewald, Leube).

Ob ihr Vorkommen im Blute andererseits, ohne dass die Spirillen krankheitserregend wirken, noch Analogie anderer Parasiten beobachtet, ja möglich ist? Diese Frage ist verneint worden aus experimentellen und klinischen Erfahrungen.

Dass zu Ende der Epidemie die negativen Resultate sich mehren, ist eine bereits erhärtete Thatsache, die wir an unserem eigenen Material bei Fortdauern der Epidemie bis zum Herbste dieses Jahres (1895) oft zu beobachten Gelegenheit hatten, sagt Loeventhal.

In den Leipziger Epidemien finden sich unter 197 Fällen 7 Fälle $= 3.5\%$, in denen während des ganzen Verlaufes die Spirochaeten nicht gefunden wurden. Nach allen anderen Erscheinungen waren sie zum Recurrensfieber zu zählen; aber gerade das Hauptcharakteristicum, die Spirille, wurde in allen Anfällen und Apyrexien nicht gefunden. Davon hatten:

6 Fälle je . . . . 2 Anfälle
1 Fall „ . . . . 3 . „

3 Fälle unter den 7 sind Abortivfälle.

Ferner ergaben in den Leipziger Epidemien einen negativen Spirillenbefund während des ganzen Verlaufes von 129 ersten Anfällen 15 $= 12\%$, darunter waren 4 mit als abortiv zu bezeichnendem Verlauf, d. h. mit nur diesem einen Anfalle.

Unter 146 zweiten Anfällen ergaben 10 dauernd spirillenfreien Befund ($= 6.8\%$), davon:

2 mit Dauer von . . . . 2 Tagen
1 „ „ „ . . . . 3 „
4 „ „ „ . . . . 4 „
2 „ „ „ . . . . 5 „
1 „ „ „ . . . . 6 „

Unter 82 dritten Anfällen zeigten negativen Befund dauernd 19 Fälle
= 23 %, davon:

2 mit Dauer von . . . . 1 Tage
8 „ „ „ . . . . 2 Tagen
7 „ „ „ . . . . 3 „
2 „ „ „ . . . . 4 „

Litten (Breslau, Poliklinik) hatte in 13 % seiner Beobachtungen
negatives Ergebniss. Winzer, Brieger etc. hatten dagegen in derselben
Epidemie 0 % negative Beobachtungen (nach Loeventhal). Bei Loeventhal (Moskau 1894) sind von 272 Blutuntersuchungen 23·5 % negativ
geblieben, 76·5 % positiv (= 208 Untersuchungen, von diesen waren 203
erste Anfälle, 5 zweite Anfälle).

Vorkommen von Spirillen in der Leiche.

Nach den ersten Publicationen (Weigert u. A.) sind Spirillen im
Blute der Recurrensleichen nicht nachweisbar. Ponfick u. A. behaupteten, dass nach dem Tode des Kranken die Spirillen sehr schnell aus
dem Blute verschwänden. Später hat man sie auch hier zu finden gelernt, und Koch wies sie in Milz photographisch nach (später Orth,
Lubinoff etc.). Dies Vorkommen von Spirillen ist bemerkenswerth, weil
sich so die Infectiosität des Leichenblutes gut erklärt, die vielleicht grösser
ist als die des Fleckfiebers. Man findet Spirillen sicher im Blute Ver-
storbener, wenn der Tod in der Höhe des Anfalles eingetreten ist. Beispiele hiefür werden vielfach angegeben und finden sich auch in den
Leipziger Epidemien; Lachmann wies sie jedesmal bei 6 Fällen dieser
Todeszeit nach; einmal konnte er sogar sicher Vermehrung der Spirochaeten im Blute nach dem Tode constatiren. Heydenreich hat als
Erster 17 Stunden noch nach dem Tode des Patienten bei der Section
— die Leiche hatte circa 12 Stunden bei circa — 12° C. gelegen — im
Blute verschiedener Gefässe (Art. und Vena lienalis, Vena basilica) ziemlich
viele Spirochaeten gefunden.

Vegetationsformen, Sporenbildung. Schicksal.

Man kennt nur eine Vegetationsform des Recurrenserregers, eben
die Spirille. Vergebens sind bislang alle Versuche gewesen, eine andere
zu finden; weder innerhalb, noch ausserhalb des Körpers ist das gelungen.

Bei der Febris recurrens, einer Krankheit mit so periodischem, regelmässigem Verlauf, dem zeitweisen Erscheinen, Verschwinden und Wiedererscheinen der Krankheitserscheinungen nicht nur, sondern auch ihres Erregers im Blute, wird die Annahme nahegelegt, neben der Spirille eine zweite Form des Parasiten zu postuliren. Aus dieser anderen Vegetationsform gehen die Fäden hervor. Aus der Spirille hat man nicht Spirillen entstehen sehen; auch gehen die Fäden in verhältnissmässig kurzer Zeit zu Grunde. Diese andere Vegetationsform, die wir Sporen nach Analogie der Vorgänge bei anderen Infectionserregern nennen, müssen andere Eigenschaften als die Spirochaeten haben. Sie müssen gegen die, sagen wir Heilungsvorgänge des Körpers wesentlich resistenter sein als die Spirille; auch gegen Temperatur- und chemische Einflüsse verhalten sie sich widerstandsfähiger, denn sie erhalten die Infectionskraft dem Blute, in welchem man durch solche Mittel die Spirillen abgetödtet hat. Nun ist aber über diese andere Vegetationsform der Spirille nichts Zuverlässiges bekannt, es ist das Schicksal der Spirille völlig unbekannt.

Eine Theilung der Spirochaeten ist weder im Sinne der Vermehrung noch des Unterganges beobachtet; das Schicksal der Spirillen in der Krise ist gänzlich unbekannt. Ihre Lebensdauer wird als ungemein kurz angesehen. Jedenfalls folgt aus dieser Annahme, dass stets viele Generationen im Körper kreisen müssen. Die Auskeimung der Spirillen müsste demnach ungemein rasch erfolgen. So berichtet Albrecht, dass er in einem Präparate mit nur vereinzelten Parasiten nach sechs Stunden schon wesentliche Vermehrung beobachtet habe.

Nun sind im frischen Blutpräparate bei Recurrenskranken schnell rotirende und durch das Gesichtsfeld mit grosser Geschwindigkeit schiessende, circa $1/30$—$1/20$ eines rothen Blutkörperchens messende, mehr oder weniger zahlreiche runde oder ovale, glänzende Körnchen beobachtet; sie haben moleculare Bewegung und kommen isolirt oder auch zwei zu zwei wie Diplococcum verbunden vor. Sie sind meist sehr zahlreich vorhanden, auch mit und ohne Spirillen, zu allen Phasen, mit und ohne Fieber, gesehen. Einige Autoren hielten sie, weil vor den Anfällen besonders — sie kommen auch in den Apyrexien vor — reichlich gefunden, für Spirillenfrühformen (Sarnow). Doch ist eine weitere Entwicklung in Spirillen nicht beobachtet. Albrecht beschreibt allerdings die Entwicklung von Fäden in spirillenfreiem Blut, welches diese Frühformen enthalten hatte. Er hielt das Blut in feuchter Kammer; viel später als der zweite Anfall bei dem Kranken, dessen Blut er beobachtete, traten Spirillen ausserhalb des Körpers auf. Nach Sarnow und v. Jacksch sei so lange noch ein Rückfall zu befürchten, als im Blute diese eigenthümlichen Gebilde gesehen werden. v. Jacksch glaubt ihr Auswachsen in kurze, dicke

Stäbchen gesehen zu haben, aus diesen erwüchsen die Spirillen! ·Von diesen Dingen haben andere Autoren nichts beobachtet.

Die Körnchengebilde werden deshalb auch von anderen Autoren anders beurtheilt, z. B. für Ueberbleibsel zerfallener Leukocyten gehalten (Strümpell).

Was den vermeintlichen Sporen aber jeden Werth nimmt, ist Folgendes: Sie sind im Blute vieler anderer Infectionskrankheiten gleichfalls gefunden worden, so bei Pneumonie, Scharlach, Masern, Abdominaltyphus u. s. w. (Guttmann), Fleckfieber, Pyämie, Erysipel etc., ferner auch bei vielen anderen Krankheitszuständen, so bei perniciöser Anämie (De la Camp) und endlich auch im Blute Gesunder; sie können schlechterdings mit den Spirillen nicht in Zusammenhang gebracht werden. Ihr Ursprung ist unklar.

Gelegentlich werden in den Spirillenkörpern einzelne glänzendere Partien beobachtet. Aber man muss sich dem vorsichtigen Schlusse Cornil und Babes' anschliessen: „Il est vrai qu'on observe en leur milieu des parties plus brillantes, parfois un peu plus grosses que le milieu de spirochaetes, mais rien ne prouve que ce soient des spores." Vielmehr ist die Annahme berechtigt, dass es sich bei diesen körnigen Auftreibungen um Zersetzungserscheinungen handelt.

Zerfallproducte von Spirillen sind gelegentlich beobachtet worden. So schreibt Thomsen: „Zwei bis drei Tage nach der Krise entnommene Blutproben enthielten zwar trotz genauer Untersuchung frisch keine Spirillen, dagegen fanden sich in getrockneten, mit Fuchsin gefärbten und in Canadabalsam conservirten Präparaten Fragmente von Spirillen, die, manchmal kürzer und mit weniger Windungen als normal versehen, eine Art feiner Granulation zeigten, so dass die Vermuthung, die Spirillen möchten . einen gröberen Zerfall in Bruchstücke und einen feineren in Körnung eingehen, vielleicht gerechtfertigt erscheint. Dass man die Organismen in frischem Blute nicht sah, liegt wohl an der geringen Zahl derselben."

Es ist auch die Ansicht ausgesprochen, dass gelegentlich in oder am Spirillenkörper Körnchen zur Beobachtung kämen, die eben einer Sporenbildung entsprächen. Die besten Beobachter (Heydenreich u. A.) geben Beschreibungen, dass neben den gleichmässigen structurlosen Fäden ohne alle Streifung, Körnung, Einschnürung und Quergliederung Fäden vorkämen, die „den Eindruck von Verdickungen oder Knötchen" machten. „Doch lösten sich diese Körnchen manchmal unter unseren Augen von den Fäden ab und ergaben sich dann als dieselben Pünktchen und feinsten Körnchen, welche frei im Blutserum umherschwammen. Der von ihnen befreite Faden erschien alsdann vollkommen gleichartig. Doch gab es auch Fäden, welche während der ganzen Untersuchung (mehrere Stunden)

mit diesen Körnchen behaftet verblieben. Auch sahen wir, obgleich sehr
selten, wie der ganze Faden oder ein Theil desselben mit solchen Körnchen wie besäet war, dass es den Schein hatte, als ob der ganze Faden
blos aus ihnen, wie eine Perlenschnur, bestände. Einige Fäden bestanden
nur zur Hälfte aus solchen Körnchen. Diese Beobachtungen machten
wir nur einige Male bei Spirochaeten, welche aufgehört hatten, sich zu
bewegen und bei Zimmertemperatur (18—20⁰ C.) 5—18 Tage lang aufbewahrt waren." Er lässt die Frage offen, ob diese Erscheinung etwa der
Fettmetamorphose Analoges oder nichts Anderes als den Fäden anhaftende Körperchen oder Dauersporen seien.

Auf Grund aller Krankheitsbeobachtungen, ferner des zeitlichen Auftretens und Verschwindens der Spirille im Blute und ihres Wieder-
erscheinens bei ausgeschlossener Möglichkeit einer neuen Infection von
aussen, wird die Annahme trotz aller negativen Untersuchungsergebnisse
berechtigterweise aufgestellt, dass die Spirillen bei ihrem Leben oder beim
Verschwinden irgendwelche Keime oder Sporen im Blute hinterlassen,
eine Entwicklungsphase als Spore haben. Und wenn auch der Uebergang
der Fäden in Sporen, wie dieser in Fäden, mikroskopisch nicht festgestellt
ist, so ist, wie wir unten sehen werden, der Uebergang physiologisch im
Impfexperimente beobachtet worden.

Zur Erkennung der Einflüsse, welche Temperatur, Zusätze aller Art,
kurz die Veränderung der Lebensumstände, auf in Capillaren aufbewahrte
und sonstwie ausserhalb des Körpers befindliche Spirillen haben, ist eine
unendliche Arbeit verwendet worden.

Bereits Obermeier hatte bemerkt, dass ausserhalb des Organismus
im Präparate die Spirillenbeweglichkeit stundenlang anhielt; so sah er
Spirillen bis 8 Stunden in Bewegung. Andere Autoren fanden noch längere Zeiten, so Enke 29, Litten und Minch 24 Stunden, Müllendorf
sogar 8—10 Tage, Karlinsky 21 Tage und Mosczutkowski gar 37 Tage.

Die Einwirkung verschiedener Temperaturen auf die Spirochaete des Blutes hat in eingehendsten Untersuchungen Heydenreich,
dem ich hier folge, studirt. Die aus seinen Versuchen gewonnenen Resultate sind folgende (wörtlich angeführt S. 100):

„1. Am längsten leben die Spirochaeten im Blute ausserhalb des
Organismus bei Zimmertemperatur, und zwar:

$$
\begin{array}{llll}
\text{bei } 20 \cdot 0 - 22 \cdot 0^0 & . & . & . & . & . & 3 & \text{Tage} \\
\text{„ } 15 \cdot 5 - 20 \cdot 0^0 & . & . & . & . & 9 & \text{„} \\
\text{„ } 15 \cdot 0 - 20 \cdot 0^0 & . & . & . & . & 3^1/_2 & \text{„} \\
\text{„ } 18 \cdot 0 - 20 \cdot 0^0 & . & . & . & . & 6^1/_2 & \text{„} \\
\text{„ } 17 \cdot 0 - 19 \cdot 0^0 & . & . & . & . & 8^1/_2 & \text{„} \\
\text{„ } 18 \cdot 0 - 21 \cdot 0^0 & . & . & . & . 14 & \text{„} \\
\text{„ } 16 \cdot 0 - 19 \cdot 0^0 & . & . & . & . & 2^1/_2 & \text{„}
\end{array}
$$

2. Einen bedeutenden Einfluss auf die Lebensdauer der Spirochaeten äussert schon die Temperatur des normalen Menschen, und zwar leben sie:

bei 37·0—38·0° . . . . 15 Stunden

„ 37·0—37·8° . . . . 21 . „

„ 37·0—37·8° . . . . 18 „

„ 37·1—37·6° . . . . 18 „

3. Viel stärker als die normale Temperatur des Menschen wirkt die Fiebertemperatur. Bis zum vollkommenen Absterben befinden sich jedoch die Spirochaeten in einem Zustande der Wärmestarre, aus dem sie noch zum Leben zurückzukehren im Stände sind. Die Spirochaeten leben:

bei 41·0—41·7° . . . circa 4 Stunden

„ 40·3—41·7° . . . „ 5 „

„ 40·5—41·0° . . . . . 9¹/₂ „

„ 39·7—40·0° . . . . . 11 „

„ 39·5—40·0° . . . . . 12³/₄ „

Noch rascher sterben sie ab bei Temperaturen, welche die fieberhaften überragen:

bei 44·5—46·0° . . . . in 2¹/₄ Stunden

„ 42·5—45·0° . . . . „ 3¹/₄ „

„ 43·0—45·0° . . . . „ 3¹/₂ „

„ 43·2—44·5° . . . . „ 1³/₄ „

4. Eine Temperatur um 0° und tiefer verkürzt ebenfalls das Leben der Spirochaeten; dieselbe ruft gleichfalls eine Starre (Kältestarre) der Fäden hervor, welche dem vollkommenen Absterben derselben vorhergeht, und aus welcher die Spirochaeten noch zum Leben zurückkehren können. Die Spirochaeten werden getödtet:

bei 0·0 bis + 7·5° . . . in 3 Tagen

„ 2·5 „ — 3·6° . . . „ 2¹/₂ „

„ 0·0 „ — 6·0° . . . „ 2 „

„ — 5·0 „ — 6·0° . . . „ 9 „

„ —10·5 „ —18·0° . . . „ 8 Stunden

Aus diesen Versuchen ist zugleich ersichtlich, dass sowohl bei Einwirkung hoher, sowie noch mehr niederer Temperaturen die Fäden vor dem vollständigen Absterben sich in einem Zustande der Starre befinden, aus welchem sie noch zum Leben zurückkehren können. So erwärmten wir spirochaetenhaltiges Blut während einiger Zeit und fanden darauf, dass alle Fäden bewegungslos waren. Als aber das Präparat einige Stunden in Zimmertemperatur gelassen wurde, begannen einige Spirochaeten ihre Bewegungen von Neuem. In einem Versuche z. B. bewegte sich nach Einwirkung einer Temperatur von 40·3—41·7° während 4¹/₂ Stunden der kleinste Theil der Spirochaeten; als aber darauf eine

Temperatur von 16·0—19·0 ° während 2 Stunden einwirkte, bewegte sich
die Mehrzahl aller Spirochaeten, und diese Bewegung dauerte noch nach
4 Stunden fort.

In einem Versuche bewegte sich nach dreistündiger Einwirkung von
40·5—41·0 ° die Minderzahl der Spirochaeten; als aber die Röhrchen darauf
19$^1/_2$ Stunden bei Zimmertemperatur (16·5—20·0 °) aufbewahrt wurden,
bewegte sich die Mehrzahl aller Spirochaeten. Nach zehnstündiger Einwirkung der hohen Temperatur waren alle Spirochaeten im Präparate
bewegungslos; jedoch nach halbstündiger Einwirkung von Zimmertemperatur bewegten sich zwei, nach 19$^1/_2$ stündiger Einwirkung noch eine Spirochaete. Dieselbe Erscheinung der Starre, nur in bedeutenderem Masse,
wurde bei Einwirkung niederer Temperaturen beobachtet (Kältestarre).
Dabei „ist ersichtlich, dass bei — 3·4 ° die Spirochaeten (bei Untersuchung
in der Kälte) ihre Bewegungen nach 28 Minuten und bei — 4·0—6·0 °
nach 30 Minuten einstellten. Wenn aber, wie im letzteren Falle, die
Spirochaeten ins Zimmer gebracht wurden, so lebten viele von ihnen
schon nach 5 Minuten, nach 10 Minuten jedoch alle wieder auf. Nach
zweistündiger Einwirkung der Kälte begannen bei einigen die Bewegungen
nach 5 Minuten, bei allen nach 20 Minuten sich einzustellen. Oftmals
genügte das Hereintragen der Röhrchen aus der Kälte ins Zimmer oder
das Bereiten mikroskopischer Präparate, um die sistirte Bewegung von
Neuem beginnen zu machen".

Die Spirochaeten besitzen demnach die Eigenschaft, welche dem
contractilen Protoplasma überhaupt zukommt, d. h. sie verfallen in einen
Zustand der Starre bei Einwirkung der für ihr Leben äussersten Temperaturen, bevor sie dauernd absterben.

Der unleugbare Einfluss der Blutentnahmezeit ist hier ganz vernachlässigt. Aus den Beobachtungen anderer Autoren geht hervor, dass
im Blute, unter gleichen Bedingungen entnommen und in gleicher Weise
behandelt, die Spirochaeten, je früher dem Anfalle entnommen, desto
länger auch ausserhalb des Körpers Bewegung zeigen. Je später es geschieht, desto kürzer ist die Lebensdauer.

Einwirkung von Reagentien auf die Spirochaete.

Von einer grösseren Zahl von Autoren sind eingehende Versuche
angestellt worden, wie die Recurrensspirillen sich auf Zusatz von Reagen-
tien verhalten. Dabei zeigte sich, dass die Spirillen äusserst empfindliche
und gebrechliche Gebilde sind. Die Veränderung ihrer Lebensbedingungen
und fast jedes auf sie einwirkende Mittel bedeutet eine Schädigung.

„Schon leichte Abänderungen der Nährflüssigkeit, also Verdünnung
und Verdickung des Blutes durch Wasserzusatz und -Entziehung, Zusatz

des Blutes anderer Menschen, vermindern die Lebenskraft der Spirochaete. Ebenso wirken Ab- und Ausscheidungen des menschlichen Körpers
bewegungshemmend, desgleichen Zusatz von Säuren, Alkalien, Salzen,
Alkaloiden, aber nicht im geraden Verhältnisse zur Giftigkeit derselben
gegen andere Organismen. So muss die stark bewegungshemmende Wirkung des Glycerins und des Jodkaliums gegenüber der verhältnissmässig
geringen der Salzsäure, Salicylsäure, des Chinins u. s. w. auffallen"
(Rossbach).

Obgleich sie sauerstoffbedürftig sind — wenigstens schwimmen sie
an der Oberfläche im Serum etc. — zeigen sie geringe Resistenz gegen
Sauerstoff und Kohlensäure. An der Luft lassen die Bewegungen zehnmal schneller nach als bei Luftabschluss.

Aus Rossbach's Zusammenstellung: „Die meisten Salzlösungen
tödten, aber conserviren die Form der Spirillen. Glycerin, Kalilauge und
destillirtes Wasser tödten und lösen rasch auf. Die Protoplasmagifte
tödten die Spirillen schnell ab. Grösseren Widerstand zeigen sie gegen
Strychnin, Salicylsäure, Salzsäure."

Einer besonderen Erwähnung bedürfen die Einwirkungen von Blut auf
die Spirillen. Die Spirillen verschwinden im lebenden Blute des Organismus
schneller als im herausgelassenen. Sie behalten ihre Beweglichkeit am
längsten im eigenen Blute, das unter Luftabschluss in der Wärmekammer
gehalten wird (bis zu 130 Tagen), und zwar um so länger lebensfähig,
je früher im Anfalle aus dem Körper entnommen (Engel). Viel früher
wird die Bewegung aufgehoben durch Zusatz von Blut eines fremden
Menschen, und zwar bei Zusatz von gleichen Theilen defibrinirten Blutes
eines Gesunden einige Tage früher.

Heydenreich vermischte das Blut Gesunder „in verschiedenen Verhältnissen mit spirochaetenhaltigem Blute, führte die Mischungen in
gläserne Capillarröhrchen über und bewahrte sie verkittet bei ein und
derselben Zimmertemperatur auf. Die ganze Reihe dieser Untersuchungen
zeigte, dass, obgleich die Spirochaeten in derartig verdünntem Blute fast
ebensolange leben wie im unvermischten, dieselben aber nichtsdesto-
weniger keinerlei Vermehrung eingehen. Wir bewahrten spirochaetenhaltiges Blut in denselben Röhrchen bei Zimmertemperatur verschieden
lange Zeit hindurch. Doch auch nach Verlauf von drei und mehr Monaten bei täglicher Untersuchung konnten wir keine Vermehrung constatiren. Dasselbe fand in den Versuchen über die Einwirkung der Temperatur statt, in welchen die Untersuchungen noch lange Zeit nach dem
Absterben der Fäden fortgesetzt wurden. Wir erhielten aus unseren Versuchen eher den Eindruck, als ob das Blut zu den Flüssigkeiten gehöre,
welche der Vermehrung der Spirochaeten bei Weitem nicht günstig
sind".

Bei Zusatz von gleichen Theilen Blutes eines an Septikämie oder an chronischer Dysenterie Leidenden erfolgt Bewegungslosigkeit in 2 bis 4 Stunden.

Bei Zusatz von gleichen Theilen Blutes eines stark Hydropischen (Herzfehler) erfolgt Aufhebung der Bewegung um einige Tage.

Bei Zusatz von Blut eines im Paroxysmus verstorbenen Recurrenskranken erfolgt die Aufhebung in 2—4 Stunden.

· Bei Vermischung von Recurrensblut und Thierblut (Affen, Hunde, Katzen) zu gleichen Theilen hört die Bewegung in 5—14 Stunden, bei den Controlthieren in 4—5 Tagen auf.

Einfache Eiweisslösungen verursachen, wenn 12%ige, sofortige Bewegungslosigkeit; wenn 5%ige, sind sie ohne Wirkung. Heydenreich stellte Versuche an mit einer Mischung von gleichen Gewichtstheilen Hühnereiweiss und destillirtem Wasser. Diese Mischung „wurde filtrirt (circa 1 Unze), dem Filtrate circa ein Viertel des Gewichtes defibrinirtes, spirochaetenhaltiges Blut zugesetzt und die Flüssigkeit in einem Spitzgläschen offen unter eine Glasglocke gestellt. Schon am zweiten Tage hörte die Bewegung der Spirochaeten auf, später konnten letztere nur mit der allergrössten Mühe hier und da aufgefunden werden. Noch später waren sie nicht mehr zu entdecken, weder in den oberen, noch in den mittleren, noch in den unteren Schichten. In anderen ähnlichen Versuchen wurden andere Verhältnisse des Eiweisses genommen, auch Na Cl zur Mischung hinzugefügt (Na Cl $1/_{10}$ %, Eiweiss 8 %), doch die Resultate blieben immer dieselben."

Ueber die Einwirkung von Blutserum wird unten bei der Besprechung der serodiagnostischen und serotherapeutischen Versuche die Rede sein. Auf die Spirillen innerhalb des Körpers ist bislang eine wesentliche Einwirkung durch irgendwelche chemischen oder physikalisch-diätetischen Mittel nicht erzielt worden.

Cultur der Spirille. Verhalten ausserhalb des Körpers. Vermehrung.

Alle Culturversuche hatten bislang ein negatives Ergebniss; auf künstlichem Nährboden wachsen die Spirillen nicht, und gar die fortgesetzte Züchtung durch mehrere Nährsubstrate ist nicht erreicht worden; auch die künstliche Erhaltung in irgendwelchem Nährboden nicht, trotz Anwendung aller möglichen Mittel und Methoden. Allein die Erhaltung der Spirillenbeweglichkeit ausserhalb des Körpers in Blutserum oder in physiologischer Kochsalzlösung gelang.

Nur R. Koch hat — wie Cohn berichtet — (Deutsche medicin. Wochenschr. 1879, Nr. 16) einmal eine Culturzüchtung erreicht, indem er sie wie Milzbrandbacillen behandelte. Dabei wuchsen die Spirillen zu langen, vielfach gewundenen, verschlungenen Zöpfen aus, in denen die einzelnen Spirillen stets die Schraubenform innehielten. Solche Vermehrung ist noch bei 10—11° von Koch beobachtet.

Leider fehlt mit diesen negativen Culturergebnissen der Schlussstein für die Beweisführung der Ursächlichkeit der Recurrens durch Spirillen, wenigstens im strengen Sinne.

Einige Autoren berichten von einer geringen Vermehrung der Spirillen ausserhalb des Körpers unter gewissen Umständen. Als Albrecht Blut, das, in fieberfreier Zeit entnommen, spirillenfrei erschien, in feuchter Kammer aufbewahrte, traten nach mehreren Tagen plötzlich Spirillen auf. Dieser Vorgang trat später ein als im Blute des Körpers, dem es entnommen war. Wenn die Spirillen im Blut schon 2—3 Tage nach der Herausnahme aufgetreten waren, so wurden sie in der Kammer erst 5—6 Tage nach derselben beobachtet. Aehnliches berichten Lachmann, Gerhard u. A. von Versuchen mit ähnlicher Anordnung.

Aus ihnen geht hervor, dass in Krankenblut, wenn ein Anfall unmittelbar bevorsteht, und wenn es noch nicht sichtbare Spirillen enthält, Spirillen entwickelt werden können. Es ist das also nur eine Züchtung in beschränktem Sinne. Aus den obenerwähnten Studien über die Temperatur und Reagentieneinwirkung auf die Spirillen ergibt sich, dass es gelungen ist, im spirillenhaltigen Blute ausserhalb des Körpers die Parasiten einige Zeit lebendig, d. h. beweglich zu erhalten. Streng genommen also kann man die Spirillen bislang nur erst conserviren, und zwar im eigenen Blutserum oder in physiologischer Kochsalzlösung. Dabei ist zu bemerken, dass die hierher gehörigen Untersuchungen über Beweglichkeit etc. vielfach noch in eine Zeit unsicherer bacteriologischer Beweisführung fallen (Rossbach). Deshalb sind sie nur mit Vorsicht zu verwerthen. Dass z. B. Bewegungslosigkeit nicht identisch ist mit Tod der Spirillen, beweist Mosczutkowski's Versuch: Mit spirillenhaltigem Blut, das in Glasröhrchen eingeschmolzen und mit gleichen Theilen 0·1°/₀ Chin. mur.-Lösung versetzt war, wodurch die Spirillen unbeweglich geworden sind, konnten noch positive Impfungen angestellt werden. Daraus folgt, dass bei Bewegungslosigkeit noch Fortpflanzungsfähigkeit besteht, wenn man nicht die hypothetischen Sporen zur Erklärung heranzieht.

Hier seien auch die von Metschnikoff angegebenen Resultate Alexander's und Atonoff's angeführt; sie konnten durch Herabsetzung der Körpertemperatur auf die Spirillen schädigend einwirken.

Beobachtungen über das Verhalten von Spirillen in Blutegeln.

Lässt man Blutegel an Recurrenskranken Blut saugen, so bleiben die Spirillen im Verdauungsschlauche der Egel und können so Untersuchungen unterzogen werden. Pasternacki erhielt innerhalb dieser Egel die Spirille zehn Tage am Leben (Centralbl. f. Bacteriologie, X, S. 198).

Temperaturveränderungen, unter welche man diese Recurrensegel versuchsweise bringt, haben grossen Einfluss auf die Form und Lebensfähigkeit der Spirillen. Bei auf 0° abgekühlten Egeln blieben, nach Pasternacki, die Spirillen mehrere Tage am Leben. De la Camp fand, dass, wenn der Egel mit den Spirillen drei Stunden im Eisblocke eingefroren war, zierliche und zahlreiche Spirillen vorhanden waren; daneben fanden sich auch kürzere Formen mit ausgiebigeren Curven. Auch nach 24stündigem Einfrieren zeigte sich dasselbe Bild; nach 48 Stunden fand sich nur noch eine Spirille, fast ohne Windung, dünn und klein vor (Untergangsform); nach 72 Stunden waren die Spirillen verschwunden. Bei einem anderen Egel, der bei +22° C. gehalten worden war, fanden sich:

nach 3 Stunden sehr zahlreiche, äusserst zartgewundene Spirillen,

„ 24 „ gebogene und gestreckte Formen. Die Windungen waren aber grösser als normal,

„ 48 „ war der Egel todt.

Auch aus diesen Versuchen geht hervor, dass die für das Leben und die Formerhaltung günstigen Temperaturen viele Grade umfassen.

Von den der Recurrensspirochaete ähnlichen Parasiten.

Von einigem Interesse ist es, dass von den Spirochaeten einige Arten gewisse Analoga zu der Recurrensspirille sind (Netter). So hat Sackaroff eine Spirochaeta anserina beschrieben, „un hématozoaire", die eine Gänsekrankheit in Centralasien (Transkaukasien) hervorruft und von sehr ähnlichem Verhalten wie die Obermeier'sche Spirille ist. Die Krankheit ist tödtlich, verläuft mit Fieber, extremer Abmagerung und mit fettiger Entartung von Herz und Leber und mit Milzerweichung. Die Spirochaete ist auf Gänse und Hühner übertragbar. Bemerkenswerth ist, dass sich die Spirochaeten gegen das Lebensende der erkrankten Thiere an Zahl verringern und am Abende vor dem Tode verschwinden.

Eine andere Art ist der von Evans bei Pferden und Mauleseln im Punjab beschriebene spirochaetenähnliche Organismus. Er verursache eine „Surra" genannte Krankheit. Evans und Steel konnten diese Krankheit durch Blutinoculation übertragen. Die Krankheitssymptome sind: allgemeines Unbehagen mit Fieberperioden, Icterus und Hämorrhagien. Sie verläuft fast immer tödtlich.

Der von Wittich und Lewis (1877) im Rattenblute gefundene Organismus ist mehr eine Trichomonasart.

Das von Ehrenberg 1832 zuerst gesehene und auch von Steinberg 1862 und Cohn 1872 beschriebene Spirillum plicatile sei hier kurz erwähnt. Es kommt in stagnirenden Wässern vor, sieht den Recurrensspirillen bis auf Kleinigkeiten ähnlich. Doch ist es nicht gleichmässig spiralig gedreht und hat nicht zugespitzte Enden.

Endlich sei noch auf das Spirillum buccale oder denticola aufmerksam gemacht, ein von Steinberg 1862 und Cohn 1872 beschriebener und auch von Manassein in einer Balggeschwulst der Mundhöhle durch mehrere Monate gefundener Organismus. Er ist grösser und windungsreicher als die Recurrensspirille und kommt im Mund- und Nasenschleim gesunder Personen vor. So ähnlich er in der Form dem Recurrenserreger ist, so verschieden ist die Biologie beider. Er macht nicht krank und verursacht kein Fieber. Auffällig ist und den biologischen Unterschied scharf bezeichnend der Umstand, dass die Recurrensspirille vom Mundschleim getödtet wird, die Denticola aber in ihm lebt. Uebrigens sind beide Spirillenarten bei Recurrenskranken gefunden worden, die eine im Blute, die andere im Zahnschleim. Obermeier z. B. beschreibt einen derartigen Fall; er nahm allerdings Identität beider Formen an.

Alle diese Spirochaetenformen sind nur durch gewisse äussere Eigenheiten dem Recurrenserreger ähnlich. Die Unterschiede liegen in den Fundorten und in den Wirkungen auf Thiere und Menschen. Ihre Identität ist in keiner Weise bewiesen worden.[1]

Experimentelle Uebertragungen mittelst Impfungen.

Durch Verimpfungen von Recurrensblut auf Menschen und Thiere ist der Nachweis geführt worden, dass Recurrens direct von einem Individuum ohne Zwischenwirth übertragen werden kann.

a) Impfversuche an Thieren.

Man hat Verimpfungen mit Recurrensblut auf folgende Thiere erfolglos gemacht, theils mit intravenöser, theils subcutaner Application, so auf den Hund (1875, Mosczutkowski), auf Hund und Kaninchen (Obermeier, Engel und Ewald), ferner Katze, Schwein, Schaf, Ratte, Meerschweinchen, Maus, Tauben, Hühner. Alle diese Thiere sind für Recurrens unempfänglich; sie leiden nicht an Rückfallfieber, und Spirillen

---

[1] Die Namen für den Recurrenserreger sind: Spirillum febris recurrentis oder Spirillum Obermeieri oder Spirochaete, Spirothrix, Spirillum tenue oder Protomycet. recurrens.

sind nicht in ihrem Blute nachweisbar geworden, auch wenn spirillenhaltiges Blut verimpft worden war.

Allein auf Affen sind Impfungen mit Erfolg vorgenommen worden;
zuerst (1879) von Van Dyk, Carter, Lewis, R. Koch, später von
Metschnikoff u. A. Verwendet wurde eine kleine ostindische Affenart,
só Lemnopithecus, Entellus und Macacus radiatus; ferner Macacus ery-
thraeus Cuvier und Macacus nemestrinus und Cercopithecus grosseoviridis
Desm., die Carter für sehr empfänglich für Recurrens hält. (Von
Carter's 21 Impfungen waren 71% positiv.) Das Aussehen der Spirillen
ist bei der Affenrecurrens das gleiche wie beim Menschen; nur Carter
hält die erstere für kürzer, windungsärmer als letztere.

Die Impfrecurrens beim Affen.

Die Incubation dauert bei der subcutanen Inoculation im Mittel
90 Stunden (Minimum 30, Maximum 126 Stunden). Von 6 Fällen bei
Metschnikoff betrug die Incubation fast 3 Tage (einmal 4 Tage, zweimal 59, beziehungsweise 46 Stunden). Die Incubationsdauer erscheint
abhängig von der Heftigkeit und Phase der Krankheit, in der das Blut
zur Impfung entnommen wird. Wenn das Impfblut schon spirillenhaltig
ist, aber beim „Spender" noch normale Eigenwärme besteht, so tritt der
Fieberbeginn frühestens am zweiten, spätestens am fünften Tage nach
der Inoculation ein. Es kann sowohl Blut von Affen als von Menschen,
nachdem es defibrinirt worden und sich spirillenhaltig erwiesen, verwendet
werden. Nach dem Durchgange durch den Affenkörper wird das Spirillenblut von intensiverer Wirkung.

Die Recurrenserkrankung beim Affen beginnt plötzlich und verläuft
offenbar mit heftigen Schmerzen. Die Fieberhöhe wird schon nach 3 bis
12 Stunden am ersten Fiebertage erreicht. Die Temperaturdifferenz zwischen
Fieberacme und normaler Temperaturhöhe ist nicht so gross wie bei der
Menschenrecurrens. Der Affe hat circa 38—39·4° C. normale Temperatur
und 40·5° C. beim Recurrens. Ferner ist die Fieberdauer kürzer als
beim Menschen, mehr ein kurzes Emporschnellen der Temperatur,

  nach Metschnikoff . . 36 Stunden bis zu 4 Tagen
  „ Koch u. A. . . . 6—86 Stunden.
Die Entfieberung erfolgt kritisch, doch nicht mit Schweiss und Collaps.

Die Relapse treten beim Affen seltener als beim Menschen auf;
nach Carter kommt auf 8 Impfungen nur ein Fall mit Relaps. Auch
haben die Relapse einen so milden, leichten und kurzen Verlauf, dass
manche Autoren ihnen den Charakter von Relapsen überhaupt absprechen.
Jedenfalls ist die Fieberrückfälligkeit viel weniger ausgesprochen als beim
Menschen (Koch). Die Dauer der Relapse wechselt von 1 und 2 Stunden
bis zu $3\frac{1}{2}$ Tagen.

Metschnikoff fand folgende Zahlen:

a) ⌠ Dauer des ersten Anfalles   . . . 36 Stunden
   ⌡   „   „   zweiten   „   . . . einige Stunden
b) ⌠   „   „   ersten   „   . . . 72 Stunden
   ⌡   „   „   zweiten   „   . . . 36   „
c) ⌠   „   „   ersten   „   . . . 53   „
   ⌡   „   „   zweiten   „   . . . 5   „

Oft sind in den Rückfällen Spirillen unauffindbar.

Wiederholte Impfungen verursachen bei Affen keine Immunität; oft sind schon Erstimpfungen erfolglos, oft auch wiederholte. Meist ist die folgende Impferkrankung schwächer als die vorhergehende. Es ist nach einmaliger Krankheit also die Abschwächung der Spirillenwirkung erwähnenswerth, wenn auch kein sicherer Schutz gegen neue Erkrankung erworben wird.

Bei der Obduction wurden von Koch bei den auf der Fieberhöhe getödteten Affen in den Organen zahlreiche Spirillen nachgewiesen, so in Gehirn, Lunge, Leber, Haut, Nieren und Milz.

Es sei bemerkt, dass De la Camp einen tuberculösen Affen bei intraarterieller Impfung nicht recurrenskrank machen konnte.

b) Uebertragungen der Recurrensspirillen auf Menschen.

Verimpfungen des Blutes Recurrenskranker auf Menschen sind wiederholt vorgenommen worden. Damit ist der Beweis erbracht worden, dass ein Zwischenwirth zwischen Mensch und Mensch oder eine Zwischenvegetationsform für die Uebertragung nicht angenommen zu werden braucht.

Schon Obermeier hat Impfversuche gemacht, doch mit negativem Ausgang; er konnte Spirillen in Hautritze bei Menschen nicht übertragen.

1874 hat Minch am eigenen Körper positive Impferfolge erzielt: er bekam selbst eine starke Recurrens, „nachdem er seine Haut leicht mit einem Glasröhrchen geritzt hatte, das spirillenhaltiges Blut enthielt".

1876 machte Mosczutkowski seine bekannten, oft und mit Recht getadelten Versuche an gesunden Menschen. Er vermochte stets Recurrens zu übertragen.

1881 hat Metschnikoff Selbstversuche mit Erfolg angestellt.

Aus den Versuchen dieser Autoren ergeben sich folgende Thatsachen:

Die Impfungen mit Anfallsblut sind positiv. Auch wenn das Blut zwei Tage bei 10° R. in zugeschmolzenen Röhren aufbewahrt worden ist — die Spirochaeten waren beweglich —, bleibt es infectiös; desgleichen nach Zusatz von einer gleichen Menge 0·1%, wässeriger Chinin. muriat.-Lösung, wodurch die Spirochaeten unbeweglich geworden. Negativ werden

sie nach Zusatz von $1/_{10}$ Volumen circa $60\,^0/_0$igen Spiritus zum Spirillenblut, wodurch die Spirillen gleichfalls unbeweglich werden. Entweder ist
also die obenerwähnte, durch Chinin erzeugte Bewegungslosigkeit der
Spirillen nicht identisch mit ihrem Tode, und sie können eingeimpft wieder
zur Entwicklung kommen, oder das Blut enthält ausser Spirillen noch
andere Formen des Recurrenskeimes, die durch Chinin nicht abgetödtet
werden. Wohl aber wird er durch Alkohol in der genannten Concentration vernichtet. Blut, das aus der Apyrexie entnommen ist, gibt bei
der Inoculation negative Resultate.

Von Wichtigkeit ist die gefundene Thatsache, dass das Blut zur
Zeit der Incubation bei noch nicht nachweisbaren Spirillen nicht ansteckend wirkt. Vielfach ist beobachtet und beschrieben worden, dass
Menschen, die später an Recurrens erkrankten, während der Incubation
mit anderen in Berührung kamen, ohne eine Infection herbeizuführen.
Auch in den Intermissionen ist das Blut, wie es scheint, nicht ansteckend
oder wenigstens nur im Anfange oder am Ende gegen einen neuen Anfall
hin. So haben in Krankenhäusern Patienten, die mit Recurrensmilz-
tumoren herumgingen, da man sie für Malariakranke hielt, die Recurrens
nicht an andere übertragen; vielleicht fehlte aber nur der Ueberträger der
Parasiten. Es muss gefolgert werden, dass die Recurrens nur im Fieberanfalle übertragbar ist.

Nicht unerwähnt mögen gewisse falsche Schlüsse bleiben, die aus
positivem Impferfolge bei fehlenden Spirillen oder besser negativem
Spirillenbefund gezogen worden sind. Manassein, Laptaschinsky u. A.
gingen so weit, aus Mosczutkowski's Beobachtung, dass Recurrens auch
durch solches Krankenblut verimpfbar sei, in welchem keine Spirillen
oder nur bewegungslose vorhanden seien, zu schliessen, dass die Spirillen
keine ätiologische Beziehung zur Recurrenserkrankung hätten. Die Uebertragung ist durch die Annahme von Sporen wohl erklärbar.

Es sei ferner hervorgehoben, dass die Impfungen Mosczutkowski's
ergaben, dass die Infectionskraft des Recurrensblutes zehn Wochen nach
dem letzten Anfalle verloren gegangen ist. Impfungen mit so lange auf-
bewahrtem Blute bleiben negativ. Bemerkenswerth ist die Beobachtung,
dass „die Quantität der Impfungen keine zu bemerkende Rolle spielte".

Mit Speichel, Urin, Excrementen, Schweiss und Milch Recurrenskranker sind vergeblich Impfversuche gemacht worden. Offenbar enthalten sie den Ansteckungsstoff nicht, „sie stecken nicht an", wie in
ihnen ja auch nicht Spirillen nachgewiesen sind. Nach den negativen
Impfungen scheinen sie auch Sporen nicht zu enthalten.

Diesen mit Absicht vorgenommenen Impfungen stehen einige gegenüber, bei denen die Uebertragung des Recurrenserregers absichtslos erfolgte. Sie haben fast den gleichen beweisenden Werth für die Ueber-

tragbarkeit wie jene. Am bekanntesten ist der Fall des Anatomen Perls
in Giessen, der sich bei einer Autopsie einer Recurrensleiche verletzte,
sich so impfte und an Recurrens erkrankte. Drei analoge Fälle sind in
Berlin beobachtet (Arbeit von Schmidt und von Salomon) und andere
von Van Dyke Caster in Bombay.

Die Folgerungen aus diesen Vorkommnissen für Klinik und Prophylaxe werden unten besprochen; desgleichen die Beobachtungen über Incubationsdauer und Aehnliches.

Spirillen und Krankheitsphasen.

Nachdem die Spirillen im Recurrenskranken aufgefunden und die
periodische Gesetzmässigkeit ihres Auftretens, Verschwindens und Wiederauftretens erkannt worden, interessirte es, die Ursachen dieses Zusammenhanges zwischen Spirillen und Krankheitsphasen zu finden. Ehe wir
an die Erörterung dieser Erscheinungen gehen, muss erst untersucht
werden, in welcher Art und Weise das Verschwinden und Wiederauftreten
erfolgt.

Auf die Art des raschen und spurlosen Verschwindens der Spirillen
haben die Untersuchungen Metschnikoff's Licht verbreitet. Seinen
Beobachtungen zufolge ist die Verminderung der Zahl und das Vernichten
der Spirillen eine Function der Leukocyten, die eben Phagocyten seien.
Diese Ansicht wird durch noch mitzutheilende positive Beobachtungen
vom Einschlusse der Spirillen in Leukocyten und durch die nachweisbare
Vermehrung der weissen Blutkörperchen im Verlaufe der Fieberanfälle
gestützt. Auf die Leukocytose ist, so lange das Blut mikroskopisch untersucht wird, aufmerksam gemacht worden. Sie findet sich fast bei allen
Krankheitsfällen und nimmt vom Beginn bis zur Beendigung des Anfalles zu. Am ersten Anfallstage ist sie gewöhnlich noch nicht vorhanden,
erst nach 24 Stunden macht sich die Zunahme der weissen Blutkörperchen bemerkbar, und zwar der grossen, mehrkernigen. Am dritten Tage
ist die Leukocytose deutlich ausgesprochen. Nach Heydenreich u. A.
drücken folgende Zahlen das progressive Verhältniss der weissen zu den
rothen Blutkörperchen aus, und zwar vom dritten Tage an bis zur Krise:
1 : 80, 1 : 60, 1 : 40, 1 : 20, 1 : 9. Nach einzelnen Autoren scheint sich
gelegentlich eine noch stärkere Vermehrung der weissen Blutkörperchen
einzustellen, als die eben angeführten Zahlen angeben. Die einzelnen
weissen Zellen sind zuweilen erheblich an Grösse gewachsen. Nach
Metschnikoff, welcher besonders viel über den ursächlichen Zusammenhang von Spirillen und Leukocyten gearbeitet hat, werden in der Milz
die Spirillen zurückgehalten. Er gibt folgende Darstellung des Aufenthaltes der Spirille in Blut und Milz:

Stadium I der Krankheit (Beginn des Anfalles):
Beim Auftreten der Spirillen finden sie sich allein im Blute; die Milz ist spirillenfrei und nicht vergrössert.

Stadium II (= Höhe des ersten Anfalles):
Blut: massenhafte Spirillen enthaltend; freiliegend, nicht in Leukocyten eingeschlossen; auch in Haufen angeordnet.

Milz: enthält wenige Spirillen, die zwischen den Zellen und einzeln liegen. Vereinzelte in Leukocyten (polynucleären) vorkommend. In- und ausserhalb liegende Spirillen gleich gut färbbar.

Stadium III (= vorkritische Temperaturerhöhung):
Blut: spirillenfrei (desgleichen Organe).

Milz: vergrössert; Spirillen nur hier vorhanden; doch erst gefärbt sichtbar. Entweder frei oder in gelappten Leukocyten. In letzteren in allen möglichen Gestalten zusammengelagert. Sie zeigen verschiedene Färbbarkeit. Nirgends Sporenbildung beobachtet.

Also: Ansammlung der Spirillen in der Milz während der Krise. Sie bleiben in der Milz virulent; das apyretische Blut erzeugt Recurrens nicht.

Stadium IV (= Apyrexie).
Befund wie im Stadium III.

Im Blutstrome bleiben die stark beweglichen Bacterien frei und werden nicht von Leukocyten gefressen. Durch diesen Umstand wird ihre schnelle und starke Vermehrung im Blute und andererseits die fieberhafte Reaction des Körpers ermöglicht. Erst nach dem Uebergange der Spirillen in die Milz werden sie von den sich zur Zeit der Krise hier anhäufenden Phagocyten der grossen polynucleären Leukocyten aufgenommen und vernichtet. Eine Zeitlang bleiben zwar viele von ihnen noch frei, und dann dauern die Krankheitserscheinungen noch fort, das Fieber bleibt hoch. Fast auf einmal, in sehr kurzer Zeit, gelangt die Masse der Spirillen in die Milz, um dort zum grössten Theile binnen wenigen Stunden von den Milzleukocyten aufgenommen zu werden. So ist also die Milz der Kampfplatz zwischen Spirillen und Phagocyten. Am Ende des Anfalles und in der Apyrexie findet sich eine beträchtliche Zahl von Spirillen in den Leukocyten der Milz eingeschlossen. Durch diese Aufnahme der Parasiten wird der Anfall beendet. Die in Zellen eingeschlossenen, obwohl noch lebendigen Spirillen, ebenso wie die wenigen übriggebliebenen rufen keine Temperaturerhöhung hervor, so dass die Temperatur bald zur Norm abfällt.

Rückfälle erklärt Metschnikoff durch „Vollgefressensein" der Leukocyten, in Folge dessen einige Spirillen zurückbleiben und neue Generationen bilden. Dann tritt ein Rückfall ein. Metschnikoff betont, dass von diesen Milzleukocyten die Recurrensspirillen im lebendigen

Zustande aufgenommen werden. Sie sind bis zur letzten Zeit ihres Vor-
handenseins im Blute stark beweglich, vollkommen lebendig und durchaus
ohne Zeichen des Todes oder des Zerfalles. Bringt man nämlich Spirillen
aus dem Blute während des Anfalles auf Objectträger oder in Glasröhrchen,
so bleiben sie länger am Leben als im Körper des Menschen oder Affen.
Z. B. Entnahme des Blutes am zweiten Tage des Anfalles, 11 Stunden
vor dem Verschwinden aus dem Blute; Einschluss in Capillarröhrchen.
28 Stunden später sind in der Capillare noch alle Spirillen lebendig, während sie schon 17 Stunden später im Körper verschwunden waren. Auch
nach Zusatz von kritischem, schon spirillenfreiem Blute bleiben sie
lebendig; es können in letzterem also keine spirillentödtenden Producte
sein. Auch geht daraus hervor, dass sie im Blute nicht im Absterben
sein können; andere Factoren als in ihnen selbst liegende Ursachen lassen
sie verschwinden. Die Krisis wird also nicht durch den selbstständigen
Tod der Spirillen hervorgerufen. Auch in der Milz seien sie bis zum
Anfange der Apyrexie noch lebendig und virulent. Denn der Milzsaft und
Milzstückchen, in der Krise entnommen und verimpft, machen recurrenskrank. Die Spirillen in der Apyrexie verhalten sich ganz anders als abgestorbene Bacterien oder indifferente Fremdkörper, indem sie weder in
der Leber noch im Knochenmark festgehalten werden, nur allein von den
polynucleären Milzzellen.

Die Phagocytenlehre Metschnikoff's ist nicht unangefochten geblieben und auch in einzelnen Theilen widerlegt worden. Immerhin haben
die Beobachtungen dieses Forschers die Thätigkeit der Leukocyten erklärt
und die Entwicklung der Immunitätslehre ermöglicht.

Nach Tictin werden die Spirillen nicht im lebendigen unveränderten Zustande von den Leukocyten aufgenommen, sondern im abgeschwächten oder todten. Die Anwesenheit von intacten Spirillen in den
Phagocyten ist noch nicht Beweis, dass diese Spirillen nicht bereits im
Momente des Verschlungenwerdens seitens der Zellen abgeschwächt waren.
Dass Leukocyten nur abgeschwächte Spirillen aufnehmen können, wurde in
folgendem Versuche bewiesen: In Glasröhrchen bei Zimmertemperatur verlieren die Spirillen nach einiger Zeit die Bewegung; dann kommt es zur
gallertartigen Umänderung derselben mit Anschwellung der Spirillen, zum
Körnerzerfall und zur Verschmelzung in Gruppen. Nach einiger Zeit
sind nur mit Mühe die Grenzen der einzelnen Spirille zu erkennen; in
den centralen Partien der Haufen wird dies geradezu unmöglich. Dann
bildet die ganze Gruppe eine glasartige Masse, in der verstreute Körner
verschiedener Grösse liegen, und aus der einige gequollene, schwach contourirte Endstücke herausragen. Nun finden sich in den Glasrohrpräpa-
raten Leukocyten, in denen guterhaltene, und auch solche, in denen offenbar degenerirte eingeschlossen sind.

Tictin hat also nachgewiesen, dass die Aufnahme von Spirillen in Leukocyten auch in Glasröhrchen erfolgt, dass die Leukocyten die Spirillen nur aufnehmen, wenn letztere abgeschwächt sind. Auch die gut erhaltenen und färbbaren Spirillen sind schon abgeschwächt; vielleicht werden sie es im Momente der Aufnahme.

Auch Lubinoff's, Koch's und Nikikorow's Befunde sollen gegen Metschnikoff sprechen. Es fänden sich Spirillen in der Milz im Blute freiliegend, nicht eingeschlossen von Leukocyten; es zeigten sich Phagocytenbilder nur am Rande nekrotischer Herde. Netter weist aber mit Recht diesen Fall als beweisunkräftig zurück, da die Präparate gerade von einem auf der Höhe des Anfalles Gestorbenen stammten, bei dem sich eben deshalb keine Phagocyten fänden.

Die Behauptung, dass die Spirillen nicht in, sondern nur zwischen den Leukocyten vorkommen, widerlegte Metschnikoff leicht durch Impfungen an Affen; hier finden sich die Spirillen thatsächlich in Leukocyten eingeschlossen.

Die Behauptung Metschnikoff's, dass die Spirillen in den Phagocyten nicht verändert würden, fand Widerspruch durch Mamurowsky. Dieser Autor fand im Gegensatze zu Metschnikoff — nach Hońl in Lubarsch-Ostertag, III. Jahrg. 1895, S. 405 — dass schon 10—20 Stunden vor der Beendigung des Anfalles in ungefärbten Präparaten die Recurrensspirillen verändert sind: sie sind zu fast geraden Fäden ausgestreckt; das Protoplasma sieht körnig aus. Bei Färbung (mit Fuchsin, 15—25 Minuten mit Erwärmung) zeigen sich in manchen Spirillen gefärbte und ungefärbte Stellen rosenkranzähnlich wechselnd, was er auf ungleichmässiges Absterben des Protoplasma zurückführt.

Ursachen des Verschwindens und Wiederauftretens der Spirillen im Körper.

Die bald nach der Spirillenentdeckung aufgestellten Theorien über die Ursachen des Verschwindens, des Wiederauftretens und Wiederverschwindens der Spirillen im Blute und der mit diesen Erscheinungen verbundenen Krankheitsäusserungen befriedigen heute nicht mehr. Es sind diese Erklärungen theilweise nichts als offensichtliche Schlussfolgerungen aus den Beobachtungen im Reagenzglas und Brutschrank.

Einfache Vertheilungsverschiebungen der Spirillen von der Körperperipherie nach centralen Partien, Milz etc., genügen nicht zur Erklärung. Auf diese wechselnde Vertheilung der Spirillen im Körper hatte Ponfick (1874) aufmerksam gemacht und die Periodicität auf den Uebergang der Spirillen in die Pulpazellen der Milz zurückzuführen gesucht, wodurch eben die Apyrexie eintrete. Dass diese Vorgänge nicht so einfach liegen, bewiesen spätere Beobachtungen, besonders ergab sich auch, dass Spirillen freiliegend im Milzblute vorkommen.

Auch die Kurzlebigkeit der Spirillen, die von Heydenreich, Kannenberg u. A. behauptet wird, erklärt die Periodicität des Auftretens nicht.

Ebensowenig ist diese Erscheinung als Wirkung der erhöhten Temperatur des befallenen Organismus anzusehen.

Lebert, Heydenreich u. A. hatten vermuthet, dass das Fieber, die Temperatursteigerung als solche, die Spirillen im Blute der Kranken vernichte und zum Verschwinden bringe. Aus der Beobachtung, dass in Blutpräparaten, die gewissen erhöhten Temperaturen ausgesetzt worden waren, die Spirillen schneller als in niedrigen absterben, folgerte Heydenreich, dass sie in Folge der fieberhaft erhöhten Temperatur im Blute verschwänden. Die Periodicität entstünde dadurch, dass einzelne Spirillen aus der Einwirkungszeit der erhöhten Temperatur erhalten bleiben, sich nach dem Temperaturabfall vermehren und so einen neuen Anfall erzeugen. In den Apyrexien sind sie nicht auffindbar, weil zu wenig zahlreich. Schon Heydenreich's eigene Versuche über die Temperatureinwirkungen auf die Spirillen in Präparaten beweisen aber, dass die Temperatur allein, als solche, nicht die Ursache des Unterganges sein kann. Auch hat Mosczutkowski den exacten Beweis dafür erbracht, indem er Spirillen lebend noch bei 48^0 C. nachwies. Ferner macht mit Recht Gabritschewsky darauf aufmerksam, dass die Krise, d. h. die Untergangszeit der Spirillen, nicht selten bei niedrigen Temperaturen vor sich geht, bei der also die Temperaturhöhe an sich ohne Einfluss sein muss. Der dritte Einwand Gabritschewsky's gegen Heydenreich's Hypothese, die Spirochaetenzahl vermehre sich während des Anfalles trotz der Temperaturerhebung progressiv bis zur Krise, ist nicht beweiskräftig, weil durchaus nicht immer vorhanden.

Wir sind nur berechtigt, den Satz aufzustellen: Die Spirillen gehen während des paroxysmalen Fiebers zu Grunde, nicht durch dasselbe.

Mosczutkowski stellte als Ursache für dies Zugrundegehen die schlechteren Existenzbedingungen hin, welche für die Spirochaeten durch Bluteindickung, als Folge des Fiebers, der Schweisse, Durchfälle bedingt würden. In diesen Schädigungen sah er auch die Ursache für den Uebergang der Spirochaeten in die resistenteren Sporen. Diese sind aber nie nachgewiesen worden; ferner widersprach dieser Erklärung das klinische Factum, dass Spirillenschwund schon Stunden vor dem kritischen Schweiss, dem hauptsächlichsten Wasserverlust des Körpers, eintritt.

Die Albrecht-Wernicke'sche Hypothese scheint wahrscheinlicher: sie nimmt als Ursache der Spirillenvernichtung eine Anhäufung von Stoffwechselproducten an, die durch das Leben der Spirillen sich entwickeln. „Diese Erklärung steht im Einklange mit zahlreichen klinischen Beobachtungen. Die Spirillenzahl steigt während der ganzen Anfallsdauer und mit jedem neuen Anfalle, wodurch es zur immer reicheren Anhäufung ihrer Stoffwechselproducte kommt, die die unmittelbare Ursache der Krise und der Beendigung der Anfallsdauer sind. Aber diese chemische Theorie kann nur auf Analogien gestützt werden, so lange man nicht die Möglichkeit, Spirillen zu cultiviren, gefunden hat." (Gabritschewsky.)

Metschnikoff suchte (1887) die Fähigkeit des Organismus, der eingedrungenen Parasiten Herr zu werden, in der Phagocytenthätigkeit: Die Leukocyten vernichten durch Aufnahme in ihren Leib die Spirillen zur Zeit der Krise; gegen das Anfallsende zu finden sie sich in grosser Zahl in der Milz, wo sie von Spirillen gänzlich vollgestopft sind.

Trotz aller gegentheiligen, die Phagocytentheorie bekämpfenden Ansichten hat Metschnikoff die Wichtigkeit der Leukocyten im Recurrens erwiesen. Völliges Licht bringt aber auch diese Metschnikoff'sche Lehre nicht über die Periodenbildung der Febris recurrens.

„Warum zeigt sich die Phagocytose nur in der Schlussperiode des Anfalles, und warum werden die Spirillen, die sich doch im Blute während mehrerer Tage vermehren, dann in wenigen Stunden die Phagocytenbeute? (Gabritschewsky.) Welches ist die Ursache des Fieberrückfalles, wenn die Spirillen in den Phagocyten incorporirt sind?

An die Lösung des Immunitätsproblems waren viele Jahre früher schon Carter und Koch gegangen. Sie constatirten, dass Affen durch einmaliges Ueberstehen des Recurrens nicht immun werden. Denn neue Impfungen, ob unmittelbar oder Wochen nach der ersten Erkrankung, liessen die Thiere (Affen) nimmer wieder krank werden. Immerhin treten im Verlaufe der bald wieder hervorgerufenen Recurrens bei Affen einige Besonderheiten auf, auf die Metschnikoff aufmerksam macht.

Zum weiteren Studium der Milzfunction und des Zusammenhanges von Milz- und Spirillenschicksal wurde Affen die Milz operativ entfernt und dann die Impfung mit spirillenhaltigem Blute vorgenommen. — Was war das Schicksal der Spirillen im Körper?

Nach Soudakewitsch gingen diese entmilzten, künstlich recurrensinficirten Affen regelmässig zu Grunde. Die Controlaffen mit Milz kamen dagegen durch. Letztere zeigten den gewöhnlichen Blutbefund, die ersteren dagegen hatten im Blute enorme Mengen Spirillen freiliegend und fast gar keine Phagocytose. Der daraus gerechtfertigte Schluss Soudakewitsch' war: „Ein splenectomirter Organismus begünstigt eine unbeschränkte Entwicklung der Spirillen, während nichtentmilzte Thiere nach dem Anfalle gesunden."

Diese Anschauung wurde von Tictin bekämpft. Er stellte fest, dass die Erwerbung der Immunität bei Affen jedenfalls nicht von der Milz abhängt. Denn entmilzte Affen erlangen die Immunität; sie genesen, wenn auch etwas schwieriger als normale Affen, von der Krankheit. Ferner constatirte er: wenn sie mit Milz gegen Recurrens immun sind, so bleiben sie es auch ohne Milz gegen subcutane Injectionen von Recurrensblut. Allerdings konnte auch er im Blute weder während noch nach dem Anfalle Phagocytose nachweisen. In späteren Arbeiten bestätigte Tictin diese Beobachtungen, dass auch splenectomirte Affen die Krankheit gut überstehen und Immunität erlangen.

Aber erst nachdem Pfeiffer seine Cholera-Immunisirungsversuche veröffentlicht und die specifisch bactericiden Substanzen kennen gelehrt hatte, fiel auch Licht in die dunklen Vorgänge des Recurrenskrankheitsprocesses.

Gabritschewsky übertrug die Erfahrungen der neuen Lehre von den bactericiden Eigenschaften des Krankenblutes auf die Recurrens. Es wurde klar, dass die Schicksalsfrage der Spirochaeten eine Frage der Immunitätserwerbung ist. Seine Untersuchungen haben gezeigt, dass im Blute der Kranken in der That in den Fieberperioden des Recurrens sehr active bactericide Substanzen erscheinen und für die Beendigung der Anfälle von ausschlaggebender Bedeutung sind.

Gabritschewsky zieht aus seinen Beobachtungen folgende Schlussfolgerungen, die ich in freier Uebersetzung folgen lasse:

Die Infection des Menschen mit Recurrens erfolgt nur in Abwesenheit der bactericiden Stoffe. Der Organismus producirt diese Substanzen während der Fieberperiode; so lange sich deren Menge nicht über eine bestimmte Grenze hebt, dauert der Fieberanfall, und die Spirillen sind im Blute sichtbar, wenn auch eventuell in kleinerer Anzahl. Ist diese bestimmte Grenze der Bactericidität durch Anhäufung der immunisirenden Substanz erreicht, so gehen die Spirillen zu Grunde, die Krise tritt ein, und die Apyrexie folgt. Diese graduelle Anhäufung immunisirender Substanzen im Organismus erinnert an die, welche Ehrlich für die antitoxischen Substanzen in seinen Immunisirungsversuchen erhalten hat. Diese Untersuchungen erlauben gleichfalls die Annahme einer schnellen und plötzlichen Anreicherung bactericider Substanzen im Blute während der Krise des Recurrens.

Wenn man aber auch dieses Factum und die Phagocytose einräumt, deren Rolle im Recurrensfieber durch Metschnikoff und Soudakewitsch bewiesen ist — wie erklären sich die Rückfälle? Zur Beantwortung dieser Frage kann man annehmen, dass die bactericiden Substanzen, nachdem sie eine gewisse Menge im Blute erreicht haben, die Spirillen schwächer und ihre Bewegungen langsamer werden lassen.

Die Spirochaeten werden dann eliminirt, indem sie in dem einen Organe zurückgehalten werden, wie Wyssokowitsch an allen abgeschwächten Mikroben gesehen hat. Von diesem Momente an beginnt besonders in der Milz die Thätigkeit der Phagocyten, welche die noch lebenden, aber unbeweglichen der schwerbeweglichen Spirillen in sich anhäufen.

Diese am Anfallende constatirte Vernichtung der Spirillen ist durch mehrere Facta gesichert:

1. unter der Einwirkung des bactericiden Serums sieht man im Präparate die Spirillenbewegungen schwächer werden; nach und nach verschwinden sie völlig;

2. die dünnen, homogenen und biegsamen Spirillen werden gequollen, granulirt, weniger spiralig und gehen in kurzer Zeit völliger Zersetzung entgegen. Man findet wohl einige sehr bewegliche und normale Spirillen im Blute während der ganzen Anfallsdauer, aber diese wahrscheinlich im Augenblicke der Blutentnahme frisch entstandenen Spirillen haben noch nicht Zeit gehabt, dem bactericiden Einflusse des Blutes ausgesetzt gewesen zu sein;

3. mehrere Forscher beschrieben verschiedene morphologische Besonderheiten der Spirillen im Blute; z. B. beschreibt Mamourowsky degenerirte Spirillen in Rosenkranzform, deren Zahl mit jedem neuen Anfalle steigt.

Trotz dieses vernichtenden Einflusses bactericider Substanzen und der Phagocytenthätigkeit auf die Spirillen dauert die Apyrexie nach der ersten Krise nicht mehr als einige Tage und endet mit Rückfall. Wahrscheinlich geht die Vernichtung der Spirillen nicht Hand in Hand mit der ihrer Keime, wodurch eben unter günstigen Bedingungen eine neue Generation heranwächst und so einen Fieberanfall bedingt. Aber was sind diese günstigen Bedingungen? Der Beweis fehlt, dass die Phagocyten in den ersten Tagen der Apyrexie zwar fähig sind, die Spirillen in sich anzuhäufen, dass sie aber diesen selben Mikroben gegenüber später, zur Zeit des Rückfalles, schwach werden. Die Abschwächung der bactericiden Kraft des Blutes nach der Krise steht aber ausser Frage. Die Abschwächung des Coëfficienten, durch den die bactericide Kraft ausgedrückt wird, ist sehr langsam im Anfange der Apyrexie, aber wird rapide gegen die Nähe eines Anfalles hin. Die Bildung der bactericiden Substanzen im Blute während der Krise, ebenso wie ihr Verschwinden gegen jeden Anfall hin sind gleicherweise „kritisch" bei dieser eigenartigen Krankheit.

Es ist klar, dass jeder neue Anfall mit dem fast völligen Schwund der bactericiden Eigenschaften des Blutes, und jede neue Krise nur eintritt, wenn die Menge der bactericiden Stoffe beträchtlich wird. „Es ist mir," sagt Gabritschewsky, „mehrmals geglückt, eine Temperaturerhebung vorherzusagen, wenn ich bemerkt hatte, dass der Coëfficient klein genug war, und ich bin überzeugt, dass es dem Praktiker möglich sein wird, die Fieberrückfälle nach systematischer Blutuntersuchung bei Kranken vorherzusagen."

Wie erklärt sich nun die völlige Heilung? So lange man keine anderen Vertheidigungsmittel des Organismus kennt als die bactericide Kraft im Blute und die Phagocytose, sind wir gezwungen zur Annahme, dass diese bacterischen Substanzen mehr und mehr beständig werden und die Phagocytenthätigkeit wirksamer wird.

Diese Erklärung ist durch viele klinische und experimentelle Thatsachen gesichert. Die klinischen Daten sagen uns, dass die Dauer der Anfälle successive sich verringert und die Apyrexieperioden sich verlängern. Im gewissen Grade kann man die successiven Anfälle beim Recurrensfieber vergleichen mit einer Serie giftimmunisirender Injectionen. Bei jedem neuen Anfalle schaffen die Zellen des Organismus rapide und in grösserer Menge ihre bacterischen Stoffe herbei, welche immer beständiger werden, je mehr die Anfälle kürzer und die Apyrexien länger werden. Am Ende jeden Anfalles hört der Organismus auf, beständig eine Menge bacterischer Substanzen zu schaffen, die genügen würde, um gegen eine Reinfection zu schützen. Indessen muss man bemerken, dass dieses Gesetz auf Ausnahmen stösst, die abhängig von den befallenen Organismen sind, und die die klinische Beobachtung constatirt hat (Obermeier, Bliesener, Birch-Hirschfeld, Heydenreich, Naunyn, Longowoy).

Die Reinfection hängt ab von der mehr oder weniger grossen Stabilität der erworbenen Immunität. Der Organismus, der Recurrens durchgemacht hat, hat die Fähigkeit, bactericide Stoffe durch Monate und selbst Jahre zu enthalten (cf. fünf Fälle von Litten). Bei der Wiederinfection mit Recurrens kommt es dann nur zu einem Anfalle statt zu zwei bis drei und mehr bei der ersten Infection.

Dieselben Thatsachen wie bei Recurrens des Menschen sind von Carter, Koch, Metschnikoff und Tictin für die der Affen erwiesen. Die Reinfection verläuft leichter als die erste Infection. Dies beweist, dass ein Befallenwerden mit Recurrens bei Affen wie bei Menschen eine mehr oder weniger andauernde Immunität zurücklässt.

So viel ist aus allem bisher Angeführten zu folgern, dass ein völliger Schutz gegen eine Reinfection nach einer Recurrenserkrankung nicht erworben wird; es tritt nur eine Abschwächung der Empfänglichkeit und, wenn Recurrensinfection dennoch erfolgt, eine Abmilderung des Verlaufes ein. Diese zweite soll aber zu stärkerer Entkräftung führen als die erstere.

Auch die klinischen Beobachtungen haben diese Sätze als richtig erwiesen. Mit Sicherheit sind mehrmalige Infectionen binnen längerer Zeit, mit Wahrscheinlichkeit auch solche binnen kürzerer Zeit nach der ersten Infection, beobachtet. Die Grenze der Immunität nach unten zu ist allerdings nicht sicher bekannt.

Mehrmalige Recurrensinfectionen in einem Jahre sind immerhin selten berichtet. Perls (eigene Erkrankung), auch Litten und Lebert (Breslau) schildern derartige Beobachtungen: In Breslau erkrankten 17 Personen, die 1868 Recurrens durchgemacht hatten, 1872/73 nochmals. In fünf Fällen trat die Neuerkrankung 29 Tage bis vier Monate nach Beendigung der ersten Infection ein. Christison erlebte an sich selbst in 15 Monaten dreimal Recurrens. Die Mehrzahl der einmal erkrankt Gewesenen wird allerdings nicht wieder an Recurrens krank; die Ursachen liegen wohl nur darin, dass die Infectionsgelegenheit sich verringert.

Mosczutkowski geht so weit, jede Wiedererkrankung nach zwei-wöchentlicher Apyrexie für eine Reinfection anzusehen; dies Vorkommen sei aber selten. Es erscheint bei diesen Reinfectionen, dass sechste, siebente oder achte Anfälle vorlägen; doch handelt es sich um Reinfection.

Aus der Krankheitsgeschichte eines Mädchens, die nach Mosczut-kowski's Angaben zwei Erkrankungen durchmachte, ist zu ersehen, dass nach der Beendigung der ersten Infection nach einer Pause von 23 Tagen die zweite Erkrankung mit drei Anfällen folgt, und 17 Tage nach Ablauf des letzten Anfalles der zweiten Infection die dritte mit zwei Anfällen.

Sicherlich sind derartige mehrfach folgende Erkrankungen sehr selten, wenn sie überhaupt vorkommen. Auch die prophylaktische Forderung geht zu weit, Recurrensreconvalescenten nicht mit frisch Erkrankten zusammen zu lassen. Es deutet die kurze Dauer der Epidemien und der regelmässige Ablauf der meisten Erkrankungen auf die Seltenheit wiederholter Infectionen hin (Rossbach).

Erwiesen ist, dass die Recurrenserkrankung nicht immun gegen Febris exanthematicus und Typhus abdominalis macht. Das ist durch alte und neue klinische Beobachtungen bestätigt. Ein Schutz der einen Krankheit gegen die andere ist auch bei der Specifität der Infectionen, der Immunstoffe u. s. w. kaum zu erwarten. Alle drei Krankheiten kommen am selben Orte vor und können nacheinander oder fast gleichzeitig denselben Menschen befallen; eher wächst die Disposition zu einer dieser Krankheiten nach deren Befallensein mit einer der beiden anderen.

Dieselben Thatsachen wie bei Recurrens des Menschen sind von Carter, Koch, Metschnikoff und Tictin für die Affen erwiesen: Die Reinfection verläuft gewöhnlich leichter als die erste Infection.

Infolge des Nachweises bactericider Stoffe ist die Annahme von Sporen oder einer anderen Vegetationsform der Spirochaete fast überflüssig geworden, wenigstens für die Erklärung der Periodicität, gewiss aber nicht

für die Weiterverbreitung der Erkrankung. Man kann sich die Periodicität folgendermassen erklären: Bei der Einwirkung bactericider Stoffe
im Blute gehen die Spirochaeten nicht insgesammt zu Grunde; es bleiben
einige in dem Vernichtungskampfe, den die bacterciden Substanzen und
Phagocyten gegen sie führen, übrig; von diesen übriggebliebenen geht
eine neue Generation aus und mit ihr ein neuer Anfall. Möglicherweise
gehen die Spirillen ja auch gezwungen in eine resistentere Form über,
die wir Sporen nennen wollen, deren Existenz aber in keiner Weise erwiesen ist; eher ist es das Factum, dass einzelne Fäden bei der Krise
übrig bleiben, da der Nachweis spärlicher Fäden in den Apyrexien öfter
gelungen ist (so von Birch-Hirschfeld u. v. A.).

Der Nachweis der immunisirenden Stoffe klärt die sich zur Zeit
widersprechenden Beobachtungen früherer Forscher auf. „Oft leben die
Spirochaeten," bemerkt Heydenreich, „weniger lange, welche von den
Kranken früher im Anfalle entnommen sind, als Spirochaeten, die von
einem anderen Kranken später entnommen wurden, oder die Lebensdauer
der Spirochaeten ist dieselbe, obgleich das Blut in beiden Fällen nicht
an gleichen Tagen derselben Anfälle entnommen ist." Der Zeitpunkt der
Entnahme ist eben nicht der ausschlaggebende Factor für das Verschwinden der Spirochaeten, allein von Bedeutung ist das Vorhandensein jener specifisch wirkenden Stoffe, für deren Stärke und Wirksamkeit sicher nicht die Anfallszeit bestimmend ist, wenigstens nicht in
erster Linie.

Die Annahme des gleichzeitig nebeneinander möglichen oder nothwendigen Vorkommens von Parasitengenerationen verschiedenen Alters
im Blute sei noch erwähnt. Heydenreich glaubt ohne diese Hypothese
folgende Beobachtungen nicht erklären zu können: „Wir beobachteten
häufig die seltsame Erscheinung, dass während der Einwirkung irgend
einer Temperatur manchmal ganz im Anfange fast alle oder der grösste
Theil der Spirochaeten zu Grunde ging, während sehr wenige die Bewegungen fortsetzten; dafür bewegten sich diese letzteren sehr hartnäckig
und lange Zeit hindurch; ein anderesmal hörten die Bewegungen der
meisten Spirochaeten gleichfalls mit einem Male auf, jedoch nach längerer
Temperatureinwirkung als im ersten Falle, und hinterliessen sie wieder
blos eine geringe Menge sich bewegender Spirochaeten; endlich hatte das
Umgekehrte statt, d. h. am Anfange der Temperatureinwirkung starben
nur wenige Spirochaeten ab, während ihrer gegen das Ende immer mehr
und mehr auf einmal bewegungslos wurden. Man konnte sich leicht überzeugen, dass die Spirochaeten nicht allmälig, progressiv mit der Zeitdauer der Einwirkung, abstarben, sondern dass sie schon an und für sich
(vor dem Austritte aus dem Organismus) eine sehr verschiedene Widerstandskraft besessen haben mussten."

Derartige Erscheinungen können sowohl als Beweise verschiedener Resistenz der Spirillen gegenüber den immunisirenden Stoffen gedeutet werden, als auch als ein Zeichen verschiedenen Alters gleichzeitig circulirender Parasiten. Es stützen diese Beobachtungen die Annahme, dass einzelne Spirillen sich bei der Krise retten, um einer anderen Generation das Leben zu geben.

Durch den Nachweis und das Studium der bactericiden Stoffe erweist sich die Richtigkeit von Beobachtungen früherer Forscher über das auffällige Verhalten der Spirochaeten ausserhalb des Körpers bei verschiedenen Temperaturen. In der That gehen schon bei leicht erhöhten Temperaturen die Spirillen eher zu Grunde als in den Präparaten, welche kühler gehalten werden, aber nur, weil die bactericiden Stoffe in der Wärme wirksamer sind als in der Kälte.

Bei Vergleich seiner Temperaturuntersuchungen untereinander findet Heydenreich, dass „die Lebensdauer der Fäden im umgekehrten Verhältnisse zur Höhe der Temperatur steht". Er fährt fort: „Zieht man jedoch nicht die Zeittermine in Betracht, in welchen auch die letzten Spirochaeten in den Röhrchen umkamen, sondern diejenigen Termine, in welchen die Spirochaeten überhaupt absterben oder abzusterben anfingen, so kann man nicht umhin, sich zu überzeugen, dass die Verhältnisse nicht so einfach, sondern im Gegentheile ziemlich complicirt sind: Das umgekehrte Verhältniss zwischen Temperaturhöhe und Lebensdauer der Spirochaeten bleibt zwar unverändert, bietet jedoch ziemlich grosse Schwankungen dar. So besitzen wir Versuche, in welchen die Spirochaeten bei Zimmertemperatur nicht länger lebten als bei der Temperatur des normalen Körpers und in anderen bei 40°. Wie widersprechend solche Versuche jedoch auf den ersten Blick der hier angeführten Meinung erscheinen mögen, und wie sehr sie uns daher auch im Anfange unserer Untersuchungen entmuthigten, so bestätigen und beweisen sie im Grunde nur die Ansicht von den Bedingungen des Erscheinens und Verschwindens der Spirochaeten beim rückkehrenden Fieber. Dass aber die normale Temperatur des Menschen und noch bedeutend mehr die Fiebertemperatur das Leben der Parasiten in der That verkürzt, wird durch die Thatsache bewiesen, dass bei paralleler Einwirkung verschiedener Temperaturen auf zwei Blutproben, die gleichzeitig von demselben Kranken genommen sind, die Fäden immer früher bei Fiebertemperatur zu Grunde gehen als bei der Temperatur des normalen Körpers, und bei letzterer immer früher als bei Zimmertemperatur. Wenn aber die Zeittermine der Lebensdauer der Fäden nicht immer bei verschiedenen Versuchen miteinander verglichen werden können, so beweist das nur, dass die Fäden, welche von ein und demselben Kranken zu verschiedenen Zeiten oder von verschiedenen Kranken entnommen worden sind, sich schon vor Beginn des Versuches

in verschiedenen Zuständen befanden. Dieses ist es gerade, was für das
wiederholte Auftreten der Spirochaetengenerationen während ein und desselben Anfalles spricht. Wir wollen das näher erklären: wenn, wie man
allgemein glaubt, während eines Anfalles in der That nur eine einzige Generation von Fäden vorhanden wäre, die Menge der Spirochaeten nicht
zu- oder abnehmen könnte, so ist es selbstverständlich, dass durch die
während der ganzen Zeit des Anfalles auf sie einwirkende hohe Temperatur sie allmälig von Tag zu Tag schwächer werden müssten, bis sie
zuletzt vor dem Ende des Anfalles ganz abstürben. Wenn man bei einer
solchen Voraussetzung vom Kranken in den ersten Tagen des Anfalles
Blut entnimmt und dasselbe bei Zimmertemperatur aufbewahrt, so
müssten die Spirochaeten ausserhalb der Einwirkung der hohen Temperatur viel länger leben als die im Körper zurückgebliebenen, sie müssten
folglich den Anfall überleben. Die Spirochaeten, welche dem Kranken
am folgenden Tage entnommen und unter gleichen Bedingungen wie die
ersten aufbewahrt sein würden, müssten gleichfalls den Anfall überleben,
würden aber etwas früher als die ersteren absterben, weil sie einen
ganzen Tag länger der hohen Temperatur ausgesetzt waren, u. s. w.; kurz,
je später wir nach dem Beginne des Anfalles das Blut entnommen
hätten, desto weniger würden die Spirochaeten in den Röhrchen bei
Zimmertemperatur leben, und umgekehrt: je früher die Spirochaeten entnommen wären, desto länger müssten sie ausserhalb des Körpers leben.
In Wirklichkeit jedoch ist nichts Derartiges vorhanden. Oft leben die
Spirochaeten weniger lange, welche von einem Kranken früher im Anfalle entnommen sind, als Spirochaeten, die von einem anderen Kranken
später genommen wurden, oder die Lebensdauer der Spirochaeten ist dieselbe, obgleich das Blut in beiden Fällen an gleichen Tagen derselben
Anfälle entnommen ist."

Diese Schwierigkeiten finden ihre Erklärung in dem verschiedenen
Grade der Bildung und auch der Wirksamkeit bactericider Substanzen.
Der eine Organismus bildet sie bei tieferen Temperaturen als der andere,
dieser sie überhaupt in kürzerer Zeit als jener — kurz eine Menge noch
unbekannter Einflüsse gibt es bei ihrer Bildung und Wirksamkeit. Diese
bactericïden Substanzen geben allein die Bedingungen ab für das Verschwinden und Wiedererscheinen der Spirochaeten bei Febris recurrens.

Epidemiologie.

Contagium und Seuchenverbreitung. Directe und indirecte Uebertragung.

Nachdem bisher die Eigenschaften und Lebensbedingungen des
Erregers des Recurrensfiebers und die experimentelle Krankheitsüber-

tragung auf Mensch und Thier geschildert worden sind, besprechen wir nunmehr die Verbreitung der Krankheit, wie sie im Leben der Menschen sich abspielt, die Möglichkeiten und Gelegenheiten der Ansteckung, unter denen die Recurrensspirille Eingang in den menschlichen Organismus findet und das klinisch und pathologisch specifische Krankheitsbild erzeugt.

Das Problem der jeder Pilzart eigenthümlichen und mannigfachen Beziehungen zwischen Krankheitserreger und Krankheitsübertragung gestaltet sich beim Recurrensfieber besonders schwierig, weil der Keim ausserhalb des menschlichen Organismus, seine Form, seine Lebensbedingungen uud seine Träger unbekannt sind. Dass der Recurrenserreger auch ausserhalb des Körpers Existenzbedingungen erfüllt finden muss, geht aus epidemiologischen Beobachtungen hervor.

Von altersher ist die Frage der Ansteckungsfähigkeit des Rückfallfiebers, d. h. der Art der Uebertragung und Verbreitung des Krankheitsstoffes von Mensch zu Mensch, so beantwortet worden, dass Recurrens den contagiösen Krankheiten zugezählt worden ist. Die Geschichte des Recurrens enthält zahlreiche Beispiele dieser Uebertragung durch Contact.

Dieser krankheitsübertragende Contact kann enger und weiter sein. Zur Ansteckung genügt einmal die directe unmittelbare Berührung beim Zusammensein mit einem Recurrenskranken. Andererseits kann sie auch mittelbar, indirect durch die Effecten Recurrenskranker erfolgen.

Für die erstere Uebertragungsart finden wir nicht seltene Belege durch Beobachtungen in Krankenhäusern, indem Personen, die in nahe persönliche Berührung mit Kranken kommen, wie Schwestern, Pfleger, Aerzte u. s. w., gleichfalls an Recurrens erkranken. Auch viele Uebertragungen in Haus und Familie sind hieher zu zählen.

Die indirecte Uebertragung ist durch Erfahrungen erwiesen, denen zufolge nach Berührung und Benützung von Utensilien recurrenskranker Personen die Krankheit auftrat; zu diesen Utensilien sind Leib- und Bettwäsche, Betten, Kleidungsstücke, Lumpen u. a. m. zu zählen (Bock und Wyss, Hirsch u. A.). Michelson (nach Netter) sah Recurrens auf der Insel Skye von derartigen eingeschleppten Effecten Recurrenskranker ausgehen.

Auch berichtet Dombrowitzky aus der grossen Petersburger Epidemie Uebertragungen durch inficirte Kleidungsstücke, Parry aus Philadelphia 1869 (l. c. 341) zwei classische Beispiele von Ansteckung durch Kleider, die von Personen während der Krankheit getragen waren. Clark in New-York (1870) erwähnt, dass der erste Krankheitsfall der Epidemie in einem Hause eintrat, in dem ein lebhafter Handel mit alten Kleidern getrieben wurde, die aus London stammten, wo damals eine Epidemie herrschte. Auch sind die Beispiele der Infection der Wäscherinnen durch

4*

Krankenwäsche nicht selten. Z. B. berichtet Cormack (l. c., S. 117) aus
der Edinburgher Epidemie 1842: „From the member of laundry-women,
that have been attaked, it appears, that the clothes of our fever patient
are especial repositories and communicators of the morbid poison." Diese
Beispiele des Gefährdetseins der Wäscherinnen, der Angestellten bei der
Kleiderreinigung, Lumpensammler und Personen ähnlicher Beschäftigung.
lassen sich in grosser Zahl aufführen. Dabei ist auch der Thatsache Erwähnung zu thun, dass Uebertragungsfälle bekannt sind, bei denen Gesunde, ohne selbst später zu erkranken und ohne erkrankt gewesen zu
sein, sowohl durch die Effecten Kranker als auch durch ihre eigenen, die
mit Kranken allerdings direct oder indirect in Berührung gewesen waren,
die Uebertragung vermittelt haben. Es können also Gesunde Träger der
Krankheit sein.

Endlich sind diejenigen Infectionen zu erwähnen, die in von Kranken
bewohnt gewesenen Räumen unter Benützung ihrer Utensilien erfolgen.
Derartige Fälle berichten Bock und Wyss aus der Breslauer Epidemie
(1868, l. c., S. 51 ff.) und heben hervor, dass das Krankheitsgift lange in
diesen Räumen haftet (Tenacität des Keimes ausserhalb des Körpers).

Bei diesen angeführten Ansteckungsarten besteht das Wesen des
„Contactes", der contagiösen Natur des Recurrensfiebers darin, dass eine
mittelbare oder unmittelbare „Berührung" des Gesunden durch den Kranken statthaben muss. Fehlt der Contact, so sind Uebertragungen selten.
Mit Recht wird dies Factum im Gegensatze zum Febr. exanthematicus
von allen Autoren hervorgehoben.

Die Verschleppung des Recurrenskeimes durch die Luft erscheint
fraglich. Deshalb betont auch Netter, um nur einen Autor zu nennen,
dass Nachbarhäuser der von Recurrens bevorzugten Häuser, d. h. der
Spelunken u. s. w., die doch in gleicher Verfassung sind, dann von Recurrens verschont bleiben, wenn ihre Bewohner keinen „Verkehr" mit
denen jener hatten.

In der Regel scheint der inficirende Stoff diesen fixen Charakter zu
behalten; zu seiner Uebertragung bedarf es eben der Berührung. Indess
darf nicht unterlassen werden zu bemerken, dass einzelne Forscher eine
gewisse Flüchtigkeit der uns unbekannten Form des Ansteckungsstoffes
ausserhalb des Körpers annahmen. So will Eichhorst eine gewisse Flüchtigkeit in Athemluft und Hautausdünstungen „nicht ganz" ablehnen, und
es ist ja keine Frage, „man sollte sich hüten, bei der Unbekanntheit der
körperlichen Form des Ansteckungsstoffes die Spirochaete selbst oder
allein als Träger derselben anzusehen" (Eichhorst, Lehrbuch IV, S. 502);
wenn im Allgemeinen die ausgestossene Athemluft der Recurrenskranken
nicht zu fürchten ist, da eben die Luft den inficirenden Stoff nicht vermittelt, so ist doch z. B. folgender Fall von Ansteckung merkwürdig und.

erwähnenswerth, den Salomon-Curschmann berichten. Es erfolgte eine
Reihe von Recurrenserkrankungen bei Personen, welche im Secirsaale der
Section einer Recurrensleiche nur zugesehen, sie aber nicht selbst angestellt hatten. Dass die Ansteckungsfähigkeit in der Leiche sich kurze Zeit
hält, ist bekannt, und Leichenwundinfectionen mit Recurrens sind ja nicht
selten (Perls, bekannte Erkrankung nach der Section einer Recurrensleiche, Giessen, ferner Edinger, Heydenreich u. A.) Hier ist die Uebertragung anders als durch die Luft kaum denkbar (wenn nicht etwa Organe
zur Besichtigung herumgereicht und dadurch der Contact construirt
worden ist).

Neuerdings scheint sich nun das Dunkel, das über der Uebertragung
des Recurrenskeimes lagerte, klären zu wollen; jedenfalls ist durch diese
neuen Untersuchungen die Art und Weise des Zustandekommens des
„Contactes" genauer bekannt geworden.

Schon vor längerer Zeit hatte besonders Klebs betont, dass para-
sitäre Krankheiten durch blutsaugende, Haut und Kleider bewohnende
Schmarotzer weiter übertragen werden können. Durch neuere Beobachtungen und Versuche ist diese Anschauung wesentlich gefestigt.

Anschliessend an die Aufnahme von Milzbrandbacillen durch Flöhe
(Klebs) untersuchte Tictin (citirt nach Lubarsch-Ostertag, 1 und
3. Jahrg. der Ergebnisse, S. 403) bei einer Recurrensepidemie in Odessa
Wanzen, die er in den Betten recurrenskranker Matrosen und anderer
Personen gefunden hatte. Er konnte Recurrensspirillen im Blute dieser
Wanzen entweder freiliegend im Verdauungscanal oder in Phagocyten
eingeschlossen und zum Theile degenerirt nachweisen. Wenn Tictin die
Wanzen das Blut der Kranken im Anfalle saugen liess und sie dann zer-
drückte, so konnte er Spirillen im Blute nachweisen. Und zwar hatten die
Spirillen oder besser gesagt das Blut die Ansteckungsfähigkeit im Verdauungscanal der Wanzen nicht verloren. Denn mit dem Blute der zer-
drückten Wanzen durch subcutane Injection inficirte Affen wurden recurrenskrank: schon nach 64 Stunden fanden sich Spirillen im Affenblute.
Unter den gewöhnlichen Verhältnissen, so nimmt Tictin sehr plausibel
an, erfolge die Uebertragung durch Biss, wenn die Wanzen von den Kranken auf Gesunde gehen; sie impfen mit ihrem Stachel oder mit ihrer
Mundhöhle die Spirillen in die neue Wunde ein. Oder die Uebertragung
kommt so zu Stande, indem die mit Spirillenblut vollgesaugten Wanzen von
Personen zerdrückt und so die juckenden Stellen inficirt werden; das
wäre also Infection der Kratzwunden. Es würde sich nach den Beobachtungen Tictin's also stets um eine Wundinfection handeln. Diese
Hypothese, die durch thatsächliche Vorkommnisse unterstützt wird, beseitigt auch recht befriedigend die Annahme einer Luftübertragbarkeit
der Recurrens; diese ist nur scheinbar vorhanden, der „Contact" wird

durch die sich bewegenden und von einem zum anderen Menschen über-
siedelnden Parasiten erreicht. Wir hätten es bei jeder Uebertragung mit
einer Impfung zu thun.

Anmerkung. Es soll nicht verschwiegen werden, dass in dem obenerwähnten Referat der Tictin'schen Arbeit die Untersuchungsweise dieses Forschers nicht ganz einwandfrei genannt wird.
Da mir die Originalarbeit nicht zu Gebote steht, enthalte ich mich einer Kritik.

Bevorzugte Bevölkerungsclasse.

Es ist eine alte, immer wieder bestätigte Beobachtung, dass die
Träger und Verbreiter des Recurrensfiebers, das hauptsächlichste Contingent der an dieser Seuche Erkrankenden, eine bestimmte Kategorie von
Individuen ist, das Proletariat, die unsesshafte Masse. Daher die alte Bezeichnung für unsere Krankheit: Morbus pauperum, Proletarierkrankheit.
Diese besonders heimgesuchte Bevölkerungsclasse umfasst also in mehr
oder weniger elenden Verhältnissen lebende Leute, die in ungesunden Oertlichkeiten hausen, unregelmässige, bald reichliche, bald ärmliche Ernährung haben und bald allein, bald zusammengepfercht ihr Unterkommen
finden. Ueberall in der Welt, in allen Erdtheilen und Ländern gibt es
Individuen, die in dieser Weise ihr Leben fristen.

In Deutschland sind es die wandernden Handwerksburschen, Vagabunden, Bettler und Heimatlose aller Art, die, Arbeit suchend oder flie-
hend, im Sommer und Winter wegen irgend welcher kleinerer oder grösserer
Verstösse gegen Polizeigebot oder -Verbot in Gefängnissen, Polizeibehält-
nissen, Besserungshäusern, Asylen für Obdachlose, Armen- und Ver-
sorgungshäusern untergebracht werden oder in Spelunken und sonstigen
kleinsten Herbergen Unterschlupf suchen und finden.

Gelegentlich tragen auch Zigeuner zur Verbreitung bei (Heidelberg, Friedreich) oder viel häufiger, besonders in Ostpreussen, Posen
und Schlesien, waren es polnische handeltreibende Juden, die die Krankheit aus Russland einschleppten (schlesische Epidemien).

In England, Schottland und Nordamerika sind vornehmlich die ein-
wandernden armen Irländer die Träger der Epidemien gewesen. Auf diese
Thatsache wird von den englischen Schriftstellern immer aufmerksam gemacht. Sicher bewiesene Fälle finden sich in den schottischen und Londoner Epidemien, die von Irland, wo das Recurrensfieber endemisch war,
eingeschleppt wurden. Gelegentlich haben nach London auch polnische
einwandernde Juden die Krankheit gebracht, z. B. 1869 aus Russland.

In Aegypten und Indien und den benachbarten Inseln sind die Träger
der Seuche Kulis, Pilger, Maulthiertreiber, gelegentlich auch Soldaten.

In Russland scheint der arme Bauernstand am zahlreichsten befallen
zu werden; die Einschleppung wird vornehmlich den polnischen über-

tretenden Juden zugeschrieben. Nach Puschkareff waren bei der russischen Epidemie von 1885/86 die erkrankten Bevölkerungsclassen in folgenden Zahlenverhältnissen betheiligt:

> Bauern . . . . 420 = 59 %
> Kleinbürger . . . . 120 = 17 %
> Soldaten (verabschiedete) . . . . 170 = 24 %
>   ————
>   710

Ueberall sind also die social schlechtgestellten Bevölkerungsschichten weitaus mehr gefährdet als die besser situirten. Oft werden jene ganz ausschliesslich, meist aber zuerst befallen.

Wo Eingeborene, Neger und Weisse zusammen leben, werden jene, die vielfach in engen, übervölkerten Hütten leben, befallen und diese verschont (Sullian und Couston, Réunion; Griesinger in Aegypten etc.).

Ganz besonders stark pflegt die Seuche unter den Gefängnissbewohnern zu grassiren; erst später verseucht die freilebende Bevölkerung (Tarnopol 1865, Lublinger; in Constantine 1867, Arnould; Hongkong 1865, Murray u. v. A.). Die Angehörigen der genannten Classen wechseln ihren Aufenthalt häufig, auch die Polizeigefangenen bleiben meist nur kurze Zeit im Gewahrsam. So vermitteln sie die Ausbreitung der Seuche.

Man hat deshalb von Wandererepidemien der Recurrens gesprochen. Unter 100 Krankheitsfällen pflegen 80—95 der genannten wandernden Bevölkerung, die übrigen 20—5 der einheimischen anzugehören. Doch gibt es auch, besonders in kleineren Städten, Epidemien, in denen ausschliesslich jene „Wanderer" erkranken und die einheimische Bevölkerung ganz verschont bleibt. In grossen Städten recrutiren sich die Recurrensfälle gleichfalls aus der genannten, meist besonders starken Bevölkerungsschicht; nur besteht diese nicht ausschliesslich aus frisch Zugewanderten, sondern auch aus der unansässigen Proletariermasse der Stadt selbst.

Anmerkung. So waren 1879/80 in Magdeburg nach Enke von 50 Fällen 94 % reisende Handwerksburschen; 1868/69, 1879/81, 1883/84 in Leipzig nach Häubler von 166 Fällen 88 %, in Braunschweig von 500 Erkrankten (1879) 93 %, in Göttingen 1879/80 .100 % Zugereiste.

Von den anderen Bevölkerungsclassen erkranken diejenigen am häufigsten, auf die die Seuche am leichtesten übertragen werden kann, die in den Wirkungskreis des Seuchenerregers gelangen, so dass eine erhöhte Infectionsmöglichkeit zu Stande kommt. Das sind infolge ibres Berufes Aerzte, Krankenpflegepersonal, Herbergsväter, Geistliche, Gastwirthe, Gefängnissbeamte, Wäscherinnen und Personen ähnlicher Thätigkeit.

Weiterhin sind die Inhaber von Läden mit Ein- und Verkauf getragener Kleider, Umtauschgeschäfte und Lumpensammler gefährdet. In

Kriegszeiten tragen besonders die Soldaten zur Verbreitung der Seuche
bei; sie stellen das Hauptcontingent der Erkrankten. So wurden im Kriege
1877/78 die russischen Soldaten, die gegen die Türken im Felde lagen,
von der Seuche vornehmlich befallen. Von den heimkehrenden Truppen
wurde sie in die Garnisonen, besonders nach Südrussland verschleppt.
Desgleichen hatten aus dem Krimkriege heimkehrende französische Soldaten die Seuche nach Frankreich getragen. Keine Bevölkerungsclasse
ist gegen Recurrens immun; man darf nur von einer Immunität der
bessersituirten und sesshaften Bevölkerung sprechen; da sie weniger mit
der hauptsächlich befallenen Schicht in Berührung kommt, wird sie seltener
inficirt. Kommt sie in Infectionsgefahr, so erliegt sie ihr in gleicher Weise
wie jene wandernde Bevölkerung. Selten erreicht die Erkrankungsziffer
der einheimischen Bevölkerung die der zugereisten; noch seltener über-
trifft sie sie. Nach Thomsen berichtete Friedländer von einer Epidemie,
bei der „von den im März 1879 vorhandenen Kranken nur 54 % als
notorisch eingeschleppt" bezeichnet werden.

Einfluss des Geschlechtes auf die Erkrankungsziffer.

Es ist eine allerseits festgestellte Thatsache, dass vornehmlich die
Männer, und zwar im Alter von 20—40 Jahren am häufigsten, an Recurrens erkranken. Für den Einfluss des Geschlechtes auf den Antheil
an der Erkrankungsziffer bei einer Epidemie gilt das Gleiche wie für den
des Alters. Nach allen Autoren erkranken mehr Männer als Weiber, da
sie mehr das wandernde Element darstellen und somit in der gefährdeten
Sphäre mehr leben, mehr die Gelegenheit zur Ansteckung haben als jene.
In geringer Zahl erkranken Kinder.

Daraus folgt aber nicht die erhöhte Disposition der Männer. Immun
ist keines der Geschlechter, befallen wird jedes, aber in ungleicher Zahl.
Die thatsächliche Ungleichheit erklärt sich durch den ungleichen Antheil
und Contact mit dem gefährdeten Menschenmaterial. Dies umfasst eben
fast nur männliche Individuen; die Weiber stehen gleichsam auf dem
Schlachtfelde in zweiter Linie, die Kinder in dritter. Das „Schlachtfeld"
sind jene obengenannten Treff- und Sammlungsorte, die gefahrbringenden
Lebensverhältnisse der vagierenden Bevölkerung, in denen der Mann an
Zahl die Frau weit überwiegt. Dadurch ist natürlicherweise auch der
Möglichkeit einer stärkeren Ausbreitung unter den Männern Vorschub
geleistet. Ist die Krankheit erst von jenen Orten aus in die Familie getragen, so erkranken die Mitglieder derselben gleichmässig.

Nach einzelnen Zusammenstellungen erkranken unter 100 Individuen
etwa 80 Männer und 20 Frauen (Rossbach); nach anderen (Löwenthal, Pastau, Lebert, Eichhorst, Ewald, Leube, Jürgensen etc.)
ist die Differenz nicht so gross.

Auch nach Murchison ist das procentuarische Verhältniss der Geschlechter zu einander nicht erheblich verschieden. Aus 4917 Fällen, die in England, Schottland und Irland in den Jahren 1843—1862 beobachtet und von ihm zusammengestellt worden sind, berechnet er, dass das Verhältniss der befallenen männlichen zu der weiblichen Bevölkerung wie 52 : 48 ist. Immerhin kommt auch bei ihm zum Ausdrucke, dass im Allgemeinen mehr Männer als Frauen erkranken.

Nach der folgenden Zusammenstellung erkranken durchschnittlich weit mehr Männer als Frauen; doch schwankt dies Zahlenverhältniss erheblich in verschiedenen Epidemien.

Epidemiejahr	Autor	Erkrankungen in Proc.			also mehr Männer
		Männer	Weiber	Kinder	
1864/70	Rettinger	83·9	16·4	—	5 mal mehr
1868/81 Leipzig	Häubler-Eggebrecht	96·5	3·0	0·5	32 „ „
1872/73 Breslau	Litten	54·5	45·5	—	fast gleiches Verhältniss
1877	Fogischess	83·1	16·8	0·1	5 mal mehr
1878/79 Breslau	Spitz	83·1	16·9	—	5 „ „
1879 Magdeburg	Enke	92·0	8·0	—	11 „ „
1879/80 Königsberg	Meschede	85·0	15·0	—	5·5 „ „
1885 Kronstadt	Brandt	95·4	4·6	—	23 „ „
1885/86 Petersburg	Puschkareff	72·9	27·1	—	3 „ „
1894 Moskau	Löwenthal	83·4	17·0	—	5 „ „
1879 Riga	Freymann	84·0	16·0	—	5 „ „
1879/80 Göttingen	Thomsen	100·0	0·0	—	100 „ „

Berechnet man das Verhältniss der Geschlechter nur unter Zugewanderten, so steigt die Procentzahl der Männer noch mehr.

In Leipzig z. B. erkrankten in den Epidemien von 1869/81 96·5 % Männer und 3·5 % Frauen und Kinder. Von den zugewanderten Kranken sind sogar 98·4 % Männer und nur 1·6 % Frauen; von den in Leipzig selbst Erkrankten 80 % Männer und 20 % Frauen oder Kinder.

Es mag nochmals betont werden, dass wir nicht durch eine erhöhte Disposition des männlichen Geschlechtes dieses Zahlenverhältniss erklären, sondern nur durch seine erhöhte Ansteckungsmöglichkeit und vergrösserte Ansteckungsgelegenheit. Dass bei gleicher Infectionsmöglichkeit das eine Geschlecht leichter inficirt wird als das andere, ist nicht bewiesen.

Nach einigen Autoren sollen im Kindesalter mehr Mädchen als Knaben erkranken; die Zahlen anderer sprechen nicht dafür; so waren — nach Wolberg — in einer Warschauer Epidemie von 46 erkrankten Kindern 52 % Knaben und 48 % Mädchen.

Einfluss des Alters auf die Erkrankungsziffer.

Wenn auch das Recurrensfieber alle Alter befallen kann und befällt, so ist doch die mittlere Altersstufe, etwa von 15—35 Jahren, erheblich mehr befallen als die jüngere und ältere.

Aus folgender Zusammenstellung ergibt sich das zahlenmässige Verhältniss des Antheiles der Altersstufen an der Recurrensmorbidität.

Berechnung des Altersantheiles an der Morbidität:

Jahr	Ort	Beschreiber	Lebensjahre							Summe
			1—10	11—20	21—30	31—40	41—50	51—60	61 und darüber	
1848/69	London	Murchison	36	155	113	56	48	22	7	437
1868/81	Leipzig	Häubler	1	34	68	51	34	8	1	197
1878/79	Breslau	Spitz	4	36	73	63	38	18	6	238
1879/80	Göttingen	Thomsen	6		6	3	2	2	—	19
1885/86	Petersburg	Puschkareff	40	115	293	256	36	37	17	794
1879	Magdeburg	Enke	12		25	8	3	2	—	50
1894	Moskau	Löventhal	157		170	122	68	28	10	555
			596		748	559	229	117	41	2290

Dieselbe procentarisch ausgerechnet:

Beschreiber	Lebensjahre						
	1—10	11—20	21—30	31—40	41—50	51—60	61 und darüber
Murchison	8·0	36·0	26·0	13·0	11·0	5·0	2·0
Häubler	0·5	17·0	35·0	26·0	17·0	4·0	0·5
Spitz	2·0	16·0	32·0	22·0	17·0	8·0	3·0
Thomsen	31·5		31·5	16·0	10·5	10·5	0·0
Puschkareff	5·0	14·0	37·0	32·0	5·0	5·0	2·0
Enke	0·0	24·0	50·0	16·0	6·0	4·0	0·0
Löventhal	0·0	28·0	31·0	22·0	12·0	5·0	2·0

Aus dieser Zusammenstellung ergibt sich, dass die Altersstufen bis
zum 30. Jahre in zunehmendem Grade dem Recurrensfieber ausgesetzt
sind; nach diesem Jahre nimmt die Zahl der Erkrankungen ab. Weiterhin aber geht hervor, dass in den einzelnen Epidemien die Betheiligung
der verschiedenen Altersclassen erheblich schwanken kann, wenn auch
meist jüngere Individuen, d. h. das Alter von 20—40 Jahren, in weit
grösserer Zahl als ganz junge und ältere befallen werden. Diese Erfah-

rung ist nicht neu und stimmt mit denen früherer Autoren überein
(Tschudnowski, Ewald, Eichhorst, Lebert, Leube u. A.).

Nach Murchison waren unter 203 Fällen in der Edinburgher
Infirmary von 1848/49:

$$45 \quad \ldots \ldots \quad \text{unter } 15 \text{ Jahre,}$$
$$50 \quad \ldots \ldots \quad \text{über } 30 \quad \text{„} \quad \text{und nur}$$
$$9 \quad \ldots \ldots \quad \text{„} \quad 50 \quad \text{„}$$

nach Douglas von 215 Fällen (im Jahre 1845):

$$77 \quad \ldots \ldots \quad \text{unter } 20 \text{ Jahre}$$
$$135 \quad \ldots \ldots \quad \text{„} \quad 30 \quad \text{„}$$
$$80 \quad \ldots \ldots \quad \text{über } 30 \quad \text{„}$$
$$28 \quad \ldots \ldots \quad \text{„} \quad 50 \quad \text{„}$$

und nach Steele (1848) von 2333 Fällen:

$$302 \quad \ldots \ldots \quad \text{unter } 15 \text{ Jahre}$$
$$795 \quad \ldots \ldots \quad \text{über } 30 \quad \text{„}$$
$$153 \quad \ldots \ldots \quad \text{„} \quad 50 \quad \text{„}$$

Von den 2290 von mir zusammengestellten sind:

$$596 \quad \ldots \ldots \quad \text{unter } 20 \text{ Jahre}$$
$$1694 \quad \ldots \ldots \quad \text{über } 20 \quad \text{„}$$
$$1344 \quad \ldots \ldots \quad \text{unter } 30 \quad \text{„}$$
$$946 \quad \ldots \ldots \quad \text{über } 30 \quad \text{„}$$
$$158 \quad \ldots \ldots \quad \text{„} \quad 50 \quad \text{„}$$

Das Alter von 20—40 Jahren liefert die Mehrzahl der Erkrankten,
das unter 20 Jahren etwa die Hälfte, das über 40 Jahre etwa das Viertel
jener Zahl. Jedenfalls ist kein Alter gegen Rückfallfieber immun. Selbst
Föten sind recurrenskrank befunden worden; hierüber soll im klinischen
Theile der Arbeit Genaueres berichtet werden; es sei nur bemerkt, dass in
diesen Fällen die Mutter an dieser Krankheit litt (Fall von Albrecht,
Mamurowski etc.).

Hervorgehoben mag werden, dass das erste Lebensjahr in der
Regel verschont bleibt (Eichhorst); immerhin sind Fälle auch bei Kindern unter dieser Altersgrenze bekannt (Litten: 9 Monate altes Kind).

Nach Murchison scheinen „Frauen von vorgerückterem Alter mehr
als die Männer empfänglich".

„Das mittlere Alter der Frauen im London Fever Hospital überschritt in jedem Jahre das der Männer, und zwar waren:

von zusammen 441 Fällen . . 233 Männer, 208 Frauen
„ Fällen unter 25 Jahren . 155 „ 112 „
„ „ über 25 „ . 76 „ 94 „

Ich habe für diese Erscheinung keine plausible Erklärung. Dass
aber die Männer von 20—40 Lebensjahren wesentlich häufiger erkranken,

ist wohl mit Recht dem Umstande zuzuschreiben, dass diese Altersclasse eben das Hauptcontingent der vagirenden Leute stellt. Sie sind vornehmlich den für die Krankheitserwerbung günstigsten Verhältnissen ausgesetzt, wie oben bemerkt.

Einfluss von Beschäftigung und Beruf auf die Erkrankungsziffer.

Wie bereits wiederholt betont worden ist, sind naturgemäss diejenigen Berufe gefahrvoller, welche die sie ausübenden Menschen in Berührung mit den hauptsächlich befallenen Individuen bringen. Diese gefährdeteren Berufe sind oben bereits aufgeführt und bedürfen hier keiner besonderen Erwähnung mehr. An und für sich scheint aber irgend eine Beschäftigung die Disposition für die Recurrens keineswegs zu erhöhen oder zu vermindern.

Es ist unmöglich, sich von dem Umfange des Recurrensfiebers in dieser hauptsächlich befallenen Classe eine zahlenmässige Vorstellung zu machen; dazu fehlt die Kenntniss der Zahl der wandernden Menschen. Auch für die anderen Bevölkerungsclassen lässt sich die Gefahr einer Infection nicht zahlenmässig ausdrücken. Am ehesten ist dies noch möglich für den Kreis der Aerzte, Wärter, Wärterinnen und Studirenden, kurz aller bei Kranken beschäftigten Personen.

Nach Carter's Bericht erkränkten von 5 Studirenden und Wärterinnen, die mit Recurrens zu thun hatten, $1 = 20\%$, dagegen erkrankte von 80 Patienten eines Saales, in dem Recurrenskranke verpflegt wurden, nur $1 = 1·25\%$ der Gesammtmorbidität.

Nach Knipping in Danzig inficirten sich von 11 Wärterinnen, die in einer Epidemie von 315 Fällen Recurrens verpflegten, $5 = 45\%$, eine merkwürdig grosse Zahl (von 8 Wärtern bei Exanthematicus erkrankten alle $= 100\%$!); auf die Gesammtzahl der Fälle bezogen $= 1·5\%$.

In der von Meschede beschriebenen einjährigen Königsberger Epidemie erkrankten bei 360 Recurrenskranken 5 vom ärztlichen und pflegenden Personal $= 1·4\%$. Bei 634 Kranken in Moskau (1894) erkrankten 8 vom Pflegepersonal $= 1·3\%$.

Von zahlreichen Epidemien wird dagegen berichtet, dass die in Rede stehenden Berufe keine Infection aufwiesen, so dass im Allgemeinen ihre Gefährdung nicht erheblich genannt werden kann, insonderheit nicht im Vergleiche zum Fleckfieber. Andererseits ist hervorzuheben, dass einige, besonders ältere Autoren, die Uebertragung auf die genannten Berufe für ganz besonders häufig halten.

Aus Murchison's reicher Erfahrung ist zu ersehen, dass zu seiner Zeit in den Hospitälern die bei den Kranken beschäftigten Personen ganz besonders leicht angesteckt wurden. So erzählt Welsh aus Edinburgh, dass im Jahre 1818 in den dortigen Hospitälern fast sämmtliche Aerzte

und Hausofficianten erkrankt waren. „Ausser zwei oder drei neuange-
kommenen Wärtern," schreibt er 1819 (S. 45), „bin ich die einzige Person
im Hause, die in den letzten 10 Monaten von der Krankheit verschont
blieb." In Edinburgh erkrankten nach Cormack 1843 (S. 115) fast alle
Aerzte und Wärter und wer nur mit den Kranken oder deren Kleidern
in Berührung kam. Aehnliches wurde aus Glasgow und anderen schottischen Städten (1843) und aus Schlesien (1847) berichtet. Es ist auch
bemerkenswerth, dass in den schottischen Hospitälern nur diejenigen
Wärter und Aerzte erkrankten, welche in Berührung mit Fällen von
recurrirendem Typhus gekommen waren; die auf chirurgischen Abthei-
lungen beschäftigten blieben frei. Wenn das Fieber einen localen Ursprung
gehabt hätte, hätten wohl alle erkranken müssen."

Dieser Unterschied in der Häufigkeit der Ansteckung erscheint mir
dadurch erklärlich, dass heutzutage die allgemein hygienischen Bedingungen der Krankenhäuser wesentlich besser geworden sind als ehedem
und dadurch die Uebertragungsgefahr der leicht bekämpfbaren Krankheit
wesentlich verringert worden ist.

Einfluss der örtlichen Verhältnisse auf die Erkrankung.

Es besteht kein Zweifel, dass eine gewisse Gebundenheit des Re-
currensgiftes an Oertlichkeiten besteht, zu welchen die bereits öfters erwähnten Häuser, Spelunken, Herbergen, Gefängnisse etc. gehören, und
die mit dem Besuch einer bestimmten Bevölkerungsclasse verbunden sind.
Der Aufenthalt in diesen Orten bringt die Möglichkeit mit sich, inficirt
zu werden, die offenbar auf eine locale Ursache zurückgeführt werden
muss. Wenn diese nun auch in der Recurrensspirille erkannt worden ist,
so sind wir doch auch heute noch bei der Unkenntniss ihres Wesens
ausserhalb des menschlichen Organismus in Ungewissheit bezüglich ihres
Vorkommens und der Lebensbedingungen des Keimes, der Wirkungen von
Wärme und Kälte, Trockenheit und Feuchtigkeit, kurz aller der Umstände,
die Oertlichkeiten verschiedenen Charakters auf ihn haben müssen.

Zweifellos gibt es in Epidemiezeiten Häuser und Strassen, in denen
viel zahlreichere Infectionen vorkommen als in anderen; das sind eben
jene genannten Domicile, in denen jene ärmste Bevölkerungsclasse ungemein dicht zusammen wohnt. So wenig man gerade Recurrens als eine
Familienkrankheit, vielmehr als eine Wandererepidemie bezeichnen kann,
so sehr sind doch gerade nach ihrem Eindringen in ein Haus, in einen
geschlossenen Bezirk die Mitglieder desselben von der Infection bedroht.
Beispiele derartiger Hausepidemien finden wir während der Epidemien
z. B. in Breslau, Berlin, Petersburg etc.

1. In Petersburg z. B. stammten nach Puschkareff 1885/86
von 794 Fällen bis zu 100 und mehr Kranke aus Einem Hause.

2. In Breslau lieferten 1868/69 einzelne Häuser in der Rosenthal-
gasse (Nachtasylhäuser) 22, 26, 26, 29, 29, 53 und selbst 83 Kranke.

3. Schneider (l. c., S. 13 Inaug.-Dissert., Leipzig 1870) berichtet
von einer Hausepidemie in Dorpat, vom Februar 1866, wo 12 Fälle in
einem Hause vorkamen:

    1 Erkrankung des Vaters, Anfang Februar 1866;
    7 Erkrankungen, Frau und 6 Kinder, am 23. Februar;
    4 weitere Erkrankungen von Hausbewohnern im Anfange April;
       es wurden alle Hausbewohner befallen, ausgenommen 3 ausser-
       halb arbeitende.

4. Murchison berichtet: „30 Fälle wurden. von einem Hause
innerhalb weniger Monate ins London Fever Hospital gebracht und
66 aus einem Häusercomplex; ähnliches kam überall vor."

Die Schnelligkeit der Ausbreitung ist oft gross. Gerade kinderreiche,
enge wohnende Familien sind ganz besonders gefährdet. Netter (I, S. 49)
hebt dies besonders hervor: „In einer armen Familie seien die isolirten Fälle
geradezu die Ausnahme, successive würden die meisten Mitglieder angesteckt."

Im Beginne der Epidemien sind es nur die zuziehenden wandernden
Individuen, die erkranken, und zwar in bestimmten Häusern und Massen-
quartieren, in denen die Insassen wie in einer armen Familie eng zusammenwohnen; erst im weiteren Verlaufe tritt die Seuche in den Familien auf. Mit Recht wird also von einer Haus-, Familien- und Vorstadt-
epidemie gesprochen (Cornil und Babes). Dabei findet man, dass die
Recurrens hauptsächlich in denjenigen Theilen grosser Städte auftritt, in
denen die ärmste Classe der Bevölkerung ungemein dicht wohnt (Murchison). Je nachdem nun diese Theile in der Stadt gelegen sind, handelt
es sich um Vorstadt- oder Centrumepidemien. Wegen dieser schon 1843
von Reid nachgewiesenen Thatsache wird mit einem gewissen Recht von
einer örtlichen Disposition für diese Krankheit gesprochen, in dem Sinne,
als eben jene gewissen Häuser, Massenquartiere, Nachtasyle, Spelunken,
Correctionshäuser, Polizeigefängnisse und Orte ähnlicher Bestimmung,
Verkehrspunkte des heimatlosen, wandernden Proletariates, ausschliesslich
oder doch weitaus die Mehrzahl der Erkrankungen aufweisen. An diese
Orte ist die epidemische Ausbreitung der Krankheit geknüpft. Und in
diesen Häusern kann es unter den grossstädtischen Verhältnissen zum
gewaltigen Anwachsen der Erkrankungsziffer kommen. Das sind die wahren
Entwicklungs- und Brutstätten einer Epidemie, an anderen Orten der Stadt
pflegen nur ausnahmsweise Erkrankungen aufzutreten, und ist es der Fall,
so lassen sich meist die Verbindungsfäden zu ihnen von jenen bevorzugten
Orten und die Wege, auf denen die Infection weitergeschleppt wurde,
nachweisen (Cormack, Parrey, Clark, Dombowitzky, Bock und Wyss,
Spitz etc.).

Dieses Gebundensein der Krankheit an bestimmte Hauptsitze der Recurrens kann in Jahre auseinanderliegenden Epidemien beobachtet werden, wenn sie eben Verkehrspunkte jener der Krankheit besonders ausgesetzten Menschenclasse blieben. Wenn diese Häuser assanirt, z. B. in ihnen die Nachtherbergen, Spelunken, Gastwirthschaften etc. aufgegeben werden, so verschwindet auch die Vorliebe der Krankheit für diese Plätze. Bekannt ist diese Erfahrung, von der Lebert in Breslau berichtet. In der ersten Epidemie von 1868/69 wurde ein Stadttheil ganz besonders stark· befallen. In der zweiten Epidemie von 1872/73 zählte man hier wesentlich weniger Kranke; es wurden nämlich bei den erhöhten Logispreisen jener alten Herbergen etc. von der wohnungslosen wandernden Bevölkerung 1872/73 andere neugegründete Asyle aufgesucht. Nun kamen in diesen die gehäuften Erkrankungen vor (Lebert, Rossbach).

Auch von Stadt zu Stadt und Ort zu Ort lässt sich diese Reihe der von der Recurrens bevorzugten Infectionsherde wie Glieder einer Kette nicht selten ganz deutlich aufdecken. Dabei scheint infolge des gelegentlich ungewöhnlichen Verlaufes (lange Prodromalzeit, leichterer ambulanter oder abortiver Verlauf, Zeit der Fieberfreiheit etc.) der eine oder andere Ort unverdächtig oder wird wirklich übersprungen. Die wandernde Bevölkerung hat eben auf ihren Wanderungen bestimmte Absteigequartiere, ja sie hält bestimmte Wanderwege und Reiserouten ein.

Anmerkung. Die hier interessirenden Zahlen aus den Leipziger Epidemien von 1879/84 mögen hier Platz finden:

Von 181 Zugewanderten liegt von 146 die Angabe der Provenienz vor; bei 35 nicht. Von diesen 146 Kranken waren zugewandert von:

$$
\begin{aligned}
NW. &= 36\,\%\\
N. &= 6\,\%\\
NO. &= 4\,\%
\end{aligned}
\left. \right\} \begin{array}{l} \text{aus Halle und} \\ \text{Umgegend} \end{array}
$$
$$
\begin{aligned}
O. &= 10\,\%\\
S. &= 26\,\%\\
SW. &= 18\,\%.
\end{aligned}
$$

Circa 46 %, also fast die Hälfte aller, war direct aus Halle a. S. gekommen; die Hälfte aller dieser hatte zwei bestimmte Herbergen zwischen Halle und Leipzig benützt.

Von den 20 in Leipzig Inficirten stammen:

60 % aus dem öffentlichen Arbeitshause (St. Georg, Asyl für Obdachlose), Gefängniss, Herbergen; einer der Reiniger der Kleider der Zugewanderten;

35 % Privatwohnung in Leipzig;

5 % Infection im Krankenhause, unklar.

Diese Kenntniss ist für sanitätspolizeiliche Massnahmen zur Unterdrückung einer Epidemie von grosser Wichtigkeit. Dieser Hausepidemiecharakter dieser Wandererinfectionskrankheit muss gegenüber dem Typhus abdominalis betont werden.

Von wie grosser Bedeutung für das Zustandekommen solcher Haus- und Familienepidemien das enge Zusammenwohnen, die Unreinlichkeit der

Hausbewohner am eigenen Körper und in der Wohnung, kurz die gesundheitlichen Verhältnisse im Allgemeinen sind, erkennt man aus dem Vergleich der minimalen Gefährdung der Insassen gutgeleiteter Krankenhäuser mit der maximalen jener Domicile. In jenen sind Ansteckungen
trotz der Anhäufung der Kranken sehr selten. .

Wir haben oben schon Carter angeführt, der unter 80 Kranken
eines Krankensaales, in dem auch Recurrenskranke verpflegt wurden, nur
$1 = 1·25\,^0/_0$ Uebertragung erlebte.

Weiter ist Cormack (1843) anzuführen, der im Hospitale nur eine
Ansteckung mit Recurrens unter vielen anderen Kranken sah: es war
dies ein Epileptischer, der sich auf das Bett eines Recurrenskranken
gesetzt hatte (Murchison).

In den Leipziger Epidemien ist bei 201 Erkrankungen nur eine
Uebertragung im Krankenhause beobachtet ($= 0·5\,^0/_0$), deren Zustande-
kommen unklar geblieben; es handelte sich um einen Luetiker, der seit
Monaten im Krankenhause in Behandlung war.

In vielen Epidemien kommen gar keine nosocomialen Erkrankungen
vor. Man muss daher dem allgemeinen Urtheile zustimmen, dem oft Ausdruck gegeben worden ist, „dass gute Lüftung und Reinhaltung im
Krankenhause genügen, um Weiterinfectionen auf Insassen zu verhüten"
(Enke). Dabei können die Recurrenskranken unter anderen Kranken
liegen, unter denen Mancher liegt, der ausserhalb, in den gefährdeten Oertlichkeiten, voraussichtlich an Recurrens erkrankt wäre. Die Ansteckung
ist im Krankenhause also gut zu verhindern. Litten meint deshalb, schon
eine Stubenwand isolirt genügend. Jedenfalls ist Recurrens nicht anstecken-
der als Typhus abdominalis, dagegen weit weniger als Febris exanthematicus übertragbar.

Ein dichtes Zusammenwohnen begünstigt fraglos die Verbreitung der
Recurrens wie des Exanthematicus: eine oft erhärtete Thatsache.

Die Configuration des Bodens, wie Höhenlage eines Ortes,
Grundwasserstand, Wasserverhältnisse u. dgl. erscheint für die Verbreitung
von Recurrens von keinem Einflusse. Hierin gleicht Recurrens dem Exanthematicus und unterscheidet sich vom Abdominalis. Nur Lebert hat den
Versuch gemacht, nachzuweisen, dass der niedrigste Wasserstand (Oder
in Breslau) der höchsten Erkrankungszahl entspräche; diese Lehre ist
aber nicht durchgedrungen. Jener Zusammenhang hat sich als zufällig
erwiesen.

Nicht unerwähnt bleibe die Anschauung früherer Zeiten, die aber
schon von Hirsch als unrichtig zurückgewiesen worden, nämlich die des
Zusammenhanges von Recurrens und Malariaboden. In der Unabhängigkeit der Recurrens von den Jahreszeiten, von ihrem Auftreten im Sommer
und Winter, in kalter und heisser Jahreszeit, sieht Hirsch den indirecten

Beweis gegen jene Behauptung. Den directen Beweis erblickt er darin, dass Irland und Schottland, Hauptherde für Recurrens, „sich durch Freiheit von Malaria auszeichnen oder doch nicht zu den eigentlichen Malariagebieten gezählt werden können". Auch weist Hirsch auf die Verhältnisse in Réunion hin: 1865 wird von Indien die Recurrens eingeschleppt, damals noch vollkommen frei von Malaria. 1866 entwickelt sich ein intensiver Malariaherd, und da erlöscht die Recurrens (Azéma, Sullivan).

Klima, Witterung und Jahreszeit.

Das Recurrensfieber ist eine in allen Breiten vorkommende Krankheit. Es ist also nicht an bestimmte klimatische Bedingungen gebunden. Der Charakter der Krankheit wird durch klimatische Verschiedenheiten nur wenig oder nicht modificirt; man müsste dann das gehäufte Vorkommen der biliösen Recurrens (Typhoid) in tropischen oder subtropischen Ländern auf die Einflüsse des Klimas zurückführen. Jedenfalls ist das sporadische Auftreten und die epidemische Verbreitung der Recurrens an klimatische Bedingungen, Witterung, Jahreszeit etc., nicht geknüpft. Sie erscheinen von untergeordneter Bedeutung. Allerdings liegen aus einzelnen Gegenden keine Nachrichten vom Vorkommen der Recurrens vor. Doch ist kaum anzunehmen, dass das Verschontbleiben dieser Gegenden klimatischen Ursachen zuzurechnen ist; wahrscheinlich sind anderweitige Verhältnisse massgebend, so etwa erschwerte Verschleppung durch relativ selten gegebene Bedingungen hiezu etc. Wenn z. B. Süddeutschland und Westdeutschland frei von Epidemien geblieben sind, so sind grössere klimatische Differenzen gegen den von der Recurrens bevorzugten Norden und Osten Deutschlands als Hinderung wohl kaum anzuführen.

Hirsch findet, bei dem grossen Material von 35 Epidemien, den Beweis für die absolute Unabhängigkeit der Krankheitsgenese vom Klima besonders in dem Verhalten des Rückfallfiebers (als Epidemie) den jahreszeitlichen und Witterungseinflüssen gegenüber, diese machen sich, wie auch Murchison mit Recht erklärt, bei dieser Krankheit, wenn überhaupt, so jedenfalls in einem weit geringeren Grade als bei Typhus geltend.

In allen Jahreszeiten sind Epidemien beobachtet, ohne dass von einem erkennbaren Einflusse auf die Entwicklung und den Gang, die In- und Extensität, die Culmination der Epidemie die Rede sein kann. Hirsch gibt für jene 35 Epidemien (in England, Russland, Deutschland) an, dass die Acme von 12 derselben in den Sommer, von 12 in den Winter fiel, so dass eine Beeinflussung durch die Witterung ausgeschlossen erscheint, und fügt hinzu: „und zwar hat die Krankheit ebenso oft zur Zeit feuchter und heisser wie trockener und kalter Witterung geherrscht".

Vertheilung der Recurrenskrankheitsfälle auf Monate.

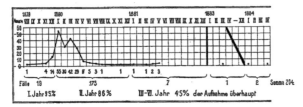

1. Leipzig 1879/84.

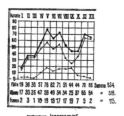

Insgesammt
Männer
Frauen

2. Moskau 1895.

3. Magdeburg 1879.

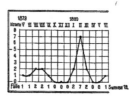

5. Göttingen 1879/80.

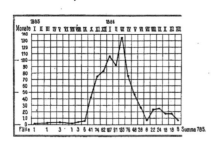

4. Petersburg 1885/86.

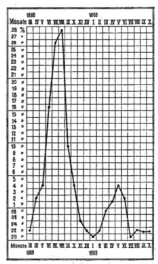

6. Breslau 1868/69.

Alle Epidemien, sie mögen in einem Monate auftreten, wie sie wollen, beginnen mit sporadischen Fällen, dann tritt gewöhnlich eine Acme der Verbreitung ein, die je nach der Intensität der Epidemie nach kürzerer oder längerer Zeit wieder nachlässt; es kann auch zur Bildung einer zweiten Acme kommen; zuletzt beim Erlöschen kommen wieder vereinzelte (sporadische) Fälle vor.

Siehe hier die Tabellen S. 66, die die monatliche Vertheilung der Erkrankungen darstellen.

1. Leipzig 1879/84 . . . hat die Acme im Januar bis April,
2. Moskau 1894 . . . . „ zwei Acmen, eine vom April bis Juli die zweite vom November bis December,
3. Magdeburg 1879 . . . hat die Acme im Mai bis Juni,
4. Petersburg 1885/86 . . „ „ „ „ Januar bis März,
5. Göttingen 1879/80 . . „ „ „ „ Februar,
6. Breslau 1868/69 . . . „ „ „ „ Juli bis August.

Petersburg .	1865/69	1462	1390	1345	1230	1105	994	720	547	411	712	874	1152
Leith. . . .	1843	—	—	—	—	—	—	—	—	144	417	331	224
	1844	133	45	—	—	—	—	—	—	—	—	—	—
Glasgow . .	1843	—	—	—,	—	510	1143	1284	3649	2990	1930	1275	1370
	1847	192	181	265	226	226	222	239	198	182	162	133	107
Edinburgh .	1843	—	74	83	96	133	161	251	392	531	638	586	544
	1844	465	300	256	93	50	—	—	—	—	—	—	—
Riga	1864/75	113	173	113	79	80	80	178	179	179	172	172	173
Magdeburg .	1879	—	—	1	9	17	21	2	—	—	—	—	—
Leipzig . . .	1879/84	57	30	44	32	12	5	4	1	—	5	15	—
Petersburg .	1885/86	108	91	136	76	51	28	9	25	30	59	92	90
Moskau. . .	1894	19	36	36	57	78	62	71	51	44	44	70	66
Göttingen. .	1879/80	2	7	2	—	—	1	2	2	2	1	—	—
London. . .	1848/49	23	31	21	63	76	73	49	81	38	94	83	65
Summa		2574	2358	2302	1961	2338	2790	2809	5125	4551	4234	3631	3791
Gesammtsumme 38.464													
Also für den einzelnen Monat in Procenten		6·69	6·13	5·98	5·10	6·08	7·25	7·30	13·32	11·83	11·01	9·44	9·86

Hiernach ergibt sich eine leichte Bevorzugung der Monate August-October.

Auch aus den heissen Klimaten liegen über die Unabhängigkeit des Recurrensfiebers von den Jahreszeiten Nachrichten vor. Zwar sprechen die englischen Aerzte für die Prävalenz des biliösen Typhus an den Mittelmeerküsten im Sommer, dagegen betont Engel in der Bukowina dieselbe vorzugsweise im Winter (December und Januar) und Griesinger die Acme der Epidemien in Aegypten im Frühling (Februar und März). Und in Indien haben von sechs an verschiedenen Punkten Indiens beobachteten Epidemien von Recurrens und Recurrens biliosus

3: 1859 in Sangur ⎫
1865 „ Bangalur ⎬ in der heissen Jahreszeit culminirt,
1877 „ Bombay ⎭

3: 1856/57 „ Patua ⎫
1860 „ Gazipur ⎬ in der kalten Jahreszeit.
1871 „ Kasalong ⎭

Aus der Tabelle auf S. 67 geht die Vertheilung der Krankheitsfrequenz auf Monate hervor. Ein Theil der Zahlen ist dem Werke von Hirsch entlehnt, ein anderer anderen Publicationen.

Einfluss der Constitution auf die Erkrankungszahl.

Dass es eine in der Constitution bedingte Disposition für die Recurrens gibt, in dem Sinne, dass der bessere Gesundheits- und Ernährungszustand schützend, der schlechtere begünstigend wirkt, ist zum Mindesten ungewiss.

Nach einigen Autoren allerdings sollen „dyskrasische" Zustände, wie Alcoholismus chronicus und Tuberculose, eine gewisse Immunität gegen Recurrens bieten. Doch ist wohl gerade das Entgegengesetzte der Fall. Denn, wenigstens so weit in der Literatur niedergelegte Erfahrungen beweisen, erkranken gerade Gewohnheitstrinker besonders häufig, deshalb, weil in der Classe der unregelmässig lebenden Bevölkerung die Gewohnheit zu trinken grösser ist als in den anderen. Was die Tuberculose anlangt, so scheint mir die Zahl recurrenskranker Phthisiker allerdings gering zu sein.

Andere Krankheiten vergesellschaften sich nicht selten mit Recurrens, woraus jedenfalls nicht auf einen Schutz durch jene gegen diese geschlossen werden kann. Im klinischen Theile der Arbeit wird von diesen Mischinfectionen die Rede sein müssen.

Auch die Behauptung, dass Schwangere seltener als andere Frauen erkranken, besteht zu Unrecht; sie erkranken nicht seltener. Werden sie befallen, so tritt meist Abort oder Frühgeburt ein; gewöhnlich kommt dabei das Kind todt zur Welt oder stirbt bald nach der Geburt. Nach Eichhorst läuft der Abort häufig auffällig günstig für die Mutter ab.

Frühere Recurrenserkrankungen erhöhen und erniedrigen die Disposition für Recurrens nicht. Sicherlich schützt das einmalige Ueberstehen nicht vor einer zweiten Erkrankung. Wiederholte Erkrankungen in zwei

Epidemien, ja in derselben Epidemie, sind nicht selten constatirt worden (Küssner).

Bereits Murchison betont diese Erfahrung und führt folgende Belege an: Nach Welsch sind mehrere Personen zwei- bis dreimal in den Epidemien von 1817/19 von der Krankheit ergriffen worden; Christison erkrankte dreimal innerhalb 15 Monaten in derselben Epidemie; Wardell und Mackenzie (1843), Jenner 1847/50 haben mehrere Personen einige Monate nach der ersten eine Neuerkrankung durchmachen sehen.

Einfluss der Ernährungsverhältnisse auf die Infection.

Seit Alters sind die allgemeinen Verhältnisse der Bevölkerung für das Auftreten und die Verbreitung von Seuchen für bedeutsam gehalten worden. Ganz besonders gilt dies auch für das Recurrensfieber. Gewichtige Stimmen, wie die Murchison's, betonten die Coincidenz der Theuerungszeiten, des höchsten Lebensmittelpreises und des geringsten Consums mit dem Eintritte und der epidemischen Ausbreitung des Recurrensfiebers. Nicht nur die Nothlage des Einzelnen, sondern auch die verschlechterten Lebensbedingungen der Gesammtheit sollten von Einfluss sein. Häufung des Elends und der Nothlage führe in wirthschaftlich gedrückten Zeiten zur epidemischen Verbreitung der Recurrens, und zwar in dem hygienisch ungünstigst gestellten Theile der Bevölkerung. Ja, Murchison geht so weit, aus dem Mangel die Recurrens, aus Ueberfüllung den Exanthematicus und aus der Verunreinigung den Typhus abdominalis entstehen zu lassen.

Auch Botkin (Petersburg) konnte für die Recurrens „geradezu die Möglichkeit vertheidigen, dass er durch den Genuss kranker Kartoffeln erzeugt werde", und sieht den Beweis dafür darin, dass Epidemien in Hungerzeiten auftreten.

Neben dem eigentlichen Nahrungsmangel wurden die anderen Missstände in den Wohnungs- und Lebensverhältnissen, „die ganze wirthschaftliche und sociale Misère", als begünstigend für den Ausbruch von Recurrensepidemien betrachtet, so auch die Wohnungsüberfüllung und Alles, was sonst zur Vorstellung einer Anhäufung von fauligen Zersetzungsproducten bei dem Zusammenleben führt, angeschuldigt (Steele, Griesinger etc.).

Von anderen Autoren ist dieser Zusammenhang von Recurrensepidemien und Hunger- oder wenigstens Nothzeiten geradezu geleugnet worden, vielmehr ergibt sich, dass eine Anzahl Epidemien in Jahre des Ueberflusses gefallen sind.

Es tritt eben Recurrens unter den verschiedensten allgemeinen Verhältnissen auf, so dass das Urtheil von Hirsch gerechtfertigt erscheint:

„Die bei Weitem grösste Zahl der Beobachtungen lässt einen derartigen directen Zusammenhang der Seuche mit diesem ätiologischen Factor — der socialen Misère — nicht erkennen."

Weiter wurde angenommen, dass, wenn auch keine allgemeine Noth bestehe, so doch die einzelnen Individuen der genannten Classe sich in „Noth" befänden. Es leiste also die schlechte hygienische Lage der ganzen Classe dem Aufkommen der Epidemie Vorschub. Es ist nun aber nachgewiesen, dass die hauptsächlich befallene Classe nicht mit Nahrungsmangel zu kämpfen hat.

Anmerkung. Solche Beobachtungen: in Petersburg von Zorn, Hermann, in Riga von Girgensohn;

in England und Schottland:
Muirhead, 1870 Edinburgh,
Bradford ⎫
Liverpool ⎭ 1870, Robighiati;

in Deutschland:
Breslau 1868, Litten; Wyso und Bock,
Berlin 1872, Obermeier, Budberg;

in Nordamerika: 1869/70, Parry (Philadelphia).

Nach Kennedy (citirt nach Netter) war:
in Irland . . 1725/27 keine Epidemie, aber ein Hungerjahr,
dagegen   1729   eine Epidemie, aber ein Ueberflussjahr,
1817/18 eine Epidemie, aber ein mittleres Ertragsjahr,
in Petersburg 1864/65 Epidemie- und Hungerjahr.

Oft geht es den Angehörigen dieser Schichte besser als der ansässigen armen Bevölkerung; sie lebt, sagt man, überhaupt auskömmlicher als diese, wenn vielleicht auch unregelmässiger. Es ist also der Nahrungsmangel an sich für den Einzelnen nicht von unmittelbarer Bedeutung für die Acquisition der Krankheit, und auch für das Aufkommen einer Epidemie kommt er nur als Hilfsmoment mit in Frage.

Wenn wir dem Angeführten zufolge auch eine directe unmittelbare Einwirkung der geschilderten Umstände auf die epidemischen Verhältnisse des Recurrensfiebers nicht zugestehen, noch viel weniger gar für die Entstehung der Krankheit im Einzelnen und im Allgemeinen ausschlaggebend sein können, so sind sie doch von grösstem mittelbaren, indirecten Einfluss.

Die Art der Uebertragung der Recurrenserkrankung.

Auch für die Recurrenserkrankung gibt es keine autochthone Entstehung. Immer handelt es sich um Uebertragung der Krankheit von einer Person zur anderen. Es wird die Seuche von endemischen Gebieten aus, in denen sie sich in grösserem oder kleinerem Umfang fortpflanzt, in andere Gegenden übertragen.

Trotzdem es sich im Beginne der Epidemien meist um Einzelerkrankungen handelt, sind diese in ihrer Genese selten klar. Der periodische, mit scheinbarer Gesundheit zeitweilig einhergehende Krankheitscharakter, die schnelle Erholung des Kranken, die Mannigfaltigkeit und Complicirtheit des menschlichen Getriebes und Verkehres lässt so zahlreiche Möglichkeiten entstehen, unter denen eine Infection erfolgen kann, dass weder der Kranke noch der Arzt vielfach die herausfinden kann, bei der die Krankheit erworben worden ist. Nur bei einzelnen Fällen ist dies möglich. Hierher rechnen die Impfinfectionen.

Nach Lachmann ist der erwähnte Fall des Anatomen Perls in Giessen auf eine Wundinfection bei der Section einer Recurrensleiche sicher zurückzuführen. Die Oeffnung der Leiche fand 14 Stunden post mortem statt; der Krankheitsausbruch erfolgte 7 Tage später. Thomsen berichtet derartige Sectionsimpfungen von Beuthen (Dr. Heer), Vechelde und Braunschweig (Dr. Schultz, Prosector). Im letzteren Falle betrug die Incubation entweder 8 Tage oder 24 Stunden, je nachdem man geneigt ist, die vor 1 oder 8 Tagen zurückliegende Recurrenssection für die Uebertragung verantwortlich zu machen. „Für die Wahrscheinlichkeit der vortägigen Infection spricht allerdings der Umstand, dass der Kranke sich durch einen Sprung aus dem Fenster eine Leberruptur — an der er sehr rasch starb — zugezogen hatte, so dass die Bauchhöhle ganz mit Blut gefüllt war, und dass die Section schon 9 Stunden nach dem Tode gemacht wurde, wo also jedenfalls die Spirillen noch reichlich im Blute lebend vorhanden waren."

Bei einer Anzahl von Erkrankungen vermögen die Inficirten genau anzugeben, an welchem Orte und unter welchen Bedingungen die Uebertragung erfolgt sein konnte; doch erscheint letztere selbst ungeklärt. Sie muss es auch bleiben, so lange das Spirillenleben ausserhalb des Menschen unbekannt ist. Es gibt aber Beispiele, welche lehren, dass die Uebertragung schon durch ganz kurz dauerndes Zusammensein mit einem Recurrenskranken bewirkt werden kann. Ferner ist bewiesen, dass sie in der Incubations- und in der Apyrexiezeit möglich ist.

Der Uebertragungsmodus ist durch die oben genannten Tictinschen Forschungen einer Deutung zugänglich geworden; eine Zahl von Uebertragungen wird so jedenfalls aufgeklärt; vielleicht ist neben der Impfinfection allein die Ungezieferübertragung vorhanden.

Mit Hilfe der Parasitenübertragung erklärt sich die Thatsache des gehäuften, ja des fast alleinigen Vorkommens des Recurrensfiebers in der oben genannten Bevölkerungsschicht. Sah man schon vor der Kenntniss der Recurrensspirillen in Schmutz und allgemeiner Unreinlichkeit schlechthin die Brutstätten für das Recurrensfieber, aus dem es sich geradezu entwickeln könne, so wird die Bedeutung dieses Momentes jetzt wesentlich klarer. Schmutz der Kleider, der allgemeine Mangel der Körperpflege, die Unreinlichkeit der ganzen Lebensführung bedingt eben das Vorhandensein von jenen Hautparasiten, den Trägern und Ueberträgern des Recurrenskeimes. Eben diese Unreinlichkeit, d. h. die Möglichkeit, Ungeziefer zu haben oder sich zu erwerben, ist allen Angehörigen jener wandernden Classe gemeinsam. Damit ist auch das Erkranken gerade

,der genannten Individuen selbstverständlich. Es vermitteln die gemeinsamen Herbergen, die Absteigequartiere und Spelunken mit ihren überfüllten, in früheren Zeiten ganz besonders ungünstigen Nachträumen, wo
die von der Landstrasse, den Gefängnissen, den Obdachhäusern herein-
kommenden oder zusammengelaufenen und zusammengepferchten Personen
gemeinsame Lagerstätten und Utensilien haben, eben das Ungeziefer. Die
Uebertragungsgefahr ist hier eine enorm grosse.

Sind einmal in diese Kreise Krankheitskeime eingeführt, so ist bei
dem Allen gemeinsamen Hang zur Unreinlichkeit und bei der Gewohnheit, bestimmte Herbergen und Absteigequartiere für die Nacht zu besuchen, auch das vorhandene Ungeziefer allen Besuchern, wenn der Ausdruck erlaubt ist, gemeinsam. Es bedingt immer neue Erkrankungen an
Recurrens, indem es zur Verbreitung und Züchtung der Spirillen auf dem
Menschen und so zum Aufkommen einer Epidemie führt.

Natürlich werden in wirthschaftlich ungünstigen Zeiten, Nothjahren,
diese die Lebensbedingungen verschlechternden Umstände und ungesunden
Momente vergrössert. Es gibt mehr Arbeitslose, es gehen mehr Menschen
auf Wanderschaft, es herrscht ein grösserer Zug zu den Städten; die
Wanderherbergen werden mehr angefüllt, die Reinlichkeitsbedingungen
verschlechtert und, wenn die Krankheit einmal ausgebrochen ist, die
Keime leichter verschleppt. Der Zugang zu den grösseren Städten wächst,
und sie werden hiedurch der Hauptsitz der Epidemie.

Wir sehen also, dass jene obengenannten Hilfsmomente für die
Seuchenverbreitung in der That bestehen. Die schlechte Nahrung an sich
ist für die Aetiologie unserer Krankheit irrelevant; die unhygienischen
Lebensverhältnisse geben nur Hilfsmomente ab. Klar ist, dass manche
Momente die Verbreitung einschränken. Schon die in gut geleiteten
Krankenhäusern geübte Reinlichkeit genügt hiezu. Das Ablegen der von
Aussen mitgebrachten Kleider, das Anlegen neuer, das Reinigungsbad
bildet die Schutzwehr gegen die Weiterverbreitung der Seuche. Durch
die Fernhaltung der Hautparasiten wird gleichsam jeder Fall isolirt.

Es erklärt sich auch, dass in südlichen Ländern die Eingeborenen
durchweg stärker als die eingewanderten Europäer erkranken. Es liegt
dies eben an dem grösseren Schmutz der ersteren und der grösseren
Reinlichkeit, den gesünderen Wohnungen, der besseren Isolirung der
letzteren (Rossbach, l. c. S. 39).

Geschichte der Recurrensèpidemien.

Ueber die Geschichte des Recurrensfiebers geben uns vornehmlich
Murchison's, Hirsch' und Haeser's treffliche Werke Auskunft. Aus
ihren Berichten habe ich geschöpft.

Wenn auch von einer besonderen Heimat des Recurrensfiebers kaum gesprochen werden kann, so gibt es doch Gegenden und Länder, welche weit häufiger als andere von einer epidemischen Verbreitung der Seuche befallen werden, ja in denen Recurrens, wenn nicht epidemisch, so doch in einzelnen Erkrankungsfällen, fast dauernd vorkommt. Derartige hauptsächliche Verbreitungsherde sind Russland, Irland und, wie es scheint, auch Aegypten und Indien. Andererseits gibt es Länder, die bislang von dieser Seuche frei geblieben zu sein scheinen, wie die Schweiz, Spanien und Italien; auch Frankreich hat nur ganz selten und ganz beschränkte kleine Recurrensherde aufzuweisen gehabt. Autochthone Entstehung in irgend einem Territorium ist nicht nachgewiesen. Am frühesten erkannt und auch am häufigsten aufgetreten sind Recurrensepidemien in Grossbritannien.

Epidemien in Grossbritannien.

1739 hat nach Rutty[1]) eine Recurrensepidemie in Dublin geherrscht,

1741 in Schottland (Stark, l. c. S. 309) und in England (Plymouth, Huxham),

1745
1748 $\left.\right\}$ sollen wieder Recurrensjahre in Irland und Schottland gewesen sein,
1764/65

1775 beschreibt J. Clarke eine Epidemie, wahrscheinlich von Recurrens, in New Castle,

1799/1800 herrschte nach Barker und Cheyne in Irland und nach Stark in Schottland diese Seuche; auch England selbst scheint nicht freigeblieben zu sein (1801),

1817/19 breitete sich Recurrens in Irland sehr aus. (Barker und Cheyne, Harty, Rogau), ferner in Schottland, Edinburgh 1817/18, nach den Zeugnissen von Duncan, Welsh, Stark (l. c.). In dieser Epidemie, dem ersten grossen Seuchenzug des Recurrensfiebers im 19. Jahrhunderte, hatte es ein entschiedenes Uebergewicht über Typhus, mit dem es zugleich auftrat.

In der in den Jahren 1825/27 zunächst in Irland, dann auch in Schottland und England herrschenden und grosse Ausbreitung gewinnenden Seuche ist nach der Auffassung neuerer englischer Schriftsteller vielfach Recurrens aufgetreten. Auch wurden in dieser Epidemie gleichzeitig Typhus abdominalis und Febris exanthematicus beobachtet. Die Recurrens trat vielfach in der biliösen septischen Form auf. „Den Haupt-

---

[1]) Bei Hirsch, S. 418, lautet dieser erste Recurrensbericht (cf. auch S. 2): „It (the disease) terminated some times in four, for the most part in five or six days, sometimes in nine and commonly in critical sweat . . . the crisis however was very imparfect, for they were subject to relapses, even sometimes to a third time."

schauplatz," sagt Haeser, S. 650, „auch dieser Epidemie bildete Irland." Hier war im heissen Sommer 1825 eine Ruhrepidemie, besonders in den höheren Ständen. 1826 bestand ein „epidemisches Fieber", zuerst, Ende Februar, unter den Classen, die arbeitslos waren (20.000 Arbeiter in Dublin brotlos); 'in der einzigen Heilanstalt — dem Corkstreet-Fever-Hospital — wurden 12.877 Kranke aufgenommen. Die Epidemie zeigte sich als ein fieberhaftes Leiden mit vorwiegender Affection des Gehirns, raschem Fieberabfall am sechsten bis siebenten Tage und grosser Neigung zu Rückfällen. Der Tod erfolgte unter Gehirnsymptomen, deren Ursache sich auch in den Leichen zeigte; im Darmcanale fand sich nicht selten beginnende Ulceration. .

O'Brien fügt hinzu, dass sich im Winter 1827/28 der Typus der Krankheit wesentlich änderte, indem die Perioden derselben sich bis zu 11 oder 14 Tagen verlängerten und damit die Geneigtheit zu Rückfällen schwand. Die „neue Krankheit" schien immer mehr mit dem einheimischen Typhus zu verschmelzen, zuletzt aber wieder in „einfaches Wechselfieber" überzugehen. Als Ursachen bezeichnet O'Brien Sumpfmiasmen. Schwefelsaures Chinin (ein nach den neuesten Beobachtungen im Relapsing fever unwirksames Mittel) schien die Rückfälle zu verhüten. Die Mortalität war auffällig gering (3·7 %, Haeser, S. 650).

Viel später als in Irland erschien die Seuche in Schottland (Glasgow, Edinburgh), und in England (London). „Hier aber hatte, wie im letzten Stadium der irischen Epidemie, der Typhus das Uebergewicht. Aderlässe waren von schlechtem, erregende Mittel von günstigem Erfolge" (Haeser). In Schottland herrschte Recurrens vielfach mit Malaria und Typhus. In diesen Jahren hatte also diese Seuche eine sehr grosse Verbreitung gefunden.

Schon am Ende des nächsten Jahrzehntes und im Anfange der Vierzigerjahre verbreitete sich in den vereinigten Königreichen eine langdauernde Seuche, in der es auch zur epidemischen Verbreitung von Recurrens kam. Sie nahm, wie es scheint, ihren Anfang von Schottland. Wenigstens berichtet Henderson[1] schon 1838/39 von einer Relapsing Fever-Verbreitung in Edinburgh. Seine Schilderung der Recurrens lässt sie deutlich von anderen verwandten typhösen Krankheiten als eine specifisch verschiedene herausheben (Haeser, S. 969).

Dann zeigte sich im Sommer 1841, in den ländlichen Districten von Fife (Schottland) beginnend und nach Irland ziehend, ein „Fieber", das sich bald, 1842, auf die Städte verbreitete; die Seuche erhob sich in den zwei ersten Monaten des Jahres 1843 zu einer Höhe, wie sie kaum in

---

[1] Virchow (Ueber den Hungertyphus, Berlin 1868) schreibt ihm das Verdienst der erstmaligen Abtrennung der Recurrens von den anderen Typhen zu.

den vorhergehenden Jahren erreicht worden war. In Glasgow erkrankten
43.000 Personen = circa 11% der Bevölkerung; in Edinburgh und
Aberdeen circa 9000. Doch war die Mortalität gering: 2·5—4·0% der
Erkrankten. Nach anderen Berichterstattern hat Glasgow 1843: 260.000
Einwohner gehabt, von denen 10.240 starben, d. i. = 3·9% der Bevölkerung. Auch Leith, Dundee und viele andere grössere Städte wurden
befallen. Vielfach zeigte sich allerdings auch die Febris recurrens als
bösartig, in Form des Typhus biliosus, besonders in Edinburgh. Offenbar
verband sich die Recurrens auch vielfach mit Febris exanthematicus.
Auch nach Irland wurde 1842/44 die Seuche verschleppt, desgleichen
nach London, das seit 1826 freigeblieben und wo die Krankheit wieder
unbekannt geworden war. Doch zeigte sie sich hier milder; die Sterblichkeit war sehr gering und betrug in Hospitälern circa 3·0, in Privatverhältnissen 1·26%.

Es zog sich die Epidemie, die 1843 und 1844 die Hauptverbreitung
hatte und 1847 und 1848 in Irland und Schottland nochmals exacerbirte,
bis zum Jahre 1848 hin, so dass sie also 6—7 Jahre geherrscht hat.
„In den späteren Zeiträumen der Epidemie gestaltete sich dieselbe indess
zum entschiedenen exanthematischen Typhus, mit dem sie schon vielfach
zusammen aufgetreten war" (Hirsch). Besonders scheint sie dann wieder
heftiger und bösartiger in Irland 1847/48 gewüthet zu haben, wo nach Kennedy 8000 Personen mit einer Mortalität von 14% erkrankten. Selbst 1851
zeigten sich noch einzelne Fälle von Recurrens bei Irländern in London.

Eine neue Verbreitung fand die Krankheit in Grossbritannien im
Quinquennium 1868—1873. Aus Irland liegen keine speciellen Nachrichten
vor, dagegen reichlich aus Schottland, das 1869 befallen wurde, ebenso
aus England, in dem sich Recurrensfieber schon 1868 wieder gezeigt hatte,
in dem District Nord-Chillds schon im Herbst und Winter 1868, und zwar
ganz besonders stark. Nach London wurde es sicher von Irländern und
polnischen Juden eingeschleppt. Der Epidemiebeginn in London ist auf
September 1868 zu setzen. Die ersten Fälle wurden in dem German-
Hospital beobachtet. Es waren sieben Kranke, sechs Männer und eine
weibliche jüdische Person (aus Bromberg?). Auch im Floed-Hospital wurden noch im Herbst 1868 drei Fälle aufgenommen, von denen wieder
zwei polnische Juden, ein Mann und dessen Weib, waren; im dritten
Falle handelte es sich um ein irisches Mädchen. Im Jahre 1869 wurden
sehr viel Recurrenskranke aufgenommen; erst 1873 klang diese
Epidemie in England ab. Im Allgemeinen gehörten die von Recurrens Befallenen den unteren, übelsituirten Ständen an, weswegen sich hier die
Bezeichnung „Famine fever" findet.

Für Grossbritannien ist Irland der Hauptherd des Recurrensfiebers.
Von hier wurde die Krankheit häufig nach Schottland und England ver-

schleppt. Auch fand dort epidemische Verbreitung in grösseren und kleineren Intervallen statt. Wie lange die Seuche in Irland schon vorgekommen, ist bei der unsicheren Diagnose früherer Zeiten unbestimmt; sicher ist sie bis in das 18. Jahrhundert zurückzuverfolgen.

Epidemien in Russland.

Neben Irland ist Russland das hauptsächlich von Recurrens befallene Land; die älteren Quellen über Recurrensepidemien in Russland fliessen aber viel spärlicher als die englischen, auch ist die Erkenntniss der Specifität der Krankheit später durchgedrungen.

Eine der ersten guten Beschreibungen, wenn nicht die erste, gibt Bernstein in Odessa im Jahre 1833.

Von einer Epidemie in Moskau wird im Jahre 1840/41 berichtet. Sie herrschte im Winter, war schwer und zeigte zahlreiches Vorkommen von biliösem Typhoid. Von einigen Autoren wird betont, dass der Recurrenscharakter dieser Epidemie nicht unzweifelhaft sei, und dass jedenfalls Fälle von Typhus abdominalis auch vorgekommen seien; vielleicht waren diese auch in der Ueberzahl.

Vor Sebastopol, im Sommer und Herbst 1855 (Krim), fehlte Recurrens nicht, auch nicht in den Armeen der Westmächte, die jene Stadt belagerten. Zugleich traten Ruhr, Cholera und Abdominaltyphus auf. „Erst als die Truppen ihre Winterquartiere bezogen und auf sehr durchnässtem Boden in den Zelten sehr eng bei einander lebten, entwickelte sich nun auch Flecktyphus und dann bald, wie Tholozan dies vollkommen überzeugend beschrieben hat, auch Rückfalltyphus“ (Lebert).

Eine starke Ausbreitung gewann die Recurrens in Russland in den Jahren 1863/68. Da sie auch für Deutschland durch Uebertragung verhängnissvoll wurde, sei sie etwas ausführlicher erwähnt. Zuerst wurden Erkrankungen im Herbste 1863 in Odessa, dann im Sommer 1864 in Petersburg beobachtet. In Odessa vergesellschaftete sie sich, wie so oft, mit Typhus abdominalis und dem Febris exanthematicus. Vom Herbste 1864 an war die Recurrens im Gouvernement Petersburg enorm verbreitet und forderte zahlreiche Opfer. Auch im Winter 1864/65 blieb sie stark verbreitet; erst im Sommer 1865 liess die Intensität der Epidemie nach, um im Winter 1865/66 wieder sehr stark zu werden. Dabei bestand Hungersnoth in vielen Gegenden Russlands. Es wird betont, dass dieser Umstand von Wichtigkeit für das Zusammenströmen der Menschen in der Hauptstadt gewesen sei; dadurch seien die Wohnungen überfüllt und die allgemeinen Lebensverhältnisse verschlechtert worden. Das zeigte sich natürlich besonders bei der niederen Bevölkerung. Von dem sehr gut verpflegten und gehaltenen Militär erkrankte nur ein Soldat! (?) Meist erkrankten jugendliche Personen.

Anmerkung. Um über die Anzahl der Erkrankungen und Todesfälle Einiges zu berichten, seien folgende Zahlen gegeben (nach Haeser): Von den 550.000 Einwohnern Petersburgs erkrankten bis Mai 1865 18.000 = 3·3 % der Bevölkerung. Von den 7620 Kranken in den Hospitälern starben 836 = 10 % oder etwas mehr.

Es erkrankten: 83·6 % Männer (fünfmal mehr),
16·4 % Weiber.

Die Typhussterblichkeit wird auf 30 % angegeben (Exanthematicus, Abdominalis und Recurrens zusammengerechnet). In circa 12 % der Recurrenserkrankungen wird die icterische Form angegeben; auffällig häufig zeigte sich von Besonderheiten Urticaria. Die Todesfälle traten in der Regel durch Herzlähmung ein. Küttner hebt gegenüber von Griesinger hervor, dass die Leichenveränderungen keineswegs unerheblich waren.

In den nächsten Jahren zeigten sich Recurrensfälle, aber nur vereinzelte, in Nowgorod, Moskau, Livland, Dorpat 1865 und Februar 1866 (12 Fälle einer Hausepidemie), Finnland.

1866 werden aus Sibirien Fälle von Recurrenserkrankungen berichtet.

1868 herrschte eine Epidemie in Polen (nach Wyss und Bock).

Anfang der Siebziger-Jahre war Russland noch nicht frei von Recurrens, vielmehr zeigten sich grosse Länderstrecken inficirt. 1873/76 war speciell Odessa befallen (Mosczutkowski). Auch herrschte 1878/79 unter russischen Truppen in Bulgarien diese Seuche. Petersburg selbst war von 1864—1879 von grösseren — Civil- — Epidemien frei. Weitere Epidemien kamen 1885/86 vor, besonders in Petersburg. Den Höhepunkt fand sie vom Sommer 1885 bis December 1886. In Summa kamen 794 Kranke in Petersburg in Hospitalbehandlung, davon 579 Männer (= 72·9 %) und 215 Frauen (= 27 %).

1894 wurde Moskau wieder befallen (Loeventhal).

Recurrensepidemien in Deutschland.

Die erste gesichertere Kenntniss über das Recurrensfieber stammt von Fällen, die in der grossen Mischepidemie von 1847/48 in Schlesien und Ostpreussen beobachtet wurden. Wenn hier auch überwiegend Fleckfieber und Unterleibstyphus zur Beobachtung kamen, so fehlte das Rückfallfieber auch nicht. Es trat nicht selten in Form des biliösen Typhoids auf.

Im Jahre 1868 breitete sich Recurrens zum zweiten Male, und zwar seuchenartig in Deutschland aus. Diese zweite Epidemie hielt sich bis 1870, indem sie theils die Form kleiner Epidemien annahm, theils zu beträchtlicher Ausdehnung anwuchs, theils ganz sporadisch auftrat. Wie bei allen Epidemien seit dieser Zeit wurde die Seuche aus dem russischen Polen, wo sie seit 1863/64 wüthete, eingeschleppt. Haeser führt diese Uebertragung auf Grund von Berichten auf den lebhaft entwickelten Kleinverkehr jüdisch-polnischer Händler zurück. Zuerst kam sie im März 1868 in Oberschlesien auf und grassirte dort bis zum December. Ihren

Höhepunkt hatte sie im Sommer (Lebert, Wyss und Bock, Graetzer, Dümmler, Deutsch, Bärensprung, v. Pastau). Vom April bis Juni 1868 wurde der ganze Osten Deutschlands, Pommern, Ost- und Westpreussen, auch Berlin, Brandenburg und Mitteldeutschland befallen; ganz besonders das Königreich und die Provinz Sachsen.

Von grösseren Städten, in denen die Epidemie erheblichen Umfang gewann, sind zu nennen: Breslau (484 Fälle), Berlin (496 Fälle, Riess, Obermeier), Magdeburg (Aufrecht), Braunschweig, Halle, Stettin (Steffen), Leipzig (Schneider, Wunderlich), Königsberg (Bernhard), Posen (Hirschberg, Swiderski) u. a. Aber auch aus zahlreichen kleineren Städten liegen Berichte vor: Marienwerder, Kulm (Wyss), Helmstedt, Stralsund, Greifswald in Pommern (Mosler, Brodziak), Lötzen (Müller) u. a. Im Wesentlichen fand die Seuche in Mitteldeutschland an der Saale und Elbe ihren Abschluss; Magdeburg und Leipzig sind von grösseren Städten die westlichen Grenzpunkte.

Zur endemischen Festsetzung der Seuche in Deutschland kam es nicht; sie währte bis 1870 und hat Deutschland von ihrem Standquartier Russland nur im Durchzuge aufgesucht. Was die Erkrankungszahl anlangt, so erreichte sie im Winter 1868/69 den Höhepunkt in Breslau und Berlin. In Breslau lagen die hygienischen Verhältnisse ganz besonders übel. Von den Beschreibern werden der geringe Sinn für Reinlichkeit, ein massenhaftes Proletariat, erbärmliche Schlafwirthschaften, tiefgelegene Häuser als die hervortretenden ursächlichen Verhältnisse angeschuldigt.

Ueber das erste Auftreten in Breslau und die muthmassliche Entstehung von Recurrens berichtet sehr ausführlich Lebert. Er geht zwar von einem anderen ätiologischen Standpunkte aus, indem er autochthone Entstehung annimmt. Indess sind seine Berichte doch interessant und bedeutungsvoll.

Am 28. März 1868 . . . 1. Fall, Kleine Rosengasse 4, 16jähriger Mann, der vagabundirendes Leben in Breslau selbst führte,

„ 2. April 1868 . . . 2. „ 49jähriger Mann, ebenda,
„ 4. „ 1868 . . . 3. „ 28jährige Frau ⎱ Graben 11 (eine Stunde von
„ 6. „ 1868 . . . 4. „ 43 „ „ ⎰ jener Strasse entfernt),
„ 17. „ 1868 . . . 5. „ zugereist,
„ 25. „ 1868 . . . 6. „ 35jährige Hospitaldienersfrau,
„ 25. „ 1868 . . . 7. „ Kind, Kleine Rosengasse 4.

Vom 27. April an täglich Neuerkrankungen. Einzelne Häuser in der Rosengasse lieferten zahlreiche Kranke, so eines 83, ein anderes 53.

Aus diesem Beginn, weil die ersten Fälle nicht zugereiste, sondern in Breslau wohnhafte Kranke sind, folgert Lebert den autochthonen Ursprung der Seuche in Breslau. Wir sind der Meinung, wie andere Autoren, sie wurde zugeschleppt; in und um Schlesien grassirte die Seuche schon. Es können die ersten eingeschleppten Fälle leicht krank gewesen sein; vielleicht sind sie auch nicht in das Hospital und zur Beobachtung gekommen. Ferner kann der Träger des Giftes ausserhalb Breslaus schon von Recurrens erkrankt gewesen sein und inficirte

Effecten mitgebracht haben, also indirecte Infection erfolgt sein. In einer Gross-
stadt besteht eben ein viel zu verwickeltes, nicht übersehbares Getriebe. Die Ent-
stehungsfrage ist nur so zu beantworten, wie die sichergestellten Thatsachen erlauben. Wie der Erreger hereingetragen wird, ist unbekannt. Jedenfalls ist heutzutage autochthone Entstehung nicht anzunehmen, wenn ein nahegelegener Herd
von Recurrens vorhanden ist.

Im Ganzen kamen 484 Erkrankungen vor mit einer Mortalität von $2·4^0/_0$.
Es handelte sich, wie schon aus dieser letzten Zahl hervorgeht, nur um einfache,
nicht icterische Recurrens.

Von Breslau und Berlin abgesehen, handelte es sich in den anderen
Städten meist um kleine Krankenzahlen; an vielen Orten kamen nur vereinzelte Erkrankungen zur Beobachtung. In Breslau und Greifswald über-
winterte die Seuche. Sie ging zwar in den nächsten Jahren in den westlichen Theil Norddeutschlands über, doch kamen nicht viel Fälle vor; man
kann sagen, dass Deutschland von 1869—1879 im Wesentlichen bis auf
sporadische Fälle frei von Recurrens blieb; 1869/70 wurden einzelne Fälle
in Dresden (Krankenhausbericht), wahrscheinlich von Oesterreich eingeschleppt. In Böhmen (Prag 1876) und Russland (Warschau, Walther)
herrschte (1869/70) die Krankheit heftig.

Eine dritte Epidemie suchte Deutschland in den Jahren
1871/73 heim. Sie nahm ihren Ausgang wiederum von Schlesien, befiel
aber hauptsächlich den Norden und Osten Deutschlands, ohne dass sie
grosse In- und Extensität erreichte. Die westliche Grenze, etwa bis zur
Elbe, wurde nicht überschritten. Zu einer Massenentwicklung kam es in
Berlin und in Breslau (466 Fälle). Der Seuchencharakter war leicht, biliöses
Typhoid kam sehr selten zur Beobachtung. Dass Berlin besonders stark
befallen wurde (Semon, Budberg, v. Meurer) schob man auf den damals sich entwickelnden Aufschwung auf dem Felde der Industrie und
den damit zusammenhängenden Afflux von Arbeitslosen in der Reichshauptstadt (Thomsen). Von sonstigen befallenen Städten seien genannt:
Posen (Kaszorowski), Stettin (Pilz), Greifswald (Treibel).

1874 soll Ein Fall von Recurrens in Deutschland (Breslau) vorgekommen sein (Spitz). Es ist aber fraglich, ob die Krankheit nicht doch
in Oberschlesien während jener Zeit ganz vereinzelt auftrat.

Die vierte und letzte grosse Recurrensepidemie hat Deutschland 1878/79 und 1880 überzogen. Wieder trat die Seuche, und zwar
zuerst im October 1878, in Breslau auf. Zweifellos ist sie auch wieder
auf Einschleppung von Russland zurückzuführen, wo sie im Süden als eine
Folge des russisch-türkischen Feldzuges herrschte. Auch in den deutsch-
polnischen Grenzdistricten machte sie sich bemerkbar. Am Ende 1878
beschränkte sie sich auf Oberschlesien und das Weichselgebiet. Sie hatte
hier milderen Charakter, wenn sie auch ziemlich stark verbreitet war.

Im Winter wuchs aber mit ihrer Weiterverbreitung auch die Gefährlichkeit. Ganz Deutschland bis zum Rhein und Main wurde von ihr in den
Jahren 1879 und 1880 überzogen. Den Höhepunkt erreichte sie in den
Monaten April bis Juni 1879. Während sie dann in den Sommermonaten
an Intensität verlor, kam es im December 1879 bis Januar 1880 zu einer
zweiten Acme. Diese beiden Culminationen können im Osten (Schlesien,
Posen, Ostpreussen) deutlich erkannt werden. Im westlichen Deutschland zeigte die Epidemie nur diese eine Culmination, eben die zweite des
Ostens.

Von Oberschlesien (Breslau, Spitz) war eine Welle der Epidemie
der Weichsel und Oder entlang nach dem Norden und Osten gelaufen.
Es wurde Posen, Ost- und Westpreussen betroffen (Casper, Knipping,
Mosler, Kühn, Hecht etc.). Bis zur Ostsee und nach Holstein verbreitete sie sich. Eine zweite Welle überlief, von Oberschlesien ausgehend,
den Westen Deutschlands, Sachsen, Sachsen-Altenburg (Müllendorff,
Risel, Enke, Geisler, Wagner), Thüringen, Bayern. Auch Brandenburg (Berlin circa 1000 Fälle, Winzer, Riess), Vorpommern, Hannover,
Braunschweig (500 Fälle), Mecklenburg und Bremen wurden heimgesucht,
kurz das ganze westliche Norddeutschland überzogen. Auch das Land
südlich von Braunschweig war befallen, so Göttingen, Halberstadt, Cassel,
Heiligenstadt, Hessen-Darmstadt, Oberhessen, Odenwald, Marburg, Giessen,
Frankfurt und Franken; auch Heidelberg, Würzburg, Eichstädt, Mannheim. Auch wurden Fälle in Speier, Freiburg, Aschaffenburg, Würzburg,
Schweinfurt und in Westphalen, so in Osnabrück, Münster, Dortmund
(8 Fälle) und in Köln beobachtet. Ueberall trat die Krankheit hier sporadisch oder in ganz kleinen Epidemien auf.

1879/80 (nach Thomsen) blieben wie stets frei:

1. das gesammte transmönische Bayern;
2. bayrische Pfalz;
3. ganz Württemberg;
4. Baden (Ausnahmen: Heidelberg, Freiburg);
5. Elsass-Lothringen;
6. Rheinprovinz (ausgenommen: Bonn nur ein Fall, Köln);
7. an der Nordseeküste, Gebiet zwischen Ems und Elbe
   (Bremen und Umgegend ausgenommen);
8. ostfriesische Inseln;

ferner; 9. Holland;
10. Schweiz.

In den folgenden Jahren 1883/88 werden noch folgende Zahlen von
Recurrenskranken in Deutschland angegeben:

1883 . . . . 1208 Fälle,
1884 927   „

1885 . . . . 245 Fälle,
1886 . . . . 298 „
1887/88 . . . . 153 „

Anmerkung. In Breslau erkrankten — nach Spitz — in dieser Epidemie von 1878/79 anfänglich ausschliesslich Zugereiste, und zwar solche, die aus Russisch-Polen kamen, später erst eingeborene Breslauer, und zwar hauptsächlich wieder aus der Rosen- und Enderstrasse, die schon früher zahlreiche Erkrankungen geliefert hatten. Recurrens trat vergesellschaftet mit Febris exanthematicus und Cerebromeningitis auf, von letzterer Krankheit wurden 50 Fälle beobachtet.

In Magdeburg, wo der Beginn auf den Monat März 1879 zu verlegen ist, fand die Einschleppung nach Enke von Braunschweig durch reisende Handwerksburschen statt. Neben dem Recurrensfieber herrschte Fleckfieber. Ihre Mortalitätszahlen sind 50 : 23. Die Mortalität des Recurrens war gleich 2%.

Oesterreich.

Wahrscheinlich hatte Oesterreich 1770/75 eine Recurrensepidemie in Mähren, die von Sagar beschrieben worden ist (Haeser, S. 721).

1817 herrschte die Krankheit wahrscheinlich in Dalmatien (Haeser),

1847 in Krakau (Warschauer) und anderen Gegenden Galiziens (Prchal) und der Bukowina, vielfach in der Form des biliösen Typhoids und sehr schwerer Fälle.

Auch in den Jahren 1865/67 wurden Galizien und Böhmen befallen. In Galizien liegen aus: Tarnopol (Leiblinger), Belz und Gross-Mosty (Allgem. militär. Aerztezeitung 1866, S. 93), aus Böhmen (Prag, Pribram und Robitschek) Berichte vor.

In Böhmen zeigten sich die ersten Fälle im Sommer und Herbst 1865, im Frühjahre 1867 zwei weitere. Dann trat ein schnelles Ansteigen bis zum Herbst 1869 ein: 200 und mehr, meist Männer aus sehr elenden Verhältnissen. Mortalität = 2%.

1875 vereinzelte Fälle in Krakau;

1876 Epidemie in Böhmen, besonders Prag (v. Jacksch), von hier einzelne Fälle nach Dresden verschleppt;

1877/78 grössere Epidemie in Krakau (Warschauer, Pribram etc.).

Epidemien in Norwegen und Schweden.

In Norwegen: in Vadsö: Herbst 1851 und Frühling 1861. In diesem Decennium treten in der Fischerbevölkerung mehr oder weniger zahlreiche Fälle auf (Danchertson). 1865 trat die Seuche, von Finnland eingeschleppt, wieder auf (Böck).

In Schweden wurden vereinzelte Erkrankungen im Jahre 1874/75 beobachtet (Sundhets-Kolleg. Berättelsc. för år 1874, 7; 1875, 16).

Niederlande und Belgien

sind selten und leicht befallen gewesen. 1859 in Blankenberghe (Gluge und Verhaegne) sehr kleine und isolirte Epidemien. 1865/67 einzelne (5) Fälle in Brüssel, Brügge, Ostende und Blankenberghe, zusammen mit Remittens, Intermittens perniciosa, Typhus abdominalis (v. Bieroliet, Bierolitz). Auffälliges Bevorzugtsein der Erkrankungen in besser situirten Ständen wird berichtet.

Frankreich.

Nach Babad's Schilderung können 1811/12 biliöses Typhoid zu Roanne (Departement de Loire) und zu St. Jean de Bruel (Departement Aveyron) vorgekommen sein. Ferner sind 1853/54 in Paris nach Tholozan in einer Typhusepidemie häufig Recurrensfälle beobachtet mit geringer Mortalität. Nach der Beschreibung desselben Autors traten zur Zeit des Krimkrieges 1854/56 etwa 20 Fälle im Juli bis November 1855 im Val de Grâce auf. Wie auch die anderen Lagerkrankheiten, die aus der Krim vielfach nach den französischen Häfen übertragen wurden, waren die dadurch entstandenen kleinen Localepidemien in Frankreich bald verschwunden.

Der Westen und Südwesten Europas, so Schweiz, Italien und spanischportugiesische Halbinsel, sind nach Haeser bisher im Wesentlichen verschont geblieben. Dagegen wurden **die östlichen Küstenstaaten Europas und die Inseln des Mittelmeeres** nach Hirsch auch schon in früheren Epochen wahrscheinlich häufig von unserer Krankheit überzogen. „Die frühesten Mittheilungen über die daselbst mit dem Charakter des biliösen Typhoids verlaufende Krankheit datiren aus dem zweiten und dritten Decennium dieses Jahrhunderts (19.), und zwar von englischen Militär- und Marineärzten, nach ihren auf Malta, den jonischen Inseln u. s. w. oder unter der Besatzung englischer Kriegsschiffe gemachten Beobachtungen."

So herrschte 1810—1813 das biliöse Typhoid in der englischen Flotte am **Mittelmeere** (nach Haeser). Darüber berichtet Burnett, der aber das biliöse Typhoid und das schwerere remittirende Malariafieber noch nicht trennt; ferner Dannark in Port Mahon (Minorca) und Cutbush, die beide Malaria und Recurrens sehr gut trennen und die Contagiosität der letzteren im Gegensatze zur ersteren betonen, und Bonnar, der behauptete, dass Recurrens (= irisches Fieber) vom Jahre 1817 gleich dem 1810/12 an der Mittelmeerküste beobachteten wäre.

1817 herrschte Recurrens in Spalato etc. und sonst in Dalmatien (Fraci);

1835 in Griechenland, Athen (Rothlauf);

1843 in der Türkei, Constantinopel (biliöser Typhus, Rigler).

1853/54 wurde in Constantinopel bei der französischen Truppen-
anhäufung Recurrens beobachtet (Tholozan cf. oben). Die Sterblichkeit
war gross = 6·6—10·0°/₀ (Haeser, S. 296).

Auch das Cypernfieber (cf. British med. Journ. 1878, Oct., p. 574),
ebenso wie das Levant-fever, Bukowina-fever, Smyrna-fever (Aubert,
Röser, Lancet 1878, Dec., S. 819) sind mit Malariafieber zusammengeworfen worden, obgleich sie septische biliöse Recurrens sind.

Afrika, nördliche Küstengebiete.

Andeutungen über das biliöse Typhoid in Aegypten gibt Pruner,
dann Veit, der seine 1836 in Cairo gemachten Beobachtungen über Recurrens 1851 herausgab. Es ist besonders dann noch Griesinger zu
nennen, der seine 1851 in Aegypten gemachten Beobachtungen in classischen Beschreibungen 1853 veröffentlichte und „der zuerst vollständigen
Aufschluss über diese Krankheit und über das Verhältniss derselben zum
Rückfallfieber und zu den sogenannten ‚typhösen Fiebern‘ gegeben hat“
(Hirsch, S. 422).

In Nubien ist biliöses Typhoid wahrscheinlich heimisch. Es ist
das von Russegger, Hartmann und anderen Reisenden dort beschriebene bösartige biliöse typhöse Fieber, welches nicht intermittirend verläuft und sich durch Contagium verbreitet.

Auch Abessynien hat Recurrens biliosa (indische Berichte).

Aus Algier hat Arnould (1867) in Constantine zahlreiche Re-
currensfälle berichtet aus der Strafanstalt Ain et Bey (bei Constantine).
Bei der vom Januar 1867 bis März herrschenden Seuche würden beson-
ders die Nerven afficirt; dabei bestanden heftige Kopfschmerzen, Delirien,
Schwatzhaftigkeit und Hallucinationen. Die Depression wuchs mit der
Dauer des Fiebers.

Asien.

Indien ist einer der umfangreichsten Herde der Recurrens und des
biliösen Typhoids; dafür sprechen die Berichte von Epidemien in Ben-
galen, den Nordwestprovinzen und dem Pendschab; allerdings wird vielfach Recurrens mit anderen Fiebern (Deugue — Malaria recidive remittens — biliöse Malaria) zusammengeworfen (Syons, Chevers).

Es finden sich bei Sutherland die ersten unzweideutigen Nachrichten über das Auftreten von Recurrens in Indien, doch ist die Krankheit schon viel früher vorgekommen in einer Epidemie, in der vielfach
die Krankheit mit biliösen Symptomen verlief, auch geradezu als deutlich
biliöses Typhoid (und zwar 1856 December bis 1857 Mai in Patua und
wahrscheinlich in Niederbengalen) auftrat.

1859 (Juni) gibt es eine Epidemie gleichen Charakters in Saugur,
den Nordwestprovinzen Agra, Mirat, Alahabad, Gazipur, im Behar- und

Benaresgebiete, am Ganges und Drehamara (Madras Quart. Journ. of med. Sc. 1862, April, p. 423, Clarke). Nach Walker besonders ist die Seuche in Gefängnissen epidemisch gewesen und nahm meist schweren Verlauf.

Während 1863—1866 findet man ausgedehnte Epidemien in vielen Punkten des Pendschab, besonders unter den Gefangenen, aber auch in der Civil- und Militärbevölkerung (Gray, Lowe, Smith, Bateson, Ross).

In Bombay wurde Recurrens 1864 zuerst von Carter beschrieben und 1865 in Malwa und Gadscherat (Brodrich), ferner im Dekkan (Stadt Bangalur, Sutherland, Lowe), auch 1866 im Territorium von Hindostan, wahrscheinlich wenigstens!, beobachtet (Chevers).

1868 herrschte eine Recurrensepidemie, wahrscheinlich aus Abessynien eingeschleppt, bei der Rückkehr indischer Maulthiertreiber (5000) aus dem Feldzuge von 1868. Befallen werden gemeldet: Pendschab, Districte von Lahore, Rawal, Pindle, Amritsir und Multon. Die Seuche wurde nach den Colonien Mauritius und Réunion durch Kulis aus Calcutta verschleppt, hier häufig als Recurrens biliosa mit einem Verlaufe wie Gelbfieber (Azéma, Bouvet, Mc. Anliff, Sillian, Smith).

1871 war Hinterindien in Kasalong (Lyons) befallen.

1876/77 hat sie den bedeutendsten Umfang, besonders als biliöser Typhus, in verschiedenen Theilen Indiens, so im Dekkan und in der Präsidentschaft Bombay (Carter, Hunter).

China.

Hirsch gibt uns Nachricht über das Vorkommen der Recurrens in China, und zwar in den Jahren 1864—1865 (Morache) in Peking und dem nördlichen China, Hongkong (zuerst im Gefängnisse). Die Seuche habe gelbfieberähnlichen Verlauf, sei begleitet von schnell eintretendem Typhuszustand und habe exquisiten contagiösen Charakter (Murray).

Australien und der australische Polynesus

ist ganz verschont bis 1875 (nach einer Nachricht von Bourse).

Amerika.

Nach Nordamerika wurde Recurrens von England und Irland eingeschleppt. Sie ist bisher in den östlichen Staaten der United States, ohne grössere Dimensionen zu erreichen, beobachtet worden. (Hirsch hält die Nachricht von Dombowitzky über die Recurrens 1857/58 in Sitka [Neu-Archangel] für nicht ganz zuverlässig.) Sie zeigte sich:

1844 in Philadelphia, zum ersten Male, unter den irländischen Einwanderern aus Liverpool; einige Fälle auch in ihrem Wartepersonal (Clyver). Die Neger zeigten bösartige Fälle.

1847 in New-York, unter denselben Verhältnissen (Verbreitung in mehreren benachbarten Staaten? Dubois).

1850 in Buffalo (neben Typhus) (Flint).

1869 in Philadelphia (Parrey-Jacquet).

1869/71 in Pennsylvanien (Transaction of the med. soc. of Pennsylvan. for the years 1871 and 1872).

1869/70 in New-York, wieder zuerst unter Irländern, und wie es scheint ohne Weiterverbreitung im Staate (Flint, Harris, Clark, Soornis).

Ueber Mittel- und Südamerika habe ich keine Nachrichten von Recurrens oder biliösem Typhus. Nach Licéaga ist sie in Mexico nie beobachtet.

Das Verbreitungsgebiet der Recurrens nach den bisher bekannten Epidemien erstreckt sich also auf Nord- und Mitteleuropa, das östliche Südeuropa (d. h. die östlichen Mittelmeerländer), Nordafrika, Ost- und Südasien, Nordamerika und Theile der australischen Inseln.

Hirsch (S. 425) bemerkt, dass sich das Verbreitungsgebiet der Recurrens wahrscheinlich noch viel weiter ausgedehnt; jedenfalls ist es aber beschränkter als das des Typhus abdominalis. „Die Thatsache ist um so auffallender und für die Beurtheilung der Pathogenese der Krankheit um so beachtenswerther, als Typhus und Rückfallfieber nicht nur zeitlich und örtlich ungemein häufig coincidiren, beziehungsweise das Rückfallfieber in epidemischer Entwicklung in sehr hervorragender Weise an Typhusepidemien gebunden erscheint, sondern auch bezüglich ihres Verhaltens zu denjenigen äusseren Einflüssen, welche sich als ätiologische Factoren ihrer epidemischen Entwicklung mehr oder weniger förderlich zeigen, eine nahezu vollständige Uebereinstimmung herrscht." Von einer besonderen Heimat kann bei unserer Krankheit keine Rede sein. Als ihre Lieblingsstätten sind Russisch-Polen, Irland, Indien und Aegypten zu nennen. Von hier aus, wo die Seuche endemisch ist, werden die Nachbargebiete befallen, und zwar wird, wie es scheint, von diesen Herden aus wie auf bestimmten Wegen die Infection weitergeschleppt. Diese Wege sind die des Handelsverkehres, und so erfolgt die Weiterverbreitung fast in vorher zu bestimmender oder nachweisbarer Richtung.

In Europa haben wir von jenen Centren:

1. Irland. Von hier wird vornehmlich England, Schottland und Amerika inficirt;

2. Russisch-Polen, von wo das übrige Russland und die östlichen preussischen Provinzen besonders oft befallen wurden: Posen, Schlesien, Ostpreussen und Westpreussen. Aber auch das benachbarte Oesterreich wird betroffen, Böhmen, Oesterreichisch-Schlesien, Galizien.

In einzelnen dieser Gebiete ist Recurrens auch gelegentlich längere Zeit vorhanden gewesen, ohne dass man aber von endemischen Herden hier sprechen kann. In diesen Herden hält sich die Krankheit besonders in den Städten. Von gemeinschaftlichen Eigenschaften dieser Centren ist nicht viel festzustellen; klimatische Aehnlichkeiten sind es sicher nicht; denn Irland, jene russischen Gebiete, Schlesien und Galizien dürften in diesem Punkte nicht viel gemein haben. Aber wir sahen ja schon oben, dass das Klima überhaupt keine hervorragende Rolle für die Verbreitung unserer Seuche spielt. Auch die Rasseneigenschaften sind schwerlich so gemeinsam, dass sie zur Erklärung herbeigezogen werden können, ausgenommen der wenig entwickelte Sinn für Reinlichkeit bei den vielen traurigen socialen Missständen. Das Elend mit seinen traurigen Folgen ist den genannten Gegenden allerdings gemeinsam, und wir sahen oben, von welcher Bedeutung dieser Factor bei der Genese der Recurrensepidemie ist. Andere Ursachen für das Zustandekommen der endemischen und zeitweisen erheblichen Ausbreitung sind nicht festzustellen. Unsere Kenntnisse von der Biologie des Recurrenserregers genügen nicht hierzu. Ebenso ist es unerklärlich, warum gewisse Gegenden, auch einzelne Städte, in sonst befallenen Bezirken freigeblieben sind.

Betrachten wir die einzelnen Seuchenzüge, so ergibt sich, dass, während im 18. Jahrhunderte die Verbreitungstendenz der Recurrens von Westen nach Osten geht, insbesondere von Irland nach England und Russland, sie im 19. Jahrhunderte dagegen umgekehrt, von Osten nach Westen gewandt ist und insbesondere von Russland nach Deutschland zu erfolgt. Besonders macht sich diese letztere Erscheinung seit den Vierzigerjahren bemerkbar. So wird die Seuche verschleppt von Russisch-Polen:

> 1847 nach Schlesien,
> 1869　„　Preussen,
> 1872　„　Galizien,
> 1878　„　Schlesien,
> 1879　„　Böhmen.

England erhält seine Epidemien theils von Irland, theils von Russisch-Polen.

Gegen Recurrens immune Menschenrassen (oder Nationalitäten) gibt es nach den vorliegenden Beobachtungen nicht; fast überall auf der Erde ist die Seuche verbreitet. Wenn einige Länder, wie Süddeutschland und Frankreich etc., in der Hauptsache verschont geblieben sind, so möchten wir dies Factum weniger auf Rasseneigenthümlichkeiten zurückführen als auf das Fehlen äusserer Umstände, die zur Herstellung der nothwendigen Disposition einer Recurrensepidemie nöthig sind. Die Disposition ist eben auf das Zusammenwirken einer Anzahl äusserer Umstände zurückzuführen, die sich im Leben des heimatlosen oder schlecht situirten Menschen zusammenfinden. Immune Classen der Bevölkerung gibt es nicht.

Für die Thatsache des periodenweisen Auftretens von Recurrensseuchen, für dieses An- und Abschwellen der Zahl der Recurrenserkrankungen liegt keine genügende Erklärung. Ebensowenig allerdings sind diese Thatsachen für die Mehrzahl der Infectionskrankheiten aufgeklärt. Die Erkennung der Recurrens als Seuche umfasst nur eine kleine Anzahl mehr äusserer Umstände, unter denen sie sich entwickelt und unter denen sie abläuft. Die Seuchenerforschung ermöglicht aber noch nicht, die ursächlichen Verhältnisse, die inneren Bedingungen zu bestimmen, die den Schwankungen des Seuchencharakters, dem Wechsel in In- und Extensität der Epidemien, der Erscheinungen ihres Auftretens und Verschwindens, der Vergesellschaftung mit anderen Krankheiten und sonstigen Besonderheiten zu Grunde liegen.

In den befallenen Städten, meist den zahlreich bevölkerten Hauptstädten, fasst die Epidemie in ganz umschriebenen Stadttheilen Wurzel, in denen sie sich wieder als umschriebene Localisation gelegentlich nur in Einem Hause concentrirt. Oftmals geht trotz verhältnissmässig nicht geringer Ansteckungskraft die Seuche in andere Stadttheile nicht über. Auf das constante Vorkommen derartiger Seuchencentren in den Städten hat Lebert hingewiesen. Die hierbei „strict localen Einflüsse" — denen dieser Autor in scharfsinniger Weise nachgeht — sind eben der Conflux einer bestimmten, schon geschilderten Bevölkerungsclasse, die Träger der Seuche. Wo diese zahlreich vorhanden und in starker Bewegung sind, besteht die Prädisposition für die Krankheit, und zwar in gewissen Häusern, weiter in bestimmten Strassen, Revieren, Städten, Provinzen und Ländern. Nicht der Boden, auf dem die Stadt und das Haus liegt, kommen hier in Betracht, sondern nur der, den jene Bevölkerungsclasse abgibt. Die anderen Bewohner der Stadt zeigen ausserordentlich geringe Erkrankungsziffern, nicht weil ihre Empfänglichkeit geringer, sondern weil sie ausserhalb der Infectionssphäre leben, nicht mit den Spirillendepôts in Berührung kommen.

Den beträchtlichen Einfluss socialer und allgemein wirthschaftlicher Umstände auf den zeitlichen und örtlichen Verlauf der Epidemien haben wir oben darzulegen versucht. Wir geben hier nur kurz aus den Berichten Thomsen's über die Epidemien 1871/73 und 1878/80 einige Daten wieder. Er bemerkt für die Epidemie von 1871/73 in Deutschland: Diese flammte in Schlesien auf und beschränkte sich zunächst auf den Osten, dann aber hat „der damals sich entwickelnde mächtige Aufschwung auf dem Felde der Industrie und der damit zusammenhängende Afflux von Arbeitslosen zur Reichshauptstadt, in Folge dessen naturgemäss in Berlin zahlreiche Fälle von Recurrens zur Beobachtung kamen, dazu beigetragen, dass andererseits die Provinz ziemlich frei blieb, und dass auch diesesmal die Elbe nicht überschritten wurde".

Für die Epidemie 1878/80, die im Gegensatze zu 1871/73 Berlin nicht so heimsuchte und mehr in die Provinzen ging, waren nach Thomsen für diese Art der Verbreitung die geschäftlichen und socialen Verhältnisse jener Jahre besonders geeignet. Es trat eine Ablenkung der Vagabundage von der Reichshauptstadt ein. Durch strenger als gewöhnlich gehandhabte Polizeiordnung, wodurch manches zweifelhafte Individuum ferngehalten wurde, und weil die Hauptstadt in noch geringerem Grade als die Provinz Arbeit und Lohn zu geben im Stande war, wurde der Strom zu nicht unbeträchtlichem Bruchtheile in die Provinz abgelenkt; es trat ein Ueberschwemmen der Provinz mit einer Menge arbeitslosen Volkes ein, und da auch hier schon ohnehin das Angebot von Arbeit die Nachfrage mindestens deckte, zudem auch die Arbeitsucher zum Theil wohl nicht den ernsten Willen hatten, die demgemäss niedrigen Löhne zu acceptiren, so legte sich dann ein starkes Contingent der Wandernden auf das Wandern als Selbstzweck, d. h. „sie wurden Vagabunden. Durch sie wurde die Seuche in die Provinz gebracht".

Meist beginnen die Recurrensepidemien, auch die grösseren, nicht mit Massenerkrankungen, sondern mit Einzelerkrankungen, die jenen vorausgehen; erst später entwickelt sich die Haus- und Stadttheilepidemie. Der Gang der Epidemie zur Höhe ist aber nicht gleichmässig. Die Steigerung der täglichen Krankenziffer erfolgt nicht stetig; es ist mehr ein unregelmässiges Steigen und Abnehmen zu beobachten, wenn sie auch im Ganzen zu- und später vom Höhepunkte an wieder abzunehmen pflegt, also dass man zwar erkennen kann, dass in einem gewissen Zeitabschnitte „an verschiedenen Tagen mehr Fälle vorkommen als sonst; aber zwischen diesen Tagen mit hohen Zahlen finden sich immer solche Tage eingeschoben, welche oft bedeutend weniger Fälle aufweisen" (Lebert). „Eine gleichmässigere Bewegung der Epidemie zeigte sich schon in der Zusammenstellung der wochenweisen Erkrankungen. Wir finden zwar auch hier noch kein gleichmässiges Steigen und Fallen der Erkrankungszahlen der sich folgenden Wochen, aber es zeigt sich, dass in gewissen Wochenfolgen die Schwankungen von grösseren Zahlen ausgehen als in früheren oder späteren Wochen." Am deutlichsten ist das Ansteigen zum Höhepunkte in der Krankenzahl der einzelnen Monate erkennbar. Schon oben ist die Unabhängigkeit der Seuchenvertheilung vom jahreszeitlichen Monatscharakter selbst betont.

Die absoluten Zahlen der Erkrankungen schwanken in den verschiedenen Epidemien sehr; es gibt Seuchenzüge, die ganz geringe Erkrankungsziffern haben, und solche, bei denen die enormen Ziffern die gewaltige Ausdehnung der Seuche beweisen. 1847/48 erkrankten (nach

Rossbach, S. 39) in Dublin 40.000 Menschen, in anderen Epidemien 500—10.000, in wieder anderen nur 20—30 Personen. Dabei erscheint vor Allem die Vergesellschaftung mit anderen epidemischen Infections-krankheiten von Wichtigkeit.

In der deutschen Epidemie 1879/80 betrug die Gesammtmorbidität ungefähr 5760. Das wären bei einer damaligen Bevölkerung von ungefähr 30,000.000 circa 0·019°/₀ oder ein Kranker auf 5172 Gesunde.

Die Dauer der Epidemien ist recht verschieden; nicht selten beträgt sie nicht über ein Jahr. Die letzte deutsche Epidemie, welche 1879 begann, hat sich fast über zwei Jahre hinaus erstreckt. Es geht dies aus folgender Tabelle hervor, welche die Seuchendauer in den deutschen Städten nach Monaten angibt:

23 Monate . . . . Posen;
22 „ . . . . Ober-Glogau;
21 „ . . . . Leipzig;
20 „ . . . . Liegnitz, Beuthen;
19 „ . . . . Bautzen, Freiberg;
18 „ . . . . Breslau, Wismar;
17 „ . . . . Inowrazlaw, Danzig, Hannover;
16 „ . . . . Halle, Königsberg, Greifswald;
15 „ . . . . Braunschweig, Hamburg, Kiel;
14 „ . . . . Gleiwitz, Ratibor, Deutschkrone, Görlitz, Magdeburg, Celle, Rostock;
13 „ . . . . Berlin, Elbing, Landsberg, Zittau, Göttingen, Bremen, Schwerin:
12 „ . . . . Cöslin, Lübeck;
11 „ . . . . Cassel;
10 „ . . . . —
9 „ . . . . Lyck, Höxter;
8 „ . . . . Giessen, Verden, Tilsit;
7 „ . . . . Marburg, Frankfurt a. M., Stralsund;
6 „ . . . . Jena, Coburg, Darmstadt, Chemnitz;
5 „ . . . . Würzburg, Altenburg, Heiligenstadt;
4 „ . . . . Erfurt, Gotha, Fulda, Glogau;
3 „ . . . . Mainz, Schweinfurt, Mannheim, Dortmund;
2 „ . . . . Wittenberg, Neu-Ruppin, Heidelberg, Cottbus, Osna-brück, Münster, Altona, Swinemünde;
1 Monat . . . . Aschaffenburg, Speier, Freiburg, Marienwerder, Dresden, Annaberg.

Aus diesen Zahlen geht auch die auffällige Erscheinung hervor, dass im Beginne des Seuchenzuges befallene Städte, vor Allem also die im Osten gelegenen, die Epidemie länger beherbergten als die später im

Westen befallenen. Man könnte daraus auf eine Abschwächung des Virus schliessen. Mit anderen Worten: es verliert bei zunehmender Extensität die Seuche an Dauer in den einzelnen Städten.

Wie bei dem längeren Bestande der Seuche von 1879/80 immer grössere Bezirke von der Seuche beherrscht wurden, ohne dass die alten, schon befallenen gleichzeitig aufgegeben wurden, mag die folgende Uebersicht zeigen.

Es waren verseucht:

1878	Januar bis Juni 1879	Juli bis December 1879	1880
Schlesien	Schlesien	Schlesien	Schlesien
—	Berlin	Berlin	Berlin
—	Prov. Brandenburg	—	Prov. Brandenburg
—	Prov. Sachsen	Prov. Sachsen	Prov. Sachsen
—	Hessen	Hessen	Hessen
—	Prov. Posen	Prov. Posen	Posen
—	Prov. Ostpreussen	Ostpreussen	Ostpreussen
—	Prov. Westpreussen	Westpreussen	Westpreussen
—	Prov. Pommern	Pommern	Pommern
—	Königr. Sachsen	Königr. Sachsen	Königr. Sachsen
—	Herzogth. Braunschweig	Braunschweig	Braunschweig
—	Prov. Hannover	Hannover	Hannover
—	Bremen	Bremen	Bremen
—	Hamburg	Hamburg	Hamburg
—	Lübeck	Lübeck	Lübeck
—	Prov. Schlesw.-Holstein und Kiel	Schleswig-Holstein und Kiel	Schleswig-Holstein, Kiel und Altona
—	Grossherzogth. Mecklenburg-Schwerin	Mecklenburg-Schwerin	Mecklenb.-Schwerin
—	—	Thüringen	Thüringen
—	—	Grossherzogth. Baden	Grossh. Baden nördl.
—		—	Königr. Bayern
—			Sachsen-Altenburg
—			Westphalen
—			und Rheinlande

Welche Umstände das Erlöschen der Seuche bewirken, ist völlig unklar. Mit Recht betont man, dass sich das Schwinden der Seuche kaum auf das Aufhören der Disposition zurückführen lässt (Rossbach), denn sie ist ganz allgemein und die durch eine Erkrankung erworbene Immunität zu kurze Zeit andauernd. Es kann demnach von einem Verschwinden des Materials für die Seuche nicht die Rede sein. Oder sind die Massregeln, die bei Epidemiezeiten getroffen werden, so erfolgreich? Ist der Keim so wenig widerstandsfähig und leicht zu bekämpfen und in seiner Entwicklung zu hemmen? Fast scheint es so.

Pathologie.

Wie bei allen Infectionskrankheiten ist auch beim Recurrensfieber das Krankheitsbild nicht in allen Krankheitsfällen gleich. Vielmehr besteht eine grosse Mannigfaltigkeit im Beginne, im Verlaufe und im Abschlusse des durch die Recurrensspirille bedingten Krankheitsprocesses. Der Verschiedenheiten gibt es so viele und grosse, dass sie nicht einer und derselben Krankheit zugerechnet werden könnten, wenn der Spirillenbefund nicht als gemeinsames ätiologisches Moment von ausschlaggebender Wichtigkeit angesehen werden müsste.

Bezüglich der Verlaufsverschiedenheiten kann man unterscheiden:
I. die mittelschwere, complicationslose, typische Recurrens gewöhnlichen Verlaufes:

   a) bei mittlerem Alter;

   b) Recurrens des Kindes, und

   c) des Greisenalters.

II. Abweichungen vom gewöhnlichen Verlaufe:

   1. schwere Verlaufsänderungen:

      a) in Folge localer Complicationen oder Nachkrankheiten;

      b) in Folge allgemeiner Infection, die biliöse oder septische Recurrens (biliöses Typhoid Griesinger's);

   2. die leichte Verlaufsweise:

      der rudimentäre, abortive Verlauf;

   3. die ganz atypischen irregulären Verlaufsweisen.

Das typische allgemeine Krankheitsbild.

Ohne prodromale Erscheinungen beginnt die Krankheit plötzlich mit einem heftigen Schüttelfrost von nicht zu langer Dauer. Mit ihm treten vielfach Erbrechen auf, Nasenbluten, Kopfschmerz, Glieder- und Rückenschmerzen und ähnliche auch bei anderen acuten Krankheiten nicht seltene Symptome acuter Vergiftung. Alsdann steigt die Körpertemperatur rasch und meist sehr hoch; im Blute finden sich Spirillen. Die plötzlich hereinbrechenden subjectiven Beschwerden, meist von grosser Intensität, erniedrigen die Energie des Kranken schnell, er fühlt sich so elend, abgeschlagen und so ängstlich, dass von einer Krankheitsüberwindung meist nicht die Rede ist. Fast immer wird sofort nach dem Beginne der Krankheit das Bett aufgesucht, indessen bleiben auch manche Kranke noch bei ihrer Beschäftigung oder setzen die Wanderschaft fort.

Meist liegen nun die übrigens völlig klaren Kranken still im Bette, deprimirt und apathisch oder ängstlich, denn trotz innerer Fieberunruhe werden sie durch die Heftigkeit des Kopfschmerzes, die Grösse der Abgeschlagenheit, die sich schnell steigernden Muskelschmerzen zur Ruhe gezwungen. Diese Muskelschmerzhaftigkeit zeigt sich am Rumpfe und den Gliedern, vornehmlich aber in den Waden, wo sie schon auf geringen Druck besonders hochgradig zu sein pflegt. Bald zeigt der Kranke ein verfallenes, für die Fieberhöhe meist auffällig blasses Gesicht mit nicht selten livider (oder gelblich-cyanotischer) Verfärbung. Dabei ist die Haut heiss, bleibt aber zunächst meist feucht, wenigstens wird sie nicht sonderlich trocken, der Regel nach frei von allen Exanthema.

Die Körpertemperatur hat schnell 40 und mehr Grade C. erreicht, die Pulszahl 120—140 und mehr Schläge. Die beschleunigte oberflächliche Respiration erreicht circa 30 Athemzüge in der Minute.

Wenn auch der Appetit nicht stets völlig geschwunden ist, so zeigen sich doch nicht gerade selten schon gleich anfangs Magen- und Darmstörungen, als Uebelkeit oder Erbrechen, vermehrte dünnflüssige oder auch träge Entleerungen. Dazu kommen Druckgefühl und Empfindlichkeit und bald Schmerzen im Epigastrium, in Milz- und Lebergegend. Die Zunge ist belegt und trocken. Das subjective Hitzegefühl ist erheblich, der Durst gross.

In den nächsten Tagen des Anfalles bleibt dies allgemeine Krankheitsbild im Ganzen bestehen; indess erfahren die genannten Erscheinungen meist eine Steigerung, und es bildet sich ein gewisser Complex von Symptomen heraus, der die Aufmerksamkeit des Arztes in eine bestimmte Richtung lenkt. Die rasche Vergrösserung der Milz und die, wenn auch geringere der Leber fallen auf, weil die Schwellungen dieser Organe schon in den ersten Tagen der Krankheit eine bei den anderen acuten Erkrankungen ungewöhnliche Grösse erreichen. Dadurch werden sehr erhebliche Schmerzen ausgelöst, besonders auf Druck. Der Leib ist aufgetrieben und empfindlich. Mitunter, und nicht nur bei schweren, sondern auch mittelschweren Fällen, gesellt sich Icterus leichteren und schwereren Grades hinzu.

In der geschilderten Weise bleibt das beängstigende Krankheitsbild 5—7 Tage bestehen. Die Fiebercurve verläuft in einer hohen Continua oder Continua remittens; am Morgen geht die Temperatur ganz wenig auf niedrigere Werthe zurück und am Abend auf die früheren wieder hinauf.

Die subjectiven Erscheinungen scheinen allerdings durch die Dauer der Krankheit schwerer zu werden, die Prostration grösser und das allgemeine Unbehagen gewachsen, da in Folge der Fiebererscheinungen und grossen Schmerzen die schlaflos verbrachten Nächte keine Erholung bringen.

Blässe und Abmagerung haben zugenommen, da der Appetit nun gänzlich aufgehoben und nur der Durst Wasserzufuhr fordert.

Die Haut ist in diesen Tagen trocken geworden, schilfert etwas und ist von gelblicher bis bräunlich-gelblicher Farbe.

Nach der oben angegebenen Zeit von 5 oder 7 Tagen tritt plötzlich (oft Nachts) ein Umschwung zum Besseren ein. Unter sehr reichlichem Schweiss, Freiwerden der Respiration und Verlangsamung des Pulses fällt die Temperatur beträchtlich ab und wird um 3·5—6·0° verringert. Es tritt innerhalb 6—24 Stunden die Besserung ein. Das Blut wird spirillenfrei. Die krankhaften bedrohlichen und quälenden Erscheinungen fallen von dem eben noch schwer Leidenden ab, zuweilen unter beängstigenden stürmischen Erscheinungen, wie Collaps, Nasenbluten, Erbrechen, Diarrhoe. Die Schmerzen sind verschwunden, meist tritt sofortiges Wohlbefinden ein, das durch den langentbehrten Schlaf erhöht wird. In wenigen Tagen ist unter lebhaftem Appetit und Schlaf der Körperzustand erheblich gebessert. Indess nimmt die Milz wenig an Grösse ab und das Aussehen des Kranken bleibt anämisch.

Diese Zeit der beschriebenen heftigen Symptome wird Anfall, Paroxysmus genannt. Wiederholen sich die Anfälle, so spricht man von Rückfall (erster Relaps, zweiter Paroxysmus).

Die fieberfreie Zeit heisst Intermission, Remission, Apyrexie, fieberfreies Intervall. Sie bringt nur scheinbare Genesung; wenn auch der Kranke sich frei von allem Krankhaften fühlt, so deuten gewisse objective Zeichen den Rückfall an. Der Kranke verlässt das Bett, isst mit Appetit, die Körperfunctionen regeln sich. Diese gute Zeit hat eine Dauer von 4—7—9—14 Tagen. Dann tritt wieder, ganz wie der erste Anfall plötzlich beginnend, ein zweiter Fieberanfall — der erste Rückfall — mit den gleichen Erscheinungen wie das erste Mal, nur von kürzerer Dauer (meist drei- bis fünftägig), ein. Auch er wird in derselben kritischen Weise unter Schweiss beendigt. Es folgt in der Regel noch ein dritter oder auch vierter Anfall. Sie pflegen von immer geringer werdender Heftigkeit und kürzerer Dauer zu sein als der erste. Die fieberlosen Zwischenzeiten dagegen verlängern sich. Die endgiltige Heilung und die definitive Fieberlosigkeit lässt ungefähr 4—5 Wochen auf sich warten.

Die Reconvalescenz, in der die hochgradige Anämie, die Abmagerung und die gelegentliche Muskelempfindlichkeit verschwinden, zieht sich oft geraume Zeit hin; die Erwerbsfähigkeit tritt auch bei normalem Verlaufe nicht selten erst 6—8 Wochen nach dem Krankheitsbeginne ein, wenn nicht Complicationen und Nachkrankheiten die endgiltige Genesung noch länger verzögern.

Der Ausgang der Krankheit ist der Regel nach die Heilung. Der Ausgang in Tod wird entweder durch die Schwere der Infection oder

durch Complicationen, seltener durch Nachkrankheiten bedingt. Er tritt
öfter im zweiten als im ersten Paroxysmus ein. Es ist die Mortalität
im Allgemeinen auf etwa 3—5% zu bewerthen.

In der geschilderten Weise verläuft die Mehrzahl der Fälle. Es ist
nun bei unserer wie bei anderen Krankheitsschilderungen nicht zu vergessen, dass der einzelne, wenn auch noch so typische Fall dieses oder
jenes Symptom nicht aufweist, dessen in einer Schilderung der Krankheit
gedacht werden muss. Die unverwaschenen reinen Schulfälle, ohne Lücken
in den classischen Symptomen, sind sogar selten, wie es auch die ganz
atypischen Bilder sind. In der grossen Mehrzahl der Fälle ist zwar das
Krankheitsbild wohl erhalten, doch nicht in allen Einzelheiten.

Uebersicht des Leichenbefundes.

Die Ergebnisse der pathologischen Anatomie werdanken wir neben
Griesinger, E. Wagner, Ponfick vornehmlich russischen Forschern,
so Puschkareff, Nikikorow, Lubimoff.

Allgemeines. Im Allgemeinen lässt sich sagen, dass anatomische
Merkmale besonderer Art der Recurrens fehlen; die meisten Befunde theilt
sie mit anderen infectiösen Krankheiten, in denen durch das Fieber und
die infectiöse Noxe gewisse gemeinsame, allen infectiösen Processen zukommende Veränderungen bedingt werden.

Specifische anatomische Veränderungen betreffen das Blut, die Milz
und das Knochenmark. Und will man sie als besondere für die Recurrens
charakteristische pathognomonische Merkzeichen an sich nicht gelten lassen,
so ist es doch ihre Combination miteinander.

An der Hand der pathologischen Veränderungen wird uns das Verständniss, dass und wie die völlige Restitutio ad integrum, wie die Mehr-
zahl der Ausgänge zeigt, möglich wird; dass es in anderen zu stationären
Veränderungen in den Organen kommen muss, und dass in wieder an-
deren eine Exacerbation chronischer Processe erfolgen kann. Zur ersten
Kategorie gehören z. B. die einfache albuminöse Schwellung und Trübung
des Protoplasmas; zur zweiten die fettige Entartung mit Entwicklung des
Narbengewebes (z. B. in der Milz bei Infarct mit günstiger regressiver
Veränderung); zur dritten z. B. die Verschlimmerung eines Morbus
Brightii. Die bei Recurrens erhobenen Leichenbefunde, wenigstens in der
Mehrzahl der Fälle, stammen von Erkrankungen schwerster Form oder
von solchen mit Complicationen, die den Tod herbeiführten. Diese secun-
dären Veränderungen dürfen nicht zum uncomplicirten Recurrensbilde
verwendet werden.

Allgemeiner Ernährungszustand. Leichenstarre. Die Recurrensleichen
haben frühzeitigen Eintritt und lange Dauer der Todtenstarre. Da die

Krankheit gerade in den tödtlichen, uncomplicirten Fällen meist von ganz
kurzer Dauer ist, die Ernährung also meist nicht nennenswerth gelitten
hat, so zeigen die Leichen einen normalen Fettansatz, vorausgesetzt, dass
nicht durch der Krankheit vorhergehenden Mangel Abmagerung eingetreten war.

Aeusserer Befund; Haut. Die Haut der Leichen zeigt häufig einen
gelblichen Farbenton, entsprechend dem häufigen Befunde von Icterus im
Leben. Die Gelbsucht ist bei den biliösen Fällen stark ausgebildet.
Todtenflecke pflegen gut ausgebildet zu sein. Die intra vitam nachweisbaren Hauterscheinungen, wie Petechien und andere hämorrhagische Eruptionen, bleiben natürlich auch an der Leiche nachweisbar. Zu bemerken
ist die Häufigkeit des Vorkommens von anderen nicht zur Recurrens ge-
hörenden Hautveränderungen, wie Scabies, Ekzem, Pigmentirungen etc.,
da die Leichen meist aus der Classe der ärmsten, vagabundirenden und
ungünstigen äusseren Bedingungen ausgesetzten Menschen stammen.

Schleimhäute. Die Zeichen geringeren oder stärkeren Katarrhes sind
oftmals bemerkbar, so Schwellung, Röthung und Secretanhäufung.

Seröse Häute. In schweren Erkrankungsfällen scheint es fast regelmässig, in leichteren dagegen nicht zur Entwicklung von kleinen punktförmigen Blutungen, Ecchymosen, zu kommen, so auf Pericard, Pleura etc.
In anderen Fällen machen sich die Zeichen stärkerer Entzündung in Form
von Exsudationen bemerkbar.

Muskeln. Wie bemerkt, werden die Muskeln von rasch eintretender
und ziemlich lange andauernder Todtenstarre befallen. Sie sind meist nicht
Sitz besonders erwähnenswerther Besonderheiten; ihre Farbe ist dunkel
oder blass, ihr Feuchtigkeitsgehalt meist gering; an den Extremitäten zeigt
sich oft unklare Streifung der Fasern, während am Rumpfe normales Aussehen vorwaltet.

Mikroskopisch zeigt sich, doch nicht immer, feinkörnige oder auch
fettige Degeneration der Muskelkerne und Vermehrung derselben. Dies
findet sich besonders in der Wadenmusculatur und wurde von einigen
Autoren (Lachmann) fast als charakteristisch angesehen. Es kommt aber
auch bei anderen infectiösen Krankheiten vor.

Das gelegentliche Vorkommen von Blutungen (hämorrhagische Entzündung) mit und ohne nachfolgende Erweichung in der Musculatur ist
nicht so sehr selten und wird ja auch bei anderen infectiösen Krankheiten beobachtet (Typhus abdominalis, Febris exanthematicus); auch bei
Recurrens sollen die Mm. recti abdominalis den hauptsächlichen Sitz
dieser Veränderung abgeben.

Gefässsystem und Herz. Die Veränderung des die Blutgefässe auskleidenden Endothels beschränkt sich in der Mehrzahl der Fälle auf albuminöse Schwellung und Trübung des Protoplasmas. Diese Veränderungen

gleichen ganz denen, welche man auch sonst bei infectiösen Erkrankungen findet. Hierauf macht Puschkareff aufmerksam und vergleicht den Befund bei unserer Krankheit mit denen der künstlichen Pyämie der Kaninchen (Borgsenius), Typhus exanthematicus (Iwanowsky), Scorbut (Uskoff), Intermittens (Winogradoff), Pocken und Typhus abdominalis (Siredeg): die Folge der reizenden Einwirkung des pathologischen Blutes auf das Endothel (Iwanowsky). Während sich diese Endothelveränderungen bei den genannten Krankheiten ungleichmässig vertheilt finden, stellenweise ziemlich stark ausgesprochen, stellenweise gänzlich fehlend, sind sie bei Recurrens stärker ausgesprochen, auch nicht so scharf Herdcharakter tragend. Auch führt diese Veränderung nicht „bis zu gänzlicher Unwegsamkeit, sondern trotz des stark aufgequollenen Endothels ist das Lumen der Capillaren bedeutend weiter als normal".

Während diese leichte Veränderung bei Recurrens die völlige Restitutio ad integrum ermöglicht, kommt es in anderen Fällen zu dauernden (stationären) Veränderungen in den Organen durch Uebergang der albuminösen Schwellung in fettige Entartung. Diese letzteren finden sich stärker in den Venen als in den Arterien.

Durch diese Gefässveränderungen werden die in den Muskeln und inneren Organen nicht selten vorhandenen Blutextravasate erklärt.

Blutungen finden sich nicht selten bei Recurrens, und zwar offensichtlich als Ausdruck der infectiösen Schädigung, als kleine punktförmige oder auch als grössere Hämorrhagien, doch nicht in allen Leichen. Den Sitz für diese Veränderungen können alle Organe abgeben, sowohl die Haut als auch die Schleimhaut und die serösen Häute.

Herz. Meist ist das Herz von normaler Grösse, von blasser bis schmutziggelber Farbe. Die Musculatur nicht selten mürbe, brüchig und auffällig schlaff. Es enthält dünnflüssiges, trübes, geruchloses Blut, das geringe oder keine Gerinnungen aufweist.

Die Mikroskopie zeigt die Brüchigkeit der Muskelfasern in der Querrichtung (Küttner, Erichsen). Die Muskelfasern sind gequollen, etwas trübe, mit deutlicher Quer- und Längsstreifelung, und zwischen derartigen Fasern solche gröberer und feinerer Körnung, auch solche mit deutlich fettigem Charakter. Diese fettige Entartung des Herzmuskels ist von vielen Autoren nachgewiesen (Ponfick, Lubimoff, Puschkareff). Der letztgenannte Autor betont, dass er in 17 untersuchten Fällen im Bindegewebe und den Gefässen des Herzens keine Veränderungen nachweisen konnte, was auch Erichsen und Lubimoff bemerken. Dagegen konnte Puschkareff in den Herzganglien folgenden Befund erheben: In 17 Fällen, in denen er Zupf- oder Schnittpräparate vom Vorhofseptum anlegte, fand er:

1. die Nervenzellen der Herzganglien zeigen Erscheinungen der albuminösen trüben Schwellung, verschwundene oder übernormal starke Körnung ihres Protoplasmas; Quellung und Vermehrung der endothelialen Elemente der Kapselinnenfläche der Nervenzellen; der Zellkern undeutlich oder gar nicht sichtbar; die Zellwände zuweilen tief eingedrückt, von polygonalem Aussehen;

2. die Zellkapsel ist stets verdickt; die ihre Innenfläche auskleidenden Endothelzellen aufgequollen und stellenweise mehrschichtig angeordnet, also vermehrt;

3. der häufige Befund von dem Vorhandensein von Pigment in den Nervenzellen an der dem Zellkerne entgegenliegenden Seite steht in unmittelbarem Zusammenhange mit dem Alter des Individuums.

Derselbe Autor betont, dass diese Veränderung des Kapselendothels immer vorhanden sei, auch wenn die Nervenzellen selbst scheinbar nicht afficirt seien, während bei Fleckfieber und croupöser Pneumonie diese Kapselveränderungen nur bei einigen Zellen sich vorfinden.

Diese Herzganglienbefunde sind durchaus nicht nur bei Recurrens allein gemacht worden, sondern auch bei Febris exanthematicus (z. B. Iwanowsky), worauf auch Puschkareff ausdrücklich aufmerksam macht. Auch die Veränderungen, die der Alkohol verursacht, sind gerade bei der in Rede stehenden Bevölkerungsclasse durchaus nicht zu vergessen.

Respirationstractus.

Rachen und Kehlkopf. Auf ihrer Schleimhaut zeigen sich häufig Anzeichen einfachen Katarrhes: Schwellung und Röthung. Einige Autoren bemerken, dass man principiell dieselben Affectionen wie beim Typhus abdominalis findet.

Epiglottis. Erosionen werden ziemlich häufig gefunden; auch geschwürige Processe sind nicht gerade selten. Ewald konnte in 31% auf der Epiglottis oder ihrer Umgebung Oedem und eiterige Anschwellung constatiren. In sehr schweren Fällen zeigen sich auch croupöse und diphtheritische Beläge.

Lungen. Bei uncomplicirten Fällen zeigen sich auf der Schleimhaut der Trachea und Bronchien, wenn überhaupt etwas Pathologisches, nur die Zeichen von Katarrh, Röthung, Schwellung und Secretbedeckung. Das Lungengewebe ist in den uncomplicirten Fällen lufthaltig. Im Anfalle zeigen sich die oberen Lappen trockener als die unteren, meist anämisch, die unteren ödematös. Bei Remission sollen die Lungengewebe, besonders in den oberen Theilen, ödematös, in den unteren Theilen blutüberfüllt sein. Von complicirenden Lungenerkrankungen kommen gelegentlich die Merkmale der katarrhalischen lobulären, seltener der croupösen Pneumonie zur Beobachtung, ferner atelectatische Veränderungen. Die hypostatische Pneumonie schätzt Ewald in seinen Beobachtungen auf circa 40% als Todesursache ein. Puschkareff fand (in den 30 Leichen von 794 Recurrenserkrankungen, d. i. in circa 4% seiner Beobachtungen) Lungenveränderungen, und zwar croupöse Pneumonie in 60% der Todesfälle und katarrhalische Pneumonie in 40% der Todesfälle.

Drüsen. Drüsenanschwellungen scheinen nicht selten zu sein; nach den meisten Autoren ist die markige Anschwellung der Abdominaldrüsen häufig, doch immer mässigen Grades; bei den Mesenterial-, Retroperitonealdrüsen und den in der Umgebung von Magen, Milz und Leberpforte gelegenen Drüsen sind nach Eichhorst die Anschwellungen selten.

Bronchialdrüsen zeigen acute Schwellung und Infiltration, ein nach Kuessner und Pott nur „gelegentlich" vorkommendes Bild.

Nieren. Bei einer so acut und stürmisch verlaufenden Krankheit mit dem deutlichen Charakter infectiöser Vergiftung erscheint die Betheiligung der Nieren am Krankheitsprocesse von vorneherein gegeben. In der That ist dieses Organ regelmässig der Sitz von an Leichen nachweisbaren Veränderungen. Nicht immer, aber doch häufig, zeigt sich eine Vergrösserung des Organes durch starken Blutreichthum desselben und Anschwellung der Rindensubstanz.

Die Kapsel, nicht immer leicht abziehbar, sondern oft mässig fest am Parenchym haftend, ist meist verdickt und getrübt.

Die Nierensubstanz, oft sehr mürbe, ist von graulicher bis blassgelber Farbe, wenn nicht durch Ausbildung einer besonderen Affection das Aussehen bestimmt wird. Puschkareff, der neben Griesinger, Küttner, Ponfick, E. Wagner, Lubimoff, Kriloff, Erichsen das Hauptverdienst eingehender Untersuchungen hat, betont, es sei ihm „nicht gelungen, den Grad der makroskopischen Veränderungen der Nieren mit der Zahl der Anfälle oder mit der Dauer und Höhe der Temperatursteigerung in Zusammenhang zu bringen".

Neben einfachem Katarrh des Nierenbeckens sind an der Schleimhaut der gröberen harnleitenden Wege, an den Kelchen u. s. w. auch kleinere submucöse Blutungen und Entzündungen nachgewiesen worden.

„Immer" aber zeigt, nach Puschkareff, das Nierenparenchym die Erscheinungen trüber Schwellung. Das Epithel der Harncanälchen ist besonders in späteren Krankheitsperioden fettig entartet, zum Theil in offenbarem Zerfall. Von demselben Autor wird betont, dass er nicht vermochte, „die Abhängigkeit des Veränderungsgrades des Nierenparenchyms und des Gefässendothels mit der Zahl der Anfälle oder mit der mehr oder weniger ausgesprochenen Fieberhöhe festzustellen". Nach ihm zeigen die Nieren zwar auch Erscheinungen einer acuten interstitiellen Entzündung, aber nur auf dem Grunde einer „chronischen", mit den Residuen irgend welcher früher durchgemachten Erkrankungen. Für eine ebenfalls „ständige" Begleiterscheinung sieht derselbe Autor die acute Glumerulonephritis an, die aber nicht hochgradig ausgesprochen zu sein braucht.

Das Gefässendothel zeigt immer Erscheinungen der albuminösen Trübung und Verfettung. Das Gallenpigment, das von den normalen Epithelzellen ausgeschieden wird, fehlt bei Recurrens in den gewundenen Canälen, die eben immer verändert sind. Hyaline und Blutcylinder werden in den Harncanälchen gefunden. Erscheinungen der hämorrhagischen Nephritis werden gelegentlich beobachtet; auch keilförmige Infarcte in verschiedenen Stadien der regressiven Metamorphose. Es kommen also einfache Hyperämien, wie auch Zeichen von parenchymatösen und interstitiellen Nephritiden vor; daneben Katarrh des Nierenbeckens.

Verdauungstractus.

Allgemeines. Wenn auch in diesem Gebiete constante Veränderungen nicht nachweisbar sind, so finden sich doch gelegentlich sehr beträchtliche Anomalien.

Am häufigsten mögen Schwellung, Lockerung und Blässe der Schleimhaut als Zeichen eines mehr oder weniger starken einfachen Katarrhes vorkommen. Dies lässt sich durch den ganzen Verdauungscanal hindurch nachweisen. Bei stärkeren Ausbildungen sieht man kleine punktförmige Hämorrhagien, Ecchymosen und Suffusionen.

Mundhöhle. Zunge. Oesophagus. Magen. Wenn nicht Complicationen Besonderheiten schaffen, finden sich nur die genannten katarrhalischen Veränderungen leichteren Grades vor. Stärker werden sie, wenn schon vor dem Tode heftiges Erbrechen bestand; dann zeigt sich stärkere Injection der Schleimhaut, Ecchymosen und submucöse Blutaustritte. Diese Blutextravasate können sich in den seltenen schweren Fällen auf dem grössten Theile der Magenschleimhaut zeigen. Auch findet sich in solchen Fällen dunkles Blut im Magen, in leichteren Fällen gallig gefärbte Flüssigkeit.

Dünndarm. Neben dem häufig anzutreffenden einfachen Katarrh kommt auch ein hämorrhagischer Katarrh vor, eventuell mit dysenterischen Veränderungen. Die Blutungen erfolgen auf der freien Oberfläche oder auch ins submucöse Gewebe hinein. Meist sind sie punktförmig; es ist die Ursprungsstelle der Hämorrhagien eine einzelne Erosion, es können auch mehrere Erosionen sein. Auch Ulcera kommen zur Beobachtung, doch selten; gegenüber dem häufigen bei Typhus abdominalis ist das Ulcus bei Recurrens selten. Auch die Peyer'schen Drüsen sind in der Regel noch von normalem Aussehen. Allerdings konnte Litten in einem Drittel seiner Fälle (Breslauer Epidemie) Schwellung der solitären Follikel nachweisen,

7*

und auch Birch-Hirschfeld hebt „die nicht selten beträchtliche Schwellung der Darmfollikel zuweilen auf den Peyer'schen Plaques" hervor.

Puschkareff fand die Schleimhaut des Dünndarmes gewöhnlich unverändert, in 0·75% einfach blass rosaroth; in 0·5% sah er Hämorrhagien.

Der Dickdarm. Nach Puschkareff ist die Schleimhaut blass und locker. In einzelnen Fällen findet sich längs der Falten graulicher Belag, der nicht abwischbar war, ein Befund, den ältere Beobachter öfter erwähnen, indem sie von ausgedehnten diphtherischen Veränderungen oder auch von Pseudomembranen sprechen.

Die Milz. Die Milz ist das Organ, welches am constantesten Veränderungen, und zwar die wichtigsten in unserer Krankheit, aufweist. In circa 20% der Todesfälle liegt die Ursache in Milzveränderungen (Ponfick). Im febrilen Anfalle ist die Milz immer, und zwar bedeutend, vergrössert.

Anmerkung. Diese „frische Schwellung" ist die Folge sowohl der beträchtlichen Füllung und Erweiterung der Blutgefässe, besonders der cavernösen Venen, als auch der reichlichen Vermehrung zelliger Elemente, und zwar besonders der grossen vielkernigen Zellen.

Die Pulpa ist weich und mürbe, zuweilen fast zerfliessend, vorausgesetzt, dass nicht stärkere Bindegewebsentwicklung bereits früher das Organ derb gemacht hatte. Die Schnittfläche ist braunroth oder auch durch Pigmentablagerungen dunkler; bald ist sie gleichförmig mit verwischten Follikeln, bald treten die beträchtlich vergrösserten Lymphfollikel stark hervor. Die Kapsel ist straff gespannt, glatt oder getrübt und, was nicht selten, an der Oberfläche mit frischen, zarten, fibrinösen Auflagerungen versehen oder durch Verwachsungen mit den Nachbarorganen verbunden.

Anmerkung. Die Vergrösserung ist von wechselnder Stärke; auf der Höhe der Krankheit kann sie bis zum Fünf- und Sechsfachen der normalen Grösse betragen. Die mittleren Vergrösserungen des Organs mögen zwischen 12 und 22 cm Länge, 8 und 15 cm Breite, 3 und 9 cm Dicke liegen. Das Gewicht sah Küttner bis 2250 g vermehrt.

Die Veränderungen im Organe während der Recurrens sind zweierlei Art.

1. Es gibt Veränderungen, die die ganze Pulpa betreffen;

2. es finden sich Veränderungen in Form eigenthümlicher Herderkrankungen.

1. Die Pulpaveränderungen beziehen sich auf vermehrte Blutfüllung und Dehnung der cavernösen Venen. Man sieht in ihnen rothe Blutkörperchen, gewöhnliche Leukocyten, pigmenthaltige Zellen, reichliche Fettkörnchenzellen, grosse Zellen mit bläschenförmigem Kern, Zellen mit Kernen, die in Chromatinkörner zerfallen sind. Weiter auch Phagocyten mit eingeschlossenen fragmentirten weissen und rothen Blutkörperchen.

Das Endothel dieser übermässig gefüllten und gedehnten Venen zeigt gewöhnlich starke Quellung, Trübung und Körnung. Das intervenöse Stroma,
nicht selten durch frühere Krankheiten verdickt, weist gleichfalls Anhäufung und Vergrösserung der Zellelemente auf. In den kleineren Venen
zeigt sich ein feines fibrinöses oder gröberes hyalines Netz mit grossen
lymphoiden Elementen und Endothelzellen. Besonders in den Venen erkennt man fettig degenerirte Endothelzellen, mehr als in den Arterien.
Die oben genannten Fettkörnchenzellen finden sich auch in der Milzvene,
der Vena portarum und „in schweren Fällen auch im Blute des ganzen
Körpers" (Birch-Hirschfeld).

2. Die herdförmigen Veränderungen erscheinen in dop-
pelter Form: *a)* in Form von Infarcten (Ponfick),
                b) als Follikelveränderungen.

a) Die Infarcte sind sehr viel häufiger als die Follikelveränderungen. Ponfick gibt das Verhältniss dieser beiden Vorkommnisse auf
40 : 5 der Fälle an. Die Infarcte sind von grösserer oder kleinerer Ausdehnung, von Erbsen-, Haselnuss-, Wallnuss- und Gänseeigrösse; ja sie
nehmen auch zwei Drittel der Milz in Anspruch, sind also auch ganz
erheblich gross und dadurch gefährlich. Sie haben mikroskopisch grosse
Aehnlichkeit mit embolischen Processen (Nikikorow) und entstehen
wahrscheinlich „durch Aufhören der Blutcirculation in bestimmten Partien
des Milzgewebes, also in Folge von Thrombosis der Blutgefässe". Diese
Infarctherde sind scharf umschrieben, haben oft die Keilform anderer Infarcte, doch sind sie auch rundlich oder gezackt und liegen dicht unter
der Kapsel. Ihre Farbe ist anfänglich fleischroth oder schwarzroth bis grauroth. Im weiteren Verlaufe der Krankheit, d. h. in der folgenden Apyrexie,
bleichen sie ab. Das Grauroth verwandelt sich zu Graugelb, Gelblichweiss, Weissgelb, indem allmälig die infarcirte Stelle durch Nekrose in
mehr und mehr eiterige käsige Beschaffenheit übergeht. Die zuerst körnige Beschaffenheit wird gleichartig und die Schnittfläche glatt (Griesinger, Küttner, Puschkareff). Man sieht dann wie bei anderen
Infarcten im Centrum eine feinkörnige fettige Masse, vermischt mit Resten
rother Blutkörperchen, die oft in Ringform angeordnet sind; an der Peripherie liegen zahlreiche lymphatische Elemente. Auch hier ist das Endothel der Venen verändert, gequollen; die Intima aufgerollt.

Die Ursache des Infarctes beruht nicht auf Arterienembolie,
sondern auf Venenthrombose. Es finden sich weisse Thromben in den
kleinen Venen. Dass es unmöglich embolische Infarcte sein können, wie
sie bei endocarditischen Processen vorkommen, darüber ist man allgemein
einig; nur äusserlich sind sie jenen ähnlich; Puschkareff stellte auf
Serienschnitten fest, dass die in den Infarctherd eintretenden Arterien
stets leer bleiben, während die aus dem Infarct austretenden Venen

immer mit Thromben gefüllt sind. Er gibt daher jener eben angeführten
Ponfick'schen Anschauung Recht: „Die makroskopisch sichtbaren Infarcte sind der Ausdruck von Venenthrombose und deren Folge" (Ponfick). „Die Entstehung der Infarcte erklärt sich durch Thrombosirung
kleiner Venen in Folge der Blutstromunterbrechung in ihnen" (Eberth,
Schimmelbusch). Die letzte Ursache sind vielleicht die Spirillen, die
im Blute der Milzgefässe gefunden sind. Wie oben gesagt, quillt das
Endothel der Gefässe stark auf, und zwar in den Venen stärker als in
den Arterien (Ponfick).

Einige Autoren geben andere Erklärungen, so Lubimoff. Er unterscheidet noch die Farbe der Infarcte: die dunkelrothen, durch Blutcoagu-
lation in den venösen Sinus entstandenen und die hellgelben, durch Confluenz der geschwollenen Follikel entstandenen Infarcte. Mit Recht hat
man dieser Anschauung entgegengehalten, dass die Farbenverschiedenheit
der Herde nicht in ihrer Entstehungsursache, sondern in deren Alters-
differenz begründet sei. Vielleicht wirken aber auch individuelle Bedingungen insoferne mit, als die grössere oder kleinere Ansammlung lymphatischer Elemente die Farbe verschieden ausfallen lässt.

Nach Erichsen geht der Vorgang so vor sich, dass es zuerst zu
einer diffusen Proliferation der lymphatischen Elemente kommt in einem
beschränkten Bezirke. Hierdurch wird eine mehr oder weniger vollständige Compression der Gefässe, besonders des venösen Sinus, bewirkt, und
dies hat locale Blutleere, Gerinnung und Thrombenbildung in den endothel-
veränderten Venen (Rudnef und Iwanowsky) zur Folge. Der Herd
wird noch vergrössert durch fibrinöse Coagulation innerhalb der cavernösen Hohlräume der Milz (Küttner) und durch Confluiren neuer ge-
schwollener Malpighi'scher Körper.

Das Schicksal der Infarcte ist entweder der Ausgang in Heilung durch Vernarbung: es wird der Infarctherd allmälig durch Narben-
gewebe ersetzt (Körnig, Krischowein). Diese Narbe ist bei grösseren
Herden von erheblichem Umfange und kann erhebliche dauernde Defor-
mirung des ganzen Organs verursachen. Die kleinen Narben verschwinden
ganz oder werden durch Resorption des ganzen Herdes sehr klein. Der
zweite Ausgang ist der der Vereiterung. Dabei kann Entleerung in benachbarte Höhlen oder Organe eintreten (Ponfick, Körnig). ·

b) Die an die Follikel gebundenen, für Recurrens charakteristischen
Veränderungen stellen miliare bis stecknadelkopfgrosse Flecken oder
streifenförmige nekrotische Herde dar. Die anfänglich weisslichgelbliche
Farbe geht allmälig in eine eiterähnliche über; grösstentheils sind sie von
einer rothen hämorrhagischen oder fibrinös-coagulirten feinen Zone umgeben oder gehen auch verwaschen in die Umgebung über, welche selbst
frei von entzündlichen Erscheinungen ist. Bisweilen erscheinen sie, be-

sonders wenn sie einen etwas grösseren Umfang erreicht haben, gleichsam erweicht und zeigen unregelmässige Höhlen. Ihre Zahl schwankt
beträchtlich: bald liegen sie nur in Einem Arteriengebiet, bald in der
ganzen Milz zu tausenden (Griesinger) verstreut. Mikroskopisch
findet man in diesen Herden der Follikel eine Hyperplasie der lymphoiden
Elemente, wobei die Zellen grösstentheils nekrotisirt erscheinen, mit
Kernen, welche die kernfärbenden Farben nicht aufnehmen. Man hat
also eine Neigung zu fettiger Umwandlung und Zerfall vor sich, was sich
übrigens auch an der Muscularis angrenzender Arterien nachweisen lässt
(Fettkörnchen).

„Solche nekrotischen Partien erwähnen alle späteren Untersucher,
wobei einzelne von ihnen auf eine Aehnlichkeit mit kleinen Eiterherden
hinweisen, dieses jedoch mit Reserve aussprechen, indem sie die erwähnte
Aehnlichkeit für eine blos äusserliche halten und den Inhalt nicht für
Eiter, sondern für Detritus und nekrotische Zellen erklären" (Nikikorow
nach Hónl's Referat, S. 9).

Lubimoff nennt die Herde Lymphome entzündlichen Charakters,
Griesinger „nichts Anderes als die Malpighi'schen Bläschen, die mit
Exsudat gefüllt und auch auf ihren Aussenflächen von diesem umgeben
sind. Andere sprechen von diesen miliaren Abscessen als von entzündlichen Erweichungsherden des Parenchyms, von arteriellen Gefässver-
fettungen ausgehend.

Es ist Nikikorow gelungen (citirt nach Hónl), „an der Peripherie
nekrotisirter Follikelherde Phagocytose und in· vielen Malpighi'schen Körperchen Recurrensspirillen nachzuweisen, und zwar in der Milz eines im
Anfalle Verstorbenen, bei dem Spirillen intra vitam im Blute und post
mortem im Milzsafte gefunden wurden. (Die Milz war zweieinhalbfach
vergrössert, ziemlich fest, etwas brüchig, von braunrother Schnittfläche
mit bis hanfkorngrossen hellgelblichen Partien.) „Die grössere Zahl der
Spirillen findet sich an Stellen, wo die Nekrotisirung der Zellen noch keine
hohe Stufe erreicht hatte. In fast ganz nekrotischen Herden finden sich
entweder keine Spirillen oder nur wenige; sie liegen sowohl frei, zwischen,
als auch in den Zellen eingeschlossen. Schwierig ist es zu constatiren,
ob Spirillen sicher degenerirt und abgestorben sind. Sicher waren viele
spirillenenthaltende Mikrophagen bereits nekrotisirt. Die Mikrophagen
waren bisweilen von Makrophagen verschluckt."

Es sind nun nach Puschkareff's Beschreibung die Milzbefunde in
den einzelnen Phasen der Krankheit folgende:

1. Auf der Höhe und in der Krisis des ersten Anfalles ist
der Befund charakterisirt durch herdförmige Anhäufung lymphoider Elemente und rother Blutkörperchen, und zwar finden sie sich sowohl in
den Malpighi'schen Körperchen wie in der Pulpa. Die lymphoiden Ele-

mente sind von verschiedener Grösse, haben deutlichen Kern und fein-
gekörntes Protoplasma; die rothen Blutkörperchen sind unverändert. Zuweilen sind ausser diesen Elementen und den rothen Blutkörperchen körnige
grosse Zellen mit ein oder mehreren Kernen in den Anhäufungen anzu-
treffen, die übrigens auch so ungleich und oft so häufig vertheilt sind,
dass die Maschen des reticulären Gewebes in der Milz verdeckt sind.

2. Der Befund in der ersten Apyrexie — d. h. 7.—9 Tage nach
dem ersten Anfalle — lässt als Charakteristicum antreffen: Beginn der
regressiven Metamorphose. In den Herden der Pulpa sieht man dicke,
glänzende, verflochtene Faserzüge; die lymphoiden Elemente, besonders
an den Stellen dichtester Anhäufung, zeigen regressive Metamorphose,
indem sie trübe, körnig, ohne deutlichen Kern, von schwacher Färbung
sind; auch die rothen Blutkörperchen zeigen sich verändert, indem sich
Bruchstücke von ihnen oder Schatten vorfinden.

3. Während des zweiten Anfalles findet sich als charakteristischer
Befund das Auftreten frischer Erkrankungsherde, vertheilt zwischen den
alten, schon degenerirten. Hierdurch werden diese Herde oder Knoten
auch makroskopisch deutlich sichtbar. Anhäufung lymphoider Elemente
in den Malpighi'schen Körpern und in der Pulpa, an früher verschonten
Stellen. Weiterschreiten der regressiven Veränderungen in den früheren
Erkrankungsherden. In der Pulpa erscheinen grosse vielkernige Elemente,
besonders längs der venösen Sinus. Mikroskopisch ist das Bild so, dass
Befunde aus der ersten und zweiten Phase durcheinander zu treffen sind,
ältere und frühere Herde in unmittelbarer Nähe; die alten, welche regressive metamorphosirte, und die frischen, welche normale Elemente
enthalten.

4. Die zweite Apyrexie zeigt Metamorphosen in verschiedenen
Graden, also die fortgeschrittenen regressiven Veränderungen der älteren
und beginnende der jüngeren Herde, trübe und körnige lymphoide Elemente ohne deutlichen Kern, mit beginnender fettiger Degeneration,
Bruchstücke oder Blutkörperchen, daneben feinkörnigen Detritus.

5. Im dritten Anfalle und in der dazu gehörigen Apyrexie lassen
sich die gleichen Bilder constatiren, da derselbe Process nochmals stattgefunden hat. Weitere regressive Veränderungen an den alten Stellen,
stärkeres Auftreten grosser und vielkerniger Elemente in der Pulpa und
daneben frisch veränderte Stellen.

Die Befunde in den verschiedenen Phasen sind also ziemlich different
und charakteristisch für die einzelnen Krankheitsstadien. Puschkareff
sagt daher: „Auf Grund des mikroskopischen Präparates der Milz ist man
immer im Stande zu bestimmen, ob der Tod nach einem oder mehreren
Anfällen erfolgte; bei einem Anfalle wiederum, ob der Tod während der
Krisis oder in der Apyrexie stattfand, wenn letztere nicht mehr als fünf

Tage dauerte" (l. c., S. 440). Es entsteht nämlich in der Milz, Pulpa
und auch in der Milzvene bei der Recurrens eine mit der Zahl der Anfälle
wachsende „Anhäufung von runden, geformten Elementen, sowohl in den
Malpighi'schen Körperchen, als auch herdweise in der Milzpulpa selbst".
Entsprechend jedem einzelnen Anfalle treten frische Erkrankungsherde
auf. Da sie in bestimmter Weise einen Entwicklungsgang durchgehen,
so kann man aus dem Befunde einen Schluss auf das Entwicklungs-
stadium machen.

Sonstige pathologisch-anatomische Vorkommnisse in der
Milz. Der Ausgang der Infarcte und Follikelveränderungen in Narbe und
Eiterung ist schon erwähnt. Ein anderer ist die Milzruptur: In Folge der
enormen Blutanhäufung und Schwellung oder auch der oben beschriebenen
Eiterung reisst die Kapsel (nach Petersen bei Rossbach in 5·9%/₀ der
Fälle). Der Einriss findet sich am häufigsten nach der dem Magen zu-
gekehrten Seite der Milz (Eichhorst).

Leber. Neben der Milz ist die Leber dasjenige Organ, welches fast
immer bei Recurrens Veränderungen aufweist. Wir finden Vergrösserung
des Organes im Fieberanfalle und, allerdings nicht immer, zur Norm
gehende Volumensverminderung in der Apyrexie. Während aber die einen
Autoren mehr den linken Lappen für den an der Vergrösserung besonders
theilnehmenden Organtheil halten (Küttner), vindiciren andere den rechten.
Puschkareff betont, dass der Dickendurchmesser der Leber besonders
deutlich zunähme. Die Dimensionen der Leber werden zwischen 28—
21—10 cm und 23—13—8·5 cm angegeben. Es ist demnach die Vergrösserung wesentlich beträchtlicher als bei anderen Infectionskrankheiten (abgesehen von denen, die die Leber direct betreffen). Nicht vergessen darf
man, dass Lebercirrhose in ihren verschiedenen Stadien ziemlich häufig
bei der Menschenclasse gefunden wird, die auch das Hauptcontingent der
Recurrenskranken stellt. In Folge dieses Umstandes gehen die Angaben
der Befunde in der Leber nicht selten auseinander.

Die in der Apyrexie zu constatirende Vergrösserung, die also von
dem Fieberanfalle her persistirt hat, ist auf Complicationen, so auf
venöse Stauungen bei pneumonischen Processen und Aehnliches, zurückzuführen.

Die Lebervergrösserung im Anfall ist auf vermehrten Blutreich-
thum, kleinzellige Infiltration an der Randzone der Lobuli und längs der
Pfortaderzweige und auf trübe Schwellung und fettige Degeneration des
Parenchyms zurückzuführen.

Ausser der gewöhnlichen vergrösserten Leber sahen Küttner,
Erichsen etc. eine verkleinerte mürbe Leber, wenn auch im Beginne
der Erkrankung ihr Volumen als vergrössert festgestellt war. Ihr Parenchym erschien in diesem Falle icterisch, weich, hatte nicht die normale

Brüchigkeit und war mehr klebrig. Sie stammten von während des ersten Anfalles Gestorbenen. Der Icterus entstand bei Beginn der Krankheit. Der mikroskopische Befund entspricht denen der acuten gelben Leberatrophie. Es handelte sich wohl um Fälle von Typhus biliosus.

Das Organ wird bald als blutreich, bald als blutarm angegeben, bald locker, weich und mürbe, bald härter und resistent.

Der Peritonealüberzug ist häufig frei von irgend welchen Veränderungen; zuweilen zeigen sich auch frische fibrinöse Membranen, Zeichen einer wirklichen Perihepatitis, auch als Fortpflanzung der Entzündung, wenn sich die Leberveränderungen nahe der Peripherie concentrirt hatten (Griesinger, Puschkareff).

Die Gallenblase ist meist mässig, gelegentlich auch stark mit Galle gefüllt; die Galle ist dunkel, oft mit Schleimflocken gemischt. Dabei sind die grösseren Gallengänge durchgängig, wie auch der gallige Duodenalinhalt beweist. In anderen Fällen zeigen sie auch mässige Schwellung und vermehrte Schleimabsonderung.

Die Schnittfläche der Leber ist je nach der Krankheitsphase von verschiedenem Aussehen. Je nach dem Blutgehalte ist die Farbe grauröthlich oder auch gelblicher. Die Grenzen der Lobuli sind trübe und verwaschen (körnige Trübung und Verfettung der Leberzellen). Bei Icterus ist die Leberfarbe grünlich verändert, besonders in den centralen Acinitheilen. Nicht selten finden sich, wie in der Milz, gelblichweisse Herde von Kirsch- bis Wallnussgrösse, zerstreut in scheinbar normalem Gewebe liegend, von scharfer Begrenzung (Küttner, Erichsen, Puschkareff, denen ich hauptsächlich folge). In exquisiten Fällen erinnern diese Herde an die Knoten des medullären Carcinoms. Statt der normalen, scharf von einander getrennten Lobuli confluiren in diesen Herden die einzelnen Lobuli miteinander, sind die inter- und intralobulären Gefässe unsichtbar, die Zellen statt mit Gallenpigment und normalem Fettgehalt von einer trockenen homogenen Masse erfüllt, dabei die Kerne und Kernkörperchen schlecht zu sehen.

Die Leberzellen. In den Anfällen sind sie vergrössert, trübe, körnig, haben abgerundete Contour und undeutlichen Kern. Dies Verschwinden der polygonalen Form erfolgt durch Compression von den erweiterten Capillaren aus. Im zweiten und dritten Anfalle nehmen diese Veränderungen zu; doch besteht der parenchymatöse Process nicht immer in gleich hohem Grade und parallel der Anfallzeit (Puschkareff).

In den Apyrexien findet ein allmäliger und verhältnissmässiger Rückgang dieser Veränderungen zur Norm statt.

Fettige Degeneration hat Puschkareff nicht beobachtet, dagegen Fettinfiltration in die Leberzellen, zwar nicht in der Mehrzahl der Fälle, doch in mehreren Fällen, und zwar ohne Abhängigkeit von der Zahl der

Paroxysmen, von Icterus und dessen Stärke. Der Kern bleibt noch deutlich färbbar. Diese Infiltration ist an der Peripherie stärker als am Centrum der Acini.

Die intralobulären Capillaren. Ausser dem Leberparenchym werden bei unserer Krankheit auch die Blutgefässe beständig alterirt. Diese Capillaren zeigen sich im Anfalle erweitert, und zwar mit jedem folgenden Anfalle bedeutender als im vorhergehenden. Im dritten Anfalle bilden die Capillaren unregelmässige und grosse Hohlräume, durch verhältnissmässig sehr enge Septa aus Leberbalken von einander getrennt (Leber wie ein cavernöser Körper, wie die eines fünfwöchentlichen Embryo). In den Apyrexien kehrt die Capillarweite wieder relativ zur Norm zurück, und zwar allmälig sich verengend und nicht gleichmässig an allen Capillaren, so dass man stellenweise hier normale, dort noch erweiterte Capillaren vorfindet.

Puschkareff gibt folgende Zahlen für die Erweiterungen:

in der Höhe des	Weite des Lumens
ersten Anfalles	0·035 *mm*, mässige Erweiterung
zweiten „	0·045 „ stärkere „
dritten „	0·055 „ enorme „

Dagegen:

dritter Tag nach dem		und sechster Tag der	
ersten Anfalle . . .	0·025 *mm*	ersten Apyrexie . . .	0·015 *mm*
zweiten „ . . .	0·035 „	zweiten „ . . .	0·022 „
dritten „ . . .	0·045 „	dritten „ . . .	0·032 „

Im Anfalle und kurz darnach ist das Capillarendothel gequollen, doch seine spindelförmige Gestalt erhalten (im Profil), im zweiten und dritten Anfalle soll es noch weniger seine Gestalt behalten, sondern halbkugelige Form haben, wie abgestreift von der Wandung sein. Die Contouren sind verwischt, wie confluirend, im ersten schärfer wie im zweiten Anfalle. Theils findet sich albuminöse, theils fettige Degeneration (angehäufte Fetttröpfchen), die in den folgenden Anfällen weniger ausgesprochen sein soll. Die Capillaren sind anfänglich spärlich, dann reichlich mit rothen und weissen Blutkörperchen gefüllt; zwischen ihnen finden sich grosse, runde, schwach gekörnte Elemente ohne sichtbaren Kern und eineinhalbmal grösser als weisse Blutkörperchen (Milzelemente). Dies Bild zeigt sich auch im zweiten Anfalle. In den folgenden Anfällen sollen die Capillaren in grösserer Anzahl fast blutleer sein; aber die oben beschriebenen Milzelemente finden sich sehr zahlreich in ihnen.

In den Apyrexien gehen Endothel und sein Inhalt zur Norm zurück, so dass bei normal weitem Capillarvolumen auch das Endothel normal ist.

Puschkareff folgert aus seinen Befunden in den Capillaren und ihres Endothels, wie auch in der zelligen Infiltration des interlobulären

Bindegewebes: „Nach den mikroskopischen Präparaten der Leber, im
Falle des Todes während eines Anfalles oder bald darnach, kann man mit
einer gewissen Wahrscheinlichkeit die Zahl der Anfälle beurtheilen; man
muss nur dabei die Breite der Capillaren und ihren Inhalt ins Auge fassen."

Das Bindegewebe. In vielen Fällen ist die Entwicklung von Binde-
geweben deutlich ausgesprochen, besonders längs der Vena portarum.
Dies junge Bindegewebe ist infiltrirt. Puschkareff, dem ich hier folge,
sagt: „Da, wo das Quantum des Bindegewebes normal war, d. h. wo keine
Erscheinungen der Cirrhose vorhanden waren, sahen wir niemals junge
Granulationselemente" und „da, wo das reife Bindegewebe sich vermehrt,
entwickelt sich eine granulirende Entzündung; der Grad der letzteren
steht im Zusammenhange mit der Zahl der Anfälle. Je mehr Anfälle
dagewesen, desto ausgesprochener ist die Infiltration, doch nicht so constant und regelmässig wie die Lebercapillarveränderungen".

Nach Puschkareff exacerbiren alte Processe in der Leber, die in
der Vermehrung des reifen Bindegewebes ihren Ausdruck finden, oft;
die acute granulirende Entzündung des interlobulären Bindegewebes kommt
nur in Form einer Exacerbation der chronischen vor.

Hinsichtlich des verschiedenen Befundes der Autoren, was zellige
Infiltration des interlobulären Bindegewebes anlangt, erklärt Puschkareff, dass es sich nur in schon cirrhotischem Gewebe vorfindet.

Grosse Gefässe. Puschkareff (l. c., S. 447): „Das Endothel von
Arterien wie Venen ist etwas gequollen, stellenweise ganz oder halb abgelöst, doch so, dass die Veränderungen in den Capillaren viel stärker
sind. Quellung und Abstreifung tritt nur in den Anfällen selbst oder in
den Krisen ein. Während der Apyrexien, wenn wenigstens fünf Tage nach
dem Anfalle vorüber, erschien das Endothel fast normal."

Die grossen Venen (Puschkareff, S. 449) sind während der Anfälle stark mit Blut gefüllt; in den übrigen Krankheitsperioden erscheinen
Venen und Arterien von normaler Füllung.

Kleine Gallengänge und Gallenpigment. „Bei Anwesenheit von Icterus ist das Epithel der kleinen Gallengänge parenchymatös entartet,
die Leberzellen reich an Gallenpigment. Bei Fehlen des Icterus sind die
Gallengänge normal, und in den Leberzellen trifft man kleine Pigment-
körner. Bei verschwindendem Icterus ist das Epithel der kleinen Gallengänge theils verändert, theils normal, und es werden ganze Canäle mit
normalem Epithel angetroffen."

Es besteht also ein inniger Zusammenhang zwischen Icterus und der
parenchymatösen Veränderung des Epithels der kleinen Gallengänge
(ähnlich von Kriloff, Kriwoschein, Lubimoff beschrieben).

Puschkareff wendet sich gegen Küttner und Ponfick, die den
Icterus auf Gallenstauung, hervorgerufen durch Mucosaschwellung des

Duodenums, zurückführen. Denn die grossen Gallengänge sind immer wegsam, und der Darminhalt erscheint gallig gefärbt.

Nervensystem.

Es wird vielfach als frei von Veränderungen geschildert, zeigt aber auch Abweichungen.

Gehirnhäute. Sowohl Dura als Pia mater können den Sitz für Veränderungen abgeben, und zwar handelt es sich um einfache ödematöse Durchtränkung, meningeale Blutungen und meningitische Entzündungen.

In der Dura fand Puschkareff in fast 30% seiner untersuchten Fälle (berechnet aus 97) Pachymeningitis interna; in circa 12% punktförmigen, rothen, leicht abstreifbaren, gallertigen Belag; in 10% Blutcoagula, besonders im Schädelgewölbe, auf einer oder zwei Seiten, auch an der Schädelbasis; in 8% hatte der gallertige Belag gelbliche Farbe.

Die Pia ist meist trübe und anämisch oder auch ödematös (besonders in den Fortsätzen). Die Gefässe findet man auch mässig blutgefüllt (circa 12%). Seltener (4%) bestand auch hämorrhagische Meningitis oder purulente Meningitis (die sich einmal bei Otitis media, ein andermal bei croupöser Pneumonia entwickelt hatte).

Gehirnsubstanz. Die Gehirnsubstanz von Leichen der in der Acme Verstorbenen ist trocken, blass, auffällig anämisch; die seriösen Häute trocken, das Hirnwasser geschwunden.

Von den in den Remissionen Verstorbenen ist das Gehirn umgekehrt ödematös durchfeuchtet und viel Cerebrospinalflüssigkeit vorhanden.

Wie an der Pia und Dura, so finden sich auch an der Gehirnober- und -Innenfläche kleine Blutungen, so auch in Seh- und Streifenhügeln multiple, punktförmige Hämorrhagien; nach einigen Autoren (z. B. Ewald) allerdings selten.

Bei der mikroskopischen Untersuchung von 15 Leichen constatirte Puschkareff, dass die Nervenzellen ziemlich durchsichtiges, feinkörniges Protoplasma aufweisen, bei deutlich sichtbarem Zellkern.

In den pericellularen Räumen einiger nervöser Elemente fanden sich 1—2—3 Zellen von der Grösse eines Leukocyten. Die Gehirnblutgefässe, ob sie leer oder gefüllt waren, hatten normales Endothel, selten kaum aufgequollen, mit deutlich sichtbarem Kern. Die perivascularen Räume waren stets frei.

Dagegen constatirte Lubimoff als Befund bei biliösem Typhoid, dass die nervösen Elemente in verschiedenen Stadien der parenchymatösen Entartung waren. Die Nervenzellen trübe, feinkörnig, mit noch deutlichen Kernen, oder grobkörnig, undurchsichtig, in kernlose Klümpchen verwandelt, zuweilen mit angefressenen Contouren. Er fand auch im

Gegensatze zur einfachen Recurrens, dass um die Blutgefässe der weissen und grauen Substanz und in den pericellulären Räumen und um die nervösen Elemente herum sich eine Anhäufung indifferenter Zellen zeigte (besonders stark bei Hirnabscessen).

Auch bei biliösem Typhoid sind die Blutgefässe bald leer, bald mit rothen Blutkörperchen gefüllt. Ihr Endothel mit Veränderungen progressiven Charakters, Aufgequollensein des Protoplasmas, Vermehrung der Zellkerne u. s. w.

Die Veränderungen an den Sinnesorganen siehe im klinischen Theile; desgleichen Blutbefund.

Knochen.

Knochenmark. In ihm finden sich fast regelmässig Veränderungen. Makroskopisch erscheint es im Zustande grösserer oder geringerer Hyperämie, die offensichtlich von der Peripherie zum Centrum übergeht. Ferner zeigen sich fast constant Zeichen einer diffusen oder discret vorkommenden Affection im Knochenmark der langen Röhrenknochen, und zwar handelt es sich um fettige Degeneration. Nach Ponfick, Lubimoff, Puschkareff u. A. besonders in den Muskelfaserschichten vornehmlich der kleinen Arterien (Adventitia und Media). Sie erscheinen makroskopisch als mattgefärbte Flecken oder weisse Streifen. Die Gefässe sind dabei stark erweitert; die Venen des Knochenmarkes mit rothen Blutkörperchen gefüllt, während die Arterien leer sind.

Dass diese Stellen als weisse Streifen erscheinen, erklärt sich aus dem Vorkommen der Fettkörperchen in ihnen, die das Gewebe wie mit einer durchsichtigen Membran umgeben, und aus lymphoiden Elementen in verschiedenen Stadien des Zerfalles.

Meist ist auch das den Gefässen anliegende Markgewebe verändert. In ihm liegen gleichfalls einzelne feine Fettkörnchen und -Kugeln zwischen Fettzellen, welch letztere, nach Puschkareff und Lubimoff, allerdings spärlich oder gar nicht angetroffen werden; ferner sind lymphoide Elemente von verschiedener Grösse vorhanden, dazwischen spärlich grosse, körnige, vielkernige Zellen, welche rothe Blutkörperchen enthalten, auch kernhaltige rothe Blutkörperchen.

Anmerkung. Puschkareff betont die Verschiedenheit des Knochenmarkbefundes bei Recurrens und bei Typhus abdominalis und Febris exanthematicus. Bei diesen kommt es nicht zur Bildung von Fettkörnern, sondern vielmehr zur relativ reichlichen Anhäufung von rothe Blutkörperchen enthaltenden Elementen. Bei Recurrens ist dies umgekehrt.

Relativ häufig kommt es zur Bildung discreter, herdförmiger Nekrosen, meist von geringerer, mitunter auch mächtigerer Ausdehnung: eine grobkörnige, erweichende, zerfallende Masse mit grösserer oder kleinerer Beimischung von rothen Blutkörperchen an der Peripherie, von lymphoiden

Elementen und Fettzellen (Eiterzellen). Man findet verschiedene Stadien regressiver Veränderung. Hauptsächlich finden sich diese discreten Herde in den Epiphysen der langen Röhrenknochen. Diese Erweichungsherde im Knochenmark können auch zu Cysten, Abscessen, cariösen Veränderungen an den Knochen führen (Eichhorst).

Analyse der Erscheinungen.

Beginn der Erkrankung. Incubation. Prodrome, regulärer und abnormer Beginn.

Incubation, Dauer und Erscheinungen.

Ueber die Dauer der Incubationszeit, die Zeit des Wachsthums der Spirillen im Körper, gibt eine Anzahl einwandfrei zur Beobachtung gekommener Fälle Auskunft. Sie sind in folgender Tabelle zusammengestellt:

1.	Im Falle Perls-Giessen	7 Tage,
2.	Carter	$3^1/_2$—7 Tage,
3.	Metschnikoff	5—7 Tage,
4.	Zwei Berliner Fälle	$7^1/_2$—$8^1/_2$ Tage,
5.	Moczutkowski	5—8 Tage,
6.	Litten	9 Tage im Mittel
7.	Ewald	5—8 Tage
8.	Enken	5—7 „
9.	Leipziger Epidemie	3—6 „
10.	Spitz	7—8 „
11.	Rossbach	5—7 „
12.	Strümpel	5—8 „
13.	Lebert	$3^1/_2$—7 Tage
14.	Murchison	5—8 Tage.

Anmerkung. ad 1. Fall des Anatomen Perls in Giessen. Verletzung bei der Autopsie einer Recurrensleiche; also reiner Impffall. Beginn des ersten Anfalles am Ende des 7. Tages, gerechnet von der Autopsie an.

ad 2. Beobachtungen von Vandyke-Carter in Bombay. Sechs Fälle mit Incubationen von $3^1/_2$ bis zu 7 Tagen. Nach genauer Stundenzahl angegeben: 96, 86, 168, 168, 172, 172 Stunden. Im Durchschnitte also 143·6 Stunden = 5·9 Tage.

ad 3. Fall von Metschnikoff 1881. Zwei Selbstimpfungen mit spirillenhaltigem Blut am 5. und 7. März. Erkrankung am 12. März, Spirillen im Blute nachgewiesen. Incubation also 5—7 Tage. Verlauf mit zwei Anfällen, eine Pseudokrise 5. Tage des ersten Anfalles.

ad 4. Zwei Herren inficiren sich analog dem Falle 1 bei Sectionen (Arbeit von Schmidt). Incubationsdauer $7^1/_2$—$8^1/_2$ Tage.

ad 5. Die Zahlen von Mosczutkowski geben das Minimum und das Maximum der Incubationszeit an.

ad 6. Litten nimmt im Durchschnitte 9 Tage an; in dem einen von ihm beobachteten sicheren Falle betrug die Incubation 3 Tage.

ad 7. Ewald betrachtet als Durchschnitt 5—8 Tage; er beobachtete sicher 3 Tage als Latenz (Erkrankung des Dr. Sechi).

ad 8. Enke. Durchschnitt 5—7 Tage; gelegentlich 12—14 Tage.

ad 9. Leipziger Epidemie (Häubler-Eggebrecht), 5 Fälle sicherer Bestimmbarkeit:

bei dem 1. Falle . . . . 3 Tage Incubation		
„ „ 2. „ . . . . 4 „ „		
„ „ 3. „ . . . . 5 „ „		
„ „ 4. „ . . . . 6 „ „		
„ „ 5. „ . . . . 9 „ „		

Letztgenannter Fall betrifft einen Mann, der im Krankenhause Aufnahme wegen Ulcus cruris fand. Auftreten der Recurrens erst am 9. Tage seines Krankenhausaufenthaltes; es gibt diese Zahl also das Zeitminimum an; Infection im Krankenhause war ausgeschlossen.

ad 10. Beobachtungen von Spitz-Breslau:

a) Der Fleischer Hermann Heide kam den 23. December in Breslau an und musste sofort ins Gefängniss, woselbst er den 31. desselben Monates erkrankte. In jenem Gefängnisse kamen während der ganzen Epidemie drei Fälle von daselbst Inficirten vor, und zwar fielen diese Erkrankungen auf Ende Februar und Anfang März des folgenden Jahres. Dass der Genannte schon inficirt in Breslau anlangte, ist demnach mit Bestimmtheit anzunehmen. Es hat also die Incubationszeit mindestens 7 Tage betragen.

b) Heinrich Hänsel wohnte mit Heide vom 4. bis 12. Januar zusammen und erkrankte den 13. desselben Monates; das Stadium incubationis kann also 8 Tage nicht überschritten haben.

c) Mit diesen beiden Fällen stimmt auf das Frappanteste folgender überein: Die 14jährige Schlosserstochter Theresia Flack befand sich seit dem 31. Januar, da ihre Eltern an Recurrens erkrankt waren, in Beobachtung, und zwar auf einer Abtheilung, auf der für gewöhnlich nur chronische Kranke sich befinden. Am 6. Februar bekam dieselbe Schüttelfrost, und die in Folge dessen vorgenommene Blutuntersuchung zeigte Spirillen. Auch hier ist eine nachträgliche Ansteckung auszuschliessen, und es hat somit die Incubation 7 Tage betragen. Aus alledem geht hervor, dass die Erkrankung an Recurrens 7—8 Tage nach erfolgter Infection stattfindet.

ad 13. Nach Lebert ist die Latenz „gewiss seltener unter als über 5 Tage; sie verlängert sich auch in die zweite Woche. Das Mittel ist eine halbe bis eine Woche".

ad 14. Murchison stellt als Mittelzahlen 5—8 Tage auf; selten währt die Incubation kürzer als 5 und länger als 9 Tage, noch viel seltener 12 Tage. Die längste Zeit sei 14—16 Tage. (Caylly nennt diese Beobachtungen falsch, in Dawson William's Modern medical science, Vol. 13, p. 382.)

Den angeführten, aus klinischen und experimentellen Studien gewonnenen Zahlen zufolge dauert die Zeit von der Incubation bis zum Krankheitsbeginn (Incubation, Latenzzeit) 5—7 Tage im Durchschnitte. „Ein Ergebniss," — wie Spitz sagt — „das auch schon theoretisch viel Wahrscheinlichkeit hat, als ja die Remissionen zwischen den einzelnen Tagen annähernd ebensoviel Tage betragen. Nimmt man an, dass die Dauer der Remission analog ist der Zeit, in welcher die Spirillen einen

Generationswechsel durchmachen, so ist es einleuchtend, dass gerade so viel Zeit nöthig sein wird, bis aus eingewanderten Keimen sich Spirillen bilden, als erforderlich ist, um aus im Körper entstandenen Sporen wiederum Bacterien zu erzeugen."

Es ist die Latenzdauer als 5—7 tägig anzusetzen, vor Allem aus folgender Betrachtung: Von den Apyrexien, die der Latenz nach manchen Gesichtspunkten ähnlich sind, wurde jede vorhergehende kürzer als die folgende.

Wenn die:

dritte Apyrexie . . . . circa 9—10 Tage
zweite   „ . . . .   „   8—9   „
erste   „ . . . .   „   7—8   „

durchschnittlich beträgt, wie wir sehen werden, so ist die Incubation mit einiger Wahrscheinlichkeit mit 5—7 Tagen anzusetzen. Dass aber auch kürzere und längere Incubationen vorkommen, erscheint nach guten Beobachtungen zweifellos. Diese wechselnde Länge mag mit dem Grade der Disposition oder mit der Menge des eingedrungenen inficirenden Stoffes zusammenhängen oder mit anderen Ursachen — es ist das ungewiss.

Was die Krankheitserscheinungen in der Incubationszeit anlangt, so fehlen sie fast stets. Die erste Reactionserscheinung des Körpers auf die eingedrungenen und sich vermehrenden Parasiten pflegt der Schüttelfrost zu sein, mit dem auch die Spirillen nachweisbar werden; vorher sind sie es nicht. Die ausnahmsweise eintretenden Prodrome unserer Krankheit sind wie bei anderen Infectionskrankheiten uncharakteristisch, meist gering und mehr allgemeiner Natur, oder auch von so kurzer Dauer, dass sie fast mit dem Schüttelfrost zusammenfallen.

Es wird über allgemeines Krankheitsgefühl geklagt, Müdigkeit und Abgeschlagenheit, Unlust, Appetitnachlass, Uebelkeit und Magengegendschmerzen, selten Erbrechen. Auch Unruhe und Schlafstörung wird angegeben. Ferner macht sich allgemeine Empfindlichkeit geltend; besonders auch Kopf-, Kreuz- und Gliederschmerzen, ferner Muskelschmerzen, insbesondere in Waden- und Nackenmuskeln, namentlich auf Druck. Diese Muskel- und Gelenkhyperästhesien erklären die stechenden Schmerzen bei der Respiration, die gelegentlich recht erheblich sein können (in 1°/₀ der Fälle in Leipzig), die Schmerzen in den Gelenken (so im Kniegelenke 0·5°/₀, im Fussgelenke 1°/₀, Leipzig); gelegentlich sieht man auch Gelenkschwellungen dabei. Auch Schmerzen in der Lebergegend sind beobachtet, doch selten (0·5°/₀ zu Leipzig, Kapselzerrung durch Organschwellung?).

Sehr viel seltener gibt es prodromale Erscheinungen von Seiten der Respirationsorgane, als Husten, Heiserkeit, Auswurf. Sehr selten wird in dieser Krankheitszeit Schweiss beobachtet.

Unter die atypischen Anfänge ist auch das Auftreten überaus heftiger und ungewöhnlicher Prodrome zu rechnen, so z. B. meningitischer Symptome. In seltenen Fällen leitet sich das Recurrensfieber acut hiermit ein, wobei alle anderen Symptome der Recurrens fehlen können; Milz- und Leberschwellung und Wadenschmerzen.

Die geschilderten Prodromalerscheinungen werden durch den nachfolgenden, den eigentlichen Beginn anzeigenden Schüttelfrost abgeschlossen.

Gemeinhin fehlen Prodrome wie vor dem ersten Anfalle, so auch vor jedem Rückfalle.

Wie sich die Incubation bis auf zwei Wochen verlängern kann, so können auch, allerdings selten, durch diese ganze Zeit hinziehende Prodrome auftreten (unter den Leipziger Fällen in $4^0/_0$). Meist handelt es sich dann um häufig auftretendes Frösteln oder um typhoide Durchfälle mit Leibschmerzen oder um Brustschmerzen ($1^0/_0$ der Fälle). Wahrscheinlich verbergen sich unter so auffällig langen Incubationszeiten mit sonderbaren Prodromen auch nicht ausgebildete erste Anfälle. Vielleicht kann auch die ganze Krankheit nur unter Frösteln, Diarrhoen, Anfällen von Pulsfrequenzsteigerungen, Kopfschmerzen und ähnlichen Symptomen verlaufen. Man kann also von „frustranen" Anfällen sprechen, bei denen entweder der zweite Anfall erst die manifesten officiellen Recurrenssymptome bringen kann, oder bei denen es auch weiterhin zu wirklichen Anfällen nicht kommt: Recurrens ohne Anfälle.

Ist Recurrens schon im Incubationsstadium ansteckend?

Die Entscheidung dieser Frage ist wichtig. Einige klinische Beobachtungen und experimentelle Studien lehren, dass im genannten Stadium keine Weiterinfection erfolgt, andere das Gegentheil. So berichtet Spitz von seinem vorher erwähnten Mädchen: „Während sie sich in Beobachtung befand, kam sie vielfach mit Anderen in Berührung, ohne eine Infection herbeizuführen. Ebenso befanden sich bisweilen Patienten mit Milztumoren, deren Anamnese ein Wechselfieber vortäuschte, in den allgemeinen Krankensälen. Obgleich nun die Intermittens nicht eintrat, wurden sie doch wegen ihrer Anämie mehrere Tage im Hospital gehalten, wobei sie aber umhergingen und durch Dienstleistungen ihren Mitkranken sich nützlich machten. Gleichwohl ist durch diese Patienten, die, wie es sich später herausstellte, an Recurrens litten, keine Ansteckung herbeigeführt worden. Hieraus folgt, dass Rückfalltyphus nur während des Fieberanfalles übertragbar ist."

Was die Statistik des atypischen Beginnes betrifft, so sind von 201 Fällen im Leipziger Archiv wenigstens 23 atypisch = $11·5^0/_0$.

Der Beginn der Krankheit ist zumeist der initiale Schüttelfrost. Meist überaus heftig, hat er eine halb- bis einstündige, selten längere Dauer. Gelegentlich wiederholt er sich am nächsten Tage, ja an mehreren

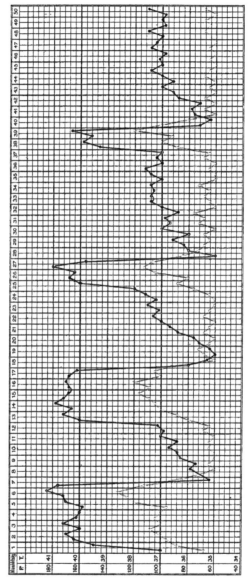

Fig. 1. Schema. Typischer Verlauf ohne Complicationen. Drei Relapse.

Tagen (so bei Thomsen in einem Falle an fünf Tagen). Zuweilen wird
er durch ein ein- oder mehrmaliges, mehr oder weniger starkes Frösteln
oder Frieren ersetzt. Meist zeigen sich schon zu dieser Zeit Schmerzen
im Kopf, Kreuz, Extremitäten und eine allgemeine Abgeschlagenheit. Es hat
Epidemien gegeben, in denen der Beginn mit veritablem Schüttelfrost selten,
andere, wo er häufig war; so war er in Magdeburg 1879 nach Enke nur
in 8%, in Göttingen 1879 nach Thomsen dagegen in 90% vorhanden.

Bei dem ersten Anfalle ist der starke Schüttelfrost die Regel; aber
auch beim zweiten kommt er fast stets und heftig vor. Beim Eintritte
des dritten Anfalles ist er, auch mit allen anderen subjectiven und objectiven Symptomen, im Vergleiche zu dem bei Beginn des zweiten oder gar
des ersten Anfalles in der Mehrzahl der Fälle bedeutend milder; es zeigt
sich nur leichtes Frösteln mit geringen Kopf- und Gliederschmerzen oder
allgemeines leichtes Unwohlsein. Gelegentlich ist der Frost auch beim
dritten Anfalle heftig. Der Beginn des vierten Anfalles erfolgt fast stets
unter leichtesten Symptomen: ganz leichtes Frösteln, geringer Kopfschmerz;
auch sein Verlauf pflegt ganz leicht zu sein.

Verhalten der Temperatur im Allgemeinen.

Zahl der Paroxysmen und Apyrexien. Dauer derselben.
Die Temperaturcurve der regulären Recurrens hat ihr charakteristisches
Aussehen durch den periodischen Wechsel von Fieber und Fieberlosigkeit. Dieser Wechsel der fieberhaften und fieberlosen und wieder fieberhaften Perioden tritt plötzlich ein und endigt plötzlich.

Während der Fieberperiode pflegt die Temperatur sich in einer
Continua oder Continua remittens zu halten; es kommen aber auch Temperaturabfälle vor, entweder schwächere oder stärkere, zahlreichere oder
seltenere. Die geringeren pflegen als morgendliche Remissionen einzutreten, die stärkeren sind häufig krisenartig (Pseudokrisen).

Die Fieber-An- und -Abstiege können auch in Staffeln erfolgen.
Die Apyrexien pflegen zuerst subnormale, dann normale Temperaturen
zu zeigen. Gelegentliche Temperaturerhebungen kürzerer Dauer kommen
auch in den fieberfreien Zeiten zur Beobachtung.

Abweichungen des Temperaturverlaufes von dem Typus kommen
nicht selten vor. Weitaus die meisten Recurrenserkrankungen haben mehrere Fieberanfälle, so dass man den Hauptanfall und mehrere Rückfälle
(Relapse) unterscheidet. Dass sich Recurrens mit Einem Fieberanfalle abspielt, gehört zu den grössten Ausnahmen; gewöhnlich sind es zwei bis
drei Relapse. Mehr als ein Hauptanfall und fünf Relapse sind nicht beobachtet worden. Ein Fall von sechs Paroxysmen findet sich bei Enke
(1879 Magdeburg). Dies Vorkommen von sechs Anfällen wird von einigen
Autoren geleugnet.

Die Zahl der Anfälle wechselt nach den Epidemien, worüber folgende Tabelle Aufschluss gibt.

Berechnung der Anzahl der Anfälle.

Beobachter	Ort und Zeit	Anfälle (absolut)						Summe der beobachteten Erkrankungen	Bemerkungen
		1	2	3	4	5	6		
Spitz I.	Breslau 1878/79	26	73	39	7	3	—	148	Litten: Viel weniger vierte und fünfte Anfälle! Viele unbestimmbare bei diesem Autor! Pro Kranken 2·2 Anfälle.
Eggebrecht-Häubler II.	Leipzig 1879/80	32	73	71	13	3	—	192	Von 201 sind benutzbar 192. Pro Kranken berechnet 2·38 Anfälle.
Enke III.	Magdeburg 1879/80	—	16	22	3	—	1	42	8 = 19% unbestimmt, weil unsicher. Pro Kranken 2·8 Anfälle.
IV.	Danzig 1879	20	148	145	2	—	—	315	Summa 759 Anfälle. Pro Kranken 2·4 Anfälle.
Loeventhal V.	Moskau 1894	203	159	178	15	—	—	555	Summa 1115 Anfälle. Pro Kranken 2·0 Anfälle im Durchschnitte.
Thomsen VI.	Göttingen 1879	2	11	6	—	—	—	19	Summa 44 Anfälle. Pro Kranken 2·32 Anfälle.
		283	480	461	40	6	1		Gesammtzahlen der Erkrankungen in den einzelnen Anfällen.
								1271	Gesammtzahl der Erkrankungen.
		283	960	1383	160	30	6	2822	Gesammtzahl der Anfälle.

Berechnung der Procentsätze der Erkrankungen in den einzelnen Anfällen.

Beobachter	Ort und Zeit	Anfälle (in Procenten)					
		1	2	3	4	5	6
Spitz I.	Breslau 1878/79	17·6	49·3	26·3	4 7	2·0	—
Eggebrecht-Häubler II.	Leipzig 1879/80	16 6	38 0	37·0	6·7	1·6	—
Enke III.	Magdeburg 1879/80	—	38·1	52 4	7·1	—	2·4
IV.	Danzig 1879	6·4	47·0	46·0	0 6	—	—
Loeventhal V.	Moskau	36·6	28·6	32·0	2·7	—	—
Thomsen VI.	Göttingen	10·5	57·9	31·6	—	—	—
Es kommen also in Procenten vor . .		22 3	37·8	36·3	3·1	0 5	0·08

Zusammen mit den gleichen Zahlen zweier anderer Autoren ergibt sich Folgendes:

Es kommt der . . . 1.   2.   3.   4.   5.   6. Anfall vor:

		1.	2.	3.	4.	5.	6.			
nach Leube	bei	20·0	40·0	30·0	5·0	1·0	—	Procent der Erkrankungen		
„ Rossbach	„	13·7	54·3	14·2	—	—	—	„	„	„
„ Eggebrecht	„	22·3	37·8	36·3	3·1	0·5	0·08	„	„	„

Es führen also die meisten Erkrankungen zu zwei Anfällen, etwas seltener zu drei, noch seltener zu einem Anfalle. Erkrankungen mit vier und fünf Anfällen sind sehr viel rarer. In der Natur der Sache liegt es, dass bei Krankenhausmaterial sehr häufig der erste Anfall vor der Aufnahme ausserhalb des Krankenhauses abgelaufen ist. So in Leipzig von 192 Fällen ausserhalb des Krankenhauses:

der erste Anfall . . . . in 51 Fällen
„ erste und zweite Anfall . . „ 8 „
„ erste, zweite und dritte Anfall „ 1 Falle
_____
60 Fälle = fast $1/3$ aller Aufnahmen.

Das Geschlecht hat keinen bestimmenden Einfluss auf die Zahl der Anfälle, d. h. Männer und Frauen haben dieselbe Chance, gleiche Zahl von Paroxysmen zu bekommen. So sind bei 555 erkrankten Personen (Loeventhal, Moskauer Epidemie) 460 Männer und 95 Frauen.

Von diesen 460 Männern hatten:

38°/₀ . . 1 Anfall = 175 Männer
27°/₀ . . 2 Anfälle = 126 „
32°/₀ . . 3 „ = 145 „
3°/₀ . . 4 „ = 14 „
im Durchschnitte = 1·9 Anfälle,

Von diesen 95 Frauen hatten:

29°/₀ . . . 1 Anfall = 28 Frauen
35°/₀ . . . 2 Anfälle = 33 „
35°/₀ . . . 3 „ = 33 „
1°/₀ . . . 4 „ = 1 Frau
im Durchschnitte = 2·0 Anfälle,

also liegt kein erwähnenswerther Unterschied vor.

Dauer der einzelnen Perioden der Recurrens.

In der Regel nimmt die Dauer mit der Zahl und Folge der Paroxysmen ab; es hat von allen Anfällen der letzte die kürzeste Dauer. Umgekehrt verlängern sich die Apyrexien; sie nehmen mit der Folgezahl an Länge zu. Auch in dieser Hinsicht weisen die einzelnen Epidemien Verschiedenheiten auf.

Aus der mir zugänglichen Literatur ergibt sich die auf S. 119 folgende Uebersicht über die Durchschnittsdauer der Perioden.

Es nehmen also die Anfälle jedesmal um circa zwei Tage ab, die Intermissionen ungefähr einen bis zwei Tage zu. Es verhält sich die Dauer der Anfälle zu einander wie 6 : 4 : 3 : 2 : 1·8, die der Apyrexien wie 7 : 8 : 9 : 9 : 12 Tage.

Autor	Epidemiejahr	Dauer in Tagen im Mittel										Bemerkungen
		Paroxysmus					Apyrexie					
		I.	II.	III.	IV.	V.	I.	II.	III.	IV.	V.	
[redacted]de	Königsberg 1879/80	7—6	5—4	4—3	2—1	1—0	7—8	9—10	11—12	—	—	Uebereinstimmen: Dresden, Göttingen, Berlin, Halle, Breslau.
[redacted]ki	Odessa	6¾	5½	3¼	2⅛	1⅔	5¼	6⅙	9	10½	—	148 Fälle.
Netter	. . . . .	7 (3—12)	5	—	—	—	7 (14—2)	—	—	—	—	
[redacted]on	. . . . .	5·96	—	—	—	—	7·82	—	—	—	—	Douglas: Bei den langen Apyrexien.
Bock und Wyss	Breslau	5·8	—	—	—	—	—	—	—	—	—	
Riess	Berlin	5·9	—	—	—	—	8·3	—	—	—	—	
Ro [redacted]sch nach den 14 [redacted]en Beobachtungen	. . . . .	5·7	3·8	2·0	—	—	**6·6**	**4·3**	—	—	—	Auffällig: Apyrexiedauer nimmt ab.
Leube	. . . . .	6	4½	3	1½	—	**7—8**	**6—7**	10—11	—	—	Anfallsdauer zwischen 1—14 Tagen. Apyrexiedauer zwischen 3—21 Tagen.
Loeventhal	Moskau 1894	6·5	4·5	3	1·9	—	7·4	8·3	10·3	—	—	555 Fälle.
Häubler	Leipzig 1879/80	6·4 (1—13)	4·5 (1—9)	3·3 (1—6)	3·0 (1—5)	2·3 (2—3)	5·9	7·7	8·1	6·6	—	201 Fälle.
Enke	Magdeburg 1879	6·3 (5—7)	3·8 (3—5)	2·9	2·0	2	7·2	8·0	8·0	8·0	12	50 Fälle. VI. Anfall (1 Fall) = 1½ Tage. Sehr selten der I. Anfall 9—12 Tage.
Zuelzer-Ewald	Berlin	6·5	2—3—5	2—3	—	—	4—5—9	—	—	—	—	
Spitz	Breslau 1878/79	6	4	3	1½	2	7½	8½	7	10½	—	Längste Intermission 12 Tage. Nicht mehr als vier Rückfälle beobachtet.
Thomsen	Göttingen 1879/80	5·52 (3—8)	4·0 (3—6)	3·16 (1—5)	—	—	7·33 (5—11)	9·60 (8—12)	—	—	—	Dauer der Reconvalescenz 20·53 Tage. Dauer der ganzen Krankheit 30 Tage.
Winzer (Berlin)	Berlin 1879/80	6·3	3·9	3·06	—	—	7·5	8·6	—	—	—	
Müllendorf (Dresden)	Dresden 1879/80	6·5	4·4	—	—	—	7·4	9·2	—	—	—	
Durchschnittsdauer in Tagen . .		6·2	4·3	2·98	1·9	1·8	7·1	7·9	9·2	8·9	12	

Hierbei ist die einzelne Zahl von geringerer Bedeutung als vielmehr ihr Verhältniss zu einander, aus dem eben hervorgeht, dass die Paroxysmen mit der Reihenfolge an Dauer ab- und die Intermissionen zunehmen.

Die angeführten Zahlen sind berechnete Mittelwerthe der Länge der Paroxysmen und Remissionen. Sie finden sich nur von einer relativ kleinen Zahl der Erkrankungsfälle thatsächlich eingehalten, öfter überschritten oder nicht erreicht. Z. B. ist die berechnete Durchschnittsdauer des ersten Anfalles in der Leipziger Epidemie 6·42 Tage, in Wirklichkeit finden wir sie nur bei 21·6%. Dies Factum ist auch für die anderen Paroxysmen nachzuweisen, was folgende Tabelle und die Tabelle auf S. 126 zum Ausdrucke bringen:

Zahl der Tage	1	2	3	4	5	6	7	8	9	10	11	12	13
Zahl der Kranken des I. Anfalles	1	4	3	11	**31**	29	19	13	11	4	4	3	1
„ II „	8	5	19	**47**	40	16	8	3	3	—	—	—	—
„ III. „	5	15	**31**	19	10	5	—	—	—	—	—	—	—
„ IV. „	2	**4**	4	**3**	2	—	—	—	—	—	—	—	—

In Procentzahlen umgerechnet:

Zahl der Tage	1	2	3	4	5	6	7	8	9	10	11	12	13
Zahl der Kranken des I. Anfalles	0·7	3·0	2·2	8·2	**23·1**	21·6	14·2	9·7	8·2	3·0	3·0	2·2	0·7
„ II. „	5·4	3·4	12·7	**31·5**	26·8	10·7	5·4	2·0	2·0	—	—	—	—
„ III. „	5·9	18·0	**36·7**	11·8	5·9	—	—	—	—	—	—	—	—
„ IV. „	13·3	27	27	20	13·3	—	—	—	—	—	—	—	—

Von der Dauer des ersten Anfalles von 5—7 Tagen, des zweiten von 3—5, des dritten von 2—4, des vierten von 2—3 Tagen kommen Ausnahmen in allen Paroxysmen vor: Fälle mit abgekürztem Verlauf (1—2tägige) und mit extrem langer Dauer, beides aber wesentlich seltener als Fälle mittlerer Dauer.

Unter den ersten Paroxysmen treten länger als der Durchschnitt verlaufende Fälle öfter als in den späteren auf; umgekehrt unter den späteren Paroxysmen mehr solche ungewöhnlich kurzer als ungewöhnlich langer Dauer. In den verschiedenen Epidemien scheint die Dauer der Anfälle und Apyrexien in gewissen Grenzen zu schwanken, auch das Verhältniss von langen zu kurzen Anfällen zu wechseln.

So ergibt sich nach Löwenthal in der Moskauer Epidemie von 1894 beim Vergleich der Dauer der Paroxysmen, dass die des ersten Anfalles:

in **85**% aller Fälle länger als die des zweiten währte
„ 10% „ „ gleich der „ „ „
„ 5% „ „ kürzer als die „ „

Der zweite Anfall war:

länger als der dritte in 75%
gleich dem dritten „ 8%
kürzer als der dritte „ 17%

In der Leipziger Epidemie finden sich dagegen folgende Zahlen:

Der erste Anfall war:

länger als der zweite in . . . . . . 24·5%
gleich dem zweiten „ . . . . . . 56·5%
kürzer als der zweite „ . . . . . . 19·0%

Der zweite Anfall war:

länger als der dritte in . . . . . . 9·3%
gleich dem dritten „ . . . . . . 54·0%
kürzer als der dritte „ . . . . . . 36·7%

Der dritte Anfall war:

kürzer als der vierte in 70%
gleich dem vierten „ 30%

In unserer Leipziger Epidemie kommen Werthe von mehr als neun Tagen Dauer nur im ersten Paroxysmus vor, von mehr als fünf Tagen nur im ersten und zweiten, von über drei Tagen im ersten bis vierten Anfalle. Es sind solche unter drei Tagen Dauer in allen Paroxysmen vorgekommen, und zwar in steigender Anzahl:

	eintägig	zweitägig
im ersten Anfalle . . .	0·7% . . .	3·0%
„ zweiten „ . . .	5·4% . . .	3·4%
„ dritten „ . . .	5·9% . . .	18·0%
„ vierten „ . . .	13·3% . . .	27·0%

Mit Recht betont schon Murchison, dass unsere Krankheit im Vergleiche zum Fleckfieber eine kurze Dauer hat, und dass daher die Namen „kurzes Fieber", „fünftägiges Fieber" und „siebentägiges Fieber" stammen. Immerhin können diese Zahlen doch nur, wenigstens in der Mehrzahl der Fälle, auf den ersten Anfall bezogen werden und „schliessen den Rückfall nicht ein, der so häufig ist, dass er als essentieller Theil der Krankheit betrachtet werden muss".

Es sind die die Periodenzeiten bestimmenden Factoren unbekannt. Dass sie aber mit dem Absterben der Spirillen, also mit der Immunitätserwerbung, in Zusammenhang gebracht werden müssen, erscheint nicht zweifelhaft. Einzelne die Periodendauer betreffende Beobachtungen mögen hier noch aufgezählt werden.

Bei Murchison findet sich die Douglas entnommene Behauptung, dass die durchschnittliche Dauer des ersten Anfalles bei Kranken unter 30 Jahren kürzer als im späteren Lebensalter und bei Frauen geringer als bei Männern zu sein scheint.

Die gewöhnliche Ursache für die Verlängerung der Anfälle oder besser der fieberhaften Zeiten sind Complicationen mannigfacher Art. Die scheinbare — von den Kranken selbst angenommene oder angegebene — atypische Kürze oder Länge ist meist die Folge von beabsichtigten oder unbeabsichtigten Täuschungen über den Beginn der Erkrankung. Es können dadurch falsche Anschauungen über die Perioden hervorgerufen werden; dass ihr Anfang oder ihr Ende atypisch, nicht plötzlich beginnt und kritisch endigt, sondern nur den Schüttelfrost und keinen kritischen Schweiss zeigt, oder umgekehrt. Abnormitäten führen über die Anfangs-, respective Endbestimmung leicht Irrthümer herbei. Es können zwei Anfälle fast unmittelbar ohne fieberfreie Zwischenzeit hinter einander auftreten, oder die Intermissionen können von so kurzer Dauer und so geringem Nachlass der Gesammterscheinungen begleitet sein, dass sie nicht als Apyrexien empfunden und erkannt werden. Dann handelt es sich um gehäufte Anfälle. Auch kann einer der Relapse von geringster Ausbildung und Dauer sein, dass er als solcher nicht imponirt (dabei können spätere wieder stärker sein). Es werden also zwei Anfälle oder zwei Apyrexien zusammengeworfen, weil sie einzeln nicht die gebührende Aufmerksamkeit veranlassten. Endlich können die Erscheinungen der Prodromalperiode so stark ausgesprochen sein, dass die Patienten diese schon zum Anfalle rechnen und als den Beginn des Paroxysmus selbst ansehen.

Die aufgeführten Ursachen für die scheinbare oder thatsächliche Verlängerung kommen hauptsächlich beim Hauptanfalle in Betracht; die Verschiebungen in der Begrenzung und Dauer der folgenden Perioden werden vielfach durch ausgesprochene Complicationen bedingt.

Die Dauer des ersten Anfalles scheint ohne nachweisbare Wirkung auf die Länge der folgenden Relapse und Apyrexien zu sein; auch eintretende Complicationen im ersten wie in den anderen Anfällen sind nicht ohne Weiteres von Einfluss auf die Dauer der folgenden Perioden. Es ist aber hervorzuheben, dass durch Complicationen jedes Anfalles die Curve derart vom Typus abweichend gemacht werden kann, dass sie auch vom Erfahrensten nicht mehr als Recurrenscurve zu erkennen ist.

Die Dauer des ersten wie auch weiterer Anfälle kann nur wenige Stunden betragen. Dies ist bei den fünften, vierten und dritten Anfällen häufiger der Fall als bei dem zweiten und ersten, findet sich aber, wie gesagt, auch bei diesen. Gelegentlich fehlen im ersten oder einem der folgenden Relapse die Temperatursteigerungen auch ganz; es können sich nur Allgemeinstörungen vorfinden.

Die meisten Kranken bringen den Beginn des ersten Anfalles noch nicht im Krankenhause zu; es fehlen daher vielfach Notizen über diese Krankheitsphase. Die Aufnahme erfolgt gewöhnlich erst vom dritten bis sechsten Tage der Krankheit an, was schon Murchison hervorhebt. Nach Wardell (bei Murchison) beträgt die durchschnittliche Dauer der Krankheit vor der Aufnahme 4·7 Tage. Unter den in das Leipziger Krankenhaus Aufgenommenen fand ein Drittel erst nach Beginn der Krankheit Aufnahme.

Temperaturverlauf in den Paroxysmen und Apyrexien.

Anstieg und Verlauf des Fiebers. Verschiedener Verlauf (Remissionen, Intermissionen, Pseudokrisen).

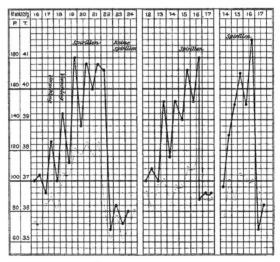

Fig. 4.	Fig. 3.	Fig. 2.
Schuhmacher M.,	Bäcker H.,	Brauer H.,
54 Jahre.	18 Jahre.	21 Jahre.
Erster Relaps: Staffelförmiger Temperaturanstieg.	Erster Relaps: Langsamer Anstieg bis zur Krise.	Erster Relaps: Anstieg der Temperatur bis zur Krise.

In der Mehrzahl der Fälle steigt die Temperatur. nach dem Schüttelfrost sofort rasch und continuirlich in wenigen Stunden bis zur Höhe an, auf der sie als Continua oder Continua remittens weiter verläuft. Dieser typische Beginn findet sich in Paroxysmen in der Mehrzahl der Fälle.

Zuweilen erfolgt der Anstieg nicht rapid, innerhalb weniger Stunden, sondern in 12 bis 24—36 Stunden, in extremen Fällen sogar durch zwei Tage und die dazwischenliegende Nacht hindurch. Gelegentlich sieht man nach einem derartigen mehr oder weniger hingezogenen Anstieg kein Verweilen auf der Höhe, sondern gleich den Abstieg folgen.

Gelegentlich erfolgt der Temperaturanstieg von Beginn des Anfalles an staffelförmig. Die Staffeln sind mehr oder weniger deutlich, betragen circa $1·0—1·5°$ (Curve Fig. 2, 3 und 4).

Die alte Behauptung, dass die Krankheit in der Nacht öfter beginne als am Tage, habe ich auf Grund unserer Krankheitsbeschreibungen nicht bewiesen gefunden. Eher scheint das Gegentheil öfter vorzukommen, wie aus folgenden Zahlen hervorgeht:

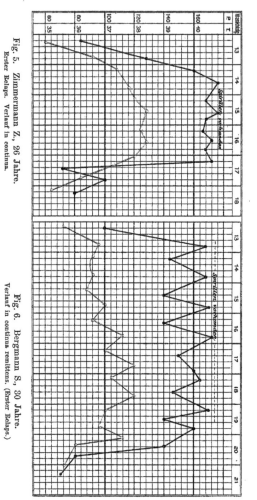

Fig. 5. Zimmermann Z., 26 Jahre.
Erster Relaps. Verlauf in continua.

Fig. 6. Bergmann S., 30 Jahre.
Verlauf in continua remittens. (Erster Relaps.)

	Summe der Fälle	Davon begannen		In Procenten	
		bei Tag	bei Nacht	bei Tag	bei Nacht
Erster Anfall....	12	9	3	75·0	25·0
Zweiter „	125	71	54	56 8	43·2
Dritter „	82	58	24	70·7	29·3
Vierter „	16	9	7	56·3	43·7
Fünfter „	3	2	1	67 0	33·0

Die Continua des Recurrensfiebers (cf. Curven Fig. 5 und 6) ist als sehr hoch, wenn nicht überhaupt als höchste vorkommende zu bezeichnen. Nicht selten hält sich die Körpertemperatur um 41^0, ja 42^0 und auch mehrere Zehntel darüber (s. Anm.), oft längere Zeit hindurch, nur um geringe Werthe zurückgehend. Am ehesten pflegt noch die Temperatur am Morgen zurückzugehen, doch nicht erheblich. Die Morgentemperatur pflegt nur etwa um $0·5 - 0·7^0$ niedriger als die Abendtemperatur zu liegen.

Anmerkung. Es waren unter den Leipziger Fällen:

a) Temperaturen über 40^0:

bei 129 ersten Anfällen 89·9 %

„ 147 zweiten „ 89·8 %

„ 84 dritten „ 76·0 %

„ 16 vierten „ 68·8 %

„ 3 fünften „ 0·0 %

bei 379 Anfällen 323 mal = 85·2 %.

b) Temperaturen von 41^0 und darüber:

bei 129 ersten Anfällen 36·4 %

„ 147 zweiten „ 45·6 %

„ 84 dritten „ 30·5 %

„ 16 vierten „ 0·0 %

„ 3 fünften „ 0·0 %

bei 379 Anfällen 140 mal = 37·0 %.

c) Temperaturen von 42^0 und darüber:

3 mal . . . . . . beim ersten Anfalle

2 „ . . . . . . „ zweiten „

also 5 „ unter 192 Fällen = 2·6 %.

Beim Vergleiche der Temperaturen der einzelnen Anfälle zeigt sich, dass die Temperaturmaxima am ehesten beim ersten und zweiten vorkommen; sie pflegen gegen Ende des Anfalles aufzutreten, und zwar oftmals auf den letzten Tag des Paroxysmus zu fallen.

Das Temperaturmaximum kommt vor in den Leipziger Fällen:

beim ersten Anfalle . . . . 77 mal

„ zweiten „ . . . . 56 „

„ dritten „ . . . . 19 „

„ vierten „ . . . . 1 „

„ fünften „ . . . . 0 „

Die Höhe des Temperaturmittels pflegt mit jedem Paroxysmus niedriger zu sein. Es fehlt aber nicht an Ausnahmen. (Curve Fig. 7.)

Nicht selten werden innerhalb eines Tages kleinere unregelmässig
eintretende Schwankungen beobachtet. Die Abendexacerbationen und
Morgenremissionen sind, wie bemerkt, sehr gering, besonders in den
ersten Anfallstagen, 'in den späteren werden sie häufiger und ausgeprägter.
Jedenfalls sind die Remissionen bei Recurrens nur in ganz seltenen Fällen,
man kann sagen nie, sowohl rücksichtlich ihres Eintrittes wie ihrer Dauer
von der Regelmässigkeit wie bei Typhus abdominalis. Sehr viel häufiger
ist der Continuacharakter streng erhalten, und zwar im ersten Anfalle

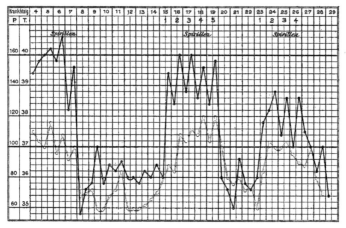

Fig. 7. Steinhauersehefrau, 40 Jahre.
Recurrens mit zwei Relapsen.   Temperaturmittel jedes folgenden Anfalles liegt tiefer als des vorhergehenden.

strenger als in den anderen Anfällen, so dass nur für eine ganz oberflächliche Beobachtung Aehnlichkeiten gefunden werden können.

Es mag erwähnt werden, dass der Fiebertypus des Anfalles nach
keiner Hinsicht prognostisch verwerthet werden kann, sowohl was den
Verlauf des Paroxysmus, in dem er vorkommt, betrifft, als auch für den
Verlauf der ganzen Krankheit; auf hoch temperirte erste Anfälle können
leichte spätere folgen, und umgekehrt auf erste niedrig temperirte spätere
hoch temperirte; die therapeutische Beeinflussung des Fiebers erscheint,
kurzdauernd wie sie meist ist, in dieser Hinsicht keinen besonderen Werth
zu haben.

Es haben die „bei anderen Krankheiten relativ selten vorkommenden
und dann mit schweren subjectiven und objectiven Erscheinungen oder

tödtlichen Ausgängen verbundenen exorbitanten Temperaturwerthe" bei
Recurrens als nichts Ungewöhnliches zu gelten. Von Recurrenskranken
werden sie auffällig gut vertragen und sind prognostisch nicht schlimm
zu deuten. Sie sind nicht einmal immer von besonders schweren objectiven und subjectiven Symptomen — nur zuweilen von starkem Hitzegefühl — begleitet.

    Abweichungen von dem gewöhnlichen Temperaturcharakter werden
nicht selten beobachtet; wie es scheint, kommen sie in den verschiedenen
Epidemien in wechselnder Häufigkeit vor. Ihre Ursachen sind unbekannt.

    Vielfach treten bei
sonst regelmässig ver-
laufenden Anfällen ge-
gen das Ende hin Un-
regelmässigkeiten ein;
z. B. werden die nor-
malen geringen Fieber-
schwankungen stärker
und deutlicher.

    Nicht selten wer-
den sie es schon von
Anfallbeginn an und
sind so zahlreich, dass
der Temperaturverlauf
einen ausgesprochenen
remittirenden Ty-
pus (cf. Curve Fig. 6)
erhält. Das kann im
ersten wie auch in den
übrigen Paroxysmen
eintreten. Diese Re-
missionen, die häufi-
ger zur Nachtzeit zu

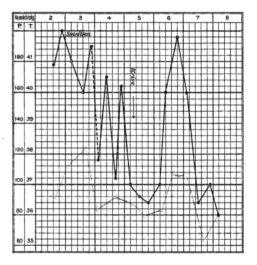

Fig. 8. Bäcker S., 21 Jahre.
Erster Relaps. Erster Niedergang in Folge eines kalten Bades; zweiter
am vierten Tage, spontane Remission; dritter am fünften Tage, Krise;
Nachschlag ohne Spirillen.

sein pflegen, haben ihre tiefste Temperatur meist noch in febrilen Werthen.
Die Remissionen können auch durch kalte Bäder und Antipyretica hervor-
gerufen werden, doch, wie gesagt, ohne Beeinflussung der Anfallsdauer
(Curve Fig. 8).

    Was nun die grossen Temperaturschwankungen anlangt, so
können sie auch geradezu intermittirenden Charakter der Curve hervorrufen; wahre apyretische Intermissionen sind es nicht, wenn die Spirillen nachweisbar bleiben.

    Diese zwei, drei und mehr Grade umfassenden plötzlichen Tem-
peraturabfälle werden in allen Paroxysmen beobachtet. Einige Autoren

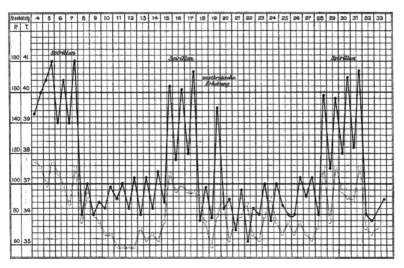

Fig. 9. Schlosser K., 39 Jahre.
Intermittirender Fieberverlauf der Fieberanfälle (postkritische Erhebung unter dem Titel Relaps).

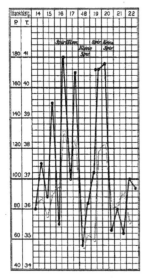

Fig. 10. Handarbeiter U., 41 Jahre.
Intermittirender Verlauf. (Erster Relaps.)

meinen, sie kämen nur im zweiten und dritten und nie im ersten Paroxysmus vor, was unrichtig ist.

Durch das gehäufte Vorkommen dieser Niedergänge kann die Curve den Charakter einer Febris intermittens, bald mehr quotidianen, bald tertianen, erhalten.

Dies sind die Fälle, die das Zusammenwerfen von Recurrens und Intermittens verschuldeten (cf. Curven Fig. 9 und 10).

Sie können im ersten Anfalle vorkommen, wie auch in jedem folgenden Anfalle. Gelegentlich kommt der Intermittenscharakter regelmässig in allen Paroxysmen zur Beobachtung: man sieht drei bis vier Intermittensanfälle (doch mit Spirillen!); sie bleiben dann fort, der Paroxysmus ist ohne Chinaanwendung zu Ende gegangen; dann treten sie zur Zeit des Recurrensrelapses wieder auf.

Diagnostische Irrthümer werden am ehesten durch Blutunter-suchungen vermieden und sind in diesen abnormen Erkrankungsfällen von ganz besonderem Werthe.

Es findet sich auch Malaria und Recurrens bei Einem Kranken that-sächlich zusammen vor, wie später noch genauer erwähnt werden soll. Dieser Intermittenstypus kann auch — worauf Spitz aufmerksam macht — vorgetäuscht werden durch abortiv verlaufende Relapse, durch sogenannte erratische Formen und endlich durch den gehäuften Eintritt der nunmehr zu besprechenden Pseudokrisen.

Die Pseudokrisen sind vorübergehende Temperaturerniedrigungen, welche vor der definitiven Krise, zuweilen mehrmals, mit allen äusseren Zeichen der Krise auftreten.

Von den Symptomen der kritischen Defervescens unterscheiden sich objectiv und subjectiv die der pseudokritischen wenig, oft gar nicht. So tritt nicht selten bei ihnen auch profuser Schweiss ein. Nur wird das Nichtverschwinden der Spirillen aus dem Blute als für Pseudokrisen charakteristisch von den Autoren angeführt.

Nach unseren Leipziger Erfahrungen besteht diese Behauptung zu Unrecht.

Verwerthbare Angaben über die Pseudokrisen des ersten Anfalles:

Bei 5 Kranken im ersten Anfalle 40 % positiver, 60 % negativer Befund,

„	38	,	„	zweiten	„	50 %	„	50 %	„	„
„	3	,	„	dritten	„	100 %	„	0 %	„	„
„	1	„	„	vierten	„	0 %	„	100 %	„	„

Die Angaben über das Vorkommen von Pseudokrisen im ersten Anfalle müssen naturgemäss unvollständig sein, da ein grosser Theil dieser Krankheits-periode ausserhalb des Krankenhauses zugebracht worden ist.

Loeventhal: im ersten Anfalle 7 mal Pseudokrisen

„ zweiten „ 20 „ „

„ dritten „ 2 „ „

Summa . . . 29 mal = 5·2 %

Die Häufigkeit der Pseudokrisen wechselt in den verschiedenen Epidemien erheblich. In Leipzig traten Pseudokrisen ein: bei 192 Kranken mit 458 Anfällen 52 mal = 11·4 %, bei Loeventhal unter 555 Kranken mit 1115 Anfällen 29 mal = 26 %.

Nicht selten treten mehrere Pseudokrisen in Einem Anfalle auf (cf. Curve Fig. 11), zuweilen unmittelbar hintereinander nach kaum wieder eingetretenem Fieber; sie kommen auch in mehreren Paroxysmen desselben Krankheitsfalles vor; auch können Pseudokrise und Krise einander fast unmittelbar folgen. Gelegentlich entwickeln sich die Pseudokrisen so, dass sie sich aus den immer stärkeren Remissionen gegen Ende des Anfalles auszubilden scheinen. Ueber die Ursachen der Pseudokrisen ist nichts bekannt; so viel lässt sich wohl mit Recht behaupten, dass pseudokriti-

sche Abfälle gelegentlich durch kalte Bäder hervorgerufen werden können.
Medicamente vermögen es auch, aber weniger leicht und deutlich. Man
kann den Eintritt einer Pseudokrise vermuthen, wenn im ersten oder
zweiten Anfalle der Fiebernachlass auffallend früh einsetzt.

Die pseudokritischen Temperaturnachlässe sind meistens von kurzer
(8—12—24stündiger) Dauer; sehr bald steigt die Temperatur wieder an,
meist unter Schüttelfrost, und zwar zu ähnlichen und selbst höheren

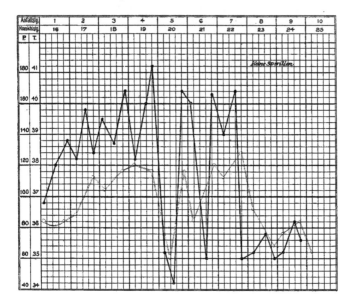

Fig. 11. Schuhmacher H., 53 Jahre.
Erster. Relaps. Zwei pseudokritische Abfälle; der erste mit Perturbatio pseudocritica.
Spirillen bis zum 22. Krankheitstage vorhanden.

Werthen als vordem. Sie sind bei Recurrens eher häufiger denn seltener
als bei anderen fieberhaften Erkrankungen (Pneumonie, Typhus abdominalis etc.). Sie sind auch von allen Beobachtern beschrieben worden.

Der Eintritt der Pseudokrisen erfolgt meist gegen Ende des Anfalles
hin, jedenfalls sind sie in der zweiten Hälfte der Anfallzeit häufiger; sie
können 12—24 Stunden, aber auch bis zu drei Tagen vor der definitiven
Defervescenz liegen. Hiedurch erklärt sich die alte Beobachtung, dass
die Pseudokrisen auf den baldigen Kriseneintritt hinweisen.

Bei den pseudokritischen Abfällen können die Temperaturschwankungen ebenso gross sein wie in der Krise.

Meist bedeuten die Pseudokrisen keine Gefahr für die Kranken. Das unmittelbare Folgen von Krise und Pseudokrise scheint allerdings nicht ohne Gefahr zu sein, besonders wenn mehrere Pseudokrisen unmittelbar vor der definitiven Krise die Kräfte schon consumirt haben.

Uebrigens dürfen Pseudokrisen nicht mit Collapsen verwechselt werden, die ebenfalls erhebliche Temperaturverminderung mit sich bringen.

Die Pseudokrisen treten Tags und Nachts ein, etwas häufiger, wie es scheint, in dem letzten Zeitabschnitte.

Es kommen auch Paroxysmen unter so irregulärem Fieberverlauf zur Beobachtung, dass sie gar nicht dem Recurrensfiebertypus ähnlich sind. Es finden sich remittirende, intermittirende und pseudokritische Temperaturerniedrigungen in Einem Paroxysmus, eventuell können

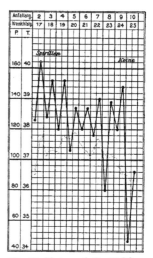

Fig. 12. Photograph S., 30 Jahre.
Erster Relaps. Unregelmässiger Temperaturverlauf.

aber Beginn und Ende noch typisch sein und den Recurrenscharakter hierin wenigstens bewahren (Curve Fig. 12).

Fieberbeendigung; Krise; kritische Symptome; Perturbatio critica; Lysis.

Was den Abschluss der Paroxysmen anlangt, so erfolgt er der Regel nach mit ausgesprochener Krisis: die Entfieberung beginnt plötzlich und verläuft in Einem Zuge bis zur subnormalen Temperatur.

Die Krisen sind begleitet von profusem Schweiss, gelegentlich mit vorhergehendem Frösteln und Frieren. Die kritischen Temperaturniedergänge vollziehen sich in einigen Stunden und bringen für den Kranken erhebliche und deutliche Erleichterung aller Beschwerden. Die objectiven bedenklichen Symptome verschwinden, die Kranken scheinen gesund.

In den vorhergehenden Curven finden sich meist kritische Temperaturabfälle, so dass es zur Illustrirung keiner besonderen Abbildung hier bedarf.

Der Eintritt der Krise ist im Allgemeinen an keinem sicheren Anzeichen vorherzusehen. Immerhin kann der Charakter der Epidemie zur ungefähren Bestimmung der Eintrittszeit verwendet werden. Auch die mehr und mehr sich ausbildenden Remissionen und der Eintritt von Pseudokrisen deuten auf die Beendigung des Anfalles hin. Nur die

9*

langsamer werdenden Bewegungen der Spirillen machen sie wahrscheinlich.

Die Schweissbildung ist meist ganz enorm; oft verläuft sie absatzweise, in zwei bis drei Wiederholungen von einer bis zu mehreren Stunden Dauer, so dass sie zuweilen 12—18—36 Stunden, wie auch die Krise selbst, andauert. Bisweilen wird der Schweiss von starken Magen- und Darmerscheinungen begleitet oder auch seltener ersetzt, besonders durch Diarrhoen, selbst mit starkem Blutabgang. Auch Nasenbluten von zuweilen erheblicher Stärke tritt ein; es können auch Blutungen aus anderen Organen zur Zeit der Krise auftreten (Menstruation etc.). Die Krise selbst verläuft meist unter grosser Mattigkeit, Kräfteverfall und nervösen Beschwerden; erst am Ende tritt erhebliches Wohlgefühl ein. Zuweilen sind gefährliche Collapse sehr unangenehme Begleiterscheinungen.

Der kritische Temperaturabfall hat, besonders zusammengehalten mit dem übrigen Fieberverlauf, fast pathognomonischen Werth. Einmal ist die Differenz zwischen Fieberhöhe und Fieberlosigkeit so gross, wie sie bei anderen kritisch sich entfiebernden Krankheiten kaum jemals zur Beobachtung kommt, zweitens bildet sich diese Differenz gewöhnlich in ganz kurzer Zeit, etwa innerhalb 5—12 Stunden, aus, also in einem Zeitraume, der sich bei anderen Krankheiten (Pneumonie, Malaria) kaum findet.

Die Abfalldifferenz. Die absoluten Werthe der Wärmegrade, von denen und bis zu denen die Temperatur bei der Krise herabsinkt, betragen meist 3—5^0, auch 6^0 Differenz findet sich nicht zu selten; es sind aber auch 9^0 beobachtet worden.

Da die Temperaturhöhe vor dem Abfalle zwischen 42^0 und einigen Zehnteln und etwa 37·8^0, das Minimum nach dem Abfalle aber zwischen 31·5—36·8^0 liegen kann, sind die Temperaturdifferenzen vor und nach den einzelnen Krisen sehr verschieden. Am häufigsten wird es sich um Verschiebungen zwischen 40·5^0 und 36·5^0 handeln. Da die sehr hohen Fiebertemperaturen besonders in den ersten Paroxysmen auftreten, so kommen die starken kritischen Werthe auch bei diesen besonders oft vor. Bei den kurz dauernden tiefer temperirten späteren Paroxysmen beträgt die Krise oft nur 1·4—2·0^0 (von 38·2—36·8^0). Man kann diese abortive Krisen nennen, die dann in ganz kurzer Zeit sich abspielen.

Beim Vergleich der Anstieg- und Abfalltemperaturen zeigt sich, dass der Anstieg kleinere Gradwerthe aufweist als die Abfälle, was ja natürlich ist, denn die Erhebung erfolgt von der normalen zur Fieberhöhe, der Abfall aber von dieser zu subnormalen Werthen.

Häubler, welcher die Temperaturcurven der Leipziger Epidemien einer genauen Durchrechnung unterzog, gibt folgende Zusammenstellung der berechneten Mittelwerthe für Anstiegs- und Abfallstemperaturen:

A. Anstiege.

	Der Anstieg betrug bei				Maximum	Minimum	Differenz	Mittel
	0—3°	3—5°	5—7°	7—8°				
	Procent der Kranken							
Bei 12 ersten Anfällen	66	33	—	—	4·0	2·1	1·9	2·9
„ 125 zweiten „	34	64	1·5	—	5·6	1·3	4·3	3·3
„ 82 dritten „	39	59	1·0	—	5·3	1·3	4·0	4·5
„ 16 vierten „	50	50	—	—	4·0	1·0	3·0	3·0
„ 3 fünften „	100	—	—	—	2·5	1·6	0·9	2·0

B. Abfälle.

Beim Anfalle	hatten von Kranken	Abfall von Graden				Maximum	Minimum	Differenz	Mittel
		0—3	3—5	5—7	7—8				
		Procent der Kranken							
I	134	7·5	45	45	1·5	7·8	1·4	6·4	4·6
II	144	8·0	43	46	3·0	7·6	1·4	6·2	3·0
III	85	13·0	43	43	1·0	7·2	0·9	6·3	3·5
IV	15	53·0	20	27	—	7·0	1·8	5·2	3·7
V	3	100·0	—	—	—	2·5	1·2	1·3	2·0

Die Niedergänge der Temperatur beginnen öfter Nachts als Tags, also im Gegensatze zum Anfalle. Einige Autoren sind gegentheiliger Meinung, so z. B. Thomsen, der den Kriseneintritt bei Nacht und Tag für annähernd gleich häufig hält.

Eintritt der Krisen der Leipziger Fälle.

I. Krise 134 Fälle, davon 52 Tags, 82 Nachts beginnend,
II. „ 144 „ „ 67 „ 77 „ „
III. „ 85 „ „ 38 „ 47 „ „
IV. „ 15 „ „ 7 „ 8 „ „
V. „ 3 „ „ 1 „ 2 „ „

Besonderer Erwähnung bedürfen gewisse maximale Temperatursteigerungen zur Zeit der Krise, welche präkritische genannt werden. Da sie mit erheblicher, ja bedrohlicher Vermehrung aller Krankheitssymptome einhergehen, fasst man den ganzen Vorgang als Perturbatio critica zusammen. Diese Steigerung der Krankheit unmittelbar vor der Beendigung wird auch bei anderen Infectionskrankheiten beobachtet.

Zu betonen ist, dass diese vor Allem durch Temperatursteigerung ausgezeichnete Zeit fast nur vor dem definitiv-kritischen Ende des

Anfalles beobachtet wird. Zuweilen wird sie durch Schüttelfrost bis
zu halbstündiger Dauer eingeleitet. Die präkritische Temperaturerhöhung
ist zuweilen ausserordentlich; es sind hyperpyretische Temperaturen von
43—44° C. beobachtet, unter gefahrdrohender Verstärkung aller Symptome.
Nach ein bis zwei Stunden erfolgt dann die kritische Defervescenz in der
gewöhnlichen Weise unter profusem Schweiss etc.

In einigen Pseudokrisen sieht man Aehnliches, so dass man von
einer Perturbatio pseudocritica sprechen kann, doch tritt eben hinterher
wieder Fieber ein.

Bei diesen Abfällen von ungewöhnlich erhöhten Temperaturen zu
den subnormalen Werthen werden Differenzen beobachtet, die zu den
grössten überhaupt beobachteten gehören.

So sah Möllendorf-Dresden 1879 eine Krise von 9° Differenz
(40·4—31·4° mit Exitus letalis), in einem zweiten Falle 8·25° (dieser
Kranke genas unter Exitantien) und in 15 Fällen (von 60 Kranken) 7°.

Die Grösse des Abfallwerthes ist nicht immer von der präkritischen
oder kritischen Temperaturhöhe abhängig; gelegentlich ist die Temperaturerniedrigung mässig und erreicht nicht besonders tiefe subnormale
Werthe.

Die Perturbatio critica ist gerade bei Recurrens keine seltene Erscheinung; so war sie während der Leipziger Epidemien vorhanden:

beim ersten Anfalle unter 124 Fällen 88 mal = 71 %

„   zweiten   „   „   139   „   107   „   = 77 %

„   dritten   „   „   73   „   56   „   = 77 %

„   vierten   „   „   11   „   7   „   = 64 %

Ausser den regulären kritischen Temperaturniedergängen kommen
nicht zu selten auch lytische vor. Das Verhältniss beider ist, so weit
Fälle aus der Leipziger Epidemie verwerthet wurden, aus folgender Tabelle zu ersehen. Kritische Abfälle bilden die Mehrzahl aller Niedergänge
und kommen bei allen Paroxysmen vor; die lytischen nehmen mit der
Anfallziffer an Zahl zu; nach Ewald endigt der letzte Anfall meist
lytisch.

Temperaturabfälle in den Leipziger Epidemien.

Kritischer Abfall	In Procenten	Lytischer Abfall	In Procenten	
132	98·6	2	1·4	bei 134 ersten Paroxysmen
133	92·0	11	8·0	„ 144 zweiten „
74	87·0	11	13·0	„ 85 dritten „
15	100·0	0	0·0	„ 15 vierten „
1	33·0	2	66·0	„ 3 fünften „

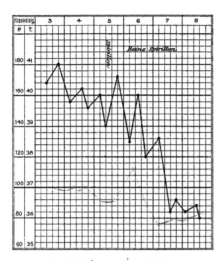

Fig. 13. Klempner K., 21 Jahre.
Protrahirte Defervescenz: Remittirender Temperaturniedergang eines
ersten Anfalles.

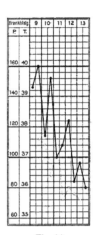

Fig. 14.
Former S., 22 Jahre.

Protrahirte Defervescenz
in drei Absätzen.

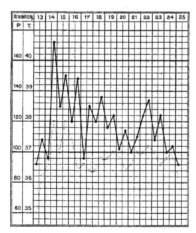

Fig. 15. Handarbeiter Kr., 18 Jahre.
Lytische Defervescenz. (Erster Relaps.) Abklingen des
Anfalles. Vom 15. Tage an lytische Schweisse.

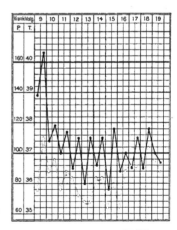

Fig. 16. Goldarbeiter M., 31 Jahre.
Lytische Defervescenz eines zweiten Anfalles.
Subnormale Temperaturen nur Morgens erreicht.

Die lytische Temperaturerniedrigung bis zu normalen oder subnormalen Graden geht in Absätzen, in mehr oder weniger ausgeprägten Remissionen, vor sich, vielfach ohne Schweissausbruch. Zuweilen erfolgt die Erniedrigung wohl in Einem Zuge (ohne Staffeln), aber langsam. Gelegentlich werden subnormale Temperaturen nur morgens erreicht in einer der Entfieberung bei Typhus abdominalis nicht unähnlichen Weise (Curven Fig. 13, 14, 15, 16).

Diese lytischen Beendigungen können bei jedem Anfalle eines Kranken eintreten, aber auch nur bei dem einen oder anderen.

Es scheint, dass die späteren Anfälle mehr als die ersteren zur lytischen Entfieberung neigen. Es vertheilten sich Löwenthal's 13 Lysen so, dass: 7 . . . . bei dem ersten Paroxysmus

                  5 . . . . „   „ zweiten   „
                  1 . . . . „   „ dritten   „
vorkamen.

Leipziger Epidemien:
Bei 381 Paroxysmen endigten von:
        134 ersten . . . . . . 2 lytisch = 1·4%
        144 zweiten . . . . . . 11 „ = 8·0%
        85 dritten . . . . . . 11 „ = 13·0%

Allerdings widersprechen die Befunde anderer Autoren dieser Behauptung.

Während die kritische Beendigung des Fieberzustandes in circa 6 Stunden vor sich geht, zieht sich die lytische (zuweilen) durch viel längere Zeit hin.

Die lytische Beendigung soll nach einigen Autoren für einen schweren Verlauf der Krankheit sprechen, weil auch die Apyrexien dann nicht recht ausgebildet und von der rechten Erholung begleitet sein sollen.

Jedenfalls ist das letztere nicht immer der Fall. Prognostisch für die Anzahl der folgenden Paroxysmen ist die lytische Defervescenz nicht verwerthbar.

Was das Vorkommen der **lytischen Entfieberungen** anlangt, so habe ich gefunden:
        bei Löwenthal (Moskau):
unter 555 Fällen . . . . 13 lytische Entfieberungen = 2·3%
        bei Möllendorf (Dresden 1879):
unter 60 Fällen . . . . 3 lytische   „   = 2·0%
  „ 192 „ in Leipzig (1869/82) 26 „   „   = 1·3%

Die Apyrexien.

Mit dem Aufhören des Fiebers tritt gewöhnlich völliges Wohlbefinden ein. Der Kranke empfindet ausser Mattigkeit und mässigen

Muskel- und Gelenk-
schmerzen nichts
Krankhaftes. Schnell
nimmt die Kräftigung
zu, und mancher vor-
her hochfiebernde
Kranke kann schon am
ersten oder zweiten
Tage, sicher schon nach
einer Woche das Bett
verlassen. „Häufig
fühlt er sich so wohl,
dass es schwer ist, ihn
zu überzeugen, die
Krankheit sei noch
nicht vorüber" (Mur-
chison, Beschreibung
des Christison'schen
Falles).

Wie schon oben
angegeben, beträgt die
Dauer der ersten Inter-
mission etwa 7, die der
zweiten etwa 8, die der
dritten 10, des weiteren
etwa 12 Tage. Viel-
fache Abweichungen
von diesen rechnerisch
gewonnenen Mittel-
zahlen werden beob-
achtet. Man sieht Apy-
rexien von ganz kurzer
Dauer, von zwei und
einem Tage; ja es
scheint, als ob sie auf
Stunden zusammen-
schrumpfen können.
Die Curve hat dann
das Ansehen der ge-
häuften Paroxysmen,
die sich ohne Inter-
valle folgen. Das Vor-

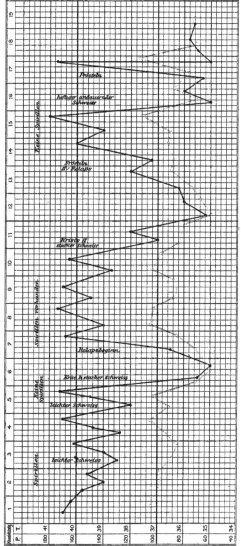

Fig. 17. Papiermacher K., 30 Jahre.
Drei aneinander geschlossene Anfälle; keine Complicationen.

kommen dieser abortiven Intervalle ist selten; sie werden eher nach den ersten beiden Paroxysmen als nach späteren beobachtet (Fiedler's Recurrens duplicata), Curve Fig. 17.

Ungewöhnliche Verlängerung der Apyrexien kommt, wenn auch gleichfalls selten, vor. Man hat sie bis zu 27 Tagen Dauer beobachtet. Die abnorm langen Intervalle finden sich mehr nach den dritten und vierten Paroxysmen als nach den ersten und zweiten.

Der Temperaturgang in den Intervallen.

In den uncomplicirten regulären Fällen wird der tiefste Temperaturstand der Apyrexie gleich anfangs, unmittelbar beim kritischen Niedergange, erreicht, also am ersten Tage der Apyrexie. Von diesem Tiefpunkte pflegt sich die Temperatur in den nächsten Tagen allmälig und

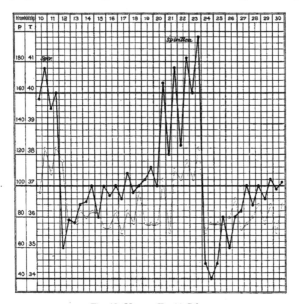

Fig. 18. Maurer V., 44 Jahre.
Kritische Temperaturabfälle. Continuirliche Temperaturerhebung in den Intervallen aus der subnormalen zur normalen Höhe.

continuirlich zur Norm zu erheben. Die Temperatur von 37° wird etwa am dritten oder vierten Tage nach der Krise erreicht; die Erhebung zur Norm pflegt um so längere Zeit zu erfordern, je tiefer der Temperaturabfall war (cf. Curve Fig. 18).

Gelegentlich wird der Tiefpunkt des Abfalles erst einige Tage nach der Krise erreicht, d. h. die Temperaturerniedrigung geht noch in den Intervall hinein fort (cf. Curve Fig. 19).

Wie in der Fieberperiode kürzere und längere Erniedrigungen der Temperatur nicht selten sind, so beobachtet man in der fieberfreien Zeit kürzere und längere Erhebungen der Körperwärme. Sie sind nicht als Relapse zu deuten, so lange sich keine Spirillen dabei auffinden lassen, die sonstigen Paroxysmuserscheinungen fehlen und endlich der wirkliche Relaps später beobachtet wird.

Diese Erhebungen treten entweder in der Nähe des vorhergehenden oder des folgenden Anfalles auf. Je nachdem kann man sie Fiebernachschläge oder -Vorschläge nennen; gelegentlich fallen sie auch genau in die Mitte der Intermissionen. Ihre Dauer beträgt meist nur einige Stunden; sie dehnen sich gelegentlich auch über einen bis zwei Tage aus.

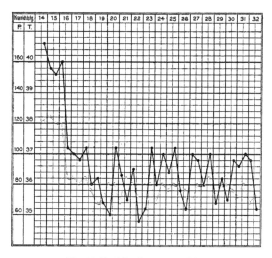

Fig. 19. Buchdrucker R., 36 Jahre.

Niedriger Temperaturverlauf. Tiefster Stand erst am sechsten Tage p. cr. erreicht.

Wichtig ist, dass sie durch keine nachweisbare Ursache bedingt sind, weder durch Spirillen, noch durch Complicationen. Die Temperaturen, welche in diesen Abweichungen erreicht werden, sind äusserst wechselnd; sie können einige Zehntel, aber auch mehrere (bis 5) Grade betragen. Gelegentlich kommen auch zwei oder mehr Erhebungen in Einer Apyrexie vor. Ihre Höhe scheint von dem Charakter und den Graden der vorhergegangenen und nachfolgenden Periode nicht abhängig. Sie erheben sich meist plötzlich und endigen ebenso. Ihrem Abfalle folgen nicht selten Temperaturgrade, wie sie vor ihrem Eintritt bestanden, in der Mehrzahl liegt die folgende Temperatur um 0·2—0·4° höher (Curven Fig. 20—24).

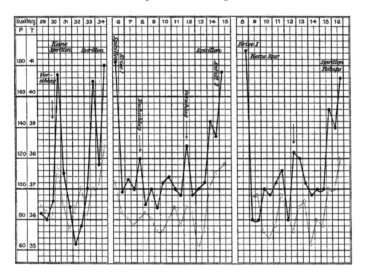

Fig. 20.

Kellner B., 22 Jahre.

Vorschlag drei Tage vor
zweitem Relaps.

Fig. 21.

Kaufmann R., 34 Jahre.

Vor- und Nachschlag zwischen
zwei Anfällen.

Fig. 22.

Bäcker G., 17 Jahre.

Temperaturerhebung zwischen
zwei Anfällen.

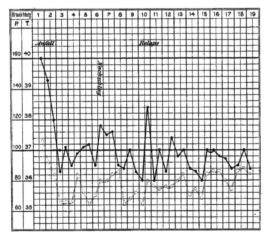

Fig. 24. Tischler T., 24 Jahre.

Sehr leichter Recurrens mit Relaps. Anfall zweitägig, ein Relaps eintägig.

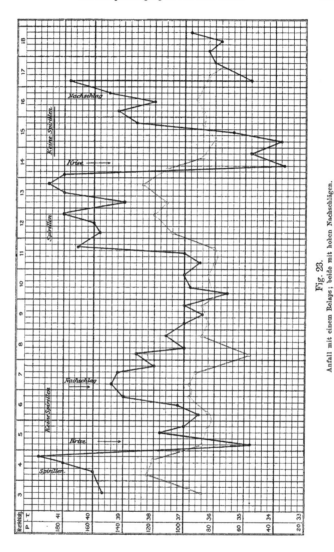

Fig. 23.

Anfall mit einem Relaps; beide mit hohen Nachschlägen.

Gegen Ende der Intermissionen ist die Temperatur wieder normal geworden und zeigt auch die normalen kleinen Tagesschwankungen. Zuweilen bleibt die Körperwärme auch während der ganzen Apyrexie auf-

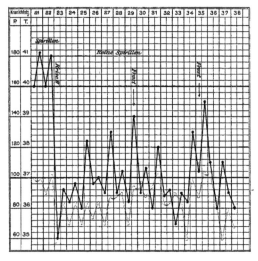

Fig. 25. Maurer L., 33 Jahre.
Typischer erster Relaps mit anschliessendem intermittirenden Fieber.

fällig tief. In ein-
zelnen Fällen scheint
die Ursache in fort-
dauernden Diarrhoen
oder Blutungen zu
liegen; in anderen
ist sie gänzlich un-
bekannt.

In den Apy-
rexien kommen auch
Erhebungen mit in-
termittirendem Cha-
rakter vor, ohne dass
Spirillen nachweis-
bar werden. In ein-
zelnen Fällen ge-
winnt dies Fieber
den Anschein, an
Stelle eines oder
zweier Paroxysmen
getreten zu sein; es
konnen auch die höheren Erhebungen von Frost eingeleitet sein (Curve
Fig. 25).

Auf die durch nachweisbare Complicationen bedingten Temperatur-
erhöhungen wird später eingegangen; hier sollte nur der gewöhnliche
Temperaturgang und seine Variationen durch unbekannte Ursachen geschildert werden.

Erscheinungen an den Kreislauforganen.

In allen Krankheitsphasen besteht ein enger Zusammenhang zwischen
dem Gang der Puls- und Temperaturcurve, und zwar in der Art, dass
mit dem Fallen und Steigen dieser die Pulszahl etwas später sinkt
und steigt.

Die Pulsfrequenz in den Paroxysmen bewegt sich zwischen 100 bis
140 Schlägen in der Minute, auch Frequenzen zwischen 140—160 sind
nicht selten und prognostisch noch unbedenklich. Diese hohe Pulszahl
liegt etwas höher als der Temperaturhöhe in anderen fieberbehafteten
Erkrankungen entspricht, besonders der im Typhus abdominalis. In den
Remissionen und Pseudokrisen sinkt entsprechend der Temperatur auch
die Pulszahl, aber nicht unter 70—80 Schläge. In der Krise, besonders
in der Perturbatio critica, macht sich starke Beschleunigung bemerkbar.
Dem Temperaturabfall nach der Krise folgt beträchtliche Pulsverlang-

samung, so dass in den Apyrexien, besonders in der ersten Hälfte, Pulse zwischen 40—60 in der Minute gezählt werden. Die Frequenz kann aber leicht durch psychische Erregungen und Körperbewegungen gesteigert werden.

Auch Complicationen aller Art und in allen Phasen lassen die Zahl erheblich steigen; Icterus übt zwar, wie immer, retardirenden Einfluss aus; handelt es sich gleichzeitig um Complicationen, so überwiegt deren Einfluss. Trotz der erhöhten Frequenz bleibt der Puls der Regel nach im Anfalle regulär und äqual. Man sieht aber auch Arrhythmien, als Ausdruck des Fiebers, ohne sonstige Aenderungen im Circulationsapparate.

Nicht selten ist der Puls im Anfallsbeginne als voll und hart zu bezeichnen; auch sichtbare Arterienpulsation wird angegeben. Jedenfalls ist der Puls im Anfang der Anfälle gespannter als später, wo er dann weicher und auch dicrot ist, was von einzelnen Autoren, wie Griesinger, bestritten wird. In den Apyrexien ist er oft deutlich dicrot. In und kurz vor der Krise ist der Puls oft aussetzend und fadenförmig.

Organische, durch unsere Krankheit verursachte Herzaffectionen sind recht selten, die durch den Fieberzustand bedingten Erscheinungen dagegen sehr häufig, so dumpfe und leise Herztöne an allen Ostien, mehr oder weniger schnell vorübergehende systolische und diastolische Geräusche, mit diesen auftretende und verschwindende Dämpfungsverbreiterung. Im weiteren Verlaufe der Krankheit treten zu diesen Fiebererscheinungen die der Anämie, so dass diese genannten Herzsymptome in späteren Anfällen fast regelmässig beobachtet werden. Erst in der Reconvalescenz nach Hebung der Kräfte und Besserung der Blutbeschaffenheit schwinden die genannten Erscheinungen.

Zuweilen kommt wie bei anderen acuten fieberhaften Krankheiten auch bei Recurrens Palpitatio cordis zur Beobachtung; zur Zeit der Krise tritt diese Herzerregung häufig ein, sie findet sich aber auch, und zwar, wie es scheint, in den Apyrexien öfter als in den Paroxysmen, ohne erkennbare Veranlassung, bei regelmässigem Puls, ohne weitere Herzerscheinungen. Diese Erscheinung kann ganz vorübergehend sein, aber auch stundenlange dauern, einmalig oder wiederkehrend sein; in einzelnen Fällen kann sie sich durch Wochen hinziehen. Gelegentlich verbinden sich auch Zeichen ernsterer Art mit der Hyperkinesis cordis, Uebelbefinden, fadenförmiger, äusserst frequenter Puls, Angstzustände, stark beschleunigte Respiration. Dadurch kann der Verdacht, dass Relaps eintritt, so nahe gelegt werden, dass nur die Blutuntersuchung die Entscheidung bringt. Oft ist in der That nicht zu ersehen, ob es sich nicht um kurze Relapse handelt. Es ist anzunehmen, dass sich erhebliche Pulssteigerung als einziges Symptom eines abortiven Relapses wohl einfinden kann.

Im Allgemeinen wird bei unserer Krankheit die Gefahr für das
Herz nicht gross gehalten; nur Ponfick urtheilt sehr ernst; er meint,
dass der Herzbefund bei Recurrens der gleiche wie bei Diphtherie und
puerperaler Sepsis sei. Also sei das Herz auch ebenso wie bei diesen
Affectionen gefährdet, doch trete die Gefahr hier schneller ein; darauf
seien auch die plötzlich eintretenden Collapse zurückzuführen. Man darf
nicht vergessen, dass Ponfick seinen Befund an den am schwersten
verlaufenden Krankheitsfällen, die ad exitum gekommen sind, erhoben
hat. Nun sind das aber, wie wir wissen, doch nur etwa 2—5% aller
Fälle; es bleibt also nur ein ganz kleiner Theil für so ernste Auffassung bezüglich des Herzens übrig. Allerdings liegen systematische,
mit allen modernen Methoden durchgeführte Herzuntersuchungen noch
nicht vor.

Was die Collapse bei Recurrens betrifft, die sich durch Steigerung
der Pulszahl, fadenförmige Verkleinerung der Pulsgrösse, unregelmässige
Action, Uebelkeit, beschleunigte Respiration, oft stark erniedrigte Temperatur, kurz durch die gewöhnlichen Symptome äussern, so bilden sie
ein ziemlich häufiges Vorkommniss, das in etwa 3% der Fälle eintritt.
Sie werden häufiger gegen Ende der Paroxysmen, besonders zur Zeit
der Krisis, beobachtet als in den Apyrexien; es müssen zwar die rapiden
und beträchtlichen kritischen Temperaturabfälle nicht zu Collapsen führen,
indess werden sie am häufigsten von gefährlichen Collapsen begleitet.
Auch kühle Bäder zur Krisenzeit beschleunigen zuweilen ihren Eintritt.
Die Collapse führen oft zu schwersten Erscheinungen, in etwa einem
Viertel ihres Vorkommens zum Tode. Wenn sie in Einem Paroxysmus
aufgetreten sind, können sie sich im nächsten wieder einstellen, doch
auch fehlen. Relativ häufig werden im Collaps befindliche Kranke im
Krankenhause aufgenommen.

Affectionen am Pericard und Endocard sind selten; in einigen Epidemien kommen sie allerdings auffällig oft vor; während sie in einzelnen
Epidemien bis zu 10% der Erkrankungen beobachtet wurden, traten sie
in anderen gar nicht oder ganz selten auf.

Pericarditis ist, in allen Krankheitsphasen beobachtet, unabhängig
von einer bestimmten Zeit, und zwar als sicca und exsudativa, doch letztere seltener. Der Ausgang der Affection ist meist die Heilung. Schlechter
wird die Prognose, wenn die im vorhergehenden Anfalle aufgetretene
Pericarditis bis zum folgenden persistirt. Dann werden die Erscheinungen
am Pericard gewöhnlich stärker oder die Pericarditis wird exsudativ.
Glücklicherweise geht aber mit dem Fieberabfalle gewöhnlich auch die
Pericardreizung zurück; ihr Bestand ist also meist kurz. Die Affection
kann aber im nächsten Paroxysmus wiederkehren oder auch längere Zeit
andauern.

Auch die Endocarditis ist eine seltene Affection bei Recurrens. In vielen Epidemien kommt sie gar nicht zur Beobachtung. Es handelt sich stets um eine ernste Complication. Ob es sich in diesen Fällen um reine Recurrens- oder um Mischinfectionen handelt, und wie die Veränderungen am Endocard auftreten, darüber liegen keine Untersuchungen vor.

Veränderungen der Blutgefässe, wenigstens solche mit klinisch wichtigen Folgezuständen, werden sehr selten beobachtet. Ganz selten scheint die Gangrän vorzukommen, als Ausdruck von Arterienwandveränderungen. Auch Trübungen und Verdickungen an der Aorta und den grossen Gefässen werden nicht berichtet. Auch dass sich Erkrankungen der Venen und Folgezustände, wie Thrombose, bei Recurrens einstellen, ist ein sehr seltenes Ereigniss.

Wie weit die unten zu erwähnenden Hämorrhagien, welche an den meisten Organen vorkommen, auf Schädigungen der Gefässwände zurückgeführt werden können, ist unbekannt.

Veränderungen des Blutes.

Nach dem Auffinden der Spirillen richtete sich das Hauptinteresse bei Blutuntersuchungen auf sie. Die Veränderungen der Blutbeschaffenheit, wie sie sich in den einzelnen Krankheitsphasen darstellen, sind weniger genau erforscht; insbesondere fehlen Untersuchungsergebnisse mit modernen Hilfsmitteln. Dies ist umsomehr zu bedauern, als für prognostische Zwecke jedenfalls von der mikroskopischen Erforschung des Blutes viel zu erwarten steht.

Der durch Nadelstich oder sonstwie gewonnene Blutstropfen ist meist nicht sehr auffallend blass; die Gerinnung tritt meist etwas schneller ein, als wie es gewöhnlich der Fall ist.

Im mikroskopischen Präparate zeigt sich die Geldrollenbildung normal oder sie ist wenig verringert. Die rothen Blutkörperchen sind meist nur etwas heller als sonst und in ihrer Form und Grösse gut erhalten. Doch wird auch Mikrocytose und Poikilocytose beobachtet; gelegentlich kommen deutlich zerfallene Blutkörperchen und aus diesem Zerfall hervorgegangene Schollen- und Detritusbildungen zur Beobachtung.

Die Zahl der rothen Blutkörperchen soll im Anfalle meist vermindert sein; doch pflegt dies nicht erheblich zu sein. Was die weissen Blutkörperchen anlangt, so ist ihre Zahl, wie bei anderen infectiösen Processen, meist vermehrt. Diese Zunahme pflegt in der Anfallszeit von Tag zu Tag ausgesprochener zu werden. Andererseits betonen einige Autoren gerade die schubweise Vermehrung; hervorgehoben wird, dass ziemlich constant schon während der Anfälle die weissen Leukocyten in geringem Grade vermehrt sind; während der Krise tritt aber meist eine ganz enorme Vermehrung ein, „so dass in einem Falle das Verhältniss der weissen zu den rothen wie 1 : 3 geschätzt wurde" (Kannenberg). Dem eben genannten Autor zufolge geht ihre Zunahme sehr schnell vorüber (in einem Falle schon innerhalb zwei Stunden). Unter den weissen Blutkörperchen werden vornehmlich die grossen lienalen Formen in Vermehrung gefunden, die mehrkernigen, amöboid beweglichen Zellen. In ihnen zeigt sich oft starke Körnung, Verfettung und auch Vacuolenbildung. Neben diesen sind aber auch die kleinen Formen vermehrt. Oft sieht man auch Conglomerate beider. Auch pigmenttragende Leukocyten kommen im Anfalle vor, wie Pigment auch im Blute frei liegend gesehen wird.

Erwähnenswerth ist das Vorkommen der spindelförmigen, kernhaltigen Endothelzellen im Recurrensblute. Man deutet sie als Milzgefässendothel und findet sie sonst nur im Milzvenen- und Pfortaderblüte. Sie sind bei Recurrens oft verfettet.

Von den kleinen, stark beweglichen Körnchen im Anfallsblute ist schon die Rede gewesen. Auch die verschiedene, ihnen gegebene Deutung ist schon besprochen. Hier sei noch erwähnt, dass sie während der Anfälle in grosser Menge im Blute auftreten und „dem Serum ein so unreines Ansehen geben, dass man aus diesem Befunde allein schon auf das Vorhandensein von Spirillen schliessen kann". Kannenberg, der ihr Vorkommen in anderen Infectionskrankheiten kennt, hebt ihr besonders starkes Auftreten bei unserer Krankheit hervor. „Während der Krise reinigt sich das Blut auffallend schnell von diesen Körnchen, am Schlusse derselben hat das Serum seine normale Klarheit wieder gewonnen." Andere, den genannten sehr ähnliche Körnchen werden zerfallenen weissen Blutkörperchen oder Plasmakörperchen zugeschrieben; auch kommen Fettkörnchen in Menge vor.

Die chemische Untersuchung des Recurrensblutes liegt noch ganz im Argen. Bekannt ist nur, dass der Hämoglobingehalt in den Paroxysmen sinkt; besonders in den späteren Anfällen kann er bis auf die Hälfte des Normalen und noch bis darunter herabgesetzt sein. Im Intervalle steigt die Hämoglobinmenge schnell. Schon nach 36—48 Stunden konnte De la Camp Erhebungen von 55—70% feststellen.

Anmerkung. Saccharoff beschreibt das Auftreten von „Protoplasmaklumpen", die er für Hämatozoen der Febris recurrens hält (Baumgarten, Jahresbericht 1889).

Erscheinungen an den äusseren Bedeckungen.

Es werden eine Anzahl mehr oder weniger häufiger Hauterscheinungen im Verlaufe der Krankheit beobachtet, die aber insgesammt oder einzeln nicht von charakteristischer Bedeutung und prognostisch nicht erheblich werthvoll sind.

Wie bei Fieberzuständen überhaupt, ist auch bei unserer Krankheit in den ersten Tagen des Anfalles die Haut heiss, geröthet und am ersten Fiebertage meist trocken, erst an späteren feucht; gelegentlich zeigt sich Schweiss auch von Beginn an, oder er tritt schon am zweiten oder dritten Tage an Kopf und Brust vorübergehend auf; häufig hat die Haut schon jetzt eine leicht icterische Verfärbung (facial broncing, Mc. Cormack). Die Trockenheit der Haut des ganzen Körpers geht in den weiteren Anfallstagen in Schilferung über; die Farbe wird blässer, fahler und bekommt einen mehr gelblich-bräunlichen Ton. Im zweiten und dritten Anfalle ist diese Verfärbung — auch ohne Hinzutritt von Icterus — erheblicher als im ersten, weil die Anämie ausgeprägter geworden. Cyanotisch-livide Verfärbung sieht man bei Recurrens selten (im Gegensatze zu Febris exanthematicus und Typhus abdominalis), nur in den schweren Fällen findet sie sich, bei der biliösen, septischen Form und anderen Complicationen (Lungenaffectionen, Collaps etc.).

In manchen Epidemien neigt die Haut zu jeder Zeit sehr zur Schweissbildung; immer aber werden gegen die Krise hin die Schweisse häufiger und stärker. In der Krise selbst ist die Schweissbildung profus, oft enorm; sie hält zumeist durch die Krise an, ist also von 12- bis 24stündiger Dauer, gelegentlich auch noch tagelang in die Apyrexie hinein fortgesetzt.

Von den Exanthemen ist zu bemerken, dass es kein für Recurrens specifisches gibt. Keines derselben lässt sich diagnostisch oder prognostisch verwenden. Dazu kommt, dass in den verschiedenen Recurrensepidemien Eruptionen überhaupt, wie auch die einzelnen Formen in verschiedener Häufigkeit gefunden werden. Daher die Verschiedenheit der Angaben der Autoren. Nur insofern kann von einer specifischen Hauterscheinung gesprochen werden, als in Einer Recurrensepidemie die eine oder andere Eruptionsform besonders oft auftritt und dadurch Mithilfe bei der Diagnosenstellung leisten kann. Bei gemischten Epidemien ist dieser Punkt nicht ohne Bedeutung für die Auseinanderhaltung der in Frage kommenden Krankheiten.

Nicht selten kommt es vor, dass in der einen Krankheitsphase die eine Exanthemform, z. B. Roseola, vorkommt, in der anderen eine andere, z. B. Herpes, in der dritten wieder eine andere, z. B. Urticaria. Gelegentlich tritt in den Fieberanfällen die eine, in den Apyrexien die andere Form auf. So gibt es eine grosse Variabilität in mehrerer Hinsicht.

In allen Epidemiebeschreibungen wird erwähnt, dass sich sehr häufig, fast constant, epizoitische Ekzeme bei den Kranken finden. Das ist durch das Vagabundenleben der meisten Patienten bedingt. So finden wir Kopf- und Kleiderläuse, Krätze etc., und als Folge dieser: zahlreiche Kratzeffecte, Excoriationen, starke Pigmentationen der Haut und daherrührende graue und gelbliche Verfärbungen. Auch multiple und einzelne grössere Furunkel werden öfters erwähnt, ebenso multiple granulirende Hautgeschwüre. Desgleichen Frostgangrän an Zehen und Fingern wird erwähnt.

Sudamina oder Miliaria crystallina findet sich bei Recurrens häufig; allerdings schwankt ihr Vorkommen erheblich. In einzelnen Epidemien wurde sie so selten vermisst, dass man die Recurrens geradezu als Miliariafieber (Miliary fever 1847 Ormerod, nach Murchison) nannte. In anderen Epidemien fehlte sie fast gänzlich (Spitz 1879, Breslau); Douglas gibt die Häufigkeit des Vorkommens auf $5\cdot5\%$, Enke auf $8\cdot0\%$, Hänisch auf $1\cdot1\%$ und Wyss und Bock auf $14\cdot7\%$ an. Offenbar steht ihr Vorkommen mit dem des Schweisses in Zusammenhang. Die Miliaria zeigt sich besonders reichlich an der Vorderseite des Abdomens und Thorax, an anderen Körpertheilen spärlicher, und zwar besonders gegen Ende des ersten und zweiten Anfalles, seltener zu anderen Zeiten.

Desquamation ist häufig, jedoch selten sehr stark und ausgedehnt, meist von geringerer Ausbildung. Sie macht sich schon in den Anfällen und Apyrexien, besonders aber in der Reconvalescenz bemerkbar. Gelegentlich sieht man Hautabstossungen in grossen Fetzen.

Die Hautfarbe hängt im Wesentlichen vom Auftreten des Icterus ab. Aber auch ohne dass er besonders nachweisbar ist, neigt sie, wie bemerkt, zu gelblich-schmutziger Färbung, die zusammen mit der Fieberröthe einen eigenthümlichen Anblick geben. Besonders in den späteren Anfällen, nachdem Emaciation und Anämie eingetreten, wird das Aussehen der Kranken eigenthümlich fahl, gelbgrau. Tritt Icterus dazu auf, meist etwa vom dritten Tage an, so bekommt die Haut das charakteristische gelbe Aussehen.

Herpes. Diese Eruption gehört zu den bei Recurrens am häufigsten zur Beobachtung kommenden Exanthemen; auch ihre Häufigkeit wechselt nach den Epidemien:

Nach Wyss und Bock in 22%,
   " Litten (Breslau) in 32% bei Frauen, 25% bei Männern,
   " Riess (Berlin) in 10%,
   " Loewenthal (Moskau) in $1\cdot62\%$ (9 Fälle: 7 Männer, 2 Frauen)
        bei 555 Fällen,
   " Strümpell (Leipzig) ziemlich häufig,
   " Freymann (Riga 1883) ziemlich selten,
   " Enke (Magdeburg) in 28% (bei 50 Fällen 14 mal),
   " Spitz (Breslau 1879) häufig,
   " Eggebrecht (Leipzig) in 12%,
   " Haenisch (Greifswald) in $8\cdot5\%$.

Am häufigsten tritt der Herpes als labialis, seltener als facialis, noch seltener als nasalis und auricularis u. s. w. auf; ziemlich selten ist er gleichzeitig an verschiedenen Stellen des Gesichtes oder Körpers. Eine grössere Häufigkeit in späteren Anfällen ist in einzelnen Epidemien nachweisbar. So viel erscheint sicher, dass Herpes im Beginne des Anfalles weniger häufig eintritt als gegen die Krise hin (Spitz). Einzelne Autoren notiren das häufigere Vorkommen im Intervalle und sein Verschwinden im Relaps (Enke). Er soll bei Frauen häufiger als bei Männern sein (Litten u. A.), doch wird dies auch bestritten. Gelegentlich findet er sich nur bei bestimmten Zeiten im Krankheitsverlaufe ein, z. B. nur zur Zeit der Krise, bei anderen Kranken nur zur Zeit des Intervalles, bei wieder anderen in allen Paroxysmen oder in allen Intervallen. Wenn die Herpesbildung auch in diesen letztgenannten Fällen eine gewisse prognostische Bedeutung hat, so gibt sie im Ganzen doch ein so unwesentliches Symptom ab, dass ihr eine Bedeutung bei unserer Krankheit abzusprechen ist.

Roseolen. Das Vorkommen von Roseolen bei Recurrens ist sicher. Es gibt Fälle, die, durch Spirillenbefund als Recurrens charakterisirt, Roseolen aufweisen. Immerhin ist ihr Vorkommen bei Recurrens sehr viel seltener als bei Typhus abdominalis. Auch die Zahl der Roseoleneruptionen pflegt bei Recurrens wesentlich spärlicher zu sein als bei Abdominalis. In einigen Epidemien fehlen die Roseolen gänzlich (Griesinger, Lebert, Brieger, Meschede), in anderen kommen sie sehr selten vor (Litten), in anderen wieder sind sie zahlreicher.

Jedenfalls darf das Auftreten von Roseolen nicht gegen Recurrens diagnostisch verwerthet werden.

Mit Recht betont Rossbach, dass bei gleichzeitiger Recurrens- und Typhusepidemie das reichliche Auftreten der Roseola für Abdominalis spricht. Wenn sich bei Kranken mit reichlichen Roseolen Spirochaeten finden, so sei an eine Mischinfection zu denken. Hiefür spricht nach Küssner „auch der Umstand, dass sich nirgends angegeben findet, es seien etwa bei jedem Anfalle von Recurrens Roseolen aufgetreten".

Nach Murchison bedeutet das Auftreten von Roseolen immer eine Mischinfection; er leugnet überhaupt ihr Vorkommen bei uncomplicirtem Recurrens.

Es wurden Roseolen beobachtet:
bei Zülzer in 1·9 °/₀ seiner Fälle (3 mal bei 160 Fällen),
„ Murchison „ 1·0 °/₀ „ „ (8 „ „ 800 „),
„ Loewenthal „ 1·6 °/₀ „ „ (9 „ „ 555 „),
und zwar bei 6 Männern und 3 Frauen,
Leipziger Epidemien 2·0 °/₀ (4 mal bei 201 Fällen),
bei Thomsen in 10·5 °/₀ (2 „ „ 19 „).

Die Roseolen kommen vor an Beinen, Brust und Bauch, nicht selten vergesellschaftet mit anderen Exanthemformen; viel wird auch von roseolenähnlichen Flecken berichtet.

Die Roseolen können in jedem Anfalle auftreten, wie es scheint am häufigsten im ersten; gelegentlich finden sie sich bei demselben Kranken mit jedem Anfalle oder auch mit Ueberspringung eines.

Nach Loewenthal halten sie sich zwei bis vier Tage und verursachen kein Jucken (1894 Moskau). Sie scheinen sich nicht von der Roseola bei Typhus abdominalis zu unterscheiden. Botkin beschreibt den gelegentlichen Uebergang der Roseolen in Bläschen und Pusteln: „in einigen Fällen platzten diese Pusteln und liessen Geschwüre zurück, die zuweilen noch sehr langen Verlauf nahmen."

Urticaria ist bei Recurrens eine Seltenheit, wenn auch nicht in dem Masse als bei Typhus abdominalis. Meist ist ihr Bestand nur wenige Stunden, selten einige Tage. Gelegentlich werden auch Recidive in jedem Anfalle beobachtet (Schneider). Das Aussehen dieser Eruption bei Recurrens ist nicht anders, als wie es sonst beschrieben wird. Bemerkt mag noch werden, dass die in der Remission auftretende Urticaria kürzere Dauer haben soll als die in den Paroxysmen.

Irgend welcher prognostische oder diagnostische Werth scheint der Urticaria bei Recurrens nicht beizumessen zu sein.

Die Beschwerden durch erhebliches Jucken können recht unangenehm sein. Die Ausdehnung ist verschieden, meist geht sie über den ganzen Körper. Sie zeigt sich vor und nach dem Anfalle, im Anfalle wie in der Remission, und zwar im Beginne wie am Ende derselben, erst gegen die Krise hin oder bald nachher auftretend. Das Geschlecht der Erkrankten scheint ohne Einfluss auf die Häufigkeit zu sein, wenn ihm ein solcher von einigen Autoren auch nachgesagt wurde.

Häufigkeit des Vorkommens:
Spitz bei 325 Kranken zweimal Urticaria $= 0.6\,^0/_0$,
Wyss und Bock zweimal,
Loewenthal bei 555 Fällen sechsmal Urticaria $= 1.1\,^0/_0$, und zwar bei fünf Männern und einer Frau,
Haenisch (Greifswald) bei 81 Kranken einmal Urticaria $= 1.2\,^0/_0$,
In den Leipziger Epidemien bei 201 Fällen einmal Urticaria $= 0.5\,^0/_0$.

Masernähnliche Exantheme kommen gelegentlich zur Beobachtung (Litten, Tschudnowski, Loewenthal. Es lässt sich auch von ihnen keine Beziehung zu einer bestimmten Phase der Krankheit feststellen, da sie in den Paroxysmen und Remissionen auftreten. Auch für die Prognose ergibt sich kein Anhalt.

Ganz selten wird ein scharlachähnliches Exanthem beschrieben, ohne weitere Erscheinungen von Scarlatina (ohne Angina, Fieber etc.); es scheint besonders im Intervalle aufzutreten.

Petechien und Ecchymosen auf der Haut und den Schleimhäuten erscheinen als Ausdruck einer hämorrhagischen Diathese wie bei vielen Krankheiten so auch bei Recurrens; doch selten, gelegentlich auch gehäufter: Loewenthal in $0.5\,^0/_0$, Alb. Hauff in $11.0\,^0/_0$, Enke in $2.0\,^0/_0$, Leipziger Epidemien in $0.5\,^0/_0$.

Sie sind von wechselnder Grösse, doch meist geringen Umfanges. Das Auftreten von Blutungen scheint an keinen bestimmten Zeitabschnitt der Krankheit gebunden. Natürlich kommen sie auch zuweilen mit anderen Hautaffectionen zusammen vor.

Botkin beschreibt die seltene Umänderung der Petechien unter Erhebung der Epidermis über ihnen zu einem flüssigkeits- und eitergefüllten Bläschen.

Vor Verwechslung der Petechien mit der Purpura pulicosa muss gewarnt werden. Auch die Purpura haemorrhagica (seu M. maculosus Werlhofii) wurde zusammen mit Recurrens gesehen (von Loewenthal in $1.6\,^0/_0$, besonders im letzten Jahresquartal); bei Männern öfter als bei Frauen; in der Remission seltener als in dem Fieberstadium; auch zusammen mit intensivem Icterus.

Ein „papulöses" Exanthem beschreiben Loewenthal und Tschudnowski. Es trat in der Apyrexie an den Unterschenkeln auf. Die Papeln trockneten ein, bekamen livide Verfärbung, zeigten Borken und waren leicht druckempfindlich.

Panaritien sind bei Recurrens sehr viel seltener als bei Typhus abdominalis (Fritz). Sie finden sich häufiger in der Reconvalescenz als in der Krankheit (Loewenthal $0.2\,^0/_0$). Infiltrationen und Abscesse in dem Unterhautzellgewebe kommen besonders in der Reconvalescenz mit geringen abendlichen Fieberanstiegen vor. Gelegentlich wird auch Decubitus beobachtet.

Erysipelas faciei kommt als zufällige Complication nicht zu selten zur Beobachtung (Spitz in $0.6\,^0/_0$).

Pelioma typhosum (Tâches bleuâtres), von Litten beschrieben, ist ein nebensächlicher Befund bei Recurrens; es handelt sich um jene bekannten, röthlich verwaschenen Hautflecke, die auf Filzläuse zurückgeführt werden.

Furunkel werden als Complication im Fieber und als Nachkrankheit beobachtet, doch sind sie selten bei Recurrens: bei Loewenthal $1\,^0/_0$, Haenisch (Greifswald) $4\,^0/_0$.

Was die Blutungen bei Recurrens betrifft, so ist ihnen sehr verschiedener Werth beizumessen. Eine zu früh eintretende Menstruation und ein einfaches, wenn auch vielleicht reichliches Nasenbluten muss anders bewerthet werden, als wenn Magendarmblutungen auftreten.

Diejenigen Blutungen, welche wie die menstruellen als normale zu bezeichnen sind, haben, auch zu frühe erschienen, keine sonderliche prognostische oder diagnostische Bedeutung. Treten Hämorrhagien aber neben oder vor anderen Symptomen einer starken Blutveränderung ein, so sind sie von allerschlimmster Bedeutung. Auch bei normalem Verlauf unserer Krankheit ist die Häufigkeit des Vorkommens von Blutungen ersterer Art ungemein wechselnd. In einzelnen Epidemien sind sie sehr häufig (Leipzig 1868/69, sehr häufig, Schneider), in Greifswald 1869 (Haenisch) häufig, in Berlin 1871/72 Simon in einem Fünftel der Fälle, in Breslau 1879 (Litten) in 11%, dagegen in anderen selten, so in Magdeburg 1879 (Enke) nur in 4% und in Moskau 1894 (Loewenthal) in 5%. Besonders die Häufigkeit der Blutungen aus der Nase wechselt ungemein in den Epidemien. Man beobachtet es in der Incubation, im Anfalle und in der Apyrexie ebenso wie in der Reconvalescenz. Am häufigsten erscheint es wohl gegen das Ende der Paroxysmen, als „kritisches" Ereigniss.

Uebrigens ist zu bemerken, dass in der einen Epidemie Blutungen mehr in der Prodromal-, in einer anderen mehr in der Reconvalescenzzeit oder in einer anderen Periode auftreten. Gelegentlich recidivirten sie bei einem Kranken stets zu einer bestimmten Krankheitsphase, wodurch das Symptom diagnostisch werthvoll werden kann. Zuweilen sind sie überaus profus, ja lebensgefährlich, und erfordern dann sachgemässe Behandlung. Dass Blutungen als solche auf den Gang der Krankheit von Einfluss sind, ist nicht beobachtet; weder der Verlauf des einzelnen Anfalles noch deren Zahl wird durch sie verändert.

Oedeme.

Oedeme werden bei Recurrens so häufig gesehen, dass sie nicht als Complication, sondern mehr als regelmässiges Begleitsymptom gelten können. Wir rechnen hierher nur diejenigen, bei denen der Harn eiweissfrei gefunden wird, keine abnormen Elemente enthält und auch in seiner Menge die Norm bewahrt. Sie treten gewöhnlich in der Apyrexie ein, und zwar können sie in einer oder auch in allen nacheinander vorkommen. Diuretica sind ohne Einfluss; unter Ruhe und Bettlage, sowie roborirender Diät verschwinden sie gewöhnlich nach kurzer, gelegentlich auch nach längerer Zeit.

Was den Sitz anlangt, so werden fast ausschliesslich Knöchelödeme beobachtet; sie erstrecken sich selten bis zum unteren Drittel des Unterschenkels. Jedenfalls beruhen sie nicht auf Herzschwäche. Meist werden sie für hydrämische gehalten. Hydrämie des Blutes soll eine stärkere Porosität der Gefässwandungen verursachen (Hampeler, Lebert, A. Huff etc.); es liegt vielleicht Toxinwirkung (Podwyssotzki) vor, eine Annahme, die auch bei anderen acuten Infectionskrankheiten gemacht worden ist, wenn sie auch nie bewiesen wurde.

Respirationsorgan.

Im Anfalle ist, der Fieberhöhe entsprechend, die Respiration erheblich vermehrt, auch ohne dass Complicationen von Seiten der in Frage kommenden Organe vorliegen. Die Respirationszahl schwankt zwischen 30—35—48 pro Minute. In den Apyrexien ist sie von normaler, gelegentlich unternormaler Frequenz. Murchison betont die Abhängigkeit der Respirationsfrequenz von den Schmerzen im Epigastrium und Hypochondrien bei Vergrösserung der Milz und Leber. Zuweilen bildet sich auch ein ausgesprochener dyspnoischer Zustand aus, ohne dass von Seiten der Lungen ein positiver Befund zu erheben ist.

Katarrhalische Erscheinungen in Nase, Rachen und Kehlkopf sind nicht selten. Vielleicht sind Angaben über die leichteren Fälle von acuter Pharyngitis, Laryngitis und Epiglottitis deshalb so spärlich, weil die Schwere des übrigen Krankheitsbildes sie nicht hervortreten lässt oder die Untersuchung verhindert. Halsbeschwerden, besonders beim Schlucken, Heiserkeit, Reizhusten, Trockenheit im Halse, Druckschmerz am Kehlkopfe werden im Krankheitsbeginne geradezu häufig erwähnt. Spitz betont das häufige Vorkommen von Geschwüren im Kehlkopfe bei Sectionen, wie von pathologisch-anatomischer Seite auch phlegmonöse Laryngitis, Perichondritis arytaenoidea, Oedema glottidis oft Erwähnung finden. Katarrhalische und tonsilläre Anginen kommen in den Anfällen und in den Apyrexien zur Beobachtung; in letzteren Phasen pflegen sie zu Temperatursteigerungen zu führen (39 und mehr Grade). Im Anschlusse an diese Anginen kommen wie bei anderen auch Gelenkerscheinungen vor. Gelegentlich verlängert eine Tonsillitis die Fieberperiode um einige Tage.

Acute Bronchitis wird in den meisten Epidemien ganz regelmässig, wahrscheinlich als Toxin- und Congestionserscheinung, beobachtet; in manchen (cf. Breslau, 1879 Spitz) fällt das Fehlen des Bronchialkatarrhes auf, ein Umstand, der gelegentlich sogar differentialdiagnostisch gegen Recurrens verwendet werden konnte. Bronchitiden sollen in den Epidemien, die in die kühle Jahreszeit fallen, häufiger auftreten. In der Moskauer Epidemie — 1894 — wird bemerkt, dass „mehr als die Hälfte der Bronchitisfälle auf das vorletzte Quartal des Jahres fällt". Doch ist in Epidemien zu milderer Jahreszeit ebenfalls Bronchitis meist nicht selten und gemeinhin mässigen Grades; gelegentlich auch ist der Husten von höchst störender Heftigkeit und mit starken Brustschmerzen, ohne nachweisbare Pleuraerscheinungen, verbunden. Zuweilen ist die Bronchitis capillär. Man sieht auch gelegentlich die Bronchitis mit jedem Relaps recidiviren und auch „kritisch" den Temperaturabfall begleiten.

Ueber die Häufigkeit complicirender Lungenparenchymaffec-
tionen liegen auseinandergehende Berichte vor; einige Autoren halten
sie für ungemein häufig, andere für selten: offenbar die Folge thatsäch-
licher epidemischer Verschiedenheiten. Der Jahreszeit ist natürlich auch
ein Einfluss zugeschoben worden, doch finden sich Lungenentzündungen
in Sommer- und Winterepidemien. Beide, croupöse wie lobuläre Pneumonien, verschlechtern die Prognose nach Litten, Loewenthal etc. wesentlich, nach Anderen (Fritz, Brieger) weniger.

Die Lobulärpneumonien, auf dem Boden capillärer Bronchitiden
und hypostatisch zur Confluenz neigender Verdichtungen, werden relativ
selten beobachtet. Ihr Auftreten und Verschwinden ist vom Fieber-
bestande deutlich abhängig; wie sie sich meist im Paroxysmus einstellen,
so verschwinden sie der Regel nach schnell, fast gleichzeitig mit dem
Temperaturrückgange, und beginnen wieder mit dem neuen Anfalle. Dass
sie gelegentlich mit Nephritis, katarrhalischer Enteritis und anderen Affectionen zusammen auftritt, mag kurz erwähnt werden.

Die croupöse Pneumonie in ihren verschiedenen Abarten tritt
häufiger als jene ein: eine stets sehr lebensgefährliche Complication. Von
den Kranken scheinen die Männer mehr gefährdet als die Weiber. Die
allgemeinen Symptome wie die Erscheinungen der Lunge, sind die
üblichen und werden durch den Recurrensprocess wenig beeinflusst. Tritt
die Recurrenskrise ein, so kommt dies meist deutlich in der Curve zur
Geltung. Nach dem Ablauf der Recurrenskrise steigt aber die Temperatur — als Ausdruck des pneumonischen Processes wieder — auf 39
und mehr Grade und kann dann kritisch oder lytisch beendigt werden.
Jedenfalls ergibt die Beobachtung häufig, dass die Pneumonie den regulären Fieberablauf des Anfalles nicht oder wenig zu beeinflussen vermag.
Ohne Frage sind die Curven beider auf der Höhe befindlicher Krankheitsprocesse an sich sehr ähnlich. Aber nicht nur die Curve, auch der mehr
nebeneinander gehende Ablauf beider Krankheitsprocesse ist oft ungestört.
Ist das Sputum blutig, so sind während des Anfalles in ihm auch Spirillen nachweisbar. Der Milztumor wächst unter dem Eintritte der Pneumonie gewöhnlich deutlich. Meist ist die pneumonische Affection auch
im Anfalle nicht zu übersehen. Spitz und Litten betonen das bevor-
zugte Auftreten in der zweiten Apyrexie, in der auch der letale Ausgang
am häufigsten ist. Ihr Eintritt ist aber an keine bestimmte Krankheitsphase gebunden; man sieht croupöse Pneumonien im Paroxysmus und in
der Apyrexie, vor und nach der Krise, im Beginn, in der Mitte und am
Ende der Intervalle und auch in der Reconvalescenz. Zuweilen tritt erst
mit der Pneumonie der biliöse Charakter des Recurrens hervor; zuweilen
ist sie als Ausdruck des septischen Processes anzusehen und verbindet
sich mit Nephritis und ähnlichen Aeusserungen desselben.

Leider sind bacteriologische Untersuchungen nicht gemacht; so viel geht aber aus den Krankheitsbeschreibungen hervor, dass man zwischen dem Auftreten einer croupösen Pneumonie als Complication oder Nachkrankheit der gewöhnlichen Recurrens, zwischen croupöser biliöser Pneumonie bei gewöhnlicher Recurrens und zwischen septischer Pneumonie bei biliösem Recurrens zu unterscheiden hat.

Lungeninfarcte werden als seltene Erscheinungen erwähnt.

Pleuritis bei Recurrens ist nicht häufig, im Durchschnitt etwa in $1\cdot5\,^0/_0$ der Erkrankungen zu finden. Auch diese Affection kommt als Complication in jeder Phase und zu jeder Zeit und auch als Nachkrankheit vor: bald als Pleuritis sicca, bald als exsudativa.

Die Symptome beider Affectionen sind die bekannten. Im Beginne bedarf ihre Erkennung genauer Auscultation, da die fast nie fehlenden Brustmuskelschmerzen Täuschungen bereiten können. Die temperaturerhöhenden Einflüsse beider Pleuritisformen sind im Anfalle nicht zu erkennen, wohl aber in den Apyrexien. Verschlimmerungen der Pleuritis sind häufig in den Paroxysmen, Besserung in den Apyrexien. Die Dauer der Affection wechselt sehr. Letale Ausgänge sind recht selten, gelegentlich macht sich Punction nothwendig. Das seröse Exsudat kann auch sanguinolent sein, wenn im Anfalle entstanden; über den Spirillengehalt dieses blutigen Ergusses habe ich keine Bemerkungen finden können.

Statistik der Häufigkeit der Affectionen der Athmungsorgane bei Recurrens:

Ponfick   fand in 60 $^0/_0$ der Sectionen $\Big\}$ Affectionen der Athmungs-
Loewenthal   „   „   39 $^0/_0$ „ Fälle $\Big.$ werkzeuge.
Bronchitis: in Göttingen 1879/80 in 47·0 $^0/_0$ (Thomsen),
              „ Greifswald 1879/80 „ 20·9 $^0/_0$ (Haenisch),
              „ Moskau 1894   „ 32·0 $^0/_0$ (Loewenthal),
Pneumonien: „ Moskau 1894   „ 1·4 $^0/_0$ (7 croupöse, 1 katarrhal.),
              „ Greifswald 1879/80 „ 3·6 $^0/_0$,
              „ Breslau 1879/80   „ 1·5 $^0/_0$,
              „ Leipzig 1869/1881   „ 3·5 $^0/_0$,
Pleuritis: „ Greifswald . . . . 2·4 $^0/_0$,
              „ Breslau . . . . 1·5 $^0/_0$,
              „ Leipzig . . . . 1·0 $^0/_0$,
Anginen: „ Moskau . . . . 1·0 $^0/_0$.

Die Erscheinungen an den Digestionsorganen.

Die Erscheinungen in der Mundhöhle sind die der leichteren oder schwereren Stomatitis, wie sie bei den acuten infectiösen Processen vielfach beobachtet werden. Die leicht geschwollene, Zahneindrücke zeigende Zunge ist gelblich-weisslich, dicker oder dünner belegt; „in milden Fällen", wie Murchison betont, „oft sehr dünn, oder es bleibt die Zunge die ganze Krankheit hindurch normal; selten ist sie roth und glacirt, aber

feucht. Meist bleibt sie durchgängig feucht". In ernsteren Fällen verdickt sich der Belag, die Zunge wird trocken und braun; in den schwersten
Fällen ist sie von vornherein gänzlich trocken, „wie verbrannt am Gaumen
klebend". Das Gleiche ist von den Lippen zu sagen. In den Apyrexien
pflegt sich der Belag meist bald abzusetzen. An den Zähnen zeigt sich
selten fuliginöser Belag; viel seltener als bei den unbesinnlichen Typhuskranken. In allen nicht ganz leichten Fällen ist im Paroxysmusbeginn
der Appetit verringert oder aufgehoben, ferner sind ein schlechter Geschmack, Foetor ex ore, trockene Hitze im Munde, Schlingbeschwerden
im Rachen und ungestümer Durst vorhanden. Oft tritt Uebelkeit ein.
Alle diese Erscheinungen gehen mit dem Ende des Anfalles schnell
zurück. Meist hebt sich der Appetit sofort, ja er kann sich auch im Anfalle, aber nur bei Leichtkranken, nicht verlieren; nach Murchison
kommt geradezu auch beträchtlicher Hunger im Anfalle selbst vor.
Gelegentlich hält die Appetitlosigkeit in der Apyrexie an (Meschede,
Litten, Loewenthal).

Uebelkeit und Erbrechen, Symptome acuter infectiöser Gastritis,
finden sich vielfach; nicht selten als erstes Krankheitssymptom, mit dem
Schüttelfrost zusammen auftretend und mit jedem Relaps recidivirend,
oder auch am ersten Tage des Anfalles, zuweilen oftmals wiederholt.
Später pflegt sich diese Unannehmlichkeit zu heben, doch nicht immer.
Gelegentlich wird das Erbrechen ganz ausserordentlich leicht ausgelöst;
das Erbrechen ist gallig, bei schweren icterischen, septischen Fällen dunkel,
ja blutig und schwarz und dann meistens dauernd. Das sind sehr üble
Fälle, bei denen meist auch andere hämorrhagische Symptome die Schwere
der Infection und die Blutalteration bezeichnen. Das Erbrechen kann auch
als „kritisches Symptom" kurz vor, bei und am Ende der Krisen sich
einstellen, an Stelle anderer kritischer Zeichen, des Schweisses etc.
(Vomitus criticus).

Zu den selteneren Vorkommnissen gehört das Auftreten von Singultus, auch als Zeichen bedrohlicher Schwäche. Gleich mit dem Krankheitsbeginn oder sehr bald darnach treten Schmerzen im Leibe ein; sie
werden zuerst in der Magen-, später in der Milz- und Lebergegend localisirt oder im ganzen Leibe gefühlt und sind oft von ausserordentlicher
Stärke. Sie zählen zu den quälendsten Krankheitserscheinungen und recidiviren gewöhnlich mit jedem Relaps. Das Abdomen wird sehr druckempfindlich, besonders im rechten und linken Hypochondrium; häufig ist
es meteoristisch aufgetrieben, besonders wenn auch andere heftige Darmerscheinungen vorliegen.

Die Ursache der Schmerzen bilden Milz- und Leberveränderungen,
wohl auch gelegentlich stärkere Magenveränderungen. Die Schmerzen
treten besonders in der Zeit des Anschwellens der genannten Organe

ein, halten sich während der Zeit des veränderten Zustandes derselben und dauern auch häufig in die Apyrexien hinein fort, ohne dass es zu schwereren und schmerzhaften Folgezuständen, eiterigen Einschmelzungen, Milzinfarcten, Perisplenitis, Peritonitis etc. zu kommen braucht. Oft aber sind die heftigsten Schmerzen durchaus nicht mit diesen nachweisbaren Veränderungen in den grossen Leibesdrüsen in Zusammenhang zu bringen.

Zunge. Die gewöhnliche Beschaffenheit ist oben erwähnt; sehr selten bilden sich Complicationen von Seiten der Zunge aus, dann sind sie aber sehr bedeutungsvoll.

Bei der Glossitis parenchymatosa simplex zeigt sich starke Schmerzhaftigkeit und Anschwellung des Organes. Dabei ist das Gewebe locker; es kommt zur Bildung von Fissuren und Excoriationen. Der Ausgang ist die Heilung.

Viel ernster und bedeutungsvoller ist die schwere, äusserst seltene Glossitis phlegmonosa. Mit Recht macht Loewenthal aufmerksam, dass die Seltenheit von Zungeneiterungen im Verlaufe acuter Infectionskrankheiten auffällig sein muss, „wenn man in Betracht zieht einerseits den Blut- und Lymphgefässreichthum der Zunge, die vielen Interstitien lockeren Bindegewebes zwischen so beweglichen Muskeln, wie auch andererseits die Masse verschiedener Mikroorganismen der Mundhöhle und die exponirte Lage des Organes, in Folge dessen es nicht so selten allen möglichen mechanischen Insulten ausgesetzt ist". Dem genannten Autor verdanken wir die Beschreibung vier hierher gehörender Fälle, die ich der Seltenheit wegen folgen lasse, nebst Sectionsprotokoll, beides im Auszuge.

I. 26jähriger Fabriksarbeiter, mit alter Insuffic. v. mitral. Eintritt ins Hospital am fünften Krankheitstage. Dauer des ersten Paroxysmus sieben Tage; niedrige Fiebertemperaturen. Nach sechstägiger Intermission Relaps von fünf Tagen; Krise. Zwei Tage später starker Schüttelfrost, dann fünf Tage hohe, anhaltende Continua. Gleichzeitig mit dem Einsetzen des Fiebers Schmerz in der rechten Hälfte der Epiglottis und Uvula. Tags darauf bedeutende Schwellung der Zunge; dieselbe ist sehr schmerzhaft, findet kaum Platz in der Mundhöhle; Schlucken sehr erschwert. Scarificationen. Die ganze Zeit hindurch fibrilläre Zuckungen der Gesichtsmuskeln und zwei Tage vor dem Tode Zuckungen in den Muskeln der unteren Extremitäten. Unter diesen Symptomen tritt der Tod ein (25 Tage nach Beginn der Erkrankung). Die intra vitam vorgenommene Blutuntersuchung auf Spirillen ergab ein negatives Resultat. Icterus fehlte. „Bei der Autopsie fand man neben den gewöhnlichen Veränderungen in Milz und Leber Sclerosis valvul. Aortae inde stenosis ostii Aortae, hypertrophia excentrica myocardii, ejusque offuscatio parenchymatosa. Bronchitis purulenta, Nephritis acuta. Glossitis parenchymatosa. Sanguinis dissolutio." Eine genauere mikroskopische Inaugenscheinnahme der veränderten Zunge ist nicht vorgenommen worden.

II. Der zweite Patient, 32 Jahre alt, wird am dritten Krankheitstage ins Spital eingeliefert. Erster Paroxysmus dauert sieben Tage (Temperaturabfall von

40·3⁰ auf 36·0⁰). Blutuntersuchungen positiv; kein Icterus. Intervall von sieben
Tagen, welchem ein viertägiger, sehr schwerer Relaps folgt; kein Icterus. Im Verlaufe der zweiten Apyrexie beginnt die Zunge sehr schmerzhaft zu werden, schwillt
an, das Gewebe sehr locker; es bilden sich Fissuren und Excoriationen. Vollständige Genesung. Verlauf fieberfrei.

Die beiden folgenden Krankengeschichten verdankt Loewenthal
einem bisher nur russisch erschienenen Aufsatze Rosenberg's.

III. Ein 28jähriger Bäcker, aufgenommen im ersten Relapse ins Spital. Hohe
Continua. Krise unter profusem Schweisse. Diese Defervescenz währte nur 24 Stunden, dann erfolgte ein Anstieg auf 38·6⁰, Schlingbeschwerden, Schwellung der
trockenen und stark hyperämischen Zunge. Puls = 128. An den Hautdecken
Petechien und Ecchymosen; drei dünnflüssige Stühle. Zunge wird dreimal scari-
ficirt. Noch zwei Tage hält das Fieber an, worauf der Tod eintritt. Sectionspro-
koll: Ausser den üblichen Befunden des Recurrens sind vermerkt: Phlegmone colli
mit eiteriger Infiltration und starkem Oedem in den Ligam. aryepiglotticis; an der
Zungenspitze ein Infarct von Erbsengrösse und mehrere kleinere in seiner unmittelbaren Umgebung. „Der Infarct der Zunge,“ heisst es weiter in der betreffenden Arbeit, „konnte im vorliegenden Falle nicht nur aus der Milz, sondern aus
seiner nächsten Umgebung — der Phlegmone colli — stammen, zumal nach
Ewald diese letzte Complication bei der Recurrens nicht so selten zu sein pflegt;
ich sehe aber von der zweiten Möglichkeit ab, da erstlich in der diesjährigen Epidemie (1883) die Phlegmone colli nur selten angetroffen wurde, und zweitens mich
ein anderer Fall eines Besseren belehrte.“

IV. N. N., 40 Jahre alt, Köchin, Aufnahme im Spital zu Anfang der ersten
Apyrexie, die sieben Tage anhält. Am achten Tage Temperatur Morgens 39·5,
Abends 41·0⁰; dieser zweite Anfall dauert fünf Tage, endet kritisch (36·5⁰).
Tags darauf Morgentemperatur 39·4, Abendtemperatur 40·1⁰. Zunge blutig; den
folgenden Morgen Zunge stark geschwollen, findet aber noch Platz in der Mundhöhle, Färbung dunkelviolett; an der Zungenspitze, rechts von der Medianlinie,
eine kleine Ulceration, aus welcher wahrscheinlich auch die Blutung erfolgte.
Schwellung der Hals- und Unterkiefergegend, Schmerz auf Druck; Regio subhyoidea geröthet und tritt unter der Form eines Walles hervor. Puls
= 104, schwach. Mehrmalige Scarificationen, die nur wenig Blut zu Tage fördern.
Kurz vor dem Tode, der um 2 Uhr Nachts eintrat, Verlust des Bewusstseins, aber
keine Erscheinungen von Asphyxie. Sectionsprotokoll: Fünf Infarcte in der Milz,
Schwellung der Zunge im vorderen Abschnitte, vorzüglich rechts, weshalb auch
keine Asphyxie den Tod herbeiführte, denn das Gaumensegel war nicht herab-
gedrückt und das Athmen konnte frei durch die Nase geschehen. Im Rayon der
Zungenschwellung mässige eiterige Infiltration und zwei Infarcte von röthlicher
Farbe. Der eine von der Grösse eines Gurkenkernes, der andere etwas kleiner;
beide liegen übereinander am rechten Zungenrande, aber nicht hart an der Peripherie. Schwellung der Regio subhyoidea, aber keine Spur eines phlegmonösen
Processes. Larynx mit anämischer Mucosa, vollständig frei. Dieser geschilderte
Befund liess in dem Autor keinen Zweifel mehr aufkommen, dass nur die Re-
currens die Infarcte der Zunge erzeugt habe. Resultat der mikroskopischen Untersuchung der Infarcte: Hämorrhagisch-eiterige Infiltration bei vollständigem
Schwunde des normalen Muskelgewebes; hie und da Detritusmassen, die den Eindruck von Mikrococcenhaufen machen; ob es sich wirklich um solche handle, konnte
Verfasser nicht bestimmt behaupten. Ausser den beiden von ihm selbst beobach-

teten Fällen verweist Rosenberg auf noch sieben Fälle von Glossitis parenchymatosa im Gefolge der Recurrens, die er der Mittheilung des Oberarztes am Janski-
Hospital, Dr. N. A. Berenson, aus den Jahren 1875—1877 verdankt. Drei dieser
Patienten genasen, vier dagegen gingen zu Grunde. Bei der Autopsie constatirte
man Zungeninfarcte.

Ein in Heilung ausgehender Fall von Glossitis phlegmonosa bei Recurrens
ist von Litten beschrieben.

Im Ganzen würden also 12 Fälle der genannten Affection vorliegen, davon:

	geheilt	gestorben
bei Litten	1	—
„ Loewenthal	1	1
„ Rosenberg	—	2
„ Berenson	3	4
	5 (= 42 %)	7 (= 58 %)

Diese Zungenaffection kann als durch Infarcte in ihr bedingt aufgefasst
werden, was Rosenow beweisen konnte, oder sie kann nach Rosenbach auf dem
Lymphwege erfolgen.

Von Seiten des Darmes zeigen sich katarrhalische Erscheinungen
häufig. Es wechselt das klinische Bild, besonders bezüglich des Stuhlganges, je nach den Epidemien sehr; in dem einen kommt die Diarrhoe,
in dem anderen die Obstipation häufiger zur Beobachtung, zuweilen beides
scheinbar unregelmässig nebeneinander, auch bei einem und demselben
Kranken. Im Ganzen mag die Diarrhoe häufiger sein.

Die Diarrhoe. Meistens treten die dünnen Stuhlgänge im Beginne
der Krankheit, seltener erst in der Apyrexie, noch seltener als kritische
Ausscheidungen mit oder an Stelle von Schweiss auf. Zuweilen recidivirt
der Durchfall mit jedem Paroxysmus, respective mit jeder Apyrexie. Die
Dauer dieser Abweichungen ist verschieden; meistens gehen die Erscheinungen des Darmkatarrhs in 1—3 Tagen, seltener erst mit der ganzen
Krankheitsphase wieder vorüber.

Die Beschaffenheit der diarrhoischen Entleerungen ist
meist uncharakteristisch, nur zuweilen ist sie wie die des Typhus abdominalis. Dadurch und durch Gurren, Meteorismus, Fiebergang und Milzschwellung sind die Aehnlichkeiten zwischen diesen Krankheiten gegeben.
In manchen Epidemien häufen sich diese Fälle, welche ganz wie Typhus
abdominalis auftreten (Senetz, Petersburger Epidemie). Selten werden
eiterige und schleimige Stuhlgänge, wirklich dysenterische Entleerungen
mit Tenesmus und Blutbeimischung etc. beobachtet. Recht selten ist die
Darmblutung bedeutenden Grades (Loewenthal, Brieger etc.). Die
Anschauung, dass diese Complication von schwerwiegender Bedeutung
sei, erweist sich nicht immer richtig; wenigstens schliesst das Auftreten
von blutiger Diarrhoe nicht stets einen schweren Verlauf in sich. Bei den
Diarrhoen handelt es sich meist um drei bis vier Entleerungen am Tage;
doch gibt es auch Fälle, bei denen sie ganz profus (15—20) auftreten.

Die Stuhlverhaltung zeigt nichts Besonderes. Man findet sie zu jeder ·
Krankheitszeit, ohne dass bemerkbare Einflüsse auf den Krankheitsprocess
zu constatiren sind. Ihre Dauer ist verschieden. Der Charakter des Stuhlganges kann auch deutlich mit den Phasen wechseln.

Erscheinungen von Seite der Leber.

Anatomisch handelt es sich in einfachen Fällen um Hyperämie und
parenchymatöse Degeneration des Organes, in seltenen Fällen um destruc-
tive Processe; Veränderungen durch chronischen Alkoholismus sind in
der genannten Classe der Befallenen oft vorhanden.

Klinisch sind anfänglich Schmerzen ·in der Lebergegend, zuweilen
von empfindlicher Stärke, später die Zeichen allseitiger Vergrösserung der
Leber hervortretend. Meist ragt der vordere Rand, mässig hart, ein oder
mehrere fingerbreit, ja handbreit unter den Rippenbogen hervor, zuweilen
erreicht er die horizontale Nabellinie. Nach links überschreitet er die
Medianlinie. Die dem Magen zugeschriebene Empfindlichkeit muss sicher
vielfach auf die Leber bezogen werden. Da auch die Milzdämpfung erheblich vergrössert ist, stossen die Dämpfungen beider Organe oft zusammen. Die Untersuchung wird oft durch Meteorismus erschwert. Die
Rückbildung geht in der Apyrexie vor sich, meist völlig; doch nimmt im
nächsten Anfalle der Umfang wieder zu, nicht selten im zweiten Anfalle
stärker als im ersten, so dass zuweilen erst im zweiten Anfalle die Zeichen
der Vergrösserung deutlich hervortreten.

Es kommen in jeder Epidemie nicht wenig Fälle vor, in denen die
Abschwellung in der Apyrexie nicht erfolgt und die Leber — wie auch
die Milz — die Apyrexie hindurch unter den Rippenbögen mit gleich-
bleibendem Volumen palpabel bleibt.

Die Empfindlichkeit der Leber ist verschieden; sie kann ganz fehlen
oder nur bei tiefem Drucke und auf wiederholtes Befragen vom Kranken
zugestanden werden, während in anderen Fällen besonders der linke
Leberlappen und auch die Gegend der Gallenblase so schmerzhaft sind,
dass selbst der somnolente Kranke bei jeder Berührung zusammenfährt
(Hermann und Küttner). Der Rand erscheint bald dick und stumpf,
bald dünn und scharf. Stets ist zu bedenken, dass die genannten Erscheinungen auch durch das chronische Potatorium allein oder mit veranlasst
sein können. Alle diese Schwellungserscheinungen pflegen etwas später
als die an der Milz aufzutreten und deutlich zu werden, doch meist nicht
viel später. Ein directes Abhängigkeitsverhältniss der Grösse beider Organe ist nicht nachweisbar. Die Lebervergrösserung ist zuweilen kolossal;
es sind Gewichte bis zu 3700 g (Bliesener) beobachtet. Die Breite
wird zu 34 cm, die Höhe auf 24 cm, die Dicke auf 13 cm nicht selten

angegeben (Fuhrmann, Bliesener, Budberg etc.). Die percutorische
Dämpfung im Leben entspricht dieser Vergrösserung, indem sie bis 25 *cm*
in der Papillarlinie anwachsen kann. Selten sind schwerere Veränderungen der Leber, wie Abscessbildung und stärkere Perihepatitis (Freymann, 1883 Riga). Einzelne fleckige, graue Trübungen der Kapsel sind
dagegen oft in Leichen zu finden.

Der Icterus. Das Auftreten von Gelbsucht ist ein häufiges Symptom unserer Krankheit. Icterus kommt häufiger bei ihr vor als bei anderen fieberhaften Krankheiten unserer Zone. Die Färbung der äusseren
Haut wechselt vom leichtesten schmutzigen Gelb, das in den mildesten
Fällen der Krankheit beobachtet wird, bis zum tiefen Gelbbraun, das der
biliösen Form eigen ist. Die Stärke der Gelbfärbung und die Leberschwellung stehen nicht immer im directen Abhängigkeitsverhältniss. Was die
Zeit des Auftretens und Verschwindens des Icterus anlangt, so stellt er
sich in den Anfällen ein; es ist beim gewöhnlichen Verlaufe am dritten
bis fünften Tage des Anfalles die Gelbfärbung deutlich bemerkbar; gelegentlich ist sie am Krisentage besonders deutlich. Meist wird sie schnell
nach der Krise geringer und ist gegen die Mitte des Intervalles verschwunden. In seltenen Fällen tritt sie erst im Intervall auf. Auch ist
beobachtet worden, dass der bis dahin nur angedeutete Icterus im nächsten Paroxysmus sehr ausgeprägt auftrat. Die Icterussymptome sind die
gewohnten: Scleralverfärbung, Hautgelbfärbung, Hautjucken, Pulsverlangsamung, gallenfarbstoffhaltiger dunkler Harn, bisweilen galliges Erbrechen.
Die Fäces können entfärbt sein, sind es oft aber auch nicht. Die deutliche icterische Färbung findet sich an den Conjunctiven am häufigsten,
seltener auch noch im Gesicht und viel seltener am ganzen Körper. Es
stellt sich der leichte Icterus eben viel häufiger als der hochgradige ein.
Am Rumpf ist die Gelbfärbung stärker ausgesprochen als an den Extremitäten.

Wie bemerkt, entsprechen sich Grösse der Leberschwellung und Stärke
des Icterus oft nicht. Icterus kann bei den leichtesten und schwersten
Fällen auftreten. Der leichte Icterus ändert das Krankheitsbild und den
Verlauf wenig, oft auch gar nicht; der stärkere, andauernde dagegen
ist prognostisch ernster aufzufassen, wenn auch stark icterische Fälle
gut verlaufen können. Meist ist er der Beginn einer Reihe schwerer und
störender Erscheinungen. Neben den stärkeren Erscheinungen von Seiten
des Verdauungstractus, vor allem neben heftigen Diarrhoen und schwerem
Erbrechen, machen sich Hämorrhagien, Nephritis und Complicationen an
Lunge und Herz bemerkbar. Ganz besonders stehen die Cerebralsymptome
im Vordergrunde. Neben anfänglicher Excitation und Delirien sind schneller
Kräfteverfall, Abgeschlagenheit, Apathie und Somnolenz auffällig. Das
Krankheitsbild erweist sich als ein schwer septisches, mehr oder weniger

ist das Bild des biliösen Typhoid ausgesprochen, in dem die Kranken zu Grunde gehen.

Die Ansicht, das Auftreten von starkem Icterus als ein Symptom mali ominis aufzufassen, wird durch die Statistik gestützt.

Es betrug z. B. die allgemeine Mortalität 1894 in Moskau an Recurrens mit Icterus $4\frac{1}{2}\%$, während die an Recurrens überhaupt nur $1\cdot2\%$, also nur $\frac{1}{3}$ davon betrug. Riess schätzt die Mortalität der icterischen Recurrenskranken auf 23%, also weit höher wie die Durchschnittssterblichkeit bei unserer Krankheit. Nach Murchison sah Welsh 1817/19 4mal unter 34 letalen Fällen Icterus $= 11\cdot8\%$, aber nur 20mal unter 709 günstig endenden Fällen $= 2\cdot8\%$. Von 8 icterischen Patienten Craigie's starben $4 = 50\%$. Alison beobachtete Gelbsucht bei den meisten seiner letalen Fälle, und bei allen 16, die in der Dundee Infirmary während der Epidemie starben, war sie vorhanden.

Die Zahl der Rückfälle ist bei Icterischen nicht grösser als bei icterusfreiem Verlauf, so dass ein Einfluss der Gelbsucht in dieser Hinsicht — wie auch zu erwarten ist — nicht nachgewiesen werden kann.

Z. B. finden wir bei Loeventhal:

dass 26 Kranke mit Icterus 1 Anfall hatten $= 26$ Anfälle,
18 „ „ „ 2 Anfälle „ $= 36$ „
24 „ „ „ 3 „ „ $= 72$ „
4 „ „ „ 4 „ „ $= 16$ „

also 72 Kranke mit Icterus insgesammt $= 150$ Anfälle hatten.

Auf Einen Kranken mit Icterus kommen demnach $2\cdot1$ Anfälle und, wie wir oben berechneten, auf 555 Kranke im Durchschnitt $2\cdot0$ Anfälle.

Die Häufigkeit des Icterus wie auch seine Intensität wird in den einzelnen Epidemien verschieden angegeben. Seine leichteren Grade werden gar nicht erwähnt und nur die schweren, deutlichen Fälle angeführt. Aber auch die Zahlen für die letzteren schwanken erheblich; es kommen Epidemien mit 30% und andere mit 1% stärkerer Gelbsucht vor.

Tabelle über das Vorkommen stärkeren Icterus, aus älteren und neueren Epidemien zusammengestellt:

Im Jahre	nach	in	bei	von	in Procenten
			Fällen		
1817/19	Welsh	Edinburg	24	743	3·2
1843	Wardell	„	78	955	8·2
„	Douglas	„	20	220	9·1
„	Jackson	Leith	31	300	10·3
„	Gibson	Glasgow	13	114	11·4
„	D. Smith	„	384	1000	38·4
1847/48	R. Paterson	Edinburg	4	141	2·8
„	Jenner	London	—	—	25·0
1894	Loeventhal	Moskau	72	555	13·0

Im Jahre	n a c h	i n	bei	von	in
			F ä l l e n		Procenten
1894	Huff	—	—	—	13·0
	Brieger Fritz	Berlin	—	—	21·0
1879/80	Meschede	Königsberg	—	—	29·0
„	Litten	Breslau	—	—	1·5
„	Haenisch	Greifswald	4	81	4·9
1868/81	Eggebrecht	Leipzig	8	192	4·0
1879	Ponfick	Breslau	—	—	24·0

Ueber die Entstehungsursache des Icterus ist viel gestritten und auch heute noch keine Einigung erzielt worden. Da die Gallenstauung nicht vollständig zu sein pflegt, die Excremente trotz deutlichen Duodenalkatarrhs meist gut gefärbt sind, so ist der Icterus als Folge der Verschwellung der grösseren oder kleineren Gallengänge, also als Folge der Gallenstauung schwerlich anzusehen. Auch ist er als Intoxicationserscheinung, als Zeichen der „Blutzersetzung" zu betrachten. Bei der hochgradigen parenchymatösen Degeneration der Leber können wohl die Vorgänge der Gallenbildung wie der -Resorption gestört sein. Es ist also die Frage, ob hämatogener oder hepatogener Ursprung vorliegt, noch nicht endgiltig beantwortet.

Dass die Geschlechter verschieden häufig von Icterus befallen wurden, ist nicht erwiesen; dass Leberveränderungen durch frühere Alkoholexcesse bei Männern häufiger als bei Frauen sind, bedarf keiner besonderen Betonung.

Milz.

Die beträchtliche Vergrösserung der Milz ist ein constantes Symptom der Recurrensanfälle. Nur äusserst selten findet sich die Volumenzunahme nicht. Der Beginn der Schwellung fällt in die Zeit des Fiebereintrittes. Schon am zweiten bis dritten Tage pflegt die rasch zunehmende Vergrösserung deutlich für Palpation und Percussion zu sein; meist nimmt das Organ bis zur Acme noch an Umfang zu, der durchschnittlich als das Dreifache des normalen anzusehen ist.

In der Apyrexie pflegt das Organ schnell wieder abzuschwellen, aber nur gelegentlich bis zur normalen Grösse; man sieht auch so langsame Verkleinerung, dass 3—5 Tage nach der Krise das Organ noch deutlich vergrössert ist. Der Milztumor überdauert also den Paroxysmus um diese Zeit und es handelt sich demnach meist nur um einen Nachlass, nicht um Verschwinden des Milztumors. Der zweite Anfall lässt das Organ wieder beträchtlich anwachsen, ja oft stärker und vor

11*

allem schneller, als der erste es vermochte. Dass die in der zweiten Apyrexie dann wieder einsetzende Organverkleinerung fortschreitet bis zur normalen Grösse, wird durch den folgenden Anfall wieder verhindert. Neben diesen gewöhnlichen Vorkommnissen wird ausnahmsweise beobachtet, dass die Milzschwellung in der Apyrexie die gleiche Grösse wie im Anfall behält oder gar erst in der Apyrexie zunimmt. Bleibt die Milz in der Apyrexie auffällig gross, so ist eine Complication vorhanden; ist dies auszuschliessen, so ist ein Relaps zu erwarten. Bei den fünften Anfällen fehlten in den Leipziger Epidemien und nach anderen Beobachtern Vergrösserungen des Organes stets, öfters bei den vierten und auch zuweilen schon bei den dritten Anfällen, sowie rudimentären und abortiven Fällen. Die erheblichste Grösse pflegt im zweiten Anfalle zu bestehen. Erst mit der endgiltigen Beendigung der Krankheit geht der Milztumor zur Norm zurück, erst schneller, dann langsamer, oft aber recht langsam und auch nicht immer völlig zur alten Grösse, so dass die Kranken mit einer mehr oder weniger grossen, oft nach Monaten noch nachweisbaren Dämpfung in der Milzgegend entlassen werden.

Selten bleibt die Milzschwellung ganz aus oder ist nur geringfügig (Tschudnowski, Ewald, Brieger, Fritz, Leube, Loeventhal). Dies relative Kleinbleiben der Milz kann zur Verwechslung der Krankheit mit Typhus abdominalis mit beitragen.

Die schnelle und ausserordentliche Hyperplasie und Hyperämie der Milz pflegt mit Schmerzen in der linken Abdominalseite einherzugehen. Sie sind meist beträchtlich und werden spontan, beim Athmen und bei Druck gefühlt. Gelegentlich werden sie auch geklagt, ohne dass Milzvergrösserung nachgewiesen werden kann; man hat dann an Muskelschmerzhaftigkeit zu denken. Andererseits wird Milzvergrösserung auch ohne Schmerzhaftigkeit beobachtet. In weitaus den meisten Fällen ist das Organ deutlich zwei bis drei Querfinger über den Rippenrand hinaus geschwollen, wobei die Contouren, auch die Einkerbung, deutlich abgreifbar, nicht selten sichtbar werden. Gelegentlich erreicht das Organ auch weit grössere Dimensionen, so dass es bis zum Nabel fühlbar werden kann.

Ausser der Vergrösserung und Verkleinerung der Milz und den dadurch bedingten ziehenden und stechenden Schmerzen lassen sich auf der Fieberhöhe Milzgeräusche wahrnehmen, die entweder Blutgeräusche oder auf Kapselveränderungen zurückzuführen sind.

Von Botkin und anderen sind Fälle in Recurrensepidemien beobachtet, die sehr deutliche Milzschwellung, aber keine bedeutenden Fiebererscheinungen aufwiesen. Das sind Fälle, welche ihre Analogie in anderen acuten Infectionskrankheiten finden, bei denen von der charakteristischen Gesammtheit der Krankheitssymptome nur eine oder die andere Erscheinung deutlich oder oft ganz allein ausgebildet vorkommt, während andere

ganz zurücktreten. — Das constanteste Symptom bei Recurrens scheint
jedenfalls der Milztumor zu sein; eher scheinen die Temperaturveränderungen zu fehlen als die Milzveränderungen. Jedenfalls ist bei epidemischem Vorkommen von Recurrens ein acuter Milztumor ohne und erst
recht mit Fieber als ein fast untrügliches Symptom unserer Krankheit
anzusehen. Perisplenitis kommt nicht zu häufig vor, was bei den starken
Organveränderungen einigermaassen auffällig ist. Die Schmerzen sind in
diesen Fällen meist viel stärker als bei der gewöhnlichen Vergrösserung;
vor allem sind sie beim Eindrücken der unteren linken Rippengegend
verstärkt. Das Reibgeräusch ist oft deutlich hörbar und fühlbar, meist
in der unteren Hälfte des vergrösserten Organes (Loeventhal). In den
zur Autopsie kommenden Fällen ist die Milz theilweise oder im ganzen
Umfange an ihre Umgebungen durch mehr oder weniger leicht trennbare
pseudomembranöse Verwachsungen angelöthet; auch findet sich die Kapsel
trübe und verdickt. Oft ist die perisplenitische Entzündung der Ausdruck
von Infarcten oder Abscessen, welche vom Milzinneren aus bis zur Kapsel
reichen. Kommt es zu Erweichungen und Eiterungen in der Milz, so setzen
sie sich meist bis zur Kapsel fort oder durch diese hindurch in die
Umgebung. In diesen Fällen sieht man schon im Leben erkennbare
Folgezustände mannigfacher Art. Zunächst sind die Erscheinungen einer
acuten circumscripten oder diffusen acuten Peritonitis zu erwähnen. Der
Eintritt dieser Complication, der jederzeit erfolgen kann, macht sich vielfach durch Schüttelfrost oder Abnormität des Fieberganges bemerkbar.
Der Leib wird stark schmerzhaft und aufgetrieben; galliges Erbrechen
und Darmerscheinungen treten auf, Puls und Respiration steigen in der
Frequenz; das Allgemeinbefinden verschlechtert sich. Bei benommenem
Sensorium pflegt der Exitus einzutreten. Die Dauer der Affection ist
meist ganz kurz, nur von Stunden oder einigen Tagen Dauer. Die
hämorrhagischen Milzinfarcte sind kein seltenes, im Gegentheile sogar
geradezu ein häufiges Ereigniss. Für die Diagnose und Prognose spielt
der Sitz, die Zahl, die Grösse der Infarcte eine grosse Rolle. Sie machen
sich zunächst bei ihrem Auftreten durch Empfindlichkeit und Schmerzen
in der Milzgegend und durch beträchtliche Milzschwellung bemerkbar.
Die Schmerzen beruhen auf den die Kapsel vortreibenden Infarcten und
ihrer vermehrten Spannung; vielfach auch auf perisplenitischen und peritonitischen Veränderungen. Oft werden die Infarcte nicht bemerkt, indem
sie central liegen und klein der Palpation entgehen und palpable
Veränderungen nicht verursachen, da sie nicht an die Oberfläche reichen.
Meist werden die Infarcte allein durch die Folgezustände bemerkbar.
Bleiben sie eng umgrenzt und klein, so verschwinden sie durch Resorp-
tion. Die grösseren Infarcte pflegen eiterige Einschmelzung zu erfahren.
Liegen sie im Innern der Milz, so bilden sich beim Zerfälle mehr oder

weniger grosse Abscesshöhlen in der Milz, die von fetzigen Wandungen umgeben und mit grauröthlicher, trüber, eiteriger, Gewebsfetzen enthaltender Flüssigkeit gefüllt sind. Oft finden sich zahlreiche derartige Höhlen, die theils communiciren, theils isolirt sind. Liegen die Infarctabscesse mehr an der Oberfläche, oder erreicht die Entzündung diese, so wird die Kapsel necrotisch, und der Eiter sucht sich weitere Bahn. Kommt es zur Abkapselung, so tritt nur eine circumscripte eiterige Peritonitis ein; kommt es nicht dazu, so ist das weitere Schicksal der Abscessbildung sehr mannigfach. Es treten consecutive Complicationen der verschiedensten Art auf, je nach dem Wege des Eiters. Durchbrüche der Eiterherde in die Pleura und Peritonealhöhle, in das angelöthete Colon und in die Lungen sind beobachtet. Meist macht acute diffuse Peritonitis dem Leben in kürzester Zeit ein Ende. Auch bei chronischem Verlaufe kann schleichendes Fieber und Kräfteverfall noch zum Tode führen. Die Symptome der Vereiterung der Infarcte sind atypisches Fieber, Milzvergrösserung, Schmerzen und Diarrhoen. Oft sind sie klinisch nicht diagnosticirbar.

Ein anderes äusserst gefährliches Ereigniss an der Milz ist die Milzruptur. Sie kann die Folge einfacher enormer Ausdehnung des anschwellenden Organes sein oder durch Infarcte und Abscedirungen an diesen bedingt sein. Es ist klar, dass Extravasate von Mannskopfgrösse leicht die Kapsel sprengen, besonders wenn sie erweichen. Man sieht dann an dem aufgetriebenen Organ einen Riss im Peritonealüberzug, durch den sich grosse Blutmengen in die Peritonealhöhle ergiessen. Der Vorgang erfolgt meist stürmisch und führt in kürzester Zeit zum Tode. Oft leiten keine erheblicheren klinischen Zeichen den Vorgang ein. Die Kapsel scheint bei erheblichen Anschwellungen dünner zu werden. Hat eine Perisplenitis stattgefunden, so finden sich partielle oder allgemeine Kapselverdickungen, die das Organ schützend umgeben. Je nach diesen Verklebungen und je nachdem das einfach vergrösserte oder das vereiternde Organ zur Ruptur kommt, ist der Effect verschieden. Bei Vereiterungen der Infarcte und beim Bersten dieser kommt es zu den geschilderten Abscessbildungen in der Umgebung.

Erscheinungen von Seiten der Harnorgane.

Die anatomische Grundlage der Symptome sind acute Hyperämie der Nieren und acute entzündliche Vorgänge am Parenchym und an den Epithelien der Harncanälchen. Auch sind Blutungen in den Harncanälchen (Tubuli contorti), den Malpighi'schen Kapseln und im Gewebe zu nennen. Die Betheiligung der Nieren erweist sich klinisch selten in Schmerzen der Nierengegend, viel häufiger durch Veränderung der Harnmenge oder durch Auftreten von Eiweiss oder Blut.

Was die Harnmenge anlangt, so ist sie in den ersten Anfalls-tagen meist um ein Bedeutendes geringer als vor der Erkrankung. Ver-minderungen auf 300—600 cm^3 bis zur Acme sind nicht selten. Am Tage der Krise oder auch um einen Tag früher steigt die Diurese plötzlich und erheblich auf Mengen von $2^1/_2$—3 Liter.

Die Diurese in den Relapsen pflegt nicht so spärlich wie im ersten Anfalle zu sein; sie kann trotz des hohen Fiebers reichlich, ja sogar gegen die letzten fieberfreien Tage vermehrt sein.

Allerdings ist die Harnquantität ganz wesentlich abhängig von den Umständen: Durst und dadurch bedingte Flüssigkeitszufuhr, Schweisse, Diarrhöen, Erbrechen, Herzschwäche und Aehnliches. Im Allgemeinen tritt im Anfalle Verringerung, nach dem Abfalle Vermehrung ein. Es wird aber auch Umgekehrtes berichtet: erhöhtes Quantum im Fieber-stadium, verringertes in der Apyrexie. Die Vermehrung am vorletzten Krankheitstage ist nach einzelnen Autoren typisch, selbst für Fälle mit Complicationen (z. B. Parotitis, Pneumonie); oft tritt sie auch dann ein, wenn der Paroxysmus nicht kritisch endet. Ihr Eintreten berechtigt auch bei hoher Temperatur und Pulszahl den Ablauf des Processes vorherzusagen.

Nach Thomson entspricht die Mengencurve im Wesentlichen „der Tempe-raturcurve, aber mit der Abweichung, dass sie um circa zwei bis drei Tage nach rechts verschoben war", d. h. „im Anfalle sank die Urinmenge entsprechend der Temperatursteigerung und sank auch während der Krise und der ersten Tage der Intermission; dann stieg die Quantität wieder in steiler oder flacher Curve durch die ganze Apyrexie hindurch und noch während der ersten zwei bis drei Tage des Relapses, um dann von neuem zu sinken, so dass bei kurzen Relapsen die grösste Urinmenge mit der Höhe des Anfalles zusammentraf".

Während der Paroxysmen kommt gelegentlich auch völlige Anurie durch mehrere Tage hindurch vor, ohne dass später nephritische Erschei-nungen zu Tage treten. Vereinzelte Fälle von apyretischer Polyurie mit $5^1/_2$ und mehr Liter Harn, auch in der Reconvalescenz, werden gelegent-lich angegeben. Auch wird von vermehrtem Harndrang, Dysurie, leich-teren Blasenlähmungen oder cerebral bedingter Beeinträchtigung der Harn-entleerung berichtet. Blasenblutungen sind selten.

Die Reaction des frischgelassenen Harnes ist, wie gewöhnlich beim Fieberharn, stark sauer.

Die Harnfarbe wird, wie immer, zum Theile von der Harnquantität, zum Theile von den Bestandtheilen bedingt. Schon bei geringem Icterus conjunctivae pflegt sie recht dunkel zu sein.

Das spec. Gewicht geht der Harnmenge vielfach parallel, hält sich in der Acme zwischen 1016—1020, in der Krise auf etwa 1024 und fällt in der Remission auf 1009—1007. In der Reconvalescenz nimmt es mit der Nahrungszufuhr wieder zu.

De la Camp berichtet von einem gelegentlichen auffälligen Verhältniss des spec. Gewichtes zur Menge des Harnes; er sah im Intervall bei verringerter Menge das Gewicht: 1015, im Fieberstadium bei erheblich erhöhtem Quantum: 1020, also vermehrt. Er vermuthet, dass dieser Erscheinung das erheblich erhöhte Quantum ausgeschiedenen Harnstoffes zu Grunde liege.

Was die chemische Zusammensetzung des Harnes beim Recurrens anlangt, so sind darauf gerichtete Untersuchungen in der älteren Literatur spärlich, in der neueren, mit schärferen Methoden angestellte, nicht vorhanden; speciell durch den Recurrensprocess hervorgerufene Eigenthümlichkeiten sind bislang nicht nachgewiesen. Nach den bisherigen Erfahrungen handelt es sich um Fieberveränderungen gewöhnlicher Art. Albumen findet sich häufig im Harn, sowohl in der fieberhaften, wie fieberfreien Zeit; in ersterer Periode häufiger als in letzterer. Nach einigen Autoren soll in mehr als der Hälfte, nach anderen in einem Drittel der Fälle Albuminurie im Fieber auftreten, während nur etwa $^1/_8$—$^1/_6$ der Fälle Eiweiss in der Apyrexie aufweist. Die Eiweissabscheidung kann als febrile Albuminurie oder als Symptom einer parenchymatösen oder interstitiellen Nephritis auftreten. Bei der febrilen Albuminurie trägt der Harn die gewöhnlichen Zeichen des Fieberharnes an sich. Der Eiweissgehalt ist gering; Formelemente sind nicht nachweisbar, oder es treten nur spärliche Nierenepithelien auf. Das spec. Gewicht ist mässig oder gar nicht erhöht. Meist ist diese Form der Eiweissausscheidung gegen Ende des Anfalles vorhanden und verschwindet mit dem Fieber; zuweilen besteht noch ein- bis dreitägige Verlängerung in die Apyrexie hinein.

Wirkliche Nierenentzündungen acuten oder subcutanen Charakters mit den zugehörenden Symptomen sind seltener als die genannte Albuminurie. Man wird nicht fehlgehen, wenn man das Auftreten der Nephritis auf etwa 2—4$^0/_0$ der Erkrankungsfälle schätzt; doch wechselt auch hierin der Charakter der Epidemien.

Nephritis fand sich:

In Breslau 1869 nach Bock und Wyss in 1$^0/_0$ (1 : 95).
  „ Leipzig 1869/81 nach Häubler-Eggebrecht in 4$^0/_0$ (8 : 201).
  „ Berlin 1872 nach Riess in 1·2$^0/_0$ (bei 257 Fällen).
  „ Breslau 1879/80 nach Spitz in 0·3$^0/_0$ (1 : 325).
  „ Jena 1879/80 nach Helmkampf in 5·4$^0/_0$ (2 : 37).
  „ Moskau 1894 nach Loeventhal in 0·35$^0/_0$ (2 : 555).

Die Nephritiden stellen sich im Paroxysmus wie in der Apyrexie ein, zuweilen im genauen Anschlusse an die Anfälle, mit deren kritischem Ende sie dann gleichfalls verschwinden (Kannenberg, Leyden).

Zuweilen besteht in einem Anfalle febrile, in anderen nephritische Albuminurie. Es scheint der Eintritt der letzteren gleichfalls in der zweiten Hälfte des Paroxysmus häufiger zu sein als in der ersten, wie das auch bei der febrilen Albuminurie der Fall ist; gewöhnlich ist vor dem dritten Fiebertage die Nephritis nicht nachweisbar. Die Nephritiden sind entweder durch den Recurrensprocess acut verursachte oder sie bestanden schon vor der Krankheit und wurden durch das Rückfallfieber verschlimmert. In einer Anzahl schwerer Recurrensfälle ist die Nephritis als Symptom der septischen Krankheitsform anzusehen.

Je nach dem acuten, subacuten oder chronischen Charakter der Nierenentzündung wechselt die abgeschiedene Harn- und Eiweissmenge, das mikroskopische Harnbild und die anderen Erscheinungen, auf die hier nicht eingegangen wird, da sie nicht von dem sonst bei Nephritiden erhobenen Befunde abweichen.

Die hämorrhagische Form der acuten Nephritis wird auffällig häufig beobachtet; in Leipzig waren von 8 Nephritisfällen 5 = 62·5% hämorrhagisch. Vielfach finden sich diese Nierenblutungen neben anderen Hämorrhagien in schweren Fällen, vornehmlich auf der Höhe des Fiebers, zuweilen halten sie sich streng an die Fieberperiode, sie setzen sich gelegentlich auch in die Apyrexie hinein fort. Ebenso recidiviren die Blutungen, wie man in einzelnen Fällen beobachtet hat, mit den Anfällen. Auch wird eine chronische, schon vorhandene Nephritis durch Recurrens hämorrhagisch. Die Blutmenge im Harn kann sehr bedeutend sein. Kannenberg fand im hämorrhagischen Harn Spirochäten, im blutfreien sind sie nie nachgewiesen worden.

Wenn auch das Vorkommen von Nephritis zunächst nicht von lebensgefährlicher Bedeutung zu sein braucht, so ist doch die Prognose besonders bei der Erwartung weiterer Anfälle nicht zu günstig zu stellen. Von den Nephritisfällen in Leipzig starben 37·5%; besonders ominös ist die septische Nephritis zu beurtheilen; ernst ist auch die hämorrhagische Form, eben weil sie nicht selten ein Ausdruck septischer Infection ist. Unter den Leipziger Fällen mit hämorrhagischer Nephritis gingen 40% zu Grunde. Das Vorkommen von Urämie ist — wenn auch selten — beobachtet, und zwar mit meist tödtlichem Verlaufe unter Krämpfen, Somnolenz und den anderen bekannten Erscheinungen. Potatoren scheinen besonders gefährdet.

Das vielfach zur Beobachtung gelangende Auftreten von Knöchelödem ist, wie oben bemerkt, häufig nicht auf Veränderung der Nieren, sondern auf Herzschwäche und andere Ursachen zurückzuführen, doch kommen natürlich auch nephritische Oedeme vor.

Veränderungen an der Schleimhaut des Nierenbeckens und der Harnleiter werden selten angegeben. Gelegentlich ist die Schleimhaut Sitz leichterer Katarrhe oder punktförmiger Blutungen.

Nierenabscesse sind wesentlich seltener als Milzabscesse. Bei der Autopsie findet man sie in einer oder beiden Nieren als hanfkorn- bis erbsengrosse, rundliche, scharfbegrenzte, interstitielle Eiterherde.

Sie gehen aus Infarcten hervor und kommen mehr in der Rinden- als· in der Medullarsubstanz vor. Gelegentlich durchziehen sie das ganze Nierenparenchym. Der Harn ist in derartigen Fällen spärlich, enthält Blut, Eiter, hyaline und Detritcylinder, viel Eiweiss.

Genitalapparat. Auf die Menstruation scheint das Recurrensfieber keinen wesentlichen Einfluss zu haben. Vielfach treten die Menses unabhängig vom Verlaufe des Krankheitsprocesses in normaler Weise ein. Jedoch findet sich auch die Angabe, dass die menstruellen Blutungen, falls sie in die Fieberzeit fallen, profuser als gewöhnlich auftreten, z. B. bei Přibram und Robitschek von 14 Menstruationen 3mal. Einzelne Autoren haben verfrühtes Auftreten beobachtet, das ist immerhin selten; so wurden in Leipzig bei 6 Weibern einmal Menses verfrüht festgestellt; hingegen meinen andere Beobachter (Rossbach), dass die Menstruation ausbliebe, wenn der Termin ihres Auftretens· jenseits des 14. Krankheitstages fallen würde.

Mit Recht betonen Přibram und Robitschek, dass die anämische Körperbeschaffenheit vieler weiblicher·Kranker es leicht erklärlich macht, dass keine oder spärliche Menstruation auftritt. Gelegentlich, aber recht selten, treten als Zeichen einer hämorrhagischen Sepsis auch pseudomenstruale Blutungen ein.

Die Gravidität. Unterbrechung der Gravidität stellt sich unter Uebereinstimmung aller Autoren häufig ein; ja nach einzelnen Beobachtern soll die Schwangerschaft ausnahmslos Störung finden, ganz im Gegensatze zum Fleckfieber, bei dem es nur ausnahmsweise zu Fehlgeburten kommt. Für unsere Krankheit ergibt sich jedenfalls aus allen Beobachtungen, dass gravide Frauen nicht immun sind. Die Unterbrechung der Schwangerschaft kann in jedem Monat erfolgen, ohne Bevorzugung einer bestimmten Zeit.

Abort trat ein:

nach Smith und Jackson   bei 36 Graviden 35mal = 97 % (Murchison).

   „ Přibram und Robitschek bei 1 Graviden 0mal = 0 %

   „ Treymann bei allen. . . . . = 100 %

   „ Litten   bei 4 Graviden . . . . . 3mal = 75 %

   „ Fuhrmann „ 1   „ . . . . . . 1 „ = 100 %

     Spitz   „ 1   „ . . . . . . 1 „ = 100 %

   „ Loeventhal „ 3   „ . . . . . . 2 „ = 66·7%

Am häufigsten tritt die Unterbrechung der Gravidität bereits im ersten Anfalle ein, zuweilen schon in den ersten Tagen. Die Schwangerschaft kann aber auch in den Relapsen beendigt werden. Für die Mutter verläuft der Abort nicht gefahrvoller als sonst; auch der Recurrensverlauf ist unbeeinflusst. Den Eintritt des Aborts hat man durch Anwesenheit von Spirillen in der Placenta und dem Fötus erklärt. Die Höhe des Fiebers ist aber sicher auch nicht gleichgiltig; die Unterbrechung der Schwangerschaft findet fast nur auf der Fieberhöhe statt. Die Kinder werden entweder todt geboren, weil sie im lebensunfähigen Alter stehen, oder wenn sie auch ein genügendes Alter haben, so sterben sie doch fast unmittelbar nach der Geburt.

Wiederholt ist es gelungen, im Blute der Foeten recurrenskranker Mütter Spirillen nachzuweisen. Albrecht ist dieser Nachweis wohl zuerst bei einem siebenmonatlichen Kinde geglückt. Mamurowski fand bei einem vier Monate alten Fötus, der im zweiten Anfalle ausgestossen wurde, zahlreiche Spirillen. Die Milz war frei von Recurrensveränderungen. Spitz constatirte in einem fünfmonatlichen Fötus, 12 Stunden nach dem Tode, Spirillen in einem intracraniellen Blutergusse. Der Abort war auf der Höhe des Fiebers erfolgt.

Erscheinungen von Seite des Nervensystems.

Von anatomisch nachweisbaren Erkrankungen des Centralnervensystems ist wenig bekannt. Es kommt die Pachymeningitis haemorrhagica wohl am häufigsten vor. Ponfick hat an Recurrensleichen frische Blutungen theils zwischen Dura und Pia, theils in der Pia, theils in den peripheren Gehirnschichten selbst, zuweilen auch im Seh- und Streifenhügel beobachtet. In einigen Epidemien sind sie auffallend häufig. Auch·Pachymeningitis fibrinosa acuta mit tödtlichem Ausgange ist beschrieben.

Meningitische Reizerscheinungen sind nicht selten. Zuweilen erlangen sie eine so erhebliche Stärke, dass sie die schwersten Beschwerden verursachen können. In diesen Fällen sieht man Opisthotonus und ähnliche Erscheinungen.

Das häufigste nervöse Symptom ist der Kopfschmerz. Er beginnt meist mit dem Schüttelfrost, gelegentlich kurz vorher, und hält sich mit dem Fieber bis zum Anfallsende. Seltener verschwindet er noch im Fieberstadium nach ein bis zwei Tagen. In der Apyrexie pflegt er zu fehlen und im Paroxysmus wieder aufzutreten. Er kann bei grösserer oder geringerer Intensität äusserst quälend durch seinen bohrenden oder schiessenden Charakter sein. Meist betrifft er die Stirn. Nasenbluten bessert ihn zuweilen erheblich. Gelegentlich ist er hemicranieller Art, auch fast neuralgisch und verbindet sich mit Erbrechen und Uebelkeit oder mit starkem Schwindelgefühl. Diese Schwindelanfälle treten besonders häufig kurz vor der Krise ein, zuweilen mit Ohrensausen und Schwerhörigkeit. Das Bewusstsein bleibt klar trotz hohem Fieber, wenigstens in den leichteren Fällen. Bei Eintritt von Complicationen und bei der von vornherein septischen Form beobachtet man nicht selten mehr oder weniger ausgeprägte Benommenheit und Somnolenz. Psychosen sind, abgesehen von den gleich zu nennenden Delirien, selten.

Delirien stellen sich bei dem acuten Beginne unserer Krankheit und bei der stark vertretenen Classe der Potatoren unter den Erkrankten verhältnissmässig häufig ein.

Delirien kamen vor:

bei Douglas (nach Murchison) . . . . $= 8$ $^0/_0$

„ Příbram und Robitschek (Prag) in 70 Fällen 3 mal $= 4 \cdot 2$ $^0/_0$

„ Thomson (Göttingen) . . . „ 29 „ 1 „ $= 10$ $^0/_0$

„ Wyss und Bock . . . . . „ 95 „ 4 „ $= 4 \cdot 2$ $^0/_0$

„ Haenisch (Greifswald) . . . „ 81 „ 3 „ $= 3 \cdot 6$ $^0/_0$

„ Beust (Greifswald, † 1869) . . „ 41 „ 1 „ $= 2 \cdot 4$ $^0/_0$

„ Eggebrecht (Leipzig, 1869/81) „ 192 „ 24 „ $= 12 \cdot 5$ $^0/_0$

„ Winzer (Berlin, 1879/80) . . „ 109 „ 6 „ $= 5 \cdot 5$ $^0/_0$

Sie können in allen Perioden eintreten, auch schon in der Prodromalzeit. Am häufigsten wird allerdings der erste Anfall und seine Apyrexie heimgesucht.

Nach unserer Leipziger Statistik vertheilen sie sich folgendermassen:

Prodromalzeit . . . $4 \cdot 2$ $^0/_0$

I. Anfall . . . .   75 $^0/_0$

I. Apyrexie . . . $40 \cdot 9$ $^0/_0$

II. Anfall . . . . $33 \cdot 3$ $^0/_0$

II. Apyrexie . . .   —

III. Anfall . . . . $4 \cdot 2$ $^0/_0$

III. Apyrexie . . .   —

Reconvalescenz . . $4 \cdot 2$ $^0/_0$

Am häufigsten sind die Delirien kurz vor oder während der Krise und Pseudokrise. Oft werden sie zu dieser Zeit erst stärker, furibund, nachdem sie vorher blande gewesen waren und nachher wiederum diesen Charakter gewannen.

Weitaus die meisten Delirien sind durch plötzliche Entziehung des Alkohols zu erklären, da, wie schon gesagt, die Befallenen fast durchweg Potatoren sind, mit den übrigen Erscheinungen des chronischen Alkoholismus (Tremor, Foeter alcoholicus, Lebercirrhose etc.), doch kommen auch kritische Delirien bei sicher nicht alkoholischen Kranken vor. In nicht seltenen Fällen recidivirt mit dem ersten Relaps oder wenigstens bei seiner Krise das Delirium. Im zweiten Relaps ist es eine Ausnahme.

Die Delirien sind meist mit grosser Unruhe verbunden; meist machen sich Flockenlesen, Muskelunruhe, verwirrtes Reden, Hallucinationen bemerkbar. Auch Flucht- und Selbstmordversuche u. dgl. sind beobachtet. Nicht selten ist in der späteren Fieberzeit an Stelle ausgesprochener Delirien starke Apathie und Somnolenz oder nur Kopf-schmerz getreten. Die Euphorie des beginnenden oder ausgesprochenen Deliriums kann die subjectiven Beschwerden ausserordentlich vermindern. Ein Uebersehen wichtiger, für die Recurrensdiagnose werthvoller Momente ist hiedurch möglich.

Was die Prognose bei dieser sich fast nur auf Männer beschränken-den Complication betrifft, so wird sie sicherlich etwas, doch nicht allzusehr verschlimmert. Ein Theil der Kranken erliegt der gleichzeitig auftretenden croupösen Pneumonie (unter den Delirenten in Leipzig erkrankten 16·7°/₀ an Pneumonia crouposa); ein anderer geht im Collaps an Herzschwäche zu Grunde. Es scheint nach den mir zu Gebote stehenden Krankengeschichten, dass die Mortalität der delirirenden Recurrenskranken etwa 5°/₀ nicht wesentlich übersteigt, während 95°/₀ zur Heilung kommen. Auf das Ver-halten der Temperatur, besonders auch auf die Zahl der Rückfälle er-scheint der chronische Alkoholismus mit und ohne Delirium ohne Einfluss.

Seltener als Delirien sind Depressionszustände. Sie sind vielfach auf die Anfälle beschränkt, also von kurzer Dauer; hier und da über-dauern sie auch den Paroxysmus um einen oder mehrere Tage.

Ueber Schlaflosigkeit wird viel geklagt, während der Anfälle fast constant, gelegentlich auch in den ersten Tagen der Apyrexie und Re-convalescenz. Selten hält sie sich hartnäckig lange Zeit. Sie kann die Folge der bei unserer Krankheit häufigen und lästigen Schmerzen sein, aber auch ohne diese auftreten. Viel seltener ist die Schlafsucht. Zu-weilen haben die Kranken schwere Träume in der Latenzzeit der Krank-heit. Die Klagen über Schlaflosigkeit und Träume äussern vor allen Alkoholiker.

Mannigfache Störungen auf motorischem und sensiblem Gebiete werden, was bei dem stürmischen Krankheitsverlaufe nicht auffällig ist, häufig erwähnt. So kommen Erscheinungen erhöhter Reflexerregbarkeit vielfach vor. Meist handelt es sich um jüngere Patienten. Klonische und tonische Zuckungen in vielen Nervengebieten werden berichtet. Oft sind Convulsionen ohne weitere Veranlassung eingetreten und scheinen nur der Ausdruck der Toxinwirkung auf die nervösen Centralorgane zu sein. Betont wird die Aehnlichkeit dieser Krämpfe mit denen bei Urämie und Epilepsie. Meist stellen sie sich bei schon vorhandenen anderen Gehirn-symptomen ein und haben nach Murchison eine üble Vorbedeutung. Nicht selten fallen sie in die Zeit der Krise, wie sie sich überhaupt an die Paroxysmen zu halten pflegen. Vielfache Erwähnung finden ferner Tremor, fibrilläre Zuckungen und choreatische Bewegungen, Sprachstörun-gen, Schluckbeschwerden und Aehnliches.

Sensibilitätsstörungen in allen Körpertheilen sind häufig; Schmerzen sind so regelmässig, dass man mit Recht sagen kann, Recurrens ist in den allermeisten Fällen eine mit starken Schmerzen einhergehende Krankheit. Hypästhesie stellt sich viel seltener ein. Als charakteristisch für unsere Krankheit wird besonders die Localisation der Schmerzen in Waden-, Kopf-, Milz- und Lebergegend gehalten, wenn sie auch überall auftreten können. Die Muskelschmerzen sind auch diagnostisch werthvoll. Sie stellen fast das quälendste Symptom für den Kranken dar, indem sie meist heftig bohrend und stechend vom Beginne der Krankheit bis zur Krise, ja auch in die Apyrexie und nach Beendigung der Krankheit in die Reconvalescenz, doch meist schwächer, andauern. Durch Druck sind sie erheblich zu steigern. Die Schmerzensäusserungen der Kranken beziehen sich häufig zuerst und allein auf die Muskelschmerzhaftigkeit. Durch die Grösse des Schmerzes können die ernstesten Complicationen längere oder kürzere Zeit hindurch vorgetäuscht werden: so durch Schmerzhaftigkeit der Muskeln am Nacken Meningitis mit Nackenstarre, an der Brust Pleuritis, an den Bauchdecken Peritonitis, an den Extremitäten Polyarthritis. Im Allgemeinen werden die Schmerzen durch Bewegungen erheblich gesteigert. Es scheint, dass alle Muskeln befallen werden können.

Als anatomisches Substrat hat man für die Muskelschmerzen kleinere oder umfangreichere hämorrhagische Infiltrate und Anschwellungen im Muskel gefunden. Den Sitz der Gliederschmerzen hat man auch in Knochenmarkveränderungen gesucht (Ponfick). Das Gefühl von Muskelschwäche zieht sich gelegentlich bis tief in die Reconvalescenz hinein fort. Es ist in vielen Fällen auch im Krankheitsbeginne vorhanden, selten aber so ausgesprochen, dass die Kranken geradezu liegen bleiben. Oefter finden sich Angaben, dass die auf der Wanderschaft erkrankten Personen längere oder kürzere Zeit die Reise fortgesetzt haben. Vor Allem verläuft die Krise unter starkem Schwächegefühl und allgemeiner Prostration. Murchison vermuthet die Ursache für das Aufsuchen des Bettes mehr im Schwindel als in der Prostration der Kräfte. Gelegentlich wird nur über „schwere" Beine geklagt, oder es ist nur Druckempfindlichkeit vorhanden.

Neuritiden sind im Verlaufe und besonders im Reconvalescenzstadium des Recurrens öfter beobachtet. Es scheint, dass sie sich in allen Nervengebieten einstellen können. Ein Theil der auftretenden Schmerzen sind auf derartige Nervenentzündungen zurückzuführen. Auch Paresen sind vielfach in unserer Krankheit beobachtet. Sie sind gutartig und kurzdauernd, wenigstens in der grossen Mehrzahl ihres Vorkommens. Am häufigsten werden sie in der Extremitätenmuskulatur beobachtet. Meist geht es dabei ohne erhebliche Muskelatrophien ab; gelegentlich treten diese aber sehr in den Vordergrund. Paresen kommen auch am Stamme vor, nur seltener. Selbst Gaumensegellähmungen (Enke),

Augenmuskellähmungen (Doppelsehen) und Aehnliches ist beschrieben. Aeusserst selten treten Störungen in der Rectum- und Blasenmuskulatur auf. Wie sich aus den Krankenbeschreibungen ergibt, stellen sich die Muskelstörungen vielfach bereits im Paroxysmus ein oder in den ersten Phasen der Intervalle und bilden sich schnell aus.

Wahre Neuralgien stellen sich in einzelnen Epidemien so heftig und constant ein, dass sie als zum Recurrensprocess gehörig betrachtet wurden. Indem sie jeder Therapie oft monatelang hartnäckig widerstehen, können sie grosse Störungen verursachen, sowohl während der Apyrexie wie in der Reconvalescenz, in letzterer mit besonderer Bevorzugung; zuweilen verschwinden sie mit dem Paroxysmus. Sie kommen in allen Nervengebieten vor. Vorwiegend wird Cervicobracchialneuralgie beobachtet; ferner nicht zu selten auch Trigeminusneuralgie.

Auch die Gelenke sind der Sitz von Schmerzen. Diese Schmerzen gehen mit und ohne Schwellung und Röthung einher. Mit Vorliebe treten die Arthropathien in den grösseren Gelenken auf, in Schulter-, Ellenbogen-, Knie- und Fussgelenk; meist sind sie multiarticulär, seltener monoarticulär. Das Hüftgelenk scheint am seltensten befallen zu werden. Die Schmerzen sind rheumatoider Art und zeigen sich in allen Krankheitsperioden, doch häufiger und stärker in den Anfällen, besonders intensiv gegen das Ende derselben. Gelegentlich sind sie leicht und rasch vorübergehend, ein andermal stark und so hartnäckig, dass der Verdacht auf acuten Rheumatismus nahegelegt wird; ganz vermisst werden sie sehr selten; von einigen Autoren werden sie als ein zum Rückfallfieber gehöriges Symptom und nicht als Complication angesehen. Periostitis wird sehr selten beschrieben.

Erscheinungen an den Drüsen.

Abgesehen von den Schwellungen der Leber und Milz werden Affectionen der Drüsen nicht sehr häufig beobachtet. Ganz selten beim normalen Ablaufe der Krankheit, treten sie meistentheils als Complicationen oder Nachkrankheiten auf.

Wie bei anderen acuten infectiösen Processen werden auch Tonsillitiden beim Recurrens beobachtet. Die Häufigkeit wechselt nach den Epidemien; in Leipzig sind bei 192 Fällen in 4·3 % Mandelaffectionen beobachtet. Die acute lacunäre Form tritt häufiger im ersten Anfalle oder in der ersten Apyrexie als in den folgenden Perioden auf. Sie kann mit erheblicher Vergrösserung der Drüsen, starker Entzündung der umliegenden Schleimhaut und Betheiligung des Allgemeinbefindens verlaufen. Bacteriologische Untersuchungen liegen nicht vor.

Der Charakter der Apyrexie wird durch diese Complication vollkommen verändert. Die in den fieberhaften Perioden auftretenden Anginen sind ohne Einfluss auf den Fiebergang.

Lymphdrüsenschwellungen werden während oder nach der Krankheit häufig beobachtet. Meist sind sie aber älteren Datums, ja, fast bilden sie in Folge der fast immer vorkommenden, durch Ungeziefer hervorgerufenen Hautexcoriationen, der Ulcerationen und anderer localer Entzündungen die Regel. Gelegentlich kann die Lymphadenie auf ältere Constitutionsanomalien, Scrophulose, Phthise, Syphilis etc., zurückgeführt werden. Ferner ist an andere Momente zu denken, bei denen Drüsenvergrösserungen vorkommen; so sind für die Drüsenschwellungen am Halse die vorhin genannten Vorgänge in den Rachengebilden, bei den Mesenterialdrüsen Darmkatarrhe, bei den Bronchialdrüsen Lungenaffectionen nicht selten die Veranlassung. Alle diese an den peripheren Drüsen häufigen Entzündungen können während der Recurrens in Abscedirung übergehen. Selten werden gleichzeitig mehrere Drüsenpackete an verschiedenen Körpertheilen ergriffen. Werden die genannten Ursachen ausgeschlossen und sind die Drüsenanschwellungen auf Recurrens zurückzuführen, so handelt es sich meist um die septische Form unserer Krankheit. Sie sind äusserst selten und werden am ehesten in der Inguinal- und Cervicalgegend beobachtet. Meistentheils halten sich die schmerzhaften Anschwellungen in mässigen Grenzen, scheinen sich aber rasch auszubilden und zurückzugehen. Ich habe nirgends den Ausgang dieser Anschwellungen in Vereiterung erwähnt gefunden. Die Inguinalbubonen scheinen grösseren Umfang gewinnen zu können als die anderen. Die Zeit ihres Auftretens fällt mit den Fieberperioden zusammen, wenn man nach den wenigen Beobachtungen ein Urtheil aussprechen darf. Dass Fieber durch ihr Auftreten merkbare Veränderungen erfährt, hat sich nicht nachweisen lassen.

Die Submaxillardrüsen und die Parotis sind häufiger Sitz von Veränderungen.

Was die Parotitis anlangt, so gibt über ihr Vorkommen folgende Zusammenstellung Auskunft.

Nach Petersburg 1864/65 von 164 Fällen 4mal= 2·4%
    Peter-Paul-Hospital   } Murchison.
"   Botkin, Petersburg   "   20   "   1   "   = 5 %
"   Murchison   "   50   "   6   "   =12 % bei Sectionen.
"   Hermann und Lingen, Petersburg, „häufig".
"   Griesinger, Lebert und Ewald „selten".
"   Spitz, Breslau, von 325 Fällen 2mal = 0·6%.
"   Tschudnowski   "   522   "   4   "   = 0·8%.
"   Meschede, Königsberg, 0·9.

Nach Fritz, Berlin, 0·9%.

  „ Litten, Breslau, 1·25%.

  „ Wyss und Bock, Breslau, von 95 Fällen 2mal = 2·1%.

  „ Haenisch, Greifswald,   „ 81   „ 1 „ = 1·2%.

  „ Riess, Berlin,   „ 142   „ 1 „ = 0·7%.

  „ Ponfick, Berlin, 6% bei Sectionen.

  „ Loeventhal, Moskau, von 555 Fällen 14mal = 2·5%.

  „ Eggebrecht, Leipzig, „ 192   „ 0 „ = 0 %.

Hiernach wechselt das Auftreten von Parotitiden zwischen 0·5% und 5%. Bei den Beobachtern an Leichenmaterial findet sie sich häufiger angegeben. Es weisen also die bösartigen und dadurch letal ausgehenden Recurrensfälle neben anderen Complicationen auch die der Parotitis häufig auf.

Die Parotitis kann ein-, seltener zweiseitig sein; es kommt unter starken Schmerzen zu Anschwellungen der betreffenden Seite. Was die Zeit des Auftretens der Parotitis anlangt, so scheint der zweite Paroxysmus besonders bevorzugt. Man kann aber auch in den anderen Phasen der Krankheit und auch in der Reconvalescenz Parotitiden auftreten sehen. Eine Bevorzugung eines der beiden Geschlechter ist nicht erwiesen. Was den Ausgang der Affectionen · anlangt, so ist die Vereiterung wohl die häufigste, oft unter erheblichen localen und allgemeinen Erscheinungen. Unter Zunahme der Schwellung, Röthung und Schmerzhaftigkeit kommt es etwa in 1—1½ Wochen, selten in kürzerer Zeit zur Ansammlung von Eiter. Die Rückbildung der entzündeten Drüse zur Norm ohne eiterige Einschmelzung ist gleichfalls beobachtet. Unter den mir zur Verfügung stehenden Fällen von Parotitis ist die Mortalität etwa gleich 20%. Murchison hält den Verlauf sogar bei Eiterung „immer von übler Bedeutung"; offenbar trübte der ungünstige Wundverlauf in der vorantiseptischen Zeit die Prognose dieser Complication. Was die Entstehung betrifft, so ist ihre Kenntniss durch bacteriologische Untersuchung noch nicht gefördert. Man muss die Parotitis bei Recurrens wohl wie bei Typhus abdominalis entweder durch Fortschreiten des entzündlichen Processes von der Mundschleimhaut oder als richtige Metastasenbildung erklären. Gelegentlich tritt sie mit anderen Complicationen zusammen auf; so ist sie mit Milzabscessen, mit croupöser Pneumonie oder auch mit anderen Adenitiden zusammen beobachtet.

Gelegentlich werden Schmerzen in der Ohrspeicheldrüsengegend geklagt, ohne dass Parotitissymptome sich hinzugesellen. Sie können von Periparotitis ausgehen. Vielleicht handelt es sich um Kaumuskel- oder Kiefergelenkschmerzen. Die Adenitis submaxillaris wird seltener als die Parotitis beobachtet. Loeventhal will im Anschlusse an Leube diese Anschwellungen als vicariirende Adenitiden für Parotitiden ansehen, indem er auf die Submaxillar- und Sublingualanschwellungen in Mumpsepidemien hinweist. Die Schwellung bei der Submaxillardrüsenentzündung hat nicht den Umfang wie bei denen der Parotis, macht oft kein Fieber und hat seltener Neigung, in Eiterung überzugehen. In der mir zugänglichen Literatur finde ich keinen Fall von Vereiterung.

Affectionen der Brustdrüse, ferner der Schilddrüse und auch der Pancreas habe ich nirgends erwähnt gefunden.

Die Hoden und Nebenhoden sind sehr selten Sitz von Entzündungen im Verlaufe des Recurrens. Ich habe nur drei Fälle auffinden können. In einem Falle Thomsens stellte sich rechterseits ein heftiger vorübergehender Schmerz in den Nebenhoden ein, der bis zum Leistencanal ausstrahlte.

In einem Leipziger Falle handelt es sich um einen 20jährigen Schuhmacher, der neben anderen Drüsenschwellungen, so am Nacken, eine schmerzhafte, weiche, mässige Verdickung am linken Hoden und Nebenhoden aufwies. Dieser Fall ging wie die anderen in Heilung über.

In einem bei Loeventhal erwähnten Falle handelt es sich um einen 14jährigen Jungen, der gegen Ende der dritten Apyrexie eine Orchitis aufwies, die mehrere Tage anhielt, um alsdann zu verschwinden. Nach Leube kommt die Complication sonst nur bei mannbaren Individuen vor. Natürlich ist bei den hier anzuziehenden Fällen sowohl Gonorrhoe als auch Cystitis ausgeschlossen. Mit Recht hebt Loeventhal hervor, dass an complicatorische Parotitis zu denken sei. Er macht mit Recht die Bemerkung, dass Orchitis, respective Epididymitis metastatica ohne Parotitis im Verlaufe, respective Gefolge acuter Infectionskrankheiten zu grossen Seltenheiten gehören.

Erscheinungen von Seiten der Augen.

Die bei Recurrens beobachteten Augenaffectionen haben vielfache und gründliche Darstellung von Seiten der Augenärzte erfahren. Sie treten zahlreich und mannigfach auf und kommen zur Beobachtung, da sie besonders leicht bemerkbare subjective und objective Symptome machen. Es ist, wie Knies hervorhebt, richtig, dass an anderen Orten auftretende gleichartige und gleich starke Processe keine bemerkbaren Erscheinungen hervorrufen. Da die Gefässe im Recurrensprocesse ganz besonders geschädigt werden, ist es nicht verwunderlich, dass an einem so gefässreichen Organe wie dem Auge häufig Alterationen auftreten. Es ist allerdings nicht hinreichend gesichert, dass den Augenerkrankungen zuerst oder auch meistens Gefässveränderungen zu Grunde liegen, wie sie in anderen Organen in thrombotischen und embolischen Processen nachgewiesen sind. Die Häufigkeit der Erkrankung des Urealtractus und dessen Gefässreichthum ist allerdings auffällig. Die Folgen der Veränderungen in den Gefässen sind am Auge gut zu verfolgen.

„Selbst an der genetisch gleichwerthigen und fast ebenso gefässreichen Pia mater würde eine analoge Erkrankung erst bei grösserer Ausdehnung verwerthbare Symptome machen. Im Uebrigen sind Erscheinungen von mehr diffuser oder mehr umschriebener Meningitis bei allen Typhusformen häufig. Wie die Uveitis bei Recurrens heilt auch die Meningitis der nicht pyogenen Infectionskrankheiten gewöhnlich vollkommen, kann aber auch zu recht unliebsamen Complicationen und Nachkrankheiten führen. Auch in diesem Falle wäre das Auge der Spiegel für die Erscheinungen, die sich im Schädelinnern, speciell an der Pia mater und Hirnrinde, abspielen." (Knies.)

Bindehautkatarrh ist bei Recurrens häufig, ohne dass sich die Symptome von den gewohnten unterscheiden. Er ist besonders im Fieberstadium ausgeprägt, tritt aber auch in den anderen Perioden auf. Conjunctivitis phlyctaenulosa hat Litten, Blutungen in der Conjunctiva Meschede beschrieben.

Von den anderen Affectionen ist vor allen die Cyclitis zu nennen. Sie tritt am häufigsten von allen Infectionskrankheiten bei Recurrens ein, und zwar wird sie meist ein bis zwei, bis acht Wochen und noch später nach der Krise, seltener in oder zwischen den Anfällen beobachtet. Die Heftigkeit der Cyclitis wechselt in beträchtlichen Grenzen. Es können von den Theilen des Uvealtractus einzelne oder alle zusammen befallen sein. Die vorderen Abschnitte sind wohl öfter der Sitz dieser Entzündungen, und in der Gegend des Ciliarkörpers erreicht die Uveitis meist ihre grösste Heftigkeit. Bei leichten Fällen ist die Ciliarinjection kaum sichtbar, bei heftigen ist die Erkrankung schon an äusserlichen Entzündungserscheinungen auffällig. Uebergänge in Vereiterung sind sehr selten. Meist ist die Cyclitis eine seröse, mit episcleraler Injection, Druckempfindlichkeit der Augen, auch einhergehend mit Iritis, die zu Beschlägen auf der Membrana Descemetii, zu Hypopyon und hinteren Synechien führt (Berger). Glaskörpertrübungen bei Cyclitis, Chorioiditis oder Retinitis in einzelnen, dickeren oder dünneren, umschriebenen Flocken oder in grösseren Massen finden sich in der Mehrzahl der Fälle. Die durch diese Trübungen herbeigeführten Sehstörungen können sehr starke sein. Schmerzen fehlen vielfach, sie sind gelegentlich aber sehr heftig, geradezu neuralgisch. Trotz meist wochenlanger Dauer ist die Prognose im Allgemeinen nicht schlecht. Das Sehvermögen wird meist gut, die Aufklärung der Trübungen erfolgt befriedigend. Die ungünstigeren Ausgänge sind die mit Pupillenabschluss, Starbildung (Jacobson), Netzhautablösung und Phthisis bulbi (Blessig). (Schmidt-Rimpler, Bd. 21 der spec.

12*

Pathol. u. Ther., S. 462.) Nach Ablauf der Cyclitis findet man gelegentlich disseminirte Veränderungen in den vordersten Theilen der Retina.

Gelegentlich tritt plötzliche Blindheit im Verlaufe des Recurrens auf (Wallace, Mackenzie). Es wird diese Blindheit auf Glaskörpertrübungen oder auf Neuritis optica oder auf centrale Veränderungen zurückgeführt. In einem Falle von sehr starker Abschwächung des Sehvermögens (Estlander) waren die Glaskörpertrübungen so minimal, dass man die Papille mit dem Augenspiegel untersuchen konnte. Sowohl Glaskörper wie Papille zeigten keine Veränderungen; der Autor nimmt an, dass es sich um „sympathische Affection der Retina" handelte. Diese Amaurosen können ein oder beide Augen betreffen und gehen meist schnell vorüber. Förster sah eine solche bei einem jungen Manne am zweiten Tage des zweiten Paroxysmus auftreten und innerhalb weniger Stunden vorübergehen. Die Folgen können völlig verschwinden, gelegentlich auch in herabgeminderter Sehschwäche persistiren.

Die Häufigkeit der Augenaffectionen wechselt in den einzelnen Epidemien, ebenso ihre Heftigkeit und Schwere. Knies behauptet, dass in einzelnen Epidemien nur wenige Procente, in anderen bis zu 90% der Kranken von Augencomplicationen betroffen werden.

Aus einer Zusammenstellung der mir zugänglichen Literatur ergibt sich eine bei Weitem nicht so hohe Differenz.

Name	Ort	Jahr	Augen-affectionen	In Procenten	Gesammt-morbidität
Murchison	Petersburg	1864/65	34	21·3	160
Haenisch.	Greifswald				81
Wyss und Bock .	Breslau	1868/69	22	4·8	95
Riess	Berlin				257
Eggebrecht. . . .	Leipzig	1869/83	12	6·3	192
Peltzer.	Berlin	1872/73	19	6·9	273
Enke	Magdeburg	1878/79	1	5·3	19
Spitz	Breslau	1879	5	1·5	325
Luchhan	—	1880	6	3·4	180
Loeventhal	Moskau	1894	22	4	555
	Durchschnitt . .		121	5·6	2187

Man hat diesen Wechsel mit der verschiedenen Schwere des Epidemiecharakters in Verbindung gebracht und behauptet, dass sich in Epidemien mit hoher Mortalität die Ophthalmien mehren, und weist auf Estlanders Beobachtungen in verschiedenen Epidemien Finnlands hin. Nach diesem Autor (Berger, Schmidt-Rimpler) hätten sich bei der ersten Epidemie, die von 1863 bis 1867 währte, bei einer Mortalität von 1·36% selten Augenaffectionen gezeigt, während dieselben bei der zweiten

Epidemie vom Jahre 1867 bis 1869 bei einer Mortalität von 8·4% eine
beträchtliche Zunahme erfahren hätten. Anderenorts sind aber schwere
Epidemien mit leichten (häufigeren oder selteneren) Augenaffectionen und
umgekehrt leichte mit schwereren Augenaffectionen beobachtet worden,
so dass also Schwere des Epidemiecharakters und Häufigkeit und Intensität der Augenaffectionen nicht immer zusammenfallen.

Es ist behauptet worden, dass die Zahl und Schwere der Augenerkrankungen bei Recurrens mit der Dauer einer Epidemie zunähmen.
Ich habe für diese Behauptung keine Stütze finden können.

Es darf nicht vergessen werden, dass bei dem vielfach späten Einsetzen der Augenaffectionen in der Reconvalescenz (ein Zeitraum zuweilen von zwei bis drei Monaten) sicherlich ein grosser Procentsatz
nicht zur Kenntniss der Autoren gekommen ist.

Was die Vertheilung der Erkrankungen auf die rechte oder linke
Seite anlangt, so halten ältere Autoren das rechte für gefährdeter als
das linke Auge. Hierüber sei folgende kleine Tabelle aufgestellt. Es sah:

						beide zusammen oder nacheinander
Wallace	von 40 Fällen das rechte Auge 36 mal,	das linke	2 mal,	. . . 2 mal befallen
Mackenzie	„ 36 „ „ „ „ 18 „	„	„ 10 „	. . . 8 „ „
Dubois	„ 29 „ „ „ „ 15 „	„	„ 11 „	. . . 3 „ „
Loeventhal	„ 105 „ „ „ „ 69 „	„	„ 23 „	. . 13 „ „
Eggebrecht	„ 12 „ „ „ „ 3 -	„	„ 4 - .	. . 5 „ „

Summa: von 222 Fällen das rechte Auge 141 mal, das linke 50 mal, . . 31 mal befallen
In Procenten . . . . 63·5 . . . . 22·5 . . . 14 „ „

Hieraus ergibt sich in der That eine beinahe dreimal grössere Gefährdung des rechten Auges als des linken.

Doppelseitig treten die Erkrankungen wesentlich seltener auf; nach
Förster, Knies und Anderen etwa vier- bis fünfmal so selten als die
einseitige Affection. Nach Estlander sind von 100 Augenerkrankungen
25, nach Tschemolossow 11, nach der oben gegebenen Zusammenstellung 14 doppelseitig.

Kein Alter bleibt von Augenaffectionen verschont. Wie das Alter
von 20—40 Jahren die grösste Zahl von Recurrenskranken stellt, so auch
von Augenaffectionen.

Nach Murchison war von 40 Patienten (Wallace) der jüngste 10,
der älteste 30 Jahre alt. „Jacob sah keinen Fall über 45 Jahre, und
nur 3 von 30 Kranken waren über 25 Jahre." Tschemolossow's
115 Fälle betrafen das Alter von 13—64 Jahren. Bei 12 Augenkranken
unter den Recurrenskranken Leipzigs war über die Hälfte älter als
30 Jahre. Die Vertheilung war folgende:

41 % waren jünger als 30 Jahre,
25 %   „   alt 30—40 Jahre,
17 %   „   „ .40—50 „
17 %   „   älter als 50 Jahre.

Männer werden entsprechend ihrer grösseren Morbiditätsziffer öfter als Frauen von Augenerkrankungen befallen. Murchison vertheidigt die entgegengesetzte Meinung und führt an, dass von Mackenzie's 36 Fällen 27 Frauen und 9 Männer, von Dubois' 29 Fällen 13 Frauen und 16 Männer, bei Wallace beide Geschlechter gleichmässig befallen werden, die Leipziger 12 Fälle nur Männer betreffen.

Was das Vorkommen der einzelnen Formen der Augenerkrankungen anlangt, so ist darüber schwer ein bestimmtes Bild zu erhalten. Ich füge hier aus den Berichten verschiedener Autoren Folgendes an. Nach Tschemolossow war bei 115 Fällen die Erkrankung:

          19 mal reine Chorioiditis,
          96 „   Iridochorioiditis,
           6 „   Hypopyon,
          10 „   Cyclitis,
           6 „   Glaskörpertrübung (starke).

Auch Sergiew hat am häufigsten Iridochorioiditis gesehen.

Rabinowitsch' 32 Fälle von Augenerkrankungen bei Recurrens vertheilen sich so, dass
in 20 Fällen Uveitis (eine über die ganze Aderhaut verbreitete Entzündung mit
          Glaskörpertrübungen, Ciliarinjection etc.),
„ 4 „ begrenzte Erkrankung in der Aderhaut und nur Glaskörpertrübungen,
„ 8 „ ausserdem mit Cyclitis, ohne nachweisbare Iritis.
(Aehnliches berichten Estlander und Logetschnikoff.)

Bei Loeventhal findet sich unter 22 Fällen:
          12 mal Iridocyclitis,
           7 „   Conjunctivitis,
           3 „   sonstiges, mangelhaftes Sehen.

Peltzer nennt unter 19 Fällen:
          6 mal Trübungen i. corp. vitr. ohne Iritis,
          4 „   „   „   „   „ mit
          9 „   Iritis ohne Trübungen (3 mal rechts, 6 mal links).

Murchison führt unter 34 Fällen 34 mal Conjunctivitis an.

Enke nennt in 1 Falle Cyclitis und flockige Trübungen.

Eggebrecht (Leipzig): unter 33 verschiedenen Erkrankungen bei 12 Patienten kommen vor:
          15 mal Conjunctivitis,
          11 „   Cyclitis, Iritis (Glaskörpertrübungen),
           8 „   sonstige Affectionen (Hordeola, Blepharitis, Ulcus corneae).

Blessig beobachtete 20 mal Hypopyon bei 127 Erkrankungen; mehrere Male kam es zu Atrophia bulbi.

Von Augenmuskelaffectionen wird nicht viel berichtet. Gelegentlich scheint Schmerzhaftigkeit in den Muskeln vorzukommen, welche veranlasst, dass die Augen geschlossen gehalten werden. Gelegentlich kommen Paresen der Augenmuskeln vor.

Accommodationsstörungen sind im Beginne des Choroidealleidens bei noch intacter Iris, aber auch spät in der Reconvalescenz ohne andere Augenaffectionen beobachtet worden. (Logetschnikoff in 5 von 730 Fällen, Přibram und Robitschek in 1 von 70 Fällen.)

Was die Zeit des Eintrittes der verschiedenen Affectionen anlangt, so wird, wie oben bemerkt, die Reconvalescenzzeit oder genauer die Zeit nach dem letzten Anfalle von Augenaffectionen bevorzugt. Dies gilt, wie es scheint, nicht nur für die Iritis, Iridochorioiditis und Iridocyclitis, sondern auch für die übrigen Affectionen. Von den Leipziger Fällen vertheilen sich:

auf	I. Anf.	I. Apyr.	II. Anf.	II. Apyr.	III. Anf.	III. Apyr.	IV. Anf.	IV. Apyr. Reconval.
Conjunctivitis: 15 Fälle .	1	—	—	5	2	—	1	6
Iritis, Iridocyclitis: 7 Fälle	—	—	—	4	—	2	—	5
Sonstige 11 Fälle	—	—	—	2	4	—	—	1
Summa . .	1	—	—	11	6	2	1	12
In Procenten . .	3	—	—	33	18	7	3	36

Loeventhal's 22 Fälle vertheilen sich:

	I. Anf.	I. Apyr.	II. Anf.	II. Apyr.	III. Anf.	III. Apyr.	IV. Anf.	IV. Apyr. Reconval.
Conjunctivitis 7 Fälle . .	1	—	—	—	—	6	—	—
Iridocyclitis 12 Fälle . . .	—	1	—	3	1	7	—	—
Sonstige 3 Fälle	1	—	—	—	—	1	1	—
Summa . .	2	1	—	3	1	14	1	—

$$(= 63\,^0/_0)$$

Auch nach Tschemolossow traten die Augenerkrankungen „meist" drei bis vier Wochen nach dem letzten Fieberanfalle ein; eine ähnliche Zeit (zwei bis drei Wochen) geben Rabinowitsch (Odessa 1891/92) und Sergiew (Petersburg 1895/96) an.

In der Reconvalescenz wird oft (Logetschnikoff, Peltzer, Jacobson) das Auftreten von Accommodationsschwäche, Pupillenungleichheit (Folge der durch Toxine gesetzten entzündlichen Veränderungen im Ciliarkörper?), Neigung zu Phlyctänen beobachtet.

Auch beim Affen hat man nach Einimpfung von Spirochaeten einen Fall von Augenerkrankung gesehen, auf welche Ewetzky hinweist.

Habritschewsky impfte einen Affen (Macacus nemestrinus); es war der Krankheitsverlauf folgender:

Am 14. März 1896: Inoculaton mit Spirillenblut eines Recurrenskranken.

Am 16. März 1896: Spirillen im Blute des Affen.

Am 18. März 1896: Temperaturanstieg auf 40·1°; in der Nacht vom 18.—19. März: Krisis. Spirillen verschwinden.

2.—3. April: Augenerkrankung (zwei Wochen nach Ablauf der Krankheit).

10. April: Untersuchung. Linkes Auge halb geöffnet. Mässige pericorneale Injection. Völlig durchsichtige Cornea. Halbdurchsichtiges Exsudat in der vorderen Kammer, der hinteren Hornhautfläche anliegend. Es nimmt die untere Hälfte der

Kammer ein, hat die gewöhnliche Form eines Dreieckes, dessen Spitze mit dem unteren Rande der Pupille zusammenfällt, während die Basis auf ihrem Grunde ruht. Stellenweise in demselben zerstreute punktförmige Präcipitate von einer mehr gesättigten Farbe mit bräunlichem Colorit. Irisveränderungen und hintere Synechien fehlen. Pupille etwas erweitert, auf Licht reagirend. Wegen Unruhe des Thieres ist Augenhintergrund nicht sichtbar. Atropin mit Cocain.

11. April: Merkbare Abnahme der pericornealen Injection. Resorption des Exsudates in der Vorderkammer mit restirender, ziemlich grosser Ablagerung von bräunlicher Farbe auf der Hinterfläche der Hornhaut in der Nähe der Spitze des Exsudates.

Am 13. August gesund. Dauer also zehn Tage. Rechtes Auge normal. Kein Relaps, wie gewöhnlich.

Ewetzky betont das interessante Zusammenfallen der Hauptzüge des klinischen Bildes dieser serösen Cyclitis mit der analogen Erkrankung beim Menschen. Den Unterschied zwischen beiden sieht er in den geringgradigen Präcipitaten an der hinteren Corneafläche und der Anwesenheit eines halbdurchsichtigen, kaum merklichen Exsudates beim Affen.

Erscheinungen von Seiten des Ohres.

Die Ohraffectionen bei Recurrens sind wesentlich weniger eingehend behandelt worden als die des Auges. Es wird dieser Mangel verlässlichen Materials von specialistischer Seite besonders hervorgehoben.

Allgemein gehaltene Ausdrücke über Ohraffectionen im Recurrensverlaufe, wie Ohrenschmerzen, Schwerhörigkeit, Taubheit u. s. w. finden sich häufig in den Krankenbeschreibungen.[1] Oft wird über Ohrensausen oder Ohrenklingen geklagt. Es tritt auch mit Schwindel, Kopfschmerz und Uebelkeit vereinigt auf. Die Ursachen dieser Erscheinungen sind oft nicht bekannt; zum Theil sind sie vielleicht in der erhöhten Temperatur und dem vermehrten Blutzuflusse zum Kopfe zu erblicken; zum Theil sind ältere oder jüngere Veränderungen am Gehörapparate nachweisbar, wie Katarrh der Tuba Eustachia, Myringitiden und ähnliches. Es stellt sich Ohrensausen auch vor schwereren Complicationen, wie Otitis media, ein, vielleicht durch die beginnende Schleimhautschwellung bedingt. Endlich können Complicationen im Gebiete des Centralnervensystems den Störungen im Gehörapparate zu Grunde liegen. Das Sausen kann ein- oder doppelseitig sein; gelegentlich wechselt es von einem Ohre zum andern. Man beobachtet es zu Anfang und im Verlaufe des Anfalles, doch auch in der Apyrexie; besonders dann, wenn die Krise sehr schwer war und mit grosser Anstrengung einherging. In Murchisons Fällen „vermehrte es sich zuweilen beim Aufsetzen, steigerte sich oft auch in der Intermission und dauerte noch einige Zeit während der Reconvalescenz fort".

---

[1] In Prag 1869 Přibram und Robitschek in 10%, in Leipzig 1869/81 in 1%.

Meschede beobachtete an sich selber das Auftreten eines leisen, aber deutlichen Tönens auf dem linken Ohre, wenn die Ohrmuschel auch nur leicht berührt wurde. Schwerhörigkeit und selbst Taubheit im Verlaufe der Krankheit werden häufig erwähnt. Besonders die älteren Autoren führen diese Erscheinungen oft an. Es sind hier nur diejenigen Fälle gemeint, denen nachweisbare locale Erkrankungen im Gebiete des Gehörorgans weder vorhergegangen sind, noch nachfolgten. Dass derartige Fälle vorkommen, erscheint erwiesen. Ihre Ursache ist unklar: sie liegt wahrscheinlich in Störungen des centralen Nervenapparates. Der Verlauf ist gutartig; das Gehörvermögen findet sich bald wieder ein.

Auffällig ist, dass des Tubenkatarrhes im Ganzen selten Erwähnung geschieht. Ein Theil der Ohrbeschwerden, Schmerzen und Schwerhörigkeit etc. sind sicher auf diesen Katarrh der Tuba Eustachii zurückzuführen. Was das äussere Ohr und den Gehörgang betrifft, so ist gelegentlich die Ohrmuschel Sitz der Herpesbläschen. Otitis externa ist selten (bei Loeventhal = 0·2%, in der Leipziger Epidemie = 0·5%). Furunculosis meatus externi ist ein seltenes Ereigniss. Gelegentlich kommt starke Epithelschilferung im äusseren Gehörgange zur Beobachtung. Luchhau erwähnt das Auftreten einer erbsengrossen Blutblase im Gehörgänge vor dem Trommelfelle. Nach ihrer Entleerung kam das stark geschwollene Trommelfell zum Vorschein (später perforirende Otitis med. pur.).

Weitaus die häufigsten Erkrankungen betreffen das Mittelohr. Es kommt die einfache Entzündung der Paukenhöhlenschleimhaut, die ohne Eiterung verläuft, selten, dagegen die acute eiterige Mittelohrentzündung häufig vor. So fand sich bei:

Spitz	von	19	Fällen	3	mal	= 15·7	%,
Loeventhal	„	555	„	4	„	= 0·72%	
Eggebrecht	„	192	„	4	„	= 2	%,
Haenisch	„	81	„	1	„	= ·1·2	%,
Riess	„	257	„	9	„	= 3·5	%,
Přibram und Robitschek	„	70	„	1	„	= 1·4	%.

Am häufigsten tritt diese Complication in der Apyrexie ein. Meist beginnen bald nach der Krise die den Anfang des Uebels darstellenden Schmerzen und die anderen Begleiterscheinungen. Die zweite Hälfte der Krankheit, also die Zeit nach dem zweiten Anfalle weist die Affection häufiger auf als die erste. Vornehmlich die Zeit nach dem dritten Anfalle soll die purulente Otitis media häufig bringen. Nachstehende Zusammenstellung der mir zugänglichen Fälle beweist die Unrichtigkeit dieser Anschauung; die Apyrexien sind allerdings bevorzugt. Die Otitis media purulenta trat ein:

	I. Anf.	I. Apyr.	II. Anf.	II. Apyr.	III. Anf.	III. Apyr.	IV. Anf.	IV. Apyr.	Reconv.	
bei Loeventhal	1 (?)	2	—	—	—	1	—	—	—	= 4 F.
in Leipzig . .	—	1	1	2	—	—	—	—	—	= 4 „
bei Haenisch .	—	—	—	1	—	—	—	—	—	= 1 „
„ Přibram und Robitschek	—	—	1	—	—	—	—	—	—	= 1 „
„ Fuhrmann .	—	—	—	—	—	1	—	—	—	= 1 „
	1	3	2	3	—	2	—	—	—	= 11 F.

Von 11 Fällen fallen 8 auf die apyretische Zeit (d. i. $= 72\,^0/_0$).

In der weiteren Entwicklung der Complication kommt es unter den bekannten Erscheinungen zur Eitersammlung und zur Ruptur des Trommelfelles. Wird die Paracentese versäumt, so tritt nach Luchhau zwischen dem dritten und fünften Tage die Perforation ein.

Er betont, dass die Rupturöffnung nicht klein zu sein und keine typische Localisation aufzuweisen pflege, und ferner, dass hie und da eine rasche und gründliche Destruction der Trommelsubstanz eintrete. Wie stets kann die Otitis media purulenta ac. mit erheblicher Schmerzhaftigkeit und Schwellung in der Pars mastoidea einhergehen, besonders bei behindertem Eiterabflusse und zeitweiser Verlegung der Ruptur- und Perforationsöffnung durch Borken, polypöse Excrescenzen und Aehnliches.

Empyem des Warzenfortsatzes ist wiederholt beschrieben. Die Eiterabsonderung pflegt sehr erheblich zu sein. Bacteriologisch steht nur so viel fest, dass der Eiter keine Spirillen enthält. Die Beschwerden des Recurrenskranken bei dieser an sich schon so schmerzhaften Complication werden erheblich gesteigert; die oft enormen Schmerzen können sich auf die ganze betroffene Gesichtshälfte verbreiten, die Mundbewegungen erheblich behindern und starke Schwellungen in der Nachbarschaft bedingen.

Die Otitis media purulenta hat, wie behauptet wird, bei Recurrens eine gute Prognose. Der keine Besonderheiten bietende Verlauf gilt als gutartig, besonders bei Anwendung geeigneter Massnahmen; es pflegt nach Luchhau zwei bis drei Wochen nach Beginn des Leidens völlige Heilung einzutreten und keine Gehöreinschränkung zurückzubleiben. Indess darf die eventuelle Gefährlichkeit der Complication nicht verkannt werden. Die vier Fälle in Leipzig zeigten wesentlich ungünstigeren Verlauf als die von Luchhau beschriebenen, die Eiterung hatte monatelangen Bestand. Die Reconvalescenz und der Krankenhausaufenthalt kann zuweilen erheblich verlängert werden. Auffällig ist, dass die eiterige Otitis media durch spätere Rückfälle nicht verschlimmert zu werden scheint. Was den Einfluss der Otitis auf die Krankheit betrifft, so wird die Zahl der Relapse nicht verändert; es kommt vornehmlich die Einwirkung der Eiterung auf den Temperaturgang in Betracht. Der Charakter der Apyrexie geht völlig verloren; es tritt meist ganz erhebliches Fieber mit

intermittirendem Typus ein. Es kann so beträchtliche Höhe haben, dass
der Fiebergang eines neuen Anfalles ganz in ihm verloren geht und nur
der positive Blutbefund den Eintritt eines Relapses aufklärt. Dies ist
umsoeher der Fall, wenn die Otitis in die zweite Hälfte der Krankheit
fällt, in der ja die paroxysmalen Temperaturen nicht mehr erheblich zu
sein pflegen.

Was die Aetiologie der Mittelohraffectionen, besonders der acuten
eiterigen Entzündung anlangt, so ist der Rachen- und Tubenkatarrh als
veranlassendes Moment mit Recht beschuldigt worden. Durch Propagation des Katarrhs auf Tuben und Mittelohrschleimhaut kommt es zur
Otitis media. Mit Recht wird aber von Einzelnen, so von Friedrich (in
Blau's Encyklopädie 1900) eingewendet, dass unmöglich dies Moment
allein wirksam sein könne; Friedrich lehnt es sogar völlig ab,
„da die besonders darauf gerichteten Untersuchungen Luchhau's nur
einmal einen leichten Rachenkatarrh, aber stets freie Tuben feststellen
konnten".

Haug sieht in der acuten perforativen Mittelohrentzündung kein
zufälliges Ereigniss, sondern den Localausdruck der Allgemeininfection
im Ohre.

„Warum allerdings bei dieser Krankheit nur die Paukenhöhle erkrankt und
kein anderer Theil, das bleibt vorderhand noch unklar. Dass sie zum Krankheitsbilde selbst gehört, dass sie eine ihr eigene Localisation derselben bildet und nicht,
wie man das, wenigstens theilweise für andere concomitirende Mittelohrentzün-
dungen annehmen muss, als einfach per continuitatem et contiguitatem fortgeleitete
Media aufzufassen ist, geht ja schon daraus hervor, dass im Verlaufe des Recurrens
Knochenaffectionen beinahe nie, speciell bei der mit der Otitis complicirten, aufzutreten pflegen. Dass sie durch die Recurrensspirillen als solche selbst bewirkt
werde, ist blos in den Ausnahmsfällen wahrscheinlich, in welchen sich die Local-
entzündung auf der Höhe eines Anfalles eingestellt hat. Sonst aber werden wir
für die Mehrzahl der Fälle der Meinung Ausdruck verleihen müssen, es stelle die
Paukenhöhle für die durch die Stoffwechselproducte der Recurrensspirillen zur Zeit
wesentlich alienirte Blutmasse einen durch die Umstände besonders begünstigten
Ort für eine specifische Reaction dar, analog der Hodenentzündung und der Affection des inneren Ohres bei Parotitis epidemica.

„Keinesfalls ist es blos ein Spiel des Zufalles, dass sich die Media so besonders gerne nach dem an und für sich schon so kritischen dritten Anfalle zeigt.
Vielleicht sind da gerade die Umsetzungsproducte der Spirillen in besonderer
Weise geneigt, an diesem durch seine Gefässverhältnisse immer eigenartigen Platze
nach partieller Ausschaltung der Schutzdämme eine specifische Eruption zu veranlassen.

„Ohne jeden Zweifel haben wir es hier mit einer selten reinen idionosogenen
Ohraffection zu thun."

Es ist wohl möglich, dass ein Theil der Otitiden (wie das bei Complicationen in anderen Organen nachgewiesen ist) auf die Vorgänge im Gefässsystem (Thromben) zurückzuführen ist; ein anderer Theil ist auf Infection

vom Nasenrachenraume aus zurückzuführen. Es wird dies auch durch einen Leipziger Fall bewiesen, in dem enorme kritische Nasenblutungen die Nasentamponade durch mehrere Tage hindurch nothwendig machten. Im Anschlusse daran kam es fünf bis sechs Tage später bei dem Kranken, bei dem schon vorher starke Stomatitis, Pharyngitis und leichte Angina constatirt worden war, zur Otitis media purulenta. Hier scheint mir die Propagation der Keime durch die Tuba fraglos die Complication bedingt zu haben.

Luchhau betont die Häufung der Ohrcomplicationen auf der Höhe der Epidemie; mit der Abnahme der Morbidität kamen überhaupt keine Ohrenkrankheiten mehr vor. Diese Behauptungen bestehen nach oben gegebener Zusammenstellung, allerdings nur weniger Fälle, zu Unrecht.

Dass ein Geschlecht oder ein Alter besonders bevorzugt wird, scheint nicht erwiesen; auch wird die eine Seite nicht häufiger als die andere befallen. Doppelseitige Affectionen sind selten.

In den Leipziger Epidemien fanden wir unter den acht schon genannten Fällen dreimal das linke, dreimal das rechte und zweimal beide afficirt (Ohrensausen, Schmerzen); das Alter schwankte zwischen 19 bis 61 Jahren bei nur männlichen Patienten.

Ueber die Häufigkeit der Ohrenaffectionen (inclusive aller Erscheinungen am Gehörorgane) in verschiedenen Epidemien gebe folgende Tabelle Auskunft:

Loeventhal (Petersburg 1894) . .	15 mal von 555 Fällen	$=$	$2·7^0/_0$,
Luchhau (Odessa 1880).	15 „ „ 180 „	$=$	$8·0^0/_0$,
Eggebrecht (Leipzig 1867/81) . .	8 „ „ 192 „	$=$	$4·2^0/_0$,
Haenisch (Greifswald 1868/73) . .	1 „ „ 81 · „	$=$	$1·2^0/_0$,
Riess (Berlin 1872)	9 „ „ 325 „	$=$	$2·5^0/_0$,
Pribram und Robitschek (Prag 1869)	8 „ „ 70 · „	$=$	$11·0^0/_0$

(10 mal Ohrensausen, 1 mal Otitis med. purp.).

Das Körpergewicht.

Im Fieberanfalle pflegt das Körpergewicht ab- und in der Apyrexie zuzunehmen. Die Verringerung erklärt sich nicht allein durch das Fieber, sondern auch durch Herabsetzung der Nahrung, Erbrechen, Diarrhoen, Schweisse und mangelnde Wasserzufuhr. Jedenfalls entspricht sie nicht stets der Fieberhöhe und der Schwere der Krankheit; nicht selten ist sie bei geringer Temperaturerhöhung wesentlich erheblicher als bei höherem Fieber. In den Apyrexien pflegt das Körpergewicht zu steigen; oft wird das Anfangsgewicht erreicht. Im folgenden Anfalle geht wieder Gewicht verloren. Erst in der Reconvalescenz pflegt es schnell und stark zu steigen. Thomsen hebt hervor, dass hieran wohl auch die vorher meist ungenügend gewesene Ernährung der auf der Wanderschaft begriffenen Erkrankten Theil hat. — Abweichungen von der Regel kommen vor (in den Leipziger Fällen in ca. 30%), indem im Fieber Zu- und in der Apyrexie Abnahmen zu verzeichnen sind. Es ist hierfür fraglos das Durstgefühl und die Flüssigkeitszufuhr von ganz wesentlicher Bedeutung. Durch reichliche Wasserzufuhr kann der Gewichtsabnahme entgegengetreten werden, weshalb auch bewusstlose Kranke ganz besonders stark abzunehmen pflegen. Ueberschreitet die Flüssigkeitseinnahme den Wasserverlust und ist die Abscheidung verringert, so kann es sogar im Fieberstadium zur Gewichtszunahme kommen und in der Apyrexie zur Abnahme, wenn die angesammelte Flüssigkeit (Oedeme) herausgegeben wird. Dann treten erhebliche Gewichtsdifferenzen zu Ungunsten der Apyrexie ein.

Was die Grösse der Gewichtsabnahme anlangt, so schwankt sie im Paroxysmus von einigen Gramm bis zu 5 und mehr Kilogramm. Obermeier schätzt die Gewichtsverringerung auf $2^1/_2$—$3^1/_2$ kg, Möllendorf auf 1—$1^1/_2$ kg, Thomsen auf 1—3 kg im Durchschnitt ein.

Aus den Leipziger Beobachtungen folgt, dass weitaus bei den meisten Erkrankungen in den Paroxysmen Abnahme und in den Apyrexien Zunahme des Gewichtes erfolgt. Dabei stellt sich heraus, dass die Ab-, respective Zunahme nach dem zweiten und dritten Anfalle, respective Apyrexie stärker ist als nach dem ersten. So betrug die

Gewichtsabnahme im Paroxysmus I bis $3^1/_2$ kg
„   „   „   II „ $9^1/_4$ „
„   „   „   III „ $5^3/_4$ „
„   „   „   IV „ $4^1/_2$ „
Gewichtszunahme in Apyrexie . I „ $5^1/_2$ „
„   „   „   II „ $9^1/_2$ „
„   „   „   III „ $5^1/_2$ „
„   „   „   IV „ 4 „

Die Zunahme in der Reconvalescenz betrug im Durchschnitt 8·2 kg.

Nach Botkin betrugen die täglichen Gewichtsschwankungen von 50 g bis 2000 g, selten darüber. Er constatirte auch, dass zuweilen, wenn die tägliche Abnahme bei hoher Temperatur z. B. 100 g betrug, der Verlust beim Temperaturabfalle das Zwei- bis Vierfache ausmachte, oder wenn sie dort 400 g war, hier 1000 bis 1500 g betrug. Man wird nicht fehlgehen, wenn man für den einzelnen Fiebertag einen Durchschnittsverlust von $^1/_{50}$—$^1/_{100}$ und somit für den ganzen Fieberverlauf $^1/_5$—$^1/_{10}$ des ursprünglichen Gewichtes ansetzt. Dies bedeutet bei der kurzen Fieberdauer eine erhebliche Einbusse.

Verschiedenheiten des Verlaufes, biliöses Typhoid.

Es ist schon wiederholt hervorgehoben worden, dass wie bei anderen Krankheiten, so auch bei Recurrens eine grosse Mannigfaltigkeit des Verlaufes beobachtet wird. Oben haben wir die Darstellung eines mittelschweren typischen Verlaufes gegeben. Es macht sich hier noch die Besprechung der leichten, schweren und irregulären Verlaufsweisen nöthig.

Der Charakter der Erkrankung, d. h. die Zurechnung zu einer dieser drei Gruppen wird im Wesentlichen bestimmt durch die Zahl und Häufigkeit der Paroxysmen, durch Dauer und Höhe des Fiebers, vor Allem aber

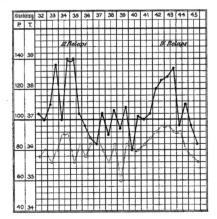

Fig. 26. Steinmetz Bl., 50 Jahre.

Typus von niedrig temperierten dritten und vierten Anfällen.
Kurze Dauer. Spirillen nicht nachgewiesen.

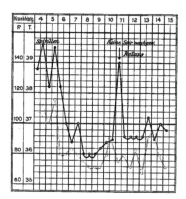

Fig. 27. Klempner D., 18 Jahre.

Leichter Recurrens. Anfall mit leichtem eintägigen
Relaps. Keine weiteren Relapse.

durch das Auftreten von Complicationen und Nachkrankheiten. Durch diese letzteren beiden Momente wird der Verlauf der Krankheit am allermeisten beeinflusst. Das Auftreten und der Sitz der „Localisationen“, wie man es früher nannte, bestimmt vornehmlich den Krankheitsausgang. Auch heute sieht man in diesen Dingen trotz reicherer Kenntnisse in bacteriologischer und pathologisch-anatomischer Hinsicht nicht viel klarer. Unbekannt geblieben sind die Ursachen der Malignität wie der Mitigation des Krankheitsprocesses. Immerhin ist zu vermuthen, dass die individuellen Verlaufsverschiedenheiten von dem Auftreten bactericider Stoffe abhängig sind, wodurch die Widerstandskraft des erkrankten Organismus wie der Mikroben bestimmt wird.

Zu den leicht verlaufenden Fällen sind zunächst alle die zu rechnen, welche eine geringe Zahl der Paroxysmen und welche Paroxysmen mit niedriger Temperatur und kurzer Dauer aufweisen. Diese Momente können auch zusammen auftreten. Das Ausbleiben von Complicationen und Nachkrankheiten zeichnet sie gleichfalls aus. Kommen die objectiven und subjectiven Recurrenssymptome nur undeutlich und andeutungsweise zur Ausbildung, so spricht man von rudimentärem oder abortivem Recurrens, wie ja die letzten, die vierten, fünften und sechsten Anfälle ganz gewöhnlich schon in dieser Weise verlaufen (frustrane Paroxysmen). (Fig. 26, 27 und 28.)

Für einige Stunden (1—2—6) tritt unter ganz leichtem Frösteln eine
massige Temperaturerhöhung ein, etwa bis 38·0 oder 38·5⁰ C. Die Milzzunahme
ist gering oder gar nicht nachweisbar. Werden Spirillen gefunden, so sind es nur
wenige. Die Patienten suchen oft das Bett nicht auf, da die allgemeinen Beschwerden gering sind und meist nur rheumatoide Schmerzen, Kopfschmerzen geklagt
werden. Zuweilen tritt ein oder das andere Symptom mehr in den Vordergrund,
Magen-Darmerscheinungen, Respirationsfrequenzerhöhung oder Herzpalpitation
(Aequivalenterscheinungen).

Diese Störungen sind nach kurzer Zeit wieder verschwunden. Was die Zahl
dieser rudimentären Anfälle anlangt, so wechselt sie. Man kann derartige „paroxysmale" Erscheinungen mehrmals sehen oder auch nur einmal im Verlaufe einer
Krankheit. Was die Intervalle anlangt, so unterliegt diese Phase grossen Schwan-

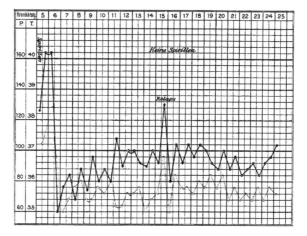

Fig. 28. Handarbeiter Sch., 34 Jahre.

Leichter Recurrens.   Relaps abortiv verlaufend.

kungen. Durch die Einhaltung typischer Intervalllängen kann die Diagnose der
Krankheit sehr gefestigt werden, bei den ganz schwach ausgesprochenen Krankheitsfällen sind die Perioden ganz verwischt, oder es imponiren die Anfallssym-
ptome als solche der Prodromal- und Incubationszeit, die damit ungewöhnlich lang
erscheint.

Es ist bereits früher hervorgehoben worden, dass aus keinem Symptom einer
Phase der Charakter der folgenden mit Sicherheit geschlossen werden kann. Ferner
ist bemerkenswerth, dass schwere Rückfälle auf leichte und abortive Anfälle folgen
und umgekehrt.

Endlich sind hier auch die Krankheitsfälle aufzuführen, die überhaupt
nur in Einem Paroxysmus verlaufen, und die als Recurrens sine recursu
schon lange bekannt sind. Sind jene „frustranen" Paroxysmen schon
selten, so tritt diese Form der Krankheit noch wesentlich seltener auf.

Der einzige Anfall verläuft typisch, oder er zeigt, wie oftmals, milderen
Verlauf. An ihn schliesst sich sofort die Reconvalescenz an. Es ist oft
schwer, derartige Fälle festzustellen, immerhin sind sie mit Sicherheit
beobachtet. Die Anamnese muss in diesen Fällen ganz besonders genau
aufgenommen werden, wenn man nicht in Irrthümer durch übersehene
frühere Anfälle verfallen will.

Die Schwere des Krankheitsprocesses kann sich zunächst entweder in der Heftigkeit oder der Häufigkeit der Anfälle zeigen. Gelegentlich kommt es bereits im ersten Anfalle zu den schwersten Erscheinungen. Die Fieberhöhe ist nicht allein für die Bewerthung des
Krankheitscharakters von Bedeutung; sie ist es aber zuweilen. Gelegentlich verläuft jeder folgende Anfall schwerer als der vorhergehende,
doch gibt die Reihenfolge hierin nicht den Ausschlag. Zuweilen erweist
sich die Gefährlichkeit der Krankheit durch die Länge der Paroxysmen
und die Kürze der Apyrexien. Dieser Umstand wird dann besonders bedrohlich, wenn sich schon Complicationen ausgebildet haben, denn manche
gefährliche Erscheinung wird durch den Eintritt der Apyrexie paralysirt;
tritt diese nun nicht oder nur angedeutet ein, so wächst die Gefahr für
das Leben sehr.

Gemeinsame Erscheinungen der schweren Fälle gibt es kaum. Vielfach deutet das Ausbleiben der kritischen Entfieberung auf einen gefährlichen Verlauf. Zuweilen ist die Krise, wie wir schon oben hervorhoben,
mit ihrer Neigung zu Collapsen an sich bedrohlich, vornehmlich dann,
wenn sie einen langdauernden Paroxysmus beschliesst. Vielfach charakterisirt sich die Schwere der Krankheit durch die Neigung zu Blutungen.
Diese können in allen Körpertheilen auftreten und sind oben beschrieben
worden.

Auch der Icterus, besonders der ausgesprochene, ist eines der den
schweren Formen gemeinsamen Symptome. In einigen Epidemien wird
die Heftigkeit der nervösen Störungen als ominös angegeben (Apathie,
Delirien etc.). In anderen Fällen wird der Kranke durch Complicationen
gefährdet. Sie sollen hier nicht nochmals aufgezählt werden. Gelegentlich
liegt der Grund schwerer Zustände in der sich entwickelnden und nicht
zu hebenden starken Anämie. Endlich ist als erhebliche Erschwerung der
Krankheit die Vergesellschaftung mit anderen Krankheiten zu nennen,
indem Recurrens zu jenen oder jene zu dieser hinzutreten (Mischinfectionen).

Einer besonderen Besprechung ist von Altersher diejenige schwere
Form des Recurrensfiebers unterzogen worden, welche als biliöses Typhoid oder als Recurrens biliosa septica oder R. septica cum Ictero bezeichnet wird.

Das biliöse Typhoid oder Recurrens septica.

Die Zugehörigkeit des biliösen Typhoids zum Recurrens wurde klinisch und pathologisch-anatomisch zuerst von Griesinger (1851 in Aegypten)[1] und Lawey, dann von Obermeier und Ponfick etc. und bacteriologisch von Moscutkowski, Heydenreich und Lubinoff erwiesen. Früher war es als eine selbstständige Krankheitsform aufgefasst worden. Es war das in der vorbacteriologischen Epoche um so eher möglich, als sehr ausgeprägte Verlaufseigenthümlichkeiten den Recurrenscharakter verwischen. Die Recurrens septica ist in unseren Breiten in vielen Epidemien recht selten beobachtet worden; in den südlich gelegenen warmen Ländergebieten tritt sie aber wesentlich häufiger als bei uns auf (südliche und östliche Mittelmeerküste, Küste des schwarzen Meeres, Aegypten, griechische Inseln). Dort sind reine Epidemien von biliösem Typhoid beobachtet (Griesinger, Sandwirth). Von Schiess und Bitter (bei Netter citirt) wurde noch 1894 das biliöse Typhoid für eine Malariaform und nicht identisch mit Recurrens angesehen.

Bacteriologisches. Die Identität des biliösen Typhoids mit Recurrens ist dadurch bewiesen, dass Spirillen im Blute und in den Milzgefässen der Kranken gefunden wurden (Heydenreich, Lubinoff). Ferner ist durch Ueberimpfungen von Kranken, die an der einen Modification litten, die andere erzeugt worden. Auch sieht man in Epidemien beide Modificationen neben einander vorkommen; beide treten unter denselben Bedingungen auf. Man sieht Uebergänge zwischen beiden.

Von neueren Autoren nehmen Cornil und Babes einen abweichenden bacteriologischen Standpunkt ein. Sie folgern aus ihren Versuchen und Beobachtungen, dass andere Mikroben das biliöse Typhoid als das Recurrensfieber bedingen. Sie halten einen dem Bacterium der Kaninchensepsis ähnlichen Mikroorganismus für den Erreger, der ähnlich den Cholerabacterien in der Darmwand angeordnet ist; auch sollen noch andere Bacterien eine Rolle mitspielen. Die genannten Autoren behaupten, dass das Virus des biliösen Typhoids noch nicht gefunden ist. Soviel geht aus diesen Untersuchungen der genannten französischen Autoren jedenfalls hervor, dass nicht nur die Recurrensspirille bei der Recurrens septica nachgewiesen wird, vielmehr scheinen die Verhältnisse sich wie bei septischen Processen anderer Infectionskrankheiten zu verhalten. Nach dem Eindringen der Recurrensspirillen kommen noch andere, und zwar verschiedene septische Bacterien zur Entwicklung und Wirkung. Aus dieser,

---

[1] Griesinger, Beobachtungen über die Krankheiten in Aegypten (franz. Uebersetzung, 1868, Lemaître). Arch. f. physiol. Heilkunde 1853, Bd. 12, S. 29. Virchow's Handbuch der spec. Path. u. Ther., Bd. II[2]. Französische Bezeichnungen: Fièvre typhoïd bilieuse.

besonders auch von Lubinoff gestützten Anschauung ergibt sich das
Bild des biliösen Typhoids in pathologisch-anatomischer Hinsicht.
Neben den durch die Spirillenschädigung verursachten Veränderungen
finden sich die dem septisch-pyämischen Processe angehörenden Merkmale: Abscedirungen in den verschiedenen Organen, besonders in der
Milz und Leber, und sonstige Zeichen stärkster Toxinwirkung: enorme
Schwellungen der Drüsen, besonders der Milz; ausgebreitete Hämorrhagien, Icterus gravis, Coagulationsnekrosen in Nieren, Leber und Darm.
Es ist Puschkareff beizustimmen, der die anatomische Identität des
biliösen und einfachen Recurrens betont. Selbst gewisse auffällige Befunde
beim biliösen Typhoid, wie die acute Atrophie der Leber kann nicht für
das biliöse Typhoid als charakteristisch bezeichnet werden, da sie auch
bei sehr schnellem und intensivem Recurrensverlaufe beobachtet worden
ist (Erichsen).

Der klinische Verlauf unterscheidet sich anfänglich nicht von
dem des einfachen Recurrens. Auffällig wird aber bald der viel schwerere
Gesammteindruck des Kranken; auf anfängliche Excitation folgt starker
Kräfteverfall, dabei besteht hohes Fieber, sehr ausgeprägter Icterus und
äusserst heftige Gliederschmerzen: vor Allem machen markante Cerebralsymptome, besonders die Benommenheit, das Krankheitsbild sehr ernst.
Die Somnolenz tritt meist um den vierten Tag auf und macht den Zustand
dem eines schweren Typhus abdominalis ähnlich. Neben dem rapiden Ver-
falle treten schwere Erkrankungen von Seiten des Magendarmcanales auf
(trockene Zunge, Erbrechen [blutig oder gallig], oder unfreiwillige dünne
Darmentleerungen); ferner in weitaus den meisten Fällen auch ein sehr
starker Icterus mit seinen Folgezuständen, besonders in der Zeit vom
vierten bis siebenten Tage. Die Milz und Leber sind enorm geschwollen
und intensiv schmerzhaft. Hämorrhagien an der Haut, dem Darme, den
Nieren u. s. w. sind häufig. Was den Fieberverlauf anlangt, so verliert
er den typischen Recurrenscharakter. Er wird unregelmässig, es findet
sich häufiges Frösteln ein mit folgenden Fieberexacerbationen, Schweissen
etc. Zuweilen aber stellt sich die Temperatur gar nicht besonders hoch.
Man sieht auch Fälle, in denen der Rückfalltypus eingehalten wird, wenn
auch die Intermissionen nicht regelmässig, deutlich und vollständig ausgedrückt sind und Krisen ausbleiben.

Was den Ausgang anlangt, so kann er sich verschiedenartig gestalten. Entweder es tritt zwischen dem siebenten und zehnten Tage
Besserung ein, wenn auch meist nicht kritisch (was aber auch beobachtet ist). Bringt dann ein Rückfall nicht die Wiederholung des schweren
Krankheitsbildes, so kann völlige Heilung eintreten. Diese wird auch bei
längerem Bestande der schwersten Erscheinungen noch beobachtet. Allerdings viel öfter ist der Ausgang in Tod. Man hat mehrere Arten des

tödtlichen Verlaufes beschrieben. Entweder stirbt der äusserst afficirte Kranke schnell und unerwartet durch Collaps und plötzlichen Kräftenachlass. Das kann in jedem Momente des Paroxysmus, besonders aber in der Krise eintreten. Gelegentlich führt auch eine Milzruptur zum schnellen Verblutungstode. Zum mehr langsamen Hinsterben kommt es, wenn sich die schwere Infection unter dem Bilde des Status typhosus ausbildet, indem die Kräfte allmälig verfallen. Hiebei sieht man dann soporöse Zustände, Blutungen, Gefährdung durch Decubitus, Unterernährung und Aehnliches. Auch können durch tiefgreifende Localerkrankungen septischer Art die Kräfte aufgezehrt und das Leben bedroht werden. Hierher sind Pneumonien, Pericarditis, Nephritis, Dysenterie, Abscedirungen, Exsudationen und parenchymatöse Entzündungen zu zählen.

Tritt der Exitus in den ersten Stunden und Tagen der Krankheit auf, was auch beobachtet worden ist (Petersburg 1864), so spricht man von syncopaler, oder foudroyanter oder sideranter Form des Recurrens. Dabei treten die Gehirnsymptome ganz besonders in den Vordergrund (Convulsionen, Somnolenz).

Abgesehen von diesem foudroyanten, in Einem Zuge zum Tode führenden Verlaufe hält sich die Dauer der Recurrens septica cum Ictero etwa zwischen 5—14 Tagen. Es ist dabei die Krankheitsverlängerung durch Nachkrankheiten nicht eingerechnet. Immer vollzieht sich die Abschwellung von Milz und Leber langsam und allmälig.

Griesinger betont, dass alle oben erwähnten Erscheinungen bei der biliösseptischen Form denen beim Recurrens entsprechen und in der Natur des Recurrens liegen. Nur sind sie wesentlich tiefergreifend, perniciöser und verbreiteter.

Die Mortalität ist erheblich grösser; sie wird von Griesinger auf 60—70% geschätzt.

Die atypischen Fälle.

Besonderer Erwähnung bedürfen die völlig atypisch verlaufenden Fälle. Von den Leipziger 201 Fällen sind 1·5% Recurrenserkrankungen hierher zu zählen. Von den für unsere Krankheit als typisch anzusehenden Symptomen können in diesen Fällen alle oder mehrere vermisst werden. Fehlt auch der Spirillennachweis, so ist auch die Berechtigung der Zugehörigkeit zum Recurrens bestreitbar; nur das Vorkommen der übrigen Krankheitserscheinungen kann vielleicht noch die Diagnose derartiger Fälle ermöglichen. Es ist ganz unmöglich, hier die verschiedenen klinischen Bilder aufzuzählen, unter denen sich die atypischen Recurrenserkrankungen verbergen können. Am häufigsten finden sich Aehnlichkeiten mit dem Abdominaltyphus, dem Fleckfieber und der Malaria; es kommen aber auch Krankheitsbilder vor, die dem der croupösen oder katarrhalischen Pneumonie, oder einer schweren Bronchitis, oder der cerebrospinalen Meningitis in ihren Verschiedenheiten, oder der Dysenterie, oder einer schweren Influenza ausserordentlich ähnlich sein können. Zuweilen lassen sich derartige unregelmässig verlaufende Recurrensfälle auch gar nicht unter ein bestimmtes Bild rubriciren.

Der Recurrensverlauf in verschiedenen Lebensaltern.

Im Grossen und Ganzen wird der typische Verlauf durch die Altersverschiedenheiten der Kranken nicht wesentlich beeinflusst. Es lässt sich auch nicht constatieren, dass die Art und Zahl der Complicationen und Nachkrankheiten des Recurrens von diesem Moment abhängig sind; die Fieberhöhe und -dauer sind für alte und junge Kranke von demselben ungünstigen Einfluss, wie bei anderen Krankheiten; dies bedarf keiner besonderen Darlegung. Ueber Recurrens im Kindesalter hat Filatow am ausführlichsten berichtet (1897, Vorlesungen über acute Infectionskrankheiten im Kindesalter).

Erwähnt wurde bereits, dass kein Alter immun ist.

Das Alter zwischen 8—13 Jahren ist bevorzugter als das vom zweiten bis zum achten Jahre. Wir erwähnten schon, dass auch Föten und Brustkinder der Erkrankung anheimfallen können. Sie können wohl ausnahmsweise, auch trotzdem die Mutter erkrankt, verschont bleiben. Die Milch überträgt die Recurrenskeime nicht (Fälle von Litten, Epstein). Bei Kindern unter Einem Jahre werden Erkrankungen sehr selten gesehen.

Dass die Kindermorbidität der gut situirten Classen wesentlich geringer ist als die der schlechter gestellten und unhygienisch lebenden, wird von allen Autoren betont. Sie ist aber überhaupt gering und wird nur in schweren Epidemien bedeutender (Griesinger). Sie mag zwischen 2—15% der Erwachsenen schwanken.

Filatow und andere heben die Gleichartigkeit des pathologisch-anatomischen Befundes hervor, den die Kinderleichen mit denen der Erwachsenen zeigen. Die Mortalität ist noch geringer als bei den letzteren und kann auf 1—3% geschätzt werden; es wird der letale Ausgang also sehr selten beobachtet.

Was die Dauer der Krankheitsphasen anlangt, so scheint es, als ob sie eine etwas kürzere sei als beim Erwachsenen. Nach Filatow wenigstens, dem 90 Fälle zur Verfügung stehen, schwankt der

			Tage					Tage
I. Paroxysmus	zwischen	4—10,	in der Mehrzahl dauert er	6—6$\frac{1}{2}$
II. „	„	2—6$\frac{1}{2}$	„ „	„	„	„	3
III. „	„	1$\frac{1}{2}$—4	„ „	„	„	„	2

Die Dauer der Apyrexie I war = 6—8 Tage,

„   „   „   „   II „ = 9   „

Schwankungen in der Dauer der Phasen werden häufig beobachtet, wie dies ja auch bei Erwachsenen der Fall ist. Auch die Zahl der Paroxysmen wechselt bei Kindern sehr; es scheint aber, dass ihre Durchschnittszahl um eins hinter der der Erwachsenen zurückbleibt, und dass Fälle mit einem einzigen Anfalle häufiger seien.

Bezüglich des klinischen Verlaufes und der Schilderung der Symptome können wir uns kurz fassen. Erhebliche Veränderungen gegen das Krankheitsbild der Erwachsenen sind nicht zu constatiren. Die Prodrome pflegen auch bei Kindern zu fehlen, der Beginn ist meist plötzlich und stürmisch. Das Erbrechen ist bedeutend, wenn auch durchaus nicht regelmässig und häufig.

Der Anfang des Fiebers, die schnelle und bedeutende, am zweiten Tage palpable Milzvergrösserung, die erheblichen Kopf-, Leib- und Muskelschmerzen, das Freibleiben des Sensoriums sind wie beim Erwachsenen vorhanden. Nur in schweren Fällen treten die Symptome vom Centralnervensystem in den Vordergrund (Convulsionen, Delirien). Die absolute Fieberhöhe und der Temperaturverlauf in leichten Remissionen, der kritische Schweiss, der starke Abfall der Temperatur in wenigen Stunden, die Erscheinungen am Circulations- und Respirationssystem im Paroxysmus und in der Apyrexie stimmen mit dem der Erwachsenen überein und werden nicht im einzelnen aufgeführt.

Hervorgehoben zu werden verdient, dass die Verdauungsorgane in normalen Fällen nicht erheblich afficirt erscheinen, wenn auch Leibschmerzen häufig sind. Im Fieberstadium besteht häufiger Obstipation als Durchfall; doch kommen auch Diarrhoen vor. Die Zunge bleibt gewöhnlich feucht, trotz des hohen Fiebers.

Der Milztumor — der in ca. 10—15°/₀ der Fälle fehlt — verkleinert sich in der Apyrexie sehr schnell, doch oft nicht völlig. Im zweiten Paroxysmus soll er oft grösser als im ersten sein.

Die Haut zeigt auch im Kindesalter keine specifischen Exantheme; die Miliaria ist oft recht deutlich ausgeprägt.

Auch die Erscheinungen der Apyrexie unterscheiden sich nicht von den oben beschriebenen der Erwachsenen: die Schlafneigung nach der Krisenbeendigung, die anfängliche, schnell vorübergehende Schwäche, die schnelle Rückkehr der Kräfte. Auch der Eintritt und Verlauf der späteren Krankheitsphasen ist der gleiche wie beim Erwachsenen.

Complicationen und Nachkrankheiten sind bei älteren Kindern seltener als bei Erwachsenen, ihre Beschaffenheit und Art aber nicht von denen der letzteren verschieden. Auch sie bedürfen nicht besonderer Darstellung.

Bei Kindern im ersten Lebensjahre gehört Recurrens zu den gefährlichen Krankheiten, weil sich fast immer Complicationen einstellen. In diesem
Alter sah Filatow ausnahmslos Erbrechen eintreten, meist als Initial-
symptom, selten erst später. Durchfall findet sich gewöhnlich in der Apyrexie
und entspricht den kritischen Schweissen der Erwachsenen. Die Schweisse
fehlen bei diesen Kindern. Der genannte Autor hebt das Aufhören der
Durchfälle hervor, die vor dem Krankheitseintritte bestanden. Bronchitis
und lobuläre Pneumonien sind häufig, desgleichen Icterus, Conjunctivitis
catarrhalis und Otitis media purulenta. Muskelschmerzen sind stets vorhanden und meist sehr stark und allgemein, auch Muskelcontracturen
kommen in der Mehrzahl der Fälle vor. Auch Convulsionen sah Filatow.
Die Kräfte gehen rapid und erheblich zurück, auch wenn Complicationen
fehlen. Aus allen diesen Gründen hält Filatow bei Brustkindern das
Recurrensfieber für eine äusserst gefährliche Krankheit, der sie gewöhnlich erliegen.

Recurrenserkrankungen bei Greisen sind aus den früher angeführten
Gründen und Umständen sehr selten. Der Verlauf der Krankheit scheint
keine wesentlichen Eigenthümlichkeiten darzubieten. Bei dem Mangel hierher
gehöriger Krankengeschichten kann ich nähere Angaben nicht machen.

Zusammentreffen von Recurrens mit anderen Krankheiten. Mischepidemien und Mischinfectionen.

Die Geschichte menschlicher Seuchen lehrt die Häufigkeit gemeinsamen Auftretens des Rückfallfiebers mit anderen Infectionskrankheiten.
Ganz besonders oft zeigt sich ein räumliches und zeitliches Zusammentreffen unserer Krankheit mit Febris exanthematicus und Typhus abdominalis. Dabei sind nach Hirsch Verschiedenheiten insofern zu beobachten, als Fleckfieber und Recurrens entweder thatsächlich gleichzeitig
vorkommen. Er führt als Beispiele derartiger Mischepidemien an:

1800—1801 }	
1817—1819 }	Irland, an zahlreichen Orten.
1826	Dublin,
1847—1848	Edinburg, Leith, Glasgow etc. in Schottland,
1847	Krakau,
1865—1869	russische Ostseeprovinzen,
1876	Constantine,
1865	Peking,
1878—1879	Epidemie in Deutschland.

Oder es findet ein Vorherrschen der Exanthematicusepidemie statt,
in der Recurrensfälle vereinzelt vorkommen, so in Oberschlesien 1847
und 1867 und im Krimkriege 1853—1854.

Oder, was am häufigsten zu beobachten ist: zuerst zeigt sich Recurrens in epidemischer Weise und am Schlusse der Epidemie tritt der

Exanthematicus auf. Beispiele: Petersburg 1865, Monmouth etc. in England 1868/69, Berlin 1871, Breslau 1868/69.

Oder endlich die Exanthematicusepidemie geht der Recurrensepidemie vorauf; erst mit dem Nachlasse jener wird dieses Fieber häufiger. Beispiele: Glasgow und Liverpool 1870, Berlin 1868, Posen 1872.

Infolge dieses gemeinsamen Vorkommens ist die Möglichkeit, die drei genannten Krankheiten zu verwechseln, erheblich vergrössert. Es kommt aber noch der verhängnissvolle Umstand hinzu, dass eine nicht unbeträchtliche Anzahl von Recurrenskranken, wie von Typhuskranken, wie auch von Fleckfieberkranken einen nicht typischen Verlauf der Erkrankung darbietet. Das sind die Grenzfälle, die so lange Verwechslungen Thür und Thor öffneten. Selbst heutzutage ist mit den Mitteln bacteriologischer Methodik für eine allerdings wesentlich kleinere Anzahl von Erkrankungen die Erkennung schwer; die klinische Beobachtung allein lässt trotz aller Feinheiten nicht selten im Stich.

Dass trotz der fundamentalen Verschiedenheit der genannten Krankheiten ein so häufiges Zusammentreffen beobachtet wird, beweist, dass die Umstände, unter denen sich diese drei Infectionen epidemisch verbreiten, Aehnlichkeiten und Gemeinsamkeiten aufweisen müssen. Nicht die Krankheitsprocesse selbst besitzen eine so innige Verwandtschaft — obgleich manche Analogica sich aufzählen liessen — als die Umstände und Bedingungen, unter denen sie epidemisch aufkommen.

Man hat darauf aufmerksam gemacht, dass in den Mischepidemien das Recurrensfieber in den ärmeren, der Exanthematicus in den besser situirten Classen vorherrsche. Die Berufe, die in diesen beiden Kategorien thätig sind, werden gleich häufig befallen, so dass äussere Umstände die Verschiedenheit bedingen. Ferner hat sich herausgestellt, dass das höhere Lebensalter mehr für Fleckfieber, das jüngere mehr für Rückfallfieber disponirter erscheint. Rossbach hebt hervor, dass in einer Familie die jüngeren Mitglieder mit Vorliebe von dieser, die älteren von jener Krankheit befallen werden. Soviel ist jedenfalls sicher, dass die eine Krankheit nicht vor der anderen schützt, auch nicht die eine als solche für die andere disponirter macht. Vielleicht spielen aber noch unbekannte Momente mit, denn es soll nicht verschwiegen werden, dass manche Autoren die gegenseitige Erhöhung der Disposition behaupten.

Erwähnenswerth ist die Behauptung zahlreicher Autoren, dass der Charakter der Epidemie der einen Krankheit durch das Hinzutreten der anderen verändert werde. Besonders die älteren Autoren heben diesen Umstand hervor. So bemerkt Botkin: Auf den Gang des Typhus exanthematicus übte die Epidemie des Recurrens einen bedeutenden Einfluss aus. Nach dem Erscheinen desselben veränderte sich der Charakter des exanthematischen Typhus exquisit und es kamen Fälle von Fleck-

typhus zur Beobachtung, welche wir uns berechtigt halten, als gemischte
zu bezeichnen, so bedeutend wichen sie in ihrem Verlaufe von dem gewöhnlichen ab.

Anmerkung. Zurückzuweisen ist die Ansicht Haeser's (Geschichte der
Medicin III, S. 971), 1882, von der möglichen Identität des Exanthematicus und
Recurrensfiebers; er sagt, „die Febris recurrens für eine von dem exanthematischen
Typhus verschiedene Krankheit zu halten, ist bis jetzt kein hinreichender Grund
vorhanden", da die allgemeinen Ursachen beider im Wesentlichen übereinstimmen:
beide entständen durch den Einfluss von Entbehrungen und Luftverderbniss. „Das
‚Gift' des Relapsing-Fever verhält sich durchaus wie ein weniger energisches Typhuscontagium." „Diese Ansicht wird auch dadurch unterstützt, dass das Relapsing-
Fever zu seiner Entwicklung längere Zeit braucht als der Typhus, hauptsächlich
aber durch die Thatsache, dass dasselbe fast ausnahmslos in und neben Epidemien
des exanthematischen Typhus vorkommt, und dass, wie auch Murchison anerkennt, im Beginne der in Betracht kommenden Epidemien zuerst Relapsing, später
der Typhus das Uebergewicht hat und zuletzt dieser allein herrscht. Selbst die
Entdeckung der Spirochäten würde erst dann die specifische Natur der Febris recurrens zu beweisen im Stande sein, wenn es gelänge, durch tadelfreie Züchtungs-
und Impfversuche darzuthun, dass nur sie allein und nicht das Blut als solches
die Träger des Contagiums des Recurrens sind."

Die Mischepidemien von Recurrens und Exanthematicus sind häufig;
dagegen sind einwandfreie Beschreibungen von Mischinfectionen beim
einzelnen Menschen seltener. Häufiger kommt es vor, dass die Krankheiten bei demselben Individuum einander folgen, die eine als Nachkrankheit der anderen folgt.

So findet sich bei Thomsen die Beschreibung eines leichten Falles von
Fleckfieber, an den sich Febris recurrens sine relapsu anschloss.

Mann, am 28. Februar 1880 aufgenommen, seit dem 27. Februar krank.
Seit fünf Tagen will er Ausschlag am Körper haben. Am 28. Februar grosse
Abgeschlagenheit. Temperatur: 40·1, Puls: 100—120. Milzschwellung, Glieder-
schmerzen, die allgemeinen Symptome von Recurrens vorhanden, Spirillen nicht
nachweisbar. Auf Brust, Bauch und oberen Extremitäten kleine, rothe, dicht-
gedrängte, theilweise erhabene Flecke, sowohl vasculöser als petechialer Natur.
Zunahme und Ausbreitung des Exanthems in den nächsten Tagen. Diagnose:
Fleckfieber.

1. März. 41·2⁰.
2. März. 37·3⁰. Abends 37·0⁰. Abblassen des Exanthems. Keine Durchfälle.
3. März. 40·4⁰. Abends 37·3⁰.
Die Temperatur bleibt normal bis zum 9. März, wo Patient einen wohl charakteristischen Recurrensanfall mit Spirillen bekommt, der nach fünftägiger Dauer
und einer starken postkritischen Steigerung auf 41·5⁰ kritisch endet, um in die
Reconvalescenz überzugehen, in der die Temperatur dauernd subnormal bleibt
(35·9⁰ bis 36·8⁰).

5. April. Patient geheilt entlassen.

Einige interessante Angaben hat Rossbach zusammengestellt. Darnach sind
trotz des häufigen Zusammenvorkommens von Rückfallsfieber, Fleckfieber und
Darmtyphus doch im Ganzen selten Menschen zur selben Zeit von zweien dieser
Krankheiten befallen worden. Dass solche Fälle aber vorkommen, beweisen die

Beobachtungen von Griesinger, Murchison, Dümler und Borodulin. Allerdings fehlten den ersteren Beobachtern zur Sicherstellung ihrer Annahme der Nachweis von Spirochaeten. Aber die Borodulin'schen Fälle aus der Botkinschen Klinik scheinen die Annahme von Mischformen sicher zu beweisen. Es sind dies folgende: Bei einem Studenten, welcher am 36. Krankheitstage starb, waren am 5. sowohl wie am 16. Tage Spirochäten, allerdings in spärlicher Menge gefunden worden. Die Section ergab eine mässige Anzahl von Geschwüren der Peyer'schen Plaques, also Darmtyphus; im Leben war der der letzteren Krankheit zugehörige Gang der Fingerwärme zeitweilig alterirt gewesen.

„Aehnlich war es bei zwei anderen Studenten, einer weiblichen Zuhörerin und einer barmherzigen Schwester, deren Erkrankung allerdings mit Genesung endete. Stets fanden sich einzelne, einmal zahlreiche Spirochäten, wiewohl Exanthem und Temperaturgang mehr für Darm-, einmal auch für Flecktyphus sprachen."

Was das Nacheinanderkommen zweier von den genannten Erkrankungen betrifft, so liegt die Angabe vor, dass Reconvalescenten vom Rückfallsfieber viel häufiger an Flecktyphus erkranken als umgekehrt (Werner).

Als fieberfreies Intervall der seltenen Fälle, wo auf Flecktyphus Rückfallsfieber eintritt, hat man eine Zeit von zwei bis fünf Wochen beobachtet (Griesinger, Murchison, Zülzer). C. Werner beschreibt einen Fall, bei welchem im Jahre 1875 Darmtyphus, sodann am 3. März 1880 axanthematischer Typhus, am 13. März kritischer Temperaturabfall, am 17. März wieder Fieber auftrat und nun im Blute eine Anzahl lebhaft sich bewegender Spirochäten gefunden wurde. Es schloss sich kein Relaps an.

Spitz, welcher in Breslau 1878/79 mehrfach Exanthematicus an Recurrens fast unmittelbar sich anschliessen sah, ohne dass eine Gelegenheit zur Infection mit letzterer Krankheit gegeben schien, erklärt dieses Zusammentreffen mit gemeinsamer Incubation beider Krankheiten, wie dies besonders von Griesinger schon vor ihm behauptet worden war.

„In einem derartigen Falle machte es den Eindruck, als ob die Recurrens coupirt worden wäre. Es betraf dies ein zehnjähriges Mädchen, dessen Eltern und zahlreiche Geschwister sämmtlich zur selben Zeit mehrere Fieberparoxysmen durchmachten, während es selbst nur einen Anfall hatte und am zweiten Tage nach Eintritt der Krise wiederum erkrankte. Da der objective Befund beinahe ein völlig negativer war, während die Temperatur sich andauernd hoch hielt, so wurde Verdacht gehegt, dass ein Flecktyphus vorliege. Und in der That rechtfertigte der ganze 12tägige Verlauf sowie das Verhalten der Fiebercurve die Diagnose" etc. Spirillen wurden in diesem zweiten fieberhaften Processe bei täglicher Untersuchung nie gefunden. Diese gegenseitige Abschwächung der Krankheiten ist vielfach bestritten.

Botkin betont, dass in den Mischfällen beider Krankheiten die Abnahme des Milzumfanges nach der Fieberbeendigung bedeutend langsamer als bei reinem Fleckfieber erfolge. Bei reinem Recurrens verlaufe die Abnahme noch langsamer. Icterus und Schweisse träten bei Exanthematicus nur auf, wenn er mit Recurrens vergesellschaftet sei. Auch die subnormale Temperaturerniedrigung träte nur in diesem Falle bei Exanthematicus ein.

Die Mortalität bei Exanthematicus und Recurrens berechnet sich nach diesem Autor auf 8%, bei Exanthematicus in Verbindung mit anderen Affectionen auf 14% und bei Exanthematicus allein auf 19%.

Dass sich Typhus abdominalis und Recurrens in Epidemien nicht selten vergesellschaften, ist vielfach behauptet worden. Es muss betont werden, dass bei der Aehnlichkeit mancher Typhuscurve mit der des Recurrens Verwechslungen beider Krankheiten wohl möglich sind. Insbesondere ist hier an die kurzdauernden Typhen mit Recidiven und Nachschüben und an die langhingezogenen abnormen Recurrensfälle zu denken. Es sind auch Fälle beobachtet, in denen die eine Krankheit nach der anderen den Kranken befiel. Wahre Mischformen sind selten.

Weiter hat man Recurrens mit Meningitis cerebrospinalis zusammen bei demselben Individuum beobachtet. In manchen Epidemien zeigten sich derartige Vermischungen beider Krankheiten öfters, so in Petersburg 1864/65 und in Breslau 1878/79.

Auch Mischepidemien von Rückfallsfieber und Dysenterie sind beschrieben worden.

Endlich sei auch noch auf das zeitliche Zusammentreffen von Malaria und Recurrens hingewiesen, wie es sich besonders in Malariagegenden findet. Dabei ist hervorzuheben, dass eine alte, latent gewordene Intermittens durch Malaria wieder zum Ausbruche gebracht werden kann. Hänisch berichtet von einem hierhergehörigen Falle, desgleichen Riess und Andere. Auffällig ist, dass die Zwischenzeit zwischen beiden Krankheiten ungewöhnlich lang ist (13, 18, 20, 16 Tage). Fälle, in denen die Malaria ohne diese Zwischenzeit sich gleich nach Recurrens herausbildet, sind auch beschrieben worden.

Wie wir schon oben betont haben, nimmt bei abnormem Recurrensverlaufe der Fiebergang nicht selten Formen an, die dem Abdominalis und der Malaria ungemein gleichen, ohne dass diese vorliegen. Ferner sind die Krankheitserscheinungen nicht zu selten ganz ähnlich denen bei cerebrospinaler Meningitis oder dem Abdominalis, oder der Malaria: kurz, es gibt Recurrensfälle, die den Charakter der genannten Krankheiten nachzuahmen scheinen und doch von den Recurrensspirillen erzeugt sind. Auch lässt sich manche Aehnlichkeit in der Uebertragung und im Charakter der Erreger der verschiedenen Krankheiten nennen; es soll aber nicht darauf eingegangen werden.

Bei Hänisch findet sich als Nachkrankheit Variola angegeben. Die Pockenerkrankung trat in der Reconvalescenz des Recurrens auf, ihr Incubationsstadium reichte bis in die fieberhafte Periode desselben zurück.

Die Infection hatte wahrscheinlich während der ersten Intermission stattgefunden, jedoch war etwas Bestimmtes hierüber nicht zu eruiren. Der
Fall — übrigens Variola haemorrhagica — endete letal. Der Recurrensverlauf bot nichts Abnormes dar. Auffällig war, dass die Temperatur
der zweiten Intermission nicht unter 37° fiel. Die Variolaerscheinungen
traten vom siebenten Tage dieser zweiten Intermission an auf: Fieber.
Kopf- und Gliederschmerzen, galliges Erbrechen, Nasenbluten; zunehmende
Mattigkeit u. s. w. Das Exanthem beseitigte nachher bald jeden Zweifel.

Auch Semon beschreibt das Zusammentreffen von Variola und
Recurrens.

Von anderen acuten Infectionskrankheiten wird besonders die croupöse Pneumonie auffällig häufig zusammen mit Recurrens angetroffen;
davon ist schon oben die Rede gewesen. Sie kann in jeder Phase der
Krankheit auftreten.

Was die Verbindung der Lues mit Recurrens betrifft, so scheint keine
der beiden Krankheiten besonders durch das Zusammentreffen beeinflusst
zu werden. — Dagegen wird die Tuberculose, besonders die der Lunge,
meist auffällig verschlimmert, fraglos durch alle die ungünstigen Momente,
die eine so hohe Temperatur wie die bei Recurrens mit sich bringt.

Nierenkranke kommen gleichfalls erheblich durch Auftreten von·
Recurrens in Gefahr; meist wird die Nephritis hämorrhagisch. Doch gibt
es auch Krankengeschichten, nach denen ein bemerkbarer Einfluss des
Rückfallfiebers auszuschliessen ist. Herzkranke vertragen die Fieberanfälle
meist gut; immerhin wird man die Gefährdung in Folge von Herzschwäche
nicht unbeachtet lassen dürfen.

Was den Diabetes mellitus und insipidus mit Recurrens betrifft,
so pflegt bei jenem der Zucker und bei beiden das Harnvolumen mit Eintritt der Fieberanfälle zu sinken und in der Apyrexie wieder zu steigen.
Dauernde Verschlechterungen scheinen nicht zu folgen.

Die Differentialdiagnose.

Die Diagnose des Rückfallfiebers wird entweder durch den Spirillen-
nachweis geliefert oder auf Grund des klinischen Krankheitsbildes und
-Verlaufes gestellt. Ist der Kranke einige Zeit hindurch in Beobachtung,
so ist in regelrechten Schulfällen die Diagnose nicht zu verfehlen. Eine
Anzahl charakteristischer Merkmale erleichtert die Unterscheidung unserer
Krankheit gegen jede andere. Gelingt der Spirillennachweis, so ist die
Diagnose definitiv gesichert. Das Fehlschlagen der bacteriologischen Diagnose kann durch die Wahl einer ungünstigen Untersuchungszeit begünstigt
werden, wenn das Stadium der Verminderung der Spirillen schon einge-

treten ist. Auch bei typischen Krankheitsfällen gelingt in späteren niedrig-
temperirten kurzen Relapsen nur ausnahmsweise der Spirillennachweis,
und bei dem leichten und abortiven Recurrens schlägt die Untersuchung
fast ebenso regelmässig fehl, beides aus den gleichen Gründen: wegen
Kürze der für die Untersuchung zu Gebote stehenden Zeit und wegen
Spärlichkeit der Mikroben; auch bei rechtzeitiger Untersuchung sind sie
meist unsichtbar.

Misslingt aber der Nachweis, den wir mit Recht für wichtig, ja
für unerlässlich für die Diagnose halten, so kann das klinische Bild, wenn
es sonst seine Deutlichkeit behält, noch die Diagnose sichern. Besonders
in Epidemiezeiten kann durch die Häufigkeit der Krankheit der Verdacht
des Beobachters schon hinreichend geweckt sein. Auch sporadische Fälle
entgehen in Folge des auffälligen klinischen Bildes selten der Erkennung.
Es kann allerdings bei misslingender Blutuntersuchung anfänglich nur der
allgemeine Eindruck einer schweren acuten Infection hervorgerufen werden; hier bringt die Krankenbeobachtung den Entscheid. Werthvoll für
die Diagnose ist die bedeutende und rapide Milzschwellung; auch
wenn alle anderen Symptome ausbleiben, kann sie noch vorhanden sein.
Allerdings, die Recurrensdiagnose allein daraufhin aufzustellen, dürfte nur
in Epidemiezeiten möglich und erlaubt sein. Mit dem Milztumor zusammen findet sich meist die Leberschwellung. Ist die erstere undeutlich,
so pflegt auch die letztere zu fehlen. Auch ist in atypischen Fällen die
Milzgrösse meist gering und jedenfalls oft nicht erheblicher als bei vielen
Infectionskrankheiten. Was die Verwerthung des Temperaturverlaufes
für die Diagnose betrifft, so ist in typischen Fällen gewiss ein so charakteristisches Bild vorhanden, dass die Diagnose einen ganz beträchtlichen
Anhalt an ihm gewinnt. Nur wird die Eigenart der Krankheit, in Rückfällen zu verlaufen, dies Bild des Fieberparoxysmus und der Apyrexie,
oft verwischt, und es finden sich so mannigfaltige Uebergänge aller Art,
Verlängerungen, Verkürzungen des Fiebers, niedriges Fieber, atypische
Entfieberung, kurz die Verschiedenartigkeit des Fieberganges, dass die
Bedeutung der Temperaturcurve allein nicht allzu hoch angeschlagen
werden kann. Auch über den schnellen Temperaturanstieg und den kritischen Temperaturabfall mit seiner grossen Differenz im Befinden, in
der Temperatur etc. ist nur zu sagen, dass sie am häufigsten bei Recurrens sind. Zuweilen und gerade bei den schwer diagnosticirbaren Fällen
fehlt der Anhalt, den der Temperaturgang als Ganzes geben kann. Entscheidend für die Diagnose kann nur ausgesprochene Periodicität sein.
Die 5—7—9 tägige Fieberdauer kommt bei vielen acuten Infectionen
vor; leider schwankt die Dauer der Perioden beim Recurrens sehr. Wo
die classischen Symptome auf dem Gebiete des Temperaturganges alle
zusammen vereinigt sind, pflegen auch die anderen Symptome der

Krankheit nicht zu fehlen. Andererseits muss hervorgehoben werden, dass es Formen von Malaria, ferner von Pyämie und Septicämie, von Typhus abdominalis mit Recidiv oder Nachschüben, endlich auch von Pseudoleukämie („chronisches Rückfallsfieber" Ebstein's) gibt, die bezüglich des Temperaturverlaufes in Betracht kommen können. Die Blutuntersuchung muss die Differenzirung der zuweilen ähnlich temperirten Krankheiten übernehmen. Die Schmerzen und die Druckempfindlichkeit der Muskeln sind ja bei Recurrens sehr ausgesprochen; immerhin muss das Gleiche für andere infectiöse Krankheiten zugegeben werden, besonders für Influenza, Meningitis, Rheumatismus; bei genügender Aufmerksamkeit fällt aber auf, dass die rheumatischen Schmerzen bei Polyarthritis, die Schmerzen bei Cerebrospinalmeningitis ihre Besonderheiten haben, so dass die Differentialdiagnose des Recurrens gegen diese Affectionen in dieser Hinsicht nur selten besondere Schwierigkeiten macht. Allein auf Schmerzen hin kann und soll die Diagnose nicht gestellt werden; sie gewinnt nur Stützen dadurch.

Was die mehr allgemeinen Krankheitserscheinungen anlangt, so sind sie nur im Vereine mit den oben genannten, dem Recurrens mehr oder minder eigenthümlichen Symptomen verwerthbar. Hierher gehören aus den Paroxysmen: leichter Icterus, Neigung zu Schweissen, zunehmende Leukocytose und hohe Pulsfrequenz, und aus den Intermissionen: kurze subnormale Temperaturzeit, Neigung zu Oedemen, schnelle Erholung.

Ausserordentliche Schwierigkeiten kann die Diagnose der atypischen und der Mischformen bereiten. Immer wieder muss gerade für diese Fälle auf die Bedeutung der Blutuntersuchung aufmerksam gemacht werden. Durch sie allein kann Klarheit geschaffen werden, ob es sich um Recurrenserkrankungen handelt, die unter der Maske einer Malaria, eines Abdominaltyphus, eines Fleckfiebers, einer Pseudoleukämie etc. verlaufen, oder ob veritable Erkrankungen dieser Art vorliegen.

Trotz genauester klinischer Beobachtung und Verwerthung aller Merkmale im Einzelnen und in der Gesammtheit sind Irrthümer nicht ausgeschlossen. Ganz besonders werthvoll ist deshalb die Serodiagnose geworden. Sie ist bislang für den Abdominaltyphus schon in umfänglicher Weise herangezogen. Auch für das Rückfallfieber ist ein analoges Verfahren ausgebildet. In Folge dessen treten die früher mit unendlicher Sorgfalt ausgearbeiteten differentialdiagnostischen Ueberlegungen erheblich zurück, auf Grund deren die eben genannten Infectionen gegen einander unterschieden wurden.

Die Serodiagnose.

Nachdem das beständige Vorhandensein von specifisch bactericiden Substanzen im Apyrexieblute der Recurrenskranken nachgewiesen, bildete Gabritschewski und nach ihm Loeventhal die serumdiagnostische Methode aus; auch für die Prognose und Therapie ergaben sich aus den Arbeiten dieser Autoren werthvolle Folgerungen. Allerdings wird die Methode durch die Unmöglichkeit, Spirillen in Culturen zu züchten, nur in Epidemiezeiten voll ausnutzbar, wenn spirillenhaltiges Blut zur Verfügung steht; dann tritt sie „in ihr Recht in denjenigen Fällen, in welchen die Kranken entweder in den letzten Stunden vor der Krise oder zu Anfang der Apyrexie, wo sich nur selten im Blute Spirillen noch nachweisen lassen, zur Aufnahme gelangen“ (Loeventhal).

Die Technik des Verfahrens ist analog der der Widal'schen Methode, der sie nachgebildet ist. Ich folge der Darstellung Loeventhal's.

Technik der Serodiagnose.

Aseptische Blutentnahme in Pipetten, und zwar *a)* von einem Kranken, der Spirillen im Blute aufweist, und *b)* von dem zu untersuchenden Kranken. Von beiden Blutsorten wird je ein Tropfen auf einem Objectträger gemischt und luftdicht — mit Wachs umgebenem Deckglas — bedeckt; von dem Spirillenblute wird zur Controle ein Präparat hergestellt und ohne Zusatz gelassen. Stammt das Blut *b)* von einem Recurrenskranken aus der Apyrexie, so sterben in Folge seiner specifischen bactericiden Eigenschaften in kürzerer oder längerer Zeit die Spirillen ab und legen sich geradegestreckt aneinander; im Controlpräparate bleiben sie in Bewegung. Der Zeitunterschied zwischen dem Aufhören der Bewegung in den beiden Präparaten (natürlich im Brutschrank aufbewahrt) hängt von der Stärke der bactericiden Stoffe ab; die Reactionszeit kann von einigen Minuten bis 2½ Stunden betragen. Es hängt die Dauer von der Temperatur und von der Stärke der specifisch bactericiden Stoffe ab. Dabei werden die Spirillen besser sichtbar.

Es hat sich gezeigt, dass die Verwendung von Culturen von Bact. col. commun., Cholera asiatica, Streptococcus erysipel., ferner vom Blute bei Pneumon. croup., Influenza, Febris exanthem., Febris intermittens und Rheumat. artic. acut. die Methode nicht hinfällig macht.

„Die Dauer der Reaction ist abhängig von der Stärke der im apyretischen Blute enthaltenen specifisch bactericiden Stoffe, welche unmittelbar nach erfolgter Krise am intensivsten ist, dann allmälig abnimmt, um kurz vor dem zu erfolgenden Relapse ganz zu verschwinden. Je näher

der Krise also das zu untersuchende Blutserum entnommen wird, um so
schneller wird das Ende der Reaction eintreten, und vice versa, um so
später sich einstellen, je längere Zeit seit dem Beginne des Intervalles
verstrichen ist." Im Allgemeinen ist die Reactionsdauer in den ersten
24 Stunden nach erfolgtem Temperaturabfalle gleich $^1/_2$, seltener $^3/_4$ Stunden.

Ist die Serumreaction negativ, so kann entweder Recurrens nicht
vorliegen, oder es steht ein Relaps unmittelbar bevor, der durch Temperatur, Spirillennachweis etc. sich baldigst documentirt. (Früher durchge-
machte Recurrens ist nicht ohne Bedeutung für die Serodiagnostik.)

Selbst abortive Paroxysmen sind noch durch die Methode zu kenn-
zeichnen, wenn auch die Spirillen nicht nachgewiesen wurden. Endlich
betont Loeventhal, dass „durch gleichzeitiges Vorhandensein zweier
differenter, specifisch bactericider Stoffe im Blutserum die Exactheit einer
jeden Reaction in keiner Weise Einbusse erleidet".

Nach Sawschenko und Menschik (Annales de l'Institut Pasteur 1901)
bilden sich die bactericiden Stoffe nicht an der Impfstelle, sondern im Blute, und
zwar erst nach einiger Zeit, wenn die Spirillen von der Phagocytose ergriffen sind
und nachdem innerhalb der Zellen die Digestion stattgefunden hat. Dies geht aus
den Thierexperimenten und der Analyse der Curven von Leukocytose und den bactericiden Stoffen hervor. Neben der intracellulären Vernichtung geht eine extracelluläre Zerstörung einher in den Körperhöhlen (analog jener der Choleravibrionen). In diesen Körperhöhlen finden sich freie Alexine. Diese sind nicht in den
subcutanen Geweben enthalten, wo der Organismus nur durch Phagocytose reagirt.
Wie die bactericiden sind auch die agglutinirenden Stoffe verschiedenen Ursprunges
und von verschiedenem Werthe für die Pathogenese des Recurrens. Wahrscheinlich
enthält das Blutplasma nicht freie Alexine (Metschnikoff). Also kommt in ihm
auch nicht extracelluläre Spirillenzerstörung vor, welche man im Reagensglas beobachtet. Die Anhäufung agglutinirender Substanzen wird dann durch die Phagocytose bedingt: daraus folgt auch der Werth der Metschnikoff'schen Phagocytentheorie.

In Folge der geschärfteren Methoden der Blutuntersuchung, zu denen
der Spirillennachweis und die Serumdiagnostik zu rechnen sind, sind die
Beobachtungen am Krankenbette im Werthe zurückgedrängt worden.

Prognose und Mortalität.

Die Wichtigkeit einer Krankheit für den Einzelnen wie für die gesammte Bevölkerung richtet sich in hohem Grade nach der durch sie
bedingten Mortalitätsziffer. Um genaue Vorstellungen in dieser Hinsicht
zu erhalten, müssten alle individuellen und allgemeinen Momente eines
bestimmten Zeitabschnittes zu Grunde gelegt werden, in denen die gesammte Sterblichkeit mit der durch die in Untersuchung stehenden Krankheit bedingten verglichen wird. So kann allein die Intensität der Krankheit erkannt werden. Diese Forderungen der heutigen Epidemiologie können

nicht erfüllt werden, da in der Literatur die Vorarbeiten dafür nicht
niedergelegt sind. Wir müssen uns begnügen, einfach die Sterblich-
keitsprocentziffer zu geben, die sich aus der Morbiditätsziffer und der
Todtenzahl ergibt.

Im Allgemeinen kann Recurrens nicht als eine gefährliche Krankheit angesehen werden. Ihre Mortalitätsziffer ist, verglichen mit der anderer infectiöser Processe, gering. Allerdings ist zu betonen, dass die
Epidemien verschiedener Zeiten Schwankungen der Sterblichkeitsziffer
aufweisen.

Tabelle des Sterblichkeitsverhältnisses bei Rückfallfieber.

Jahr	Land, Ort	Autor	Morbi- dität	Morta- lität	in %	
1848—57	London	Murchison	411	11	2·49	
1843	Schottland	Wardell	120	5	4·16	Nach Murchison
„	Edinburg	Douglas	220	19	8·63	„ „
„	Glasgow	Mc. Ghie	2871	129	4·49	„ „
„	„	Smith	1000	43	4·3	„ „
„	Dundee	Arrott	672	7	1·04	„ „
„	Aberdeen	Kilgour	1201	47	3·91	„ „
„	Leith	Jackson	216	10	4·63	„ „
1847/48	Edinburg	Paterson	639	20	3·13	
„	„	Robertson	589	23	3·9	
1848/49	„	officiell	203	8	3·94	
seit 1843	Glasgow	Mc. Ghie	5933	276	5·6	
1847/48	Belfast	Reid	1014	74	7·29	
1864—66	Petersburg	Hermann	7128	853	11·9	
1872/73	Berlin	Fuhrmann	273	18	6·5	
1879/80	Bulgarien	—	233	10	4·3	
„	Danzig	—	315	13	4·1	
1879/81	Berlin	—	1632	47	3·8	
1879/80	Sachsen	—	642	17	2·7	
„	Königsberg	—	360	25	6·94	
„	Giessen	—	186	17	9·2	
„	Swinemünde	—	60	0	0	
„	Magdeburg	Enke	50	1	2	
1872/73	Breslau	Spitz	—	—	7·2	
1878/79	„	„	325	15	4·6	
1869—81	Leipzig	—	201	3	1·5	
1879/80	Greifswald	Hänisch	81	3	3·7	
1885/86	Petersburg	Puschkareff	794	48	6	
1894	Moskau	Loeventhal	555	7	1·26	
1879/80	Jena	Helmkampf	37	1	2·7	
			26961	1750	6·5	

Nach dieser Zusammenstellung sind von 26.961 Kranken 1750 = 6·5% (1 : 15) gestorben. Diese Zahl ist etwas höher als die gewöhnlich angegebene von 2—5%. Mortalitätsziffer nach Ewald 2—7—10%, Rossbach 2·5—10%, Bock und Wyss 2·0%, Küssner und Pott 3%, Eichhorst 2—6—12%, Breslau 2—3%, Prag 2% etc.

Diese grossen Schwankungen in der Mortalität sind von unbekannten Momenten abhängig. Fraglos wird die Prognose einer Epidemie im Wesentlichen beeinflusst durch das Fehlen oder Vorkommen von Mischinfectionen, also gleichzeitigen anderen epidemischen Krankheiten. Reine Recurrenserkrankung ist zwar eine schmerz- und peinvolle, doch im Ganzen gefahrlose Krankheit.

Welche Momente von Einfluss auf den Krankheitsverlauf im einzelnen Falle sind, ist unbekannt. Einzelne Erfahrungen in dieser Hinsicht, die einen Anhaltspunkt zur Prognose abgeben können, mögen hier folgen.

Das Alter des Kranken ist insofern von Bedeutung, als die Erfahrung ergeben hat, dass die Mortalität mit zunehmendem Alter grösser wird: eine Erscheinung, die vielen acuten Infectionen gemeinsam ist. Sie wird für Recurrens von alten und neuen Autoren hervorgehoben.

Murchison berechnet bei 437 Fällen (London 1847) das mittlere Alter = 24·41 Jahre, das der 426 Genesenen = 24·14, das der 11 letalen = 35·09 Jahre. Während die mittlere Procentzahl der Mortalität für jene 437 Fälle 2·49 ist, beträgt sie für das Alter unter 30 Jahren: 0·6% (von 304 nur 2), von 133 über 30 Jahren = 6·7%.

Er führt ferner Douglas an, nach welchem Autor von 215 Patienten (1843)

bei 135 unter 30 Jahren 1 = 0·7% starb,
„ 80 über 30 „ 18 = 22 % starben,
„ 28 „ 50 „ 12 = 42 % „

Ferner in Edinburg (1848/49)

bei 153 Kranken unter 30 Jahren 3 = 2 % starben,
„ 50 „ über 30 „ 5 = 10 % „
„ 9 „ „ 50 „ 3 = 33·3% „

Puschkareff sah von 794 Kranken 48 sterben (= 6%), davon

bei 155 unter 30 Jahren = 10 Todte = 6·4%,
„ 346 über 30 „ = 38 „ = 10·9%,
„ 80 „ 15 „ = 15 „ = 5·5%.

Die Kindersterblichkeit ist gering, nach Filatow circa 3·3% (3 Todte bei 90 Kindern), nach Unterberger 2·5% (1 : 40), in Breslau 1868: 1·2% (1 : 86).

Die Mortalität ist bei Frauen nicht grösser als bei Männern; zwar gibt Murchison für die gegentheilige Behauptung einige statistische Zahlen, er erklärt aber selbst, dass damit ein Widerspruch zu anderen Beobachtungen gegeben ist. Ich vermag für diese Frage keine beweisenden Zahlen aufzustellen. Wie das Geschlecht, so scheint auch die Constitution und die Ernährungsweise ohne wesentlichen Einfluss auf den Ausgang der Krankheit zu sein. Dabei darf selbstverständlich die Bedeutung von Momenten, die die Constitution wesentlich geschwächt haben, nicht ausser Rechnung gesetzt werden. Besonders der Alkoholismus und die durch ihn bedingten Veränderungen der Organe sind selbstverständlich nicht zu übersehen, insonderheit bei einer Krankheit, welche an Herz, Leber und Milz so eingreifende Ansprüche stellt. Die frühere Lebensweise, frühere Krankheiten und Entbehrungen können unmöglich ohne Bedeutung für den Verlauf und den Ausgang der heftigen Krankheit sein. Nur kann dieser Factor schwer in Zahlen zum Ausdruck gebracht werden. Die Umgebung, in der der Kranke sich bei der Infection und beim Krankheitsausbruche befindet, erscheint nicht ohne Bedeutung. Es ist bekannt, dass in überfüllten Räumen Erkrankende in höherem Procentsatz sterben als die, welche unter guten sanitären Verhältnissen die Krankheit durchmachen. Vielleicht finden durch die Verschiedenheit dieser Factoren die auffälligen Mortalitätsdifferenzen ihre Erklärung, welche aus verschiedenen Krankenhäusern und Privathäusern während Einer Epidemie berichtet werden.

Im Beginne von Epidemien ist die Mortalität grösser als gegen Ende. Es ist vielfach beobachtet worden, dass die schweren Erkrankungen zu jener Phase häufiger sind als zu dieser. Es kann dieser Satz durch die Statistik belegt werden (Murchison, Pribram und Robitschek und Andere). Auch die Jahreszeit soll insofern nicht ohne Einfluss sein, als behauptet worden ist, dass in den rauheren die Complicationen des Respirationstractes häufiger seien.

In den uncomplicirten Fällen ist die Prognose gut. Auch von den Krankheitsfällen mit Complicationen gehen noch viele in Heilung über, wenn auch jede Complication die Prognose ernst macht. Bei biliöser septischer Recurrens ist sie direct schlecht; es beträgt die Mortalität in diesen Fällen 60%.

Es brauchen die hohen Werthe der Temperatur und des Pulses an sich die Prognose nicht zu trüben. So sehr beides im Vordergrunde der Beobachtung steht oder zu stehen scheint, so wenig beherrscht es doch die Situation. Beides ist, wenn nicht excessiv, prognostisch ohne hervorragende Bedeutung. Das Fieber wird auch von schwächlichen, alten und jungen Kranken gut vertragen. Selten ist der unglückliche Ausgang allein dem Fieber als solchem zuzuschreiben. Von den anderen Symptomen sind die septischen von ernstester Bedeutung. Dazu sind zu zählen: Benommenheit, Hämorrhagien in Haut, Schleimhaut und inneren Organen und stärkerer Icterus. Schon die scheinbar geringwerthigen Erscheinungen dieser Art sind nicht unbedenklich. Alle cerebralen Symptome, wie Delirium, Stupor, Convulsionen, Tremor, Singultus, sind schwerwiegend. Sie

finden sich eben hauptsächlich bei schwerem Verlaufe. Von den nephri-
tischen Erscheinungen sind die hämorrhagischen nicht ohne schwer-
wiegende Bedeutung.

Zu betonen ist, dass ein scheinbar gutartiger Verlauf zu jeder Zeit,
besonders aber in der Krisis und auf der Höhe der Krankheit eine
schlimme Wendung nehmen kann. Umgekehrt sieht man aber auch den
Umschlag zum Guten in scheinbar schlimmen Fällen. Stets sei man auf
den Eintritt von Collaps bedacht, besonders zur Zeit der Krise.

Jede Complication macht den Fall schwer. Die verschiedenen Complicationen sind oben aufgeführt; ihre Bedeutung soll hier nicht nochmals
betont werden. Die durch sie ermöglichten Todesbedingungen sind ausserordentlich mannigfaltig und theils primärer, theils secundärer Art. Vielfach sind sich anschliessende Infectionen wesentlich bedeutungsvoller als
die ursprüngliche mit den Spirillen. Neben dem Eindringen von Streptococcen und Staphylococcen ist an die Bedeutung der Pneumococcen, der
Erysipelcoccen, der Erreger von Meningitis, Dysenterie, Tuberculose und
noch vieler anderer Affectionen zu erinnern. Jedenfalls scheint es keine
Krankheit zu geben, die Recurrens ausschliesst oder die durch Recurrens
ausgeschlossen wird.

Betont mag endlich noch werden, dass — wie Küssner hervorhebt
— bleibende Nachkrankheiten zu den seltensten Vorkommnissen gehören,
so dass im Allgemeinen die Prognose bei Recurrens nicht nur „quoad
vitam", sondern auch „quoad valetudinem completam" meist gut ist.

Am meisten soll die Zeit nach der zweiten Krise Empfänglichkeit
für Complicationen und Folgekrankheiten aufweisen. Dies bezeugen eine
grosse Anzahl von Autoren.

Ein ganz besonderes Interesse erregte bereits früh die Frage nach
der Vorhersage des Relapseintrittes. Sowohl für den Kranken wie für den
Arzt ist es in ätiologischer, hygienischer und ökonomischer Hinsicht von
Wichtigkeit, zu wissen, ob ein Anfall der letzte ist, oder ob ihm ein
zweiter und dritter folgen wird. Bislang ist jeder Versuch, ein Mittel
oder ein Symptom ausfindig zu machen, das für die Vorhersage der
Dauer und des Verlaufes der Krankheit verwendbar wäre, fehlgeschlagen.
Zu derartigen Versuchen wurden herangezogen die genauesten Analysen
des Temperaturganges, der Pulsbeschaffenheit, der Körpergewichtsschwan-
kungen, der Milzgrösse, der Harnmenge, der Leukocytenzähl — man kann
ohne Uebertreibung sagen: alle Symptome der Apyrexie und des Paroxysmus. Die dabei von Autoren wie Senetz, Friedreich, Oks, Mosczutkowski und Anderen mit vielem Scharfsinn gewonnenen Resultate
blieben in prognostischer Hinsicht unbefriedigend.

Es verspricht die Serumprobe nun auch auf diesem Gebiete zu einem
wesentlichen Fortschritte zu verhelfen. Gabritschewsky verwerthete

14*

nämlich die specifisch bactericiden Eigenschaften des apyretischen Blutserums zu prognostischen Zwecken. Loeventhal hat weiter die „Seroprognose bei Febris recurrens während der Apyrexie" ausgebaut.

Es liegt ihr das Factum zu Grunde, dass von Beginn der Apyrexie
an die Intensität der specifisch bactericiden Eigenschaften des Blutes abnimmt und kurz vor dem Relaps gleich Null ist; aus dem langsameren
oder schnelleren Abnehmen dieser Eigenschaft ist das Mittel gewonnen,
zu erkennen, ob ein Anfall bevorsteht oder nicht.

Aus der Grösse des von Gabritschewsky als „bactericider Coefficient" benannten Verhältnisses der Spirillenlebensdauer im normalen zu
der im mit apyretischem Serum von Recurrenskranken vermischten Blute
kann die Prognose gestellt werden. Nach der Zeitdauer, welche bis zum
Reactionseintritte nothwendig ist, bemisst sich der bactericide Coefficient,
d. h. die Grösse des Quantums der specifisch bactericiden Stoffe im Serum.
„Das Verfahren ist ganz dasselbe wie für die Diagnosenstellung, nur ist
für die Seroprognose von Wichtigkeit, aus welcher Periode des Paroxysmus das Spirillen enthaltende Blut entnommen wird. Kurz vor der Krise
sind die Spirillen den bactericiden Stoffen gegenüber weniger resistent;
es tritt ein schnellerer Ablauf der Reactionsdauer ein, der aber ein künstlich erzeugter ist und länger angehalten hätte, falls die Spirillen lebens-
fähiger gewesen wären." Loeventhal räth für die Bestimmung der Seroprognose der späteren apyretischen Tage Spirillenblut aus den ersten
Paroxysmustagen zu benutzen.

Von Loeventhal sind folgende Erfahrungen über die Werthigkeit des Serums gemacht:

I. Für die ersten zwei bis drei Tage der Apyrexien:

a) Eine Reactionsdauer von $^1/_2$—$^3/_4$ Stunden ist prognostisch unsicher;

b) bedarf es zum Reactionsablaufe längere Zeit, so ist ein Relaps die Regel.

II. Für den vierten, fünften und sechsten Tag der Apyrexien:

a) Eine Reactionsdauer von $^1/_2$—$^3/_4$ Stunden spricht für Ausbleiben eines Relapses;

b) Eine Reactionsdauer von 1 Stunde ist prognostisch unsicher;

c) die Reactionsdauer von $1^1/_2$—2 Stunden spricht für Relapseintritt.

III. Vom siebenten Tage an:

a) bei Reaction von $1^1/_2$—2 Stunden folgt immer ein Relaps;

b) bei Reaction von einer Stunde folgt Relaps nicht.

Ferner ergab sich aus den Beobachtungen, dass, wenn diese zuletzt
angegebene Stärke der specifisch bactericiden Körper einmal am siebenten
Tage der Apyrexie auftritt, diese Hochwerthigkeit immer bis zum Schlusse
des Beobachtungstermins (14 Tage) anhält.

Aus den bisher gemachten Erfahrungen folgte auch, dass die einmal gebildeten specifisch bactericiden Stoffe im Organismus sich viele
Monate erhalten können.

Prophylaxe und Therapie.

Die Bekämpfung der Recurrensepidemien basirt auf den Kenntnissen von dem Aufkommen und der Verbreitung der Seuche. Da sie ihre Hauptverbreitung unter der Classe der Wanderer und der Besucher der Asyle, Gefängnisse, niederen Herbergen und Pennen findet, so ist die sanitätspolizeiliche Aufmerksamkeit auf diese und ähnliche Oertlichkeiten zu richten. Es muss die Vagabondage bekämpft und das Verkehrswesen scharf überwacht werden. Ganz besondere Aufmerksamkeit verdienen die Gefängnisse, die engbewohnten Arbeiterquartiere und alle die Orte, in denen es zum Zusammenflusse von Menschen kommt. Die Massnahmen haben sich sowohl auf die Desinfection der Einzelräume, Lüftung, Weissen, Streichen des Bodens zu richten, wie auf Assanirung des ganzen Gebäudecomplexes. Die Utensilien in den Räumen, Bettzeug, Wäsche, Kleidung u. s. w. sind durch Hitze und Dampf zu sterilisiren. Einfache Lüftung, Reinigung und Ausklopfen genügt nicht. Das Ungeziefer der Gebäude wie der Kleidung und der Utensilien muss ganz besonders bekämpft werden. Da an die Closetanlagen, die Wasserbeschaffenheit, die Nahrungsmittel und den Boden das Contagium nicht geknüpft ist, bedarf es für sie nur der allgemeinen sanitären Massnahmen.

In Krankenhäusern und Lazarethen hängt die Weiterverbreitung in gleicher Weise wie in jenen eben genannten Räumen von der Aufrechterhaltung von Sauberkeit ab. Eine Sichtung der Eingelieferten durch eine Aufnahmestation ist, wie stets, gerade auch für Recurrensepidemien erwünscht. Ein besonderes Augenmerk ist auf das Wartepersonal und die Angestellten von Gefängnissen und jenen oben genannten Oertlichkeiten zu richten. Hierher zählen auch die Gefangenentransporteure, Droschkenkutscher und ähnliche, mit den Kranken auch nur vorübergehend zusammenkommende Personen.

Die Krankenhäuser, desgleichen die Gefängnisse, Asyle etc. sind am ehesten dadurch vor Infectionen zu schützen, dass man die Neuaufzunehmenden in einem besonderen Raume gründlich badet, mit desinficirter Anstaltskleidung versieht und die mitgebrachte Kleidung sterilisirt.

Bei der Aufnahme in alle diese Anstalten ist ein besonderer Nachdruck auf die Feststellung der Marschroute zu legen; dabei müssen die in Anspruch genommenen Gast- und Unterkunftshäuser genau festgestellt werden. Bei hinreichendem Verdachte ist für behördliche Reinigung dieser Brutstätten der Epidemie zu sorgen. Dabei fasse man die mannigfachen Möglichkeiten directer und indirecter Ansteckung und die durch Abnormitäten im Krankheitsverlaufe geschaffenen Gefährdungen möglichst eingehend ins Auge. Durch verständige sanitätspolizeiliche Massregeln, durch ein planvolles Zusammenarbeiten der Verwaltung und der Medicin ist eine Recurrensepidemie im Entstehen zu localisiren und ihr Fortschreiten durch Präventivmassregeln einzudämmen. Die Schaffung von Quarantänezimmern, Aufnahme- und Beobachtungsräumen in Epidemiezeiten ist an den Landesübergangsstellen ebenso wünschenswerth wie für Gefängnisse und Lazarethe. Bei durchgreifender und energischer Ueberwachung im Einzelnen, reichlicher Anwendung von Bädern und Desinfection der Utensilien ist die Quarantäne aber kaum nöthig, da eine Weiterverschleppung der Krankheit auf Gesunde unter hygienischen Verhältnissen so gut wie nicht stattfindet und nur der, der die Krankheit schon in sich trägt, erkrankt.

Der beste persönliche Schutz besteht zweifellos darin, mit Recurrenskranken nicht zu verkehren und die Infectionsherde nicht zu betreten. Ist der Verkehr und Contact von berufswegen nicht zu vermeiden, so gibt eine peinliche Sauberkeit wohl am meisten Aussicht, der Krankheit zu entgehen. Doch ist die Gefahr überhaupt nicht erheblich.

Was die Behandlung des einzelnen Kranken anlangt, so sei zunächst auf einen vielfach nachdrücklich hervorgehobenen Punkt aufmerksam gemacht. Es ist beobachtet, dass die in Einem Raume zusammenliegenden Kranken häufig zu gleicher Zeit ihre Relapse und Intermissionen durchmachen. Man hat deshalb verlangt, dass in Einem Raume nur Kranke aus demselben Stadium der Krankheit unterzubringen sind und noch besser jeder Kranke zu isoliren ist. Diese letztere Forderung wird schwerlich in Epidemien durchzuführen sein, die erstere ist leichter zu erfüllen. Ob durch dieses Isolirungssystem, wie man meinte, in der That die Zahl der Rückfälle auf ein Minimum reducirt werden dürfte, erscheint zum mindesten zweifelhaft.

Die medicamentöse Therapie der Krankheit ist völlig erfolglos. Es ist weder gelungen, die Krankheit selbst noch die einzelnen Anfälle zu beeinflussen. Allgemein hat man sich auf die exspectative und symptomatische Behandlung beschränkt.

Versuche sind mit einer grossen Anzahl von Medicamenten gemacht worden: Chinin-, Salicylpräparate, Resorcin, Antipyrin und die anderen Antipyretica sind probirt worden. Entweder ist gar keine Beeinflussung des Krankheitsprocesses erzielt oder nur eine geringwerthige der Temperatur. Durch kein Mittel ist die Zahl, die Dauer und Schwere der Anfälle verringert; auch das einst gerühmte Calomel (Oks) und Arsen (Bogondow) hat zum mindesten nicht sicheren Erfolg.

Am meisten Lob verdient noch eine massvolle Wasserbehandlung in Form von Bädern und Umschlägen, die temperaturherabsetzend und schmerzlindernd wirkt und auch die Neigung zu Hypostase, Decubitus, nervösen Erscheinungen am besten bekämpft. Doch ist dabei nicht beobachtet, dass der Krankheitsprocess abgekürzt worden ist.

Die Behandlung der einzelnen Symptome bedarf keiner speciellen Auseinandersetzung; sie unterscheidet sich in nichts von den auch bei anderen Krankheiten nothwendigen Massnahmen. Man schaffe allgemein hygienisch gute Bedingungen für das Zimmer und das Lager, sorge für reichliche Luft und fleissige Waschungen, bekämpfe den Durst und ernähre mit einfacher und leichter Fieberdiät. Die Zeit der Apyrexien und der Reconvalescenz verwende man zur Kräftigung und halte Schädlichkeiten vom Kranken ferne. Die mannigfachen Complicationen sind gleichfalls vom allgemeinen und speciellen ärztlichen Standpunkte aus zu behandeln.

Durch die Kenntniss der specifisch bacterciden Stoffe im Blute der Recurrenskranken sind neuerdings causaltherapeutische Bestrebungen in Gang gebracht worden. Auch sie verdanken wir Gabritschewsky und Loeventhal, welche die bei anderen Krankheiten gewonnenen Immunisirungsanschauungen auf die Recurrensbehandlung übertrugen und die Serotherapie inaugurirten.

Die mit der Serumbehandlung bislang erreichten Resultate sind ermuthigend genug, um fortgesetzt zu werden.

Loeventhal berichtet folgendes: Die Injectionen werden fast ausnahmslos gut vertragen. Abscedirungen sind selten, besonders im Vergleiche zu dem Vorkommniss bei anderen Heilserumeinverleibungen. Das Antispirochätenserum wird vom Pferde gewonnen. Die Injectionen werden in der Apyrexie vorgenommen und haben nur bei Beimengung kleiner Hämoglobinmengen geringe Temperaturerhebungen bis $37 \cdot 2$ und $37 \cdot 5^0$ zur Folge, wie sie in der Apyrexie auch ohne Serumeinverleibung beobachtet werden. „Es bleibt somit die Frage offen, ob solche unbedeutende Schwankungen als Serumwirkung betrachtet werden können oder nicht."

Eine wesentliche Beeinflussung der einzelnen Erscheinungen des Krankheitsbildes im Fieberstadium ist nicht zu constatiren gewesen. Die Symptome von Seiten des Respirations- und des Circulations-, wie des Digestions- und Nervenapparates sind bei den Geimpften nicht andere als bei den Unbehandelten. Auf die Haut und Nieren scheint sogar eher eine gewisse ungünstige Folge nicht zu selten wahrnehmbar zu sein.

Die Temperaturbewegungen bei den Behandelten zeigen Neigung zur Unregelmässigkeit, die aber von der auch sonst bei Recurrens beobachteten nicht wesentlich abweicht.

Die Wirksamkeit des Antispirochätenserums ergibt sich vor Allem aus der Verlängerung der Apyrexien bei den Geimpften. Es ist das so zu erklären, dass die Menge der specifisch bacterciden Substanzen im Blutserum durchschnittlich eine grössere gewesen sein muss als bei nichtinjicirten Kranken. Jedoch reicht sie noch nicht hin, um vollständiges Immunsein zu erzielen und so den Relaps ganz in Fortfall zu bringen.

Als Zeitpunkt der ersten Injection von Serum soll der dritte Tag der ersten Apyrexie gewählt werden, wenn im Blute die specifisch bactericiden Substanzen sich verringern. „Wird jetzt ein genügendes Quantum von bactericiden Substanzen dem Organismus zugeführt, so können sich wahrscheinlich die noch im Blute zurückgebliebenen Keime nicht weiter entwickeln und die Krankheit schliesst mit dem ersten Anfalle ab. Eine zweite Injection wird am fünften Tage wiederholt. Ist dieser Zeitpunkt verpasst, so bleibt der Erfolg bei Verwendung des bis jetzt noch schwachen Serums aus. Die Injectionen von Antispirochätenserum am fünften Tage des ersten Paroxysmus, sowie der Beginn einer solchen specifischen Behandlung vom zweiten Anfalle an muss als nutzlos bezeichnet werden, da der Beweis für die Abkürzung des Anfalles, respective das Ausbleiben eines Relapses nicht unantastbar ist. Hat man die Behandlung im ersten Anfalle begonnen, so muss sie noch während der ersten Apyrexie fortgesetzt werden."

Die von Loeventhal erzielten Resultate gibt folgende Uebersicht wieder:

Mit Antispirochätenserum Behandelte	Nicht specifisch, sondern nur symptomatisch Behandelte
Von 84 starben . . . . . 1 = 1·2%	Von 152 starben . . . . 10 = 6·5%
„ 83 blieben ohne Relaps 39 = 47 %	„ 140 blieben ohne Relaps 18 = 12·8%
hatten Relaps 44 = 53 %	hatten Relaps 122 = 77·2%
davon 1 Relaps 31 = 37·3%	davon 1 Relaps 46 = 32·9%
2 Relapse 11 = 13·1%	2 Relapse 65 = 46·5%
3 „ 1 = 1·3%	3 „ 10 = 7·1%
4 „ 1 = 1·3%	4 „ 1 = 0·7%

Die Zahl von 47% von Recurrens sine recursu unter den Geimpften ist auffällig hoch; es ist fast das Vierfache der Zahl der specifisch nicht behandelten Kranken ohne Relaps und fast das Zweifache der in günstigen Epidemien vorkommenden Zahl von Recurrens sine recursu.

Die Dauer des Krankenhausaufenthaltes der mit Heilserum Behandelten betrug 30, der ohne diese specifische Behandlung Gebliebenen 36·8 Tage.

Literaturübersicht.

Bis zum Jahre 1865 hat Murchison in seinem Werke „Die typhoiden Krankheiten" die Literatur fast lückenlos zusammengestellt. Die dort aufgeführten Werke sind in folgender Uebersicht nicht erwähnt. Die von mir gegebene Zusammenstellung enthält die Werke von 1865—1901.

Adamück, Ueber Augeninfectionen in Folge von typh. Proc. Wratsch., S. 1041, in Nagel's Jahresb. 1894.

Albrecht, Recurrens bei einem siebenmonatl. Fötus. St. Peterb. med. Woch. 1878, Nr. 20.

— " " " " 1880, " 1.

— " " " " 1884, " 14.

— Beitrag zur Kenntniss der Entwicklung der Spiroch. Obermeieri. Deutsch. Arch. f. klin. Med. 1881, XXIX.

Alleged, The actbreak of relaps. fever in Bombay. Med. Times a. Gaz. Lond. 1877, II.

Arand, F. J., Abhandlung von drei Krankheiten unter dem Volke im J. 1871/72.

Archiv für Ohrenheilkunde 1879 (Die bei Typhus exanthem. etc. auftretenden Erkrankungen der Gehörorgane).

Armstrong, Lancet London 1873.

Arndt, R. Virch. Arch., Bd. 78 (1880).

Arnott, Case of fever closely resembling relapsing etc. Bombay 1882. Transact. Med. a. Physic. Soc.

Arnould, Arch. géner. de méd. 1867, I, II, IX, X.

— Dict. encyclop. de sc. médic. Paris 1877.

Aubert, Von dem mit Gelbsucht complic. Typhus (de la peste etc. Paris 1840, 10).

Aufrecht, Berl. klin. Wochenschr. 1868, Nr. 69.

— Berl. klin. Wochenschr. 1869, Nr. VI (Mitth. aus d. Magdeb. Krankenh. 1869, Epid.).

Azéma, L'union méd., Paris 1866, XXXI.

Babad, Annal. de la soc. de méd. de Montpellier, Bd. 28.

Baldou, De la fièvre réc. Bull. Acad. de méd. Paris 1864/65. XXX.

Barberis, Febbre ricorrente tifoidea; guasigione Osservatore, Torino 1873, IX, 40—43.

Barness, J. K., Circular Nr. 6. Reports on the extent and nature of the materials available for the preparation of a medical and surgical history of the rebellion. Philad. 1866, p. 113.

Baschenow, Zur Technik der Blutuntersuchung auf Recurrensspirillen. Russ. Gaz. Botkina 1892. — Ref. Baumgarten, Jahresbericht 1892.

Bateson, Indian. Ann. Med. Sc. Calcutta 1867.

Baumgarten, Jahresber. über die Fortschritte in der Lehre v. d. pathogenen Mikro-Organismen, Jahrg. I, 1855.

Baxa, Betrachtungen über Febr. rec. Wiener med. Wochenschr. 1865, XV.

Becker, Thüring. Corresp.-Bl. 1879, VIII.

— Berl. klin. Wochenschr. 1880, Nr. 23.

Begbie, Relaps fever. Reynolds system of Medicine 1866.

Behse, Hausepidemie von Febr. rec. Petersb. med. Zeitschr. 1868, XIV.

Berger, Les maladies des yeux. Paris 1892.

Bergeron, Bull. Acad. de Méd. Paris 1864/65, XXX.

Berkleff, Wochenbl. der k. k. Gesellsch. der Aerzte in Wien 1865.

— Wiener med. Woch. 1865, XV.

Bernhard, Berl. klin. Woch. 1869, VI. Drei Fälle von Febr. rec.

Bernstein, Petersb. med. Bote 1864, Nr. 29.

— Gaz. méd. de Paris 1865.

Berry, Lancet 1865, I.

Beust, Ueber Compl. bei Typh. rec. mit Delir. tremens. Inaug.-Dissert. Greifswald 1869.

Bidniakow und Rindorski, Russ. Wratsch. 1880, I.

Biermer, Deutsche med. Wochenschr. 1878.

van Biervliet, La fièvre récurrente en Belgique. Bull. de l'acad. de méd. de Belgique 1867.

— Presse méd. belge 1868, VII, VIII.

Birch-Hirschfeld, Deutsch. Arch. f. klin. Med. 1874, XIII.

— Schmidt's Med. Jahrb, Nr. 176, Heft 2.

Beau, Encyklop. der Ohrenheilk. 1900. Rückfallsfieber.

Bliesener, Ueber Febr. rec. Inaug.-Dissert. Berlin 1873.

Blumenthal, Lancet 1865, I.

Blyth, The relapse in famine fever. Med. Times a. Gaz. London 1870.

Bock, cf. Wyss und Bock.

Boeck, Norsk. Mag. for Laegevidensk. 1874, III, IV.

Botkin, Russisch, Im. Wratsch. St. Petersburg 1880, I.

— Die med. Klinik. Berlin 1867 und Wien. Wochenschr. 1865, XXI.

— Berl. klin. Wochenschr. 1864, I.

Borodulin, St. Petersb. med. Wochenschr. 1878, III.

Bourse, Arch. de méd. nav. 1876, juin.

Bouvet, Arch. de méd. nav. 1867, VIII.

Brandt, Die Recurrensepidemie in Cronstadt im J. 1885. Anhang d. Mannenjourn., October 1886.

Brieger, Bericht etc. Charité annal. 1881, VI.

Brodrich, Madras quart. Journ. of med. Sc. 1866, juli.

Brodziak, Das Vorkommen des Typh. rec. im J. 1868/69 in Greifswald. Inaug.-Dissert. 1874.

Brunner, Die Infectionskrankheiten. Stuttgart 1876.

Buchner, Febr. rec., dessen Verhütung und Heilung. München 1865.

Buckley, Relapsing fever. Calif. M. Gaz. San Franc. 1869/70, II.

Budberg, Ueber Febr. rec. Eine Skizze der Berliner Epidemie von 1872/73. Dissert. 1873 (Ewald).

Burnett, Practical account of the fever commonly called the bilious remittent fever, as it appeared in the ships etc. London 1813.

Carstens, Inaug.-Dissert. Dorpat 1880.

Carter (H. Vandyke), Aspect of the blood. spirill. in relaps fever. Brit. med. Journ., 1. Oct. 1881.

— Brit. med. Journ., Nov. 1877.

— Med. and Chir. Transactions 1880, III.

Carter (H. Vandyke), Med. Chir. transactions 1878, Bd. 60.

Carter (H. Vandyke), Spirill. fever, synonyms, famine or relaps. fever as seen in Western India. London 1882.

— On the lately demonstrated blood contamination and infectione disease of the rat and of equines in India. Scientific memoirs by the medical officiers of the army in India. Calcutta 1888.

— Lancet. London 1879/81. On the successfull treatement of Spiroch. Obermeieri.

Caspar, Berl. klin. Wochenschr. 1880, Nr. 23.

Charcot, Compt.-rend. Soc. de biol. Paris 1866.

Chevers, Notes on the relapsing fever of India. Med. Presse a. Circ. London 1880. XXIX.

— Med. Times a. Gaz. London 1880, I.

Clark, On relapsing fever. Med. Rec. New York 1870/71, II, 1.

— Indian. Ann. M. Sc. Calcutta 1869/70, XIII.

— Reports upon epidemic. fever of a contagious type in some of the jails in the N. W. provinces 1861.

Clymer, Note on the history of relapsing fever in the United States. New York 1869/70, IV.

— New York Med. 1870, XI.

— Med. Times Philad. 1870/71.

Cohn, Beiträge zur Biologie der Pflanzen, Th. II.

— Deutsche med. Wochenschr. 1879, Nr. 16.

Cookson, Indian Med. Gaz. Calcutta 1867, II.

Cornil und Babes, Les bactéries, II.

v. d. Corput, L'epidémie de fièvre récurrente, observée à St. Pétersbourg en 1865. Bruxelles 1865.

Coste, Considérations pratiques sur la fièvre récurrente. Montpellier 1873.

Cotton, Twelwe cases of relapsing fever. Stat. Rep. Healter Navy 1872; London 1874.

Coze und Feltz, Recherches cliniques et expérimentales sur les maladies infectieuses 1872.

Cutbush, Amer. med. and phil. Regal 1811, I.

Danchertson, Norw. Norsk. Mag. f. Laegeridensk. Christiania 1865.

Dedreux, Ueber Febr. rec. Inaug.-Dissert. Berlin 1872.

Denmark, Med. chir. Transact. 1815, VI, 296.

Dickson, Report ou an epid. etc. 1878/79. Indian. Med. Gaz. Calcutta 1880.

Diamantopulos. Wien und Leipzig 1888. Urban & Schwarzenberg.

Dimmer, Wien. med. Wochenschr. 1884, Nr. 34.

Djatschenko, Das rückkehrende Fieber. Medicinsky Westnik (russ.) 1875 (41—50).

Doubowitzky, Russ. Gaz. méd. de Paris 1865, XX.

Duclaux, Annal. de l'institut Pasteur, V, 564.

Duffin und Kelley, Med. Times a. Gaz. London 1869, II.

Duncan, Prov. med. and surg. Journ. 1847, nov., 524.

Dorpater med. Zeitschr. 1874, V.

Ebers, Zeitschr. f. klin. Med. 1858, Bd. IX, Heft 1—2.

Ebstein, Die Recidive des Typhus. Habilitationsschrift. Breslau 1869.

Eck, Fall von Febr. rec. mit Urticariaexanthem. Wiener med. Wochenschr. 1869, XIX.

— Aerztl. Intell.-Blatt. München 1865.

Edholm, Stockholm 1868; Hygiea-Förhdl. 173.

Ehrlich, Beiträge zur Kenntniss der Anilinfärbung und ihrer Verwendung in der mikroskop. Technik. Arch. f. mikr. Anatomie, Bd. 13.

Ehrlich, Verhandlungen der physiol. Gesellsch. Berlin 1879, Nr. 20.

— Zeitschr. f. klin. Med., Bd. I, p. 553 ff.

Eichhorst, Specielle Pathologie und Therapie, Bd. IV.

Eichwald, Beiträge zur Chemie der Eiweissstoffe 1873, Heft 1.

Engel, Die Obermeier. Spirillen. Berl. klin. Wochenschr. 1873, Nr. 35.

— Oesterr. med. Jahrb. 1846, III.

Enke, Ueber den Rückfallstyphus. Inaug.-Dissert. Halle a. S. 1879.

— Deutsche med. Wochenschr. 1880.

.— Verhandlungen d. Ver. f. öffentl. Gesundheitspflege. Magdeburg 1882, X.

Erichsen, St. Petersb. med. Zeitschr. 1875.

Estlander, Ueber Chorioiditis nach Febr. typhosa recurr. Arch. f. Ophthalm. Berlin
    1869, XV.

Eulenburgs, Realencyklopädie, XVI (Ewald).

Ewald, Irish Hosp. Gaz. Dublin 1874.

Ewetzky, Centralbl. f. prakt. Augenheilk. Leipzig 1897.

Fälle von Recurrensfieber. Brit. med. Journ. London 1869, II, 436. — Remission on
    fifterday; relapse on thirteenth day; second remission on seventeenth day. Ibid. 534.

Felix und Markovitz, Wiener med. Wochenschr. 1865, XV.

Feuerbach, Ein Fall von Febr. rec. aus dem Garnisonslazareth Eichstädt. Aerztl. In-
    telligenzbl. München 1878, XXV.

Fiedler, Ueber Febr. rec. Jahresber. der Gesellsch. f. Natur- und Heilkunde in Dres-
    den 1878/79.

Flint, New York med. Journ. 1870, XI.

Flügge, Mikroorganismen. II. Aufl., 1886.

Förster, Bez. der allgem. Leiden und Organerkrankungen zu Veränd. und Krankheiten
    des Sehorganes. Leipzig 1877.

Fox, Med. Times a. Gaz. London 1870.

Fräntzel, Ueber Krisen und Delirien bei Febr. rec. Virchow's Arch. f. pathol. Anat.
    etc. Berlin 1870.

Frari, Storia della febbre epid., che regni a Spalato nell' anno 1817. Padova 1818
    (Ozanam III, 203).

Frazer, Dublin med. Presse 1848, XX.

Freymuth und Poelchau, Recurrens und Kairin. Deutsche med. Wochenschr. 1883,
    Nr. 14—16.

Friedreich, Das Auftreten der Febr. rec. in Deutschland. Deutsch. Arch. f. klin. Med.
    1880, XXV.

— Der acute Milztumor. Volkmann'sche Hefte, Nr. 75, S. 3.

Fritz, Zu der 1879/80 in Berlin herrschenden Epidemie der Febr. rec. Charité-Annal.
    1879, Berlin 1881, VI.

Fuhrmann, Ueber die Mortalität der Berliner Recurrensepidemie von 1872/73, soweit
    dieselbe in der Med. Universitätsklinik zur Beobachtung gekommen ist. Inaug.-
    Dissert. Berlin 1874.

Gabritschewsky, La médicine moderne 1896, Nr. 59.

— Annal. de l'institut Pasteur 1896, Nr. 11.

— Russ. Arch. f. Pathol., klin. Med. u. Bacteriol. 1896, Bd. II.

Galassi, De febre rec. Congr. méd. de toutes les nations 1869. Bologna 1870.

— Della febbre rec. per.; osservationi Giorn. med. di Roma 1867, III.

Galligo, Firenze 1865, L'Union. 41 u. 47.

Gee, Brit. med. Journ. London 1870, II.

Gerhard, Verhdlg. der phys.-med. Gesellsch. in Würzburg, XV, 1881.

Geissler, Die Verbreitung der Febr. rec. in den Krankenhäusern des Königreiches
    Sachsen im J. 1879. Deutsche med. Wochenschr. 1881, Nr. 2.

Geissler, Sammelberichte in Schmidt's Jahrbüchern 1875, 1882, 1885.

Girgensohn, Die Recurrensepidemie in Riga etc. Deutsch. Arch. f. klin. Med. 1876/77, XIX.

Gluge, Quelques mots sur la fièvre récurrente, qui a régné en 1859 à Blankenberghe. Bulletin de l'académie de médecine de Belgique 1865.

Goopia, Burdwan fever 1872. Indian Med. Gaz. Calcutta 1873, VIII.

Gorjatscheff, Vom rückkehrenden Fieber. Dissert. (russ.) 1868.

Götz, Virchow's Arch. 1848, Bd. II, S. 269.

Grätzer, Statistik über die öffentliche Armenpflege und den Typhus exanthem. zu Breslau 1869. Breslau 1870.

— Statistik der Epidemie von Febr. rec. in Breslau im Sommer 1868. Abhandlungen der schles. Gesellsch. f. vaterl. Cultur; Abth. f. Naturw. u. Med. Breslau 1870.

v. Grauvogel, Prophylaxis gegen den Typh. rec. Nürnberg 1865.

Gray, Relapsing fever in the Punjab. Rep. Punjab, Lahore 1869, IV.

Griesinger, Infectionskrankheiten. Virchow's Handbuch 1864.

Günther, Ueber die Färbung der Spirillen in Blutpräparaten. Fortschr. der Med. 1885, III, Nr. 23.

— Lehrbuch der Bacteriologie 1895.

Guttmann P., Ueber die Parasiten im Blute bei Recurrens. Virchow's Archiv 1880.

Guyard, Étude sur la fièvre typhoide à rechute. Paris 1876.

Haenisch, Compl. und Nachkrankheiten des Typhus rec. (Greifswald). Deutsches Arch. f. klin. Med., XV, S. 53.

Haeser, Geschichte der Medicin, Bd. III.

— Geschichte der epidemischen Krankheiten. Jena 1865, S. 633.

Haeubler, Febr. rec. in Leipzig. Inaug.-Dissert. Leipzig 1900.

Haller, Studium über Febr. rec. und deren Verhältniss zu verwandten Krankheitsformen. Vierteljahrsschr. f. die prakt. Heilkunde. Prag CII—CIV.

Hanau, Zeitschr. f. klin. Med. 1887, XII.

Hand, New York med. Journ. 1870, XII.

Hartmann, Naturgesch.-med. Skizze der Nilländer. Berlin 1865.

Haugk, 1893, Erkrankungen des Ohres bei allgem. Erkrank., S. 102.

Hecht, Deutsche med. Wochenschr. 1879 und 1880.

Hecker, Geschichte der neueren Heilkunde. Berlin 1839.

Heitler, Bericht über die im J. 1875 etc. Wiener med. Jahrb. 1876.

Helmkampf, Die Recurrensepidemie zu Jena 1879/80. Jena 1881.

Hermann und Küttner, Febr. rec. Wiener med. Presse 1865, VI.

Hermann, Petersb. med. Zeitsch. 1867, XII, und 1876, Nr. XVI.

— Hufeland's Journ. 1896, Heft 3.

Hesse, Inaug.-Dissert. Leipzig 1869.

Hessen, Grossherzogthum, Veröffentl. des Kais. deutschen Gesundheitsamtes. Berlin 1880, und Med. Gesetzgeb. Berlin 1880, VI.

Heydenreich, Klin. und mikroskop. Untersuchungen über die Parasiten des Rückfallstyphus. Berlin 1877.

— St. Petersb. med. Wochenschr. 1876, Nr. 1.

Heyfelder, Bullet. acad. de méd. de Belge. Bruxelles 1865, und Wien. med. Wochenblatt 1865, XXI.

Hinze, Vorhersage eines neuen Fieberanfalles bei Febr. rec. St. Petersb. med. Wochenschr. 1886, Nr. 39.

Hirsch, Histor.-geogr. Pathol., I.

Hirschberg, Berl. klin. Wochenschr. 1868, V.

Holsti, Stockholm 1879. Nord. Med. Arch., XI.

Hónl, Febr. rec. Sammelber. und Ergebnisse etc. von Lubarsch-Ostertag 1896, III. Jahrg.

Huff, Ueber Febr. rec. Dorpat 1884.

Hunter, Med. Times a. Gaz. 1877, nov. 569.

Huppert, Arch. der Heilkunde 1869, X.

Hüter, Ueber die Veränderungen der rothen Blutkörperchen durch Sepsis und durch septische Infection. Berl. klin. Wochenschr. 1873, Nr. 31.

Jaccoud et Dechambre, deren Dictionnaire, Artikel von Arnould und Richard.

Jacquett, Relaps. fever. Med. a. surg. Reporter. Philad. 1870, XXII.

Jacksch v., Wiener med. Wochenschr. 1884.

Jankowsky, Przegl. lek. Kraków 1865, IV.

Jessen, Zur Aetiologie und neuesten Geschichte der Febr. rec. Berlin 1870.

Jogischess, Statist. Material über den Typhus rec. 1886. Dissert. St. Petersburg.

Jukes, Relaps fever etc. Brit. med. Journ. London 1870.

Iwanowsky, Lehrb. der path. Anatomie.

v. Kaczorowski, Przegl. lek. Kraków 1869, VIII, und Berl. klin. Wochenschr. 1872, Nr. 23.

Kannenberg, Charité-Annalen 1878. Berlin 1880, V.

Kartulis, Deutsche med. Wochenschr. 1888, XIV.

Karlinsky, Zur Kenntniss des fieberhaften Icterus. Fortschr. d. Med. 1890, Nr. 5.

— Weitere Beiträge zur Kenntniss des fieberhaften Icterus. Fortschr. d. Med. 1891.

Kast, Ueber Rückfallsfieber bei multipl. Sarcom. Jahrb. d. Hamb. Staatsanst. 1890.

Kennedy, Casual remarks on some complications of fever, now existing in Dublin. Dublin Med. Press 1850, XXIII.

Kernig, Petersb. med. Zeitschr. 1867, XII, und 1870.

Key, Förh. Svens. Läk-Sällsk.-Sammank. Stockholm 1866.

Knies, Die Beziehungen des Sehorgans etc. Wiesbaden 1893.

Knipping, Beitrag zur Kenntniss des Rückfallstyphus. Deutsch. Arch. f. klin Med. XXVI.

Knoch, Presse médic. 1865, XIX.

Koch, Mitth. aus dem kais. Gesundheitsamte. Berlin 1881, Bd. 1.

— Deutsche med. Wochenschr. 1879, Nr. 16, 27, 30.

Kohlschütter, Merseb. ärztl. Correspondenzbl. 1870, 1 u. 2.

Körnig, Ueber die Abscesse der Milz nach Recurrens. Milit. Med. Journ. 1869, II.

Kraepelin, Centralbl. f. Psychol. u. Nervenkrankheiten 1881, XI, XII.

Kramsztyk, Gaz. lek. Warschau 1882, 2.

Kraus, Allgem. Wien. med. Ztg. 1865, X.

Krause, Ueber einige Fälle von Febr. rec. Inaug.-Dissert. Würzburg 1886.

Kremiansky, Lancet 1865, Juni, und Med. Klinik 1865, Juli.

Kriloff, Zur Pathologie der typhoiden Krankheiten. Protokoll des Vereines der russ. Aerzte in St. Petersburg 1866/67.

Kriwoschein, Ueber Veränderungen in Leber etc. Dis. St. Petersburg 1883.

Krüger, Ueber exanthem. Typhus. Inaug.-Dissert. Würzburg 1855.

Kühn, Deutsche med. Wochenschr. Berlin 1880.

Küssner und Pott, Die acuten Infectionskrankheiten. Braunschweig 1882, Bd. IV.

Küttner, Wochenbl. der k. k. Ges. der Aerzte in Wien 1865, XXI, und Wien. med. Wochenbl. 1865, XV.

— Petersb. med. Wochenbl. 1865, VIII. D. Klinik 1865.

Labes, Ueber Febr. rec. Königsberg 1869.

Laboulbène, De la fièvre réc. France méd. Paris 1880, XXVII, und Gazette des hôp., Nr. 125.

Lacaze. L'Union 1865.

Lachmann, Klin. und experim. Beobachtungen aus der Recurrensepidemie in Giessen im Winter 1879/80. Deutsch. Arch. f. klin. Med., XXVII.

Lancet, 1872—1873.

Langbein, Inaug.-Dissert. Leipzig 1870.

Lange, Beobachtungen am Krankenbette. Königsberg 1850.

Langowoi, Ueber d. Febr. rec. etc. Centralbl. f. innere Med. 1894, XV.

Laptschinski, Centralbl. f. d. med. Wiss. Berlin 1875, Nr. 13.

— Dissert. (russisch) 1875, S. 61.

Laskowsky, Medizinsky Westnik 1876.

Leared, Rec. fever at St. Marco Hospital. Lancet. London 1870, I.

Lebert, Deutsch. Arch. f. klin. Med. 1870, Bd. VI, VII.

— Jahresber. der schles. Gesellsch. f. rat. K. 1868. Breslau 1869.

— Bullet. de l'acad. de méd. 1868 (Sept. u. Oct.).

— Berl. klin. Wochenschr. 1868, V.

— Ziemssen's Handbuch der Pathologie und Therapie, Bd. II.

— Aetiologie und Statistik etc. 1873.

Lecorché, Relaps. fever. Dict. encycl. de sc. méd. Paris 1875.

Lederer, Wiener med. Presse 1878, XIX.

Lee, Death from relaps. fever, complicated by pneumonia and misearriage at the seventh month of pregnancy. Med. Gaz. New York 1870, IV.

— Complications of relaps. fever. Med. Rec. New York 1870/71, V.

Leiblinger, Wiener med. Wochenschr. 1868, Nr. 54 u. 55.

Leo, Ueber einen Fall von Febr. rec. Sitzungsber. der niederrhein. Gesellsch. f. Natur- und Heilk. zu Bonn 1880, 7, in Berl. klin. Wochenschr. 1883.

Leube, Klin. Beilage zu den Correspondenzblättern des allgem. ärztl. Vereines von Thüringen 1874 und Specielle Diagnostik etc.

Lewin, Virchow's Arch., Bd. 78.

Lewis, Quart. journ. of mikroskop. science 1879 u. 1884.

Lewonewsky, nach Rudneff in Virchow-Hirsch Jahrg. 1867, II.

v. Limbeck, Grundriss der klin. Pathologie des Blutes 1896, II. Aufl.

Lipski, (Russisch) Ejmed. klin. gaz. St. Petersburg 1881, I.

Litten, Deutsch. Arch. f. klin. Med. 1874, XIII.

Loeventhal, Deutsches Arch. f. klin. Med. 1896, Nr. 57.

— Deutsch. med. Wochenschr. 1897, Nr. 35 u. 38, und 1898, Nr. 24.

Logetschnikow, Ueber Entzündung des vorderen Abschnittes der Chorioidea des Ciliarkörpers als Nachkrankheit der Febr. rec. Arch. f. Ophth. Berlin 1870, XVI.

London spec. report. Nov. 1869.

— rep. med. off. Council. London 1870.

Longhi, Cenni sulla febbre ricorrente. Giorn. d. med. mil. Turino 1865, XIII.

Loomis, A clinical lecture on relaps. fever. Med. Rec. 1870/71, V.

Lösch, Wien. med. Wochenschr. 1869, XIX.

Lubimoff, Pathol.-anat. Erkrankungen bei Typh. bilios. Virchow's Arch., Bd. 98.

— Ueber das biliöse Typhoid. Wratsch. 1884, Nr. 14 u. 15.

— Tagesbericht des ärztl. Vereines zu Kasan 1880, Nr. 24.

— Centralbl. f. d. med. Wiss. 1879, 46, und Med. Centralbl. 1881, 46.

Luchhau, Ohren- und Augenkrankheiten bei Febr. rec. Virchow's Arch., Bd. 82.

Lüderitz, Mitth. über Febr. rec. Corréspondenzbl. des allgem. ärztl. Vereines von Thüringen. Leipzig 1880, IX.

Lutostanski, Dwuty godnik med. pub. Krakow 1878, II.

Lyons, B treatise on relapsing or famine fever. London 1872, X.

Lyons, Relaps. fever in Laver Bengal. Indian. Med. Gaz. Calcutta 1871, VI, u. 1872, VII.
— Rep. Com. Bengal 1873. Calcutta 1874.
Mac Auliffe, Mémoire sur la fièvre à rechutes ou relation de l'épidémie qui a régné en 1865 à l'établissement de la Rivière. Arch. de méd. navale 1868.
Mac Cormick. Dublin med. Presse 1847, XVIII.
— Dublin med. Presse 1846, XVI.
Macdonald, Observations on a probable case of relapsing fever, simulating epidemie cerebro-spinal meningitis. Stat. Rep. Health 1865. London 1868.
Madras Quart. Journ. of med. sc. 1862, April, 423.
Mamurowski, Ein Fall von intrauteriner Infection mit Recurrens (russisch). Med. Rundschau 1892, Nr. 2 (Virchow-Hirsch 1895).
— Die Färbung der Recurrensspirillen. Russ. med. Obozrenie 1893, Bd. 37. Ref. Baumgarten, Jahresber. 1893.
— Ueber Veränderungen der Recurrensspirillen vor dem Ende des Anfalles. Russ. med. Obozrenie 1894, Nr. 20. Ref. Baumgarten, Jahresber. 1895.
Manasseïn, Zur Lehre von den Spiroch. Obermeieri. St. Petersb. med. Wochenschr. 1876, 18.
Maximowitsch, Recurrens in Bulgarien (Feldzug). St. Petersb. med.Wochenschr. 1879, IV.
Meissner, Ueber Febr. rec. etc. Schmidt's Jahrb. Leipzig 1866, Bd. 129, und ibidem Bd. 136, 145, 146, 155.
Merke, Die Desinfectionseinrichtungen im städt. Barackenlazareth zu Moabit (Berlin). Virchow's Arch., Bd. 77, S. 498 ff.
Meschede, Königsberger Epidemie. Virchow's Arch., Bd. 87, 1882.
— Wiener med. Presse 1879, XX.
— Med.-chir. Centralbl. Wien 1880, XV, 626.
Metschnikoff, Virchow's Arch., Bd. 109.
— Arch. de méd. navale, April 1893.
Metz, Ueber das wiederkehrende Fieber. (Russ.) Wolnno medicinsky Journ. 1870 Th. 108, XXIX.
Meurer, Beobachtungen über Febr. rec. Würzburg 1881.
v. Meurer, Die hämorrh. Diathese und ihr Vorkommen bei Rec. Dissert. Berlin 1873.
Michnewsky, Aus dem Berichte über die im Ismailow'schen Temporärhospital ausgeführten Sectionen vom 15. Mai 1865 bis 8. Jänner 1866. Med. Neuigkeiten 1866, Nr. 4 u. 5.
Mickwitz, Om febr. recurr. Helsingfors 1866.
Miller, Epid. relaps. fever. Pacif. M. a. S. Journ. San Francisco 1874/75.
Minch, Moskowsky wratschebry Westnik 1874, Sept., Nr. 1.
Moczutkowski, Deutsch. Arch. f. klin. Med., XXX, 1881, und XXIV, 1879.
— Experim. Studien über die Impfbarkeit typhöser Fieber. Centralbl. f. d. med. Wiss. 1876, Nr. 11, und Med. Centralbl. 1876, Nr. 14.
— Petersb. med. Wochenschr. 1878, Nr. 27.
— Arch. f. klin. Med. 1879, XXIV. Materialien zur Pathologie und Therapie des Rückfallstyphus.
— Wratsch. St. Petersburg 1880, I, 311; übersetzt im Centralbl. f. klin. Med. Bonn 1880.
Moore, Remarks on Dr. Lyons Treatise on rel: or famine fever. Indian med. Gaz. Calcutta 1873, VIII, 169, 203, 231.
— Statistical report of the cases of relaps. fever at Bellevue Hospital. New York med. Journ. 1870, XI.
Morache, Note sur une épidémie de typhus avec cas de relaps. fever (Recueil. mém. méd. militaire 1866).

Morache, Annales d'hygiène 1870, Janv.
Moskowski, Wratschebny Westnick 1874, Sept., Nr. 1.
Mosler, Erfahrungen über die Behandlung etc. Med.-chir. Centralbl. Wien 1879, XIV.
— Deutsch. Arch. f. klin. Med. 1872 und ibidem, Bd. X.
— Berl. klin. Wochenschr. 1868, Nr. 69.
— Deutsche med. Wochenschr. 1879, V.
— Correspondenzbl. mittelrhein. Aerzte 1868, II.
Mühlhäuser, Virchow's Arch. 1884, Bd. 97.
Muirhead, Relaps. fever. Edinb. Med. Journ. 1870/71, XVI.
Müllendorf, Deutsche med. Wochenschr. 1879. 48—50: Ueber Rückfallstyphus nach Beobachtungen im städt. Krankenhause zu Dresden 1879.
— Jahresb. der Gesellsch. f. Natur- und Heilkunde in Dresden. Berlin 1879—1880.
Müller, Die Typhusepidemie in Loetzen 1869. Berl. klin. Wochenschr. 1869, VI.
Murchison, Lancet 1869, II.
— Tr. Path. Soc. London 1870, XXI.
— Die typhoiden Krankheiten 1867.
Murray, Lancet 1866, Juni 638.
Namias und Guérin, Ital. Giorn. venet. di sc. med. Venezia 1865.
Naunyn, Berl. klin. Wochenschr. 1874, Nr. 7.
— Centralbl. f. Bacteriol. u. Parasitenk. 1888, IV.
— Mittheilungen aus der Klinik zu Königsberg. Leipzig 1888.
Nederl. Tijdschr. v. Geneesk. Amsterdam 1865.
Netter, Traité de médic. 1896, II (Brouardel).
Niemeyer, Pathologie, Bd. V.
Nikikorow, Zur Frage der Färbung der Spirochäten des Rückfallstyphus. Russ. Wratsch 1887, Nr. 8. Ref. Baumgarten, Jahresber. 1888.
— Zur path. Histologie der Milz bei Recurrens. Ziegler's Beiträge 1892, XII.
Obermeier, Ueber das wiederkehrende Fieber. Virchow's Arch. 1869, Bd. 47.
— Vorkommen feinster, eine eigene Bewegung zeigender Fäden im Blute von Recurrenskranken. Centralbl. f. d. med. Wiss. 1873, Nr. XI.
— Berl. klin. Wochenschr. 1873, Nr. 32—36.
— Berl. klin. Wochenschr. 1868, Nr. 29 u. 30.
O'Dea, A brief sketch of relaps. fever. Dominien Med. Journ. Toronto 1869/70, II.
Oks, Russ. im Wratsch. St. Petersburg 1881, II, 164—190. Uebers. Deutsch. Arch. f. klin. Med. Leipzig 1881, XXX; ibid. 1881, II, u. Arch. f. Psychiatr. u. Nervenheilkunde 1879, X.
Olvera, Recucidencia del tabardillo. Observader med. Mexico 1874—76, III.
Oppenheim, Zeitschr., XVII, 538 ff.
Outbreak, Of relaps. fever in the city of Bombay. Lancet. London 1877, II.
Palladios, Griechisch. Galenus. Athen 1880. p. 241 ff.
Parry, Observat. on relaps. fever etc. Americ. Journ. Med. Philad. 1870.
v. Pastau und Riesenfeld. Die erste Epidemie von Febr. rec. in Schlesien. Virchow's Arch. 1869, Nr. 47.
Pasternacky, Wratsch 1890, analysé par Baumgarten. Centralbl. f. Bacteriol. 1893, I.
Pelikan, der ältere, Mittheilungen aus dem Gebiete der Heilkunde. Leipzig 1845, 111.
Peltzer, Erkrankung des Chorioidaltractus nach Febr. rec. Berl. klin. Woch. 1872, Nr. 37.
Perrey, Edinb. med. and surg. Journ. 1844, Juli, 62.
Petersen, Milzruptur bei Recurrens. St. Petersb. med. Wochenschr. 1882, Nr. 37 u. 38.
Petersburger med. Woch. 1876, Nr. 17, u. Petersb. Corresp. d. Wien. med. Woch. 1865, 29—31.

Petrowsky, Deutsch. Arch. f. klin. Med. Leipzig 1880/81, XXVIII.
Pilz, Eine kleine Recurrensepidemie. Jahrb. f. Kinderheilk. Leipzig 1873, N. F. VI.
Platzer, Ueber Febr. rec. Verh. der phys.-med. Gesellsch. in Würzburg, 1881, N. F. XV, p. 1, 2.
Plinatus, Russisch im Med. Vestnik. St. Petersburg 1867, VII.
Ponfick, Anat. Studien über den Typhus rec. Virchow's Arch. 1874, 60, Nr. 26.
— Centralbl. f. med. Wissensch. Berlin 1874, Nr. 25.
Poniklo, Zur Kenntniss d. Febr. rec. Wiener med. Presse 1878, XIX.
Popoff, Ueber die Veränderungen des Muskelgewebes bei einigen Infectionskrankheiten. Med. Anzeiger 1875, Nr. 18—20.
Pott, cf. Küssner und Pott.
Prchal, Oesterr. med. Wochenschr. 1874, Nr. 49 u. 51.
Přibram und Robitschek, Studien über Febr. rec. etc. Prag 1869.
— Prager Vierteljahrschr. f. prakt. Heilkunde 1869, Nr. 26.
— Sitzungsber. des Ver. prakt. Aerzte 1867, Nr. 26.
Prölss, Berlin 1872.
Purefoy, Dublin med. Press 1847, XVIII.
Puritz, Virchow's Arch. 126, 1891. Chronisches Rückfallsfieber.
Puschkareff, Zur path. Anatomie der Febr. rec. (Epidemie 1885/86, St. Petersburg). Virchow's Arch., 113.
Rabagliati, On relaps. fever with special relations to the epidemie in Bradford in 1869/70. Edinb. Med. Journ. 1873, XIX.
Rabinowitsch, Ueber Augenerkrankung nach Typh. rec. Russ. Referat im Centralbl. f. prakt. Augenheilk. 1893, XVII.
Reger, Inaug.-Dissert. Berlin 1868.
Relaps. fever, Med. Times and Gaz. London 1869, II.
— — Med. Press and Circ. London 1869, VIII.
— — Brit. Med. Journ. 1870, I.
— — and ragraney. Med. Press and Circ. London 1869, VIII.
— — J. Ration. Med. Cincin. 1860, I.
— — N. Eng. M. Gaz. Bost. 1870, V.
— — (Report) Tr. M. Soc. Penn. Phila. 1871, 6, s. II.
— — or famine fever. Pacific M. et S. J. Fran. 1869/70, n. s. III, 449—453, und Lancet. London 1873, I.
Reuss, Ueber das Wesen der Exantheme, Bd. 1. Hufeland's Journal, Bd. 58, Stück 3.
Ribalkin, Russisch im Wratsch. St. Petersburg 1882, III.
Riecke, Der Kriegs- und Friedenstyphus in den Armeen. Potsdam 1848.
Riegler, Die Türkei etc., II.
Riesenfeld, Virchow's Arch. 1869, Bd. 47.
Riess, Berl. klin. Wochenschr. 1868, V, Nr. 22.
— Berl. klin. Wochenschr. 1869, VI, Nr. 31 u. 32.
— Deutsche med. Wochenschr. 1879, Nr. 51 u. 52.
— Deutsche med. Zeitschr. 1879, Nr. 8. Uebersetzt: Ippocratico Fano 1869, XVI.
Risel, Deutsche med. Wochenschr. 1880, Nr. 11, 51 u. 52.
Robinson, Lancet. London 1870, II, u. 1871, I.
Rogan, Observations on the condition of the middle and lower classes in North of Irland etc. London 1819.
Rolle, Krakau, Przegl. lek. 1865, IV.
Röser, Ueber einige Krankheiten des Orients. Augsburg 1837.
Rosenberg, Zur Casuistik d. Febr. rec. Wiener med. Presse 1865, VI.

Rosenstein, Virchow's Arch., Bd. 43.

Rosenthal, Virchow's Arch. 1856, Bd. 10.

Ross, On relaps. fever. Med. Press and Circ. London 1870, IX.

— Report on relaps. fever i. St. Gilis Dist. 1869/70. London 1870.

— General report on the lunatic-asyl in the Bengal Residency 1868.

Rossbach, Rückfallsfieber. Aus Handbuch der spec. Pathologie und Therapie von v. Ziemssen. III. Aufl, 1888, II, Theil IV.

Rothlauf, Die Epidemie in Athen, Sommer 1835. Athen 1836.

Roy, Burdwan fever. Indian Med. Gaz. Calcutta 1873, VIII.

Rudneff, Ueber den Typhus, der in St. Petersburg von September 1869 bis März 1870 herrschte. Protokolle des Ver. russ. Aerzte 1869/70.

Russegger, Reisen in Europa etc., III.

Saccharjin, Febr. rec. in Moskau. Wiener med. Wochenschr. 1866, XVI.

Sackaroff, Spirochaete anserina et la septicémie des oies. Annal. de l'institut Pasteur 1891 und Baumgarten, Jahrb. 1889, IV.

Saemisch, Arch. der Augenheilkunde.

Sander, Deutsche Klinik 1861, 7.

Santopadre, Sulla febr. ricor. Osservatore Torino 1873, IX.

Sarnow, Der Rückfallstyphus in Halle a. S. 1879. Inaug.-Dissert. 1882.

Sawtschenko und Melschich. Annal. de l'institut Pasteur 1901, Juli. Immunität bei Febr. rec.

Scheglow, Febr. rec. melanaemica. Vorjenno-med. St. Petersburg 1868.

Schill, Die Typhus recidive. Jena 1876.

— Deutsche med. Wochenschr. Berlin 1876, II.

Schmidt, Drei Fälle von Psychose nach Typhus. Inaug.-Dissert. Gryph. 1873, S. 15.

Schmidt-Rimpler, Die Erkrankungen der Augen im Zusammenhange mit anderen Krankheiten (Nothnagel's Handbuch 1898. Hölder, Bd. XXI).

Schneider, Ueber Febr. rec. Dissert. Leipzig 1870 und Inaug.-Dissert. Berlin 1876.

Schobelt, Beschreibung der Epidemie in der Altmark im J. 1772. Berlin 1773.

Schultzen, Annalen der Charité. Berlin 1869, XV.

Schurrer, Geogr. Nosologie. Stuttgart 1813.

Schwartz, Charakter und sanitätspol. Bedeutung der diesjährigen Recurrensepidemie, Deutsche med. Wochenschr. 1880, VI.

Scott, Lancet 1868, Dec. 796 (Norte Skiels).

— Lancet 1870, Nov. 684 (Man montshire).

Semon, Zur Recurrensepidemie in Berlin 1871/72. Inaug.-Dissert. 1872.

Senator, Berl. klin. Wochenschr. 1871, Nr. 32, u. 1871, VIII.

Senetz, Beiträg zur Lehre von der Vorausbestimmung des Anfalles bei Febr. rec. St. Petersb. med. Wochenschr. 1884.

Seyferth, Frischer Typhus rec. Fall in Langensalza. Correspondenzbl. des allgem. Aerztever. von Thüringen. Weimar 1879, VIII.

Shattneck, Relaps. fever. Cycl. Pract. M. New York 1881 (suppl. 25—32).

Shaw, Rash in relaps. fever. Brit. Med. Journ. London 1870, I.

Sillian, Fièvre à rechutes. Paris 1869.

Sismaul, Griechisch. Galenus. Athen 1880.

Smidt, Stat. Mitth. über Febr. rec. aus dem städt. Bar.-Laz. Berlin. Berl. klin. Wochen-schrift 1880, Nr. 52.

Smith, Rep. Bd. Health. New-York 1870/71, I, 456—507.

— Indian med. Gaz. 1867, Mai.

Smith, First report of the sanitary Commissione for Bengal 1868. Bericht in der Med. Times and Gaz. 1867, dec.

Spitz, Die Recurrensepidemie in Breslau 1878/79. Inaug.-Dissert. Breslau 1879.

— Arch. f. klin. Med. 1880, Bd. XXVI.

Starcke, Rec. in Jena. Zeitschr. f. Epidemiologie. Darmstadt 1869/70, II.

Stark, Transactions of the Epidemiolog. Societ. 1867, II.

Steele, Edinb. monthly Journ. 1848, july.

Steffens, Jahrb. f. Kinderkrankheiten 1869, II.

v. Steinau-Steinrück, Inaug.-Dissert. Berlin 1872.

Sterling, Dublin Med. Press 1847, XVIII.

Strümpell, Lehrbuch der spec. Pathologie und Therapie der inneren Krankheiten, 1895, I.

Sudakewitsch, Recherches sur la fièvre récurrente. Annal. de l'institut Pasteur 1891, Nr. 9.

Surro und Weber, Three cases of relaps. fever. Med. Times a. Gaz. London 1868, II, 699.

Sutherland, Indian annals of med. Sc. 1859, Jan. 52.

Swiderski, Febr. rec. Przegl. Kraków 1868.

Szwajcer, Polnisch, Gaz. lek. Warschau 1881.

Taube, Nachricht von der Kriebelkrankheit, welche in dem Herzogthum Lüneburg in den Jahren 1770/71 grassirte. Zelle 1771.

Tennert, Rem. on relaps. fever. Glasgow Med. Journ. 1870/71, III.

Tholozan, Gazette médicale de Paris 1853, Nr. IX, u. 1855.

— Gazette des hôpitaux 1853, Nr. 38.

Thomsen, Die deutsche Recurrensepidemie 1879/80. Dissert. Göttingen 1881.

Thüringer, Correspondenzbl. 1880, Nr. 5.

Tictin, Zur Frage über die Bedeutung der Milz bei Febr. rec. Centralbl. f. Bacteriologie und Parasitenkunde 1894, Bd. XV.

— Zur Lehre vom Rückfallstyphus: a) Ueber Beobachtungen an in Glasröhrchen conservirtem Blute von Rückfallstyphuskranken; b) Ueber die Möglichkeit der Uebertragung des Rückfallstyphus durch Wanzen. Centralbl. f. Bacteriologie und Parasitenkunde 1897, Bd. XXI, Nr. 5.

Tidy, Lancet. London 1870 (Harn bei Recurrens).

Traube, Zur Diagnose d. Febr. rec. Ges. Beitr. zur Pathol. u. Physiol. Berlin 1878, III.

Treibel, Febr. interm. und Febr. rec. Dissert. 1872 (Greifswald).

Trevelyan, Lettres to „The Times" and „Lancet" on famine fever etc. London 1873.

Treymann, Zur Kenntniss d. Febr. rec. Wiener med. Presse 1878, XIX.

— Dorpat. med. Zeitschr. 1877, VI, und Petersb. med. Wochenschr. 1884, N. F. I.

Trompetter, Klin. Monatsbl. f. Augenh. Stuttgart 1880, XVIII.

Tschemalossow, Ueber die Erkrankungen des Uvealtr. bei Febr. rec. Ref. im Centralbl. f. prakt. Augenheilk. Leipzig 1898 (St. Petersburg 1898).

Unterberger, Jahrb. f. Kinderheilk. 1876, Bd. X, Heft 1 u. 2.

Uthoff, Zur Casuistik der Augenerkrankungen in Folge von Infectionskrankheiten. Deutsche med. Wochenschr. 1880, Nr. 23.

Virchow, Ueber den Hungertyphus. Berlin 1868, und sein Archiv, Bd. 79 (1880).

Veit, Württemb. med. Correspondenzbl. 1855, Nr. 10, 313.

Vocke, Ueber Rückfallstyphus. Mon.-Bl. f. med. Statistik 1873.

Wagner, Sitzungsber. der Leipziger med. Gesellsch. 1880 in Berl. klin. Wochenschr. 1881.

Walter, Zur Kenntniss der Verschiedenheit des Verlaufes von Typh. rec. Greifswald 1873.

— Berl. klin. Wochenschr. 1881, Nr. 1.

Warschauer, Febr. rec. im Kindesalter. Allg. Wiener med. Ztg. 1878, XXII.

Waterman, Relaps. fever. Indiana Journ. Med. Indianp. 1870/71, I.

Weber, Ueber Febr. rec. Bonn 1870. Dissert. und Lancet 1869, I.

Weigert, Berl. klin. Wochenschr. 1873, Nr. 49; 1874, Nr. 5.

— Deutsche med. Wochenschr. 1876, Nr. 40—42.

Weiss, Casuistische Mitth. über Febr. rec. Prager med. Wochenschr. 1878, III.

Weissenberg, Jahrb. f. Kinderheilk. 1873, N. F. VII.

Welch, G. Tr. M. Soc. N. Jersey. Newark 1880, CXIV.

— Statistics on relaps. fever in Municipal Hospital. Med. Times. Philad. 1870/71, I.

Werner, Deutsche med. Wochenschr. 1880. Recurrens bei einem Flecktyphusreconva-
lescenten.

Westmoreland, Relaps. fever in Manchester. Manchester Med. a. S. Rep. 1870.

Wettering, Ein sporad. Fall von Febr. rec. Kiel 1869.

Wilkie, Burdwan fever. Rep. San. Com. Bengal. Calcutta 1875, VIII.

Winkler, Beob. über Febr. rec. Inaug.-Dissert. Berlin 1880.

Winzer, Inaug.-Dissert. Berlin 1880.

Wittmann, Die neuesten am Rhein herrschenden Volkskrankheiten. Mainz 1811.

Wiener med. Wochenschr. 1865, XV.

Wolberg, Febr. rec. bei Kindern. Gazeta lekarska 1886.

Woodward, Outlines of the chief camp diseases of the Unit. St. Am. Pa. 1863.

Worms, Gaz. hebd. 1865, II.

Wunderlich, Arch. f. Heilk. 1869, X.

— Arch. f. phys. Heilk. 1857.

— Volkmann'sche Vortr., Nr. 21.

Wyss und Bock, Studien über Febr. rec. Berlin 1869.

Wyss, Ueber Febr. rec. Verhandl. d. schweiz. naturw. Gesellsch. 1868. Einsiedeln 1869,
CII, 76.

— Handbuch der Kinderkrankheiten. Tübingen 1877, II.

Zechmeister, Febr. rec., beobachtet im März-April 1865. Allgem. Wiener med. Ztg.
1865, X.

v. Ziemssen, Handbuch der Therapie. Pentzold-Stintzing, Bd. I.

Zorn, Milit. medic. Journal 1866.

de Zouche, On relaps. fever. Liverpool M. u. S. Rep. 1871, V.

Zuelzer, Ueber Typhus rec. bei Schwangeren. Verh. der Gesellsch. f. Gerburtshilfe in
Berlin 1868. 1869, XXI.

— Monatsschr. f. Geburtsk. u. Frauenkr. Berlin 1868, XXXI.

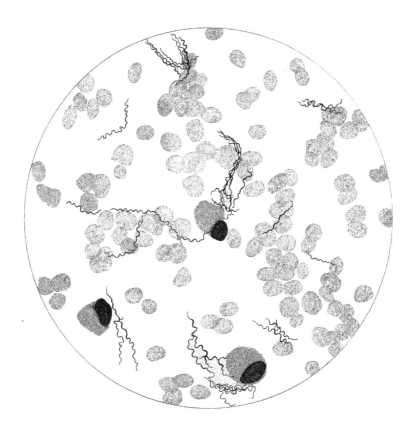

Recurrensspirochaeten.
Einige in Zöpfen zusammenliegend. Rothe und weisse Blutkörperchen.

Das Präparat verdanke ich der Güte des Herrn Prof. Kockel in Leipzig.

Das Erscheinen der Arbeit des Herrn Dr. Carl Hirsch über „Febris herpetica", zu welcher das Manuscript schon im Mai 1901 geliefert wurde, verzögerte sich durch die Erkrankung eines Mitarbeiters.

Die Verlagshandlung.

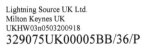